中华影像医学

介入放射学卷

第2版

主　　审　冯敢生　徐　克　滕皋军

主　　编　郑传胜　程英升

副 主 编　孙　钢　李天晓　李晓光　肖恩华

编　　者（以姓氏笔画为序）

王　峰	大连医科大学附属第一医院	肖恩华	中南大学湘雅二医院
王　祥	华中科技大学同济医学院附属协和医院	何晓峰	南方医科大学南方医院
王忠敏	上海交通大学医学院附属瑞金医院	陆骊工	暨南大学附属珠海医院
卢再鸣	中国医科大学附属盛京医院	邵国良	浙江省肿瘤医院
吕维富	中国科学技术大学附属第一医院	范　勇	天津医科大学总医院
朱康顺	广州医科大学附属第一医院	周　石	贵州医科大学附属医院
向　华	湖南省人民医院	周国锋	华中科技大学同济医学院附属协和医院
刘瑞宝	哈尔滨医科大学附属肿瘤医院	郑传胜	华中科技大学同济医学院附属协和医院
许林锋	中山大学孙逸仙纪念医院	施海彬	江苏省人民医院
许国辉	电子科技大学医学院附属肿瘤医院	倪才方	苏州大学附属第一医院
孙　钢	济南军区总医院	郭金和	东南大学附属中大医院
孙军辉	浙江大学附属第一医院	梁　斌	华中科技大学同济医学院附属协和医院
纪建松	浙江大学丽水医院	董伟华	上海长征医院
李　肖	中国医学科学院肿瘤医院	程英升	上海市第六人民医院
李天晓	河南省人民医院	黎海亮	河南省肿瘤医院
李晓光	北京医院	颜志平	复旦大学附属中山医院
杨维竹	福建医科大学附属协和医院		

人民卫生出版社

图书在版编目（CIP）数据

中华影像医学. 介入放射学卷 / 郑传胜, 程英升主编. —2 版. —北京：人民卫生出版社, 2019

ISBN 978-7-117-29077-7

Ⅰ. ①中… Ⅱ. ①郑…②程… Ⅲ. ①影象诊断②介入性放射学 – 影象诊断 Ⅳ. ①R445②R81

中国版本图书馆 CIP 数据核字（2019）第 221967 号

| 人卫智网 | www.ipmph.com | 医学教育、学术、考试、健康，购书智慧智能综合服务平台 |
| 人卫官网 | www.pmph.com | 人卫官方资讯发布平台 |

中华影像医学·介入放射学卷
第 2 版

主　　编：郑传胜　程英升
出版发行：人民卫生出版社（中继线 010-59780011）
地　　址：北京市朝阳区潘家园南里 19 号
邮　　编：100021
E - mail：pmph @ pmph.com
购书热线：010-59787592　010-59787584　010-65264830
印　　刷：人卫印务（北京）有限公司
经　　销：新华书店
开　　本：889 × 1194　1/16　印张：43
字　　数：1332 千字
版　　次：2005 年 6 月第 1 版　　2019 年 11 月第 2 版
　　　　　2019 年 11 月第 2 版第 1 次印刷（总第 2 次印刷）
标准书号：ISBN 978-7-117-29077-7
定　　价：318.00 元

打击盗版举报电话：010-59787491　E-mail：WQ @ pmph.com
（凡属印装质量问题请与本社市场营销中心联系退换）

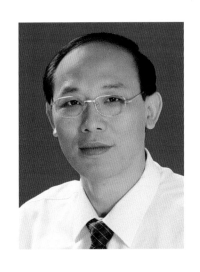

郑传胜

　　教授，主任医师，博士生导师。现任华中科技大学同济医学院影像医学系主任、附属协和医院放射科主任和介入科主任。中华医学会放射学分会委员兼介入诊疗专业委员会副主任委员，中国医师协会介入医师分会常务委员兼肿瘤介入专业委员会主任委员，中国研究型医院学会介入医学专业委员会副主任委员，中国抗癌协会肿瘤介入专业委员会常务委员，湖北省医学会介入医学分会主任委员，湖北省抗癌协会肿瘤介入学专业委员会主任委员，湖北省医学会放射学分会候任主任委员等。

　　从事放射诊断和介入治疗的医疗、教学及科研工作20余年，主要研究领域包括肿瘤和血管病介入诊疗等。承担国家级及省部级科研课题20余项，发表100余篇论文（SCI论文50余篇），科技成果奖10项，国家专利7项，12本国内外专业杂志副主编/编委，7本全国大学教材及参考书主编/副主编，培养硕士、博士研究生30余名。

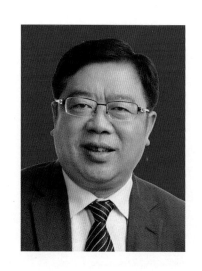

程英升

　　教授，主任医师，上海市第六人民医院（上海交通大学附属第六人民医院）东院党委常务副书记、南院院长，享受国务院政府特殊津贴专家，"国之名医·优秀风范"奖获得者。上海市优秀学术带头人，上海市卫生计生系统优秀学科带头人，上海市医学领军人才，上海领军人才。最具领导力中国医院院长杰出业绩奖。

　　目前担任上海交通大学、上海中医药大学和苏州大学影像医学与核医学博士生导师，上海交通大学企业管理硕士生导师。曾任世界胃肠介入学会委员，亚太肿瘤介入学会理事，中国抗癌协会肿瘤介入专业委员会常务委员，上海市医学会放射学分会副主任委员。现任亚太介入放射学会国际执行委员，中华医学会放射学分会委员兼介入学组组长，中国医师协会介入医师分会常务委员，上海市医师协会影像与核医学科医师分会副会长，上海市中西医结合学会介入医学专业委员会主任委员，上海抗癌协会肿瘤介入专业委员会副主任委员等。《世界华人消化杂志》等多种期刊主编/编委。

　　重点专业领域为影像医学，擅长介入放射学和分子影像学。近年来作为负责人承担国家级课题6项、市级课题20项。作为完成人获得国家科学技术进步奖二等奖1项（第二完成人）等。获得授权欧盟发明专利1项、澳大利亚发明专利1项、中国发明专利2项和实用新型专利1项，申请国家发明专利3项。发表第一作者或通讯作者论文180篇（其中SCI收录50篇，最高影响因子24.537）。主编专著3部，参编专著10部。

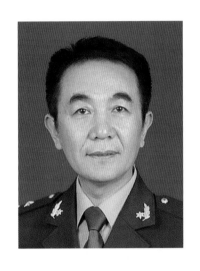

孙　钢

　　教授，主任医师，硕士、博士生导师，济南军区总医院副院长兼医学影像科主任。中国研究型医院学会放射学专业委员会主任委员，全军放射医学专业委员会主任委员，全军放射诊断设备质量安全控制专业委员会主任委员，中国医学装备协会 CT 应用专业委员会副主任委员，中华医学会放射学分会介入诊疗专业委员会副主任委员等。

　　长期从事影像诊断与介入放射学研究。作为第一负责人承担国家863重点项目，全军"十二五"重大课题，资助金额达 1 800 余万元。第一或通讯作者发表学术论文百余篇，其中 SCI 70 余篇。获军队科学技术进步奖一等奖 1 项、二等奖 2 项、三等奖 3 项，军队医疗成果奖二等奖 3 项。获军队优秀专业技术人才一类岗位津贴 3 次，二类岗位津贴 2 次。

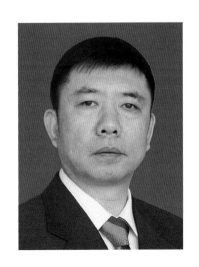

李天晓

　　教授，主任医师，博士生导师，享受国务院政府特殊津贴专家。河南省脑血管病医院常务副院长，河南省人民医院介入治疗中心主任。

　　从事介入治疗专业近 30 年，在脑血管疾病介入治疗方面有较深造诣。中华医学会放射学分会介入学组副组长，中国医师协会介入医师分会神经介入专业委员会主任委员，中国医师协会神经介入专业委员会副主任委员，中国卒中学会神经介入分会副主任委员，中国医院协会医院介入医学中心管理分会副主任委员，中国研究型医院学会介入神经病学专业委员会副会长，中国老年医学学会脑血管病分会副会长，河南省医学会介入治疗专业委员会名誉主任委员，河南省医师协会神经介入专业委员会主任委员，河南省医学科普学会神经外科及脑血管病专业委员会主任委员。《介入放射学杂志》、*Journal of Interventional Medicine* 副主编，《中华介入放射学杂志电子版》副总编辑。

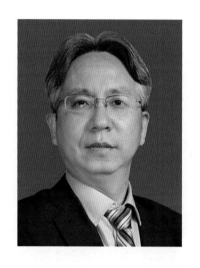

李晓光

教授，主任医师，博士生导师。现任北京医院肿瘤微创治疗中心主任。中国研究型医院学会肿瘤介入专业委员会副主任委员，中国抗癌协会肿瘤微创治疗专业委员会常务委员，中华医学会放射学分会介入学组委员，中国医师协会微无创医学专业委员会肿瘤学专业委员会副主任委员，国家肿瘤微创治疗产业技术创新战略联盟专业委员会常务委员，北京医学会介入医学分会副主任委员，中国医疗保健国际交流促进会介入诊疗学分会常务委员。

从事放射介入工作 20 年，参加或主持省部级以上科研项目 20 项，发表第一作者和通讯作者 SCI 论文 13 篇，国内核心期刊论文 60 余篇，参编学术专著 18 部。培养毕业硕士研究生 2 名、博士研究生 3 名，在读博士研究生 2 名。

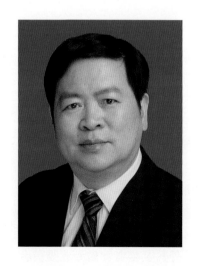

肖恩华

教授，主任医师，博士生导师，中南大学湘雅二医院放射科副主任。中国医师协会介入医师分会综合介入专业委员会委员，中国抗癌协会肿瘤微创治疗专业委员会委员，中国医学装备协会普通放射装备专业委员会常务委员，中国研究型医院学会介入医学专业委员会委员，湖南省放射学会副主任委员，湖南省临床放射质控中心副主任，湖南省抗癌协会肝癌专业委员会、肿瘤影像专业委员会、肿瘤微创与介入治疗专业委员会副主任委员。

《中华放射学杂志》等国内外 31 种期刊常务编委、编委。主编和参编专著 17 部。主持科研课题 32 项，包括国家自然科学基金 4 项。发表论文 289 篇，其中 SCI 收录 36 篇，获国家发明专利 1 项，湖南省医学科技进步奖一等奖 2 项等。

第3版修订说明

中华影像医学丛书是人民卫生出版社萃集国内影像医学一流专家和学科领袖倾心打造的学术经典代表作,其第1版和第2版分别代表了我国影像学界当时最高的学术水平,为国内医学影像学的学科发展、人才培养和临床诊疗水平的提升发挥了巨大的推动作用。作为医学的"眼睛",影像学的发展除了需要专家经验的积累外,还有赖于科学技术的不断进步和影像设备的不断更新。该套丛书第2版出版以来,医学影像学又取得了更多的进展,人工智能也越来越多地应用于医学影像学,书中的有些内容已经落后于时代需要。此外,近几年来,书籍的出版形式也在从传统的纸质出版向纸数融合的融媒体图书出版转变。

正是基于上述分析,本次修订在第2版的基础上与时俱进、吐陈纳新,并以"互联网+"为指引,充分发挥创新融合的出版优势,努力突出如下特色:

第一,权威性。本次修订的总主编由中华医学会放射学分会主任委员金征宇教授担任,各分卷主编由中华医学会放射学分会和中国医师协会放射医师分会的主要专家担任,充分保障内容的权威性。

第二,科学性。本次修订将在前一版的基础上,充分借鉴国内外疾病诊疗的最新指南,全面吸纳相应学科领域的最新进展,最大限度地体现内容的科学性。

第三,系统性。修订后的第3版以人体系统为基础,设立12个分卷,详细介绍各系统的临床实践和最新研究成果,在学科体系上做到了纵向贯通、横向交叉。

第四,全面性。修订后的第3版进一步发挥我国患者基数大、临床可见病种多的优势,全面覆盖与医学影像学诊疗相关的病种,更加突出其医学影像学"大百科全书"的特色。

第五,创新性。在常规纸质图书图文结合的基础上,本轮修订过程中将不宜放入纸质图书的图片、视频等素材通过二维码关联的形式呈现,实现创新融合的出版形式。同时,为了充分发挥网络平台的载体作用,本次修订将在出版纸数融合图书的基础上,同步构建中华临床影像库。

第六,实用性。相对于国外的大型丛书,该套丛书的内容以国内的临床资料为主,跟踪国际上本专业的新发展,突出中国专家的临床思路和丰富经验,关注专科医师和住院医师培养的核心需求,具有更强的临床实用性。

┃公众号登录 >>　　　　　　**┃网站登录 >>**

扫描图书封底二维码
关注"临床影像库"公众号

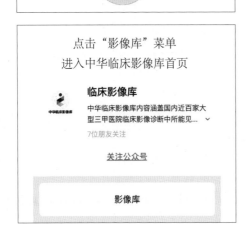

点击"影像库"菜单
进入中华临床影像库首页

临床影像库
中华临床影像库内容涵盖国内近百家大
型三甲医院临床影像诊断中所能见... ∨

7位朋友关注

<u>关注公众号</u>

影像库

输入网址 medbooks.ipmph.com/yx
进入中华临床影像库首页

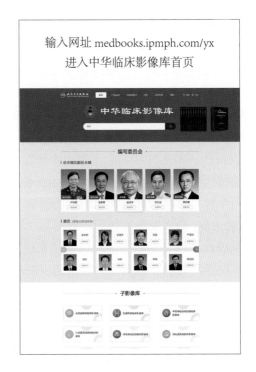

进入中华临床影像库首页

注册或登录

PC 端点击首页"兑换"按钮
移动端在首页菜单中选择"兑换"按钮

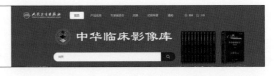

输入兑换码,点击"激活"按钮
开通中华临床影像库的使用权限

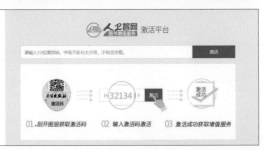

目　录

分卷	主编	副主编
头颈部卷	王振常　鲜军舫	陶晓峰　李松柏　胡春洪
乳腺卷	周纯武	罗娅红　彭卫军　刘佩芳　汪登斌
中枢神经系统卷	龚启勇　卢光明　程敬亮	马林　洪楠　张辉
心血管系统卷	金征宇　吕滨	王锡明　王怡宁　于薇　夏黎明
呼吸系统卷	刘士远　郭佑民	伍建林　宋伟　陈起航　萧毅　王秋萍
消化道卷	梁长虹　胡道予	张惠茅　李子平　孙应实
肝胆胰脾卷	宋彬　严福华	赵心明　龙莉玲
骨肌系统卷	徐文坚　袁慧书	程晓光　王绍武
泌尿生殖系统卷	陈敏　王霄英	薛华丹　沈文　刘爱连　李震
儿科卷	李欣　邵剑波	彭芸　宁刚　袁新宇
介入放射学卷	郑传胜　程英升	孙钢　李天晓　李晓光　肖恩华
分子影像学卷	王培军	王滨　徐海波　王悍

前　言

介入放射学经过近几十年的发展已经成为一门成熟的临床学科。在人民卫生出版社的支持下，我国老一辈介入放射学家辛勤付出，成功编写了第 1 版《中华影像医学·介入放射学卷》。第 1 版书为介入放射学医师及相关临床人员提供了重要参考，成为本专业的经典专著。

时隔 14 年，《中华影像医学·介入放射学卷》（第 2 版）即将修订出版。在此期间，介入放射学取得了显著的进步，如介入诊疗技术不断涌现、治疗领域广泛拓展等。介入放射学医生必须紧跟国内外进展，不断更新知识，掌握新技术，开展新的诊疗项目。本书的主要挑战是如何涵盖众多介入新技术，并为趋于成熟的介入技术提供临床应用结果。因此，我们邀请国内部分介入放射学家，参考国内、外资料，并结合相关领域经验，编写了本书。

《中华影像医学·介入放射学卷》（第 2 版）秉承第 1 版的编写宗旨，仍按人体系统编写。本书共九篇，第一篇为总论，第二至九篇为各论，介绍不同疾病的概述、临床表现、诊断和介入治疗，其中对于临床上应用较多的介入治疗，详细介绍其原理、适应证与禁忌证、操作技术与注意事项、术前与术后处理、并发症与防治、随访与疗效评价等。在广泛征求和收集专家意见的基础上，我们对第 2 版进行了一些调整、更新和增减。在篇章划分方面，将第 1 版的第七篇泌尿生殖系统分为本版的第七篇泌尿系统和第八篇生殖系统；另外，不再将第 1 版的第九篇经皮穿刺活检单独成篇，而是将其内容分散到相应系统的篇章中。在篇章内容方面，更新或增加了近年来应用于临床或趋于成熟的介入诊疗新技术和新方法，如缺血性脑卒中、肺隔离症的介入治疗、胃左动脉栓塞减肥术、难治性高血压肾去神经术等。

本书作为介入放射学专业领域的参考书，适用于处于培训期间的本专业实习生、规培生，以及在临床实践中需扩宽知识的本专业医师及相关专业人员。

由于本书篇幅有限，不可能涵盖所有介入诊疗相关的疾病或介入诊疗技术；另外，本书成稿过程较长，作者分散，写作风格各异，谬误与不足之处在所难免，恳请诸位批评指正。

郑传胜　程英升

2019 年 9 月

目　录

第五篇　消化系统——消化道

第六篇　消化系统——肝胆脾胰

第七篇　泌　尿　系　统

第八篇　生　殖　系　统

第九篇　肌　骨　系　统

第一篇

总　　论

第一章　基础知识

第一节　患者评估与处理

自 1953 年 Seldinger 开创血管穿刺技术以来，介入放射学经过近几十年的发展已经成为一门成熟的临床学科，而介入放射科医生也由医技人员或会诊大夫转变为临床医生。介入治疗领域的不断拓展以及介入操作的复杂化要求介入放射科医生不但要掌握众多的介入操作技术，而且还要具有良好的诊断学、药理学、麻醉学等知识，以及患者临床管理等技能。一次安全、有效的介入治疗除了取决于操作技术本身外，还离不开对患者术前和术后的处理。本章讨论介入治疗围手术期患者评估与处理的基本原则。

一、术前患者评估与处理

（一）病史和体格检查

1. **病史**　术前应对患者的临床资料进行系统性回顾，充分了解患者的既往病史以及相关实验室检查结果，尤其是对患者影像资料的评估。完整的回顾流程应该包括以下几个方面：

（1）目前所患疾病的病史。

（2）相关的手术和治疗史。

（3）多脏器或系统功能，如心功能、肺功能、肾功能、肝功能、血液系统（如凝血功能障碍、高凝状态等）、内分泌系统（如糖尿病）等。

（4）过敏史。

（5）当前用药。

2. **体格检查**　术前患者体格检查应重点关注患者整体状态和血管穿刺部位。前者包括评估患者对介入治疗的理解、能否积极配合、当前疼痛分级等。而选择血管穿刺部位时应避开感染区域、疝、血管瘤及伤口等。此外，术前还需严格把握介入治疗适应证，对于存在危险因素的患者应明确是否需要延期、调整治疗方式或采取其他替代治疗等。介入治疗前需要关注的风险或危险因素如下：

（1）造影剂过敏：包括造影剂过敏史、其他药物过敏、哮喘等。

（2）造影剂肾病：包括肾功能不全（血肌酐 >1.5mg/dl）、糖尿病、脱水状态、术中要大量使用造影剂、老年患者、孤立肾患者、尿酸增高（>8.0mg/dl）等。

（3）术后出血：包括血小板减少、正接受抗凝药物治疗、肝功能不良、出血倾向、恶性高血压、营养不良、恶性血液病、脾功能亢进、弥散性血管内凝血状态、正在接受化疗等。

（二）知情同意

医生应在术前向患者及亲属讲解介入治疗相关事宜并要求其签署知情同意书，让患者了解介入治疗的必要性、风险和获益，以及其他替代治疗方案和拒绝治疗可能造成的后果。经血管介入诊疗知情同意书至少应包括以下几个方面内容：

（1）血管穿刺的风险或并发症：有可能造成血肿、假性动脉瘤、动静脉瘘、血栓形成或血管夹层等。

（2）导管或导丝操作的风险或并发症：造成出血、血管栓塞、夹层、穿孔、血栓形成、心律不齐、卒中等。

（3）造影剂的风险或并发症：可能引起过敏反应或肾毒性。

（4）镇静剂和镇痛剂的不良反应：可能会引起呼吸抑制或低血压。

（5）术后可能需要抗凝治疗。

（三）实验室检查

术前实验室检查的目的是使介入治疗风险最小化，提前发现异常指标并及时纠正。如有必要，需调整治疗方案或寻求其他更安全的替代治疗。术前实验室检查大致分为常规项目和重点项目检查。介入术前，不提倡对所有指标的筛查，而应采取重点检查的原则，如对于年长者和存在风险因素的患者，检查侧重于肾功能和凝血功能。值得注意的是，若患者病情在近期无明显变化，术前1～2个月内的实验室检查仍有参考价值。

1. **肾功能** 血管内介入操作常涉及造影剂的使用，体内造影剂可影响肾功能甚至引发造影剂肾病。造影剂肾病指血管内使用造影剂后出现的急性肾功能下降，具体表现为术后1～4天血肌酐水平升高0.5mg/dl或超过基线水平25%以上，7～14天后血肌酐水平可逐渐恢复正常，在此期间患者可能会出现少尿甚至无尿。这种肾功能不全与氧自由基对肾脏的直接毒性作用或肾脏髓质缺血有关。对于一般人群，诊断性血管造影术后造影剂肾病的发病风险较低（0.2%～1.4%）；但对于存在轻度肾功能不全者，可以达到5%；而对于严重肾功能不全和糖尿病患者，即使采取水化及低渗透性造影剂等预防措施，其发生率仍可达50%，且术后永久透析的发生率亦高达15%。值得注意的是，在恶病质或老年患者中，血肌酐可能无法准确反映患者肾功能。目前预防造影剂引起的肾功能不全的措施是在术前和术后充分水化。此外，还可通过采用等渗碘化剂（例如碘克沙醇）及术中减少造影剂用量来降低此类风险。

2. **凝血功能和血液学参数** 经血管介入操作引起严重出血的发生率较低，这主要取决于介入操作类型，亦与出血后能否及时采取措施控制出血有关。出于这个原因，应根据患者手术类型对患者凝血功能进行检查。

（1）对于诊断性血管造影和大多数治疗性经血管介入操作，大出血的发生率低于1%，对凝血功能进行筛查可能不是必须的，但对于有出血风险的患者应该进行评估。

（2）对于溶栓治疗而言，局部或远处出血（如颅内或消化道出血等）风险会增加，此时应常规行凝血功能检查。

（3）许多非血管介入操作（如深部活检、体液引流，肾造瘘、胆汁引流等）可能造成出血，且由于出血位置较深而无法采取直接压迫的方法止血，须行术前凝血功能检查。其他操作（如表浅部位的细针活检）可不需要常规行凝血功能检查。然而需要注意的是，对于出血风险较低的介入操作也有发生严重甚至致命性出血（比如胸腔穿刺术、血管穿刺术）的报道。

凝血功能检查应该包括多项指标，分为常规筛查和选择性检查两种：

（1）常规筛查：包括凝血酶原时间（prothrombin time，PT）、活化部分凝血酶原时间（activated partial prothrombin time，APTT）、国际标准化比值（international standardization ratio，INR）、血小板计数。

（2）选择性检查：包括出血时间（bleeding time，BT）（对于怀疑有血小板功能不良或PT/APPT轻度升高的患者）、纤维蛋白原（对于溶栓患者）、血红蛋白和血细胞比容（对于拟采用大口径穿刺针行深部活检、穿刺引流或者溶栓治疗的患者）。

（四）患者准备

1. **禁食及水化** 为防止介入操作中因造影剂或镇静剂引起的呕吐反应，应在术前6小时禁食，2小时禁水。如术中要使用大量的造影剂，需术前经静脉充分水化，但对于有心功能和肾功能不良基础病变者，须酌情调整液体入量。

2. **术前用药** 一般而言，患者在术前应根据既往用药史常规使用而无需更改用药方案，但以下情况除外：

（1）接受胰岛素治疗的糖尿病患者，可继续给予胰岛素治疗；但为了防止术中出现低血糖，对于中午或下午手术的患者，胰岛素用量应减半，必要时可在术中对血糖进行监测。

（2）接受口服二甲双胍治疗的糖尿病患者，应在术前48小时至术后48小时停用二甲双胍。因为糖尿病患者可能合并存在肾功能不良，一旦造影后发生造影剂诱导的肾衰竭，可能会导致一种罕见但严重的并发症——乳酸酸中毒。可采用胰岛素替代治疗。

（3）降血压药物应正常服用，可停用利尿剂。

（4）术前2～6小时到术后1～6小时停用肝素。

（5）使用华法林的患者应在术前数日改为肝素，如PT或INR在手术当日升高可输注新鲜冰冻血浆予以纠正。

（6）低分子肝素（如依诺肝素）和强效口服抗血小板药（如氯吡格雷和噻氯匹定）通常不会改变标准凝血试验结果。有研究表明使用此类药物并不会明显增加出血风险。但对于出血风险较高的手术，倾向于在术前5～10天停药。

（7）阿司匹林或其他抗血小板药物的使用视情况而定（如血管成形术、溶栓术、支架植入术等）。大多数经血管操作对于正在接受抗血小板治疗的患者是安全的，对于某些拟行血管内支架置入的患者术前抗血小板治疗还是必须的。

3. 造影剂反应预防措施 目前,低渗透性造影剂的使用可明显减少造影剂反应的发生。对于存在中、重度造影剂过敏史的患者,在其他替代方法(如磁共振血管造影、二氧化碳血管造影术)仍无法满足临床要求的情况下,应在术前预防性用药。推荐预防造影剂反应的药物有:

(1) 32～50mg 泼尼松(术前 12 小时和 2 小时口服)。

(2) 25～50mg 苯海拉明(术前 2 小时口服)。

4. 造影剂肾病预防 随着近年来等渗造影剂的使用,造影剂肾病的发生率已显著降低。但对于存在糖尿病、肾功能不全、多发性骨髓瘤患者,应考虑术后出现造影剂肾病的可能并采取相应的预防措施。有关发生造影剂肾病的机制目前尚未完全明确,预防用药主要包括以下几种:

(1) N-乙酰半胱氨酸,其通过清除氧自由基和涉及造影剂肾毒性的相关蛋白发挥作用。推荐在术前 1 天、介入治疗当天及术后 1 天给予 N-乙酰半胱氨酸,600mg 口服,一天两次。

(2) 碳酸氢钠,对于肾功能不全的患者,静滴碳酸氢钠注射液比单纯使用生理盐水水化在防止造影剂肾病方面更有效,推荐给药方案为造影术前 1 小时及术后 6 小时内以 3ml/(kg·h)静滴。

5. 预防性使用抗生素 介入操作术后感染的发生率低于外科手术。抗生素预防主要用于可能发生术后感染的介入操作,如术中操作涉及感染组织器官或需要经过细菌定植的黏膜表面时。对以下介入操作推荐预防性使用抗生素:

(1) 胆道操作。

(2) 泌尿生殖系统操作。

(3) 脓肿引流。

(4) 通过血管栓塞导致靶组织器官产生坏死的介入操作(如肝癌化疗栓塞、部分性脾动脉栓塞术等)。

(5) 经颈静脉肝内门体分流术。

(6) 覆膜支架等外源性介入器械植入术。

实践表明,抗生素在术前 2 小时内给予较合适,对于操作时间较长的患者可于术中补充。抗生素种类应视介入操作类型和病变性质而定。对胆道引流等介入操作,抗生素应该术后连续使用数日。

6. 纠正凝血功能和血小板异常 介入术后出血是介入治疗的常见并发症,为尽可能避免此类并发症,应在术前发现患者凝血功能异常并及时纠正。术前患者凝血功能异常可由多种潜在疾病或用药引起,其中 PT、INR 延长通常是由华法林、肝功能不良、维生素 K 缺乏症或弥散性血管内凝血引起。股动脉插管在患者 INR≤1.5 时是安全的。华法林、肝功能不良、维生素 K 缺乏症引起的凝血功能异常可给予维生素 K 纠正,但起效时间可能需要 1 天以上。如需术前快速纠正 INR 和 PT 异常,可输注新鲜冰冻血浆。患者凝血功能的改善与新鲜冰冻血浆的输入量相关,一般推荐 10～20ml/kg。值得注意的是,新鲜冰冻血浆的某些凝血因子的半衰期较短,对于重度凝血功能不良的患者可能需要术中、甚至术后持续输注。APTT 延长常因使用普通肝素所致(低分子量肝素不会改变 APTT),术前停用肝素即可纠正。需要指出的是,肝素所引发的凝血功能障碍无需使用新鲜冰冻血浆纠正,因肝素的半衰期约为 60 分钟,大多数患者在介入操作结束时已能实现压迫止血。

血小板在止血过程中发挥重要作用,血小板减少症(即使凝血功能正常)患者术前应予以纠正。在血小板功能正常的情况下,经动脉介入操作或静脉输液港植入术在患者血小板计数大于 $50×10^9/L$ 时是相对安全的,而涉及其他经静脉操作通常需要血小板计数大于 $30×10^9/L$。对于血小板计数不达标者,可考虑输注血小板予以纠正。对于因病情需要正在服用血小板抑制剂(如阿司匹林或氯吡格雷)的患者,无需在介入操作前停用,甚至术前抗血小板治疗对于某些介入治疗来说是必须的。

二、术中处理

(一)职业暴露防范

同外科手术一样,在介入操作中,存在因接触患者血液或污染的介入器材而发生感染的可能。尤其需要注意防范乙型肝炎、丙型肝炎和 HIV 等病原体的感染。为此,应采取严格的预防措施,加强职业安全意识,规范穿戴外科手术服、口罩、防护眼镜等。当无菌手套出现破损时应及时更换。锐器应存放于专门的位置,如发生污染锐器刺伤,一旦怀疑有 HIV 感染的可能,应在职业暴露后 1 小时内开始预防性治疗。

(二)患者监测

介入医生应该关注患者术前生命体征的基础值。患者术中行心电监护,每 5～10 分钟测量一次血压。护士应该每 5～10 分钟记录患者呼吸频率,镇静程度和状态。术中通过鼻导管或面罩给氧,维持氧饱和度在 90%～92% 以上。

（三）输液

静脉输液（包括给药类型及输液速度）应充分考虑患者既往病史（如糖尿病、肾衰竭、充血性心衰等）及血管内造影剂的用量。输液速度通常应该维持在 $1mg/(kg \cdot h)$。研究发现，血管造影后，输注生理盐水进行水化比使用甘露醇或呋塞米利尿更有利于保护肾功能。

（四）镇静和镇痛

介入操作的创伤相对于外科手术而言较小，但仍不可避免会引起患者疼痛及焦虑。介入手术期间镇静目的是缓解疼痛和抗焦虑，产生部分遗忘作用。大多数情况下，上述目标可通过轻度镇静（有意识的）实现，某些介入手术需要深度镇静（失去保护性反射）和全身麻醉，但应由麻醉师实施。

在介入手术过程中常规使用的镇静和镇痛药物是麻醉剂、苯二氮䓬类药物和精神安定类镇静剂，多种药物组合可用于达到中度镇静，最常使用的组合之一是咪达唑仑和芬太尼。在给予初始剂量后，以每3～10分钟继续给药维持。为实现术中的安全镇静和镇痛，护士须与术者密切合作。老年、肥胖、慢性阻塞性肺疾病、冠脉疾病、肝肾功能不全及有药物成瘾史患者发生并发症风险较高。药物过量的主要表现为氧饱和度下降和呼吸抑制，对于氧饱和度低于90%者应立即给予吸氧治疗。

（五）抗凝

对于外周血管造影，若术中无导管阻断血管的情况，一般无需术中抗凝。而对于因血管闭塞性疾病而行选择性颈动脉造影的患者，倾向于常规给予肝素抗凝。成人通常为3 000～5 000U 肝素静推，后以每小时1 000U 维持。肝素效能可通过活化凝血时间（activated cloting time，ACT）来监测，抗凝目标为使 ACT 达到250～300秒。肝素抗凝作用可通过鱼精蛋白逆转，通过缓慢静推给药，10mg 鱼精蛋白可逆转1 000U 肝素。需要注意的是，鱼精蛋白无法逆转低分子肝素。

（六）不良事件和不良反应的处理

一般来说，介入操作的不良事件发生率较低，但术者仍须密切观察患者状态，以便及时发现并处理术中不良事件。一旦患者在术中出现不良反应，应持续监测患者状态、保持患者气道通畅、维持静脉通路、给氧、必要时寻求其他医疗协助。

1. 术中常见不良事件及其原因

（1）术中低血压（镇静或镇痛剂使用过量、出血、感染、造影剂或其他药物反应、心肌梗死、肺栓塞）。

（2）术中缺氧／呼吸抑制（镇静或镇痛剂使用过量、肺栓塞、充血性心力衰竭、气胸）。

（3）术中神志改变（镇静或镇痛剂使用过量、低血糖、焦虑、迷走反射、卒中、心肌梗死或心律失常）。

（4）术中战栗（造影剂反应、感染／菌血症）。

2. 术中可能出现的不良事件／不良反应及其处理

（1）镇静和镇痛反应：镇静剂及镇痛剂过量使用最常见症状是缺氧和呼吸抑制。恶心、呕吐、低血压、心动过缓、激动或意识模糊等症状稍少见。如患者仅表现为缺氧，可通过保持气道通畅、给氧，并停用镇静剂缓解。对于恶心和呕吐反应可通过静脉给予2.5～10mg 的丙氯拉嗪。若患者术中出现严重呼吸抑制或低血压，应保持气道通畅，立即给氧，并使用相对应的拮抗剂如纳洛酮（可通过静脉给药，初始剂量为0.2～0.4mg，可每2～3分钟重复使用）和氟吗西尼（经静脉重复给药，初始剂量0.2mg，多次给药总量不超过3mg）。

（2）血管迷走反应：术中患者可能出现迷走反射，其症状包括低血压伴心动过缓、血压降低、恶心和出冷汗等。处理方法包括抬高下肢，静脉快速输液和给予阿托品。阿托品作用于心脏、气管和肠道平滑肌、中枢神经系统、分泌腺和虹膜，初始剂量为0.6～1.0mg，可每3～5分钟重复给药，总量不超过2.5mg，其主要副反应包括意识模糊、口干、视力模糊和膀胱潴留等。

（3）高血压：介入操作过程中高血压最常见于未控制血压或于当日停用抗高血压药物的患者。此外，患者本身的紧张或疼痛，膀胱充盈和缺氧也可引起血压升高，此类患者给予镇静剂和镇痛药后血压大多恢复正常。术中持续性高血压的主要风险是术后出血，对于术中抗凝或溶栓的患者甚至不除外远处出血的可能。若患者术中存在较严重的高血压，可舌下含服硝苯地平（10mg），5～10分钟起效，但有文献报道服用此药曾引起致命性低血压。目前推荐使用非选择性 β 受体阻滞剂拉贝洛尔，该药通过静脉给药，剂量可从5～10mg 增量至20mg，起效迅速（5～10分钟），可维持3～6小时。但对于患有哮喘或充血性心力衰竭患者，应避免使用拉贝洛尔。对于顽固性高血压患者需考虑其他药物如美托洛尔、艾司洛尔和硝酸甘油制剂。

（4）出血：当患者出现无法解释的心动过速和

低血压时应高度怀疑穿刺点出血或介入操作引起血管撕裂。后者通常难以发现。此时应立即补液,检查血红蛋白、血型以及行交叉配血试验,必要时输血治疗,而后可通过 CT 扫描等措施进一步评估。

（5）造影剂不良反应：急性不良反应指造影剂注射后 1 小时内出现的不良反应。临床症状和处理措施如下：

1）恶心、呕吐：症状呈一过性采用支持疗法,症状为重度、持续时间长的应考虑采用适当的止吐药物。

2）荨麻疹：散发的、一过性荨麻疹建议采用包括观察在内的支持性治疗；散发的、持续时间长的荨麻疹应考虑采用适当的肌内或静脉注射 H1 受体拮抗剂,但用药后可能会发生嗜睡和 / 或低血压；严重的荨麻疹考虑使用肾上腺素（1:1 000）,成人 0.1～0.3ml（0.1～0.3mg）肌内注射；6～12 岁患儿注射 1/2 成人剂量；6 岁以下患儿注射 1/4 成人剂量,必要时重复给药。

3）支气管痉挛：氧气面罩吸氧（6～10L/min）,定量吸入 B2 受体激动剂气雾剂（深吸 2～3 次）；给予肾上腺素,血压正常时肌内注射 1:1 000 的肾上腺素 0.1～0.3ml（0.1～0.3mg）,有冠状动脉疾病或老年患者使用较小的剂量；患儿用量 0.01mg/kg,最多不超过 0.3mg。血压降低时肌内注射 1:1 000 的肾上腺素 0.5ml（0.5mg）,6～12 岁患儿采用 0.3ml（0.3mg）肌内注射；6 岁以下患儿肌内注射 0.15ml（0.15mg）。

4）喉头水肿：氧气面罩吸氧（6～10L/min）；肌内注射 1:1 000 肾上腺素,成人剂量为 0.5ml（0.5mg）,必要时重复给药；6～12 岁患儿肌内注射 0.3ml（0.3mg）；6 岁以下患儿肌内注射 0.15ml（0.15mg）。

5）低血压,单纯性低血压：抬高患者双下肢,氧气面罩吸氧（6～10L/min）；用普通生理盐水或林格乳酸盐快速静脉补液,无效时肌内注射 1:1 000 肾上腺素,成人剂量为 0.5ml（0.5mg）,必要时重复给药；6～12 岁患儿肌内注射 0.3ml（0.3mg）；6 岁以下患儿肌内注射 0.15ml（0.15mg）。迷走神经反应（低血压和心动过缓）：抬高患者双下肢,经氧气面罩吸氧（6～10L/min）。静脉注射阿托品 0.6～1.0mg,必要于 3～5 分钟后重复用药,成人总剂量可达 3mg（0.04mg/kg）；患儿剂量 0.02mg/kg（每次最大剂量 0.6mg）,必要时重复给药,总量不超过 2mg。用普通生理盐水或林格乳酸盐快速静脉内补液。

6）全身过敏样反应：向心肺复苏小组求助；必要时行气道吸引；出现低血压时按上述处理低血压

的方法处理,给予抗组胺药物。

迟发性不良反应定义为造影剂注射后 1 小时至 1 周内出现的不良反应。造影剂给药后可出现各种迟发性症状（如恶心、呕吐、头痛、骨骼肌肉疼痛、发热）,但许多症状与造影剂应用无关,临床须注意鉴别；与其他药疹类似的皮肤反应是真正的迟发性不良反应,通常为轻度至中度,并且为自限性。

晚迟发性不良反应为通常在造影剂注射 1 周后出现的不良反应,或可引起甲状腺功能亢进,偶见于未经治疗的 Graves 病或结节性甲状腺肿患者、年老和 / 或缺碘者。

（6）低血糖：低血糖一般发生于使用胰岛素及降糖药的糖尿病患者。低血糖症状包括神志不清、激动、震颤、癫痫或心脏停搏（罕见）。如出现可疑低血糖症状,应立即检测血糖并输注 5%～10% 葡萄糖。如出现严重低血糖症状或者血糖水平极低,应立即推注 50% 葡萄糖 50ml,然后 5%～10% 葡萄糖静滴。

（7）心律失常：介入诊疗期间发生的心律失常通常是心腔内导丝或导管刺激所致,也可发生某些机体代谢紊乱状态如缺氧、高碳酸血症、电解质紊乱或心肌缺血。机械刺激诱发的心律失常在导丝位置调整后好转,如心律失常症状持续,应请心脏病专家会诊。

（8）败血症：败血症通常是非血管介入术中的一大问题,尤其是在涉及脓肿、胆道和泌尿系统时。常见症状包括发热、恶寒或寒战,应立即给予广谱抗生素；对于寒战可静脉注射地塞米松 5ml；对于感染引起的低血压可通过静脉补充生理盐水或多巴胺 10～20mg/（kg·min）。

（9）癫痫发作：术中癫痫发作,可为特发性或药物反应（如造影剂）,处理措施包括保持患者气道通畅、保护患者肢体防止摔落、给氧,必要时静脉注射 5～10mg 地西泮。

（10）心脏停搏：心脏停搏发生极罕见,如有发生,可能由以下两方面原因所致,一是患者存在某些基础疾病（如严重的肺栓塞或全身多脏器衰竭）；二是手术所致（如造影剂过敏反应、镇静剂使用过量）。此时应立即开始基础生命支持,呼叫急救,马上开通气道,开始心肺复苏。

（11）类癌危象：类癌危象是类癌综合征的严重并发症,对于肝脏转移性类癌的患者,在行选择性肝血管造影或介入治疗时,可出现类癌危象。其症状包括突发的高血压或低血压、心动过速、心律失常、支气管痉挛、腹痛和腹泻。为预防此类事件的发生，可术前予以奥曲肽（生长抑素类似物）500μg 静脉注射（输注时间应超过 20 分钟）或皮下注射。注意类癌危象必须及时处理，一旦术中发生应在数分钟内通过静脉迅速输注 250～500μg 奥曲肽（可重复），后以 100～200μg/h 的速度连续输注。

三、术后护理

（一）患者术后监测

1. **生命体征和穿刺点检查** 术后 1 小时内应每 15 分钟进行一次，而后检查间隔逐渐延长。对于经股动脉和肱动脉插管的患者，一般需要连续观察 4～6 个小时。如术中使用缝合器，可适当减少监测时间。对于经静脉插管的患者，只需监测 2～4 小时即可。

2. **患者日常活动** 患者应卧床直到术后监测期结束。

3. **疼痛管理** 术后口服阿片类药物缓解疼痛（如吗啡、氢吗啡酮、芬太尼、羟考酮等）。

4. **饮食** 镇静或麻醉期过后，建议患者进水或软食。

5. **水化** 若术中使用了造影剂，术后应继续静脉水化。

（二）出院指导和随访

患者介入术后通常需达到以下要求方可出院。

1. 生命体征稳定，无呼吸抑制现象。
2. 能正常进食和走动。
3. 术后疼痛缓解。
4. 无呕吐等现象。
5. 穿刺区域无出血征象。

出院指导需提示患者注意穿刺区域、导管口或外接的引流管。如有必要，指导患者术后抗生素使用及术后疼痛管理，告知患者可能会出现哪些并发症及其表现，以及如何进行处理（包括如何与医生或护士取得联系）。

介入术后通常需要对患者进行随访，包括出院后患者定期门诊随访，其目的在于评价治疗效果，及时发现并发症以及评估是否需要进一步介入治疗。

第二节　血管病理学

一、血管正常结构

动脉壁结构由内向外可分为内膜、中膜和外膜三层。内膜由血管内皮细胞、成纤维细胞、结缔组织所组成。血管内膜不仅是血液和组织的屏障，而且能分泌多种血管活性物质以维持正常的血流动力学和调节血管生理功能。突发的应激状态可使血管内皮分泌前列腺素及血小板激活因子等，而慢性应激状态如血管内的湍流可诱导内皮细胞与成纤维细胞增殖。内膜在发挥多种功能的同时也最容易发生病变，因此在多种血管内病变和血管介入治疗中处于关键地位。中膜位于内膜和外膜之间，由弹性纤维、平滑肌细胞、结缔组织组成。中膜富有弹性，在收缩期扩张而在舒张期时收缩（在大中动脉尤为显著），既能为血管壁提供支撑，也能调节血流动力学。中膜的平滑肌细胞舒张时血管管径扩大，局部血流灌注提高，在需要减少血流灌注时缩小血管管径。中膜层平滑肌细胞随着年龄的增长或受某些病理状态（如动脉粥样硬化）影响可逐渐被纤维组织替代发生结构紊乱，因此其弹性及顺应性均会下降。较大的动脉粥样硬化内膜斑块可累及中膜。同时，中膜也是某些遗传性结缔组织病如 Marfan 综合征和 Ehlers-Danlos 综合征的累及部位。外膜位于最外层，由纤维原、成纤维细胞以及某些平滑肌细胞组成。外膜有交感神经纤维穿入分布于中膜并对平滑肌细胞发挥调节作用以调节血管的收缩及扩张。此外，在大动脉外层分布着滋养血管，是动脉外膜及中膜层的外 1/3 的供养血管，而内膜层及中膜层内侧则依赖于血管腔内血供。滋养血管通常在厚管壁、肌性成分较多的血管分布密度更大，如升主动脉和主动脉弓。

静脉壁同样由内膜、中膜和外膜三层构成。静脉的内膜和外膜在组成和功能与动脉相似。静脉内膜层很少发生病变，除非静脉长时间暴露于动脉压、高流速或异物，纤维内膜增生是静脉血管壁经历创伤、腔内装置植入或血流增加的常见反应。静脉中层平滑肌细胞及结缔组织均比动脉少，因此静脉管壁更薄，缺乏收缩性及弹性。另外，中小静脉具有单向开放的静脉瓣，可通过重力作用、肌肉收缩及呼吸所致的压力梯度促进外周静脉血回心。

二、动脉血管病变

（一）动脉粥样硬化

动脉粥样硬化是发达国家最常见的血管病变。病变可累及全身动脉，发病机制涉及内膜损伤、免疫反应及感染等。

动脉粥样硬化的标志是纤维脂肪斑块形成。病变起源于内膜损伤后的脂质沉积，继而脂肪条纹、泡沫细胞、巨噬细胞在损伤部位聚集，并开始出现肉眼可见的病变。随着病变的进展，脂质内容物逐渐增加，表面形成由平滑肌细胞、胶原蛋白构成的纤维帽。纤维帽能将致栓性的斑块内容物与血液隔离开来。若纤维帽破裂，大量胆固醇结晶及碎片进入血流，通过血液循环栓塞于血管远端或小动脉则发生胆固醇栓塞。同时，裸露的斑块表面血小板大量聚集，可导致血栓形成，若脱落也可能导致远端动脉栓塞事件。易损斑块指钙化较少而脂质成分较多的斑块，此类斑块极其不稳定，是许多急性冠状动脉和颈动脉动脉综合征发病的原因，诊断易损斑块相关的影像学技术是目前的研究热点。

动脉粥样硬化病变常环绕血管腔分布，使管腔呈向心性缩窄。而血管内斑块往往使血管腔呈偏心性狭窄，大者可如"珊瑚礁"状突入管腔，在血管造影时有助于鉴别。

动脉粥样硬化患者易出现动脉狭窄，狭窄处血流受限。在病变开始时，血流速度增快，但随着狭窄更甚，血流速度最终会下降。通常血管腔直径需下降 50%（等同于管腔面积下降 75%）才会在狭窄两侧引起压力差，而直径下降 75% 代表管腔面积已经减少 90%。血管狭窄并不意味着会发生临床症状，除非已经引起末梢器官缺血或功能不全。另外，是否引起症状还取决于终末器官的病理状态，狭窄周围的侧支循环，以及血供减少的速度。例如，慢性下肢动脉闭塞性疾病的典型临床表现是缺血性肌肉疼痛伴跛行，休息则能缓解。多支动脉供血的器官（如结肠）相对于单一血供的器官（如肾脏）更能耐受逐渐加重的血管闭塞。慢性发作的血管闭塞可出现供血动脉代偿性扩张，并可形成良好的侧支代偿。而急性发作的狭窄由于侧支循环尚未形成，容易发生急性缺血症状。

（二）内膜增生

内膜增生是血管壁应对创伤的复杂生理反应，表现为创伤处纤维蛋白沉积及血小板聚集，随后巨噬细胞和平滑肌细胞迅速迁移至纤维蛋白 - 血小板基质并开始增生，最后，内皮细胞覆盖表面形成新的内膜。严格来说，血管内膜增生并不能视为一类疾病。它与动脉粥样硬化有相似之处，但病理机制不同。发病最初 3 个月内表现为平滑肌和内皮细胞大量增殖，堆积在血管腔内；而 3 个月后内膜增生逐渐稳定并变薄。内膜增生可致血管腔狭窄，狭窄程度随内膜增生及血管重塑程度而定。

内膜增生的病因包括创伤（如血管吻合术、血管钳夹术、血管成形术），外源性医疗器械的使用（支架、导管），血流动力学异常（静脉动脉化、湍流）。预防或减轻内膜增生的方法包括近距离放射疗法（血管内照射）、覆膜支架植入、药物涂层支架植入、冷冻球囊、基因治疗和系统性治疗等，但治疗效果有限。

（三）动脉瘤

动脉瘤定义为受累动脉局限性或弥漫性扩张并超过其正常直径的 50% 以上。根据血管壁是否完整动脉瘤可分为真性动脉瘤及假性动脉瘤。真性动脉瘤血管壁三层结构均保持完整，而出现部分或全部血管壁结构破裂则为假性动脉瘤。假性动脉瘤常由创伤、感染、肿瘤及炎性肿块引起，动脉瘤内血液可由血管壁外膜及周围组织所包裹，破裂风险更大。真性动脉瘤通常为梭形而假性动脉瘤呈囊状。最常见的真性动脉瘤是退行性动脉瘤，退行性动脉瘤常见于肾下段腹主动脉、胸主动脉降段和髂总动脉，而股动脉、腘动脉、头臂动脉和锁骨下动脉少见，影像学特征包括弥漫性动脉扩张、内膜钙化，可伴腔内血凝块。

感染性（真菌性）动脉瘤是由局部动脉壁的感染所致。既可源于先前存在的动脉瘤发生感染也可因正常动脉感染随后逐渐蔓延所致。感染可源自血管管腔或滋养血管，亦可来自邻近组织器官的感染或穿透性创伤。感染性动脉瘤通常呈囊状，可多发，好发于主动脉、内脏及下肢动脉。

创伤性假性动脉瘤常由钝性伤（如减速伤）、穿透伤和医源性创作（例如血管插管、手术修复）引起。创伤性假性动脉瘤通常为囊状及偏心性。

动脉瘤的并发症包括动脉瘤破裂、血栓形成、附壁血栓脱落致远端栓塞、压迫或累及邻近器官等。这些并发症的发生取决于动脉瘤的类型及其位置。动脉瘤扩张符合拉普拉斯定律（壁张力 = 压力 × 半径）。动脉瘤越大，其扩大速度和破裂的可能性越大。

需要指出以下几种形式的动脉扩张可能会与动脉瘤混淆：

（1）动脉扩张，指随着年龄增长动脉出现局限性的膨大、迂曲、延长等，常见于胸主动脉、腹主动脉、髂动脉和脾动脉。

（2）Arterialmegaly，表现为长段的动脉弥漫性扩张，最常见于髂动脉和股腘动脉，可疑病因是动脉中膜层中的弹性蛋白缺乏。

（3）流入动脉代偿性扩张，出现于高流量状态如动静脉畸形和动静脉瘘、血液透析移植物及富血供肿瘤。

（4）窄后扩张，表现为狭窄以远的动脉的局部扩张，是由于高速血流通过狭窄段之后局部形成涡流所致。

（四）动脉夹层

动脉夹层是指动脉内膜破裂，血液通过内膜破口进入动脉内膜与中膜之间造成正常动脉壁的分离，形成真假腔的一种血管病变。动脉夹层最常见的原因是长期高血压、慢性退行性病变和创伤。动脉夹层的典型影像学特征表现为内膜两侧的真假腔，相对假腔而言，真腔通常更小，血流速度更快，对于较大的血管如主动脉，计算机体层血管成像（computer tomography angiography，CTA）有极佳的敏感性及特异性。在某些情况下，假腔与真腔之间可同时存在"入口"和"出口，"从而使血液自由通过假腔，出口血流速度通常慢于入口血流速度。其预后根据夹层对血管分支的累及情况而不同，若累及血管分支并阻断分支血流，可导致分支供血组织器官缺血。

动脉夹层患者并发症主要包括破裂和缺血：①发生动脉夹层后血压未控制，或者夹层假腔进一步形成动脉瘤，可能导致假腔破裂；而某些患者可能发生自发性血栓形成和假腔闭塞。②远处器官缺血，通常由真腔受压或关键分支血管被夹层累及血流受阻所致。

（五）纤维肌性发育不良

纤维肌性发育不良（fibromuscular dysplasia，FMD）是一类节段性、非炎症性、非动脉硬化性的动脉血管病。其病因尚不明确，多见于年轻女性患者。肾动脉、颈内动脉、椎动脉、髂动脉、骨下动脉和肠系膜动脉易受累。病变既可导致动脉狭窄、闭塞，还可引起动脉瘤或血管夹层。常见亚型是中膜纤维组织形成，表现为局灶性网状狭窄与大小各异的小动脉瘤交替出现（动脉造影可以发现特征性"串珠样"改变）。其他亚型少见，如内膜纤维组织形成和外膜纤维组织形成，可表现为较平滑或锥形狭窄，对FMD的明确分型依赖于病理诊断。大部分FMD患者可终生无症状，不需要积极处理。有症状的中膜纤维组织形成型可通过球囊成形术获得良好的治疗效果。

（六）血管炎

血管炎是各种原因引起的血管壁的原发性炎性病变。最常累及动脉，尤其是大动脉（如大动脉炎、巨细胞动脉炎和白塞综合征）和中动脉（如结节性多动脉炎、川崎病和 Buerger 病）。血管炎大多伴有发热、关节痛、肌肉萎缩、皮疹和疲乏等全身症状及血沉升高。

影像学检查是诊断血管炎的重要检查方法，但不同的血管炎之间往往存在类似的影像学表现，因此仅通过影像学检查无法明确诊断。当动脉管壁增厚（尤其是增强检查时）、不规则狭窄、节段性扩张或动脉瘤出现于年轻患者或少见部位时，应怀疑血管炎的可能。

1. **Takayasu 动脉炎** Takayasu 动脉炎（大动脉炎）是一类累及主动脉（及主要分支）和肺动脉（较少见）的全动脉炎。其又被称为"无脉症"，与病变引起的近端锁骨下动脉和颈总动脉的狭窄或闭塞有关。Takayasu 动脉炎好发于 20～30 岁的女性，病因不明，推测可能与自身免疫相关。其病理改变为血管肉芽肿性改变及内膜、中膜淋巴细胞浸润，从而导致内膜及中膜增厚并累及管腔。40% 的 Takayasu 动脉炎患者存在心脏疾病（包括冠状动脉狭窄、主动脉瓣和二尖瓣关闭不全、肺动脉狭窄引起的右心衰竭）。患者可因腹主动脉狭窄靠近或累及肾动脉而出现肾性高血压。多达 1/3 患者存在主动脉瘤，但极少破裂。在无其他并发症的情况下，治疗 Takayasu 动脉炎的主要药物是类固醇。

2. **巨细胞动脉炎** 巨细胞动脉炎又称颞动脉炎，其病理改变为肉芽肿形成及巨细胞浸润血管壁各层，因此得名巨细胞动脉炎，但也可表现为单核细胞、淋巴细胞、T 细胞和巨噬细胞浸润。患者多发于 50 岁以上，男女比约 2:1。较典型患者为老年女性患者，历经数周发热、头痛、肌痛及颞动脉可触及。实验室检查显示血沉明显升高。病变累及眼动脉导致患者突然失明是其最严重的并发症之一（未治疗患者占 40%）。颞动脉活检是诊断巨细胞动脉炎最可靠的手段。巨细胞动脉炎还可导致肢体动脉狭窄（上肢更常见），常出现在发病 8～24 周后。最常累及的动脉是远端锁骨下动脉、腋动脉和近端肱动脉。此时可行血管造影以评估上肢缺血症状。尽管其他少见的血管炎（如系统性红斑狼疮相关的血管炎）可出现类似改变，但巨细胞动脉炎病变常表现为多发、长段病变并伴不规则的狭窄，更具特征性。

3. **结节性多动脉炎** 结节性多动脉炎（polyarteritis nodosa，PAN）是一种系统性坏死性血管炎，主要影响腹腔脏器、心脏及手足区域的中小动脉。

好发于 40～50 岁患者，男性发病率是女性的 2 倍。NPA 与乙型、丙型活动性肝炎以及静脉滥用药物相关，但仍有超过 50% 患者病因不明确。患者临床表现复杂多样，发病早期以不典型的全身症状多见，还可表现为皮肤和神经症状，以及腹痛、肾功能不全、自发性腹腔或腹膜后出血等。血管造影特征性表现为肾脏或内脏的多发小动脉瘤动脉和手指动脉闭塞。治疗药物包括类固醇和环磷酰胺。

4. **Buerger 病**　Buerger 病又称为血栓闭塞性脉管炎，是一种慢性、周期性加剧的全身中小动、静脉闭塞性疾病。尽管是一种全动脉炎，但血管壁相对完整。该病好发于四肢中小动静脉的远端，极少累及内脏动脉、髂动脉、冠状动脉和肺动脉等。Buerger 病多发生于青壮年男性吸烟者。对于无糖尿病的年轻患者，若发现有小血管闭塞性疾病，都应怀疑此病。患者下肢几乎总是受累，而超过一半患者累及上肢。迁移性血栓性静脉炎，好发于浅表静脉，见于最高达 30% 的患者。Buerger 病血管造影改变较典型，表现为膝及肘以下大部分或全部血管闭塞。由于血管壁结构得以保留，因此闭塞血管的滋养血管会出现明显的侧支循环。这导致血管造影出现侧支血管典型的"开瓶器"外观，与动脉粥样硬化闭塞所产生的侧支完全不同。

5. **Behcet 病**　Behcet 病又称白塞综合征、贝赫切特综合征，病变主要表现为反复发作的口腔和生殖器溃疡、皮肤病变、眼部炎症、关节炎、胃肠道症状和附睾炎。该病发病年龄通常在 20～40 岁之间，男女比例约为 2∶1。病理学上，Behcet 病是一种小血管（特别是小静脉）的炎症性病变。20%Behcet 病患者可出现临床症状，以浅表静脉血栓形成为主。5% 以下患者可形成主动脉瘤、肺动脉瘤、动脉闭塞性疾病、中央静脉血栓形成等。

6. **放射性动脉炎**　放射性动脉炎通常指在对恶性肿瘤进行外照射过程中，因放射线损伤血管内皮细胞所致的一类血管病变。辐射剂量超过 50Gy 时可出现症状，临床表现或并发症因照射时间间隔不同而有所差别，放疗后 5 年内最常见并发症是血栓形成，而放疗后 5～10 年可出现血管壁纤维化、侧支狭窄和闭塞。病变后期表现包括动脉周围纤维化和进展的动脉粥样硬化，病变区域通常局限于受照射组织的动脉。此类动脉炎的防治依赖于放疗新技术的应用及并提前制订合理的放疗计划。

7. **川崎病**　川崎病又称皮肤黏膜淋巴结综合征，是一种主要发生于婴幼儿和 1 岁以下儿童的罕见血管病变。病变主要累及中小动脉，最常见血管病变是冠状动脉动脉瘤和狭窄，可伴血栓形成或破裂。外周动脉动脉瘤也有报道。

8. **系统性红斑狼疮**　如同其他结缔组织病，系统性红斑狼疮（systemic lupus erythematosus，SLE）通常以肌肉骨骼症状和血清学标志物异常为特征，极少单纯依靠血管造影术进行诊断。大多数情况下，只有在结缔组织病患者出现血管受累，如手指缺血和溃疡等症状时才考虑行血管造影，同时可通过介入操作改善动脉栓塞的症状。狼疮性血管炎手部血管造影的典型表现为局灶性血管闭塞和不规则狭窄，但在硬皮病中也可见到类似的病变。

（七）节段性动脉中膜溶解

节段性动脉中膜溶解（segmental arterial mediolysis，SAM）是一类好发于中年患者的罕见疾病。病因尚不明确，病变好发于内脏动脉，但亦有颈动脉及颅内动脉受累的报道。病变始于中膜平滑肌细胞的空泡化及外膜溶解，继而削弱动脉壁和外弹性层，最终可导致外膜和中膜分离。所有患者中，60% 的患者可出现疼痛症状，50% 的患者可有自发性出血。影像学检查可发现动脉夹层及多发性动脉瘤。治疗方面，对于破裂的动脉瘤可采取栓塞治疗，但目前暂无全身治疗方案。受累动脉可在一段时间后恢复正常，但患者死亡率可达 40%。

（八）血栓形成

凝血是人体的正常生理功能。根据其机制，可分为内源性凝血和外源性凝血途径。内源性凝血途径通过与血小板接触激活，而外源性凝血途径通过与血管外组织接触激活。当发生血管损伤时，血管壁中的胶原蛋白暴露，血小板被激活，血小板开始黏附于损伤部位，并逐渐聚集伴纤维原形成，最终形成止血栓。凝血机制紊乱可导致人体高凝状态或出血。血管损伤、血流缓慢和血液高凝状态是造成深静脉血栓形成的三大因素。当患者出现静脉血栓形成（无明显的刺激因素）、异常部位的血栓形成（矢状窦、门静脉、肾静脉）、反复发作的深静脉血栓形成（deep venous thrombosis，DVT），以及无血管狭窄或栓塞的情况下出现自发性动脉血栓形成时应怀疑患者患有高凝状态。高凝状态的诊断评估包括寻找隐匿的恶性疾病。血管介入操作后，此类患者栓塞性并发症的发病率更常见。通常，大多数此类患者本身都有潜在的病变，因此对急性动脉或静脉栓塞的患者不仅应该考虑到开通闭塞血管，同时还要发现患者的潜在病变并及时处理。

（九）动脉栓塞

动脉栓塞是指各种来源的栓子在体内通过血液循环停留在下游血管，从而造成相应动脉供血区域组织器官缺血甚至坏死的过程。动脉栓塞的临床表现取决于栓子的体积、受累组织器官类型及是否存在侧支循环或其他可替代的血供来源等。对于大脑，极小的栓子栓塞都可能产生严重后果；而对于髂内动脉而言，若其侧支循环良好，即使较大的栓子栓塞也可不表现出明显症状。栓子通常易停留在血管分叉处和狭窄处。栓子来源多样，大栓子最常来源于心脏（占动脉栓子的80%），而心脏内栓子形成最常见的病因是房颤（占心源性栓子的80%）。其他病因包括血管内病变，如主动脉瓣病变、外生型主动脉斑块、主动脉或外周动脉瘤内附壁血栓、动脉粥样硬化斑块破裂及外伤等。

在缺少侧支循环的情况下，患者的急性动脉栓塞往往表现为急性症状。栓子的血管造影特征包括血管突然截断伴血管腔内充盈缺损、侧支血管缺乏、累及多处血管等。栓子的分布取决于其来源、大小及血流速度。心源性栓子约20%进入脑循环，其余多累及主动脉和外周动脉，累及内脏血管的不到10%。在对非心源性动脉栓塞患者行影像学检查时，评估主动脉全程非常重要。若某肢体或器官反复发生栓塞提示栓子来源于受累区域邻近的血管。

反常性栓塞指起源于静脉的栓子通过心脏（常为潜在的卵圆孔）或肺左右分流进入动脉循环引起的动脉栓塞，这是青年患者发生隐源性卒中的重要病因。

动脉粥样硬化微栓塞（又称胆固醇栓塞）是动脉栓塞性疾病的重要组成部分。它主要是由于血小板聚集、胆固醇结晶及动脉粥样硬化斑块（不稳定或破裂）脱落引起远端动脉栓塞所致。由于栓子大多栓塞于动脉远端及小动脉，尽管患者临床症状明显，但脉搏和血管造影却无明显异常。体格检查可发现患者局部疼痛、皮肤颜色改变（尤其是脚趾，又称"蓝趾综合征"）、肾功能衰竭、肠缺血和卒中等。微栓塞通常为自发性，但也可因手术或经皮血管腔内操作引起。

三、静脉血管病变

（一）静脉血栓形成

静脉血栓形成多发生于下肢深静脉。血管损伤、血流缓慢、高凝状态是血栓形成的重要致病因素。其中血流缓慢通常发生于内源性或外源性的静脉闭塞、制动、外科术后、心力衰竭或静脉功能不全等情况。静脉血栓的影像学表现为血管腔内充盈缺损。

急性静脉血栓形成的预后取决于血栓的位置、血栓形成的危险因素、抗凝或溶栓治疗，其病情变化情况如下：

1. 栓塞　未经治疗的上下肢静脉血栓可脱落引起肺栓塞。

2. 进展　未经治疗的小腿静脉血栓可向心性进展。

3. 溶解　下肢浅表静脉及深静脉的血栓可完全溶解而不累及静脉壁及静脉瓣，但其他部位（如上肢静脉、门静脉、肝静脉、下腔静脉）血栓完全溶解较少见。

4. 再通　血栓可部分溶解导致血管再通，再通不完全可导致静脉壁增厚，导致管腔变窄并累及静脉瓣。

5. 慢性闭塞　若血栓机化，可出现慢性闭塞，这种情况在上肢静脉及肠系膜静脉较常见，而闭塞长期症状取决于侧支循环的建立与否。

（二）静脉曲张和静脉瘤

静脉曲张是指由静脉循环内压升高导致的静脉迂曲及扩张。静脉曲张可发生于下肢、直肠、肠道、性腺和肾静脉等部位，其并发症主要包括溃疡、出血、血栓形成、疼痛和皮肤外观变形。

静脉瘤少见，可发生于颈内静脉、上腔静脉、门静脉、下腔静脉和腘静脉。不同部位的静脉瘤症状各异，颈部和胸部的静脉瘤通常无症状；腹部动脉瘤可能导致疼痛、出血或血栓形成；下肢静脉瘤症状较为复杂，如出现血栓形成或肺栓塞。

（三）内膜过度增生

血管内膜增生是静脉应对急性损伤或慢性血流动力学变化的反应。临床上常见于静脉旁路移植物和血液透析静脉流出道，内膜过度增生可引起静脉狭窄，内膜增厚几乎完全由平滑肌细胞组成而缺少结缔组织基质。因此，与动脉狭窄相比，这些病变往往更具韧性，更能抵抗球囊扩张治疗。

四、动静脉血管病变

（一）感染

血管壁的细菌感染可由以下几种原因所致：

1. 血源性感染　如牙科操作所致的菌血症。

2. 感染性栓子　如感染性心内膜炎的脓毒性栓子。

3. **直接感染** 如静脉注射时未注意无菌操作。

4. **邻近组织扩散** 如腹膜后脓肿可引起主动脉感染。

动脉和静脉均可发生感染，但静脉感染相对少见。患者通常伴有疼痛、持续性菌血症、发热等。随着感染的进展，血管壁逐渐被破坏，可形成感染性动脉瘤（由于血管壁破坏，故为假性动脉瘤）。感染性动脉瘤往往发生于罕见部位，呈分叶状。若血管本身存在动脉粥样硬化斑块，或早已存在动脉瘤或医源性移植物，则其更容易通过血源播种和直接接触感染。感染性动脉瘤最常是由皮肤、口源性和肠道菌群所引起。超过50%的感染性动脉瘤见于下肢外周动脉，1/3见于胸主动脉和腹主动脉。

梅毒性主动脉炎是一种由梅毒螺旋体侵入主动脉滋养血管引起的血管感染性病变。升主动脉的滋养血管多于降主动脉，而腹主动脉更少，故而病变更好发于升主动脉及主动脉弓。10%的三期梅毒患者可出现梅毒性主动脉炎并导致营养不良性钙化和动脉瘤样扩张。

血管腔内移植物亦可引起血管感染，常表现为发热、菌血症及疼痛。患者可出现腔内血栓形成、假性动脉瘤、吻合口破裂及主动脉肠瘘，自体静脉移植物感染较少见。此类血管感染较常见的病原体包括皮肤菌群（植入外周移植物）、肠道菌群（植入腹腔移植物）。术中出现的明显败血症，以及移植物与周围软组织融合不良应高度警惕感染。影像学表现包括移植物周围软组织炎性改变、脓肿形成、移植物周围及移植物内积气、吻合处假性动脉瘤（通常多发）和血管腔内充盈缺损等。

（二）肿瘤

血管原发性肿瘤较罕见，其中绝大部分为主动脉、肺动脉、下腔静脉肉瘤。主动脉和肺动脉肿瘤多为内膜肉瘤，常表现为血管腔内较大的肿块，而下腔静脉肿瘤多为平滑肌肉瘤。肿瘤侵犯血管较血管原发性肿瘤更常见，其中静脉（尤其是下腔静脉）比动脉更易受累。肿瘤侵犯血管提示肿瘤恶性可能，易于侵犯血管的肿瘤包括肾细胞癌、肝癌、肾上腺细胞癌、生殖细胞肿瘤、子宫肉瘤和甲状腺癌等。受侵的静脉腔内常有血栓形成，部分可致肺栓塞。

肿瘤的血管造影表现取决于肿瘤体积、血供和血管结构。通常，肿瘤对静脉的压迫或侵犯早于动脉。良恶性肿瘤对邻近组织血管产生多种效应包括：

1. **新生血管形成** 肿瘤通过释放血管生成因子促进肿瘤新生血管形成，此类新生肿瘤血管壁缺少平滑肌细胞。血管造影表现为大量节段性扩张或缩窄的异常新生血管。其他特征包括肿瘤供血动脉增粗、小动脉增多、瘤内高浓度造影剂聚集（肿瘤染色），增粗血管内造影剂填充（血管湖），偶可见动静脉分流。典型的富血管肿瘤包括肾细胞癌、肝细胞癌、绒毛膜癌、内分泌肿瘤和平滑肌肉瘤。

2. **血管移位** 良性肿瘤或生长较慢的恶性肿瘤形成占位效应可推压邻近血管，使血管移位。

3. **血管侵犯** 许多实体肿瘤自身血管增殖较少，但可包裹压迫、浸润或完全阻塞相邻的动静脉，有时难以与炎症性肿块区分。需要注意的是，对于血管化程度较小的肿瘤，血管造影表现可不明显，且造影发现此类病变的敏感性低于CT和MRI。

（三）动静脉交通、血管瘤、血管畸形和动静脉瘘

对血管病变的准确分类对于患者的治疗及预后评估非常重要，但临床上要做到准确区分往往比较困难。

1. **血管瘤** 血管瘤是一类非获得性疾病，婴儿期血管瘤是最常见的先天性血管瘤，好发于白人女性（高达10%的婴儿）。婴儿血管瘤常在出生时即存在，80%为单发，大多累及皮肤。尽管属于肿瘤，但其进展与增殖大多呈良性，多数患者会在9岁前自发退化。患者最常见的症状包括溃疡、压迫和畸形。其组织特异性标记物是葡萄糖转运蛋白1（glucose transporter 1，GLUT-1）。婴儿血管内皮瘤与血管瘤不同之处在于前者GLUT-1呈阴性，类似于组织内的肿块，较大者可伴分流，并可出现血小板减少和出血并发症（Kasabach-Merritt综合征）。PHACE综合征（包括后颅窝畸形、血管瘤、动脉畸形、心脏缺损和主动脉狭窄以及眼畸形）和婴儿颜面部血管瘤显著相关。推荐使用普萘洛尔进行治疗，效果好于皮质类固醇类药物。对于较大的肝血管内皮瘤和动静脉分流（出现症状），可采用经导管栓塞治疗。

2. **皮肤毛细血管畸形** 皮肤毛细血管畸形（亦称鲜红斑痣、葡萄酒样痣）是最常见的血管畸形（占总人群的0.3%）。病变好发于头、面、颈部，呈零星分布，一般无需介入治疗。含有动静脉成分的毛细血管畸形呈粉红色，可伴较浅的色晕，其与动静脉畸形、Parkes-Weber综合征（静脉和淋巴管畸形、皮肤病变和肢体肥大）及Sturge-Weber综合征（面部皮肤毛细血管畸形、同侧软脑膜血管瘤、癫痫发作和智力障碍)有一定的相关性。

3. 动静脉畸形 动静脉畸形是一类非增生性、高流量的先天血管畸形,占血管畸形36%,常单发。病变可发生于任何部位,下肢占60%,上肢占25%,骨盆和臀部共占12%。病变典型特征是动静脉之间的异常缠结,即动静脉畸形血管巢。动静脉畸形通过募集其他的供血动脉和回流静脉而增大,而非通过自身细胞增殖。较大的动静脉畸形可出现右向左分流,受累肢体肥大和出血。动静脉畸形可触及波动,听诊可闻及血流杂音。动静脉畸形较难以通过手术切除,而分期经导管栓塞或直接穿刺栓塞可较好地控制症状,但极少能实现完全治愈。

4. 静脉畸形 静脉畸形占先天性血管畸形的49%。此类低流量血管病变通常由不同结构的局部异常静脉构成(海绵样或曲张静脉),其可与正常静脉相分隔或直接沟通。静脉血管球瘤畸形(Glomuvenous畸形)呈结节状,伴疼痛及表面皮肤过度角化,位置较表浅。静脉畸形最常见的位置是头颈部(40%)和四肢(40%),其余20%多位于躯干。较大静脉畸形可致颜面部缺陷,若有血栓形成或累及肌肉可引起疼痛,若病变较浅表,外伤可造成出血。病变触诊较柔软且无搏动,听诊无杂音。静脉畸形常单发,可与克特二氏综合征(Klippel-Trenaunay sydrome)相关联,此综合征通常影响下肢,其包括静脉畸形、静脉曲张、皮肤毛细血管畸形、肢体肥大和异常深静脉等一系列病变特征。静脉畸形的影像学特点是病灶延迟显影(通常晚于正常静脉显影),内部血流缓慢。直接穿刺静脉造影可出现静脉间隙内造影剂浓聚,并引流至正常静脉。可采用经皮穿刺无水乙醇或其他硬化剂治疗。

5. 淋巴管畸形 淋巴管畸形由淋巴管扩张形成,占血管畸形的10%,可表现为大囊型(体积 >2cm^3)、微囊型或两者并存。当其内部均为淋巴管结构时,病变触之柔软、无搏动。病灶内也可含动脉及静脉结构。病变分布类似于静脉畸形,45%位于头颈部,45%位于四肢,10%位于躯干。病变呈局限性或浸润性分布,可并发点位效应、淋巴水肿和感染等。与静脉畸形类似,病灶会随着患者年龄增长而增大,一般不会自行消退。对有症状患者,治疗方式为经皮穿刺硬化治疗,硬化剂包括博来霉素、强力霉素、乙醇和OK-432(冻干的化脓性链球菌外毒素)等。

6. 动静脉瘘 动静脉瘘(arteriovenous fistula,AVF)是指动静脉之间的异常沟通。最常见病因为医源性动脉插管及中心静脉置管。较小的AVF可无症状或自行闭合。但AVF也可逐渐扩大,并招募更多的供血动脉和引流静脉。AVF体表可触及明显搏动及震颤,亦可闻及杂音,临床表现可类似于动静脉畸形,可出现左向右分流和疼痛。动脉造影时病变通常表现为特征性的快速分流,病程较长者可出现供血动脉增粗。手术结扎或动脉内栓塞是主要的治疗方法。MRI(包括MR血管造影和静脉造影)已被证实成为确定血管畸形性质和范围的极佳成像方式。MRI可准确显示病灶与深部及浅表结构的关系,以及主要血供。病灶内血流信号特征可用于病灶分类,有助于制订治疗计划。

(四)血管损伤

任何外力直接或间接累及血管,均可能造成血管损伤。尖锐物体、枪击、骨折碎片或某些医疗行为可导致血管穿透伤。其中枪击是通过直接穿透或空化效应牵拉而损伤血管。而血管钝性创伤通常由减速伤、挤压伤或高处坠落所致。骨折或骨关节脱位也可引起钝性损伤。而某些密闭解剖结构发生的出血或水肿,如小腿的胫前区,可导致骨筋膜室综合征。不同创伤引起的血管损伤表现及程度有所差异,因此在评估可疑血管损伤时,掌握血管损伤机制尤为重要。创伤性血管损伤包括血管痉挛、壁间血肿、血栓形成、血管内膜脱落、血管完全撕裂、夹层、动静脉瘘、假性动脉瘤或血肿的压迫等。

第三节 影像导向设备

介入放射学是以影像诊断为基础,在影像设备的导向下,利用介入器械对疾病进行诊断与治疗。目前,介入放射学的影像设备有X线透视、数字减影血管造影、超声、CT和MRI等,每一种影像设备有各自优缺点,因此,如何在不同疾病介入诊疗过程中优选影像导向设备至关重要。以下就这些影像导向设备的特点作一介绍,有关成像原理等请参考其他相关专业书籍。

一、X线透视

X线透视是介入放射学传统、基本的监视导向设备。目前应用的介入器械几乎均可设计成X线下可见,因此X线透视曾在介入放射学领域被广泛应用,它具有实时显像、费用低等的优点,但由于成像层次重叠、密度分辨率低、大部分监视仍需依赖使用造影剂、易受骨髓及软组织等高密度结构的影响等缺点。目前基本被数字减影血管造影取代。

二、数字减影血管造影

数字减影血管造影（digital subtraction angiography, DSA）是目前介入放射学应用最广的影像导向设备。它是将影像增强器、电视摄像机的输出信号通过电子束扫描仪转换为数字信号，经过计算机处理后将图像储存或显示。减影有时间减影和能量减影两种，目前多用时间减影，即将未注射造影剂的图像作为蒙片，与注射造影剂的图像相减，最终获得仅有血管的图像，而骨骼和其他固定的影像均被减去。但临床上也采用非减影数字采集，如心脏造影、外周血管团注追踪（bolus-chase）造影和旋转造影等，有时术者需要有骨性标志对病灶定位，所以不作减影处理。另外，采用数字化后透视能力也得到了显著增强。

与常规造影相比，DSA 主要优点在于：

1. 减去了与靶血管重叠的其他影像，克服了常规造影胶片、增感屏和显影过程中的不均匀性，还可调节图像显示的对比度，因此密度分辨率高，可显示非常细微的血管和肿瘤染色，尤适合于脊髓血管造影等情况。

2. 动能多样，如路途示踪功能（road mapping）、最后图像保留功能、图像参考功能、边缘增强功能、各种测量功能、旋转造影和团注追踪造影功能、三维重建功能等均有利于操作和分析，提高了图像的清晰度，减少了曝光剂量。新近的设备综合使用低剂量脉冲透视、智能曝光、图像数字放大、自动滤过调整、自动剂量测量和显示系统等技术可使曝光剂量降低达 90%。DSA 不足在于易受呼吸、吞咽、肠胃蠕动及心血管搏动等产生伪影的影响；另外，DSA 影像增强器环形输入屏最大尺寸有限，限制了视野。

三、超声

超声作为介入放射学影像导向设备，具有实时显像、操作方便、无 X 线损害、价格低廉等优点。常规超声作为穿刺定位导向手段具有独特优势，特别是对于胸、胸腔积液或脓肿，腹部实质性脏器、胸膜病变、乳腺或其他体表病变的穿刺定位，以及实质性脏器的消融治疗具有良好的导向和监视能力。超声导向的缺点是只能在一个平面上观察，对脏器整体观较差；部分器官存在盲区（如肝脏紧贴膈下部位）；对于操作者经验和技术要求高；另外，由于受

声学成像特点限制，超声检查易受气体、骨骼及脂肪组织等因素影响。

血管内超声（intravenous ultrasound, IVUS）是指无创性的超声技术和有创性的导管技术相结合，使用末端连接有超声探针的特殊导管进行的医学成像技术。首先采用动脉或静脉穿刺将 IVUS 导管引入血管，然后将导管头端的超声探头置于感兴趣区并通过在血管内回拉以获得一系列断层摄影图像。IVUS 可准确、实时显示血管腔、血管壁及其周围组织，目前已成功应用于经颈静脉肝内门体分流术中分流道穿刺、经颈静脉肝活检、Ⅱ型内漏经腔穿刺以及心脏肿块活检等。IVUS 导向的缺点在于有创、操作相对复杂和费用高等。

四、CT 导向设备

CT 是断层影像，能够消除组织构成重叠的影响，另外 CT 具有好的密度分辨率，有利于病变的显示，特别是近年来出现的 CT 透视为介入放射学提供了更便利导向，在不适合超声监视的穿刺操作中得到广泛应用，例如肺内、颅内及腹盆深部病变的经皮活检及治疗。CT 导向的缺点包括空间分辨率较低、具有放射操作及费用高等。

五、MR 导向设备

MR 成像作为一种特殊的影像技术，具有良好的软组织对比度，较高的定向分辨率，可多平面成像，且无辐射损伤。随着开放式 MR 设备和 MR 透视技术的出现，MR 导向在介入放射学中的应用越来越广。目前 MR 导向在介入放射学中的应用主要有：①经皮活检，例如在非轴位入路（如膈下间隔和头颈部）和对某些组织器官（如脑实质、乳腺、前列腺及肌骨等）监视非常有益。②MR 导向间质治疗，如显示某些介入治疗对病变或组织的物理变化及功能改变。③介入性 MR 血管治疗，可同时显示血管腔及周围组织结构，有效安全引导介入器械到达靶区，直接观察治疗效果。MR 导向缺点有需要特别的无磁性介入器械、操作相对复杂、费用高等。

六、图像融合与导航

图像融合（image fusion）是指将多模式影像所采集到的关于同一目标的图像数据经过图像处理和计算机技术等，最大限度提取各自影像中的有利信息，最后综合成高质量的图像，以提高组织器官或病变的空间与密度分辨率，以及获取解剖与功能等

多重信息。图像融合与导航技术最初被用于活检和消融治疗，现已扩展至其他血管及非血管介入领域。目前应用于临床的图像融合与导航技术有锥束CT（cone-beam CT）和电磁导航（electromagnetic navigation）。例如，将锥束CT扫描仪安装在DSA仪C臂部件上，通过适当软件即可实现CT断层图像与DSA图像的实时融合，这对于介入诊疗计划的制订、术中导向及监视、操作终点及疗效的评估等非常有益，该技术已成功应用于肝癌化疗栓塞、前列腺动脉栓塞及神经介入等方面。

（郑传胜　梁　斌）

介入放射学是一门随着器械材料更新而不断发展的学科，每一种新兴技术的发展往往伴随着新器械或材料的出现。"工欲善其事，必先利其器"，因此，介入放射学医师学习介入诊疗技术时，必须首先掌握了解各种各样器械及材料的使用方法，才能得心应手地解决各种介入操作的难题。本章将介绍最常用的介入器械与材料。

第一节 穿 刺 针

穿刺针（needle）按介入操作类型分为血管与非血管穿刺针，前者又分为动脉与静脉穿刺针之分，主要用于建立血管通道，以利于引入导丝、导管或引流管进行治疗；后者分为软组织穿刺针与骨骼穿刺针，主要用于直接穿入肿瘤、囊腔及骨髓腔等用以活检、抽吸、灭能及注药等诊疗操作。

一、血管穿刺针

（一）穿刺针的类型及结构

1. 单部件针 单部件穿刺针由针柄（座）、针管和斜面针头构成，针柄处有一凹或特殊标记，指明针尖斜面方向（图 1-2-1）。此类针常用于 Driscoll 提倡的血管前壁穿刺，包括桡动脉、肘动脉、锁骨下静脉和颈内静脉等血管的前壁穿刺。穿刺时示指与拇指持稳针柄（座），以同皮肤成 30°～45° 角度轻巧刺向血管，如穿刺动脉，当穿刺针头接近血管前壁时可有波动感，再稍刺进即可见血液由针尾喷出。

2. 双部件针 双部件针由针套和针芯两部分组成，针芯又分平钝和尖锐两种，前者如 Riley 氏

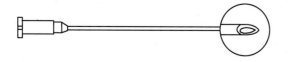

图 1-2-1 单部件针

针，其针芯短而平钝，藏于针套之内，后者如传统 Seldinger 针，针芯与针套共同成一斜面（图 1-2-2）；针套通常由不锈钢或塑料材料制成，使用时手指固定针芯和针套以防止穿刺时针尖缩回针套内，通常穿刺时针穿透血管前、后壁，回退针芯后缓缓回退针套，再次回血时引入导丝及血管鞘。

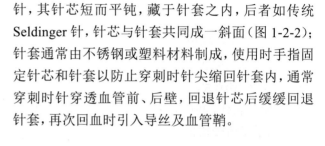

图 1-2-2 双部件针
A. 针套；B. 针芯

1. 针座上凹槽；2. 针座；3. 基板；4. 针管；5. 针座；6. 针座上凸起；7. 针干；8. 针头

一般股动脉穿刺可采取前、后壁穿刺，也可采取前壁穿刺，而对于桡、肱及腋动脉穿刺时以前壁穿刺为宜。目前，临床上使用的为改良型 Seldinger 穿刺针，其枕套由柔软塑料材料制成，枕芯为斜面针，针尾部带有储血管，可有效防止穿刺时血液喷射增加接触血液交叉感染概率（图 1-2-3）。

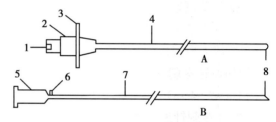

图 1-2-3 改良型 Seldinger 穿刺针

3. 三部件套管针 三部件套管针与双部件针类似，只另配一钝头阻塞器（图 1-2-4），如穿刺活检和粒子植入等使用的定位针，使用三部件套管针时成功穿刺后退出针芯，引入阻塞器以防止针套内血

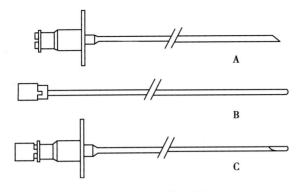

图 1-2-4 三部件套管针
A.针套；B.尖头针芯；C.钝头阻塞器

液凝固堵塞针管，并使针稳定深入血管。

（二）穿刺针的规格

穿刺针的粗细以 G（gauge）表示，如 18G 和 21G，号码数字越大，管径越细。一般介入放射学采用的薄壁穿刺针，其内外径与码数对照表见表 1-2-1。不同手术所使用的各种穿刺针的粗细与长度不同，一般成人股、腋及肱动脉常用 18G 穿刺针，儿童股动脉及成人桡动脉多用 21G 穿刺针，而对于针的长度一般成人血管以 6.5cm 为宜，儿童常用 4cm。广泛应用的血管穿刺针为 18G，可容纳标准直径的 0.035in（1in≈2.54cm）导丝，用于股动脉和股静脉等的穿刺；21G 穿刺针通常作为微穿刺系统的组成部分，该系统还包括一根 0.018in 导丝和 4F 同轴扩张器，后者可转换引入 0.035in 导丝，用于桡动脉等较小直径血管的穿刺。

表 1-2-1 薄壁穿刺针规格

针号/G	内径		外径	
	英寸/in	毫米/mm	英寸/in	毫米/mm
12	0.091	2.31	0.104	2.64
13	0.077	1.96	0.092	2.34
14	0.071	1.80	0.080	2.03
15	0.059	1.50	0.072	1.83
16	0.052	1.32	0.064	1.63
17	0.046	1.16	0.056	1.42
18	0.042	1.06	0.048	1.22
19	0.031	0.78	0.040	1.02
20	0.025	0.64	0.036	0.91
21	0.022	0.56	0.032	0.82
22	0.018	0.45	0.028	0.71
23	0.015	0.38	0.024	0.61

二、经皮穿刺活检针

用于介入放射学中经皮穿刺活检术的穿刺针种类繁多，一般可按照针的直径或规格、针尖形状和取样方法不同而分类（图 1-2-4）。本章中简单分为细针（20～25G）和粗针（14～19G）来分类阐述。

1. 细活检针 细活检针一般使用 20～25G 针，也被称为抽吸活检针，如 Chiba 和 Spinal 针，常用于细胞学病理检查。采用细活检针穿刺风险小，可穿过肠道，较少有出血风险，但需多次穿刺以满足活检要求，临床上一般用于颈部和肺部组织活检（图 1-2-5）。

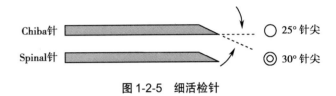

图 1-2-5 细活检针

2. 粗活检针 粗活检针一般使用 14～19G 针，分为切割活检针和环钻针两类；前者包括主要为外套管开槽型和内部开槽-外部切割外套型两种针型，主要用于获取组织块；后者常用的有 Turner、Franseen、Madayyag 和 Greene 针几种不同针尖类型，多用于骨穿刺活检（图 1-2-6）。采用粗针穿刺时，应避免穿过胃肠道，尽量减少穿刺次数，预防大出血。

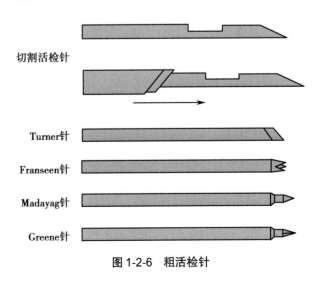

图 1-2-6 粗活检针

第二节 导 丝

导丝（guide wire）是当穿刺针进入血管后首先引入血管腔的器械，其主体由不锈钢钢丝构成，用于引导鞘管或导管进入靶血管内，因此也称为导引钢丝,常常有一个直头端和一个J形头端。由于制作工艺和涂层材料的不断发展,更便于介入放射医生使用的新型导丝也层出不穷。

一、导丝结构及类型

(一)无涂层导丝

传统无涂层导丝一般外层为医用不锈钢丝螺旋状紧密盘绕组成,利于其向各个方向弯曲而不发生折曲。导丝内部由为导丝提供刚性支撑的主体钢丝和与外周钢丝圈相连的保护钢丝两条长度不同的导丝内芯构成。其中,为导丝提供硬度的导丝内芯较粗,尾端与外周钢丝圈焊接,远端端则被钢丝圈包绕而不延伸至导丝末端,这样可起到提供导丝主体刚性支撑的同时,导丝头端又具有很好的柔韧性。而作为两端均与外周钢丝圈焊接的安全导丝内芯,可有效防止操作时导丝拉长变形,甚至断裂脱落(图1-2-7)。

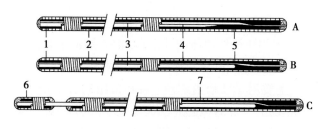

图1-2-7 导丝基础结构
A.内芯缩细型导丝;B.内芯截断型导丝;C.可动芯导丝
1.导丝近端;2.钢丝圈;3.加强导丝芯;4.安全导丝芯;5.导丝远端;6.可动芯把手;7.导丝主体

使用此类无涂层导丝时,应注意避免导丝过弯、打折引起导丝折断,尤其导丝塑型时更要注意轻柔操作,避免损伤导丝外周螺旋状结构。

(二)涂层导丝

目前广泛应用的涂层导丝是在传统导引钢丝的基础上,导丝外周常被覆一层高分子材料涂层,如聚四氟乙烯Teflon涂层,保护导丝的同时降低导丝与导管间的摩擦力(图1-2-8)。

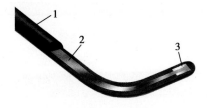

图1-2-8 涂层导丝
涂层导丝具有良好的亲水性、柔韧性和可控性,可以更好地选择性引导导管至各级血管分支,实现超选择插管。1.亲水复合膜;2.合金内芯;3.黄金头端

为进一步增加导丝的抗扭结力和显影性,降低摩擦阻抗力,现用导丝通常由更具有韧性的超弹性合金材料构成导丝内芯,表面被覆亲水性复合物涂层材料,头端使用黄金等更易显影的材料构成导丝头端,以利于导丝头端的示踪。

(三)超硬导丝

对于血管扭曲、操作路径短及患者过度肥胖等原因引起普通导丝支撑力不足,无法顺利引导造影导管、球囊导管或引流管等到达靶部位时,需要选择刚性更强的导丝,以提供更好的支撑力。通常这类导丝又称为加强导丝或重载导丝(heavy-duty mandrel guide wire),此类导丝与传统导引钢丝结构类似,其主体由刚性较强的扁钢丝盘绕而成。常用的超硬导丝为Amplatz导丝,其加硬主体与有2~8cm的柔软头端逐渐过渡,并且外周涂有Teflon涂层,能够较为容易通过转弯处而不损伤血管。

(四)非血管介入导丝

常用于非血管性介入操作的导丝包括Cope mandrel细导丝和Lunderquist超硬导丝。其中,Cope mandrel导丝常用于细针穿刺胆道、肾脏等时交换使用,其直径为0.018in可顺利通过最细为21G的穿刺针,头部为柔软的浅弧状钢丝圈,可有效避免损伤组织。Lunderquist超硬导丝为0.038in硬钢丝圈构成,头部无弧度,无法选择性进入某一分支,主要用于术后或纤维性狭窄,需提供有效支撑力时使用,自Amplatz超硬导丝出现后已很少使用。

(五)特种导丝

此类导丝一般是根据不同介入操作需要而研制出来的特殊导丝,如Bentson导丝、端孔导丝、偏曲导丝、硬度可控导丝、交换导丝和微导丝等。

二、导丝规格及附属配件

(一)导丝尺寸规格

导丝的外径习惯上仍以英寸(inch)为单位。常用的有0.010in(0.25mm)、0.014in(0.36mm)、0.016in(0.41mm)、0.018in(0.46mm)、0.21in(0.53mm)、0.025in(0.64mm)、0.028in(0.71mm)、0.032in(0.81mm)、0.035in(0.89mm)及0.038in(0.97mm)数种,后两种尤为常用。导丝的长度有45cm、130cm、150cm、260cm及300cm等多种,45cm导丝用于经皮动脉穿刺时交换血管鞘,150cm导丝常用于配合导管选择性插管,而260cm及300cm的则为交换导丝。不同粗细的导丝需配合相应穿刺针使用,以防止穿刺针损伤导丝,具体搭配见表1-2-2。

表 1-2-2　导丝与穿刺针搭配表

针号 /G	可通过导丝尺寸	
	in	mm
15	0.052	1.32
16	0.034～0.047	1.14～1.19
18	0.032～0.038	0.81～0.97
19	0.025～0.028	0.64～0.71
20	0.021	0.53
21	0.018	0.46

（二）导丝附属配件

1. **导引子**　导丝一般出厂时预塑形为 J 形头端，不易插入导管尾端或针柄（座）时，可借助于导丝所配备的导引子，先将导丝插入导引子内配合进入导管或穿刺针柄（座）。尤适用于重新塑形后导丝的引入，可有效预防导丝折损（图 1-2-9）。

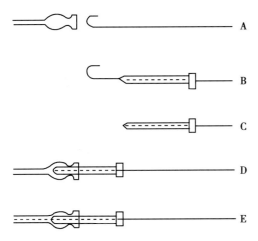

图 1-2-9　导引子使用方法

A. 弯头导丝不易插入导管；B. 弯头导丝先插入导引子内；C. 导丝头回撤至导引子内；D. 导引子插入导管尾端；E. 导丝经由导引子进入导管内

2. **扭控器**　应用较长导丝或微导丝时，可持扭控器带动导丝旋转，以利于控制导丝头端转动、进退等超选择操作。扭控器常见于微导管系统中，分为可移动式和固定式，前者如神经介入微导管系统，其扭控器可根据需要调整其位置锁定微导丝。后者如某公司的 SP 微导管，其扭控器固定于微导丝末端，可与微导管锁定（图 1-2-10）。

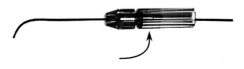

图 1-2-10　扭控器

三、导丝特性及用途

导丝的特性决定着每种导丝的不同用途，介入放射学操作的不同需要也是导丝不断发展进步的动力。为此，这就需要介入医师熟练掌握各种导丝特性以胜任不同介入诊疗操作。

（一）导丝特性

1. **柔软性**　绝大多数介入操作均需要导丝能够在不损伤血管或器官的条件下，为介入操作提供手术配合，这要求导丝具有"刚中带柔"的特性。

2. **硬韧性**　导丝作为导管、引流管等器械的重要"轨道"，需要在复杂多变的血管条件下提供强有力的支撑力，这要求导丝具有"柔中带刚"的特性。

3. **可操控性**　通常导丝用于选择性插管或超选择性插管时，要求导丝整体具有良好的扭控性，能够灵活调整导丝头端朝向以实现引导和导向作用，且导丝头端具有良好的可视性，能够清楚掌握导丝头端位置、角度和朝向，方便介入医师操作。为此，导丝头端常为显影特性较好的金或铂等金属材料。

4. **可塑性**　导丝头端具可弯曲变形特性，这一特性可增加了导丝使用的灵活性，术者可根据实际使用需要改变头端的形状。为此，导丝头端不设细内芯，而设计了一根成形带（forming shaping）/ 可塑形导丝（malleable ribbon），通过塑形操作可改变导丝弯曲形状，以利于导丝灵活地通过角度较锐的血管弯曲部位（图 1-2-11）。

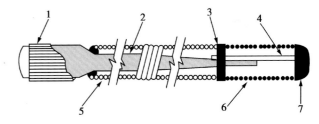

图 1-2-11　可塑形导丝

1. 涂层；2. 内芯缩细；3. 焊接处；4. 可塑性段；5. 易弯曲钢圈段；6. 不透射线软端；7. 头端焊接处

（二）导丝用途

1. **导入作用**　穿刺针建立皮肤与管腔（如血管、胆道、囊腔或脓腔）通道后，需要先经穿刺针引入导丝，退出穿刺针，再沿导丝置入导管或引流管。

2. **引导和导向作用**　选择性或超选择性插管时，需要先将导丝插至靶部位，然后沿导丝引入导管，以实现靶向性引导造影导管至靶部位。导丝柔软或弧形的头端，可有效避免管壁损伤或管壁附着物（粥样硬化斑块、血栓或癌栓等）脱落。引入导管应配合导丝操作，践行"导丝先行，导管跟进"的原则。

3. 支撑和交换作用　导丝可有效为导管推送提供支撑力，即为导管的行进提供"轨道"，但当血管迂曲或预塑形导管无法到达靶部位时，则需要更换支撑力更强的超硬导丝，或者更换交换导丝，经交换导丝退出原导管引入新的导管。

四、导丝塑形及注意事项

通常导丝头端预塑形为浅弧 J 形，一般可满足选择性插管的需要。但对于较为迂曲、复杂或要求精细操作的颅内、心脏血管操作时，则需要介入医师根据具体情况重新调整导丝头端形状，以利于介入操作。

一般导丝塑形时可按图 1-2-12 操作，塑形操作动作温柔，切忌弯曲过大折损导丝或锐物损伤导丝涂层。

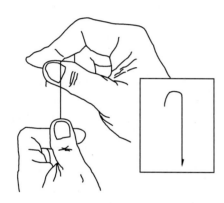

图 1-2-12　导丝成形基本手法

导丝塑形时一般施加压力于软头端 A1 点和 A2 点处，沿着原导丝预塑形弧度方向即近端 A1 点施力，可形成更大弧度 B。若塑 "S" 形（眼镜蛇形）则需于近端 A1 和背端 A2 点施力；螺旋形则需在背端 A2～近端 A1 点施力（图 1-2-13）。

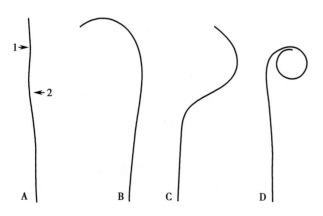

图 1-2-13　导丝成形基本方法
A. 沿着导丝成形点 1 和 2 施加外力改变导丝形状；B. 简单单弯导丝；C. 导丝塑形为 "S" 形状；D. 导丝塑形为螺旋形

更大弧度的导丝或螺旋形导丝头端，更有利于导丝配合导管形状选择性进入血管；"S" 形（眼镜蛇形）则适用于逆行静脉或由较粗主干分支血管进入较细分支血管插管操作时，以便 "S" 形的弓背部提供向前支撑力以实现选择性插管操作。

第三节　导　　管

导管（catheter）是主体由塑料制成的薄壁空心管，根据不同用途可被预制成不同形状、结构。

一、导管材料、结构与规格

（一）导管材料及特征

导管的主体一般为塑料材料构成，一般分为以下几种材料：

1. 聚氯乙烯（polyvinyl chloride，PVC）　其质较软，弹性记忆差且摩擦系数大，故不易预成形，且容易诱发血栓形成。

2. 聚乙烯（polyethylene，PE）　最传统的材料，其硬度适中，有较好的弹性记忆力，可预制成各种形状，摩擦系数中等，如用于常规造影导管。

3. 聚氨基甲酸酯（polyurethane，PU）　质地较聚乙烯软，弹性记忆力最差，不利于预成形，摩擦系数小，但易诱发血栓形成，使用时需全身肝素化，不宜高温消毒，如穿刺针塑料外套管。

4. 聚四氟乙烯（polytetrafluoroethylene）　质地硬，弹性记忆力差，摩擦系数低，表面光滑，不易预成形，如猪尾巴导管。

5. 聚酰胺（polyamide）　又被称作尼龙（nylon），弹性好，具有热塑性，易于成形。

（二）导管结构

导管由导管头端、管身和导管座组成，导管头端柔软且预制成不同形状，导管座为带有标记的塑料座。传统导管管身可由上述材料制成，随后为了增加导管的扭力，管腔内多用极细不锈钢丝编织成网状内衬；为了降低导管摩擦力，导管表面涂有亲水涂层（图 1-2-14）。

导管头端弧的命名为：头端第一个弧度称第 1 弧，依次向导管座序贯记为第 2 弧、第 3 弧等，弧的峰部则称为膝部，两侧导管称为远侧臂和近侧臂。为方便标记，导管头端记作 t 即 tip，第 1 弧的膝部记为 a，第 2 弧的膝部记为 b，第 3 弧的膝部记为 c，第 1 弧的远侧臂为 ta 段，近侧臂为 ab 段（第 2 弧的远侧臂），依次类推（图 1-2-15）。

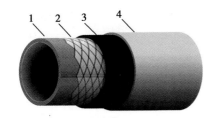

图 1-2-14   导管基本结构

1. 导管内衬层；2. 不锈钢丝网；3. 导管外层；4. 涂层

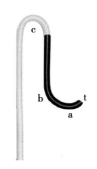

图 1-2-15   导管头部

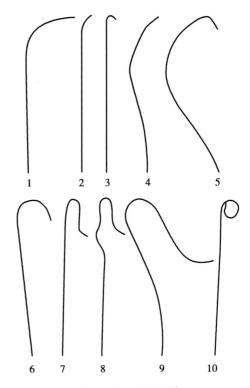

图 1-2-16   造影导管

1. hockey-stick 多用途导管；2. 戴维斯导管；3. Binkert 导管；4. 猎人头 H1 导管；5. Cobra-2 导管；6. Rosch 导管；7. Sos. 导管；8. Mickaelson 导管；9. Simmons-2 导管；10. 猪尾导管

（三）导管规格

导管规格常以外径粗细表示，用 F（French）或 Fr 计量，3F=1mm。导管头端端孔直径决定所兼容导丝尺寸，如 5F 导管最大兼容 0.038in（0.97mm）导丝。导管长度一般以厘米（cm）计，常用长度为 65～100cm。导管内注射的最大流量速率以毫升/秒（ml/s）为单位，最大注射压力以磅/平方英寸（psi，1psi≈6.90kPa）为单位。导管一般按尖端形状看起来像的东西命名，如"猪尾"和"眼镜蛇"等，按设计师命名，如 Simmons、Rösch、Sos 和 Binkert 等，或者按预期用途命名，如腹腔、胃左和肝右等。

二、导管类型及特性

（一）导管分类

导管可按照用途分为血管造影导管（angiographic catheter）、特殊导管及引流导管（drainage catheter）。

1. 血管造影导管   通常用于有创性血管内介入诊疗操作程序，如造影、药物灌注或栓塞术，尺寸通常为 2～8F 的端孔导管。一般血管造影导管指直径为 5F 或 4F 的标准造影导管，用于主动脉及大分支的血管造影，以及部分主动脉分支血管的药物灌注或栓塞。VP Chuang 在 20 世纪 80 年代时依造影导管弧度将其分类为（图 1-2-16）：

（1）单弧导管：也称为单弯导管，该种导管仅有一个弧，如 J 形单弯导管（多用途导管），适用于颈部血管、肾动脉及下肢血管等。

（2）反弧导管：该种导管有一个主弧和与之弧度相反的弯弧，如牧羊钩导管、Simmons 导管、Side winder 导管等。适用于与导管主干插入方向相反的血管，如 Simmons 导管在主动脉弓时，主干向外退时导管头进入头臂干或左锁骨下动脉，导管在腹主动脉处主干外退时，进入肠系膜动脉或髂内、外动脉等。

（3）双弧导管：仅指两个弧在同一平面，只是弯度不同而已。如 Cobra 导管、肾动脉导管，Cobra 导管为常用导管，多处血管均可用它来插管。

（4）改良或强化双弧导管：基本与双弧导管一致，仅在角度上弯曲程度有所增大。

（5）肝弧与脾弧导管：这是指 Rosch 的 RH 与 RS 导管。它们的第 1 弧与第 2 弧呈平面上 90°相交角，专用于肝动脉与脾动脉插管。

（6）三弧导管：用 Cobra 导管成袢时，导管呈 3 个弧。

微导管（micro catheter）指专门设计在常规造影导管腔内同轴使用的小直径导管，其外径通常为 2～3F，内径为 0.010～0.027in（图 1-2-17）。微导管用于超越常规造影导管进入更远或迂曲的小血管。使用时先将常规造影导管置于血管近端较为牢固的位置，然后通过常规导管，在微导丝配合下将微导管送入靶血管，实现了超选择性插管。采用微导管

图 1-2-17　SP 微导管

可实现各种介入操作,如血管造影、取样和栓塞等。高流量微导管可以在比常规导管更低的 PSI 下接受高达 3ml/s 速率的造影剂造影。栓塞治疗时,颗粒性栓塞剂及弹簧圈等尺寸应根据微导管内径进行选择。另外,某些特殊类型的栓塞剂,如 Onyx 胶,对微导管性能有特殊要求,使用前需注意。

导引导管是一种专门设计的薄壁大腔鞘管,且有一定曲度以提供通道方向。用于输送各种介入器械到达靶部位并为其提供支持和保护。导引导管通常依次分为柔软的可视头端,又称为安全段;随后的是相对柔软的同轴部分,又称为柔软段或传输段;再向后为中等硬度的抗折部分,又称为支撑段,而最后相对较硬的部分被称为扭控段或推送段。导引导管结构一般包括:聚乙烯构成的外层,决定导管形状、刚性及与其与血管内膜间的摩擦力;钢丝编织而成的中层,决定导管的抗扭力、顺应性和弹性;被衬聚四氟乙烯构成的内层,以减少导丝、球囊以及支撑架等输送器材与管腔内的摩擦力,兼具抗血栓能力(图 1-2-18)。

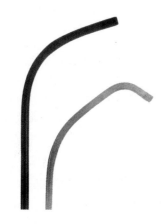

图 1-2-18　导引导管

2. 特殊导管

(1)溶栓导管:该类导管大多为导管灌注段管壁上通过激光切割多个侧孔,药物通过侧孔连续缓慢或脉冲式注入血栓中,从而实现溶栓。目前常用的包括 UniFuse、MicroMewissen 及 Fountains 溶栓导管等。

(2)球囊导管:又称为扩张导管,为带有聚四氟乙烯(polytetrafluoroethylene)、聚氯乙烯(PVC)等材料制备成的球囊共同构成,主要用于各种血管或非

血管的成形术中(具体参照本章第五节内容)。

(3)旋切导管　经皮动脉内粥样硬化斑块旋切术是始于 20 世纪 80 年代中期的一种新型经皮血管成形技术,它所用的旋切旋磨导管(atherectomy catheter)可通过导管内高速旋转的电动旋转切削装置,机械性去除外周血管内的粥样斑块,尤其是钙化性斑块,以开通狭窄或闭塞的病变血管。这种技术主要用于球囊成形术不成功者,是球囊成形术的一个补充。

3. 引流导管

主要用于非血管介入操作中的经皮引流术,其导管头端形状多为"猪尾巴"或"蘑菇头状"(如 Malecot 导管),通常为 6～32F 多侧孔导管(图 1-2-19)。一般情况用于胆道和肾造瘘导管为 VT 或 Cope 导管。若当预计的引流量超过 100ml 或引流物黏稠则应该选择大管径的导管,例如 12～14F 的 van Sonnenberg 引流导管或 16F 的 Mueller 引流导管。引流导管一般带有蝴蝶贴或其他固定装置以防止导管移位,较缝针固定法更能有效提高患者的舒适度并且降低发生皮肤感染的危险。

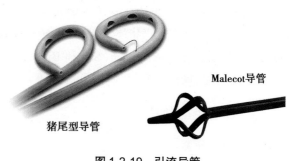

Malecot 导管

猪尾型导管

图 1-2-19　引流导管

(二)导管的特性

1. **可塑性**　一般导管预先塑形成特定形状,引入体内后能够通过弹性记忆恢复预塑形形状,以利于插入特定靶部位。若弹性记忆较差,导管进入体内不能恢复预定形状,长时间操作或体温等因素致使导管头部变形,不利于进一步插管操作,因此导管需要具有良好的弹性记忆。

2. **可视性**　导管引入体内后必须能够在 X 射线下监视到,尤其是头端的可视性,以便于观察插管操作时导管头端的方向和位置,为此要求导管具有良好的显影特性。

3. 可控性　导管可控或扭控特性，是指通过扭转导管尾部时，扭力能够顺利通过导管传导，使导管头端能够做出相应变化，利于选择性插管操作。导管表面光滑，摩擦系数小，利于导管进退，且头端光滑柔软，避免损伤血管壁。

4. 生物相容且表面抗凝　导管材料一般为无生物毒性、无抗原特性，且内外壁均有抗凝特性，有效预防导管引发血栓形成。

5. 耐高压、耐高流量　为适应导管造影功能，需要导管壁薄且腔大，能耐受高压、高流量注入造影剂实现动脉造影功能；各厂家一般会注明其可耐受最大压力和流速限制，如 4F 的 Radifocus 系列导管压力限制为 750psi，最大流速 10ml/s，而 5F 的 Radifocus 系列导管压力限制为 1 000psi，最大流速 21ml/s。使用导管前应仔细阅读其造影压力和流速限制，尤其是球囊导管、微导管等特殊导管。

三、常用导管

导管的选用主要依据具体插管要求，选用适当长度、外径和外形的导管。一般来说，导管设计就是为了方便插管操作，其命名也常以特定血管命名，如肝右、胃左和肠系膜导管等。

1. 猪尾导管（pigtail catheter）　此类多侧孔导管分为造影导管和引流导管；猪尾造影导管主要用于主动脉造影用途，其头端为猪尾状，管壁为多开侧孔，造影剂可通过侧孔注射而出，不易损伤血管；引流导管包括单个猪尾头端和双侧猪尾头端引流管，前者如胆道、脓腔、囊腔、泌尿系统使用的多侧孔引流管，后者如泌尿系统用的双 J 管（图 1-2-20）。

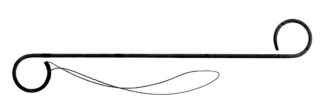

图 1-2-20　双 J 管及推送杆

2. 多用途导管　多用途导管（multipurpose catheter）根据头端弧度及端、侧孔不同分为 MPA1、MPA2、MPB1 和 MPB2 等类型，此类单弯导管适用于各部位血管和非血管的选择性插管，如颈部、心脏等血管造影和胆道选择性插管等（图 1-2-21）。

3. Cobra 导管　又称为眼镜蛇导管，由 Judkins 设计，主要用于主动脉弓部以下各血管，如支气管

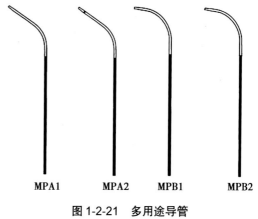

MPA1　　MPA2　　MPB1　　MPB2

图 1-2-21　多用途导管

动脉、肾动脉等。有时也采用成袢技术用于肝动脉和脾动脉的插管，该导管依据前端弧度由小至大分为 C1～C3 型导管（图 1-2-22）。

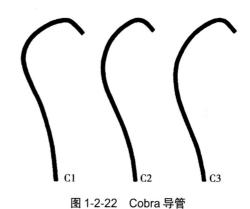

C1　　　C2　　　C3

图 1-2-22　Cobra 导管

4. Yashiro 导管　该导管为某公司生产的某亲水涂层导管系列中一种带有三维 U 形尖端导管，使用该导管时可以通过逆时针旋转导管顺利进入腹腔动脉，操作时也可通过逆时针旋转跟进导管，同时可以用于肠系膜动脉、肾动脉等多种内脏血管（图 1-2-23）。

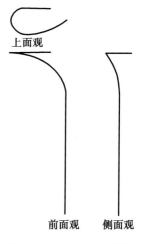

上面观

前面观　　侧面观

图 1-2-23　Yashiro 导管

5. Simmons 导管 该导管主要用于主动脉弓以上血管造影使用,由 Simmons 设计得名。其中 SIM1 型用于狭窄型主动脉;SIM2 型用于中度狭窄型动脉;SIM3 型用于宽阔型主动脉;SIM4 型用于弹开延长型主动脉;使用时主要通过导管成袢后回撤导管进入靶血管内,目前也用于髂动脉和内脏动脉插管中(图 1-2-24)。

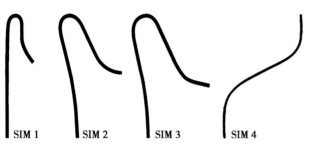

图 1-2-24 Simmons 导管

6. Rosch 导管 此类导管是由 Rosch 设计用于内脏血管插管操作。RC1 型用于体型较大患者的腹腔动脉和肠系膜上动脉;RC2 型用于体型较小的患者;R1M 用于肠系膜下动脉;RH 用于肝动脉,也称肝右导管或罗氏肝型导管;RS 用于脾动脉,也称为罗氏脾型导管;RLG 用于胃左动脉,也称胃左导管;RDP 用于胰背动脉(图 1-2-25)。

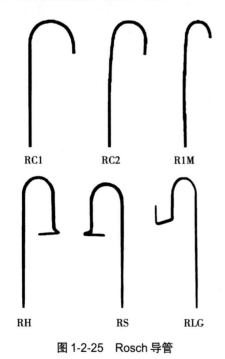

图 1-2-25 Rosch 导管

四、导管使用方法及注意事项

所有导管使用前均需要预先冲洗,造影导管需要使用肝素盐水进行冲洗,排除管腔内空气的同时要注意仔细检查导管通畅性,导管是否有折损,预塑形是否变形,导管与导管尾座接头是否漏水等。

导管存放通常需要保存在平直位或竖直悬吊位,若发现导管过度折叠引起折损,则不宜使用。

导管塑形或开侧孔时,孔径及位置适当,切忌切口深度超过导管 1/2 直径导致使用时导管折断,引流导管增开侧孔时注意避开导管内置成袢线,如不小心切断则无法实现导管头端成袢。

造影导管在使用前和使用中均需使用肝素等渗盐水进行冲洗。即使导管具有抗凝涂层,仍可能在导管外壁和内壁形成血栓,脱落可造成严重栓塞并发症。采取同轴操作技术时尤为需要注意,如神经介入和超选择插管使用微导管时。

第四节 血 管 鞘

绝大多数血管内操作均需要使用血管鞘(sheath),一般为塑料制成的一种套鞘,血管鞘头端为锥形管状,内配有与其楔面紧密贴合相应粗细的扩张管,血管鞘尾端有侧臂连接管和接头开关(止血阀)。血管鞘在使用时,扩张管卡紧外鞘,经过导丝插入血管,然后退出扩张管与导丝,血管鞘尾端隔膜闭合,建立血管与体外的通道。血管鞘的使用不仅有利于介入操作,还可减少操作中患者的疼痛不适感。

一、血管鞘分类与结构

血管鞘可根据外形分为两大类,一类是在鞘管的近端有一侧臂,连接短连接管,可通过此管可注入肝素液,以防止血管鞘与鞘内的导管之间形成血凝块。其中,D-H 血管鞘较为简单,仅为一个套鞘,此类鞘中有一种为可撕脱鞘(peel-away),建立血管通道后可通过沿鞘管垂直方向撕脱,如静脉穿刺操作时(图 1-2-26)。

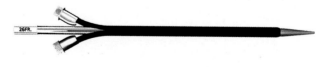

图 1-2-26 可撕脱鞘

另一类为防漏鞘(check-flo),它是在鞘尾端的鞘管口有橡胶隔膜,片中间有裂隙,导管可以从此裂隙插入且橡胶隔膜紧贴导管外壁,可有效防止血液外渗。陶氏(Tuohy-Borst)血管鞘改用可调节圈状橡胶垫替代橡胶隔膜,当旋紧橡胶皮垫盖时,圈孔径缩小，可紧密卡在导管周围，旋松时，圈孔径变大，方便导管活动，同样鞘管连有侧臂连接管和接头开关（止血阀）（图1-2-27）。

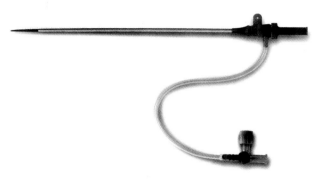

图1-2-27　血管鞘

二、血管鞘使用注意事项及配件

血管鞘主要由鞘管和扩张管组合而成，其中扩张管需要与鞘管紧密贴合，以保证插入皮肤或血管壁时能够平滑进入而减少周围组织损伤。血管鞘可有效避免长时间介入诊疗操作过程中引起穿刺部位损伤或血肿形成，尤其是引入球囊导管进行扩张操作后，球囊抽瘪后变得不规则，此时撤球囊导管容易损伤血管，此时血管鞘起到保护作用。

理想的血管鞘应该具有良好的柔顺性和抗折性，表面有亲水涂层，内层衬有降低摩擦力的涂层；导引鞘管的长度可以从20cm到超过100cm，若患者血管较为迂曲，可选用长的血管鞘，以为导管提供有效支撑并保护血管。

接头开关或止血阀连接在血管鞘侧臂连接管末端，可通过它外接注射器或高压注射器连接管等。一般分为单通、三通或串联三通，以便介入诊疗过程中，同时通过其注入造影剂造影、灌注抗凝肝素等渗盐水或测压等操作（图1-2-28）。

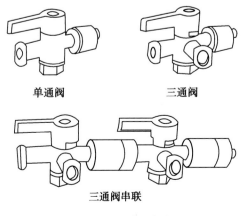

单通阀　　　　三通阀

三通阀串联

图1-2-28　止血阀门

第五节　球　囊

球囊（balloon）导管为外周带有气囊的特殊导管，又称为气囊导管或气球导管，主要用于在影像引导下扩张狭窄病变，如血管、消化道、泌尿道等狭窄或闭塞。在不膨胀的情况下，球囊导管进入靶病变部位，治疗成功后可以回缩球囊以便撤出球囊导管到体外。

一、球囊导管材料与结构

球囊扩张导管的设计同样是依据介入诊疗技术要求研发的，最早是由德国的Gruentzig医生使用球囊进行经皮扩张成形术使用，早期球囊都是PVC材质制备而成，随后随着高分子材料学和介入技术的发展，聚乙烯（PE）、聚对苯二甲酸乙二醇酯（polyethylene terephthalate，PET）、尼龙和聚氨酯等也用于球囊材料；目前已采用新型材料聚乙烯对苯二甲酸酯制成了耐高压的超小剖面球囊，囊壁很薄，厚度仅为标准聚乙烯球囊的1/8，这种球囊导管不仅顺应性低，剖面小，而且球囊柔软，易于弯曲。

球囊扩张导管结构与造影导管相似，整体双腔同轴结构，头端有不同长度和直径的气囊，外腔连接球囊，内腔末端为端孔，可兼容相应的导丝通过（图1-2-29）。依据其使用特点，球囊扩张导管可分为快速交换球囊、OTW（over the wire）球囊、固定导丝球囊和灌注球囊。

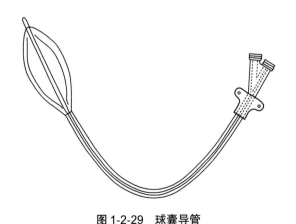

图1-2-29　球囊导管

二、球囊导管规格

球囊导管的球囊可有不同的长度与直径，可根据病变的长度和管腔直径选用。一般长度应超过狭窄段长度5～10mm，直径应为正常段管腔的110%左右。球囊段有2～3个金属标记，表示球囊有效段的两端和中点。常用球囊膨胀时可耐受4～10个大气压。导管为双腔型，中孔能通过导丝及注入造影剂，侧孔与球囊相通，可注入造影剂将其膨胀。大多数血管成形导管的导管干大小为5F，球囊直径为4～8mm；胆道用球囊导管常为5～6F，球囊直径6～10mm；食管用球囊导管常为6F，球囊直径可大至20mm，贲门失迟缓症扩张所用的球囊直径32～35mm；而冠状动脉与外周小血管的球囊成形导管一般为3F，球囊直径仅2～6mm。

三、球囊特性

1. 顺应性　顺应性是指在每改变一个单位压强时球囊体积的变化值。对绝大多数球囊扩张导管来说，增加压强时球囊长度并不发生变化，体积的变化主要体现在球囊直径的变化上。

按顺应性不同可将球囊导管分为顺应性球囊、非顺应性球囊和半顺应性球囊。其中，顺应性球囊随扩张压力的增加其直径明显增加，因此选择匹配血管大小的球囊以保证血管扩张成形时不会发生破裂。非顺应性球囊随扩张压力的增加其直径变化不明显，具有更高的爆破压，多用于支架置入后扩张支架、较硬病变和支架内再狭窄等病变的预扩张，当使用非顺应性球囊行经皮血管成形术时，扩张力随着膨胀压线性增加。半顺应性球囊的直径随扩张压力的增加趋势介于顺应性和非顺应性球囊之间，多用于病变预扩张。

血管成形术时由球囊引发的血管破裂，其最重要的原因是血管过度扩张。为了防止这种过度扩张的发生，并保证能对病变部位施加最大扩张力，最简单的方法是选择适当直径的非顺应性球囊。

2. 扩张力　球囊扩张力是球囊内流体静力与机械性放射状力之和。球囊膨胀时，随着囊内压力的增加，在囊内的各方向产生放射状力，并逐渐增大。当球囊遇到阻力产生局限性下凹时，此点的放射状力最大，由此产生的力向量随着局限性下凹的加深而加大，反之则小。这种状态犹如在晒衣绳中央的重物，重物垂点越低，产生的向量力的方向越接近垂直，两侧的拉力越大，拉起重物的力也越大。从力学的角度上看，膨胀后的球囊所产生的扩张力与晒衣绳对重物的向上抗力很相似（图1-2-30）。

3. 圆周应力　球囊扩张时施加于球囊圆周表面的非放射状力称为圆周应力，计算时圆周应力T等于压强P和球囊直径D的乘积：$T=P×D$。对于特定球囊材料和膨胀压来说，球囊直径越大，其表面受到的圆周应力越大。对大球囊来说，要达到破裂的圆周应力所需要的压强相对较小。因此，最大的球囊却有最小的破裂压强值。目前，临床上用于经皮血管成形术的球囊导管多为可承受20个大气压的"高压球囊"，各个厂家在出厂时均标有该种球囊的最大爆破压，介入放射医师使用前仔细阅读相关注意事项，可有效避免球囊使用时发生破裂而损伤血管。

4. 球囊截面积　球囊导管的最大截面积或直径通常用F单位计，一般球囊截面积会在使用后发生变化，因此需要选用合适的血管鞘，以便于球囊导管的进入与撤出。随着技术的不断进步，相同膨胀直径的球囊，其截面积有所缩小，而较小的截面积更利于通过狭窄病变处。

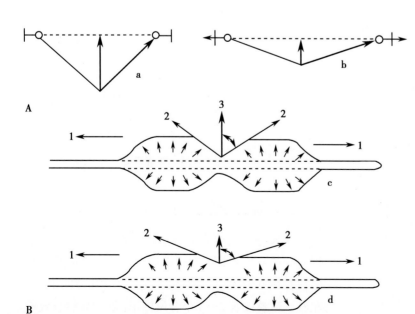

图1-2-30　扩张力与晒衣绳作用
A. 重物悬于晒衣绳中央，绳子产生上抬重物力量，若重物使绳子下凹越明显，产生上抬力量越大；B. 同理，球囊对狭窄性病变形成扩张力，随着狭窄变浅，扩张力逐渐缩小。a. 重物；b. 轻物；c. 深"腰"凹；d. 浅"腰"凹；1. 终末力量；2. 矢量力；3. 扩张力

5. **可引入特性**　球囊的可引入特性是指其循导丝通过弯曲路径到达病变部位而不使导丝移位的特性。球囊导管在使用过程中，需要术者依据具体的解剖结构，依个人的经验技术配合导丝、导引导管引入到达靶部位。若需跨越髂动脉到对侧股动脉或血管迂曲复杂的肾动脉和内脏动脉操作时，对球囊导管的可引入能力提出了更高要求。这就要求球囊导管的设计上需要有足够的柔韧性，一般减小导管和球囊的截面积是主要手段，但这样就不得不付出导管更容易弯折和可推进性减弱的代价。此时就需要选用更合适的导丝以增加球囊导管的可引入特性，理想的导丝需要头部柔软灵活可控并有良好可视性，能够顺利通过复杂狭窄病变部位，利用其较硬的体部引导球囊导管前行引入至靶部位。

6. **抗折性**　经皮血管成形术过程中，球囊导管常常需要通过严重迂曲的血管和重度狭窄部位，会导致球囊导管弯折，充盈球囊的造影剂不能通过导管外腔充盈球囊，此时，可再次引入导丝支撑重新调整球囊导管位置来解决。也可以更换合适的血管鞘，如翻山鞘，来增加转弯半径以利于球囊导管通过。

四、特殊球囊导管

新型球囊导管是为了解决血管成形术后再狭窄发生率高，以及再次血管再通术风险增加等而研发出来的新一代球囊导管。此类球囊包括药物灌注球囊、药物涂层球囊和切割球囊等。

1. **药物灌注球囊导管**　这种球囊导管主要用于对再狭窄部位进行药物灌注治疗，如灌注溶栓药物、抗血小板药物及抗增生药物。较为常用的

有 Walinsky 球囊导管与 Tonnesen 球囊导管，前者为双球囊三腔或四腔导管，后者的球囊壁带有微孔（图 1-2-31）。

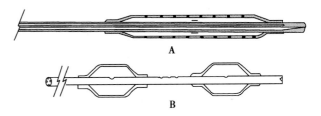

图 1-2-31　药物灌注球囊导管
A. Walinsky 球囊导管；B. Tonnesen 球囊导管

2. **切割球囊导管 Simpson**　这种导管是一种多腔导管，大小为 6～11F。导管有双腔，头端有一圆柱形金属罩，其头部呈圆锥形，上面装有一伸展的软导丝作为导管的先端。罩的一侧装有一定位球囊，对侧是切割窗，为长条状，长 20mm。罩内装有圆柱形切割刀并由导丝将其与导管尾端的动力装置相连，尾端有两个侧孔，一个用于充盈球囊，另一个用于注射造影剂。金属罩到达粥样斑块后，使切割窗对准斑块，将球囊充盈使之抵住对侧血管壁，这样斑块就会陷入窗内，开动切割刀即可进行斑块切割。另有一可伸缩的柔软贮存仓与金属罩相连，用于存放切除物。切除完毕后导管推出体外，再将贮存仓内的切除物清除掉。切割刀的转速约为 250r/min。随着导管的改进，切割窗的长度与贮存仓的容积逐渐加大。Simpson 切割球囊导管具有切割和球囊扩张双重作用，治疗后的血管内壁很光滑，比单纯球囊血管成形术效果好，其远期疗效也有望优于球囊血管成形术（图 1-2-32）。

图 1-2-32　Simpson 切割球囊导管
1. 金属舱，包括切割刀与贮存仓；2. 窗口；3. 旋切刀片；4. 转干；5. 贮存仓；6. 定位球囊；7. 软导丝；8. 动力盒；9. 切割刀手动杆；10. 球囊充盈侧孔；11. 造影剂注射侧孔；12. 动力开关

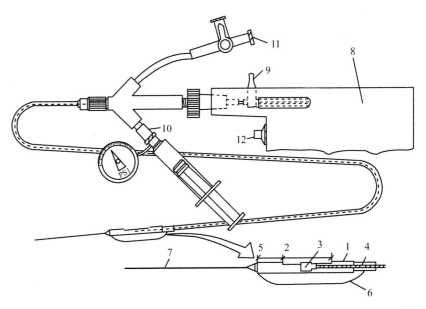

第六节 支 架

支架"stent"一词源于19世纪末英国牙科医生Charles Stent发明的一种皮肤移植物的支撑体。1969年美国学者Dotter首先提出了血管内支架（endovascular tent）的设想，并在透视下将自制的不锈钢密螺纹支架植入犬的周围血管内取得成功。20世纪70年代经皮腔内血管成形术（percutaneous transluminal angioplasty，PTA）蓬勃发展，而由PTA引起的内膜剥脱、夹层形成及血管再狭窄使得"stent"再次引起人们的重视。1983年Dotter和Cragg分别报道了用镍钛合金丝制成热记忆合金内支架的实验结果，标志着内支架的系统研究进入了一个新纪元。

支架置入术是20世纪80年代后期开始应用于临床的介入治疗技术。对支架的材料、形态、释放技术的研究不断发展，支架的种类不断增多，广泛应用于治疗多种血管及非血管管腔的狭窄或闭塞。

一、支架的材料与结构

构成支架的材料通常为不锈钢（铁和铬）、镍钛合金（镍和钛）和Elgiloy合金（钴、铬、镍和钼），其中后两者为非铁磁性合金材料，即可以进行磁共振扫描，目前多数支架均为后两者制成。构成支架的合金材料具有热记忆性，即室温下可柔软收纳在释放器内，释放至体内在体温下即可恢复预定形状和大小，并变硬支撑血管。支架自身需要具备足够的支撑力以抵抗弹性回缩力，还要有良好的生物相容性和顺应性血流动力学特征的表面，以适应血管内皮生长，进而利于支架的内皮化。

二、支架分类及特点

支架根据应用部位可分为血管内支架和非血管内支架，后者包括胆道支架、气道支架及消化道支架等；支架根据释放特点分为球囊扩张式支架和自膨式支架；根据结构分为编织焊接支架和激光切割支架；依据表面情况分为裸支架、覆膜支架和可吸收降解支架；其中覆膜支架又分为药物涂层和非药物涂层支架。

1. 球囊扩张式支架 此类支架选用时直径应大于病变邻近正常血管直径的5%～10%为宜，使用时需要通过其内部球囊施加膨胀力释放，待支架完全释放后回撤球囊，其特点是可以有效抵抗来自血管壁的弹性力，但一旦释放后无法自发重新扩张，出现塌陷则需再次引入球囊给予扩张成形。球囊扩张式支架的特点是定位准确、支撑力大，但此类支架较为僵硬，折曲后不容易自行恢复原状，适用于需要准确定位、血管无扭曲、狭窄段远近端管径相差不多的部位。常见的球扩支架包括Palmaz支架、Bridge支架、Formula支架和iCast支架（图1-2-33）。

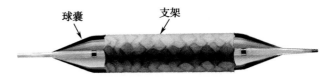

图1-2-33 iCast球扩支架

2. 自膨式支架 从推送器释放后依靠自身的弹性张力或温度记忆特性而膨胀至预制尺寸和形状，缓慢扩张狭窄的管腔，选用时支架直径大于正常血管直径10%～20%为宜。非记忆合金自膨式支架，如Wallstent支架、Z-stent支架，此类支架特点为柔顺性好、释放时容易回纳到释放鞘内，但定位性较差；镍钛记忆合金自膨式支架，如Smart支架、Memotherm支架和VIABAHN支架（图1-2-34），此类支架特点为柔韧性好、支撑力强，且定位性能好，但有的支架容易前跳，通畅率较非记忆合金好。

3. 药物涂层支架 药物洗脱支架是以物理或化学方法在支架金属丝表面喷涂一层缓慢、持久释放的药物膜，涂层基质材料包括无机制剂、生物材料和高分子聚合物等，常用涂层药物为紫杉醇和西罗莫司，此类药物用以抑制内皮细胞增生，当支架释放至局部后，依靠涂层药物缓慢释放抑制内皮细胞增生，保持支架持久的通畅率。药物涂层支架兼备抵抗弹性回缩力和良好生物相容性涂层特点，目前常见药物涂层支架包括Endeavor支架和Zilver PTX紫杉醇-洗脱外支架（图1-2-35）等。

支架内狭窄是由于急性血栓沉积和血管内膜过度增生而导致的，常发生于支架内皮化不完全或无内皮化的部位。具体支架植入后再狭窄发生的机制包括以下几个方面：①支架表面血小板过度聚集；②富含血小板血栓形成引起的炎症细胞聚集；③细胞因子及内皮生长因子等刺激，平滑细胞迁移和增生。一般理论上，无论是否放置支架，腔内血管成形术的1年通畅率中颈动脉为90%～95%、髂动脉为80%～95%、股浅动脉为22%～65%。

常见的抗支架再狭窄药物包括西罗莫司、紫杉醇、7-hexanoyltaxol、放线菌素D、地塞米松和巴马

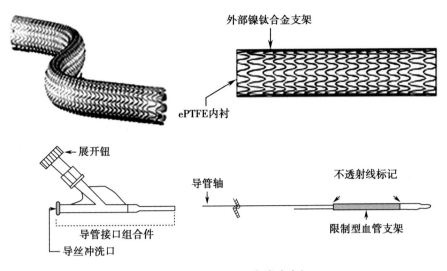

图 1-2-34　VIABAHN 自膨式支架

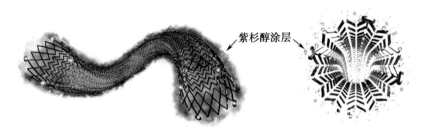

图 1-2-35　Zilver PTX 紫杉醇 - 洗脱外支架

司他等药物。

（1）西罗莫司：西罗莫司为大环内酯类抗生素，为自然界中一种链球菌所产生，其可以特异性结合细胞内 FK 结合蛋白形成复合物，抑制 mTOR 受体，直接降低细胞周期必需蛋白的一组 mRNA 翻译，并间接导致调节细胞周期的蛋白激酶抑制剂 p27 积累，进而将平滑肌细胞终止于细胞周期的 G1 到 S 期过程，抑制平滑肌细胞过度增殖而预防支架再狭窄。

（2）紫杉醇：紫杉醇富含的紫杉酚是一种微管稳定剂，通过特异性结合 β 微管蛋白亚基部分区域，促进微管聚合，进而可干扰细胞分裂及其他依赖微观功能的细胞分裂行为。

（3）7-hexanoyltaxol：7-hexanoyltaxol 是一种紫杉烷的类似物，与紫杉醇有相似特性和代谢方式，其可以通过酯化反应实现药物缓释。

（4）放线菌素 D：放线菌素 D 的三环结构可以和 DNA 的 G-C 碱基对之间结合并形成稳定的复合物，进而抑制 DNA 翻译并导致 DNA 单链断裂。

（5）地塞米松：又名 9α- 氟 -16α- 甲泼尼龙，是一种糖皮质激素，具有抗炎作用，可以抑制支架周边炎症细胞作用。

（6）巴马司他：巴马司他是一种基质金属蛋白酶抑制剂，可抑制基质金属蛋白酶活性来抑制平滑肌细胞及血管内皮细胞的黏附和迁移。

第七节　栓 塞 剂

血管内栓塞治疗是介入放射学中常用的治疗手段之一，自 20 世纪 60 年代首次应用以来，越来越多的患者已经从中受益。介入放射学治疗技术中的栓塞术应用范围极广，虽然都是栓塞术，但是技术、设备、方法和并发症都有很大不同，也就是说，同样是栓塞治疗，其没有一个放之四海而皆准的执行方案，需要根据患者疾患的具体情况选择不同栓塞材料和栓塞方法。

栓塞剂的选择主要由两个主要因素决定，一方面是需要永久性还是临时性栓塞，另一方面是实现有效栓塞所需要的血管栓塞水平，但压倒一切的原则始终是所选择的栓塞剂使用安全有效且容易控制。

一、永久机械性栓塞剂

永久机械性栓塞剂栓塞血管的机制主要是损伤

29

血管内膜、促进血栓形成和机械性栓塞血管。其中血管内膜损伤和血栓形成是相互关联的，血管内膜损伤后可使血小板活化并黏附于损伤处，组织因子激发凝血级联反应，同时于损伤部位血管壁源性凝血酶升高，进而促进局部血栓形成。理想的机械性血管栓塞装置应具有以下特点：作用机制简单、输送系统简便、释放前可以精确定位并推送至靶部位、低再通率、不引起显著的血管损伤或炎症反应和具有足够的膨胀性，能够牢固的栓塞于高压和高流量的血管内。

（一）弹簧圈

弹簧圈为永久性中央型栓塞材料，常用的包括不锈钢弹簧圈、铂金微弹簧圈、电解可脱弹簧圈、水解脱弹簧圈和机械解脱弹簧圈等（图1-2-36），主要用于动脉瘤、动静脉畸形的血管内栓塞治疗。弹簧圈由各种不透 X 线的金属制作而成，这些金属包括铂、钨、金、钽和不锈钢。不锈钢弹簧圈最初由Gianturco 等于 1975 年发明，并用于永久性栓塞血管，仅在钢圈近端附有羊毛条，能够阻滞血流，促进血栓形成，但仅能够通过 7F Telflon 等导管头端不变细的导管。而后应用的弹簧圈，其全长都附有聚酯纤维线，同时，为了提高钢圈的醒目性，也常添加不透 X 线的金属材料，比如钽、钨、硫酸钡、氧化铋或碳酸铋。

近年来，镍钛合金也被用来作为制作弹簧圈的材料，如封堵动脉导管未闭（patent ductus arteriosus，PDA）弹簧圈系统，其弹簧圈是由镍钛合金制成，导引鞘则由高密度聚乙烯（high density polyethylene，HDPE）和金制成，主要用于动脉导管未闭（PDA）的永久性植入修复，适用于经皮封堵小到中等大小未闭的动脉导管，其栓塞最小直径可达 4mm。

在神经介入放射学领域，弹簧圈的发展已被认为是一个里程碑。其中，Guglielmi 等于 1991 年设计的电解可脱弹簧圈（guglielmi detachable coil，GDC）和 Moret 等于 1992 年设计的机械解脱弹簧圈（mechanical detachable coil，MDC），可以通过微导管和导丝的配合完全进入动脉瘤瘤腔内闭塞动脉瘤，同时又可保持载瘤动脉通畅，使得神经介入医学发展到可控阶段。其后内联式机械解脱弹簧圈（interlocking detachable coil，IDC）、水解脱铂金弹簧圈、随时可解脱的镍钛合金弹簧圈及新型可生物降解弹簧圈等的相继出现，为神经介入放射学的飞速发展也起到了重要的推动作用。其中，水解脱弹簧圈目前主要有 TruFill DCS 水解脱弹簧圈、MCS 弹簧圈和水凝胶可膨胀 HES 弹簧圈（hydrocoil embolic system）。TruFill DCS 水解脱弹簧圈（TRUFILL DCS detachable coil）是由 92% 的铂和 8% 钨构成，因其操作简单、效果确实，目前已经广泛应用于临床治疗颅内动脉瘤。MCS 弹簧圈系统（MicroPlex Coil System）也同为铂钨合金线圈并附有聚烯烃弹性体制成的抗解脱丝，具有超柔软性和对瘤体壁的良好顺应性，能够实现动脉瘤的致密性栓塞。水凝胶可膨胀性弹簧圈系统 HES（hydrocoil embolic system）是在铂钨合金制成的弹簧圈外附有丙烯酸聚合物涂层，能够进入动脉瘤后膨胀填充瘤腔，可以节省弹簧圈数量并降低动脉瘤复发率，目前已经

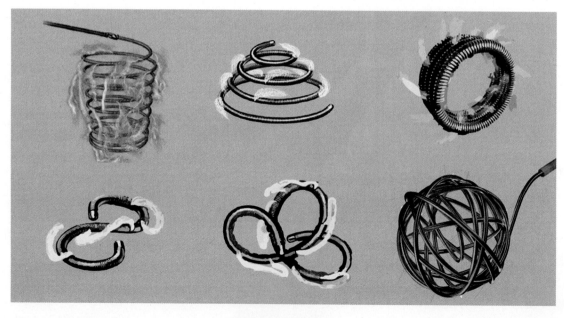

图 1-2-36 弹簧圈

成为临床应用和实验研究的热点。机械解脱弹簧圈因其价格较低，临床上也广泛用于颅内动脉瘤的治疗，主要包括螺旋解脱弹簧圈 DCS（detachable coil system）和机械解脱弹簧圈（MDS）。电解脱弹簧圈主要是弹簧圈通过 2mm 长的细不锈钢丝与绝缘的微导丝构成的裸露点连接，可通过特制的解脱器熔解该区域而解脱弹簧圈。主要包括 Nexus、Sapphire NXT 弹簧圈和电解脱弹簧圈（MatrixCoil）。其中 Nexus 线圈的表面被覆聚乳酸生物涂层，较传统的裸铂金弹簧圈更能减少栓塞并发症的发生。Sapphire NXT 弹簧圈则在表面被覆一层无活性聚氯代对二甲苯 Parylene C 膜，也同样用于颅内动脉瘤的栓塞，并证实是安全有效的。Matrix 弹簧圈表面具有聚乙二醇 - 聚乳酸生物涂层，占弹簧圈总体积的 70%，90 天内可在体内完全吸收。同时，研究证实其能够促进动脉瘤腔内纤维结缔组织增生，进而降低动脉瘤再通。目前对于弹簧圈的研究主要是对其表面涂层材料的改进和研究，使其能够改善弹簧圈的促进血栓形成和血管内皮化进程特性。研究者将负载血管内皮生长因子（vascular endothelial growth factor，VEGF）聚合物涂层的弹簧圈应用于大鼠颈动脉瘤的研究，发现其可以促进血管内凝血的同时又能够诱导血管内皮细胞增殖。Shimozuru T 等将羟基磷灰石和成纤维细胞生长因子（fibroblast growth factor，FGF）一同被覆于电解脱弹簧圈上，证实栓塞后可促进猪动脉瘤侧壁愈合。Shimozuru T 等前期有关羟基磷灰石涂层弹簧圈的研究证实羟基磷灰石 Hap 涂层可以促进凝血，提高弹簧圈的栓塞效果。也有研究将转化生长因子 β（transforming growth factor-β，TGFβ）涂于弹簧圈表面，证实通过这种方式可以促进血管瘤内皮细胞增殖。

（二）封堵器

封堵器是心脏介入治疗中常用的植入物，临床上广泛用于治疗先天性心脏病，包括房间隔缺损、室间隔缺损和动脉导管未闭，其中动脉导管未闭封堵器为镍钛合金编织而成的蘑菇状装置，并附有生物膜，而房间隔缺损和室间隔缺损封堵器则是由镍钛合金编织而成的自膨胀性双盘结构（图 1-2-37）。同样，作为一种永久性的血管栓塞材料，临床上封堵器也常用于其他疾病的治疗中，常用的封堵器包括 Amplatzer 血管封堵器、Cardioseal 封堵器和国产的先建封堵器。

目前封堵器主要用于肺动静脉瘘的栓塞治疗中，也被应用于支气管胸膜瘘的治疗中，通过定位支气管瘘口后释放封堵器可安全有效的封堵瘘口。此外，封堵器也可用于主动脉动脉瘤、主动脉假性动脉瘤及创伤性动静脉瘘的治疗，并可联合裸支架应用治疗主动脉夹层。

（三）可脱性球囊

可脱性球囊最初是在 1974 年由 Serbinenko 提出用于颅内动静脉畸形的一种栓塞材料。随后 1976 年 Debrun 对球囊解脱技术进行改进，使用同轴导管技术进行球囊释放。近年来，微导管可脱性球囊的出现，使其应用也更加广泛，临床上可用于颈内动脉海绵窦瘘、颅内动脉瘤、颈动脉巨大动脉瘤和椎动静脉瘘等的栓塞治疗，也用于肝内动静脉

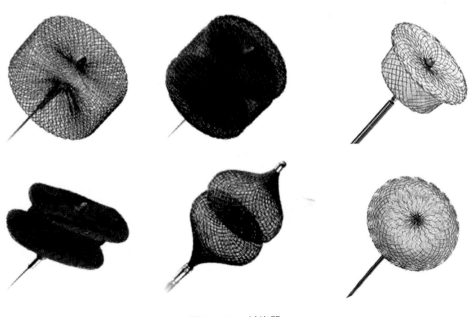

图 1-2-37　封堵器

瘘等外周动静脉畸形的栓塞治疗。

二、永久性颗粒栓塞剂

永久性颗粒栓塞剂可根据其物理和生物学特性进行分类，临床上应用时主要依据以下两点进行选择：首先是依据所要栓塞血管的直径大小、血流量和血管类型（动脉还是静脉）；其次是依据所要栓塞血管的水平，是栓塞主干还是栓塞末梢。永久性颗粒栓塞剂栓塞血管后再通的原因主要是因为栓塞材料被冲走移位、破碎变形和血管新生。

永久性颗粒栓塞剂包括常规永久性颗粒栓塞剂和新型颗粒栓塞剂，其中，常规永久性颗粒栓塞剂包括聚乙烯醇（polyvinylalcohol，PVA）、Embosphere微球和Embozene微球等。新型颗粒栓塞剂包括生物活性颗粒、药物洗脱微球和放射性微球等。

（一）聚乙烯醇颗粒或微球

1. 聚乙烯醇颗粒　非球形PVA颗粒的大小不均、表面形状不规则，是由聚醋酸乙烯酯部分或完全羟基化醇解而形成的，并于1971年首次用于血管的栓塞，其后广泛应用于肿瘤、出血性疾病和部分良性疾病的血管内栓塞治疗（图1-2-38）。具有以下缺点：首先，应用时不能够完全堵塞闭塞血管，其栓塞作用主要是通过颗粒间隙内血栓形成完成；其次，非球形PVA颗粒栓塞后能够引起血管周围中度炎性改变并在数月或数年时间内出现血管再通，其中主要原因包括PVA颗粒被冲刷至血管远端、颗粒破碎、突破血管内膜而嵌入血管壁内和所形成的血栓被吸收等。再次，由于PVA颗粒形状不规则，使用时较小颗粒或碎片可能形成异位栓塞（如子宫动脉栓塞时可异位栓塞卵巢动脉）。最后，非球形PVA颗粒在使用时可在导管内形成团聚，进而阻塞导管或因较大团聚颗粒栓塞主干而引起对栓塞终点的错误判断。

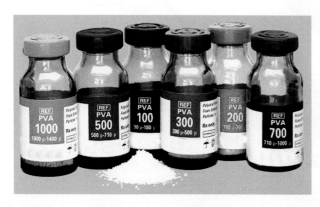

图1-2-38　聚乙烯醇颗粒

2. 聚乙烯醇微球　临床上应用的PVA微球主要包括Boston公司生产的Contour SE微球和Biocompatibles公司生产的Bead Block微球。研究发现PVA微球栓塞效果要优于PVA颗粒。但由于PVA微球因其栓塞后可发生变形、破碎等形态学变化，PVA微球在临床上应用并没有预期效果好，因此，临床上已经逐步为其他微球所取代。

（1）Embosphere微球：Embosphere微球是美国食品药品管理局（Food and Drug Administration，FDA）批准的一类不可降解的亲水性颗粒，是由三丙烯明胶组成的微球，由法国Biosphere Medical公司生产（图1-2-38）。Embosphere微球的特点包括：①首个也是目前唯一一经过美国FDA批准治疗子宫肌瘤的药物；②微球具有亲水性表层，可有效预防在导管腔内聚集；③有6种尺寸可选，能够在栓塞靶血管同时保留其他主要供血动脉开放；④能够在栓塞过程中和栓塞术后保持微球的形状不变；Embosphere微球最早用于子宫肌瘤的栓塞，证实其具有良好生物相容性、精确标定特性、混悬液稳定性和微球结构稳定性（图1-2-39）。

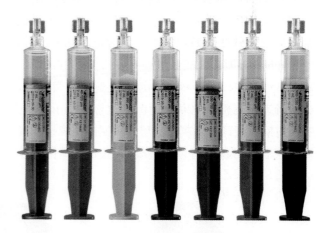

图1-2-39　Embosphere微球

（2）Embozene微球：Embozene微球是由CeloNova生物科技公司生产，主要结构是水凝胶内芯和Polyzene-F聚合物外层。是迄今首个经美国FDA批准上市的着色微球，使用过程中可以通过不同颜色区别，可增加使用过程中的安全性，有效避免栓塞剂污染等。Embozene微球外层的Polyzene-F聚合物具有抗菌消炎作用；目前Embozene微球可选择规格多，包括目前上市的40μm、100μm、250μm、400μm、500μm、700μm和900μm的彩色微球和即将上市的75μm、1 100μm、1 300μm微球（图1-2-40）。

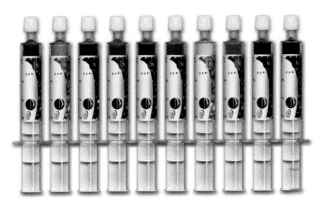

图 1-2-40　Embozene 微球

（二）药物洗脱微球

药物洗脱技术常用于药物洗脱支架和球囊等的制备中，该技术是通过在支架或球囊表面被覆含有药物的聚合物涂层，当支架或球囊置入病变部分后，负载在涂层上面的药物可通过洗脱方式有控制性地释放至病变局部而发挥其生物学效应。药物洗脱支架或球囊表面涂层负载的抗血管内皮细胞增殖药物可以有效预防支架内再狭窄的发生。

随着生物制剂和高分子材料学的不断进步，新型的微球材料和负载药物层出不穷，载药微球的研究也是国内外的热点之一。目前在中国市场可获得的载药微球有 DC Bead、HepaSpheres 微球和CalliSpheres 微球，已广泛用于肝癌等实体瘤的介入治疗（图 1-2-41）。药物洗脱微球可加载更大剂量化疗药物并具有持续释放药物的优点，经导管动脉内给药后能够提高病灶局部药物浓度、较低全身药物浓度，更大程度发挥经导管治疗中化疗的作用。微球一般是由聚乙烯醇（PVA）为基础，通过离子交换作用吸附结合药物喜树碱类衍生化疗药（如 10- 羟喜树碱 HCPT、伊立替康 CPT11 和拓扑替康 TPT等）或者蒽环类化疗药（如多柔比星 DOX、表柔比星ADM 等），微球具有阴离子型硫酸基团的网状结构，能够通过库仑力高效吸附阳离子药物，因此其药物负载率极高，每毫升微球可最多负载 40mg 多柔比

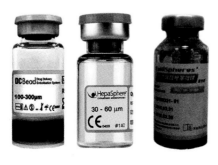

图 1-2-41　药物洗脱微球

星（载药率 99%）或 50mg 伊立替康（载药率 96%）。影响药物洗脱微球递药能力的因素包括血管壁和静脉、淋巴管和间质组织等扩散环境，以及栓塞后引起的异物炎性反应，而这些炎性反应可以形成一个屏障，阻碍药物的释放和扩散。

（三）放射性微球

放射性栓塞术是一种通过肝动脉注入栓塞材料负载放射性粒子的栓塞治疗技术，也被认为是放射性疗法和栓塞术结合的产物。

目前可用于原发性和转移性肝癌治疗的放射性微球主要包括 TheraSphere 玻璃微球和 SIR-spheres 树脂微球。两种放射性微球的共同点是均包含有钇 -90，而钇 -90 作为一种理想的经肝动脉注射的放射性核素，仅可发射 β 粒子（其平均组织穿透性为 10mm），其半衰期为 64 小时，在栓塞后 10 天左右即可失去活性，可由 90Sr-90Y 发生器制备得到（图 1-2-42）。

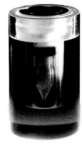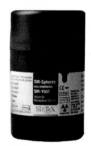

图 1-2-42　放射性微球

TheraSphere 玻璃微球由玻璃微球包裹钇 -90 构成，粒径为（25±10）μm，其半衰期为 64.2 小时，平均组织穿透深度为 2.5mm，最大穿透距离为 11mm。肝脏暴露于其放射强度（5 000～10 000cGy）下是可行和可耐受的，并且在施用放射性微球前通过放射增敏剂或血管活性剂（提高肝脏内血流灌注和再分配）可以起到协同作用。

SIR-spheres 树脂微球由具有生物相容性的树脂微球和钇 -90 构成，粒径为 29～35μm，因为其活性比 TheraSphere 玻璃微球低得多，因此要达到同样放射剂量，往往需要使用大的剂量。自 2002 年经获得美国 FDA 批准后，一直用于结直肠癌肝转移患者的治疗，可单用也可与其他化疗药物联用。

理论上，放射性的钇 -90 微球治疗肿瘤特点包括：①含有放射性钇 -90 微球经肝动脉栓塞至肿瘤区，可以实现在肿瘤局部发挥较高强度放射性治疗的同时栓塞肿瘤血管的协同治疗作用；②姑息性

的放射性钇-90 微球治疗肿瘤可延长患者生存期；③钇-90 放射性微球可以使某些患者肿瘤缩小，进而获得手术切除或肝移植机会；但在临床使用过程中，其存在一些不足，包括：①价格昂贵；②半衰期短且需要特定的制备、运输和储存条件；③因涉及内放射治疗，因此需要有经验的专业团队进行患者选择和治疗方案的严格确定，一般认为 120～150Gy 的总剂量是最佳选择，因为正常肺组织耐受的最大辐射剂量为 30Gy；④使用放射性钇-90 微球前，应该明确肿瘤有无肝外供血动脉的存在，如胃十二指肠动脉、胃左动脉或膈下动脉等，若存在则必须先栓塞这些肝外供血动脉再使用放射性钇-90 微球。

（四）其他永久性栓塞微球

四氧化三铁微球或称磁性微球，是通过化学方法将具有磁性的四氧化三铁粒子同有机高分子材料结合构成的一类具有磁性特征的复合型微球。其高分子外壳常用的材料包括壳聚糖、葡聚糖、二氧化硅、聚丙烯酸、聚苯乙烯等，这些高分子外壳材料可使磁性微球表面形成多种基团，如羟基、羧基、醛基和氨基等亲水性基团，可连接多肽、蛋白、抗原抗体、酶、DNA 和 RNA 等生物活性物质。作为一种生物相容性良好的磁性微球，其可以作为抗肿瘤药物的载体，通过其磁性特点借助外加磁场的作用，将抗肿瘤药物靶向性递送至肿瘤部位，并且通过其独特的高分子外壳实现抗肿瘤药物的定位释放。

三、临时性栓塞剂

临时性栓塞剂栓塞血管的机制同永久性栓塞材料，主要通过机械性阻塞作用和诱发血栓形成等机制栓塞血管，但其是在不必要或不希望永久性阻塞血管的情况下暂时性闭塞血管，尽管这些暂时性闭塞血管的材料可以被吸收，但其对血管内皮造成的影响是不可逆的。

需要采取临时性栓塞的情况包括：①术前预防性栓塞，某些富血供肿瘤和异位妊娠等术前通过临时性栓塞可预防术中大出血等严重并发症发生；②高流量性阴茎异常勃起的治疗；③创伤性出血，如消化道出血等只需要暂时性栓塞即可，但必须要栓塞及时。临时性栓塞材料包括目前临床常用的明胶海绵、微纤维胶原和可降解淀粉微球，以及目前较少用或处于研究阶段的一些临时性栓塞材料，如自体血凝块、明胶微球、白蛋白微球、壳聚糖微球和丝素蛋白微球等。

（一）明胶海绵

明胶海绵是利用纯化的猪皮明胶（使用过程中注意患者是否对猪胶原蛋白产品过敏）经打泡、固化、干燥灭菌等工艺制备而成，不溶于水，但可在体内降解，完全降解时间为 14～90 天。医用的明胶海绵常作口腔科和外科止血用途。

明胶海绵作为介入放射学中常用的临时性栓塞材料，其可被制成三种形式使用，即明胶海绵浆、明胶海绵条和明胶海绵颗粒或粉。目前商品明胶海绵包括进口的 Gelfoam 和 Surgifoam，国产的明胶海绵颗粒栓塞剂。

1. **明胶海绵浆**　明胶海绵浆是由明胶海绵和造影剂 / 生理盐水混合而成，其可以很容易通过导管使用并可显影。其栓塞机制主要是通过机械性闭塞血管，诱导血栓和血管壁炎症次之，其可在栓塞后 2 天到几周内降解。明胶海绵浆的制备是通过两个由三通连接的 10ml 注射器将 1mm 左右的明胶海绵颗粒与造影剂 / 生理盐水反复混合而成，其内包含一定量的空气。若欲延长再通时间，可以在其中混合一定量的纤溶酶抑制剂，如 6- 氨基己酸。

明胶海绵浆主要作为中期栓塞剂，用于栓塞相对近端血管，如消化性溃疡出血时经十二指肠动脉的超选择性栓塞。其也常用于创伤性出血、消化道出血、术前预防性栓塞和产后出血的治疗，尤其适用于肺穿刺活检术封闭穿刺道，可有效降低气胸的发生概率。

明胶海绵浆使用过程中的缺点包括：①需要实时密切监视以预防发生反流引起异位性栓塞；②完全止血前需要预停止栓塞，以避免反流和异位栓塞。因此在使用过程中应该注意，导管中的栓塞剂要在透视下使用生理盐水充分冲洗，直到无明胶海绵浆残存于导管。一旦发生反流，则即可回抽血液，再冲导管。

2. **明胶海绵条**　明胶海绵条是由包装成无菌的明胶海绵片剪切制成，在早期多由介入放射科医生在导管手术室的操作台上完成，其一般被剪切成 0.5～2mm 大小的颗粒，主要用于控制出血和栓塞较大的近端血管，其降解时间为 4～6 周。随着新的明胶海绵商品的出现，目前已经较少使用，临床上主要是用于治疗产后大出血、消化道出血和骨盆外伤造成的大出血等，可以用于封闭穿刺活检的穿刺道。

3. **明胶海绵颗粒**　明胶海绵颗粒或明胶海绵粉的粒径各不相同，目前国产的明胶海绵颗粒栓塞剂规格包括 150～350μm、350～560μm、560～

710μm、710～1 000μm、1 000～1 400μm 和 1 400～2 000μm，其尺寸范围较广，介入放射科医生可以依据需要进行不同选择，目前已经在国内完全取代了传统的手工剪切的明胶海绵条。进口的明胶海绵粉的粒径为 40～60μm，使用过程中可形成团聚进而可栓塞 100～500μm 的小动脉或毛细血管级的末梢血管，其降解期一般为 2～4 周。明胶海绵粉主要用于肿瘤的栓塞治疗，不宜用于胃肠道出血的栓塞治疗（因为消化道大出血患者需要栓塞近端血管，末梢栓塞无效或因其栓塞可导致周围血管和毛细血管床阻塞引起肠道坏死）和存在高流量的动静脉瘘患者，也有将其用于食管胃底静脉曲张的栓塞治疗中。在常规的肝经导管动脉栓塞化疗（transcatheter arterial chemoembolization, TACE）中，明胶海绵主要被追加使用在碘油和多柔比星混悬液之后，以栓塞肿瘤血管。近年来，明胶海绵也常同抗肿瘤药物混合使用，明胶海绵作为一种载体，其独特的多孔三维结构吸收药物后可有效减少血液对药物的冲刷作用，进而提高抗肿瘤药物的局部作用，同时，明胶海绵也因其特殊的结构，可以负载多种抗肿瘤活性药物，也逐渐用于临床和实验研究中。

（二）海藻酸钠微球

海藻酸钠微球（kelp micro gelation, KMG）是从天然植物褐藻中提取的甘露糖和古罗糖混合组成的多糖钠盐，生物相容性较好，能够有效栓塞血管。其可在栓塞 3～6 个月后以分子脱链的形式分解为无毒降解产物并随尿排除，因此可被认为是一种中长期临时性栓塞剂。临床上主要应用于肝癌、肺癌、妇科肿瘤和良性病变的治疗中。

（三）可降解淀粉微球

可降解淀粉微球（degradable starch microsphere, DSM）是一种淀粉衍生物，由自身的羟基与交联剂发生交联反应而成球状。自 19 世纪 70 年代开始作为一种可降解的介入栓塞材料，可降解淀粉微球 DSM 已经被证实其可生物降解、具有良好生物相容性且原料来源广，亦可作为药物载体。可降解淀粉微球 DSM 的商品化制剂包括 Spherex® 和 EmboCept® S。Spherex® 的粒径为 20～70μm，在体内由淀粉酶降解，其降解半衰期为 30～60 分钟，主要用于临时性栓塞血管。

（四）微纤维胶原

微纤维胶原是一种纯化牛皮胶原，其可以通过胶原蛋白诱发血小板聚集，并促进其他凝血因子产生纤维蛋白丝，是一种主动型局部止血剂。微纤维

胶原商品化产品艾微停（Avitene Ultrafoam Collagen Sponge）是由美国 BARD 公司生产，其依据不同用途被制成粉剂、腔镜专用型、网片型和注射专用型 4 种剂型，其完全降解时间长达 84 天，其重要特点是目前唯一对肝素化患者有效的止血剂和对血小板计数轻度减少患者有效的制剂，能够有效控制动脉性出血。虽然目前尚未有其用于介入治疗的相关报道，但其独特的止血特点或许可以为介入放射医生提供一种新的选择。

（五）其他临时性栓塞材料

自体血凝块是最早使用的临时性栓塞材料之一，其降解期为 6～24 小时，可作为一种短效栓塞材料进行临时栓塞，其也被用于肝癌患者的栓塞治疗中，但目前已经极少使用。白蛋白微球的概念是 Pasqualini 等于 1969 年提出并且首次制备的，其通常由人或动物的血清白蛋白制备而来，具有良好的生物相容性，且可进行放射性标记，常被用作药物载体使用或功能显像剂。明胶微球是 Yashiro 等于 1983 年率先报道的，其为戊二醛交联构成，在对犬肾脏的栓塞实验中证实了其生物安全性。随后，Tabata 等首次将明胶微球作为药物载体应用，同样证实了其具有良好的生物相容性，且可作为抗肿瘤药物的有效载体。壳聚糖最早是由 Machida 等率先用作药物载体并证实其是一种可降解的、生物相容性良好的药物载体。丝素蛋白微球是由蚕丝中提取的一种纤维蛋白构成，其可作为一种优秀的药物缓释递送系统，已成为目前医学制剂领域的研究热点，因其目前仍处于研究阶段，此处不作过多赘述。

四、液体栓塞剂

液体栓塞材料与上述的所有栓塞剂不同，其具有流动性，可以以液体形式经导管注射至靶部位并形成牢固的永久性栓塞，同时液体栓塞剂（硬化剂）可栓塞至血管末梢或超越毛细管水平至静脉循环，如组织消融性栓塞硬化剂的治疗原理即是通过超越毛细血管水平破坏肿瘤组织、静脉或血管畸形。液态栓塞剂的使用更具有挑战性，因为其一旦经导管流出就无法控制且多不具有自显影特性。液体栓塞剂可以依据其特性分为黏附性液体栓塞剂、非黏附性液体栓塞剂和其他液体栓塞剂 / 硬化剂三类。常见的液体栓塞剂包括：胶水类的 N- 氰基丙烯酸正丁酯（N-butyl-cyanoacrylate, NBCA）、弹性聚合物类的乙烯 - 乙烯醇 / 二甲基亚砜（Onyx 胶）、碘化油和硬化剂类的无水乙醇、聚桂醇泡沫硬化剂和十四烷基

硫酸钠等。

（一）黏附性液体栓塞剂

黏附性液体栓塞剂中的 Trufilln-BCA 液体栓子系统最具有代表性，由 1g N- 氰基丙烯酸正丁酯（NBCA）、10ml 碘油和 1g 钽粉组成，其中起到关键栓塞作用的是 NBCA，碘油起到溶剂作用，而钽粉用于显影。作为核心成分的 NBCA 可在葡萄糖和碘油中以液态形式稳定存在，而一旦接触到血液或盐水中的离子即可发生瞬间凝固，其特性类似为一种"强力胶"。美国 FDA 批准 Trufill n-BCA 液体栓子系统主要用于脑动静脉畸形的栓塞治疗，但临床中也常被用于栓塞治疗各种血管畸形、胸导管消融术所致的乳糜胸、创伤出血或胃底静脉曲张所致上消化道出血等，也有报道将其与封堵器联合使用治疗高流量的创伤性肝动静脉瘘的治疗。

Trufill n-BCA 液体栓子系统在应用中的缺点主要是使用较为烦琐复杂，使用过程中应注意六个不要，即不要使用聚碳酸酯类注射器或三通、不要在没有透视的情况下注射、不要使用盐水冲导管、不要使用没有混合碘油的情况下使用、若没有使用 5% 葡萄糖彻底冲洗导管则不要注射该产品和若发现注射有阻力，不要持续推注注射器内的产品。值得注意的是，若是在除脑动脉畸形治疗外使用时，应该混入更多碘油，以减慢其聚合时间，通常在外周血管使用时 NBCA 混合物中应含碘油 75%～80% 为佳，同时注意应用球囊导管等血流控制装置减慢血流，并注意血流方向。

（二）非黏附性液体栓塞剂

非黏附性液体栓塞剂多由具有弹性的非水溶性高分子聚合物制备成，当其与水溶液接触时发生由液态形式向固态形式的转变而形成永久性栓塞。此类栓塞剂最具有代表性的是溶于二甲基亚砜中的乙烯 - 乙烯醇聚合物 Onyx 胶，其商品化产品名称为 Onyx 液体栓塞系统。Onyx 液体栓塞系统主要有 3 种黏度剂型，即 Onyx18、Onyx34 和 Onyx HD500，其中 Onyx18 含有 6% 的乙烯 - 乙烯醇非黏性弹性聚合物（EVOH），Onyx34 含有 8%，也就是说 Onyx34 更为黏稠，而 Onyx18 可以栓塞更为远端。Onyx HD 500 主要是用于宽颈的动脉瘤的栓塞治疗，国外需要经过伦理委员会批准方可使用。

Onyx 液体栓塞系统栓使用过程中，有机溶剂二甲基亚砜（dimethyl sulfoxide，DMSO）被血液稀释后，EVOH 共聚物和悬浮其中的钽粉形成海绵状的原位性沉淀，进而连续成栓子栓塞血管，其凝固是由外至内，由远及近，可在 5 分钟内形成最终凝固状态。与 NBCA 不同，Onyx 胶仅产生机械性栓塞作用而不黏附血管。Onyx 胶的黏度相当于含有 75% 碘油的 NBCA 胶，栓塞后在血管中的分布并不均匀，且在不黏附血管壁的同时保持血管内皮的高渗透性，与 NBCA 胶相比具有更轻微的致炎作用。

Onyx 液体栓塞系统主要单独用于脑动静脉畸形和脑或内脏动脉瘤的栓塞治疗，也可与弹簧圈联合使用治疗复杂性脑动脉瘤，与球囊联合使用以增强使用 Onyx 胶的安全性，联合伽马刀治疗脑动静脉畸形（arteriovenous malformation，AVM）可有效降低出血风险。同时，近年来 Onyx 胶也广泛用于其他疾病的治疗中，包括急性胃肠道出血的栓塞治疗、医源性冠状动脉出血和经颅穿刺栓塞硬脑膜动静脉瘘等。

Onyx 胶作为一种液态栓塞材料，其缺点也正是其本身特性决定的，Onyx 胶与 NBCA 这类黏附性液体栓塞剂不同，其凝固需要一定时间，若使用不当可造成微导管黏附于其中，严重时需要外科手术取出，此时的解决办法就是缓慢牵引微导管直至其脱离黏附，切忌生硬操作。同时，因为 Onyx 胶含有二甲基亚砜（DMSO）这种有毒物质，使用过程中虽然不像酮症酸中毒那样的强气味，但也有一定的刺激性味道，而且二甲基亚砜有导致血管反应性痉挛和血管内皮坏死的风险，也有报道可引起患者发生重度脑水肿和急性呼吸窘迫综合征（ARDS）等严重并发症。因此，使用过程中二甲基亚砜（DMSO）的最大剂量不得超过 200mg/kg，也就是说 Onyx 胶的最大使用量不能超过 1ml/4.5kg。

总之，Onyx 胶作为一种液态栓塞材料，其在使用过程中需要注意：①总量不能超过 1ml/4.5kg；②微导管尽量超选，末梢性栓塞选择 Onyx18，近端栓塞选择 Onyx34，Onyx HD500 的使用必须由有经验医师进行，同时可以配合球囊使用以控制血流，防止反流，Onyx 的容许反流距离是 1cm 以内；③注入 Onyx 后注意其凝固时间，需等待 2～25 分钟；④注射速度均匀并且缓慢（速率不超过 0.1ml/min 为宜），以防止反流和预防血管反应性痉挛；⑤尽量保持导管头端与血管平行，以利用发生微导管粘连时比较容易脱出；⑥栓塞完成时，宜将微导管停留数分钟，以便 Onyx 胶凝固，预防发生移位造成异位栓塞；⑦由于 Onyx 液体栓塞系统中 DMSO 有一定气味且刺激血管引发痉挛性疼痛。同时，用于其显影的钽粉会使得栓塞后的 Onyx 成黑色，在用于皮下血管栓塞时，会形成黑色条纹，这些均需要告知患者。

（三）其他液体栓塞剂/硬化剂

1. 碘油 碘油作为一种应用最广和时间最长的液体栓塞材料，其可同抗肿瘤药物混合成乳悬液，可以被认为是一种载体型液体栓塞剂。碘油有机结合了一定含量碘的罂粟籽油，其商品化产品包括进口的美国碘油和法国超液态碘油以及国产的碘油。

碘油最早是被用于诊断试剂使用，1979 年 Nakakuma 等发现经肝动脉注入碘油后可较长时间滞留于肝癌组织内，将碘油用作小肝癌的诊断方法。随后 Konno 等首次将碘油作为抗肿瘤药物载体用于肝癌的栓塞治疗，证实碘油可以有效提高肿瘤组织内的抗肿瘤药物浓度。碘油历经三十余年的临床应用，目前仍被用于肝癌的经肝动脉化疗栓塞术当中。

2. 聚桂醇 聚桂醇又称乙氧硬化醇和聚多卡醇，其作为一种泡沫型硬化剂，广泛应用于静脉曲张、血管畸形、血管瘤和非寄生虫性肝囊肿等的硬化治疗中，也同球囊联合使用治疗食管胃底静脉曲张。

3. 无水乙醇 无水乙醇作为一种常用的液态性栓塞剂/硬化剂，其最早于 20 世纪 80 年代开始用于肾囊肿等的硬化治疗，随后 Kaminou 等将其引入肝癌的化学消融当中。无水乙醇的硬化和化学消融作用的原理包括：①刺激血管，引起血管痉挛；②通过脱水作用使蛋白质变性进而导致细胞坏死；③通过直接细胞毒性作用损伤任何与其接触的组织，并可通过血管壁扩散至周围间隙内发挥作用；④注入血管内引起血管内皮损伤，进而诱发血栓形成，最终纤维化；⑤可引起神经炎和神经元变性；无水乙醇使用的最高剂量为 0.5～1ml/kg，过高剂量可导致酒精中毒、溶血、高血压和肺动脉高压。无水乙醇可单独用于神经阻滞，如腹腔丛和三叉神经阻滞、肝肾囊肿的抽吸硬化术、无水乙醇消融术（percutaneous ethanol injection，PEI）、精索静脉曲张硬化术、肾细胞癌、肾上腺皮质腺、甲状腺疾病的治疗（包括甲状腺癌引起的复发性颈部淋巴结病变、甲状腺囊性结节和甲状旁腺瘤等）和各种血管畸形治疗，也可与碘油混合治疗高流量血管畸形和经肝动脉注入治疗肝癌。

4. 十四烷基硫酸钠 十四烷基硫酸钠是一种阴离子型表面活性剂，其同样可作为一种液态性栓塞材料用于较表浅血管畸形的硬化治疗。商品化的十四烷基硫酸钠包括 Sotradecol、FibroVein、

Trombovar 和 Thromboject。其硬化作用机制包括血管内注射后诱发血管内膜炎症和血栓形成，并溶解血管内皮细胞的细胞膜，随后形成纤维组织致血管部分或完全闭塞，这种硬化作用可以是永久性的，也可以是暂时性的，同时其泡沫型制剂可增强血管硬化效果，硬化范围可达 20cm。一般情况下，静脉曲张患者使用浓度在 0.1%～3.0% 之间，浓度选择取决于静脉曲张静脉的大小；而精索静脉曲张、外周静脉畸形和盆腔淤血综合征患者多采用浓度为 2%～3% 的泡沫型制剂。

（四）其他类型栓塞材料

栓塞通常是指上述不同物质类型诱发的血管机械性闭塞或化学性硬化，而这里所指的其他类型栓塞则包括激光和射频等治疗方法。之所以称这些为其他类型的栓塞材料，是因为近年来腔内激光闭合技术（endo venous laser treatment，EVLT）和导管射频消融术等的广泛应用，使得激光、微波和射频这类热消融方法可以被认为是一种栓塞材料，临床以广泛用于血管的栓塞和闭塞治疗当中。

1. 激光 激光是受激辐射光的缩写，其可通过光能量加热组织，而且不同组织吸收不同波长的光，如血液的光吸收范围是 810～1 064nm，静脉内皮细胞在 1 320nm 左右。因此，栓塞血管所用的激光波长通常在 810～980nm 之间，而 Nd/YAG 固态激光器的激光发射波长在 1 064nm 和 1 320nm，也可用于闭塞血管。激光的特性包括单色、光子高度一致、高度平行定向和高度集中，这些特性使其可以将能量靶向性集中于很小的组织结构，并发挥局部加热作用。同时，激光可通过 200～400μm 的光导纤维向靶区传送，因此可以顺利通过常用的血管鞘和导管（通常为 4～6F）引入靶血管内。在用于静脉性闭塞性治疗过程中，为了实现最大限度破坏静脉壁的同时减少血管腔内血栓形成和损伤邻近组织，可通过向静脉内灌注大量生理盐水的同时将激光纤维贴紧血管壁，也可使用肾上腺素收缩血管和使用麻醉剂减少疼痛。血管直径影响激光的条件选择，也是导致血管穿孔或附带损害等并发症的发生，以及血管闭塞效果的重要影响因素。一般认为闭塞 3mm 的静脉脉冲选择为 15J/cm，15W，持续 50J/cm，而 5mm 直径的则选择脉冲为 50J/cm，15W，持续 100～150J/cm 为佳。过高剂量可导致血管壁全层破坏，如 5mm 直径的静脉，持续 100J/cm 即可损伤血管内膜，而持续 150J/cm 则可损伤血管中膜和外膜。目前临床上激光不仅可用于闭塞血管，还可用于治

疗支架后再狭窄和子宫内婴幼儿血管瘤的治疗。

2. **射频消融**　射频消融作为重要的热消融方法，目前也广泛用于闭塞血管的治疗中。其作用机制同常规消融方法，只是采用更细的消融探针或导管至于靶部位发挥热消融作用引起血管闭塞。Garcia-Madrid 等通过研究分析发现，适当提高射频消融（radiofrequency ablation，RFA）的剂量可以通过提高静脉收缩率来降低静脉曲张复发率。与激光的应用相同，射频消融也用于血管再通治疗中，包括肝癌患者的上腔静脉闭塞综合征治疗和动脉闭塞。射频消融栓塞血管术的常见并发症包括再通、血栓性静脉炎、蜂窝织炎、深静脉血栓形成（deep venous thrombosis，DVT）和动静脉瘘等。

第八节　其他器械

一、取异物器械

近年来，随着介入放射学不断发展和新器械的不断改进，经皮穿刺腔内取异物得到了广泛应用和认可。常见腔内异物包括折断的静脉管、导丝、弹簧圈等，一般检查发现腔内异物时，首先采用介入放射学中经皮途径，以各种取异物器械取出，在介入方法不奏效的情况下再采取外科手术取出。此类取异物器械包括：

（一）网篮类

介入放射学所使用网篮和泌尿系取石网篮外形相似，均由若干条不锈钢丝构成，不锈钢丝有垂直平行状及螺旋状两种，极富弹性，有手柄可以改变网篮的大小，便于套取异物。

1. **Highflex-baskets 网篮**　由 3～6 根不锈钢丝构成，有垂直平行状及螺旋状两种，网篮完全打开后，直径有 10mm、15mm、20mm 三种，长度有 20mm、25mm、30mm 三种，外鞘管直径有 2.5F、4F 及 6F 三种，长度分 65cm、90cm、120cm 三种。

2. **Dotter Intravascular Retriever Set 网篮**　由 4 根不锈钢丝构成的螺旋状网篮，网篮直径 30mm，长度为 70mm，输送导管直径 8F，长度 95cm，整套装置还包括直径 8F、长 13cm 的外鞘管及长 20cm 的扩张管一套和 0.038in 导丝一根。

（二）圈套类

1. **"鹅颈"抓捕器**　"鹅颈"抓捕器（goose neck snares，GNS）的抓捕环由镍钛合金丝制成，表面有一层镀金钨丝缠绕，使之在透视下较易定位。抓捕环从导管释放后与导丝成 90°角，是唯一与血管 360°同轴的抓捕器。抓捕环与高弹力镍钛合金杆相连，抗打折能力强，可达到最大操控性 1：1 扭矩。抓捕环直径有 5mm、10mm、15mm、20mm、25mm、30mm 和 35mm 七种，镍钛合金杆长度为 120cm，5mm 和 10mm 直径的抓捕环配用直径 4F 的导管，15mm 以上直径的抓捕环使用 6F 直径的导管，导管长度均为 102cm，目前应用较广泛。

2. **Curry Intravascular Retriever Sets**　将一根不锈钢导丝从中点对折，两尾端从导管头端插入导管，利用其在导管头端外形成的圈套来套取异物。圈套导丝的长度均为 300cm，直径有 0.021in 和 0.018in 两种。与 0.021in 的圈套导丝相配套的有 8F 直径、100cm 长的端孔导管，8F 直径、13cm 长的动脉鞘和 20cm 长的扩张管。与 0.018in 的圈套导丝相配套的有 6.3F 直径、100cm 长的端孔导管，6.5F 直径、13cm 长的动脉鞘和 20cm 长的扩张管。

3. **Welter Retrieval Loop Catheter**　采用 5F 直径 100mm 长的尼龙编织导管，前端有圈套部分直径缩小到 4F，尾端有手柄可以控制导管尖端圈套金属丝，圈套平面与导管纵轴垂直以利于套取异物，圈套打开后最大直径为 15mm。

（三）钳类

目前的活检钳管径较细，可以经血管鞘置入血管内，并以其切割器钳取异物，特别是外周末梢血管腔内异物可直接取出。常用的有内镜异物钳或活检钳、心肌活检钳及支气管镜钳，其缺点是前端较硬，易损伤血管，一般均配合导向导管使用，导向导管到位后再插入活检钳或异物钳，操作必须仔细小心。Vascular Retrieval Forceps（VRF）基本材料为不锈钢制成，管径 3F，长度有 60cm、120cm、135cm 三种。主轴部分为不锈钢丝外套聚四氟乙烯鞘管，前端为钳爪部分，其顶端有一小段柔软的缠绕成螺旋状的不锈钢细丝，可以防止操作时对血管壁的意外损伤。尾端为不锈钢手柄，可以控制前端钳爪的张开与闭合。

二、下腔静脉滤器

下腔静脉滤器（inferior vena cava filter，IVCF）是为预防下腔静脉系统栓子脱落引起肺动脉栓塞而设计的一种装置。最初用于临床的滤器是 1967 年的 Mobin-Uddin 伞形滤器，由伞形滤器、投放器和载滤器锥形罩三部分组成，使用时需要静脉切开，且并发症发生率高，置入后下腔静脉发生闭塞的比率高达 60%～70%，已被淘汰。1982 年，Gianturco 发明了第一款经皮的滤器，称为"鸟巢"。近年来滤器的设计经过不断改进，已达到既能截获栓子，又能保持下腔静脉通畅的效果，并大大降低了并发症发生率。目前常用的下腔静脉滤器主要有如下几种：

（一）临时性下腔静脉滤器

1. **Tempofilter Ⅱ 滤器** Tempofilter Ⅱ 滤器是目前较为常用的临时性下腔静脉滤器，滤网由钴铬合金组成，具有 MRI 相容性及 X 线可视性，兼容的最大下腔静脉直径为 28mm，配备导入系统包括：12F 血管鞘、10F 扩张器、70cm 长输送鞘、150cm J 形 PTEE 覆膜导丝及硅胶"橄榄体"锚锁，植入路径为右侧颈内静脉，最长放置时间为 3 个月。一般建议使用时长最长不超过 1 个月，取出操作时无需抓捕，仅需要将埋在皮下的锚锁及相连的连接杆及滤器经颈内静脉取出即可（图 1-2-43）。

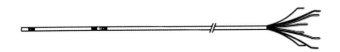

图 1-2-43　Tempofilter Ⅱ 滤器

2. **Antheor Temporal Filter（ATF）** Antheor Temporal 滤器为 6 根钴铬镍（Phynox）合金条弓形对称排列制成，释放后呈橄榄形。可通过肘前静脉、颈内静脉和股静脉途径植入。一般建议植入 1 周后取出，最长不超过 2 周。选用股静脉入路更为安全，可有效降低溶栓后并发症的发生（图 1-2-44）。

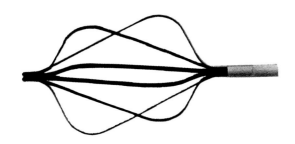

图 1-2-44　Antheor Temporal 滤器

（二）可回收下腔静脉滤器

1. **Celect 滤器** Celect 滤器由不锈钢丝制成，滤器释放后呈"带钩的郁金香"状，可经股静脉或颈内静脉置入。作为临时性滤器，置入后可经颈静脉由专用回收器取出；不取出则成永久性滤器（图 1-2-45）。

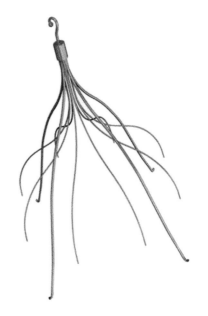

图 1-2-45　Celect 滤器

2. **Denali 滤器** Denali 滤器由 12 个形状记忆激光切割镍钛附件组成，构成 2 层过滤网状结构，其 4 条腿为近端向上锚，2 条腿为远端向下锚，增加其锚定的稳定性。其可通过颈静脉和股静脉途径植入，可回收性较好，平均时间窗为 136 天，最长 454 天（图 1-2-46）。

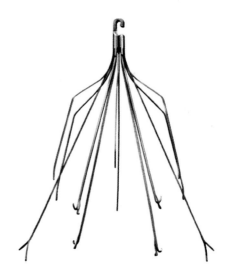

图 1-2-46　Denali 滤器

（三）永久性下腔静脉滤器

1. **Greenfield Filter** 新一代 Greenfield Filter（GF）有两种，一种为 Greenfield™ Titanium Vena Cava Filter（TGF），由 6 条钛合金丝制作而成；一种为 Greenfield™ Stainless Steel Vena Cava Filter（SGF），由 6 条不锈钢丝制作而成。两者的外观、形态相同，均为锥形，植入方法均可经股静脉或右侧颈内静脉为入路（图 1-2-47）。

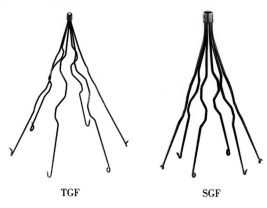

TGF   SGF

图 1-2-47 Greenfield 滤器

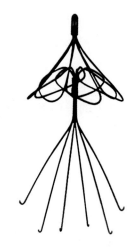

图 1-2-48 Birds Nest Filter 滤器

2. Birds Nest Filter Birds Nest Filter（BNF）即鸟巢式滤过器，由 4 条不锈钢丝构成，每条不锈钢丝的两端分别固定在两个 V 形金属支脚上。由于鸟巢的可塑性，BNF 除用于正常形态的下腔静脉外，还可用于下腔静脉直径 >28mm 或下腔静脉有较明显弯曲者（图 1-2-48）。

3. VenaTech LP 滤器 VenaTech LP 滤器为 8 根钴铬合金末端连接 4 组"倒 V"形支柱组成的锥形结构，附有倒钩可以固定在腔静脉壁上防止滤器移位。可经过股静脉、颈静脉、锁骨下静脉和肘静脉入路途径植入，适合最大腔静脉直径可达 35mm（图 1-2-49）。

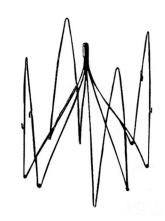

图 1-2-49 VenaTech LP 滤器

（郑传胜 钱 坤 梁 斌）

第三章　血管造影术

第一节　血管穿刺

一、概述

1953 年 Seldinger 提出的血管穿刺方法使血管造影进入了一个新的阶段。它避免了切开暴露血管，改为直接经皮穿刺血管，运用导管与导丝，将导管插入血管内。既简便、安全又容易操作，并发症大为减少，患者的恐惧心理也大为改变。这已成为介入放射学的最基本方法。

二、血管穿刺法

（一）穿刺部位

穿刺的血管包括动脉与静脉。动脉穿刺最常用的部位是股动脉，由于在腹股沟附近处的股动脉管径较粗，位置浅表，易固定，周围无重要器官，所以穿刺方便、安全，并发症发生率最低。髂前上棘与耻骨联合的连线为腹股沟韧带所在处，皮肤穿刺点常选在腹股沟韧带下方 2～3cm，相当于腹股沟皮肤皱褶下方 1cm 以内，此点位于股三角内，从外向内依次排列有股神经、股动脉和股静脉。如进行顺行穿刺，皮肤穿刺点应在腹股沟韧带上方，血管进针点则位于腹股沟韧带稍下方。

其他可能的动脉穿刺部位有肱动脉、腋动脉、锁骨下动脉及颈动脉。肱动脉穿刺也较常用，穿刺点一般选在上臂下 1/3，肱二头肌腱内侧搏动最明显处，通常位于肘部皮肤皱褶线的稍上方。此处动脉浅表，局麻药量要少，作一皮丘即可，尽量作前壁穿刺。

静脉穿刺中股静脉最为常用，穿刺点位于股动脉稍内侧。颈内静脉穿刺也较常用，颈内静脉位于颈总动脉的外侧。多数选择右侧颈内静脉进行穿刺，患者头部转向对侧，穿刺点位于锁骨上 5～6cm，相当于甲状软骨水平。偶尔也可选择肘静脉

与锁骨下静脉等静脉进行穿刺。

（二）麻醉方法

除不合作患者或婴幼儿需作全麻外，一般均采用局部麻醉。以右侧股动脉为例，通常患者仰卧在造影台上，术者站在患者右侧。以左手中、环指按在皮肤穿刺处的头侧，左示指按在穿刺处的足侧，手指深处为穿刺血管，术者能感到其搏动即可，不要重压。用五号齿科针刺入皮内，先作皮内局部麻醉，然后针头深入动脉鞘内作鞘内麻醉。进入动脉鞘时有轻度突破感，回抽无血时，先在动脉内侧注入 1% 利多卡因 2ml。针头退至皮下后再向动脉外侧刺入，入鞘后同样注入 2ml 利多卡因。退针同时在皮下注入 1ml 利多卡因。上述负压抽吸进针是为了穿刺时一旦进入血管，立即能发现，可迅速退出，重新穿刺。

如不作皮内麻醉，仅作皮下麻醉，则麻醉效果差。初学者怕麻醉不够，注入过多麻醉剂，以致有时血管摸不清楚，应避免。麻醉剂一定要注入动脉鞘内，不仅用于止痛，还可防止穿刺部血管痉挛。

（三）Seldinger 穿刺法

用尖刀片在穿刺处与皮纹方向一致挑开皮肤 2mm。皮肤开口处一定要在血管的正前方血管穿刺点下 1～2cm 处，以便斜行穿入动脉，使以后的操作均在与血管同一斜面上进行。穿刺针穿刺时的斜面应始终向上，这可从针座上的缺凹来认定，斜面向上有利于导丝推进。用带针芯的穿刺针以 30°～40°经皮向血管穿刺，穿透血管前后壁，退出针芯，缓缓向外退针，至见血液从针尾射出，即引入导丝，退出针，通过导丝引入导管，将导管放至靶血管即可造影。

（四）改良穿刺法

Driscoll 于 1974 年提出改良法，他用不带针芯的穿刺针直接经皮穿刺。方向要始终一致，不能左、右、上、下扭曲，以免之后导丝及导管在皮下扭曲，

使操作困难。当穿刺针穿过血管前壁（不必穿过后壁），即可见血液从针尾喷出，再引入导丝，然后引入导管完成造影。这一方法的主要优点为避免穿透血管后壁，动作轻巧，不损伤周围组织，一次穿刺成功率高，并发症少，熟练操作后对桡动脉、腋动脉穿刺更有利。目前绝大多数术者均采用改良法穿刺，由于 Seldinger 的贡献，一般文献上仍称 Seldinger 穿刺术，不刻意说明改良法。

（五）静脉穿刺法

静脉穿刺可用上述与动脉类似的穿刺针和穿刺方法，但由于静脉压力低，穿刺针穿入静脉时无喷血，或仅缓慢冒血，有时也不太确切。用改良穿刺针套上注射器，进行前后壁穿刺后边退针边抽吸，或进行前壁穿刺，边进针边抽吸，抽至血流通畅时，即可插入导丝。头臂静脉穿刺则用 21G 细短针，进入静脉后插入 0.018in 导丝，再换入导管。

（六）注意事项

动脉穿刺针深入皮下后，可能会发生几种情况：①未见血液从针座处外溢或未能抽入注射器内，可慢慢将针头退至皮下，可能在中间见到喷血，否则重穿。②穿刺后见针座处血流不畅，其色暗红，则表明针已穿入静脉，也需退出针头，稍加压迫后重穿。③动脉穿刺时见针座处血流不畅，其色鲜红，表示针孔未完全在血管腔内，应将穿刺针稍向里或外移动，使之完全进入血管。如未入血管，则退出穿刺针，稍压片刻后再穿。④如为鲜红色血液从针座处喷出，送入导丝顺畅，即为穿刺成功。⑤如血液喷出顺利，但导丝送入有明显阻力，无法送入，则多为针的尖端顶在血管后壁，此时应将导丝退出，穿刺针稍向外移动，并注意使针的斜面向上，也可压低针尾，即可见血流喷出，再送入导丝。

（七）穿刺点止血处理

介入术后拔管压迫需用左手示指和中指压迫动脉穿刺点，一般在皮肤穿刺点正上方 1.5～2cm，至少压迫 20 分钟，随后需用弹力绷带加沙袋压迫，股动脉穿刺术后需并卧床休息 24 小时。

第二节　血管插管

一、概述

选择或超选择性血管插管水平可影响后续血管造影或血管栓塞术的疗效和并发症的发生率，原则上要求导管应插入需要被造影或栓塞的血管，尽量避开非靶血管。对于走行迂曲、复杂的靶血管需选用不同形状的导管、导丝，以提高超选择性插管的成功率。一般选择性动脉插管的导管及导丝均可用于本技术，采用直径较细的导管（如 4F 和 5F）和头端较软的导管，以便在导丝先行进入后能随之进入靶血管。超滑导丝几乎是超选择性插管必备的器材，最好选择 J 形头端导丝，以利于进入迂曲的血管。前端柔软的超硬导丝在导管难以跟进时有特殊价值。同轴导管系统虽然价值较昂贵，但对于超选择性插管困难者和脑血管插管有重要价值。

二、技术方法

（一）入路

总的来讲可分为上入路和下入路（Seldinger 技术），正确选择入路可提高选择性插管成功率。

1. **上入路**　可经肱动脉、腋动脉或锁骨下动脉穿刺插管。主要用于下入路常规选择插管困难者，动脉先向下行，再折返向上和有多个此类弯曲者经下入路插管往往十分困难，导管进入第一个弯度时再向前插送极易弹出。经上入路进入此类血管则变得十分容易，原因是原先的多弯曲经上入路变为单弯曲，导管能顶靠在下行的血管壁向上推进，甚至腹腔动脉闭锁由肠系膜上动脉至胰十二指肠下动脉提供侧支者亦能超选成功。

2. **下入路**　经股动脉穿刺插管，可完成大部分患者的选择性插管，当髂动脉十分迂曲时，导管经过几个弯曲与血管壁摩擦力增大，操作往往困难，可采用长导管鞘（10～20cm），鞘壁有钢丝加强者为佳。

（二）利用导管的形态插入相应的动脉

目前所用导管已塑形，可适用于不同的动脉插管，一般 Cobra 导管的适用范围最广；Yashiro 螺旋导管适于迂曲的肝动脉插管；Simmons 导管适于腹腔干过长者。尚可采用术中导管塑形的方法。

（三）导管跟进技术

为最常用的超选技术，当导管进入一级血管分支后不能继续前进时，可先将超滑导丝插入靶动脉，由助手拉直导丝，术者推进导管沿导丝进入。关键是导丝较深地插入靶动脉，形成一定的支撑力，必要时可用超硬导丝支持，送导管时导丝切勿跟进，撤导丝时应缓慢回抽，过快会将导管带回弹出。当导丝可进入靶动脉而导管由于其硬度和固有的角度不能跟进时，将其撤出保留导丝于靶动脉，换用较柔软的导管。

（四）导管成袢技术

在常规方法不易超选择和手头可选择的导管型号较少时，导管成袢技术是一种有用的技术。主要用于动脉主支过于向上、水平开口或向上走行较长并向上折返者。常用 Cobra 和猎人头型导管。先将导管选择性插入肾动脉、肠系膜上动脉或对侧髂动脉，当导管头端进入超过 5cm 以上时，继续推送并旋转导管，使之成袢状并由原插入的动脉退回腹主动脉内。

（五）同轴导管技术

利用同轴导管系统进行，主要用于脑动脉超选择性插管或肝动脉亚段栓塞及各系统的超选择性插管。将外导管插至靶动脉口，内导管插入导丝一并送入，到位后抽出导丝注入造影剂观察局部血管分布走行即可。必要时可用弯头超滑细导丝引导入靶动脉，推送微导丝到位，DSA 的路径图（roadmap，即透视减影）功能对超选择插管十分有帮助。

三、常见并发症及其防治

（一）暂时性血管痉挛

1. **原因** ①多次穿刺不成功或插管时间过长；②既往有血管病变史，如动脉粥样硬化等；③局部血肿形成；④导管导丝损伤刺激血管内皮细胞。血管痉挛时表现为局部疼痛，并可导致动脉血栓形成，造成该动脉供血器官的缺血改变，如肢体坏死、偏瘫、癫痫等。

2. **处理方法** 轻者可用普鲁卡因局部封闭，无效者可用盐酸罂粟碱 60mg 静脉注射（也可用类似扩血管药替代），每 4～6 小时 1 次。也可皮下注射交感神经阻滞药，以增加血流量。如怀疑伴血栓形成，可在血栓形成的血管内注入稀释的尿激酶 1 000U，绝大多数患者能自愈或治疗后完全恢复。

（二）穿刺点出血或血肿

1. **原因** ①操作技术不熟练，多次损伤性穿刺，穿透动脉前后壁，人工压迫不得法；②器械过粗或弯曲度不合适，损伤血管壁；③肝素使用过量或患者凝血机制障碍。

2. **处理方法** 加固压迫，抗感染，1 周后理疗，局部湿热敷及静脉注射肝素 100～150mg（肝素125U 相当于 1mg）。大血肿可用透明质酸酶 150～300U 向血肿内直接注射。如以上处理无效，血管受损明显，应行手术清除。

（三）动脉血栓形成和栓塞

1. **原因** ①导管表面粗糙，损伤血管内皮，血小板聚积其表面逐渐形成血栓；②导管长于导丝，导管远端凝血块被推出形成栓塞；③肝素化不足，操作时动脉硬化斑块脱落，血液高凝状态。

2. **处理方法** 于血栓或栓塞血管内注入稀释的尿激酶 1 000U，再经静脉给溶栓、扩血管药继续治疗。必要时可用导丝或导管通开血栓后，再灌注溶栓药物。

（四）其他并发症

穿刺插管不当还可引起：①动脉内膜下通道形成；②血管穿孔和血管壁断裂；③假性动脉瘤；④气栓；⑤导管、导丝在血管内打折；⑥导管打结或折断；⑦腹腔后血肿等。严重者需外科手术干预。

第三节 血管造影

一、概述

血管造影术是指经皮动脉或静脉内插管技术将造影剂直接注入血管内，造影剂所经过的血管轨迹连续摄片，通过电子计算机辅助成像使其血管系统显影的检查技术，即为数字减影血管造影（digital subtraction angiography，DSA）。Nuldelman 于 1977 年获得了第一张 DSA 图像，DSA 已经广泛应用于临床，取代了老一代的非减影的血管造影方法。通过血管造影可以具体了解血管的形态学变化，如走行、分布、移位、粗细及循环时间的变化等。最终确定病灶是血管本身，还是其他部位病变引起的血管变化。是一种微创伤性检查技术。

近年来无创伤性血管成像技术，如计算机体层血管成像（computed tomographic angiography，CTA）、磁共振血管成像（magnetic resonance angiography，MRA）技术飞速发展和不断完善，血管成像质量越来越高，已取代血管造影术成为血管性疾病的首选检查方法，但是，血管造影仍然是血管成像最精确的方法，在评价血管性病变的几何学特征、血管构筑、血管内血流动力学变化以及施行经血管内介入治疗手术方案的制订中，仍具有十分重要的地位。

二、血管造影法

（一）适应证

1. 血管性病变，如动脉瘤、血管畸形、动静脉瘘、狭窄、栓塞、出血等病变。

2. 非血管性、富血供肿瘤，术前了解血供状况，与邻近血管的关系。

3. 血管性病变治疗后复查。

（二）禁忌证

1. 严重碘过敏、严重甲状腺功能亢进患者。

2. 凝血功能严重异常伴有严重出血倾向或出血性疾病者。

3. 有严重心、肝或肾功能不全者。

4. 全身感染未控制。

5. 其他危及生命的情况。

（三）术前准备

1. **术前常规检查**　术前常规行血、尿、大便常规、肝、肾功能、电解质、凝血全套、肝炎全套、人类免疫缺陷病毒和梅毒筛查等实验室检查，以及心电图、胸片等一般检查。

2. **术前谈话告知，签署知情同意书**　谈话医师要简明扼要地告知患者及其家属此项手术简单操作过程，此项检查的必要性，术中注意事项以及可能的并发症和风险。

3. **患者准备**　双侧腹股沟区及会阴部备皮，禁食6小时。在进入血管造影室前，患者需排空尿液。

4. **监护准备**　连接生命监护仪，保持在术中监视患者的心率、心电图、氧饱和度。

5. **器械及药物准备**　血管造影术前，专职护士应准备好血管造影的常规手术器械，包括：一次性手术包或消毒手术包、注射器、血管钳、尖头手术刀片、无菌纱布、连接管、三通、穿刺套盒、导管、导丝、加压输液袋、输液管。局部麻醉药物（利多卡因）、造影剂、肝素生理盐水。

（四）操作过程

在操作床上铺上消毒单，患者穿刺部位消毒后铺无菌单，穿刺部位（通常选择腹股沟）局部麻醉后采用Seldinger穿刺术将细针穿刺插入血管中，置换血管鞘。然后根据不同靶血管选择不同类型导管在导丝引导下到达靶血管，通过注射含碘的造影剂，可以显示不同器官的血管。非离子型造影剂比离子型造影剂安全性高，过敏反应少。目前，血管造影均使用非离子型造影剂。常用的非离子型造影剂有碘海醇注射液（欧乃派克）、碘帕醇注射液（碘必乐）、碘克沙醇注射液（威视派克）等。对于肾功能不全而又必须行脑血管造影的患者，推荐使用非离子型等渗造影剂碘克沙醇注射液（威视派克），其对肾功能影响最小。不同管径、流速的血管造影注射剂量、速率不同。动脉造影应包括动脉早期、动脉期和静脉期时相。造影完成后拔出血管鞘，压迫止血，并使用绷带、沙袋包扎压迫穿刺部位进行止血。术后绝对卧床休息24小时，术侧肢体应伸直制动12小时，24小时要在床上排便，翻身时伸髋平卧，咳嗽、排便时需用手紧压伤口。

（五）并发症

血管造影的并发症主要有穿刺部位血肿、假性动脉瘤或动静脉瘘；造影剂过敏反应；血管破裂出血；血栓形成；血管栓塞；造影剂肾病等。

（六）临床应用

随着介入放射学的发展，血管造影已经成为临床的一种重要的诊断方法，尤其在介入治疗中起着不可替代的作用。血管造影在中枢神经系统及头颈部疾病、心脏大血管疾病、肿瘤和外周血管疾病的诊断和治疗中都发挥着重要作用。

（王忠敏　李超杰）

参 考 文 献

[1] Berneus B, Carlsten A, Holmgren A, et al. Percutaneous catheterization of peripheral arteries as a method for blood sampling[J]. Scandinavian journal of clinical and laboratory investigation, 1954, 6(3): 217-221.

[2] Seldinger SI. Visualization of aortic and arterial occlusion by percutaneous puncture or catheterization of peripheral arteries[J]. Angiology, 1957, 8(1): 73-86.

第四章 介入诊疗技术

第一节 血管系统介入诊疗技术

一、概述

血管系统介入诊疗技术泛指采用经血管途径，在影像学设备导引下，采用介入器械实施血管内疾病诊断或者治疗的一类微创诊疗技术。根据血管内疾病病因的不同，可以分为：①出血性疾病，包括良性病变所致的出血，如动脉瘤破裂出血、血管畸形破裂出血、外伤性血管损伤、静脉曲张破裂出血、产后出血，以及恶性肿瘤病变所致的出血，如各类实体肿瘤所致的出血等；②阻塞性病变，包括血管动脉粥样硬化所致的血管狭窄闭塞、各类栓子栓塞所致的血管闭塞、外源性压迫所致的血管闭塞（如胡桃夹综合征、髂静脉压迫综合征）、先天发育所致的血管管腔狭窄或者闭塞（如膜性巴德 - 吉亚利综合征）等；③肿瘤性病变，富血供肿瘤的快速生长所致的肿瘤供养血管及其末梢分支异常增粗扭曲，甚至引起动静脉瘘样改变；④其他病变，如脾功能亢进、门静脉高压、原发性高血压等，也同样可以通过血管途径进行治疗干预。

根据上述疾病的病因不同，可以采用一种或者联合应用多种不同的血管内治疗技术来进行干预和治疗。根据不同介入技术的特点和实施方法的不同，可以分为：①血管内栓塞技术，主要通过栓塞剂递送的方法，对靶血管实施栓塞，以实现暂时性或者永久性降低靶血管血流的目的，实现治疗效果。血管内栓塞技术的核心是栓塞剂，选择合适的栓塞剂和采用安全的栓塞方法是实现栓塞治疗安全性和有效性的关键环节，该技术可广泛应用于各类出血病变和肿瘤病变的血管内治疗；②血管内灌注技术，通过药物的导管内注射，实现局部高浓度药物对病变的治疗效果，主要用于恶性肿瘤病变的局部化疗，少数情况下可用于良性疾病如血管痉挛和炎性病变的治疗；③血管内成形技术，通过球囊扩张或者支架植入的方法，对狭窄或者闭塞血管实现管腔恢复和血流重建的目的，可用于各类良性或者恶性病变所致的管腔阻塞所致的靶器官缺血病变的治疗；④溶栓、取栓技术，采用溶栓导管，球囊导管、吸栓导管、取栓支架和特殊血栓抽吸装置等，对血管内血栓或者其他的栓塞物，通过药物溶解、负压抽吸、拖拽或者夹持等方法，溶解、碎裂或者取出栓塞物，恢复前向血流的一种技术，主要用于各类急、慢性血栓或者栓塞所致的缺血性病变。少数情况下，血管内技术和非血管技术可以融合应用，如经颈静脉肝内门体静脉分流术（transjugular intrahepatic portal systemic shunt, TIPS）和导管消融技术，由于上述技术主要在血管内实施，也可以纳入血管系统介入技术。

二、诊疗技术分类

（一）血管内栓塞技术

1. 血管内栓塞剂及其应用基本原则 血管内使用栓塞剂的目的是阻断血流，闭塞血管，以期达到控制出血、闭塞血管性病变、治疗肿瘤以及消除病变器官功能。血管内栓塞技术已经成为一种治疗各种血管性疾病的重要方法。原则上任何能够闭塞血管的物质均可以作为栓塞剂来使用，但是由于栓塞剂需要停留在血管内，因此，理想的栓塞材料应符合下属要求：①无毒；②无抗原性；③具有较好的生物相容性；④能迅速闭塞靶血管；⑤能闭塞不同口径和不同流量的血管，易于经导管运送；⑥易于消毒和控制闭塞血管时间长短；⑦依据需要可以经皮回收或使血管再通。目前的临床常用栓塞剂主要有碘油、PVA 颗粒、明胶海绵、栓塞微球、弹簧圈、可脱球囊、生物胶、无水乙醇等，较少使用的包括自体凝血块、硬脑膜组织和手术丝线等。根据栓塞剂材料性质，可以分为对于机体有无活性作用的物质、自体物质和放射性微粒三种；按照栓塞剂来源，可以分为自体栓塞剂（自体凝血块、硬脑膜组织等）和外源性栓塞剂（碘油、PVA 颗粒、明胶海绵颗粒、栓塞微球、弹簧圈等）；按照物理性状可以分为液体栓塞剂（无水乙醇、碘油、生物胶等）和固体栓塞剂（PVA 颗粒、明胶海绵颗粒、栓塞微球、弹簧圈等）；根据栓塞剂作用的时间，则可以分为暂时性（自体凝血块、明胶海绵）和永久性栓塞剂（栓塞微球、弹簧圈等）；根据栓塞血管位置的不同，又可以分为主干血管栓塞剂（弹簧圈）和末梢血管栓塞剂（碘油、栓塞微球）；根据栓塞剂在 X 线下是否显影，又可以分为非显影性栓塞剂（明胶海绵、栓塞微球、PVA 颗粒）和显影栓塞剂（弹簧圈、Onxy 胶等）。

除了少数可控弹簧圈等栓塞材料，绝大部分的栓塞剂一旦栓塞后均不能再取出，一旦误栓，可能导致严重的后果，因此栓塞时需要考虑以下的栓塞原则：

（1）术者必须对栓塞剂有充分了解，熟悉栓塞剂作用时间、最大用量、使用技术及可能出血的意外情况和应对措施。

（2）充分了解被栓塞病灶的性质和情况，如病灶血流动力学特点、对栓塞剂的生物理化反应、栓塞靶点栓塞剂到位成功率等。

（3）充分了解接受栓塞器官血液循环的影响，了解被栓塞器官血管的粗细、组织供血范围、侧支循环建立情况和器官功能的代偿能力。

（4）注意避免误栓，对于栓塞部位尽可能做到超选择插管，最大程度减少对正常供血动脉的影响，注意栓塞剂装填器械与其他器械隔离，避免误用。

（4）严格掌握无菌原则，栓塞器械不得与任何非无菌物接触，栓塞剂不得过早暴露于空间。

除了上述一般的栓塞原则，下述注意事项在进行栓塞操作时也需要考虑：

（1）主干血管栓塞和末梢血管栓塞策略的选择：主干血管的栓塞常用较大的机械性栓塞材料如金属弹簧圈，置于近端血管的主干，阻断血流。对于大部分器官，近端主干闭塞后，通过侧支血管脏器仍可以获得足够的血液供应，不产生组织坏死。但是主干栓塞后远端的动脉压力可以显著降低，因此对于以降低外伤性破裂出血、假性动脉瘤或者预防性栓塞术中出血的应用时，可以满足治疗要求的同时保留器官功能；末梢栓塞则是以追求组织坏死为治疗目的，主要使用细小的颗粒或者组织胶，由于末梢栓塞的组织坏死通常是确切的，因此对于血管供

血区域和栓塞剂的反流情况，少数情况下侧支血管开放程度也需要在术前仔细评估，以最大程度减少误栓。

（2）栓塞时导管头的定位：一方面需要尽可能采用超选技术，如微导管的应用，将栓塞导管尽可能靠近栓塞靶点；另一方面，在栓塞过程中需要全程关注导管头位置，避免因为栓塞过程中的注射压力造成导管头移位甚至脱落。同时，在注射生物胶时，尤其需要预判导管位置与整体通路血管的关系，导管张力、导管头位置和生物胶的反流等因素需要综合考虑，实现生物胶靶点栓塞的同时，避免拔管困难。

（3）临时性栓塞的选择：对于某些血管，如胃肠道出血或者一些临床以暂时止血为目的的栓塞，如瘢痕妊娠刮宫术前栓塞等，宜选择短期栓塞剂，如明胶海绵颗粒为佳，一旦短期止血后，栓塞剂被吸收，血管可以再通，不影响器官的正常功能。

（4）栓塞剂大小选择：栓塞时要根据病灶供养血管直径选择合适大小的栓塞剂，如病灶合并动静脉瘘，需要首先选择较大直径的栓塞剂，将瘘口闭塞后，再选择直径较小的栓塞剂进行治疗栓塞；如病变的供养血管存在较大的正常分支难以避开，也可选择较大的栓塞剂进行保护性栓塞，待正常分支血流阻断后，再进行病灶栓塞。

（5）栓塞剂注射压力控制：根据不同栓塞剂和不同的栓塞导管使用适当的压力实现平稳注射，注射栓塞剂时也要注意注射器内的栓塞剂分布均匀，避免栓塞剂在导管内或者导管入口处过度堆积，造成堵管或者突然喷射引起大量反流造成误栓。

（6）方向性流向优选原理：根据血管走向，栓塞剂往往沿优势血流方向漂流，不容易进入方向不一致的血管。针对同一血流方向的两根血管，更容易进入血管直径粗的一侧。

（7）血流再分配原理：当靶血管大部分栓塞后，血流会流向邻近分支血管或者侧支血管开放，如果过度栓塞，栓塞剂容易进入分支血管或者开放的侧支血管引起误栓。

2. 栓塞剂分类及其临床应用

（1）自体凝血块：自体凝血块栓塞剂通常按照自体血液和亮氨酸按照 9ml∶1ml 比例配制，添加凝血酶 50U 可以增加血块稳定性与韧性。如添加氧化纤维素可延迟闭塞时间，也可以考虑加入钽粉增加 X 线透视下的可视性。自体凝血块既往主要用于胃肠道出血的栓塞治疗，由于其栓塞时间的不可控性，

目前临床已经很少应用。

（2）颗粒/微球栓塞剂：目前临床主要应用的栓塞颗粒成分主要由明胶海绵和聚乙烯醇（PVA）成分构成。明胶海绵是一种多孔、柔韧的，由多种氨基酸组成的动物蛋白基质海绵，能够被组织所吸收，因此明胶海绵颗粒闭塞血管的时间通常为4～6周，其材料优点是无抗原性、廉价、能消毒，具有可吸收性和可塑性，可以按需制成不同形态和大小，以往临床常需要术者人工将薄片明胶海绵制备成条状或者颗粒，现在已经有不同直径的颗粒产品可供选择使用。明胶海绵颗粒进入血液溶胀后可以很快促进凝血块形成，但是体外停留时间过长后体积改变，也有堵管风险。聚乙烯醇是一种白色粉末状、片状或絮状固体，具有多孔性结构，弹性好，吸水性强的特点，干燥时呈不规则碎块状，血液浸泡后PVA可以膨胀，常制备成不同直径的颗粒栓塞剂供临床应用。PVA颗粒不同于明胶海绵颗粒在于其体内不可降解性，因此是一种永久性的栓塞剂，栓塞后血管很少能够再通。颗粒状栓塞剂的缺陷在于其形态不规则，且颗粒之间容易互相聚集，因此可能导致栓塞剂不能顺利达到与其直径相匹配的远端血管，导致末梢栓塞的不充分。微球栓塞剂是目前临床应用的新一代栓塞剂，可由明胶海绵、淀粉酶、海藻酸钠、PVA、水凝胶核心和polyzene-F涂层材料、三丙烯醛明胶等材料制备。和颗粒栓塞剂相比，微球栓塞剂最大的优点是形态规整，不会相互堆积，可以到达额定的远端血管，并且具有一定的形变能力，可以通过相对较小的导管腔而不会堵管。根据制备材料的不同，微球栓塞剂可以分为：①可降解微球，如明胶海绵（GMSs）、淀粉酶（spherex）、海藻酸钠（KMG）；②不可降解微球，三丙烯醛明胶（embosphere）、水凝胶核心和polyzene-F涂层材料（embozene）、醋酸乙烯酯和丙烯酸甲酯与丙烯酸钠醇共聚（HepaSphere）。目前部分微球已经可以实现载药功能，载药微球以惰性材料聚乙烯醇和2-丙烯酰胺基-2-甲基丙磺酸（AMPS）聚合而成，AMPS具有吸附抗肿瘤药物的作用，可用于吸附多柔比星和表柔比星等药物。栓塞后能在局部持续释放抗肿瘤药物，提高疗效。目前临床主要有DC微球和HepaSphere微球，以及国产CalliSphere微球等产品。

目前，临床使用的颗粒栓塞剂规格通常为100～2 000μm不等，末梢血管栓塞剂最常选择的规格为150～700μm。明胶海绵主要用于控制外伤性出血，如胃肠道和肝、肾、肺部出血，也可用于部分肿瘤栓塞术后的血流控制，以及降低外科术中出血的临时性栓塞。PVA颗粒主要用于实体肿瘤组织的血管内栓塞治疗，同样可以应用于部分外伤性出血，其栓塞疗效优于明胶海绵颗粒且出血复发风险低，但是要注意其造成器官缺血坏死的风险更高。对于栓塞颗粒的选择，一般肝脏肿瘤选择200～500μm，肾脏肿瘤栓塞可用250～350μm，子宫肌瘤栓塞可用350～500μm或者500～700μm，骨转移瘤用250～500μm，胃肠道出血选用250～350μm。

（3）机械栓塞物：机械栓塞物主要包括弹簧圈和可脱球囊两类。弹簧圈根据其尺寸可分为微弹簧圈和普通弹簧圈，根据其解脱特点可分为游离弹簧圈和可解脱弹簧圈。微弹簧圈主要材质为铂金圈，通常有10和18两种型号，每种型号又分2D和3D圈。微弹簧圈通常为可解脱设计，解脱前可以完全回收调整。根据解脱方式的不同，又可以分为电解脱、水解脱、机械解脱圈；根据是否添加生物促凝材料，又可以分为裸圈或者生物活性圈。微弹簧圈主要用于颅内血管疾病，如动脉瘤、血管畸形等疾病的栓塞治疗。外周弹簧圈通常为游离圈或者半可控弹簧圈，圈表面通常带有促凝的纤毛结构，主要用于外周血管疾病，如血管畸形、动静脉瘘或者血管破裂出血的栓塞治疗。

可脱球囊有乳胶球囊和硅胶球囊两种。用永久性填充剂填充球囊后，与微导管配合使用，待球囊到位并充胀后，轻轻后拉导管，即可解脱球囊。由于球囊的使用技术较为复杂，目前临床上只适合于颅底闭塞试验、主干血管闭塞及颈内动脉海绵窦瘘的栓塞治疗。

（4）液体栓塞剂：与颗粒栓塞剂栓塞毛细血管前血管不同，液体栓塞剂可以进入毛细血管并进入静脉循环。这一特点使其成为适合进行完全性靶器官栓塞的材料，如肿瘤及血管畸形的治疗。应用液体栓塞剂的风险较颗粒栓塞剂大。液体栓塞剂以碘油、无水乙醇、生物胶（如Onyx和n-氰基丙烯酸异丁酯）、放射性液体和聚桂醇为代表。

碘油为目前临床栓塞肝癌最为常用的栓塞剂，通常和化疗药物混合成乳剂后经导管注射。碘油血管内注射后可以特异性地沉积于肝脏肿瘤组织内，时间可达数月甚至1年以上，而正常肝组织摄取数天后即可消失，可能的机制包括：①肿瘤新生血管丰富，血流量大，碘油通过虹吸作用选择性流向肿瘤区；②肿瘤血管扭曲，不规则，缺乏肌层和弹力层，血流缓慢，不足以冲刷附着的碘油；③肿瘤细胞分泌的渗透增强因子有助于包括碘油在内的各种物质渗出毛细血管，使碘油易滞留于肿瘤内；④肿瘤组织内缺乏能够清除碘油的单核巨噬细胞系统和淋巴系统；⑤坏死所致的死腔形成，单核巨噬细胞系统难以将其清除。碘油的治疗作用主要在于其能与抗癌药物制成乳剂或者混悬液，作为抗癌药物的载体，使得药物能以高浓度长时间驻留于肿瘤内缓慢释放，增强药物的抗癌作用。

无水乙醇是一种良好的血管内组织坏死剂，不必另行制备，注射容易，且可通过最细的导管释放。具有强烈的局部作用而没有严重的全身性反应，安全可靠，栓塞后侧支血管不易建立，具有强烈的蛋白凝固作用，能造成局部血管的内皮和血管周围组织坏死，破坏与其接触的血液有形成分与蛋白质，使之成为泥浆样，阻塞毛细血管床，并且可以直接破坏此动脉供养的组织器官。主要用于肿瘤组织的消融治疗，但是由于不能 X 线跟踪，并且和造影剂混合后容易降低其疗效，因此其体内应用消融时具有一定的风险。

液体生物组织胶目前临床应用的主要有氰丙烯酸酯类组织胶和 Onyx 胶[次乙烯醇异分子聚合物（EVOH）、二甲基亚砜（DMSO）和钽粉混合物]。α-氰丙烯酸正丁酯（NBCA）和 Onyx 胶两种组织胶主要用于颅内血管畸形或者动静脉瘘的栓塞。氰丙烯酸酯类是由甲醛和相应的烷基氰乙酸酯合而成的聚合物，再经裂解蒸馏所得的液体单体。它们在血液中可瞬间聚合，在盐水中聚合需 15～40 秒，而在 5% 的葡萄糖溶液中却不发生聚合。这类胶和碘油混合后可延长其聚合时间，并且随两者的混合比例不同，聚合时间也相应发生变化，可相对延缓聚合时间，常用浓度为 20%～66%。同时加入适量钽粉，可增加显影效果。在栓塞前后用 5% 的葡萄糖溶液冲洗导管，可避免其在导管内发生聚合。优点：有快速黏接作用；低浓度 NBCA 栓塞的畸形团和供血动脉比较柔软，容易切除，并不增加手术并发症和手术致残率。缺点：以 NBCA 为代表的氰基丙烯酸酯类液体栓塞材料的最大缺点是"黏管"问题，由于其黏附性，注射后必须立即撤管，否则将有微导管黏附于畸形团的危险。Onyx 胶也是一种非黏合液体栓塞剂，在栓塞过程中，当 Onyx 接触血液时开始发生凝结，溶媒散开后，从内到外形成海绵样聚合铸型，其特点不同于 NBCA，主要体现在：①此种栓塞剂在栓塞（缓慢注射）过程中为可控制注射栓塞材

料，轻松停止或再注射；②可以完全充填而没有黏合性，有非常好的瘤巢血管深度浸透；③可以同时进行血管造影；④栓塞剂缓慢注射有较充分的时间进行判定；⑤没有黏管的风险，不同黏度的的产品设计可以适用于不同的血管病变，有三种浓度 Onyx 18、Onyx 34、Onyx HD 500 可供选择。α-氰基丙烯酸正辛酯（N-octyl-α-cyanoacrylate，NOCA）和乙烯乙烯醇聚合物（EVAL）相对上述两种组织胶因其价格更为低廉，尤其适用于外周血管，如胃冠状静脉出血栓塞。少数情况下，硬化剂如聚桂醇也可归为一种液态栓塞剂，可用于胃冠状静脉或者下肢静脉曲张的栓塞治疗。

（二）血管内灌注技术

1. 灌注药物及其选择 对于肿瘤、炎症和出血的药物治疗，其疗效除与病变对药物的敏感性直接相关外，药物在病变区域的浓度和作用时间也起着重要的作用。传统的口服或者静脉给药，药物需要经静脉回流至右心，再经肺循环，由左心泵出循环至全身，到达病变区的药物浓度往往大大降低。同时，由于相当的药物与血浆蛋白结合，具有生物学活性的游离药物减少，进一步降低了疗效。因此，经导管动脉内灌注药物，可以提高病变区域或者靶器官的药物浓度和作用时间，同时避免了药物外周血浆浓度过高造成全身副作用，是提高药物效能的有效手段。可用于灌注的器械可以是一般的造影导管与微导管，也可以是专用的带多个侧孔的灌注导管，或者是专用的灌注导丝、球囊导管，甚至于输液港或者留置的药盒系统。影响动脉灌注疗效的主要因素包括：①灌注区血流量变化，根据药物代谢动力学原理，减少灌注区的血流量，则靶组织的药量增加，疗效提高；②灌注速度，灌注速度必须保证靶组织的血药浓度达到该药物的有效浓度。在此基础上，因为药物有与受体结合的饱和现象，所以一般认为，在有效药物浓度范围内药物灌注速度慢一些好，抗代谢药物给药时间应大于肿瘤细胞的倍增时间；③药物与血浆蛋白的结合，某些药物与血浆蛋白结合后失去生物学活性或活性下降，从而影响疗效。动脉灌注时超选择插管或减少灌注区血流量均可减轻药物与血浆蛋白的结合，从而提高疗效；④药物层流，导管位置、灌注速率和压力、注射方式及药物比重等因素均可影响药物层流，使灌注区药物分布不均或使靶组织药物减少，降低疗效。增加灌注速度可减少药物层流，同时，脉冲式注射也可干扰层流形成，使药物均匀分布。

2. 临床应用

（1）经导管动脉灌注化疗：肿瘤生长所需营养供应主要来自动脉（肝癌及某些转移癌，可为双重血供）。经导管动脉灌注（transcatheter arterial infusion，TAI）化疗时可将数种有效化疗药搭配在一起，通过导管技术找到肿瘤供血动脉并将抗癌药直接注入肿瘤组织或肿瘤床，起到药物治疗的"首过效应"，从而显著提高肿瘤局部药物浓度，提高疗效。经研究证实 TAI 较静脉输注化疗局部药物浓度高 6 倍。通过留置在动脉内的导管持续泵入化疗药物，使局部血药浓度维持在较高水平，可致肿瘤灭活，明显减轻全身不良反应。TAI 技术适用于各期肿瘤，尤其适用于那些失去手术机会或不宜手术的肝、肺、胃、胰腺、肾、盆腔、骨与软组织的恶性肿瘤或转移瘤。利用介入技术在肿瘤供血动脉内直接灌注药物，能克服部分静脉化疗无法通过的生理屏障。TAI 治疗虽为局部化疗，但动脉灌注后化疗药物同样会沿血液循环至全身，因此，同时也起到一定程度的全身系统化疗作用。TAI 与全身化疗类似，也可能产生心、肺、肝、肾等功能损伤，以及骨髓抑制、发热、出血、感染、过敏性休克、消化道反应等不良反应，但程度相对轻微，对人体免疫功能损害亦较轻。

TAI 适应证主要包括：①明确诊断的恶性肿瘤；②外科切除术前新辅助化疗及术后辅助化疗，如贲门癌、胃癌的术前动脉灌注可明显达到降期作用，为外科手术切除创造条件；③晚期和转移性肿瘤的姑息治疗，如中晚期胰腺癌经正规全身化疗无效的或年老体弱不适于全身化疗的，可行局部动脉灌注术，也可作为结直肠癌肝转移的一线区域性化疗；④作为联合放疗、静脉及口服化疗、靶向治疗、射频消融、微波消融等综合治疗。

TAI 时应谨慎选择用药，争取在获得最大有效作用的同时减少不良反应。因此，在选择介入化疗药物时应根据以下原则：①选择肿瘤敏感药物，根据患者原发病变（如肺癌、胃癌、肠癌、乳腺癌、肝癌、卵巢癌等）和细胞组织学类型（如鳞癌、腺癌、淋巴来源、神经内分泌等）选择敏感药物，制订化疗方案。推荐作药物敏感试验，可能时进行肿瘤细胞相关分子靶标检测，实现患者个体化用药治疗；②选择原型起作用的药物，TAI 是让化疗药与肿瘤细胞直接接触，发挥首过效应；③首选浓度依赖型药物，细胞周期划分为 5 个时相（G0、G1、S、G2、M），根据药物作用于不同细胞增殖周期，分为周期非特异性药物（对增殖或非增殖细胞均有作用）、周期特异性药物（作用于细胞增殖整个或大部分周期时相）、周期时相特异性药物（选择性作用于某一个时相）。TAI 是发挥药物首过效应，所以要首选细胞周期非特异性药物，细胞周期非特异性药物均为浓度依赖型，即提高肿瘤区药物浓度比提高药物与肿瘤接触时间更重要，适宜于一次冲击性 TAI；动脉泵持续滴注药物中，往往考虑采用浓度依赖型药物加时间依赖型药物；④联合应用不同作用机制药物，旨在发挥协同作用、提高疗效并降低肿瘤耐受性。原则一为联合用药中应选择不同药物类别及作用机制药物，如植物类与其他类搭配，烷化剂与抗生素及铂类联用，抗代谢类与抗生素合用等。原则二为根据细胞增殖动力学不同选择药物组合，即主要作用于细胞增殖周期特定时相的特异性药与作用多个环节的周期非特异药相互联合。前者主要为抗代谢药及植物类药物，后者主要为铂类、抗生素及烷化剂类药物；⑤尽量避免药物毒性作用相同，或对同一脏器毒性累加的药物，多柔比星、表柔比星与紫杉醇联合应用时增加心脏事件发生，两药间隔时间最好在 4～24 小时，因此在介入时快速灌注需谨慎。博来霉素和顺铂会增加肺毒性，顺铂和甲氨蝶呤会增加肾毒性；⑥不得应用相互拮抗或相互发生不良化学反应（失活、沉淀等）的药物、溶剂配伍，如美司钠（巯乙磺酸钠）加入顺铂可形成美司钠 - 铂共价化合物，导致顺铂失活。常用化疗药物大部只宜用 0.9% 氯化钠溶液稀释，然而，奥沙利铂、紫杉醇、脂质体、卡铂、吡柔比星等药物宜用 5% 葡萄糖稀释；⑦TAI 药物剂量，TAI 药物剂量以多少为宜，至今无一明确结论，在药物总剂量上建议较静脉化疗患者体表面积所需总剂量减少 20%～25%；再次治疗剂量，根据上次治疗毒性反应及疗效作调整。剂量调整原则一般为：对出现 Ⅰ、Ⅱ度毒性反应而再次治疗前恢复正常者，可不予调整原剂量，若未恢复且治疗必须继续，原则上以原剂量的 75% 给予；对出现 Ⅲ、Ⅳ度毒性反应者，再次化疗时减量 25%～50%，若毒性反应未恢复，则推迟治疗或停止化疗。注意多次化疗患者药物累计超量，如多柔比星累积剂量一般应 <550mg/m^2，表柔比星累积剂量 <800mg/m^2；⑧化疗药输注顺序可影响药物代谢，导致效价或毒性改变；部分情况下，非抗肿瘤药物与化疗药之间相互作用也需要进行考虑。

（2）溶栓药物：主要溶栓药物有链激酶、尿激酶和重组组织型纤溶酶原激活物（recombinant tissue-type plasminogen activator, rtPA)。链激酶和尿激酶临床应用于多种血栓栓塞疾病，以急性广泛深静脉血栓形成、急性大块肺栓塞、动静脉插管造成阻塞和周围动脉急性血栓栓塞最为有效。链激酶具有溶解血栓作用，先与血浆纤溶酶原结合构成激活剂，再激活剩余的纤溶酶原为纤溶酶，用于溶解纤维蛋白原和纤维蛋白。介入治疗术中可直接动脉灌注100万 U/h。静滴初次剂量50万 U 溶于100ml 生理盐水或5% 葡萄糖溶液中，于30分钟滴完。维持量为60万 U，溶于250～500ml 葡萄糖注射液中，6小时滴完，4次/d，24小时不间断。疗程一般12小时至5日。尿激酶为较链激酶更为高效和常用的血栓溶解剂，可促使无活性的纤溶酶原变为有活性的纤溶酶，比链激酶不良反应小，介入治疗术中一般动脉灌注50万 U/h，静滴1次25万～50万 U，1～2次/d，连用5～7天。rtPA 一般外周血管较少应用，主要应用于脑动脉血栓的溶栓治疗，在时间窗允许范围内，可以通过动脉内灌注 rtPA 溶栓治疗，一般总量为6～9mg，剩余剂量可静脉内应用，总量不能超过 0.9mg/kg 或 90mg。

（3）血管收缩与扩张类药物：血管收缩与扩张类药物主要用于需要改变血流速度的造影或治疗，使用得当将会带来很好的造影及治疗效果。这些药物的使用均应在选择性插管的前提下进行，扩张类药物在较粗的血管分支内注入，为了达到分布广泛、均匀的目的，注入速度可以相对较快；而血管收缩类药物应在准确的分支血管内注入，注入速度应较慢，以没有反流为标准。

血管扩张类药物主要用于血管造影时增加被造影血管的血流量，使图像更加清晰，少数情况下用于解除血管痉挛。临床常用药物有罂粟碱、前列腺素 -2 和尼莫地平等。罂粟碱（帕帕非林，Papaverine）对血管、支气管、胃肠道、胆管等的平滑肌都有松弛作用。利用其松弛冠状动脉及脑动脉的扩张作用，主要用于防止脑血栓形成、冠心病和肺梗死，亦可用于下肢远端动脉痉挛及动脉血栓性疼痛。介入手术中，常用其扩张血管，增加血流量，改善血管造影效果。常用剂量：肌注、静注或者导管内灌注，每次 30～60mg，24 小时不超过 300mg。前列腺素（prostaglandin, PG）为目前最理想的血管扩张剂。在药物血管造影中多用 PGEI 和 PGFZa 这两类。现已用于四肢动脉造影、动脉性门脉造影、盆部动脉造影及胃肠道出血的诊断。用于解除插管所致的血管痉挛也极为有效。常用剂量：注射剂每支

2mg，另附每支 1mg 碳酸钠溶液及 10ml 生理盐水，用以稀释。尼莫地平对于蛛网膜下腔出血所致脑血管痉挛具有较好的效果，通常可采用静脉维持滴注（2.1～6.3ml/h）或者 10ml（2mg）稀释后动脉灌注。对于部分外周血管插管所致的血管痉挛，也可以采用利多卡因稀释后导管内缓慢注射。

血管收缩类药物主要用于降低动脉血流速度或正常组织血流速度，常用于小量消化道出血的造影、治疗或肿瘤栓塞，还可使用该类药物促进内分泌腺体增加分泌，用于胰腺内分泌肿瘤经静脉采血样。主要药物有：肾上腺素、血管升压素、葡萄糖酸钙等。肾上腺素为最常使用的血管收缩剂，常用于肾动脉造影、肾上腺动脉造影和肾静脉造影。肾上腺素肾动脉造影主要用于肿瘤诊断，因为肿瘤新生血管壁仅为单层内皮细胞，缺乏 α 受体，注入肾上腺素（3～6μg）后，造影剂流向无收缩反应的肿瘤血管，增强了肿瘤染色的显示。选择性肾静脉造影前，在肾动脉内注入 10～12μg 肾上腺素造成肾动脉收缩，会显著提高肾静脉造影效果。胰动脉缺乏 α 受体，在腹腔动脉或肠系膜上动脉内注入 5～8μg 肾上腺素后，进入胰血管内的造影剂增加，胰腺或胰内病变显示得更好。血管升压素也可作为造影诊断用药，如用于腹腔动脉造影和肝动脉造影，可显著改善胰内血管的显影质量；同时也可用于治疗胃肠道出血，可经肠系膜上动脉或者腹腔动脉灌注。常用剂量为 5mg/ 次。

（三）血管内成形技术

1. 血管成形器械　经皮腔内血管成形术是采用导管技术扩张、再通动脉粥样硬化或者其他原因所致的血管狭窄或者闭塞性病变的方法。目前血管成形技术主要使用的器械包括球囊导管和支架，少数情况下，特殊的斑块旋切术也可以归为一种特殊的成形技术。

早期的管腔内成形多采用球囊单纯扩张，随着支架技术的不断发展，目前临床常用的成形技术多采用球囊导管对病变进行预扩张，对斑块进行充分撕裂后，植入金属支架进行成形，如成形效果不满意，还可考虑采用球囊导管进行后扩张，对病变血管进一步成形。然而，不论何种成形技术，术后的再狭窄所致的管腔丢失是目前各种成形技术面临的最大问题。药物涂层支架的出现很好地解决了管腔再狭窄的问题，通过支架表面紫杉醇或者西罗莫司的长期缓释，可以减少平滑肌增殖所致的内膜增生。目前最新的药物涂层球囊技术理论上较药物涂

层支架更为先进，其以球囊作为药物释放平台，扩张后血管腔内不留下任何的移植物，在降低再狭窄率的同时，不会妨碍后续治疗。目前的可降解支架也是研究方向之一，主要材料包括镁合金、铁合金、锌合金、高分子聚乳酸等，但是目前尽管已经由临床产品上市应用，但是由于其降解速度过快（镁合金），降解过程炎性反应大（聚乳酸）和力学性能不佳（聚乳酸）等缺陷，在短期内还难以替代传统的金属支架。

2. 临床应用 临床上对于球囊导管的应用，主要需要考虑的因素包括：

①球囊结构：血管成形球囊导管按照其结构设计，可以分为同轴球囊导管和快速交换球囊导管。同轴球囊导管即双腔球囊导管，是由导管和球囊两部分构成，并分成完全独立的两个腔道。一个腔道为导丝腔，用于引导球囊导管，另一腔道位于导管外周并与远端的球囊相通，用于扩张球囊。同轴球囊导管的优势在于可以提供更好的推送性能和病变通过性能，同时导丝腔可以用于病变部位的造影或者药物注射治疗，主要用于下肢血管和颅内血管等距离较远部位病变的扩张治疗。快速交换球囊导管与同轴球囊导管不同，为一种远端双腔、近端单腔球囊导管结构。双腔部分导丝导管同轴，导丝在单腔与双腔连接部分穿出，与导管并行。该类球囊导管不需要长交换导丝即可快速交换导管，既往主要应用于冠状动脉、颈动脉、肾动脉等部位的球囊成形术，近年在外周血管应用越来越多。此类球囊导管代表着发展方向，尤其在中小血管的应用，因其快速交换和更加微创（剖面更小）深受欢迎；②球囊扩张功能：病变预扩张一般选用剖面较小，柔顺性、跟踪性和通过病变能力强的半顺应性的球囊导管；支架内后扩张一般选用非顺应性球囊导管，具有爆破压高、精确扩张和耐穿刺等优点。对于一般球囊扩张难以解决的硬化或者纤维化斑块，可以选择特殊功能的球囊导管。切割球囊外层表面上纵向装有3片或4片粥样硬化切开刀，球囊未扩张时刀片包裹于球囊的折缝中，球囊扩张时，刀片则突出于球囊表面，在球囊未完全打开之前刀片外露，继续加压则球囊扩张，刀片切割斑块，做到先切后扩，使切口之间的内壁在扩张时保持完整，管腔内膜撕开或损伤局限于切口处。由于切割球囊能够减轻扩张血管时的周向应力，所以可以减少内膜的严重及不规则撕裂，从而可以最大限度地减轻对血管壁的损伤，尤其适合于病变纤维化及钙化程度较高的狭窄病

变，对于支架内膜增生所致的再狭窄也可以更大程度地挤压内膜而不扩张支架，改善管腔的净增加从而降低再狭窄率。高压球囊可以提供较普通球囊更高的扩张压力，其额定压力可以达到24atm，适用于严重纤维化的斑块以及吻合口狭窄等病变，目前在血透通路狭窄病变中取得了较好的临床疗效；③药物涂层：药物涂层球囊在冠脉和外周血管病变中的应用也越来越广泛，其在脑血管领域应用的安全性还没得到确认。其适应证主要是针对支架内再狭窄，小血管病变，不能耐受支架术后抗凝和抗血小板聚集治疗，复杂的分叉部血管病变和长段病变支架再狭窄率高的情况下应用，目前随着药物涂层球囊的疗效越来越确定，对于部分球囊预扩张后没有明显夹层的病变，也可以尝试采用药物涂层球囊。

临床上对于支架的应用，主要需要考虑的因素包括：

①支架结构设计：支架结构设计主要包括开环设计、闭环设计和混合设计。开环设计的优势是支架整体柔顺性能好，释放时定位准确，在弯曲段血管置放时会带来更好的贴壁性能，降低支架内血栓事件；闭环设计支架的优势在于提供较高的金属覆盖率，较强的和更为均匀的径向支撑力，且支架内腔光滑，便于再次通过导管导丝，适合支架套叠技术。一般相对直段的血管闭环结构支架和开环结构支架均可以选用，在弯曲段血管置放时首选开环结构设计支架。如下肢动脉由于活动度较大，一般首选闭环支架，颅内弯曲段血管也首选开环设计支架，但是对于部分颅内动脉瘤治疗过程中需要提供更高的瘤颈金属覆盖率时，闭环设计支架优势更加明显；②支架释放方式：支架主要有自膨胀释放和球扩式释放两种方式，自膨胀释放支架主要材料为镍钛合金材料，球扩支架材料主要是钴铬合金或者不锈钢，两种支架临床应用选用主要体现在球扩支架释放定位准确性高，可以到毫米级；自膨支架则相对较差，血管起始部，分叉部位的支架释放往往选用球扩支架，如冠状动脉、肾动脉、椎动脉开口、髂动脉等。球扩支架抗压性较高，自膨支架的抗压性较差，因此支架释放后球扩支架的回缩率要明显低于自膨胀支架，因此对于硬化斑块，弹性回缩明显的斑块或者明显外压所致的管腔狭窄，主要考虑选用球扩支架。与球扩支架相比，自膨支架系统的剖面可以做的更小，柔顺性能更好，因此病变的通过性能和到位性能更佳，同时自膨支架的释放方式对于血管壁的损伤更小，因此自膨支架多用于颅内迂曲段血管，

同时由于部分血管位于浅表或者肌肉中，容易受到外界压力影响，自膨支架有很好的回复性，而球扩支架没有，因此颈动脉和下肢动脉病变也需要选择自膨支架；③金属药物涂层支架：以紫杉醇涂层支架（CYPHER）和西罗莫司涂层支架（TAXUS）为代表。普通裸支架的支架内再狭窄发生率为 20%～30%，在糖尿病、小血管病变、长病变、慢性完全闭塞病变及分叉病变再狭窄率可高达 30%～70%；而药物涂层支架的再狭窄发生率 <10%，但是药物涂层支架有内皮化延迟和引起支架内血栓的风险。目前药物涂层支架主要应用于冠脉血管，在其他系统血管内应用的安全性还没有报道；④生物可降解支架：作为最前沿的支架研究领域，目前已有可降解聚乳酸支架产品和镁合金支架产品应用于冠脉病变治疗的报道，但是如前所述，聚乳酸可降解支架（Absorb，Abbott）临床研究的结果表明，其临床疗效并不优于金属药物涂层支架（ABSORBⅢ研究），相反会带来更高的靶病变失败率和支架内血栓事件。

（四）血管内取栓技术

1. 取栓技术概述 介入放射学领域的取栓技术是指采取经皮经腔的方法将血管内的血栓碎裂和/或取出体外的治疗方法。取栓器械按照取栓技术不同，可以分为取栓球囊导管、取栓支架、吸栓导管和其他取栓装置等。外周血管由于管径粗大，通常血栓负荷量大，传统的 Fogarty 球囊往往并发症较多，目前临床已经较少应用。导管抽吸具有经济性好，取栓效率高的优点，目前临床应用较多。近年来，经皮机械血栓切除疗法的设备得到了迅速发展，此类设备具有微创、清除血栓迅速、可减少溶栓剂用量的优点，但是费用昂贵。同时脑血管的取栓治疗获得了突飞猛进的发展，不同的取栓技术，包括 Merci 装置、取栓支架、吸栓导管等的器械进步，机械取栓技术已经成为临床救治急性大血管闭塞所致的急性缺血性卒中的先进救治方法。

2. 临床应用

（1）外周血管取栓：外周血管常见的血栓形成部位包括下肢动静脉、肺动脉、腔静脉、门静脉等。经皮血栓抽吸术是目前主要的临床治疗方法，其技术优点是费用低，效率高和远端栓塞风险小，这一技术的缺陷是每次抽吸具有一定的失血量，负压过大则容易造成血管内膜损伤，常和其他方法（如溶栓和碎栓）联用，以恢复前向血流。抽吸导管常选用壁薄腔大的导引导管，充分接触血栓后采用注射器进行负压抽吸。Hydrolyser 血栓清除导管为 7F

双腔导管，包括一个注射腔和顶端带测孔的引流腔。可以用来清除透析通道，动脉旁路移植物或者下肢深静脉的血栓。其原理为经注射腔高压注入肝素等渗盐水，喷出的盐水经导管的引流腔进入引流袋中，根据文丘里效应，由其产生的负压将血栓吸入侧孔，血栓被高速水流粉碎并与其混合进入引流腔。Amplatz 血栓消融器是一种增强的聚亚胺酯导管，头端 1cm 长的中空金属管内装有与气压驱动轴相连的叶轮，其转速可达 150 000r/min。高速旋转的叶轮在血管内形成强大的负压将血栓经金属管的端孔吸入，被叶轮粉碎后从金属管的 3 个侧孔排出，并再次被负压吸引进入导管，最终被粉碎成直径 13～1 000μm 的微粒后排出。Roterax 血栓清除系统的工作原理和 Amplatz 系统类似。AngioJet 血栓清除装置，是应用伯努力原理，即高速的液体产生负压，将血栓吸入导管并击碎，吸出至体外，该装置对于治疗相对新鲜的血栓效果好，治疗比较陈旧的血栓效果不佳。

（2）脑血管取栓：颅内大血管闭塞是引起严重致残和致死性卒中的主要原因，静脉溶栓再通率仅有 30% 左右。机械取栓联合静脉溶栓则可以将血管再通率提高至 72%～100%。早期脑血管机械再通的装置主要是 Merci 装置，近年来的循证医学证据推荐支架取栓辅助导管抽吸作为一线的取栓方法。目前临床主要应用的取栓支架包括 Solitaire 支架、Trevo 支架和 Revive 支架等，尽管支架结构设计上有所差异，但是材质主要以镍钛合金为主，机制上均是借助支架释放后的支撑力与血栓进行嵌合，然后将嵌入的血栓取出，因此不同类型的取栓支架在取栓效率和血管再通率上都基本相似。单纯支架取栓技术的缺陷在于对部分血栓负荷量大的情况下，取栓效率偏低，常常需要联合中间导管的抽栓治疗。随着中间导管研发的进展，柔顺性好、管腔大和远端颅内血管到位率高的中间导管不断应用，配合支架取栓的 Solumbra 技术可以显著提高支架取栓效率，降低血栓脱落和远端栓塞风险。目前临床使用的中间导管包括 Neuro、Navien、DAC、ARC、Phenom、Sofia、ACE 等，上述中间导管可以很容易到达颈内动脉远端，部分中间导管甚至可以到达大脑中动脉 M2 段以远。

（五）其他技术

1. 经颈静脉肝内门体分流术 经颈静脉肝内门体分流术（transjugular intrahepatic portosystemic shunt，TIPS）是涉及颈静脉穿刺、肝静脉内插管、肝内门静脉穿刺、建立分流道、置入支架、球囊扩张等多项操作的一种综合介入技术。主要适用于：①食管、胃底静脉曲张破裂大出血，经保守治疗效果不佳者；②中度食管、胃底静脉曲张，随时有破裂出血危险者；③门静脉高压所致的顽固性腹水；④肝硬化并发肾功能不良者；⑤等待肝移植期间；⑥Budd-Chiarri 综合征；⑦门静脉高压合并脾功能亢进；⑧小儿门静脉高压（优于内镜治疗）。术中穿刺门静脉分支为 TIPS 的技术难点，肝静脉与门静脉之间的空间关系复杂，而解剖变异和肝硬化的病理改变又可使其空间关系改变，使门静脉穿刺定位困难。因此，首先应了解正常的解剖关系，可能存在的变异。术前超声定位及术中超声引导穿刺是实用、无创且经济方便的方法。穿刺最佳部位为门静脉右干距分叉 1.5～2.0cm 处，过于靠近周边分支则难以达到理想的分流效果。过于靠近门静脉干则极易发生穿透致严重腹腔内出血。支架安放的位置至关重要。理想的位置应使支架端在血管腔内 1～2cm 靠近肝静脉侧应使之略成喇叭状。肝组织内通道长短不一，取决于肝脏的大小和穿刺部位，这一分流通道必须全部由支架支撑，才会有利于完整的内膜形成。分流口径大小要根据患者的肝功能分级，术前肝血流动力学及门静脉压等情况而定。

2. 腔静脉滤器植入术 下腔静脉滤器植放是一种预防肺动脉栓塞的血管内介入技术。肺动脉栓塞大多数是由下肢及盆腔的深部静脉血栓脱落造成的，是常见的致死原因之一。因其缺乏典型的临床症状和特异性的检查、检验指标，临床不易做诊断。因此，预防治疗尤为重要。通过经皮静脉穿刺、引入导丝、导管等一系列技术，将一种能够滤过血栓的特殊装置放置于下腔静脉内，可以预防血栓不随静脉回流至右心造成肺动脉的栓塞。

良好的滤器应具备以下特点：①滤器的综合投影面积小（对血流阻力低）；②容易释放；③生物相容性好；④弹性好，抗腐蚀性好；⑤无促凝血作用；⑥非铁磁性；⑦可回收（放置后一段时间经微创方法取出体外）；⑧维持腔静脉完全开放，放置后不再发小肺动脉栓塞；⑨不损伤下腔静脉，不会移位。不同类型的滤器看来没有很大的疗效差别，一般而言，腔静脉维持通畅率为 90% 左右，肺动脉栓塞复发率低于 10%。术中下腔静脉直径和滤器选择有较大关系，目前为止，除了鸟巢滤器以外，普通滤器只适合直径 28mm 以下的腔静脉。

3. 肾动脉去交感神经消融术 肾动脉去交感神经消融术是近年来治疗难治性高血压的一项介入新技术。随着近期导管技术方法的改进，经血管途径可安全快速地阻断交感神经纤维，以降低血压。射频（radio frequency, RF）被认为是能量源的首选，但其他能量来源，如冷冻消融、微波、高强度聚焦超声、局部神经毒药物注射等方法也在研究当中。肾动脉去交感神经消融术的准入标准为顽固性高血压患者的收缩压大于 160mmHg，伴有糖尿病和既往心血管疾病史的标准为收缩压大于 160mmHg，以上标准大部分基于两项 Symplicity 试验和 EnligHTNI 研究，但已有多项初步研究探讨 RNA 对轻度顽固性高血压（140mmHg< 收缩压 <160mmHg）同样具有可行性。然而，随着 SYMPLICITY HTN-3 双盲试验结果公布，治疗 6 个月后，肾脏去神经支配治疗组与假手术组患者的血压降低变化不存在显著性差异。鉴于 SYMPLICITY HTN-3 研究的阴性结果，目前肾动脉去交感神经消融术有效性（充分消融）和长期的安全性（肾动脉狭窄）均是在后续临床研究中需要考虑的问题。

第二节 非血管系统介入诊疗技术

一、概述

非血管性介入技术是在医学影像监视下对非心血管部位所作的介入性诊疗技术。与血管介入性技术相比，其历史更早，有些项目原先不在影像监视下进行，而是盲目进行或在手术直视下进行，自从转为影像导引下进行诊治以来，成功率更高，安全性增强，而且开展的项目逐步增加，成为介入放射学的重要组成部分。

二、诊疗技术分类

（一）经皮穿刺活检术

1. 概述 经皮穿刺活检术是利用穿刺针经皮穿刺组织器官取得细胞学和组织学材料，以明确病变性质的一种诊断方法。与临床常规性的穿刺活检相比，介入穿刺的特点是具有准确的病变定位、精准的导向系统以及合适的活检器材。根据所获取组织量的多少和采取方法，可分为针吸细胞学活检和切割组织学活检两类。早在 1883 年 Leyden 就报道用于对肺炎患者经皮肺穿刺抽吸作细菌学检查，1886 年 Menetrier 报道对肺部肿块作穿刺用于诊断肺癌。但是早期穿刺活检技术由于穿刺针太粗、没有影像导向、细胞学检查的技术也未发展,结果是技术成功率低、组织学阳性率低,并且并发症率高。随着影像学导引技术(X 线透视、CT、超声、磁共振)的发展,活检器械的改进,活检范围也从肺穿刺到纵隔、肝、胰、肾、骨骼、肌肉、乳房、淋巴、腹膜后、甲状腺、脑、脊髓与盆腔等多处部位。影像导引下的穿刺活检技术已经成为临床对疾病作病理学诊断、病期分类与药物和手术治疗方案选择的重要依据。不同影像学导引下的穿刺活检技术具有不同特点:

①超声引导:超声引导的最大优势在于其实时性,可以动态的观察进针位置,避免损伤血管等重要结构和穿刺通路上的重要脏器。尤其适用于受呼吸运动或者心脏搏动影像较大的脏器的穿刺,如肝脏、肾脏和心包等。目前大部分超声设备配备专用的超声穿刺探头装有进针孔,通过探头观察到靶结构后,沿穿刺孔进针即能到达相应部位,获取活检组织,可以进一步提高穿刺的精准度;②CT 引导:CT 引导下穿刺的优势在于可以为术者提供精细的解剖学定位,尤其适合于位置深,体积小,周围重要结构包绕,且不易受呼吸运动影响的病灶的穿刺;③MR 引导:最大优势在于没有 X 线辐射,可以多平面成像,良好的组织对比度,对于部分 CT 显示不清的病灶,磁共振扫描下可以更好地显示病灶与正常组织的信号区别,包括其体积与范围,但是磁共振穿刺活检需要专用的器械,避免干扰磁场。

穿刺活检技术主要包括:

①负压穿刺抽吸法:负压抽吸法作为细胞学活检法代表,注射器与穿刺针相连,刺达病灶后,连穿刺针与注射器一起一边抽吸一边向里插进,再来回提插并抽吸 2~3 次减轻负压,拔出穿刺针。减轻负压是为防止把抽吸内容在针退出后吸到注射器内,造成取材困难。注意来回抽吸的距离,不能超出应抽吸部位。②Tru-cut 切割法:系组织学检查的常用法,切割时,先将套管与穿刺针套合,不让针的凹槽外露,穿入体表直达病灶表面,稳住套管,将穿刺针插入病灶,这时病灶组织突入凹槽内然后稳住穿刺针,推入套管,套管在推入时沿凹槽将组织切下并套在套管内。迅速一起退出穿刺针与套管。目前已经有专用的组织学活检器械,提高了操作的简便性。

穿刺活检的原则一般采用较直的进针途径,最小的成角方向、最短的距离到达靶组织。但是对于位于脏器表面的病灶,通常要求间隔一部分正常组织进行穿刺,避免穿刺过程中病灶发生破裂或者出

血周围没有正常组织压迫。

2. 临床应用

(1)所有未经病理学诊断的脏器占位性病变和远离体表处于深部的肿瘤性病变。

(2)恶性肿瘤需要了解其组织分型,以便为临床治疗提供依据者。

(3)转移性肿瘤需要了解病理组织判断其来源者。

(4)难以通过体内管道系统到达部位的病变。

本技术无绝对禁忌证,但严重凝血功能障碍需慎重;对重要器官活检时尽量采用细针及选择安全的路径。

(二)经皮穿刺引流术

1. 概述　经皮穿刺引流术,即在影像设备的引导下,利用穿刺针和引流导管等器材,对人体管道、体腔或器官组织内的病理性积液、血肿、脓肿或胆汁、胰液、尿液等体液淤积进行穿刺抽吸、引流,达到减压和治疗的目的。经皮穿刺引流术常用于全身各部位的脓肿、囊肿、浆膜腔积液、胆管或泌尿道梗阻、颅内血肿的穿刺引流。在对抽出液进行细胞学、细菌学和生化检测,做出鉴别诊断和指导用药的同时,还可以经引流导管进行局部抗炎、引流等治疗,达到减压、消炎等作用。穿刺引流术的最终治疗目的是置入引流管,可以通过一步法,即引流管直接置于穿刺针表面置入,也可以通过两步法,即套管针引入导丝交换后再引入引流管。

引流导管粗细的选择应根据引流液黏稠度不同来决定。稀薄的引流液(如囊液、尿液等)可用较细的引流管,稠厚的脓液或血肿血凝块宜用较粗的引流管。常用 7~14F 引流管,其进入引流区的一段应有多个侧孔。为防止游走滑脱,常将头端制成猪尾状卷曲、蘑菇状膨大或单弯状。有的脓腔因其脓液稠厚、腔大,为了便于冲洗引流,引流管内有 2 个腔,一个腔注入冲洗液,一个腔引流脓液。

2. 临床应用

(1)正常人体管道阻塞,引起阻塞段以上液体过量积聚,不能完成生理过程,或引起的病理改变,如各种原因引起的胆道梗阻、泌尿道梗阻。

(2)体腔内由于炎症、外伤或其他原因引起腔内脏器受压,功能受损,或毒性物质不能排出而大量吸收有害于机体时,如气胸、脓胸,心包积液、积脓、积血、腹腔或盆腔等脓肿。

(3)实质脏器内的积液或积脓,如肝、脾、胰、肾等处的脓肿或巨大囊肿引起症状者。

（三）非血管腔内再通、成形与支架技术

1. **概述** 人体管腔总体上分为血管与非血管管道，其功能大体相似，即容纳人体必需的物质从其腔内通过。非血管人体腔道泛指一类除血管动静脉以外的，具有正常生理功能的人体腔道，主要包括消化道、胆道、泌尿道、泪腺、生殖腔道和淋巴管道等。管腔壁的病变在形态学上分为局部管腔扩张受限性病变（如狭窄或阻塞）和管腔过度扩张或管壁成分缺损性病变（如瘘），在临床上具有发病率高、外科手术创伤大、疗效不佳和并发症发生率高等特点，成为临床处理的棘手问题。介入腔内再通、球囊成形和支架技术是利用介入放射学微创的方法，借助某些腔内器械（如球囊和支架），在影像监视下将人体病变的管腔进行重新构建使其完全或部分恢复原有功能的一种新技术。对于与外界不相通的人体腔道，可以采用经皮穿刺，获得介入操作相关的通路。对于腔道阻塞性病变，可以借助导管导丝开通技术，通过病变段管腔后，采用导丝建立通道，后续采用球囊扩张或者支架植入的方法，获得管腔的重建。对于管腔破裂或者缺损所致的腔道瘘病变，则可以通过覆膜支架技术封堵瘘口，将病变腔道进行重建。对于良性非血管腔道的狭窄，如食管良性狭窄，通常采用球囊扩张或者暂时性可回收支架植入进行治疗；而对于肿瘤引起的恶性腔道梗阻，单纯球囊扩张往往容易引起管壁回缩，因此往往需要支架植入进行治疗。目前腔道内支架植入是用于腔道恶性梗阻的最常用技术，根据支架植入的时间长段可以分为永久性支架和临时性支架；根据支架材料，可以分为金属支架和非金属支架（塑料支架、高分子材料支架等）；根据支架是否可降解又分为不可降解支架（金属支架）和可降解支架（二噁烷酮支架和聚乳酸支架）；根据支架功能不同又可以分为普通支架、药物洗脱支架和粒子放射性支架；根据支架是否覆膜分为裸支架和覆膜支架等。非血管腔道内支架植入与血管支架植入相比，需要考虑更多的影响支架功能的相关因素，主要包括：①血管腔内支架植入治疗的几乎均为良性狭窄，而非血管腔道支架植入几乎均用于治疗恶性病变，因此梗阻再发的风险要远远高于血管腔道；②非血管腔道往往具有自身特异的生理功能，如消化道的蠕动收缩功能，因此支架选择直径需要较正常生理管腔明显增大，同时管壁与金属支架之间的反复力学作用更易造成消化腔道的出血和穿孔风险；③非血管腔道内流动的体液理化条件具有较大的差异，如消化道内体液

成分 pH 值明显呈酸性对支架腐蚀增加，胆汁成分中固态成分胆盐、胆色素、胆固醇容易引起支架内胆汁淤积；④对于部分非血管腔道的良性病变，考虑到支架植入后再狭窄率高和再处理困难，往往要求支架植入后能够短期内取出，或者支架自行降解，避免永久支架植入相关并发症，如良性食管狭窄、尿道狭窄等。

2. **临床应用**

（1）消化道梗阻：先天性食管狭窄、贲门失弛缓症、胃十二指肠良性狭窄、结肠代食管的吻合，如手术后吻合口狭窄（包括食管-胃吻合口狭窄、食管-空肠吻合口狭窄、胃-十二指肠或胃-空肠吻合口狭窄），以及手术后、放疗后、化学药物灼伤以及外压性狭窄，均属于良性食管狭窄，一般选用球囊或者暂时性可回收金属支架植入治疗，随着可降解支架的逐渐临床应用，将来可能成为治疗消化道良性狭窄的有效手段。而对于恶性肿瘤所致胃十二指肠管腔狭窄阻塞，或术后肿瘤复发浸润所致狭窄；直、结肠恶性狭窄、术后吻合口复发以及食管、结肠直瘘，则可以考虑金属支架或者金属覆膜支架植入进行治疗。

（2）胆道恶性梗阻：一般采用支架治疗，局限性的肿瘤侵犯、外压所致的胆道梗阻，引流1～2周后，导丝能够通过梗阻段，并且病变胆道无明显成角，可以考虑内支架植入增加内引流的胆汁量，内支架植入后即刻或者择期造影评估，是否能够有机会拔出引流管。最新临床研究表面，对于肿瘤侵犯胆管所致的恶性梗阻，I^{125}粒子胆道支架可以在提供机械支撑的同时提供局部肿瘤治疗作用，提高支架植入后的通畅率。

（3）气道狭窄：对于气管狭窄，球囊扩张和支架植入可用于治疗。①先天性气管支气管狭窄；②肿瘤、纵隔纤维化、结节病等造成的外压性气管支气管狭窄；③气管软化和气道塌陷；④气管支气管腔内肿瘤、肉芽组织增生已造成患者严重窒息时；⑤气管支气管术后吻合部狭窄；⑥放疗后气管支气管狭窄。

（4）尿道梗阻：输尿管支架主要为塑料支架，植入后需要择期取出，而尿道支架主要以镍钛合金金属为主，主要用于：①肾盂输尿管连接部短段狭窄，伴肾功能正常；②手术创伤、结石、放疗后、感染性、先天性及腹膜后纤维化所致输尿管良性狭窄；③前列腺增生所致尿道梗阻。

（5）输卵管再通：输卵管再通术适用于输卵管

阻塞者，但壶腹部远端、伞段阻塞不宜行再通术。此外，子宫角部严重闭塞、结核性输卵管炎性闭塞也不适宜作再通术。主要采用导管扩张术，插入导管导丝，利用导管导丝的推进扩张分离作用和造影剂的冲击力等，使输卵管疏通至伞端。

（6）泪腺梗阻：球囊扩张术可用于鼻泪系统各部位的狭窄梗阻，金属支架只适用于连接处阻塞，因该处球囊扩张效果较差，但是金属支架再堵塞后无法取出，如有必要只能手术取出，再者鼻泪管与鼻底部有 60°～82°成角，所以放入时比较困难。尼龙与聚氨酯支架适用于连接处或鼻泪管狭窄与阻塞，如上述非金属支架植入后再闭塞，可以采用直视或者透视下将支架取出，必要时再次支架植入治疗。

（四）经皮非腔道成形技术

1. 概述　经皮经腔成形术已经广泛用于血管和非血管腔道，非腔道的实体组织成形术主要用于骨关节系统，主要用于椎体，也可用于其他长骨与扁骨。经皮穿刺椎体成形术（percutaneous vertebroplasty，PVP）通过在患者背部做一约 2mm 的切口，用特殊的穿刺针在 X 线监控下经皮肤穿刺进入椎体，建立工作通道，将骨水泥或人工骨注入椎体内。球囊扩张椎体后凸成形术（percutaneous kyphoplasty，PKP）是指经过球囊扩张后再分次注入骨水泥，一方面球囊扩张后留下的空腔周围的松质骨得到压实，人为制造了一个阻止骨水泥渗漏的屏障；另一方面使用推杆分次注入骨水泥，较传统的压力泵持续注入大大降低了骨水泥注入时的压力，因此骨水泥的渗漏大大减少。无论是传统的 PVP 还是球囊扩张 PKP，防止骨折椎体进一步压缩、塌陷的同时，都具有确实可靠以及高效的止痛作用，文献报道疼痛的缓解率为 70%～95%。对骨折复位和纠正脊柱后凸畸形，球囊扩张 PKP 优于传统的 PVP。

2. 临床应用

（1）椎体溶骨性转移瘤：对于已经有骨质塌陷或者高度骨质塌陷危险的患者，即使没有明显症状也可以考虑采用 PVP 术。PVP 术一般在放疗前进行，因放疗有可能加重骨质塌陷危险，而相反骨水泥并不会影响放疗效果。

（2）椎体骨髓瘤：多发性骨髓瘤累及椎体，造成骨质破坏或者椎体压缩，椎板后缘相对完整的情况下，可以考虑 PVP 术。

（3）椎体血管瘤：进展性或者症状性的椎体血管瘤是 PVP 一个很好的适应证。根据影像学表现，

将椎体血管瘤分为 4 组：①有疼痛而无影像学进展；②无症状有影像学进展；③有症状并有影像学进展；累及硬膜外，并无神经体征；④有影像学进展，累及硬膜外，并出现急性脊髓或者神经根压迫症状。其中①组与②组为 PVP 选择性治疗手段；③组可以联合 PVP 与其他消融技术；④则需要联合 PVP 与外科手术治疗。

（4）骨质疏松性压缩骨折：PVP 可以有效降低骨折后的疼痛感。但是 PVP 后由于椎体骨水泥注入后椎体硬度增加，在活动过程中可能会增加相邻椎体骨折的风险。

（5）其他长骨和扁骨溶骨性转移：对于其他骨的肿瘤性溶骨破坏，也可以通过骨水泥予以治疗，但是需要充分评估手术的入路及其骨水泥外渗后可能带来的影响。

（五）经皮消融技术

1. 概述　经皮消融技术是指采用射频、微波、冷冻、化学（无水乙醇）、不可逆性电穿孔技术等，特异性的损伤肿瘤细胞，达到杀灭肿瘤组织的局部治疗目的。无水乙醇等化学消融早期即在临床广泛应用，一般小于 2cm 病灶中心单点注射即可，对于较大病灶可以边退针边注射，或者多点穿刺注射。但是无水乙醇消融的缺陷在于注射后弥散不可控及、不能 X 线下动态监测等缺陷，在临床应用受到一定限制。随着射频和微波消融等更为精准的消融技术出现，肿瘤的局部消融成为除化疗、放疗和局部介入栓塞治疗以外，治疗实体肿瘤的主要临床手段。

射频是一种频率达到每秒 15 万次的高频振动。人体体液中含有大量的电介质，如离子、水、胶体微粒等，人体主要依靠离子移动传导电流。在高频交流电的作用下，离子的浓度变化方向随电流方向为正负半周往返变化。在高频振荡下，两电极之间的离子沿电力线方向快速运动，由移动状态逐渐变为振动状态。由于各种离子的大小、质量、电荷及移动速度不同，离子相互摩擦并与其他微粒相碰撞而产生生物热作用。由于肿瘤散热差，使肿瘤组织温度高于其邻近正常组织，加上癌细胞对高热敏感，高热能杀灭癌细胞。一般 3cm 左右的病灶可以一次性消融，对于体积较大病灶，可以采用多点消融或者多针穿刺消融的方法进行治疗。

微波消融是将一根特制微波针，经皮穿刺到肿瘤中心区域，针头部释放的微波磁场可以使周围的分子高速旋转运动并摩擦升温，从而使肿瘤组织凝固、脱水坏死，达到治疗的目的。与射频相比，微波

消融优势主要体现在：①多个微波能量源可同时应用，组织加热后不受电阻和传导性的影响与制约，可在更短的时间内使组织温度达到更高；②微波产生的电磁波能量密度范围可达电极周围 2cm，并且微波具有消融靶组织周围血管的潜力，产生更广泛的消融范围，单发病灶≤5cm 的肿瘤可一次灭活；③单次消融时间 PMCT 一般为 5～20 分钟治疗时间短，疗效好。

冷冻消融技术主要是氩氦冷冻消融，是一种微创超低温冷冻消融肿瘤的先进医疗技术。氩气可使针尖温度迅速降至 −175℃，氦气使温度升至 45℃。冷冻治疗原理主要是降温后细胞内和细胞外迅速形成冰晶，导致肿瘤细胞脱水、破裂。同时冷冻使微血管收缩，血流减缓，微血栓形成，阻断血流，导致肿瘤组织缺血坏死。肿瘤细胞反复冻融后，细胞破裂、细胞膜溶解，促使细胞内处于遮蔽状态的抗原释放，刺激机体产生抗体，提高免疫能力。

不可逆性电穿孔是通过极其短但强力的电场使细胞膜上产生永久纳米孔的一种组织消融技术，通过扰动细胞稳态以致细胞死亡。这种手段可导致细胞凋亡而不是其他基于热能、辐射的消融技术造成的细胞坏死。该技术的主要优势体现在：①组织专一性。在治疗范围中有维护重要结构的能力，如肝脏组织结构包括肝动脉、肝静脉、肝门静脉、肝间胆管，主要成分是蛋白质的结构包括血管弹性、胶原结构，以及细胞周围的基质蛋白，维持生存的重要、骨架结构（如大血管、尿道），均不会受电流影响。神经纤维周围的绝缘髓磷脂层可以保护神经束，使其在某种程度上不会受到不可逆性电穿孔的影响；②清晰的消融范围边界。可逆性电穿孔与不可逆性电穿孔之间的过渡范围仅有几层细胞的宽度。相较起来，传统的辐射、热能消融技术并没有这种过渡范围；③没有过热导致的细胞坏死，瞬间的脉冲可避免对组织加热。在不可逆性电穿孔疗法的设计上不存在细胞坏死，没有细胞坏死导致的短、长期后作用；④疗程短。典型疗程在 5 分钟内可以完成。

2. 临床应用 消融治疗对于部分体积较小的孤立性肿瘤可作为手术的替代治疗。对于晚期较大的肿瘤可作为姑息治疗，增强综合治疗的效果，可减少肿瘤负荷，减轻症状，提高生活质量，延长生存时间。主要应用于全身各种实体肿瘤，包括肝癌、肺癌、前列腺癌、肾癌、胰腺癌、骨骼的良恶性肿瘤、肾上腺癌、脑膜瘤、胶质瘤、子宫肌瘤、子宫癌、卵巢癌、乳腺癌、乳腺纤维瘤，以及用于癌症止痛等，目前最常用的是肝癌和肺癌。对于部分高龄、器官功能差、全身状况差难以耐受手术与麻醉的患者；多中心发生，难以完全切除的肿瘤；放化疗效果欠佳的中晚期肿瘤；手术、放疗、化疗等治疗后复发的肿瘤；负荷大，累及大血管、重要器官的肿瘤；有较重局部症状的中晚期肿瘤等均可以考虑作为首选治疗方案。

需要注意的是，如果肿瘤周围有较大血管或者气管结构时，射频治疗时血流或空气带走大量热能，肿瘤内热量不易蓄积，难以形成凝固性坏死，因此疗效较差。微波治疗的缺陷在于单次消融的有效体积和消融范围的可控性不如射频消融。低温冷冻手术治疗则在冷冻区边缘可能残存瘤细胞，成为复发来源；冷冻范围过大可引起器官裂开及"冷休克"等严重并发症。不可逆性电穿孔疗法产生的强电场由于对神经肌肉接头直接刺激，可造成强劲的肌肉收缩，患者需要特殊的全身麻醉；少数情况下消融范围内仍有可见的肿瘤细胞块，表明肿瘤组织比起健康的功能细胞组织可能对不可逆性电穿孔有不同的反应：不可逆性电穿孔疗法造成细胞膜穿孔与细胞凋亡，而肿瘤细胞对凋亡通路具有抵抗性。同时，可逆性电穿孔疗法需要的电场会被局部环境的导电性剧烈影响，例如金属、胆道的存在会造成能量释放的扰动。有些器官，如肾脏周围尿液小量的导电性，也会被这种不规律的能量波动影响。

（王忠敏 朱悦琪）

参 考 文 献

[1] 徐霖，罗杰，杜恩辅.介入放射学——实用技术与临床应用[M].武汉：华中科技大学出版社，2017.

[2] 徐克.Abrams 血管介入放射学[M].北京：人民卫生出版社，2010.

[3] 李麟荪，贺能树.介入放射学——非血管性[M].北京：人民卫生出版社，2001.

[4] Parreira PCS, Maher CG, Megale RZ, et al. An overview of clinical guidelines for the management of vertebral compression fracture: a systematic review[J]. Spine J, 2017, 17（12）：1932-1938.

[5] Liu BD, Ye X, Fan WJ, et al. Expert consensus on image-guided radiofrequency ablation of pulmonary tumors: 2018 edition[J]. Thorac Cancer, 2018, 9（9）：1194-1208.

[6] Michiro S, Kazutaka K, Robert N, et al. CT guided cryoablation for locally recurrent or metastatic bone and soft tissue tumor: initial experience[J]. BMC Cancer,

2016, 16 (1): 798.

[7] Lee EW, Thai S, Kee ST. Irreversible electroporation: a novel image-guided cancer therapy [J]. Gut Liver, 2010, 4 (Suppl 1): S99-104.

[8] Li S, Chen F, Shen L, et al. Percutaneous irreversible electroporation for breast tissue and breast cancer: safety, feasibility, skin effects and radiologic-pathologic correlation in an animal study [J]. J Transl Med, 2016, 14 (1): 238.

[9] Maor E, Rubinsky B. Endovascular Nonthermal Irreversible Electroporation: A Finite Element Analysis [J]. J Biomech Eng, 2010, 132 (3): 031008.

[10] 李麟荪, 贺能树, 邹英华. 介入放射学——基础与方法 [M]. 北京: 人民卫生出版社, 2005.

[11] 郭启勇. 介入放射学 [M]. 北京: 人民卫生出版社, 2017.

[12] 于开涛, 封兴华. 介入栓塞用微球制剂的应用和研究进展 [J]. 介入放射学杂志, 2002, 11 (2): 132-134.

[13] White JB, Ken CG, Cloft HJ, et al. Coils in a nutshell: a review of coil physical properties [J]. Am J Neuroradiol, 2008, 29 (7): 1242-1246.

[14] 王革芳. 经导管动脉灌注化疗药物应用原则——中国肿瘤介入专家共识 [J]. 介入放射学杂志, 2017, 26 (11): 963-970.

[15] Zhu Y, Yang K, Cheng R, et al. The current status of biodegradable stent to treat benign luminal disease [J]. Materials Today, 2017, 20 (9): 516-529.

[16] Migliavacca F, Petrini L, Colombo M, et al. Mechanical behavior of coronary stents investigated through the finite element method [J]. J Biomech, 2002, 35 (6): 803-811.

[17] Liistro F, Porto I, Angioli P, et al. Drug-eluting balloon in peripheral intervention for below the knee angioplasty evaluation (DEBATE-BTK): a randomized trial in diabetic patients with critical limb ischemia [J]. Circulation, 2013, 128 (6): 615-621.

[18] Berkhemer OA, Fransen PS, Beumer D, et al. A randomized trial of intraarterial treatment for acute ischemic stroke [J]. N Engl J Med, 2015, 372: 11-20.

[19] Goyal M, Demchuk AM, Menon BK, et al. Randomized assessment of rapid endovascular treatment of ischemic stroke [J]. N Engl J Med, 2015, 372 (11): 1019-1030.

[20] Saver JL, Goyal M, Bonafe A, et al. Stent-retriever thrombectomy after intravenous t-PA vs. t-PA alone in stroke [J]. N Engl J Med, 2015, 372 (24): 2285-2295.

[21] Campbell BC, Mitchell PJ, Kleinig TJ, et al. Endovascular therapy for ischemic stroke with perfusion-imaging selection [J]. N Engl J Med, 2015, 372 (11): 1009-1018.

[22] Jovin TG, Chamorro A, Cobo E, et al. Thrombectomy within 8 hours after symptom onset in ischemic stroke [J]. N Engl J Med, 2015, 372 (24): 2296-2306.

第二篇

中枢神经系统

第一章 脑、脊髓血管的影像学解剖

第一节 主动脉弓和弓上分支

主动脉弓平右第 2 胸肋关节后方接升主动脉，之后从右前弓形向左后行，至脊柱左侧第 4 胸椎下缘续为胸主动脉。弓的上缘平胸骨柄中部或稍上方，下缘平胸骨角。主动脉弓位凸缘由左而右发出三大分支，分别为头臂干，左颈总动脉和左锁骨下动脉，其中头臂干将进一步分出右颈总动脉和右锁骨下动脉。脑血管造影的第一步是主动脉弓造影，之后依次行弓上主要分支、颅内外分支血管的选择

性造影，观察和分析血管病变以及侧支循环状况，全面评价颅内供血情况。一般左前斜 30°～50° 可展示主动脉弓结构（图 2-1-1）。在无名动脉的起始点、主动脉弓弯曲的顶点上缘和弯曲的下缘各画一条水平线，若无名动脉、左侧颈总动脉、左侧锁骨下动脉这 3 支弓上血管均由主动脉弓顶点水平线以上发出，为 I 型弓；若无名动脉起点由主动脉弓弯曲的上缘和下缘水平线之间发出，为 II 型弓；若无名动脉起点居主动脉弓弯曲下缘水平线以下，则为 III 型弓（图 2-1-2）。

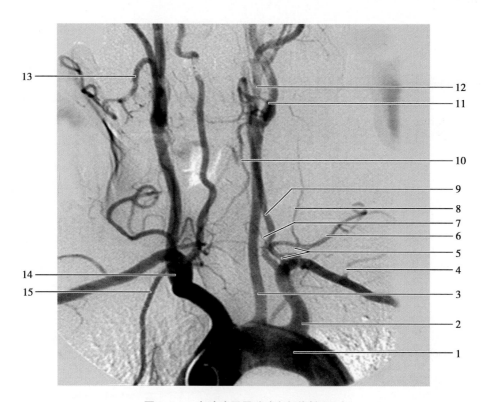

图 2-1-1 主动脉弓及分支（左前斜 35°）

1. 主动脉弓；2. 左锁骨下动脉；3. 左颈总动脉；4. 左肩胛背动脉；5. 左甲状颈干；6. 左颈横动脉＋肩胛上动脉；7. 左甲状腺下动脉；8. 左颈升动脉；9. 左椎动脉；10. 左甲状腺上动脉；11. 左颈内动脉；12. 左颈外动脉；13. 右舌动脉；14. 头臂干；15. 右胸廓内动脉

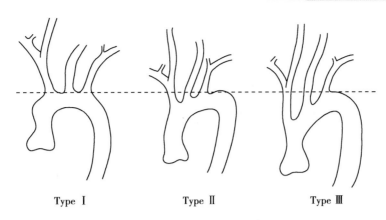

Type Ⅰ   Type Ⅱ   Type Ⅲ

图 2-1-2 主动脉弓弓型示意图

第二节 颈 外 动 脉

颈外动脉一般在第 4 颈椎水平从颈总动脉发出，其起点的高低可有变异（图 2-1-3），颈外动脉先后分出：①甲状腺上动脉；②舌动脉；③面动脉；④咽升动脉；⑤枕动脉；⑥耳后动脉；⑦上颌动脉；⑧颞浅动脉。

一、甲状腺上动脉

向前下方行于颈总动脉与喉之间，到达甲状腺侧叶上端，分支分布于甲状腺上部和喉。分支分为：①舌骨下支；②胸锁乳突肌支；③喉上动脉及分出的环甲肌支；④前腺支；⑤后腺支；⑥外侧腺支。

二、舌动脉

系颈外动脉第二向前分支，主要供应同侧的舌、舌下腺，起源于颈外动脉的前内侧，侧位投影大多平 C$_3$ 椎体，下颌角的下方，舌动脉吻合支丰富，一侧舌动脉栓塞不致引起舌供血不良。

舌动脉分咽段和舌段，咽段分：①舌背支；②咽支；③舌骨上支；④颌下腺支。舌段分：①舌深动脉；②舌下动脉。

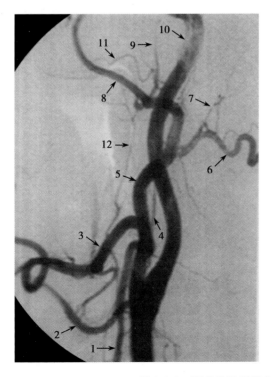

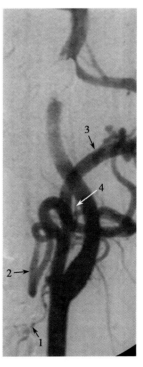

图 2-1-3 颈外动脉及其分支

1. 甲状腺上动脉；2. 舌动脉；3. 面动脉；4. 咽升动脉；5. 颈外动脉主干；6. 枕动脉；7. 耳后动脉；8. 上颌动脉；9. 脑膜中动脉；10. 颞浅动脉；11. 面横动脉（颞浅动脉分支）；12. 腭升动脉（面动脉分支）

三、面动脉

系颈外动脉第三向前分支，起源于颈外动脉的舌动脉开口稍上，主要供应面部皮肤、咬肌、唾液腺和大部分口腔黏膜。面动脉分为颏下水平段和表面上升段。前者分：①腭升动脉；②腺支；③颏下动脉。表面上升段分为：①下唇动脉；②上唇动脉及发出的鼻中隔支；③鼻外侧动脉；④内眦动脉，系面动脉的终末支，它与眼动脉的鼻背分支、眶下支有吻合。

四、咽升动脉

系颈外动脉的第一后分支，起源于颈外动脉后面或内侧面，常在枕动脉开口以下，也可存在变异。是咽部肌肉的主要血管，此外还供应颅底脑膜、神经和鼓室。咽升动脉较细小，分出后呈直线状或轻度前弯上行。正常时选择性插管入咽升动脉较困难。侧位上分前后两组，前组分：①上咽支；②中咽支；③下咽支。后组分：①鼓室下动脉；②脑膜后动脉，分出舌下神经管支、颈静脉孔支和肌支。供应脑膜、神经、肌肉的分支可与颈内动脉、椎动脉小分支有吻合，应引起注意。

五、枕动脉

系源自颈外动脉后壁的第二后分支。发出后斜向后上方、跨过颈内动脉前外侧，行于茎突后间隙，然后分出各支，供应枕部肌肉、皮肤、硬膜和部分岩骨。侧位像上，可分为上升段、水平段和再上升段。分别发出：①胸锁乳突肌支；②乳突支；③耳支；④脑膜支；⑤枕支；⑥降支。枕动脉近端与椎管内动脉有吻合，栓塞时应尽可能超选择插管至枕动脉远端。由于该动脉供应区有广泛的侧支吻合，枕动脉栓塞一般不产生任何影响。

六、耳后动脉

为颈外动脉的较细分支，通常单独起源于颈外动脉后面的腮腺区，供应耳郭、耳后及腮腺，与颞浅动脉常有交通。分为：①茎乳动脉；②鼓室后动脉，又分为乳突支和镫骨肌支；③耳支；④枕支；⑤腮腺支。

七、上颌动脉

上颌动脉是颈外动脉的深终末支，起自下颌骨颈，止于翼腭窝顶，侧位像显示清晰，成屈曲状向前走行，共发出 14 个分支及 1 支终末动脉，以下详述。

1. **颅内上升动脉** ①耳深动脉。②鼓室前动脉：系上颌动脉第 1 上升分支，在上颌动脉与颞浅动脉夹角处分出，供应中耳区。因细小，血管造影像显示不满意。③脑膜中动脉：系上颌动脉第 2 上升分支。发出后其主干向前内上方行走，穿过棘孔入颅内，按其分布区域，又分为脑膜副支、岩支、鼓室上动脉、额支、顶支、眶支、泪腺动脉吻合支，各分支供应相应的分布区域。脑膜中动脉与颅内外动脉有着广泛的吻合，对神经介入治疗有着重要意义。

2. **颅外上升动脉** 指供应颞肌的①颞深前动脉和②颞深后动脉，后者参与眶内供血。

3. **返回动脉** 指上颌动脉终末段向后行的 3 支动脉：①翼肌支；②翼管动脉，分出咽支；③翼突脑膜动脉。参与咽鼓管、咽顶壁、鼻后孔、咽隐窝等处的供血，并与颅内外分支有吻合。

4. **下降动脉** 系上颌动脉的下行分支，供应咬肌的①咬肌动脉；②供应下颌齿的下牙槽动脉，又分为牙支、牙周支、下颌舌骨肌支和颏动脉；③颊动脉。

5. **前动脉** 系上颌动脉的前下行支，有：①上牙槽后动脉，又分为牙支和牙周支；②腭降动脉，分出腭大动脉、咽支和腭小动脉；③眶下动脉，分出上牙槽前动脉、牙支和牙周支。主要供应上颌齿及鼻腔的血供。

6. **终末动脉** 上颌动脉的终末支为蝶腭动脉，侧位像位于眶下动脉和腭降动脉之间，分为鼻后外侧动脉和鼻中隔动脉，分别供应鼻腔、鼻中隔和鼻窦。介入治疗顽固性大量鼻出血，主要栓塞前动脉和终末动脉。

八、颞浅动脉

颞浅动脉是颈外动脉的浅部终末支，分出后在耳前垂直上行，在穿过颞肌筋膜浅层进入头皮时呈一迂曲状，侧位像显示清晰。该动脉供应头皮前 2/3 范围。分为：①腮腺支；②面横动脉；③颧眶动脉；④耳前支；⑤颞中动脉；⑥额支；⑦顶支。

第三节 颈 内 动 脉

一、颈内动脉形态学

颈总动脉分叉至颈动脉管外口之间的颈内动脉称为颈部，颈内动脉入颅底颈动脉管后，又分为：岩部、海绵窦部、大脑部。岩部位于骨管内，经破裂孔入颅内；海绵窦部为颈动脉管内口至穿过硬脑膜内层入蛛网膜下腔前，入蛛网膜下腔后的为颈内动脉大脑部。其中，颈内动脉海绵窦段、前膝段、脑池段合称为虹吸部。颈内动脉在硬脑膜两层间途经三叉神经半月节下方，向上前行走于蝶鞍侧面的海绵窦，至前床突内侧弯向上，穿过硬脑膜内层和蛛网膜进入蛛网膜下腔，弯向后上，达外侧裂内侧端，分出大脑前动脉和大脑中动脉。在颈内动脉造影像上把虹吸部分为C1～C5段（图2-1-4A）：C5段，在破裂孔上方，在接近三叉神经节前极的蝶骨体外表面凹槽内垂直上升，又称为神经节段；C4段，为颈内动脉在海绵窦内向前行部分，又称海绵窦段，侧位像为虹吸部的前行水平段；C3段，为颈内动脉从C4段开始向上后弯曲段，约在前床突高度穿过硬膜，又称前膝段；C2段，为颈内动脉从C3段向后行部分，恰位于视交叉池内，又称脑池段（视交叉池段），侧位像为虹吸段的后行水平段；C1段，为颈内动脉从C2段再向上向前弯曲段，形成凸向后的膝状弯曲，又称后膝段。

二、颈内动脉分支

颈内动脉通常不发出大的颅外分支，其主要分支包括：

1. **颈部** 舌下动脉，常起源于第二颈椎水平的颈内动脉，经颈椎横突孔上行与基底动脉吻合；罕见咽升动脉及脑膜中动脉起自该段。

2. **岩部** 骨膜支供养颈动脉管壁；鼓膜支供养鼓室下壁；翼管支。

3. **海绵窦部** 脑膜垂体干发自C5与C4之间，续分出分布于小脑幕的动脉、分布于鞍背及斜坡的脑膜背动脉和分布于神经垂体、硬膜及后床突的垂体下动脉；海绵窦下动脉，发自C4段，分布于海绵窦底硬膜及三叉神经节；垂体被膜动脉，分布于垂体被膜。

4. **颅内部** 垂体上动脉；眼动脉；部分穿支动脉；后交通动脉；脉络膜前动脉；大脑前动脉；大脑中动脉。

三、颈内动脉的颅内分支

（一）眼动脉

眼动脉由颈内动脉C3段前缘发出，是颈内动脉出海绵窦后的第一大分支。发出后向前内与视神经经过视神经孔至眶内。依动脉走行可分为颅内部、管内部、眶内部三部分。依动脉分布，眶内支可分为眶外组、眶组、眼组和终末支。①眶外组：分别

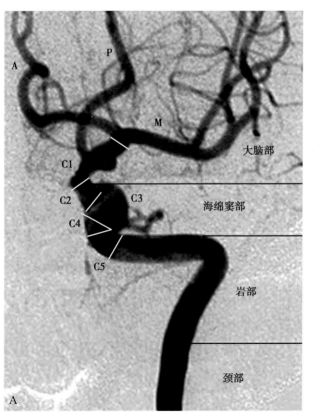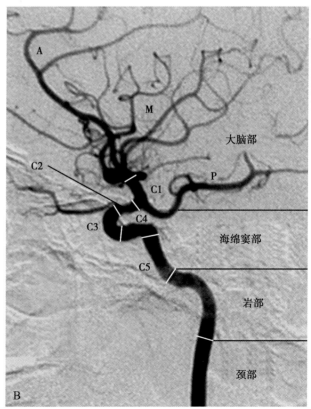

图2-1-4 颈内动脉虹吸部分段示意图
A.正位；B.侧位
C1～C5.颈动脉分段；A.大脑前动脉；M.大脑中动脉；P.大脑后动脉

供应前颅凹硬脑膜和大脑镰的筛前动脉和筛后动脉；②眶组：A. 泪腺动脉，含与脑膜中动脉吻合的脑膜返支、颞颧支和睑外侧支；B. 眼肌支，分布于眼动脉的直肌和斜肌；③眼组：A. 视网膜中央动脉，是眼动脉的第一分支，供应视网膜，无侧支吻合；B. 睫状动脉，分为后、内、外及前睫状动脉，供应脉络膜、睫状体、虹膜和巩膜；④终末支：滑车上动脉；鼻背动脉；眶上动脉；眼动脉的分支与上颌动脉的分支常有广泛的吻合侧支。

（二）后交通动脉

起自颈内动脉终段后壁，C1～C2 交界处发出，向后走行于垂体和灰结节之间，动眼神经内侧。距基底动脉分叉部 1cm 处与大脑后动脉相连，为颈内动脉和椎基底动脉系统的主要交通干线，分支细小，变异者较少，缺如者尤为少见。中央支供应灰结节、乳头体、视束和脚尖窝，有的分支穿入脑实质深部，供应下丘脑和丘脑。后交通动脉起始部可呈漏斗状扩张，但不应超过 2mm 直径，而且在其远端有动脉细支伸出，此谓动脉圆锥。在脉络膜前动脉分出处亦可见类似现象，不可误为动脉瘤。后交通动脉系退化类动脉，与颈内动脉交界处为颅内动脉瘤好发部位。

（三）脉络膜前动脉

99.2% 脉络膜前动脉起自颈内动脉 C1 段后壁，于后交通动脉起点远端 2～4mm 或颈内动脉分叉点近端 5mm，剩余部分起自颈内动脉分叉或大脑中动脉。脉络膜前动脉从 C1 段发出后，向后越过视束前部，至大脑脚前缘斜向后外，在海马回钩附近，经脉络膜裂入侧脑室下角形成脉络膜丛。脉络膜前动脉发出分支供应：侧脑室脉络丛、视束大部分、外侧膝状体、内囊后支、苍白球大部分、杏仁核后部、内囊膝部、尾状核、丘脑、下丘脑、红核、黑质、大脑脚、豆状核、海马、海马回和海马回钩等。

（四）大脑前动脉

在血管造影像上，大脑前动脉分为 A1～A5 段（图 2-1-5）。大脑前动脉从颈内动脉发出后，由前向内上横过视神经和视交叉，在大脑纵裂与前交通动脉相连，此为交通前段（A1 段），在侧位片上往往与大脑中动脉重叠，在前后位上是横行至中线的一段；自交通动脉开始沿大脑纵裂向前向上，绕过胼胝体，在大脑镰下方沿胼胝体走行至压部，此为交通后段，又称之为胼周动脉，又分为 A2 段，亦称胼胝体下段，是前交通动脉以后至胼胝体膝以下的一段，此段发出眶前、后动脉；A3 段：亦称膝段，绕胼胝体膝走行，与胼胝体膝的弯曲一致。A2 与 A3 交界处发

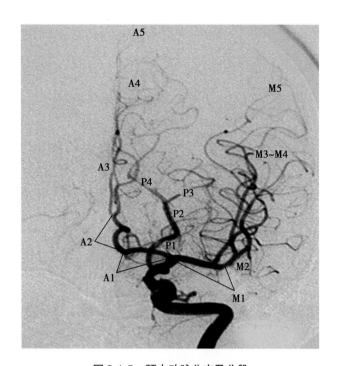

图 2-1-5 颈内动脉分支及分段
P1～P4：大脑后动脉；M1～M5. 大脑中动脉；A1～A5. 大脑前动脉

出额极动脉，在 A3 段发出胼缘动脉；A4 段和 A5 段是胼周动脉段，相当额叶部分为 A4 段，相当顶叶部分为 A5 段。

大脑前动脉侧向分支有（图 2-1-6）：

①前内侧中央动脉（穿支动脉）：包括起始部发出的供应视交叉和视神经颅内段的微动脉；及起始部后 2cm 处发出的穿支动脉，其中较大一支称回返动脉（Heubner 动脉）。该组穿支动脉供应尾状核头、乳头体、漏斗、室间孔、胼胝体嘴、前连合、内囊等；②额叶底内侧动脉，又称为眶额内侧支：自 A2 段分出，分眶前、眶后两支较细小的动脉，侧位像位于蝶骨平板上方，分布于直回、嗅叶、眶回内侧；③额极动脉：自 A2 段发出后向前上行，分布于额极区和额叶前外侧面；④胼缘动脉：自 A3 段分出，位于中线，侧位像沿扣带回向后上走行，先后发出额叶前内侧支、额叶中内侧支、额叶后内侧支和扣带支，分别供应额上回内侧、额中回上半部、扣带回和中央前回内侧面；⑤胼周动脉：是大脑前动脉终支，位于中线沿胼胝体沟走行，在胼胝体压部分出顶内侧上、下动脉，并续分出旁中央支、楔前支和顶枕支，供应旁中央小叶和顶上叶。

（五）前交通动脉

为最短的脑动脉，是连接左右大脑前动脉的短干，长 0.1～3mm，为大脑半球之间最重要的吻合，前交通动脉位于视交叉上面的前方，变异很大，可为

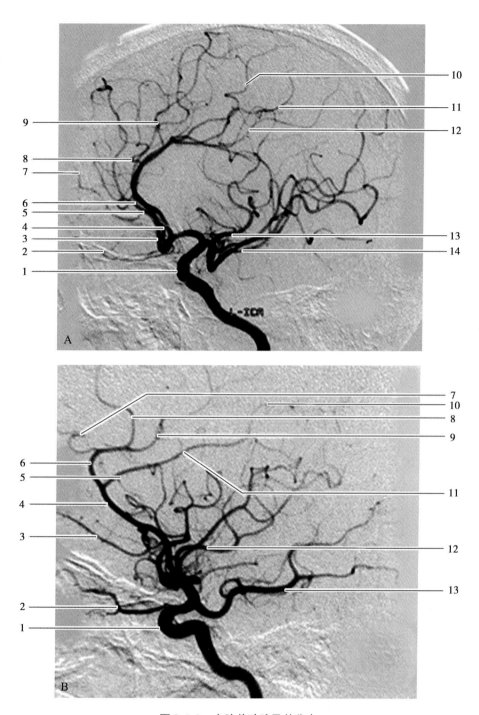

图 2-1-6　大脑前动脉及其分支

A. 左前斜 44°

1. 颈内动脉；2. 额叶底内侧动脉（眶额内侧支）；3、6. 额叶前内侧动脉；4. 胼胝体缘动脉；5. 交通后干（胼周动脉）；7. 额极动脉；8. 额叶中内侧动脉；9. 额叶后内侧动脉；10. 旁中央动脉；11. 顶内侧上动脉；12. 顶内侧下动脉；13. 大脑前动脉；14. 大脑中动脉

B. 侧位

1. 颈内动脉；2. 额叶底内侧动脉（眶额内侧支）；3. 额极动脉；4. 大脑前动脉；5. 胼胝体缘动脉；6、11. 交通后干（胼周动脉）；7. 额叶前内侧动脉；8. 额叶中内侧动脉；9. 额叶后内侧动脉；10. 顶内侧下动脉；12. 大脑中动脉下干；13. 大脑后动脉

单支型或多支型,少数可缺如。为动脉瘤好发部位,可能与过度的血管残留或血管分叉处动脉壁的先天性薄弱有关。前交通动脉中部发出纤细但极其重要的穿支动脉,供应垂体漏斗、视交叉、下丘脑视前区等。7%～20% 前交通动脉还分出前正中动脉,在胼胝体周围动脉发育不全时,该血管发出分支沿胼胝体膝部向后走行,分布于顶内侧皮层(图2-1-7)。

(六)大脑中动脉

大脑中动脉是颈内动脉的延续段,进入大脑外侧裂后,向外上方行于脑岛表面,分支分布于大脑半球的背外侧面。在血管造影像上大脑中动脉分为 M1～M5 段(图2-1-5)。M1 段:亦称蝶段,自颈内动脉分出后,在前后位像上呈水平向外行,平均长 14～16mm;M2 段:亦称脑岛段,M1 末段向后上方行于岛叶表面,该段发出颞前动脉;M3 段:亦称岛盖段,M3 段分出额叶底外侧动脉(眶额外侧支)和诸支额、顶升动脉及中央沟支,又名烛台动脉;M4、M5 段:亦称终末段,走行于大脑外侧裂后方上下缘,分出顶后动脉、角回动脉和颞后动脉。

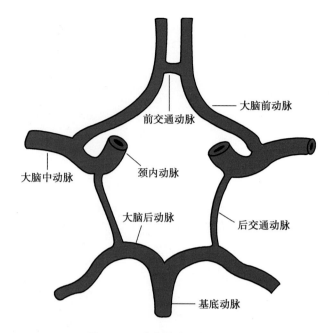

图 2-1-7 脑底动脉环(Willis 环)

大脑中动脉的分支有(图2-1-8):

①前外侧中央动脉:又称穿支动脉或前外侧丘纹动脉,分为内侧支和外侧支。此两组动脉供应基

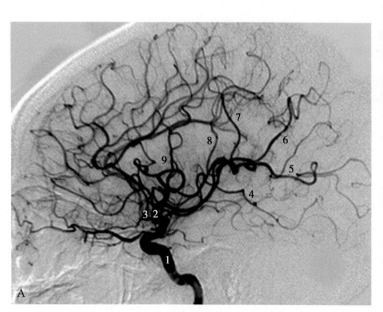
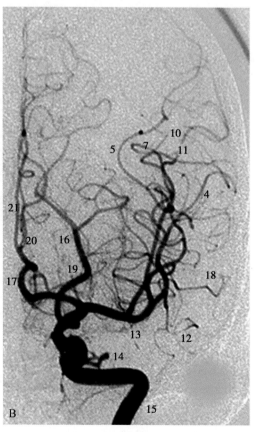

图2-1-8 大脑中动脉及分支
A. 侧位;B. 正位

1. 颈内动脉;2. 大脑中动脉;3. 大脑前动脉;4. 颞叶后动脉;5. 角回动脉;6. 顶叶动脉;7. 中央沟动脉;8. 中央前沟动脉;9. 额叶前动脉;10. 顶叶前动脉;11. 顶叶后动脉;12. 颞前动脉;13. 颞极动脉;14. 眼动脉;15. 颈内动脉;16. 大脑后动脉;17. 大脑前动脉;18. 颞中动脉;19. 脉络膜前动脉;20. 额极动脉;21. 胼周动脉

底节及邻近结构，因极易破裂出血，又称为 Charcat 出血动脉；②额叶底外侧动脉：水平段末端分出，分前后两支，前支分布于额叶眶面外侧面，后支分布于三角部、盖部和额中回前部；③额升动脉：亦称中央沟前动脉，分支分布于中央前回、额中回和额下回；④中央沟动脉：亦称 Rolando 沟动脉，沿中央沟行走，供应中央前回和中央后回；⑤顶升动脉：亦称中央沟后动脉，进入顶间沟，供血中央后回后部、顶中回前部、顶上小叶；⑥顶叶前、后动脉：是大脑中动脉末梢支之一，分布于顶上小叶和顶中回后部；⑦颞前动脉：分支分布于脑岛、颞极、颞上回前 1/3、颞中回、颞下回前半部；⑧颞中动脉：分支分布于颞叶中部；⑨颞后动脉：分支分布于颞中回、颞下回后部及枕叶外侧面月状沟以前部分；⑩角回动脉：是大脑中动脉末梢支之一。沿颞上沟往上方行，越过角回后，终止于枕叶上半部，供应颞上回、缘上回、角回和枕叶的前部。

第四节 椎 动 脉

左右椎动脉在颈根部从左右锁骨下动脉分出，直接向上向内行，进入第 6 颈椎横突孔，此处为椎动脉最外点，转向内后，环绕环枕关节后面，在寰椎和枕骨间穿过硬膜入颅内，围绕延髓外部上行，于延髓脑桥沟处与对侧椎动脉汇合成基底动脉（图 2-1-9）。

血管造影像上椎动脉分为 V1～V5 段（图 2-1-9）。V1 段：是椎动脉在横突孔走行段，在正位像呈垂直上升部分。V2 段：是出枢椎横突孔横行向外段，正位像上呈横行向外部分。V3 段：自 V2 外端弯曲向上，垂直行至寰椎横突孔的一段。V4 段：从 V3 上端弯曲，水平向内行一小段后垂直向上，入枕大孔的一段。V5 段：入枕大孔后，斜向内上行至中线与对侧椎动脉汇合成基底动脉的一段。椎动

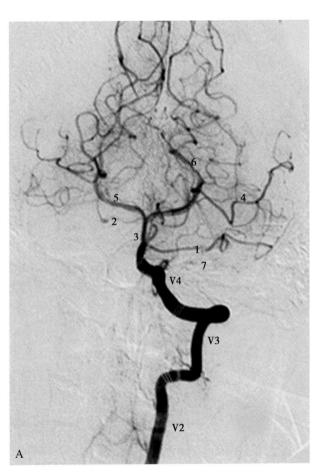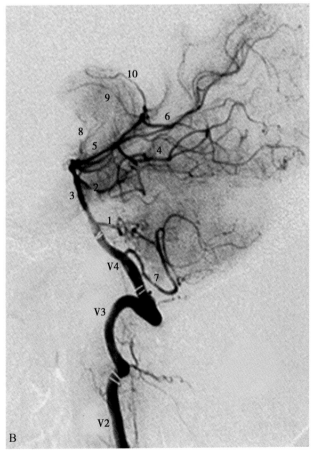

图 2-1-9 椎动脉分段及分支
A. 正位；B. 侧位
V2：横突部；V3：寰椎部；V4：颅内部
1. 小脑前下动脉；2. 小脑上动脉；3. 基底动脉；4. 枕叶外侧动脉；5. 大脑后动脉；6. 枕叶内侧动脉；7. 小脑后下动脉；8. 丘脑支；9. 脉络丛后内、后外侧支；10. 后脉周动脉（脉胝体背侧支）

脉DSA像上可清晰显示椎基底动脉主要分支，但很难显示脊髓支、肌支、脑膜支和延髓动脉。在病理情况下，病变区域血供增多，使这些分支增粗而显影。

椎动脉的颅外分支有（图2-1-9）：①脊髓支，进入椎间孔，与其他脊髓动脉吻合，分布于脊髓及其被膜；②肌支，较大的一支起自寰椎动脉沟，与枕动脉及咽升动脉的肌支相吻合，供应椎前肌、脊肌及横突孔间肌；③脑膜支，在椎动脉颅外段远端发出，供应后颅凹、枕大孔硬脑膜和小脑幕；椎动脉的颅外分支有：④脊髓前动脉，由椎动脉发出后，左右合二为一，沿脊髓正中裂下行，称前正中动脉，并由6～8前根动脉加强，供应脊髓前角、侧角、中央灰质、后脚根部及前、侧索（脊髓前2/3）。还发出延髓支供应中线诸结构，如锥体束、内侧丘系及舌下神经根丝；⑤脊髓后动脉，73%起源于小脑后下动脉，分两支，沿脊髓后外侧沟下行，由5～16支后根动脉加强，供应脊髓后角与后索（脊髓后1/3）；⑥延髓动脉，从椎动脉发出的延髓动脉，多从延髓后外侧沟穿入延髓，一般1～3支，供应延髓椎体、舌下神经核最上部、橄榄核大部分、橄榄小脑核、部分迷走神经背核、孤束及核、前角与楔束间的延髓外侧部；⑦小脑后下动脉，小脑后下动脉绝大多数起源于双侧椎动脉，是椎动脉的最大分支，少数小脑后下脉起源于基底动脉。于橄榄体下端平面发出，经第IX～XI对脑神经根丝之前向后上方行，至绳状体附近，发出脉络膜分支后，再弯向后下达小脑扁桃体内侧面中部分为内外两个二级分支。内侧支亦称下蚓动脉，走行于正中线附近；外侧支先走行于小脑扁桃体内侧面，再转向前外。小脑后下动脉主要分布于延髓背外侧区，即下橄榄背方、舌下神经核及根丝；第四脑室脉络丛；小脑后下面皮层、小脑扁桃体及齿状核。供血的主要结构有：脑神经核团如疑核、迷走神经运动背核、孤束核、前庭外侧核及三叉神经脊束核；传导纤维束如脊髓丘脑束、三叉神经脊髓束、孤束、脊髓小脑束、绳状体、橄榄小脑束及红核脊髓束；网状结构及其中的自主神经纤维，以交感纤维为主。

第五节　基底动脉

基底动脉是由左右椎动脉合并而成，经脑桥基底动脉沟上行，至脑桥上缘分为左右大脑后动脉。在血管造影像上基底动脉位于正中线上。基底动

脉的分支（图2-1-8）为：①脑桥动脉；②迷路动脉；③小脑前下动脉；④小脑上动脉；⑤大脑后动脉。

一、脑桥动脉

包括两部分，即旁中央支与旋支。①脑桥旁中央动脉：从基底动脉背面行向背外侧，由基底沟进入脑桥，发出短垂直支供应旁正中结构，如脑桥核、皮质脑桥束及皮质延髓束。还有内侧丘系及内侧纵束，属穿支动脉；②脑桥短周边动脉：自基底动脉两侧发出。供应脑桥前外侧部，包括面神经及听神经起始部、三叉神经根、前庭核、耳蜗核及脊髓丘脑束。该动脉属皮层动脉；③脑桥长周边动脉：从基底动脉干两侧发出。至脑桥背面穿入脑实质，供应III、IV、V、VI、VII、VIII对脑神经，包括三叉神经脊髓束及核、内侧纵束、内侧丘系、脊髓丘脑束、脊髓小脑束，结合臂及脑桥网状结构。该动脉组属皮层动脉。通常所指的脑桥出血，多系脑桥旁中央动脉破裂所致。

二、迷路动脉

有两个终支，耳蜗支和前庭支。尸解发现80%以上的迷路动脉发自小脑前下动脉。是椎基底动脉病变的一个信号，因半规管感觉特别敏感，血流量或血压稍有下降就可以引起平衡障碍，出现眩晕、恶心与呕吐。耳蜗血流阻断可致突然听力丧失。

三、小脑前下动脉

多数小脑前下动脉源自基底动脉下段，少数源自小脑后下动脉或椎动脉。小脑前下动脉向后外方斜行横过听神经和面神经后，在绒球外上方向下内分为内侧支和外侧支。①供应小脑前下面、绒球、蚓椎、蚓小结、髓质深部、齿状核；脑桥前外侧面、延髓脑桥沟、下橄榄体、VI、VII、VIII对脑神经根、绒球、下半月叶、二腹叶的前外侧部；②供应脑桥被盖尾端侧部，包括面神经核及根丝、内侧丘系、丘髓丘系、三叉神经脊髓束及核，还可分布至延髓上部；③供应脑桥臂上部；④供应绳状核；⑤供应第四脑室外侧孔周围脉络丛。

四、小脑上动脉

起自基底动脉顶端、大脑后动脉分出之前，少数位于大脑后动脉分出之后。分出后伴大脑后动脉下缘绕大脑脚向后行，沿途发出一些小支至脑桥上外侧面、大脑脚及下丘。在大脑脚后外侧面或中脑

外侧沟处，分为蚓支与半球支。①蚓支：终止于小脑上蚓部，与小脑后下动脉的下蚓支吻合，主要供应小脑上蚓部脑组织；②半球支：终止于小脑后叶。

小脑上动脉供应区包括五部分，①小脑半球上面、上蚓部、结合臂、小脑髓质深部及齿状核；②小脑被盖头端，如内侧丘系、外侧丘系、脊髓丘系、三叉丘系、三叉神经核及根丝；③脑桥臂；④中脑尾端被盖外侧部；⑤松果体及第三脑室脉络组织。

五、大脑后动脉

为基底动脉终末支，叉状左右分开，向外行一短距离，即与后交通动脉吻合，组成大脑动脉环。以吻合点为界，可分为交通前段和交通后段。在血管造影像上大脑后动脉分为 P1～P4 段（图 2-1-4）。P1 段：在前后位像呈水平向外行的一段；P2 段：是围绕中脑上行的一段，侧位像该段微向下凸弯，并发出脉络膜后动脉；P3 段：是从 P2 段向外发出的颞支；P4 段：是从 P2 段向上发出的顶枕裂动脉和距状沟动脉。

大脑后动脉分皮质支和中央支两部分，皮质支供应大脑半球侧面的后极与半球内下面的后部，包括距状沟皮层和主要视觉感受区。中央支供应丘脑、部分视放射、其他间脑结构（包括中脑）与内囊。

其皮质支主要由终部发出，包括枕叶外侧动脉和枕叶内侧动脉，前者又分为：

①颞叶前支：供应颞下回前部及背外侧部，并深入海马裂，供应这些区域相应的脑结构；②颞叶中间支：供应梭状回、颞下回中部；③颞叶后支：供应梭状回后部、舌回、枕叶背外侧面。枕叶内侧动脉又分为：

①胼胝体背侧支；②顶叶支；③顶枕支：供应楔叶、楔前叶后部及大脑半球背外侧部；④距状沟支；⑤枕颞支。

其中央支分为 6 支，①后内侧中央动脉：常发生于交通前部，供应头侧群供应垂体、漏斗、灰结节丘脑前内侧部，尾侧群体供应乳头体、丘脑底部、丘脑内壁及核团；②后外侧中央动脉：发于交通后部，供应丘脑尾端大部分，如膝状体、丘脑枕、外侧核团大部分；③丘脑支：供应大脑脚、四叠体、松果体或小脑上蚓部；④脉络膜后内侧支：供应大脑脚、上丘、松果体、第三脑室脉络丛及丘脑背内侧核；⑤脉络膜后外侧支：前支供应颞角的脉络膜前部，后支供应三角区及侧脑室脉络丛，也有分支供应穹窿脚、海马联合、穹窿体及丘脑；⑥大脑脚支：供应中脑结

构；像脑桥部一样，也分为 3 组：即旁中央动脉，供应脚间窝底部、中缝区，包括动眼神经核、内侧纵束、红核及大部分脚间窝内侧部；短周边动脉，供应大脑脚中外侧、黑质、被盖外侧及中脑上部；长周边动脉，供应上、下丘。

第六节 脑底动脉环

脑底动脉环（Willis 环）位于脑底池内，它由成对的大脑前动脉（A1 段）、颈内动脉（C1 段）、大脑后动脉交通前段、后交通动脉和不成对的前交通动脉组成环（图 2-1-6）。为最重要的颅内侧支循环结构，将左右颈内动脉系统和椎动脉系统的安全连接。正常情况下，左右两侧脑动脉并不交通，在一定部位因平衡使血流成为"死点"，当其组成动脉中的一支阻塞或狭窄，另一侧压力相对增高时出现血流分流，由健侧代偿性流入缺血区。遗憾的是基底动脉环先天性异常占 48% 以上，27% 是其组成动脉中某一根狭窄，且尚有缺如者。因此，约有一半左右在脑动脉阻塞后此环不能提供良好的侧支循环，而引起严重的缺血后遗症。

第七节 颅内、颅内外动脉间吻合

一、脑内动脉间的吻合

脑表面分布着广泛的吻合，是由大脑前动脉、大脑中动脉、大脑后动脉形成的，这些吻合支主要包括：①大脑前动脉的额内前、中、后支与大脑中动脉的额顶升支；②大脑前动脉的眶支与大脑中动脉眶额支；③大脑前动脉的旁中央支与大脑中动脉的中央沟分支；④大脑前动脉的顶内、楔前支与大脑中动脉顶前、后支；⑤大脑前动脉的楔前分支与大脑后动脉的顶枕分支；⑥大脑中动脉顶下分支、角回分支与大脑后动脉顶枕分支；⑦大脑中动脉的颞前支与大脑后动脉的颞下前支；⑧大脑中动脉的颞后支与大脑后动脉的距状裂支。

由于皮层动脉存在广泛吻合，而穿支动脉属于终末血管，无有效的侧支吻合，因此，穿支动脉阻塞比皮层动脉阻塞更容易引起脑组织梗死。有学者研究 154 例脑梗死，14% 的梗死发生在皮层动脉系统，25% 的梗死发生在穿支动脉系统，61% 的梗死累及两个系统。皮层动脉系统脑梗死者多患重度动脉粥样硬化，血清高密度脂蛋白浓度明显降低。穿支动

脉系统梗死者多患高血压、血细胞比容高（>40%）、血小板凝聚快、脑动脉坏死、血清高密度脂蛋白浓度多为正常。

二、颈外动脉与颈内动脉、椎动脉间的吻合

颈外动脉与颈内动脉、椎动脉间的吻合，主要存在于眼、鼻、耳部。包括：①泪腺动脉的脑膜中动脉吻合支与上颌动脉的脑膜中动脉分支吻合；②眼动脉的泪腺动脉分支与上颌动脉的颞深前动脉分支吻合；③眼动脉的筛前后、分支与上颌动脉的蝶腭动脉分支和腭降动脉在筛窦及鼻中隔吻合；④眼动脉的鼻背动脉与面动脉的鼻外侧动脉吻合；⑤眼动脉的眶上动脉分支如泪腺支、睑支与颞浅动脉的颧眶支；⑥颈内动脉的颈鼓室动脉在鼓室内与颈外动脉的咽升动脉、脑膜中动脉、枕动脉分支及椎基系的小脑前下动脉的内听动脉相吻合；⑦颈内动脉的翼突管动脉与上颌动脉的翼管动脉、脑膜副支及咽升动脉咽支相吻合；⑧颈内动脉的脑膜垂体干和咽升动脉的神经脑膜支在斜坡的吻合；⑨小脑前下动脉的内听动脉与咽升动脉的颈静脉孔支、枕动脉的脑膜支、上颌动脉的脑膜中动脉在桥小脑角区的吻合；⑩颈外动脉的枕动脉、咽升动脉肌支与锁骨下动脉的颈深动脉、颈升动脉肌支与椎动脉肌支的吻合。由于这些脑内外动脉吻合的存在，在颈外动脉及其分支行栓塞治疗时，应防止栓塞剂反流入脑内动脉。

三、颈内动脉与基底动脉间吻合

在胚胎发育过程中，颈内动脉和基底动脉间存在较多吻合，如部分血管退化不全便遗留为永久通道，正常成人少见。

四、脑膜供血动脉

脑膜供血动脉复杂，硬脑膜主要由颈外动脉供血，某些区域，颈内动脉及椎基底动脉亦参与供血。如颈外动脉分出的眼动脉、上颌动脉、咽升动脉、枕动脉等的脑膜支；颈内动脉的脑膜垂体干、脑膜背侧动脉和小脑幕动脉；椎动脉的脑膜支等。

第八节　颅内静脉和静脉窦

一、大脑浅静脉

皮质血液回流主要由大脑浅静脉收集。依据其收集区域和引流方向的不同，分为三组：①大脑上静脉组，分为大脑半球内侧群和外侧群，为上行静脉群，包括额前静脉、额静脉、顶静脉、枕静脉、中央静脉、顶枕升静脉等，分别收集大脑半球内侧面上部和外侧面上部的静脉血，引流入上矢状窦；②大脑中静脉组，是大脑静脉中唯一与动脉伴行的静脉，位于大脑外侧裂内，收集大脑外侧裂附近的血液，有1～3条，向前汇入海绵窦和蝶顶窦，分出上吻合静脉和下吻合静脉；③大脑下静脉组，是较小的一组静脉，收集大脑下部的静脉血，引流入横窦、岩上窦。上述上、中、下静脉组中存在多种形式的吻合，比较多见的是上吻合静脉（Trolard vein，大脑中静脉和上矢状窦间的大吻合支）和下吻合静脉（Labbé vein）。Trolard静脉自上矢状窦发出，终止于海绵窦内；Labbé静脉从顶枕静脉开始，与枕外静脉连接至横窦（图2-1-9）。

二、大脑深静脉

基底节、深部髓质和脑室旁静脉血回流至大脑深静脉，其从周围流向中央，集中于大脑大静脉，汇集于直窦。大脑大静脉包括：

1. 左右大脑内静脉　由丘纹静脉和透明隔静脉汇合而成。收集丘脑、纹状体、内囊及胼胝体的静脉，汇集成丘纹静脉，在尾状核与丘脑之间的沟内向前走行，于室间孔处呈锐角折向后，在进入大脑内静脉处形成静脉角；透明隔静脉起自透明隔，在室间孔处进入大脑内静脉；静脉角是透明隔静脉、丘纹静脉和大脑内静脉的汇合处（图2-1-9）。

2. 左右基底静脉　又称Rosenthal静脉，源自视交叉外方1.5cm的前穿质区域内的颞叶尖端，血管造影像上呈星芒状。向后外方走行，越过视束，围绕大脑脚向上走行至大脑大静脉处分为大脑前静脉、大脑中深静脉，后者又分出岛静脉、丘纹下静脉、嗅回静脉、侧脑室下静脉、脉络丛下静脉、大脑脚静脉（图2-1-10）。

3. 大脑大静脉　亦称Galen静脉，是左右大脑内静脉的连合处，继又接受左右基底静脉，位于胼胝体压部下面，四叠体上方，于大脑镰和小脑幕汇合处呈锐角注入直窦。血管造影侧位像上呈凹面向上的弧形，约1cm长，正位像居中线。其具体分支有：①大脑内静脉，分出脉络丛上静脉；②丘纹上静脉，又分出透明隔前静脉、透明隔后静脉、侧脑室内侧静脉、侧脑室外侧静脉、尾状核静脉、外侧直静脉、胼胝体后静脉、胼胝体背侧静脉。

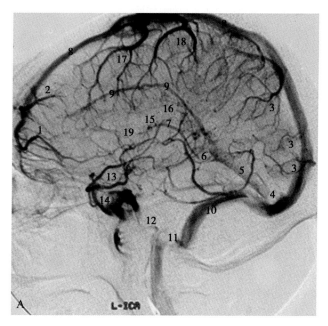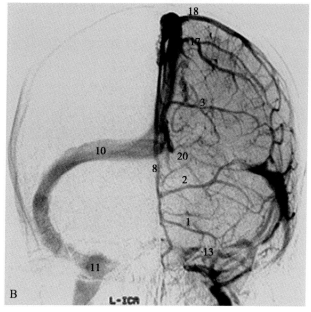

图 2-1-10　大脑静脉及分支

A. 侧位；B.正位

1. 额叶前静脉；2. 额叶静脉；3. 枕叶静脉；4. 窦汇；5. 直窦；6. 大脑大静脉（Galen 静脉）；7. 大脑内静脉；8. 上矢状窦；9. 下矢状窦；10. 横窦；11. 乙状窦；12. 岩下窦；13. Sylvian 窝静脉；14. 海绵窦；15. 静脉角；16. 丘纹静脉；17. 上吻合静脉（Trolard vein）；18. 中央静脉（Rolando 静脉）；19. 透明隔静脉；20. 基底动脉

三、后颅凹静脉

小脑静脉分为上组、前组和后组。①上组静脉：主要是小脑中央前静脉、蚓上静脉、中脑后静脉、中脑外侧静脉和脑桥中脑前静脉，引流小脑中央上部、小脑舌叶、上蚓部及脑桥、中脑的血液，汇入大脑大静脉；②前组静脉：包括岩部静脉、脑桥中脑前静脉、脑桥横静脉、半球上静脉、半球下静脉、前髓静脉、小脑中央前静脉、小脑髓质裂静脉、第四脑室外侧隐窝静脉，引流小脑前部额和脑干的血流，汇入岩上、下窦；③后组静脉：由来自下蚓、扁桃体的蚓下静脉、扁桃体后上静脉、扁桃体后下静脉，来自锥体的锥体上静脉和小脑半球下部的半球下静脉组成，汇入横窦外侧部或直窦。

四、硬膜静脉窦

硬膜静脉窦引流脑深、浅静脉，经颈内静脉导入右心房。脑静脉入静脉窦入口处具有瓣膜装置，如半月瓣、小梁、中隔等。硬膜静脉窦分为上窦群和基底窦群。上窦群包括上矢状窦、下矢状窦、横窦、乙状窦、直窦、窦汇和枕窦；基底窦群包括海绵窦、岩上、下窦，左右蝶顶窦和基底静脉丛等。

1. 上矢状窦　位于颅骨矢状沟和大脑附着缘处，侧壁上有许多静脉陷窝与蛛网膜颗粒深入其中，

故一般把颅顶中线两侧 2cm 之内视为危险区。它主要接受大脑上静脉来的血液，即大脑背外面、内侧面上部的静脉血，以及蛛网膜颗粒回吸收的脑脊液，然后向后在枕骨内粗隆汇入窦汇。上矢状窦与脑内浅深静脉及颅骨板障静脉相通。

2. 下矢状窦　位于大脑镰下缘后 2/3，向后弓行于小脑幕前缘和大脑大静脉汇合成为直窦。它主要接受大脑内侧面、大脑镰及胼胝体的部分静脉血。

3. 直窦　位于大脑镰与小脑幕附着处，直行向后，在枕内粗隆处与上矢状窦汇合，然后向两侧延伸为左、右横窦。它主要接受下矢状窦与大脑大静脉的血液。

4. 横窦　位于小脑幕后缘与外侧缘的枕骨横沟内，是颅内最大的一对硬膜窦，它起自窦汇，向外前至岩枕裂处，急转而下为乙状窦。

5. 乙状窦　位于颞骨乳突部与枕骨内侧面的乙状沟内，向下经颈静脉孔进入颈内静脉。乙状窦仅以薄骨片与鼓室和乳突小房间隔，乳突感染可累及乙状窦。

6. 窦汇　窦汇是上矢状窦、直窦、左右横窦在枕内隆凸处的汇合，可存在很多变异。

7. 海绵窦　位于蝶鞍两侧两层硬膜之间，左右各一，内有结缔组织小隔将其分为许多互相交通的海绵状小腔而得名。前起眶上裂内侧端，后至颞骨

岩部尖端，左右海绵窦之间，尚有海绵前窦和海绵后窦，环绕垂体形成环窦。海绵窦内衬有一层内皮，窦内有许多细纤维交织。海绵窦内有颈内动脉通过，外侧壁内有动眼神经、滑车神经、外展神经、三叉神经的眼支和上颌支通过。海绵窦接受眼静脉、大脑中静脉、大脑下静脉及蝶顶窦的血液，向后经岩上窦与乙状窦相通，经岩下窦与颈内静脉相通。

8. 岩上窦　岩上窦是狭小的静脉窦，位于颞骨岩部上缘岩上沟，前起海绵窦后上部，外侧端终于乙状窦。

9. 岩下窦　起于海绵窦后下部，在岩枕裂后行，终于颈内静脉球。岩下窦与咽升动脉脑膜支和枕动脉脑膜支同行，此处发生硬膜动静脉瘘，往往有咽升动脉和枕动脉供血。

10. 基底静脉丛　位于斜坡后、海绵窦和岩下窦之间，延伸至枕大孔。与海绵窦、岩上、下窦和椎静脉丛相通。

第九节　脊髓的动脉和静脉

一、脊髓的供血动脉

1. 颈段和上胸段（T$_1$～T$_3$段）的供血动脉包括：①椎动脉分支，在合成基底动脉前有脊髓前后动脉分出供应脊髓，此外，椎动脉行程中亦有数小支分支分出，进入椎管供应颈段和第1～3胸段脊髓；②甲状颈干，甲状颈干发出的颈升动脉分支进入椎管，供应脊髓及脊膜。③肋颈干，其分出颈深动脉和第一肋间动脉分支，参与供养脊髓。

2. 第4～8胸段脊髓的供血动脉。其血液供应来自于相应第7～11对肋间动脉和4对腰动脉的分支。肋间动脉及腰动脉在主动脉的开口，左侧多位于主动脉后中壁，右侧多位于后外壁。此区脊髓血供不良，尤其T$_4$脊髓，易发生缺血性损害。

3. 第9胸段以下脊髓的供血动脉。由肋间动脉分支、腰动脉分支供应脊髓，此外，根髓大动脉

（Adamkiewicz动脉）、髂腰动脉、骶中动脉和骶外侧动脉也负责该段脊髓的供养。

脊髓各段血管在椎管内相互吻合、交通。因此，在施行脊髓血管造影时，应对病变段相邻节段的血管逐一插管造影，避免漏诊。上述各区段动脉分出根动脉，沿神经根进入椎管内，供应相应节段的硬膜、软膜和脊髓。其中供应脊髓的根髓动脉在神经袖套的前方进入椎间孔，并穿过硬膜，在齿状韧带的前方向上行，然后形成一锐角折向下，分为前后两支，前根髓动脉6～8支，后根髓动脉10～23支。同时与脊髓前后动脉吻合，分别走行于前正中裂和两侧脊髓后外侧沟，与上下节段相应动脉吻合，纵贯脊髓全长，上与椎动脉分出的脊髓前后动脉连接，下达圆锥。脊髓前动脉在脊髓各平面前正中沟分出沟联合动脉进入脊髓。根软膜动脉也是根髓动脉的分支，沿神经根走行于软膜表面，参与软膜供血。

二、脊髓的静脉

脊髓血液汇成髓内的前后正中静脉和前后外侧静脉，之后进入包括脊髓前、后静脉的髓周静脉（静脉血管冠），组成根静脉汇入椎-髓静脉形成椎管内静脉丛（硬膜静脉丛）。硬膜静脉丛与椎旁静脉丛相连，在腰段由腰升静脉引流入髂静脉，在胸段由奇静脉、半奇静脉引流入上腔静脉，在颈段由上肋间静脉、椎静脉丛和颈部的静脉，引流入上腔静脉。

（李天晓）

参 考 文 献

[1] 李宝民. 神经介入血管内治疗学[M]. 北京：人民军医出版社，2004.

[2] Osborn AG. Diagnostic cerebral angiography[M]. 2nd ed. Philadelphia: lippincott Willians & Wilkins, 1999.

[3] Morris P. Practiacal neuroangiography[M]. Baltimore: Williams & Wilkins, 1997.

[4] Stabdubg S. Gray's anatomy[M]. 39th ed. New York: Elsevier, 2005.

第二章　神经系统常用器械及技术

神经介入包括脑血管和脊髓血管病变的介入治疗，由于脑和脊髓血管的解剖特点和病变部位、形态和性质不同，对所需要的介入器械要求更高，更精准，个性化更强。

一、微导丝

微导丝是神经介入治疗至关重要的器械之一，是配合微导管等器械进入目标血管和建立通道的必需器械。

1. 由于生产工艺、材料以及规格型号和性能要求不同而品种多样。有不同的尺寸、柔软度、透视下可见性、可塑性、操控性、输送性和指向性等。

2. 所有用于神经系统血管内操作的微导丝均覆有亲水涂层，以减少摩擦力。

3. 微导丝可以有一个可塑的头端，或者本身自带曲度。

4. 可塑性的头端一般是铂金材质，透视下可见。

5. 微导丝的型号从 0.08in Mirage 到 0.10in 甚至 0.14in 及最粗的 0.16in Headliner。也有更大直径的微导丝，但是与常用的微导管不适配，而且硬度太大，在颅内血管推送时风险较高。

6. 一般来说，0.010in 及更细的导丝适用于漂浮导管，0.014in 的导丝适用于其余大部分的微导管。更粗的导丝只有在用大内腔的微导管时才会用得到，而且需要扭矩以便于操作。

7. 微导丝大体可以根据外形设计和其内核的组成成分来进行分类，常用神经介入微导丝见表 2-2-1。

二、微导管

微导管是在微导丝配合下到达治疗区域，并输送介入器械或药物到达靶血管/器官的细小导管，

表 2-2-1　常用微导丝

名称	直径 /in	长度 /cm	软头 / 显影 /cm	品牌
Mirage	0.008/0.012	200	10	EV3
Avigo	0.014	205	5/38	EV3
Sliverspeed	0.010/0.014	175/200	10/20	EV3
X-Cerelator	0.010/0.014	300	10/20	EV3
X-Pedion	0.010/0.014	200	10/20	EV3
Traxcess14	0.012/0.014	200	3/40	MicroVention
Traxcess14EX	0.012/0.014	200	6/40	MicroVention
Traxcess Docking Wire	0.014	115	*	MicroVention
Synchro 10	0.010/0.012	200	10/50	Stryker
Synchro R14	0.014	200/300	15/35	Stryker
Transend0.010	0.010	205	2/61	Stryker
Transend300	0.014	300	3/35	Stryker
WAIN-CKI	0.010/0.014	200/300	3	ASAHI

* 可以与 Traxcess14 连接

在整个治疗过程中，持续发挥作用。微导管的尺寸和设计各异，所有的微导管都具有亲水性涂层，从而降低操作过程中血栓形成的概率。大多数微导管由纤维编织或金属圈编织而成，以便于当导管弯曲时保持内腔通畅，同时增强其推送性。

使用内腔小的导引导管（如，5F）时，推荐应用管径细的微导管，有助于更好的使用导引导管造影。有些情况下需要更大腔和／或更硬的微导管。微导管分单头端标记与双头端标记两种，显然，动脉瘤栓塞时要使用双头端标记的微导管。双头端标记的微导管标记间隔为3cm，这可用于校准和测量。根据微导管作用不同，分为栓塞微导管、支架输送微导管和漂浮微导管等，详见表2-2-2～表2-2-4。

（一）栓塞微导管形状

成形后的微导管有利于在动脉瘤栓塞时顺利进入动脉瘤腔，并提供稳定的支撑力。预塑形的微导管形态保持能力要优于蒸汽塑形微导管，蒸汽塑形微导管是根据动脉瘤形态和载瘤动脉的关系，运用热蒸汽熏蒸，来获得预塑形微导管所没有的形状，可以更精准的进入动脉瘤腔内，提供更好的稳定性。

（二）微导管的蒸汽塑形方法

应用微导管内自带塑形针，插入到微导管头端，根据动脉瘤颈部和载瘤动脉的关系，将微导管头端塑成所需要的形态，其曲率要大于实际所需要目标形态（微导管蒸汽塑形后曲度将回缩），在蒸汽上保持10～60秒不等，迅速在无菌水中冷却后，拔除塑

表2-2-2　常用颅内栓塞微导管

微导管名称	厂家	长度/cm	外径/F	内径/in	说明
Echelon10	EV3	150	2.1～1.7	0.017	DMSO 兼容，两种预塑形弯头
Echelon14	EV3	150	2.4～1.9	0.017	DMSO 兼容，两种预塑形弯头
Excelsior SL-10	Stryker	150	2.4～1.7	0.165	五种预塑形弯头
Excelsior 1018	Stryker	150	2.6～2.0	0.019	五种预塑形弯头
Prowler10	Codman	70，150，170	2.3～1.7	0.015	五种预塑形弯头
Prowler14	Codman	70，150，170	2.3～1.9	0.0165	三种预塑形弯头
Prowler	Codman	150，170	3.0～2.3	0.021	三种预塑形弯头
Headway17	Microvention	150	2.4～1.7	0.017	标准型和超支撑力型

表2-2-3　常用支架输送微导管

微导管名称	厂家	长度/cm	外径/F	内径/in	适配支架
Rebar18	EV3	130/153	2.8～2.3	0.021	Solitair 4mm
Rebar27	EV3	130/145	2.8～2.8	0.027	Solitair 6mm
Marksman	EV3	135/150	3.2～2.8	0.027	Pipeline/Solitair 6mm
Excelsior XT-27	Stryker	135/150	2.9～2.7	0.027	Neuroform EZ
Prowler Select plus	Codman	150	2.8～2.3	0.021	Enterprise/Solitair 4mm
Headway21	Microvention	150	2.5～2.0	0.021	Lvis
VASCO+	Balt	149	3.3～3.0	0.029	Leo2.5～3.5/4.5/5.5

表2-2-4　常用的漂浮微导管

微导管	厂家	长度/cm	外径/F	远端内径/in	说明
Magic	Balt	155/165	2.7～1.8	0.013	多种远端超软段
Magic1.5	Balt	155/165	2.7～1.5	0.010	多种远端超软段
Magic1.2	Balt	165	2.7～1.2	0.008	多种远端超软段
Marathon	EV3	165	2.7～1.3	0.013	DMSO 兼容
Ultraflow	EV3	165	3.0～1.5	0.012/0.013	DMSO 兼容

形针。相比金属圈编织（如 Echelon）的微导管，纤维编织（如 Excelsior）微导管更容易保持蒸汽熏蒸后的形态。

（三）漂浮微导管

漂浮微导管（flow-directed microcatheters）的种类较少，而且其随血流导引的程度也不同。严格意义上的漂浮微导管只有 Magic，这些微导管的头端非常柔软，可以被血流导引。所以该类导管对于高血流量的病灶如 AVM 来说是非常好的选择。漂浮微导管的优点是头端非常柔软，一般不会损伤血管，即使在迂曲的血管中也可输送到很远端。输送时其头端可以不用导丝导引，减少了使用导丝而造成的损伤或穿透血管的风险。其缺点是管腔较小，限制了微导丝和栓塞剂的选择，微导管头端的位置相比于同轴微导管不够稳定。如果使用 Onyx 胶进行栓塞，那就必须选择兼容 DMSO 的微导管，以避免造成不必要的损害。

三、中间导管

尺寸介于导引导管和微导管之间的远端通道导管（DAC）的出现，激发了所谓的"中间"（或三轴）导管技术的发展。DAC 最初是作为 MERCI 设备的支撑通道设计的，但很快发现，DAC 可以作为导引导管和微导管之间的桥梁和支撑，为进入颅内目标提供稳定的通道。DAC 通过更接近目标病变，减少了迂曲血管给微导管和微导丝带来的摩擦力与阻力，提高了微导管微导丝的操控性和力量的传导性。DAC 是有益的，因为它具有相对较大的腔，并像其他微导管一样易于导引，目前不同的制造商生产出更多高质量的中间导管，如 EV3 公司生产的 NAVIEN 导管和 Codman 公司生产的 REVIVE 导管等，已经成熟的应用于临床。中间导管技术对某些情况有所帮助：近端解剖迂曲冗长；颅内解剖迂曲；需要进入较远的颅内（例如，远端 MCA，AVM 供血动脉等）；需要较大的微导管（例如，应用 Marksman 微导管释放 Pipeline 支架时，NAVIEN 导管可以提供更好的支撑力）；急性缺血性脑卒中的病例，即微导管操作必须反复前进和回撤，比如使用 Penumbra 的病例；抽吸颅内静脉窦血栓等。

四、弹簧圈

1989 年 Hilal 首先报告应用致血栓性弹簧圈进行颅内动脉瘤的瘤内栓塞。可脱弹簧圈的设计基础：弹簧圈由细铂丝紧密缠绕在较粗的铂丝上。弹簧圈被连接到"推进导丝（pusher wire）"，附着点就是解脱位置，解脱方法可以是电解、热解、机械解或液压解脱。制造商将弹簧圈和推进导丝置于超薄塑料输送鞘内；弹簧圈和推进导丝一起送入微导管，术者控制推进连接在一起的导丝和弹簧圈，可前进和回撤弹簧圈，弹簧圈被推出微导管后，在动脉瘤内成形为预先设计的一种或多种形状。市售弹簧圈种类繁多，大小、形状、设计、硬度、有无"生物活性"物质、解脱系统都不相同。目前没有严格、科学的弹簧圈比较数据。选择弹簧圈的最重要原则是术者最有经验和用着舒心的弹簧圈系统。

1. 按二级螺旋形态分为 3D 圈、2D 圈、1D 圈。

2. 按使用顺序分为成篮弹簧圈、填充弹簧圈、收尾弹簧圈。

3. 按圈丝粗细分为 10 系列、14 系列与 18 系列。

4. 按修饰材料分为铂金裸圈、水凝胶膨胀圈、纤毛圈。目前市场上几种"修饰"弹簧圈系统，一些含有聚乳酸聚羟基乙酸（PGLA），是类似可吸收缝合线材料的生物聚合物。聚合物水解生成羟基乙酸和乳酸，可促进纤维细胞增殖。Matrix2 弹簧圈是覆盖 PGLA 的铂金弹簧圈。动物实验证实，相比于裸铂金弹簧圈，Matrix 弹簧圈能加速动脉瘤纤维化和新内膜形成。Cerecyte 和 Nexus 也使用了 PGLA。HydroCoil 系统是涂有可膨胀水凝胶的铂金弹簧圈。

5. 抗解旋性　弹簧圈的远端在动脉瘤内被卡住或打结时，强力回拉时会发生弹簧圈拉伸，造成弹簧圈外层螺旋丝解旋。因为弹簧圈失去了控制，整个弹簧圈不能完全展开进入动脉瘤或撤回。改良设计是把一个增强纤维（通常为尼龙）置于弹簧圈内以抵抗解旋。现有的大多数弹簧圈是"抗解旋"型。

6. 按解脱方式分为电解脱、水压力解脱、机械解脱。

五、血流导向装置和覆膜支架

最近神经介入最流行的是血流导向装置。目前，只有 Pipeline 栓塞器械（PED）是 FDA 和 CE 批准上市的。Silk 是 CE 批准上市的。中国上海微创公司生产的 Turbridge 已获得国家食品药品监督管理局批准上市。

（一）Pipeline

Pipeline 目前 FDA 批准用于治疗 22 岁以上的颈内动脉自岩骨段至垂体上段的大型或巨型宽颈颅内动脉瘤患者。Pipeline 支架是一种由 25% 铂和

75%钴镍合金组成的金属丝编织成的网管。它对靶血管表面覆盖率达到30%~35%，标准直径下孔隙大小为0.02~0.05mm²。尾端连接一个不锈钢推送导丝，兼容3F（0.027in）微导管。推送导丝铂金圈头端向前延伸超过支架远端15mm。该装置由制造商预置于一个导引鞘内。

1. 选择适合Pipeline治疗的病例。避免在不合适的解剖位置使用该装置，如动脉瘤远端及近端载瘤动脉严重狭窄。

2. 曾经置入不同支架系统的血管不能置入Pipeline支架。

3. 记住Pipeline在释放过程中透视下可见相当的短缩（50%~60%）。

4. 推送导丝只能沿顺时针方向旋转。

5. 透视下比DSA图像更容易看到支架。不减影"单次激发"血管造影图像显示Pipeline最佳。

6. 非常大和巨大的动脉瘤，在Pipeline置入前考虑用弹簧圈部分填充，有利于促进动脉瘤血栓形成。由于血栓形成导致对动脉瘤壁的炎症和侵蚀可造成动脉瘤迟发破裂，Pipeline支架置入前的部分栓塞可以将动脉瘤迟发破裂的风险减到最小。

（二）Silk支架

Silk支架是CE批准上市在美国以外大多数的国家可用的自膨式血流导向支架。它通常不仅用于大型或巨型动脉瘤，还有血管内栓塞困难的小的侧壁动脉瘤。Silk支架由48根镍钛合金和铂金丝编织形成。除8个正弦编织的铂金导丝增加支架的射线不透性外还有4个末端标记。完全展开的支架末端向外张开可提高释放支架的稳定性。正确匹配血管时该支架表面覆盖率可达35%~55%，孔隙110~250μm。2.0~4.5mm直径支架输送通过一个2.4F（0.021in）编织微导管，5.0mm和5.5mm支架则选用3.0F（0.027in）导管。推送导丝有一个柔软白金头端，超过支架远端9mm。直到展开其长度的90%以内支架都是可伸缩的。

1. 在弯曲的血管使用Silk应该小心。在解剖位置迂曲的区域支架很难展开。

2. 永远记住会发生显著（50%~60%）缩短，选择相应长度的支架。

3. 曾经置入不同支架系统的血管不能置入Silk支架。

4. 对于大和巨大动脉瘤，在支架置入前考虑用弹簧圈填充。对于血流方向已经改变的动脉瘤，希望这样可以降低可怕的迟发破裂风险。

（三）Willis覆膜支架

Willis覆膜支架是一种外层包裹聚四氟乙烯（PTFE）可扩展膜的钴铬合金支架，该支架由球囊扩张展开，类似于Jostent。作为覆膜支架，它有可能使支架覆盖的分支闭塞。可以考虑在预期支架置入的位置进行球囊闭塞试验，来评估侧支闭塞所造成的潜在损伤。

1. 仔细选择使用Willis支架的病例。因为它是球扩支架，不应放置于非常迂曲的血管。作为一个带膜支架，可以将导致贴覆支架血管的所有分支闭塞。

2. 导引导管置于接近目标的位置，良好的稳定性极大地有助于支架轻松放置。

3. 始终保持导丝横跨动脉瘤颈，直到确定动脉瘤满意闭塞。当需要处理内漏而再次充盈球囊或叠放支架时，导丝的存在就使这一过程很方便。

4. 术前、术后长期服用双重抗血小板制剂是绝对必要的，否则可能导致支架内血栓形成。

六、颅内支架

支架是用于颅内动静脉狭窄的血管成形术、宽颈动脉瘤辅助栓塞等。根据设计材料、结构及作用不同，分为自膨胀式支架、球囊扩张式支架、编织型支架、激光雕刻型支架、开环式支架、闭环式支架等。常用的颅内支架见表2-2-5。

七、Gateway PTA球囊导管

Gateway PTA球囊导管是获得美国FDA批准的颅内专用球囊，Gateway球囊含有硅涂层，管身有亲水涂层便于行进。球囊的X线标记可在透视下看见球囊的两端，需要注意的是1.5mm直径的球囊仅在球囊中间有一个X线标记。该球囊血管顺应性好，容易通过迂曲的颅内动脉到达远端血管，但需要全程交换的操作也增加操作的复杂性。球囊长度（mm）有3个型号：9、15、20；球囊直径（mm）型号较多：1.5、2.0、2.25、2.75、3.0、3.25、3.5、3.75、4.0。和冠脉用的球囊相比，充盈球囊的命名压：6atm为低压球囊。额定爆破压：12atm（14atm仅适用于直径为2.25~3.25mm的球囊）。推荐选择直径为预计扩张成形至正常管径的80%球囊，如果目标病变血管远近管径不一致，按照较细的一端选择球囊。当然，在临床工作中，有时也会选择冠脉专用快速交换球囊进行颅内血管扩张，有些不是特别迂曲的病变中谨慎选择。

表 2-2-5 常用颅内支架

品名	Wingspan	Neuroform	Enterprise	SolitaireAB	Leo	Lvis
支架设计	自膨/镍钛/开环	自膨/镍钛/开环	自膨/镍钛/闭环	自膨/镍钛/闭环	自膨/镍钛/编织	自膨/镍钛/编织
可选支架直径/mm	2.5/3.0/3.5/4.0/4.5	2.5/3.0/3.5/4.0/4.5	4.5/6.0	4.0/6.0	2.5/3.5/4.5/5.5	3.5/4.5/5.5
可选长度/mm	9/15/20	15/20/30	14/22/28/37	15/20/30	12~75	15/20/30
推荐血管直径	2.0~4.5	2.0~4.5	2.5~6.0	1.8~4.5 4.5~6.0	2.5~5.5	2.0~5.8
网孔最小径 F/mm	2.0~2.5 0.67~0.83	2.0~3.5 0.66~1.15	0.86~1.06	0.25~1.69 0.34~1.77	0.5~0.9	0.3~1.0
缩短率	2.4%~7.1%	1.8%~5.4%	6.7%~10.9%	13%~17% 16%~20%	10.4%~20.7%	15%~21%
输送导管远/近/F	3.5	2.7~3.0	2.3/2.8	2.3/2.8	2.4/3.0/3.3	2.0/2.5

八、颅内液体栓塞剂

颅内液体栓塞剂主要用于脑动静脉畸形及动静脉瘘的治疗，目前市面最常用的是氰基丙烯酸酯（黏性液体栓塞剂）和沉淀聚合物（非黏性液体栓塞剂）。

（一）NBCA 胶

最常见的黏性胶是氰基丙烯酸正丁酯（NBCA）。这些丙烯酸剂是液体状态，当它们接触血液的氢氧根离子时发生聚合，聚合时间可通过加入油基造影剂或冰醋酸进行调整，目前已经广泛用于脑动静脉畸形及动静脉瘘的治疗。NBCA 胶黏性非常强，应用时如果发生逆流必须迅速拔除栓塞微导管，以防微导管被黏住无法拔除或拔除时发生出血并发症。

（二）Onyx 胶

沉淀聚合物（又名非黏性液体栓塞剂）。这些是不溶于血液或水的聚合物，但能溶解在非水溶剂，如二甲基亚砜（DMSO）。Onyx 是沉淀聚合物的代表，并且 FDA 批准用于动静脉畸形中。Onyx 比其他聚合物栓塞剂如氰基丙烯酸正丁酯（NBCA），主要优势是无黏着力和较低的黏微导管或其他设备的风险，因此，目前被广泛用于脑动静脉畸形的栓塞治疗中。依据黏稠度不同，Onyx 分为三种类型：Onyx-18（6%）用于脑动静脉畸形巢；Onyx-34（8%，更黏稠）用于直接的动静脉瘘；Onyx-HD（20%，最黏稠）用于动脉瘤。但 Onyx 的溶剂二甲基亚砜具有局部毒性可引起疼痛。Onyx 另一个问题是用黑色的钽使其不透射线，如果注入浅表血管可通过皮肤显现黑色。因此罕见用于颅外病变的治疗。

（三）PHIL 胶

PHIL 目前仅在欧洲上市，是一种新的非黏性液体栓塞剂，可溶解于二甲基亚砜（DMSO），依靠碘而非钽粉显影，与 Onyx18 相比，PHIL 具有更好的可视性，使用前无需摇匀。消除了在长时间注射 Onyx 时因钽粉沉淀而导致的显影不良风险。CT 和 MRI 伪影小，注胶时显影为有利于观察的"灰色"而非"黑色"。PHIL 液体栓塞剂依照浓度不同有 3 种规格：25%、30% 和 35%。但其安全性和有效性有待更多临床研究的证实。

九、颈动脉支架

当前应用于 CAS 的支架大多数是自膨式支架，支架的选择取决于病变的长度及附近正常动脉的管径。支架应该比正常血管直径大 1~2mm，并能够完全覆盖病变。当支架的完全膨胀直径大于血管管径时，自膨式支架会对周围管壁产生外向的张力，维持支架的位置稳定。如果支架自 CCA 一直延续至 ICA，应按照较大管径的 CCA 来选择。有直形和锥形的两种设计，锥形支架可适应锥形的血管。有开环支架和闭环支架的设计，开环支架的网格可突出至血管腔内，并可能干扰 EPD 回收管的通过，而闭环支架没有突出的网格，但是在迂曲的血管内没有良好的贴壁性。

（一）Acculink

1. **锥形支架的管径（近/远）（mm）** 10/7、8/6。
2. **锥形支架长度（mm）** 30、40。
3. **直形支架管径（mm）** 5、6、7、8、9、10。

4. 直形支架长度（mm） 20、30、40。

5. 材料 镍合金。

（二）Xact

1. 锥形支架管径（近/远）（mm） 10/8、9/7、8/6。

2. 锥形支架长度（mm） 30、40。

3. 直形支架管径（mm） 7、8、9、10。

4. 直形支架长度（mm） 20、30。

（三）Precise

1. 直形支架管径（mm） 5、6、7、8、9、10。

2. 直形支架长度（mm） 20、30、40。

3. 材料 镍合金。

4. 节段开环设计，被 FDA 批准用于高风险 CEA 患者。

5. 建议使用 Angioguard EPD。

（四）Wallstent

1. 直形支架管径（mm） 6、8、10。

2. 直形支架长度（mm） 20、30、40。

3. 材料 Elgiloy 钴-铬-铁-镍-钼合金。

4. 闭环设计，在 MRI 影像上产生明显伪影。

5. 建议使用 Filter Wire EPD。

（五）Nex Stent

1. 锥形支架管径 自动锥形，适合 4～9mm 血管。

2. 锥形支架长度（mm） 30。

3. 评价 开环设计，被 FDA 批准用于高风险 CEA 患者。

4. 建议使用 Filter Wire EPD。

（六）Protege

1. 锥形支架的管径（近/远）（mm） 10/7、8/6。

2. 锥形支架长度（mm） 30、40。

3. 直形支架管径（mm） 5、6、7、8、9、10。

4. 直形支架长度（mm） 20、30、40、6。

5. 材料 镍钛合金。

6. 评价 开环设计，FDA 批准用于高风险 CEA 患者中。

7. 推荐 EPD SpiderFX。

（李天晓）

参 考 文 献

[1] Frizzel RT. Cure, morbidity, and mortality associated with embolization of brain arteriovenous malformations: a review of 1246 patients in 32 series over a 35-year period [J]. Neurosurgery, 1995, 37(9): 1031-1040.

[2] Rooij WJV, Sluzewski M, Beute GN. Brain AVM embolization with onyx[J]. AJNR Am J Neuroradiol, 2007, 28(1): 172-177.

[3] Weber W, Kis B, Siekmann R, et al. Endovascular treatment of intracranial arteriovenous malformations with onyx: technical aspects[J]. AJNR Am J Neuroradiol, 2007, 28(2): 371-377

[4] Yu SC, Chan MS, Lam JM, et al. Complete obliteration of intracranial arteriovenous malformation with endovascular cyanoacrylate embolization: initial successand rate of permanent cure[J]. AJNR Am J Neuroradiol, 2004, 25(7): 1139-1143.

第三章　颅内动脉瘤

一、概述

颅内动脉瘤（intracranial aneurysm，IA）是颅内动脉由于先天发育异常或血管腔内压力增高等因素导致局部的血管壁损害，在血流动力学负荷和其他因素作用下，逐渐扩张形成的瘤状或异常膨出。根据其病理学特点分为囊性动脉瘤、梭形动脉瘤、夹层动脉瘤、假性动脉瘤。动脉瘤是血管壁上局部持久存在的膨出，通常发生在 Willis 环动脉上的分叉部位，仅有外膜和中膜组成的薄壁，动脉瘤内常有血栓。据估计，成人中发病率为 0.2%～7%。颅内动脉瘤多发于 Willis 环或大脑中动脉分叉处，90% 位于前循环。动脉瘤内常有血栓，是造成蛛网膜下腔出血（subarachnoid hemorrhage，SAH）的首位病因。无症状未破裂动脉瘤的破裂危险每年增加 1%～2%，确诊为动脉瘤后 10 年累计出血率为 20%，15 年为 35%，多发性动脉瘤出血率更高。

二、病因

最常见的动脉瘤病因是血流动力学因素引起的血管退行性变的损伤、动脉粥样硬化、潜在的血管病变和高血流状态。不常见的原因有外伤、感染、药物、肿瘤等。

（一）动脉壁机构的变化

因为缺乏明显的证据表明动脉瘤为血管壁先天性缺陷导致，目前更多的观点是在动脉壁（尤其是动脉分叉处）存在的血流剪切力可以解释动脉瘤的发生、发展和破裂。

（二）血流动力学因素与动脉瘤生长的关系

血管分叉部承受血流压力不均匀，分叉顶部受到的压力最大。随着动脉血流的收缩及舒张压力变化，导致血管壁受到的剪切力改变，在动脉瘤颈处的内膜受到破坏。这种扩张的血流动力学是大多数动脉瘤形成和发展的原因。

（三）创伤性动脉瘤

仅占颅内动脉瘤的 1%，可以分为穿通伤性动脉瘤和非穿通伤性动脉瘤。前者多为穿通行外伤导致颅内外及颈部动脉损伤形成的动脉瘤。非穿通伤性动脉瘤较少见，主要见于颅底或颅内血管的远端。

（四）感染性动脉瘤

指所有因动脉瘤壁感染而引起的动脉瘤。由于细菌栓子定位于血管内膜并损伤血管而引起。细菌栓子引起的血管壁的炎症会累积血管外膜和肌层，导致动脉瘤形成。

（五）病理血管性动脉瘤

主要由于系统性红斑狼疮（systemic lupus erythematosus，SLE）、Takayasu 动脉炎、纤维肌性发育不良（fibromuscular dysplasia，FMD）及药物滥用导致。

三、临床表现

（一）警兆症状

头痛、头晕、后交通动脉瘤可引起动眼神经麻痹。

（二）SAH

动脉瘤破裂可导致蛛网膜下腔出血，表现为突然出现的剧烈头痛、呕吐、烦躁不安、意识障碍、癫痫。颅内动脉瘤破裂后出血所致的蛛网膜下腔出血，临床体征轻重不一，根据 Hunt-Hess 分级标准（表 2-3-1）进行评分，选择治疗方法、评价疗效和预后（图 2-3-1）。

表 2-3-1　Hunt-Hess 分级标准

0级	动脉瘤未破裂
Ⅰ级	无症状或轻微头痛及轻度颈强直
Ⅱ级	中 - 重度头痛，颈强直，除有脑神经麻痹外，无其他神经功能缺失
Ⅲ级	意识模糊，嗜睡，或轻微的灶性神经功能缺失
Ⅳ级	昏迷，半身瘫痪
Ⅴ级	深度昏迷，去大脑强直，濒死状态

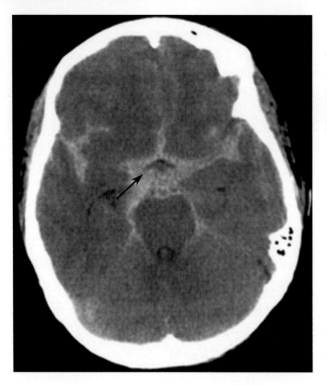

图 2-3-1 蛛网膜下腔出血的头 CT 表现

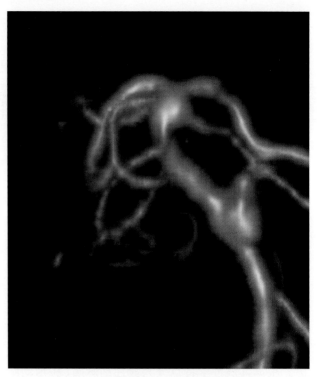

图 2-3-2 颅内血管 CTA：基底动脉动脉瘤

（三）蛛网膜下腔出血的全身症状及并发症

中枢性高热，尿崩症，应激性溃疡，水电解质平衡失调等。

（四）脑血管痉挛

是致蛛网膜下腔出血致死及致残的主要原因之一。多在出血后第 3 天出现血管痉挛，7～8 天达到高峰，10～12 天逐渐缓解。

四、辅助检查

（一）腰椎穿刺

发现 SAH 诊断动脉瘤破裂最重要的方法之一。当动脉瘤破裂出血很少或破入脑室、蛛网膜下腔粘连时，腰穿脑脊液中可能不会发现红细胞。如果患者有头痛、颈强直、动眼神经麻痹等警兆症状，而头 CT 未发现颅内出血，可进行腰穿确定是否有 SAH。动脉瘤破裂后行腰椎穿刺检查具有一定风险，如可能引起脑疝、可能诱发动脉瘤破裂等。

（二）CT 和 CTA

CT 检查是蛛网膜下腔出血的首选检查，有安全、快速、无创、可反复使用的优点；且能确定出血范围、血肿大小、脑梗死、脑积水等情况，对指导治疗、预测预后有重要价值。在 CT 平扫上，典型的动脉瘤表现为边界清楚的等密度或稍高密度实质性病变，常位于外侧裂池、鞍上池内。CT 检查表现为密度不同的同心环图像"靶环征"是巨大动脉瘤的特征性表现。CTA 是采用快速注射造影剂，薄层动态扫描，然后利用多项技术三维重建，补足常规轴位扫描的图像，最终获得脑血管的图像。CTA 的图像包括从枕骨大孔下至 Willis 环上及大脑中动脉的分叉处等。扫描后的三维重建能为设计治疗方案提供更多的信息（图 2-3-2）。

（三）头 MRA 检查

颅内动脉瘤的 MRI 表现取决于动脉瘤腔内血液流速、有无血栓、有无钙化和含铁血黄素。在血液流速快的动脉瘤，典型的 MRI 表现为在各种脉冲序列成像均呈流空信号。血液流速慢的动脉瘤，在 MRI 上可出现等高不均质信号，并有强化，需与动脉瘤腔内血栓区别。MRA 已成为颅内动脉瘤术前诊断和术后随访的重要手段，也可以作为无 SAH 患者的筛查手段。MRA 常用的技术为相位对比法（phasecontrast，PC）和时间飞越法（time-of-flight，TOF），PC 法 MRA 可彻底抑制背景噪声，可以消除蛛网膜下腔出血所致的高信号对动脉瘤检出的干扰。

（四）脑动脉造影检查

MRA 及 CTA 是诊断颅内动脉瘤的无创方法，较容易被患者所接受。但术前动脉瘤的精确评估仍依赖脑血管造影，脑血管造影是诊断颅内动脉瘤的"金标准"（图 2-3-3）。在经验丰富的中心，脑血管造影的并发症发生率低于 0.5%。

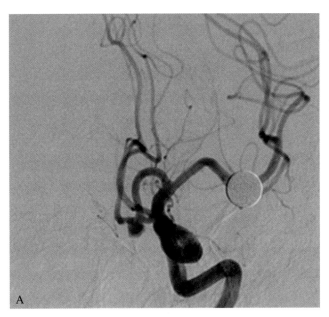 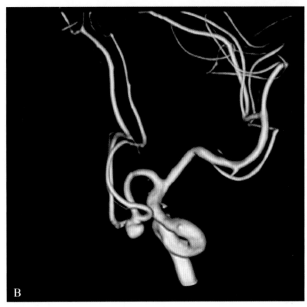

图 2-3-3　脑血管造影
A.正位片显示前交通动脉囊状动脉瘤；B.脑血管造影 3D 重建现在前交通动脉瘤

对非外伤性蛛网膜下腔出血患者行脑血管造影的目的是发现破裂出血的动脉瘤、明确动脉瘤与载瘤动脉和邻近穿支之间的关系、评价侧支循环、明确是否存在血管痉挛。脑血管造影应包括左右颈内动脉、左右椎动脉，有时还应包括颈外动脉。摄影位置选择包括常规后前位、侧位，以及根据需要加摄斜位、反汤氏位或压迫对侧颈内动脉进行造影。高质量的旋转造影和三维重建（3D-DSA）技术不仅可以降低漏诊率，并且在描述动脉瘤形态、显示瘤颈和邻近血管关系并制订治疗方案方面优于普通 DSA。

对于多发动脉瘤，明确哪一个动脉瘤破裂出血至关重要。大多数患者无法依据临床症状推测破裂的动脉瘤。某些影像学表现有助于明确破裂动脉瘤的所在位置：①脑血管造影示造影剂外溢，此为最可靠的直接的动脉瘤破裂征象并提示快速出血，但极少见到；②CT 或 MRI 示局限于动脉瘤周围的脑实质和脑池出血；③较大的、不规则、分叶状或有小泡的动脉瘤提示为出血动脉瘤；④局部血管痉挛，提示邻近动脉瘤破裂出血所致；⑤静脉期子瘤内仍有造影剂滞留；⑥多数（约 80%）破裂动脉瘤深度/瘤颈比大于 1.6，多数（约 90%）未破裂动脉瘤深度/瘤颈比小于 1.6。如果不能明确判断哪一个动脉瘤破裂出血，所有动脉瘤都应当进行治疗。

大约有 15% 的蛛网膜下腔出血患者，颈部 4 支动脉造影不能发现动脉瘤，其原因包括：①非动脉瘤性中脑周围蛛网膜下腔出血，CT 和 MRI 示出血局限于脑干前和邻近区如脚间池和环池，首次和随访血管造影阴性。这类患者的预后较好，其出血原因可能为前脑和中脑小静脉自发性破裂；②由于出血后动脉痉挛，致使动脉瘤不显影或显影不满意。CT 和 MRI 表现为典型的动脉瘤性蛛网膜下腔出血，包括鞍上池完全由血液充填并延伸入侧裂池和纵裂。该组患者的再出血、脑缺血、神经学缺陷的发生率较高，10%~20% 的患者在重复血管造影时显示动脉瘤；③动脉瘤腔内血栓形成，9%~13% 的动脉瘤可合并血栓形成，由于瘤腔内充填血栓，导致造影剂无法充盈显影，因而出现假阴性；④因动脉瘤太小而漏诊，DSA 设备、医生的经验及造影技术等原因都可以导致假阴性的发生。对于小的动脉瘤，可以采用 3D-DSA 成像。由于前交通动脉瘤最容易出现假阴性，有时候交叉压迫和旋转的三维影像有助于发现小的动脉瘤；⑤小的脑动静脉畸形（AVM），出血时畸形团受血肿压迫，血流阻力增加，致使静脉引流延迟，导致造影时不显示 AVM 的存在；⑥脊髓血管畸形，可能由于颈髓 AVM 破裂时 CT 扫描会显示基底池和/或脑室充满血液，使 SAH 的诊断成立；而仅行头部 DSA 又不能发现病灶，这时就需要检查患者有无脊髓受累情况，如合并脊髓受累，应行选择性脊髓血管造影和/或脑和脊髓的 MRI、MRA。

对于首次 DSA 阴性的 SAH 患者，因为可能发生再出血，需要密切观察病情变化，及时复查 CT，有手术指征者，要立即急诊手术探查。考虑到颅内动脉瘤再次破裂出血的危险性，对于 DSA 检查阴性的 SAH 患者应在 2～4 周后再次行 DSA 检查（14% 的患者存在动脉瘤）。

五、诊断

根据患者的临床表现及影像学检查结果可以很好地评估病情及判断预后。

六、治疗

没有经过治疗的破裂动脉瘤的再出血风险高，多数发生于首次出血后的 2～12 小时。此后第 1 个月，再出血风险为每天 1%～2%，3 个月后为每年 3%。"超早期再出血"（首次出血后 24 小时内再发出血）的风险为 15%，具有很高的病死率。因此，对于破裂颅内动脉瘤应当尽早治疗。治疗方法主要包括外科手术夹闭瘤颈及血管内治疗。颅内动脉瘤的手术夹闭是有效的治疗方法。随着手术夹的改进和显微外科技术的完善，颅内动脉瘤手术夹闭的疗效有很大的提高，术后致残率和死亡率大大降低。

（一）显微外科手术治疗

在动脉瘤颈处放置动脉瘤夹，将动脉瘤排除在血液循环外而不闭塞载瘤动脉，手术包括瘤颈夹闭、包裹或动脉瘤孤立＋血管重建（图 2-3-4）。

（二）介入治疗

1. 介入治疗概述　Guglielmi 等在 1991 年研制并使用 GDC（电解铂金微弹簧圈）栓塞治疗颅内动脉瘤，此项技术不断发展，取得良好疗效。随

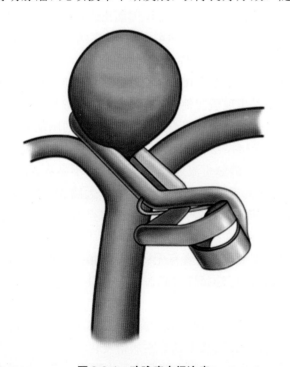

图 2-3-4　动脉瘤夹闭治疗

着器材的发展，介入技术的提高，血管内方法治疗颅内动脉瘤逐步得到广泛应用。血管内治疗具有创伤小、并发症发生率低、适应证广泛的特点。2002 年发表的国际蛛网膜下腔出血动脉瘤试验（International Subarachnoid Aneurysm Trial，ISAT）发现，血管内治疗与开颅夹闭相比能够降低残死率，改善临床预后，由此确立了介入治疗在颅内动脉瘤治疗中的地位。自 ISAT 研究结果公布后，近十年来颅内动脉瘤血管内介入治疗发展迅猛，随着修饰弹簧圈、辅助球囊、颅内动脉瘤治疗专用支架以及血流导向装置等的出现，血管内介入治疗颅内动脉瘤的疗效更为确切，血管内治疗已成为部分颅内动脉瘤首选的治疗方法（图 2-3-5）。

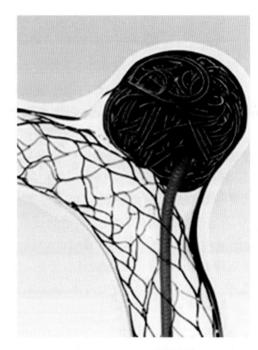

图 2-3-5　颅内动脉瘤介入栓塞治疗模式图

2. 动脉瘤内栓塞

（1）原理：通过单纯对动脉瘤进行栓塞或借助辅助球囊、支架进行栓塞，从而减少动脉瘤内的血流灌注，减轻血流对动脉瘤壁的压力，降低动脉瘤破裂的风险。

（2）适应证与禁忌证

1）适应证：大多数颅内动脉瘤都适合行动脉瘤栓塞术。对于宽颈动脉瘤可以行球囊辅助弹簧圈栓塞或支架结合弹簧圈栓塞。①破裂动脉瘤：如全身状况可耐受麻醉，技术可以达到治疗目的，可以介入治疗，Hunt-Hess 分级 Ⅰ～Ⅲ级应积极治疗，Ⅳ～Ⅴ级应酌情处理；②未破裂动脉瘤：患者全身状况可耐受麻醉，技术可以达到治疗目的，可以行介入治疗。

2）禁忌证：①不可纠正的出血性疾病或出血倾向为绝对禁忌证；②血管迂曲严重，或入路动脉管腔过于狭窄，或动脉瘤过小，导管无法进入；③全身状况不能耐受麻醉。

（3）术前准备

1）完善患者的临床查体、血生化检查及相关影像学检查。

2）器材准备：微导管、微导丝、球囊、支架导管、弹簧圈、颅内动脉支架等。

（4）操作技术

1）脑血管造影：股动脉穿刺插管，导管分别进入4支脑供血动脉内（双侧颈内动脉及椎动脉），行脑血管造影。最好进行三维造影，需要注意动脉瘤的大小，形状，瘤颈情况，是否有动脉分支从瘤颈发出，对于破裂动脉瘤要注意是否存在血管痉挛，是否合并其他脑血管疾病（如动脉狭窄、血管畸形等），注意载瘤动脉有无狭窄；注意动脉入路是否迂曲，初步判断介入治疗时导管及导丝能否到达动脉瘤内；选择最佳工作角度（可以清楚地显示载瘤动脉、瘤颈、动脉瘤）。对于破裂动脉瘤，如果造影发现多个动脉瘤，要根据动脉瘤的位置、形态、大小、结合CT出血部位判断哪一个为破裂动脉瘤。

2）动脉瘤栓塞治疗一般采用全身麻醉，术中肝素化。对于前循环动脉瘤，导引导管到达颈内动脉。对于后循环动脉瘤，导引导管到达椎动脉的第2颈椎水平。根据动脉瘤的形态、大小及其与载瘤动脉的关系，把导管及导丝塑成一定形状。在工作角度进行栓塞治疗。根据路径图，在导丝导引下把导管送入动脉瘤内，当微导管到达动脉瘤内时，应当稍微后撤导管，消除导管的张力，在透视下撤出导丝，防止导管头端把动脉瘤戳破。选择合适直径及长度的弹簧圈栓塞动脉瘤。一般第一个弹簧圈选择3D（三维）弹簧圈进行栓塞，进行良好的成篮，防止后续的弹簧圈突入载瘤动脉，弹簧圈位置满意后解脱弹簧圈；第一枚弹簧圈的大小、长度必须根据动脉瘤的大小来选择，它的大小与动脉瘤的最大直径相适应，不应小于瘤颈的宽度。然后再选择合适的弹簧圈进行栓塞。完全栓塞动脉瘤后拔出导管，手术结束。术中要注意防止弹簧圈突入载瘤动脉，导致脑梗死；操作要轻柔，防止导管、导丝、弹簧圈戳破动脉瘤导致术中出血。

3）球囊辅助弹簧圈栓塞（remodeling技术）：对于宽颈动脉瘤，为避免弹簧圈突入载瘤动脉，可采用球囊辅助弹簧圈栓塞。此项技术由Moret在1994

年首先提出。导管进入动脉瘤后，再送入柔软的球囊，充盈球囊，覆盖瘤颈，再通过导管送入弹簧圈，解脱弹簧圈后，松开球囊，球囊闭塞时间不应当超过2~4分钟，防止动脉长时间闭塞导致脑梗死；重复以上的步骤，直到动脉瘤完全栓塞。球囊辅助弹簧圈栓塞的优点为它能够使弹簧圈致密填塞，可以保证载瘤动脉通畅。Remodeling技术需要在载瘤动脉内反复扩张球囊，容易造成血栓形成，因此术中特别要注意充分抗凝（图2-3-6）。

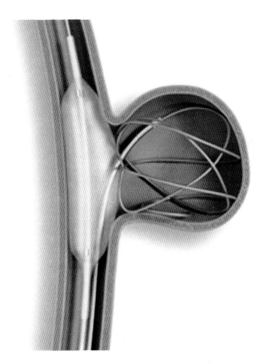

图2-3-6　球囊辅助颅内动脉瘤栓塞治疗

4）支架结合弹簧圈栓塞：如果瘤颈很宽，即使应用球囊辅助，弹簧圈也会突入载瘤动脉的病例需要采用支架结合弹簧圈栓塞。1997年Higashita首先报道内支架结合GDC治疗动脉瘤，使宽颈动脉瘤或梭形动脉瘤的血管内治疗成为可能，随着技术的发展，这项技术的应用越来越广泛。首先经导丝释放一枚柔软的支架，要求支架覆盖动脉瘤的瘤颈。然后在导丝导引下，微导管通过支架的网眼进入动脉瘤内，送入弹簧圈栓塞，这样可以保证弹簧圈不会突入载瘤动脉，保证动脉瘤完全栓塞。因为血管内支架可以导致急性血栓形成、支架再狭窄，因此支架置入前及置入后需要口服抗血小板药物（图2-3-7）。

5）其他治疗方法

① 双微导管技术：如果动脉瘤瘤颈较宽，球囊或支架辅助栓塞（如前交通动脉瘤或大脑中动脉分

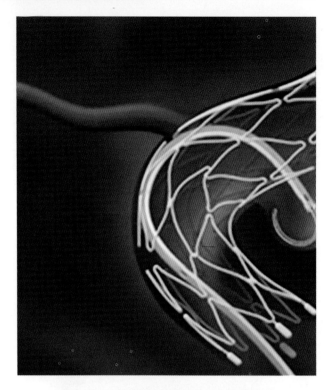

图 2-3-7 支架辅助弹簧圈栓塞颅内动脉瘤

叉处动脉瘤）又比较困难，可以采用双微导管技术进行动脉瘤栓塞。2 根微导管同时进入动脉瘤内，同时送入弹簧圈，这样弹簧圈互相交织，可以避免弹簧圈突入载瘤动脉。

② 覆膜支架置入：覆膜支架又名人工血管，是普通金属支架与人工膜或天然膜相结合的产物。制作支架的材料主要有医用不锈钢、镍钛形状记忆合金、铂合金等。2002 年 Islak 等首次应用裸支架联合覆膜支架成功治疗两例颅内巨大动脉瘤。此后，覆膜支架越来越多地被应用于颅底血管性病变并取得理想效果。置入覆膜支架后，人工膜将动脉瘤瘤颈覆盖，可将动脉瘤与载瘤动脉隔绝。现有的覆膜支架柔顺性较差，难以到达目标血管；另外覆膜支架置入只能用于无重要侧支或穿支发出的动脉节段。

③ 栓塞：微导管进入动脉瘤内，应用专用的球囊闭塞瘤颈，经导管缓慢注入 Onyx，使 Onyx 充满动脉瘤内，并防止 Onyx 流入载瘤动脉内。然后回抽球囊，撤出微导管。Onyx 栓塞动脉瘤操作比较复杂，应用的病例较少，远期疗效还有待于研究。

（5）术后处理及并发症：与外科手术夹闭相比，动脉瘤栓塞治疗的风险较小，但仍可能出现并发症，有时可致死或致残。因此尽量降低并发症发生率，正确处理并发症就十分重要。

1）动脉瘤术中破裂：术中导管或导丝可刺破动

脉瘤，引起出血。如果出现动脉瘤破裂出血，应迅速中和肝素，降低血压，继续填塞弹簧圈，完全栓塞动脉瘤；如果无法完全栓塞动脉瘤，出血未停止，应急诊行外科手术夹闭。为避免动脉瘤破裂出血，操作时应当注意以下问题：导丝及导管进入动脉瘤是应当在路图下进行，操作时动作轻柔，防止导管或导丝戳破动脉瘤；导管要准确塑形，导管头不要接触动脉瘤壁。

2）血栓栓塞：是弹簧圈栓塞动脉瘤的常见并发症，发生率为 4.6～10.1%。全身肝素化可降低血栓栓塞的风险。如果发生栓塞，可以把微导管插入血栓内进行溶栓治疗，但溶栓时要注意防止出血。

3）弹簧圈移位：指弹簧圈从动脉瘤内移位，到达载瘤动脉或到达远端动脉导致脑缺血。栓塞时应当选择合适弹簧圈，对于宽颈动脉瘤应当采用球囊辅助弹簧圈栓塞或支架辅助弹簧圈栓塞，以防止弹簧圈移位。如果发生弹簧圈移位，可应用特殊装置取回移位的弹簧圈。如果无法取出移位的弹簧圈，应当避免弹簧圈堵塞主要血管，术后抗凝治疗。

4）血管痉挛：蛛网膜下腔出血可以导致血管痉挛，导管及导丝也可以导致血管痉挛。静脉给予尼莫地平可以治疗血管痉挛。

5）支架置入相关并发症：包括支架移位，再狭窄，急性血栓形成，支架受压变形、塌陷。如果支架直径较小，微导管通过支架网眼进行动脉瘤栓塞时可导致支架移位。术前注意抗血小板治疗，术后注意抗凝抗血小板治疗可以防止急性血栓形成及支架再狭窄。

（6）疗效评价：在一项多中心合作（ISAT）包括大宗病例的前瞻性研究中，对手术夹闭（1 070 例）和血管内介入治疗（1 073 例）进行了比较，随诊 7 年，结果表明对于破裂颅内动脉瘤，两者均可有效地防止动脉瘤再出血，但血管内介入治疗的死亡率和致残率小于手术夹闭，再出血的风险低。

3. 血流导向装置应用

（1）原理：血流导向装置是一种自膨、编织的高度可变形网状支架，具有低孔率和高金属覆盖率的特点。它通过密致的网状结构对血流构成导向作用。特点是可以对动脉瘤颈达到较高的金属覆盖率，从而因血流的导向作用使血流远离动脉瘤，减少血流对动脉瘤的冲击，并促进动脉瘤内血栓形成，血管内膜形成达到动脉瘤的治愈。目前临床应用的血流导向装置主要有 pipeline embolization device（PED）、silk flow diverting stent（SFD）、Tubridge（图 2-3-8）。

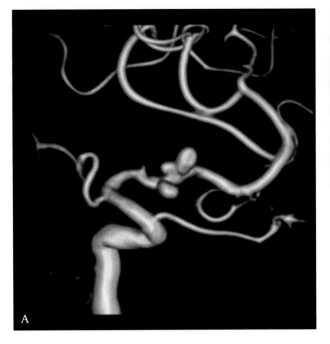

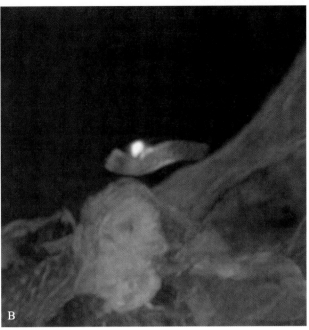

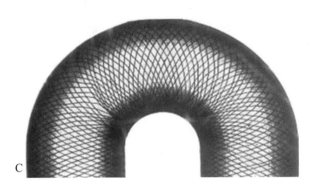

图 2-3-8 采用血流导向装置治疗脑动脉瘤
A.造影提示左侧大脑中动脉多发动脉瘤；B.血流导向装置（PED）治疗颅内动脉瘤重建图；C.血流导向装置模式图

（2）适应证与禁忌证

1）适应证：①颈脑血管造影证实的颈内动脉大动脉瘤或巨大动脉瘤；②症状性动脉瘤或无症状性动脉瘤但存在破裂风险的；③能够耐受手术并同意使用血流导向装置治疗；④无心肺功能及肝肾功能障碍。

2）禁忌证：①存在严重的阿司匹林或氯吡格雷、肝素、造影剂抵抗；②存在抗凝、抗血小板禁忌；③大剂量抗血小板药物治疗后仍存在抗血小板抵抗。

（3）术前准备

1）患者准备：完善入院常规检测，血生化、心电图、颅脑 CT、评估心肺功能等。

2）药物准备：手术前 3～5 天开始服用双抗治疗（阿司匹林 100mg+ 氯吡格雷 75mg，每日一次），服药 3 天后进行血栓弹力图（thromboelastography，TEG）检测；根据检测结果调整用药方案，使花生四烯酸（arachidonic acid，AA）抑制率 >50%；二磷酸腺苷（ADP）抑制率 >30%；ADP 曲线最大振幅值，控

制在 31～47mm。术中肝素化 50～70U/kg，每一小时追加 1 000U 肝素。术后继续服采用双抗血小板治疗。

3）器材准备：微导管、支架导管、微导管、中间导管等。

（4）操作技术：全身麻醉后，双侧股动脉穿刺置鞘，全身肝素化，术中再次脑血管造影，测量动脉瘤、载瘤动脉的支架及分析血流代偿情况，制订手术策略。同轴引入 6F 中间导管达颈内动脉高位颈段，在同轴引入支架导管达颅内动脉瘤远端动脉。再通过同轴技术引入栓塞微导管达颅内动脉瘤内。先通过栓塞导管对动脉瘤进行部分栓塞，再缓慢完全释放血流导向装置。术中多次造影确认动脉瘤栓塞情况，依据造影结果判定栓塞程度。最后 3D CT 评估颅内情况正常后，缝合穿刺点。

（5）术后处理与并发症：术后继续常规双抗血小板治疗，术前 TEG 未达标的，术后再次复查 TEG，依据检测结果调整服用剂量。围手术期并发症主要分为出血性并发症（动脉瘤破裂和脑实质出

血)和缺血性并发症（支架内血栓形成、支架狭窄、分支动脉栓塞），血管壁损伤致动脉夹层、海绵窦漏、血管破裂。

（6）疗效评价：近期通畅率尚可，远期疗效尚无大规模临床研究。

4. 载瘤动脉闭塞术

（1）原理：少数位于颈内动脉岩部或海绵窦段及椎动脉的巨大、梭形动脉瘤因动脉瘤复杂，可考虑行载瘤动脉闭塞术。但闭塞载瘤动脉前需做颈内动脉球囊闭塞试验，只有患者不出现任何神经功能障碍或不适的情况下，才能闭塞载瘤动脉。

（2）适应证与禁忌证

1）适应证：①颅内巨大型动脉瘤（直径大于25mm），此类动脉瘤由于瘤颈较宽且瘤体较大，手术夹闭及瘤内栓塞均较困难；②宽颈或梭形动脉瘤，该类动脉瘤缺乏明确的瘤颈，而不易手术夹闭或无法单纯使用弹簧圈行瘤内栓塞；③创伤后假性动脉瘤及感染性动脉瘤，该类动脉瘤瘤壁较薄弱，在栓塞及夹闭过程中容易导致动脉瘤破裂出血。

2）禁忌证：①近期（2～4周内）内有活动性出血，严重消化道、泌尿道及其他脏器出血；②近期接受过大手术、活检、心肺复苏、不能实施压迫的穿刺；③近期有严重外伤；④严重难以控制的高血压（血压 >160/110mmHg）；⑤伴有较严重感染，如细菌性心内膜炎；⑥主动脉动脉瘤、主动脉夹层、动静脉畸形患者；⑦严重肝肾功能不全；⑧年龄 >75 岁和妊娠者慎用；⑨凝血功能障碍或肝素过敏；⑩血管极度迂曲或血管痉挛，且经药物治疗后痉挛无改善者。

（3）术前准备

1）患者准备：体格检查、实验室检查（血常规、肝肾功能、D- 二聚体、凝血功能等）、影像学检查等。

2）器材准备：穿刺鞘、微导管、微导丝、直径较大的弹簧圈、闭塞球囊等。

3）球囊闭塞试验：首先行全脑动脉造影，在颈内动脉造影时，压迫对侧颈内动脉以观察大脑动脉环的交叉循环情况以及有无解剖变异。将不可脱球囊导管放置在需要闭塞的血管内，闭塞时间最少30分钟，闭塞时患者意识清醒，无失语、无肢体肌力减弱等一系列神经功能障碍。侧支循环代偿充分的影像学标志为：患侧颈内动脉供血区毛细血管充盈良好；双侧静脉期同时出现。

（4）操作技术：全麻下，对于前循环动脉瘤，导引导管到达颈内动脉。对于后循环动脉瘤，导引导管到达椎动脉的第 2 颈椎水平。根据动脉瘤与载瘤动脉的血流代偿情况，选择闭塞部位。对于眼动脉开口以下的动脉瘤，可将球囊置于瘤颈近心端。对于颈内动脉眼动脉动脉瘤，可能存在眼动脉血液再灌注，当颈外动脉向眼动脉供血时，需将球囊置于动脉瘤与眼动脉之间，并横跨瘤颈部位；若不存在侧支循环，则需在眼动脉开口以下放置球囊即可。对于眼动脉以上动脉瘤取决于后交通动脉的血流动力学，球囊通常置于后交通动脉以下。术中要注意操作要轻柔，防止导管、导丝、弹簧圈戳破动脉瘤导致术中出血。

（5）并发症：①近期疗效，根据文献报道，7.5%～12.5% 会有短暂的病情加重，0～4% 的患者遗留永久性的神经功能障碍、死亡率为 0，较手术颈内动脉结扎安全；②中、远期疗效，载瘤动脉闭塞的目的是诱导动脉瘤内血栓形成并永久性的防治动脉瘤复发。血栓的机化、纤维化以及存进动脉瘤形成的血流动力学消失可导致动脉瘤皱缩、解除动脉瘤压迫症状，防治动脉瘤破裂出血。

（王　峰　刘勇建）

第四章　脑动静脉畸形

一、概述

脑动静脉畸形（cerebral arteriovenous malformation，CAVM）是一种脑部血管发育异常，在病变部位脑动脉与脑静脉之间缺乏毛细血管，动脉直接与静脉相接，形成了脑动、静脉之间的短路，血流阻力骤然减小，导致局部脑动脉压下降，脑静脉压增高，由此产生一系列血流动力学的紊乱和病理生理过程。

二、解剖

脑动静脉畸形是一种局部脑血管发育异常，在病变部位脑动脉与脑静脉之间缺乏毛细血管，动脉直接与静脉相接，形成了脑动、静脉之间的短路，血流阻力骤然减小，导致局部脑动脉压下降，脑静脉压增高，由此产生一系列血流动力学的紊乱和病理生理过程。临床上可表现为反复的颅内出血，部分性或全身性抽搐发作，短暂脑缺血发作及进行性神经功能障碍等。CAVM 包括供血动脉、畸形团、引流静脉。本病可发生于脑的任何部位，90% 位于小脑幕上。

三、病因与病理生理

CAVM 的病因尚不十分明确，一般认为在胚胎45~60 天时发生。胚胎第 4 周，脑原始血管网开始形成，原脑中出现原始的血液循环，以后原始血管分化出动脉、静脉和毛细血管。这个时期局部脑血管分化发生障碍，使动脉与静脉直接相通，无毛细血管形成，而产生 CAVM。

其病理生理改变包括供血动脉异常扩张，某些区域的管壁变薄、退变或缺少中膜及弹力板，局部血管壁不规则增厚、内皮增生、中膜肥大、基板分层化、增厚。畸形团血管可有肥大的中膜，畸形团内可有散在动脉瘤和硬化的岛样组织。引流静脉动脉化、细胞增生、静脉壁变厚，但是缺乏弹力板，不是真正的动脉结构。CAVM 血管之间会有正常脑组织，但是一般没有功能。CAVM 可以使功能组织发生重构或移位。

畸形血管团大小不一，多位于皮髓质交界处，累及软膜，呈锥形，锥基为软膜面，锥尖指向脑实质。如果硬膜受侵则称为硬膜型 CAVM。常规血管造影阴性者为隐匿型 CAVM。畸形血管团内动静脉瘘形成，尤其是瘘口大者，病灶内血流阻力减低，血流量增大，造成供血动脉增粗、增多、扭曲，并窃取大量正常脑组织供血，以满足病灶的高流量血供。回流静脉腔内因压力增高、流速加快，也随之逐渐扩张。供血动脉远端、畸形团内可发生血流相关性动脉瘤，引流静脉狭窄可引起静脉瘤样扩张。畸形血管团内可有血栓形成及钙化，畸形血管团周围脑组织变性、萎缩、含铁血黄素沉着。

四、临床表现与辅助检查及诊断

（一）临床表现

CAVM 的主要临床表现为颅内出血（38%~68%）、癫痫（12%~35%）和头痛（5%~14%），多见于儿童、青少年和青年。

1. **颅内出血**　是 CAVM 最常见的临床表现，可分为脑内出血、脑室出血和蛛网膜下腔出血。未破裂 CAVM 每年的出血风险为 2%~4%；而曾经破裂出血的 CAVM 第 1 年再破裂出血的风险大约为6%。

2. **癫痫**　原因主要是 CAVM 盗血，导致正常脑组织供血不足，或者是由于 CAVM 病灶位于功能区，直接影响正常脑组织的功能。有些患者表现为癫痫大发作，也有患者表现为局灶发作。长期癫痫发作，会导致患者智力减退。

3. **头痛**　半数以上患者有长期头痛病史，类似偏头痛。凡累及硬脑膜者均可产生头痛。

4. **其他症状**　颅内 AVM 可因患侧半球或局部

长期供血不足导致进行性偏瘫,因引流静脉异常引起颅内压增高、眼球突出等。此外,少数患者尚存在颅内血管杂音、精神症状等。

(二)辅助检查

1. CT　CT平扫未出血的CAVM表现为不规则的低、等或高密度混杂的病灶,边界不清,一般无占位效应,周围无明显的脑水肿征象。增强后显示为团状强化,其内可见迂曲的血管影,周围可见增粗的供血动脉和引流静脉。

2. MRI　CAVM的典型MRI平扫表现为以低信号为主、具有流空信号特征的不均质信号,无占位效应,周围脑组织不同程度萎缩,增强后显示为团状强化。MRA可显示颅内CAVM的畸形团、供血动脉、引流静脉。

3. **数字减影血管造影**　是最重要的检查方法,敏感性高。可见一支或多支增粗的供血动脉进入团状畸形血管内,可见紊乱的畸形团,同时可显示扩张扭曲的引流静脉,是显示畸形团内动脉瘤的最佳影像学方法。Spetzler和Martin根据血管造影上CAVM畸形团的大小、是否位于功能区和引流静脉方式把CAVM分为5级,主要用于评估手术治疗CAVM的并发症及预后(表2-4-1)。

表 2-4-1　Spetzler-Martin 分级

	分级依据	评分
AVM 大小(畸形团最大直径)	<3cm	1
	3cm~6cm	2
	>6cm	3
AVM 部位	功能区	1
	非功能区	0
引流静脉方式	浅静脉	0
	深静脉	1

注:评分累加数为实际分级,Ⅰ级最轻,Ⅴ级最重

(三)诊断

CAVM的临床表现无特异性,明确诊断需要借助于影像学手段,如CT、MRI和数字减影血管造影(DSA)。

五、治疗

(一)常规治疗方法概述

CAVM的治疗方法包括:外科手术、放射治疗、介入治疗(血管内栓塞治疗)、联合治疗、随访保守治疗。外科手术能完全切除脑动静脉畸形团块,但

手术时间较长,术中创伤较大,可能加重神经功能障碍。立体定向放射治疗为无创治疗,可以减小或消除畸形,但畸形血管闭塞时间长,在未完全闭塞前仍有出血可能。介入治疗即血管内栓塞治疗,采用血管内途径,直接抵达病灶进行治疗,从理论上说,应该是最为理想的治疗方法,但是治疗效果受栓塞材料的制约。

表浅的、单支引流静脉和非功能区的Spetzler Ⅰ~Ⅱ级者CAVM,可以手术切除达到解剖和临床治愈。中等大小CAVM(3~6cm)根据病灶的血管构筑,可先行栓塞,减小病灶的体积,然后行显微外科手术或放射治疗。

放射治疗可以损伤CAVM内皮细胞,内皮损伤导致平滑肌细胞、肌纤维母细胞增生,细胞外胶原沉积,血管巢狭窄闭塞。放射治疗一般是在血管内治疗、手术后病灶缩小的患者,再进行放射治疗,达到解剖治愈;CAVM位于功能区、位置深,如果无法行血管内治疗和手术治疗,可以选择放射治疗,有助于减少分流,缓解症状,降低发生脑出血的风险。

对于大CAVM(大于6cm)各种治疗方法的风险都很大,除部分有明显症状或高危出血倾向的患者,宜随访保守治疗。有学者提出以血管内栓塞治疗为先,手术治疗为主,放射治疗为辅,对复杂CAVM选择联合治疗的原则,已经取得了一定的成绩,还需要多学科通力合作,进一步完善。

(二)介入治疗

1. **治疗原理**　介入治疗(血管内栓塞治疗)是采用血管内途径,通过微导管等装置将栓塞材料输送到病变部位,以闭塞病变或重建正常结构的方法。其用于CAVM的治疗的目的为:①治愈性栓塞,完全栓塞畸形,获得解剖治愈;②靶点栓塞,对于CAVM,针对出血相关危险因素如动脉瘤、高流量的动静脉瘘等进行栓塞,降低病变出血的风险;③作为综合治疗的一部分,手术切除前或放射治疗前栓塞,缩减畸形体积,减少畸形的血供,降低出血风险,以有利于手术或放射治疗的进行。

2. **适应证与禁忌证**

(1)适应证:①有高度可能发生正常灌注压突破的高血流量CAVM;②主要供血动脉位置深,为减少外科术中出血应先行栓塞;③位于功能区的大型CAVM或位于手术难以到达部位的CAVM,部分栓塞后可使病灶缩小,以利进一步行放射外科治疗;④CAVM合并有动静脉瘘和畸形内动脉瘤;⑤大型CAVM压迫邻近脑组织,引起进行性加重的神经功

能损害；⑥深部的大型 CAVM 表现为蛛网膜下腔出血并有明显神经功能障碍者；⑦严重头痛，有脑膜中动脉或其他硬脑膜动脉供血者。

（2）禁忌证：①供血动脉过于扭曲、纤细、血流量太低，微导管无法进入畸形血管团；②穿支供血型动静脉畸形，微导管无法避开正常分支者。

3. 术前准备

（1）患者准备：体格检查、实验室检查（血常规、肝肾功能、D- 二聚体、凝血功能等）、影像学检查。

（2）器材准备

1）微导管及导丝：根据血管构筑学，可选择漂浮导管或导丝导引导管。

2）栓塞材料：目前，常用于 CAVM 介入治疗的栓塞材料最常用的是液体栓塞剂 Onyx，其次为 NBCA。

① Onyx：是一种生物相容性液体栓塞剂，它由一种乙烯乙烯醇共聚物，溶解在二甲基亚砜（DMSO）中，当这一混合物接触含水介质时（如血液）二甲基亚砜迅速扩散，聚合物在原地沉淀和凝固，形成一种柔软的弹性栓子，不会黏附血管壁或导管。

② NBCA：是一种快速有效的栓塞剂，为丙烯酸酯的聚合物。NBCA 在接触到离子性的液体后会立即发生聚合，所以推注用的导管必须在注射完 NBCA 后迅速回撤，以防被黏住。

4. 操作技术

（1）动脉入路：①经股动脉穿刺入路将造影导管置于 CAVM 供血动脉主干，选择工作角度下进行 CAVM 造影，显示供血动脉、畸形团、引流静脉；②送入导引导管作为支撑，路径图引导下微导管超选到达 CAVM 供血动脉内；③经微导管造影，如果微导管头端稳定，畸形团结构显影清晰，引流静脉可见，即可进行栓塞治疗。如以 Onyx 为栓塞剂，需先以 DMSO 冲洗微导管，缓慢注射 Onyx，使其在畸形团内弥散满意，造影证实静脉引流通畅，如果 Onyx 反流或进入主要引流静脉应停止注射，等待 30 秒～2 分钟后再进行注射；④拔管，畸形团栓塞完毕或反流超过 1.5cm 时可以拔出微导管。首先缓慢将微导管拉直，使微导管缓慢脱离 Onyx，切忌用力快速拔管，造成血管或畸形团破裂出血；⑤术后多角度造影明确畸形团栓塞情况，注意有无误栓征象，静脉引流是否通畅（图 2-4-1，图 2-4-2）。

（2）静脉入路：动脉入路是介入治疗 CAVM 的传统方法，随着栓塞材料和栓塞技术的不断进步，静脉入路栓塞 CAVM 成为一种新的尝试，通过静脉途径使栓塞剂逆流，在畸形团内弥散，主要适用于破裂的、需要干预性治疗的、供血动脉超选性差或无法超选、深部或功能区外科手术无法切除的、小型和单一静脉引流的 CAVM。

5. 并发症的预防及处理

（1）误栓塞：栓塞正常颅内动脉可以导致脑梗死。超选择插管可以避免误栓正常颅内动脉。

（2）正常灌注压突破：正常灌注压突破（normal perfusion pressure break- through，NPPB）为栓塞畸形团后，原处于低灌注的正常脑组织供血迅速增加，由于脑血管长期处于低灌注状态，其自动调节功能

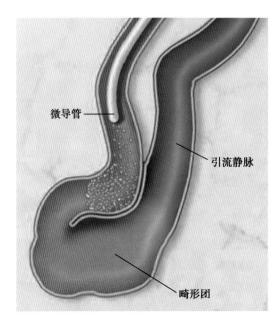

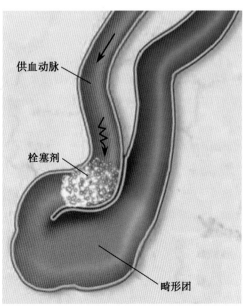

微导管 ——
引流静脉 ——
畸形团 ——

供血动脉 ——
栓塞剂 ——
畸形团 ——

图 2-4-1　CAVM 动脉入路血管内栓塞治疗示意图

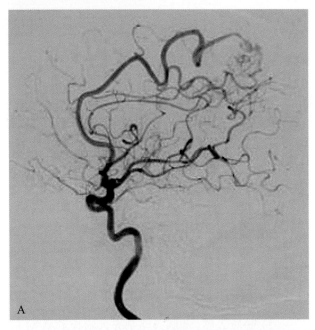

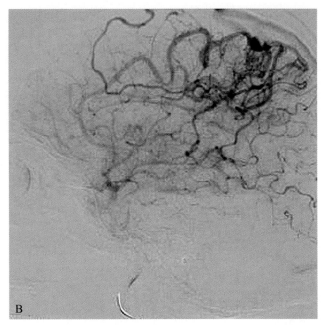

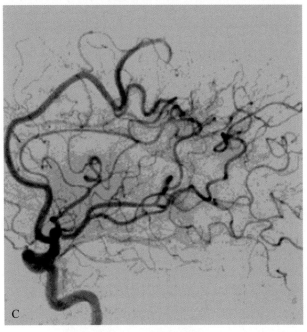

图 2-4-2 采用 Onyx 栓塞 CAVM

中年女性，间断右侧上肢抽搐。A～C. MRI 及 DSA 示左侧顶叶 AVM，微导管到位后以 Onyx 栓塞，AVM 消失

失调，导致严重的脑水肿甚至出血。对于较大的 CAVM 每次应栓塞病灶的 1/3 或 1/4，术中及术后应控制性降低血压，如行第 2 次栓塞，则间隔时间为 4 周。

（3）静脉输出道阻塞和血栓形成：如果畸形团没有被完全栓塞而主要引流静脉被堵塞会引起脑出血。因此，术中应当注意保护引流静脉不被堵塞，如果引流静脉不显影则应当完全栓塞畸形团。

（4）血管穿破：多为微导丝穿破血管壁，术中微导丝尽可能不要伸出微导管头，特别在 AVM 畸形团处；在通过微导管小角度转弯处时，动作要轻柔。一旦发现出血应立即封堵出血部位。

（5）黏管和断管：撤管不及时、供血动脉痉挛和动脉过度扭曲是造成此并发症的三大原因，发生黏管、断管并发症后应视具体情况给予抗凝治疗或外科手术处理。

（6）迟发性血栓形成：供应 CAVM 的供血动脉远端栓塞后，其近端供应正常脑组织的小分支血流变慢，继而血栓形成，造成局部脑缺血。预防措施为术后维持肝素化几个小时。如血栓形成，可行溶栓治疗。

（7）癫痫：CAVM 本身就可以引起癫痫。使用 Onyx 栓塞后发生癫痫的可能性增加，其原因尚不明确。栓塞治疗皮质 CAVM 的病例应常规使用抗癫痫药物。

6. **疗效评价** 血管内栓塞治疗是治疗 CAVM

的重要方法，但不能完全取代外科手术。与外科手术一样，血管内治疗效果与 Spetzler-Martin 分级密切相关，分级越低，治疗效果越好，反之亦然。

7. **展望** 近年来，CAVM 的介入治疗进展迅猛，随着介入栓塞技术、材料和理念的不断发展成熟，栓塞治疗的作用已经从主要作为综合治疗的一部分（术前栓塞减少出血或放射治疗前缩减体积），转变为治愈性栓塞和结构重建，已逐渐经成为 CAVM 最重要的治疗手段。在影像学方面，高分辨率的平板 DSA 和基于旋转造影的计算机影像重建和融合技术为更为准确、个体化地认识 CAVM 的血管构筑学提供了条件。在材料方面，新型液体栓塞材料具备良好的弥散性和可控性，提高了栓塞效果；而高顺应性球囊、操控性更好的微导管和微导丝的应用拓宽了介入治疗的传统入路，减少了手术并发症；在 Onyx 成功应用于临床后，结合球囊导管、可解脱微导管等多种辅助材料和多种栓塞技术的应用，尤其是治愈性栓塞理念的提出和"高压锅（pressure cooker）"技术的应用，使得多数小型和部分大型的 CAVM 仅通过介入栓塞也能获得解剖治愈。近年来，对于 CAVM 血流动力学的模式研究也使得经静脉入路栓塞 CAVM 成为可能。这些进展，都极大地推动了 CAVM 的介入栓塞治疗的效果。

（王　峰　王铭义）

参 考 文 献

［1］陈孝平. 外科学［M］. 8 版. 北京：人民卫生出版社，2013.

［2］脑动静脉畸形介入治疗中国专家共识［J］. 中华神经外科杂志. 2017，33（12）：1195-1203.

［3］Abecassis IJ，Xu DS，Batjer HH，et al. Natural history of brain arteriovenous malformations: a systematic review［J］. Neurosurg Focus. 2014，37（3）：E7.

［4］Spetzler RF，Martin NA. A proposed grading system for arteriovenous malformations［J］. J Neurosurg，1986，65（4）：476-483.

［5］Kalani MY，Albuquerque FC，Fiorella D，et al. Endovascular treatment of cerebral arteriovenous malformations［J］. Neuroimaging Clin N Am，2013，23（4）：605-624.

［6］Gailloud P. Endovascular treatment of cerebral arteriovenous malformations［J］. Tech Vasc Interv Radiol，2005，8（3）：118-128.

［7］Ledezma CJ，Hoh BL，Carter BS，et al. Complications of cerebral arteriovenous malformation embolization: multivariate analysis of predictive factors［J］. Neurosurgery，2006，58（4）：602-611.

［8］Chapot R，Stracke P，Velasco A，et al. The Pressure Cooker Technique for the treatment of brain AVMs［J］. Journal of Neuroradiology，2014，41（1）：87-91.

第五章　颅内动静脉瘘

第一节　颈内动脉海绵窦瘘

一、临床概述

颈内动脉海绵窦瘘（carotid-cavernous fistula，CCF）指颈内动脉与海绵窦直接交通，动脉血直接经瘘管进入海绵窦，从而发生一系列循环动力学改变和相应的临床症状。颈内动脉与海绵窦之间的瘘管可由外伤后颈动脉穿透性撕裂所致，也可由颈内动脉海绵窦段动脉瘤自发性破裂导致。颈内动脉海绵窦瘘通常为急性起病，表现主要为眼眶周围杂音、突眼、结膜水肿、眼睑外翻、神经功能障碍、鼻出血以及颅内出血。

颈内动脉海绵窦瘘临床症状的病理解剖基础为：颈内动脉动脉血通过瘘口向海绵窦冲击，从而形成与心跳一致的眼眶周围杂音和颅内杂音；因海绵窦内压力升高导致眼静脉逆流，造成眼静脉增粗、球结膜充血水肿、眼球突出等眼部症状；海绵窦内压力增高引起海绵窦内的脑神经（动眼、滑车、外展）功能受损，表现为眼球的运动障碍；连接海绵窦的大脑侧裂静脉压力升高引起脑肿胀、静脉性脑梗死，甚至颅内出血；另外，外伤后合并海绵窦硬膜的撕裂，还可表现为经蝶窦的致命性鼻出血。

二、介入器械

（一）可脱球囊

可脱球囊导管远端有一瓣环，通过此瓣环与可脱球囊连接，稍充盈球囊即可随血流漂向高血流部位。可用于CCF及较大血管的栓塞。

（二）可解脱弹簧圈

是裸铂金圈，连接在推送丝上。正常情况下用于动脉瘤治疗，也可用于闭塞血管和瘘。微弹簧圈栓塞技术可用于经静脉途径及经动脉途径栓塞治疗。

（三）保护球囊

主要为顺应性球囊，用于颈内动脉海绵窦瘘栓塞过程保护颈内动脉。

（四）覆膜支架

覆膜支架隔绝技术主要用于经动脉途径封堵颈内动脉瘘口。

（五）Onyx

是一种沉淀聚合物。它是将聚合物EVOH溶于二甲基亚砜（DMSO），并加入钽粉使之在透视下可见。当注入血管系统后，溶剂DMSO消散，聚合物EVOH沉淀形成固态的栓塞物。可用于弹簧圈栓塞技术中瘘口辅助栓塞，通常需要顺应性球囊保护颈内动脉。

（六）中间导管

是一种头端较为柔软，能够上升到颈内动脉较高位置的支撑导管。

三、介入治疗技术与方法

（一）适应证

血管腔内治疗是颈内动脉海绵窦瘘首选的治疗方案，下列情况均应作为急症栓塞治疗适应证：

1. 突眼症状加重或视力急剧下降。
2. 眼内压增高。
3. 颅内静脉压力增高，伴有皮层静脉逆流。
4. 蛛网膜下腔出血或脑实质出血。
5. 假性动脉瘤从海绵窦疝入蝶窦，伴有或不伴有鼻出血。

（二）术前检查

1. **术前常规检查**　包括CT、MRI及全面查体，特别是眼部症状，包括眼部及眼眶周围血管杂音、视力和视野。常规术前术后眼部拍照以保存资料。

2. **全脑血管造影**　颈内动脉海绵窦瘘的血管异常通常较为显著，应用全脑血管造影诊断颈内动脉海绵窦瘘比较容易。但是，由于通过瘘口的血流量大，血管造影过程中海绵窦显影迅速，颈动脉的瘘口通常被掩盖，使精确评估瘘口位置和颈动脉撕裂程度变得困难。提高造影时每秒采集的图像帧数可以提升血管造影的时间分辨率，进而很大程度改善瘘口的显示。另外，更为有效的解决办法是经Willis环的间接造影，尤其是经椎动脉的间接造影：在阻断患侧颈动脉近心端的情况下行椎动脉造影，血液会经同侧后交通动脉反流至瘘口，从而准确地显示瘘口上缘，这一信息对于血管内治疗具有非常重要的价值（图2-5-1）。

评估某些患者患侧颈内动脉是否需要保留，对于治疗方案的制订也尤为重要。如果阻断患者颈内动脉，间接造影显示血流经Willis环反流至床突上段以下，并且患者能耐受颈内动脉球囊阻断实验，那么患者的颈动脉就可以被完全闭塞，否则就必须保留颈内动脉。但是，即使患者耐受了球囊阻断实验，在颈动脉鼻塞后仍有一小部分患者会出现脑组织缺血性事件。

简单来讲，全脑血管造影评估的必需影像包括：双侧颈内动脉及双侧椎动脉正侧位像；双侧颈外动脉侧位像；压迫患侧颈内动脉对侧颈内动脉正位像及椎动脉侧位像。

（三）术前准备

1. 全身麻醉准备。

2. 眼部局部护理，防止角膜溃疡。

3. 特殊材料准备。

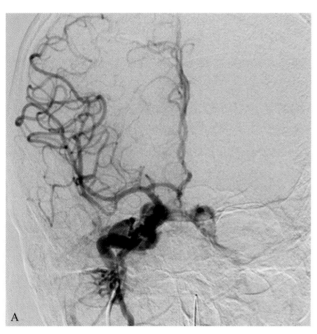

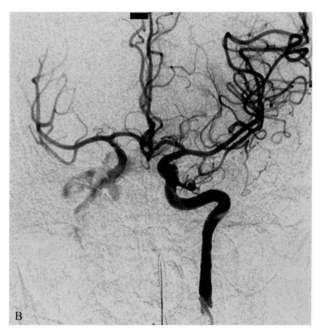

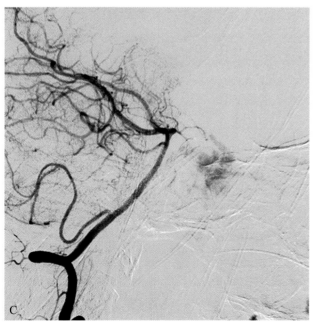

图2-5-1 颈内动脉海绵窦瘘造影评估

A. 右侧颈内动脉造影示颈内动脉在海绵窦瘘瘘口显示困难；B. 阻断患侧颈动脉近心端，左侧颈内动脉造影显示造影剂经Willis环反流至右侧颈内动脉并显示瘘口；C. 阻断患侧颈动脉近心端，椎动脉造影显示造影剂经Willis环反流至右侧颈内动脉，并显示瘘口上缘

（四）栓塞要点

可脱性球囊栓塞治疗颈内动脉海绵窦瘘是神经介入的经典手术，并且曾经是治疗颈内动脉海绵窦瘘的首选方法。但是，这一技术有几项难以克服的技术问题：一是球囊早脱导致的颅内血管异位栓塞；二是不能达到瘘口的完全闭塞；三是球囊泄漏或者海绵窦内的骨折片刺破球囊导致瘘的复发；四是长期的随访观察显示即使颈内动脉海绵窦瘘瘘口得到了很好的闭塞，仍旧有30%～44%的病例可能伴随有永久的假性动脉瘤。

目前，颈内动脉海绵窦瘘的治疗可分为两种方式：一种方式经动脉途径或者经静脉途径闭塞瘘口，同时保持颈内动脉的通畅。所选择的栓塞材料可以为微弹簧圈、液体栓塞剂和覆膜支架；另外一种方式是经动脉途径应用微弹簧圈栓塞瘘口远端及近端的颈内动脉。

1. 球囊辅助下经动脉途径栓塞颈内动脉海绵窦瘘 一般选择经股动脉进入，血管迂曲明显者可选择经颈动脉穿刺进入。大多数病例可选择经动脉途径入路完成CCF栓塞（图2-5-2）。

（1）全身肝素化，将顺应性球囊置于颈内动脉内，并跨越瘘口部。

（2）微导管经瘘口选择进入海绵窦内。

（3）充盈球囊的同时栓塞瘘口，可应用微弹簧圈，也可混合应用微弹簧圈及液态栓塞剂（Onyx）。

（4）间断抽瘪球囊并复查造影显示瘘口闭塞情

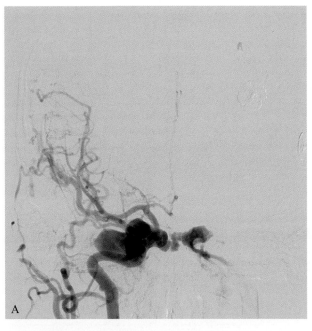

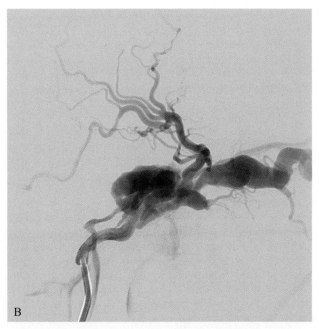

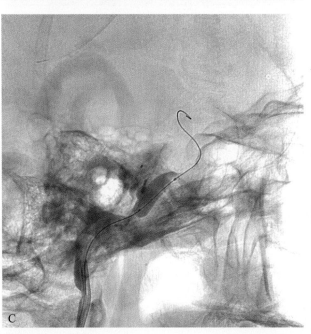

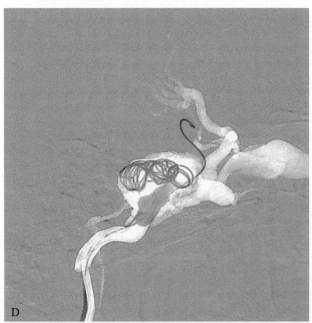

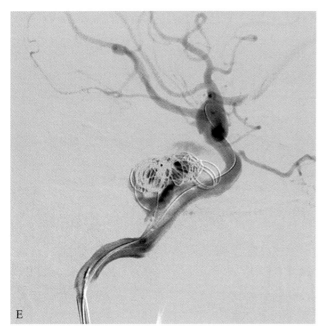
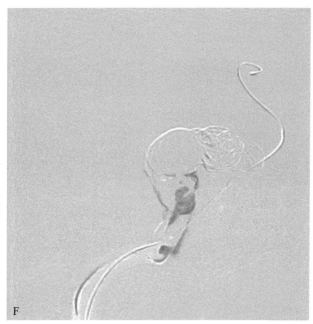
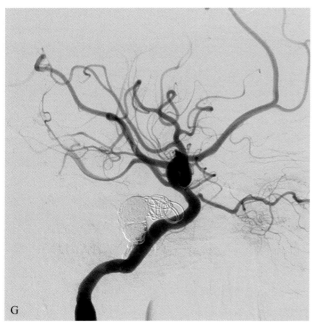
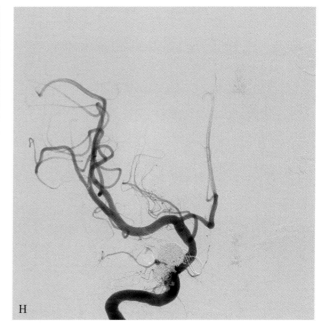

图 2-5-2　动脉途径治疗颈内动脉海绵窦瘘

A. 正位颈内动脉造影示颈内动脉在海绵窦段与海绵窦直接沟通，并向眼静脉、皮层静脉和岩下窦引流；颅内血管显影差，提示盗血明显；B. 工作位颈内动脉造影；C. 颈内动脉途径，经过瘘口将弹簧圈微导管置于海绵窦内，充盈颈内动脉内保护球囊，球囊部分向瘘口内膨出；D. 球囊保护下弹簧圈填塞海绵窦腔；E. 复查造影显示瘘口部分残留；F. 球囊保护下经弹簧圈导管注入 Onyx 胶；G. 工作位复查造影显示瘘口消失，颈内动脉通畅，颅内血管显影正常，盗血现象消失；H. 正位颈内动脉造影

况，直至瘘口完全闭塞。

2. 经静脉途径栓塞颈内动脉海绵窦瘘　在下列情况经动脉途径栓塞 CCF 可能具有一定难度，需要考虑静脉入路完成治疗：瘘口小或多发，颈内动脉迂曲，经动脉途径球囊微导管及导丝导引微导管均无法到位，或者经动脉途径仅能完成部分瘘口栓塞。经静脉有多种途径进入海绵窦，一般根据动脉造影的静脉期寻找静脉入路，经岩下窦进入海绵窦

进行瘘口栓塞是最为常见的入路（图 2-5-3）。其他路径在此不做详细介绍。

（1）全身肝素化，动脉穿刺置管于患侧颈内动脉，用于术中造影评估。

（2）导引导管置于颈内静脉，微导管选择进入岩下窦，并通过岩下窦进入海绵窦。

（3）造影证实微导管头端位于受累海绵窦腔内。

（4）弹簧圈填塞受累海绵窦，并间断动脉造影

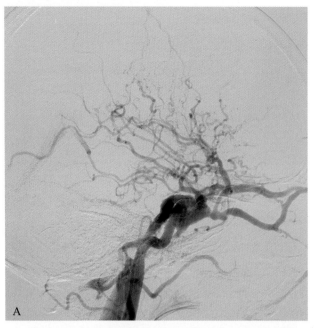
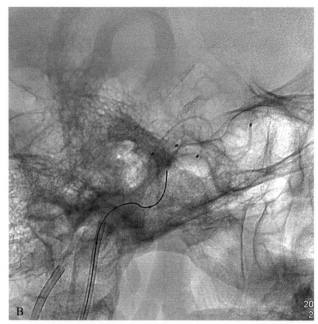
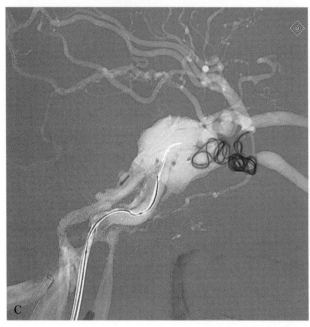
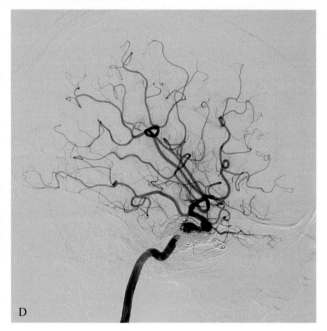

图 2-5-3　静脉途径治疗颈内动脉海绵窦瘘

A. 右侧颈内动脉造影示颈内动脉在海绵窦段与海绵窦直接沟通，并向眼静脉、皮层静脉和岩下窦引流；B. 经颈静脉-岩下窦途径引入微导管至海绵窦内，并经动脉途径进入微导管跨过颈内动脉瘘口备用；C. 经静脉途径微导管向海绵窦腔内填塞弹簧圈；D. 复查造影显示瘘口消失，颈内动脉通畅，颅内血管显影正常，盗血现象消失

评估瘘口闭塞程度。

（5）弹簧圈填塞不够致密，造影显示还有残余引流，可使用 Onyx 在海绵窦内注射。

3. 覆膜支架隔绝颈内动脉海绵窦瘘　覆膜支架治疗颈内动脉海绵窦瘘，在重建颈内动脉，隔绝瘘口方面具有较为明显的优势。但是，覆膜支架的主体较硬，需要颈内动脉较为平直才能顺利推进；覆膜支架的植入需要瘘口清晰可辨，瘘口两侧血管直径类似（图 2-5-4）。

（1）全身肝素化。

（2）应用同轴技术（长鞘＋中间导管＋微导管系统）将中间导管引至瘘口远端。

（3）经中间导管引入覆膜支架系统，透视下定位于瘘口部位。

（4）后退中间导管，并于透视下精确释放覆膜支架。

（5）如瘘口部位覆盖不理想，可应用顺应性球囊适度扩张覆膜支架，或者引入另一枚覆膜支架补充覆盖。

（6）在瘘口内预置一根微导管可用于辅助精确定位。

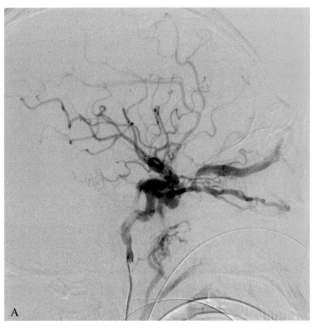
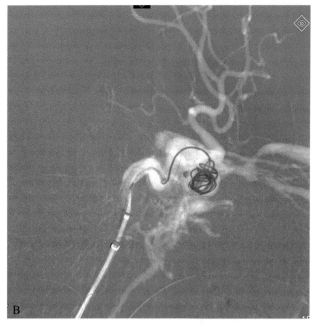
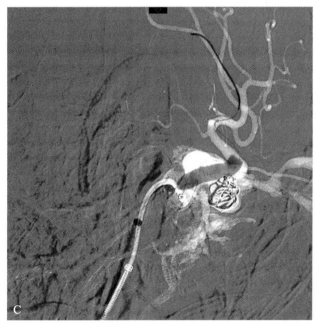
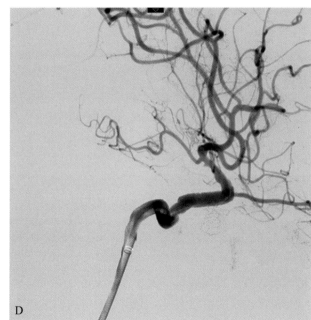

图2-5-4 覆膜支架治疗颈内动脉海绵窦瘘

A.右侧颈内动脉造影示颈内动脉在海绵窦段与海绵窦直接沟通，并向眼静脉、皮层静脉和岩下窦引流；海绵窦撕裂蝶窦内假性动脉瘤形成；B.经颈内动脉微导管通过瘘口进入海绵窦内，并填充一枚弹簧圈用于瘘口定位；C.引入覆膜支架后，透视下于定位于瘘口部扩张球囊并释放；D.复查造影显示瘘口消失，颈内动脉通畅，颅内血管显影正常，盗血消失

（五）术后处理

1.如选择闭塞颈内动脉的治疗方法，术后需应用抗凝或抗血小板治疗预防远端颈内动脉残端内血栓形成。

2.卧床24～36小时。

3.如患者病程较长，突然阻断瘘口的"盗流"，可能导致脑部血流增加，从而发生高灌注综合征。因此，术后应给予控制性降低血压，抗脑血管痉挛等治疗。

4.在瘘口闭塞后，静脉窦内血栓形成所导致的

占位效应可能会加重脑神经的压迫症状，因此，预防性的予以镇痛治疗，糖皮质激素减轻水肿效应还是必要的。

四、疗效评价

迄今，颈内动脉海绵窦瘘治疗的主要目的在于保护视力，使突眼恢复、血管杂音消失并防止脑缺血或出血。疗效评价的标准包括治愈、好转和无效。治愈：瘘口闭塞，眼部症状恢复正常、颅内血管杂音消失，神经功能障碍逐步恢复。好转：瘘口部分

填塞,眼部症状及其他症状改善。无效:栓塞失败,症状持续存在或加重。大多数患者在球囊封闭瘘口后,颅内血管杂音立即消失,眼结膜充血水肿可在数小时内明显改善,1周左右眼球突出可回缩至正常。

五、并发症及其处理

(一)脑神经瘫痪

多由颈内动脉海绵窦瘘海绵窦内血栓形成和栓塞物压迫邻近的脑神经所引起,常累及外展神经、动眼神经和滑车神经。一般2~5个月后恢复。

(二)异位栓塞

多由于栓塞物经瘘口脱入颈内动脉造成。栓塞术中球囊堵塞瘘口可有效预防异位栓塞的发生。

(三)脑过度灌注

颈内动脉海绵窦瘘治疗前患侧大脑半球长期处于"盗血"状态,当闭塞颈内动脉海绵窦瘘瘘口,恢复正常颈动脉血流,患侧大脑半球骤然增加血流量。患者不能适应从低灌注突然成为高灌注状态,会出现头痛,眼胀痛等症状。一般术后24~48小时症状可缓解直至消失,少数症状严重者可给予控制性低血压、扩容等治疗。

六、限度与进展

可脱性球囊技术栓塞治疗颈内动脉海绵窦瘘是一种简单、高效的方法,但是存在一些难以克服的技术难题。经动脉或经静脉途径弹簧圈栓塞技术具有较高的安全性及较低的复发率,已成为颈内动脉海绵窦瘘治疗的主要手段。覆膜支架植入也已成为特定病例颈内动脉海绵窦瘘治疗的主要手段。

(贾振宇 施海彬)

第二节 硬脑膜动静脉瘘

一、介入简史

硬脑膜动静脉瘘(dural arteriovenous fistula,DAVF)是一种少见的疾病,于1936年被Tonnis首次描述,而DAVF的概念则于1951年由Fincher首次提出,并定义为硬脑膜表面动脉与静脉血管结构的直接交通。起初DAVF被认为是一种类似于脑动静脉畸形的先天性疾病,但是后来DAVF逐渐被证实为一种获得性疾病。在1972年,很多学者认识到DAVF的静脉引流模式是与患者的临床表现密切

相关的;1975年,皮层静脉引流在DAVF中与脑出血的相关性逐渐被认识;并且在1977年,基于上述概念由Djindjian和Merland首次提出了DAVF的分型,该分型强调如果病变的静脉引流进入静脉窦则危害较小,如果经皮层静脉引流则会有较高的出血风险。1984年,Malik进一步提出静脉引流通道与神经症状发生的关系密切。之后,Lasjaunias指出局部的神经缺损与受累静脉的引流区域相关,而颅内出血则与皮层静脉的反流相关。基于前期的发现,Borden和Cognard在1995年分别提出针对DAVF的分型,并且两种分型均能很好的用于指导临床决策制订。

二、临床概述

硬脑膜由两层紧密连接的膜构成,包括外侧的骨周围层和内侧的脑膜层,这两层被微小动脉和静脉构成的网分隔,两侧硬膜分开形成的腔隙结构就是硬脑膜膜窦。当硬脑膜的供血动脉直接引流入静脉窦,便形成了DAVF。目前认为DAVF的形成的病理机制为:①硬膜内已经存在的微小瘘口的开放;②血管新生的过程导致新瘘的形成。常见的病因包括:静脉窦血栓、外科手术、外伤或者筛窦感染性病变,另外一些系统性血管疾病,如Ⅰ型神经纤维瘤病和Ehlers-Danlos综合征,因静脉压增高,也易于伴发DAVF。

典型的DAVF供血动脉主要来自于颈外动脉(ECA),也可来自于颈内动脉(ICA)和椎动脉(VA)的分支。颅内任何静脉窦都可能受累。DAVF的临床风险主要取决于病变的静脉引流模式,而静脉引流模式也会随着血流相关性血管内皮的增生而发生改变。随着静脉窦压力的增高,可能会出现静脉血流的逆向引流,甚至出现向皮层静脉的引流。随着皮层静脉压力逐步增高,会出现癫痫、头痛、静脉性脑出血、颅内压升高和局灶性神经缺失等症状。有趣的是,随着静脉窦闭塞,血流从静脉窦转向皮层静脉引流的过程,患者可能会经历一个耳鸣好转的感受,但是,对于一个明确有DAVF的患者而言,这种症状的转变恰恰是一种不好的预兆,在血管造影明确病变后,需要急诊治疗。

疾病的严重进展发生于硬膜窦完全闭塞,静脉流出道完全为皮层静脉的情况。在这种情况下,动脉血流全部被导向蛛网膜静脉,或者经过一段孤立的静脉窦被导向皮层静脉。这些患者可表现为严重的神经缺失、广泛的皮层静脉高压、静脉性出血或

脑梗,以及脑积水。常见的分类方式有两种,都可有效的预测出血的风险,分级越高,出血风险越大(表2-5-1)。

表2-5-1 硬脑膜动静脉瘘分型

Borden 分型	
1	引流向静脉窦或脑膜静脉
2	引流向静脉窦并有皮层静脉反流
3	静脉直接反流向皮层静脉
Cognard 分型	
I	引流向静脉窦,静脉窦正向血流
IIa	引流向静脉窦,静脉窦逆向血流
IIb	引流向静脉窦,静脉窦正向血流,并有皮层静脉反流
IIa+b	引流向静脉窦,静脉窦逆向血流,并有皮层静脉反流
III	静脉直接反流向皮层静脉
IV	静脉直接反流向皮层静脉,并有皮层静脉迂曲扩张
V	静脉直接向脊髓周围静脉引流

三、介入器械

(一)微导管

栓塞DAVF微导管需根据病变的血管解剖,及拟选用的栓塞材料进行选择。操作者需全方面了解多种微导管的特性。导管内径为0.017in的微导管,能够通过微弹簧圈对瘘口进行栓塞;如果拟应用Onyx胶栓塞病变,需选用DMSO(二甲基亚砜)兼容的微导管,如Echelon(eV3)和Rebar(eV3)等;如对路径较远靶血管进行栓塞,可以选用漂浮导管,如Magic(Balt Extrusion)和Marathon(eV3)等;另外,还有头端可解脱的微导管可选择。

(二)球囊

目前应用的球囊大致分为顺应性球囊、半顺应性球囊和非顺应性球囊。顺应性球囊随着不断充盈,能够适应血管形态塑形,能够在低压力的情况下扩张,确保囊壁完全贴壁且不损伤血管内膜,以完全阻断动脉血流。在栓塞DAVF的过程中,可应用顺应性球囊封堵动脉的近端,使供血动脉形成"压力锅",从而有利于液态栓塞剂渗透至远端瘘口,完成栓塞。

(三)栓塞材料

1. **NBCA胶** 是一种液态栓塞剂,在与血液中的氢氧根接触后,即发生聚合,是一种接近永久的栓塞剂。通过加入不同量的碘化油混合调整其聚合时间,同时使其具有显影性。

2. **Onyx** 是一种沉淀聚合物。它是将聚合物EVOH溶于二甲基亚砜(DMSO),并加入钽粉使之在透视下可见。当注入血管系统后,溶剂DMSO消散,聚合物EVOH沉淀形成固态的栓塞物。与NBCA不同的是,Onyx无黏性,可较长时间间断注射,而不必担心黏管的问题。

3. **PVA颗粒** 聚乙烯乙醇海绵颗粒(PVA)是一种永久性栓塞剂,颗粒与造影剂混合后,经微导管注射栓塞血管,闭塞效应与颗粒周围血栓形成有一定关系。PVA颗粒一般非首选的的栓塞材料,在一些残留的迂曲供血动脉,如果微导管深入插管存在困难的情况下,可考虑应用PVA颗粒进行栓塞,减少瘘口血流。

4. **可解脱弹簧圈** 是连接在推送丝上的裸铂金圈,直至术者将其解脱。正常情况下用于动脉瘤治疗,也可用于闭塞血管和瘘。在瘘的治疗过程中通常用于降低动脉血流量,闭塞孤立性瘘口,或者通过闭塞引流静脉达到闭塞瘘口等治疗方式中。

四、介入治疗技术与方法

不同部位的DAVF具有不同的解剖特点及风险,而对于病变是否需要治疗需要考虑以下几个方面:①脑部并发症,包括头痛或者颅内静脉高压的前期表现;②静脉引流模式显示颅内静脉参与引流;③眼内压升高;④突眼;⑤眼结膜水肿;⑥难以忍受的血管杂音。

前颅窝的DAVF,开颅后容易显示筛窦血管,外科手术治疗无疑是首选的治疗方法。其他部位的DAVF,尤其是海绵窦、横窦和乙状窦等部位,血管内治疗则是首选的治疗方法。有些时候,外科治疗联合血管内治疗也是很有必要的。近些年,放射治疗作为另一种治疗手段,同样能够治愈一些适合这种方法的病例。但是,这种方法需要3~6个月才能显示出相应的效果,因此这种方法不适合有急性症状的患者。

在Onyx出现之前,DAVF的血管内治疗方式多数情况下为栓塞引流静脉端,所选用的栓塞材料为弹簧圈、NBCA或球囊。当时,应用NBCA、乙醇、颗粒或者弹簧圈经动脉途径栓塞治疗是比较困难的,并且风险高,还有可能无效。动脉Onyx栓塞治疗方法的出现改变了这一状况,使之前动脉内难以治疗的病变成为可以治疗,甚至完美治疗。经动脉 Onyx 栓塞治疗已经成为很多医疗中心首选的治疗方法，首先是因为 Onyx 能够持续长时间注射，也就是说 Onyx 经动脉网向 DAVF 的渗透是可控的，另外，从永久治愈的角度讲，Onyx 能够渗透并且堵塞瘘的静脉侧，同时还能保持正常静脉实质引流的通畅。

五、疗效评价

（一）良性的 DAVF 的治疗评价（Borden 1）

当患者存在难以忍受的血管杂音或者眼部症状的情况下，姑息性动脉内栓塞治疗能够减轻症状。大多数情况下，仅动脉栓塞治疗能够减轻症状，但是往往并不能有效地完全闭塞瘘口。颗粒栓塞经常能够在术后早期表现为症状的改善，但是症状往往会复发。经静脉弹簧圈栓塞治疗病变静脉窦是一种有效的治疗手段，可以实现 DAVF 的完全闭塞，但是闭塞静脉窦需要避免影响到脑组织正常的引流静脉。

（二）仅有皮层静脉直接引流的 DAVF 治疗评价（Borden 3）

对于无硬膜窦引流而直接向皮层静脉引流的 DAVF 病变（Borden 3/Cognard Ⅲ 和Ⅳ），手术治疗的目的是阻断向皮层静脉的引流。经静脉途径治疗是常用的阻断皮层静脉反流血管内治疗技术。在一部分患者中，可选择经动脉途径闭塞瘘口，通常是将导管嵌顿在末梢血管内，应用聚合时间较长的液态栓塞剂对瘘口进行栓塞。液态栓塞剂（NBCA 或者 Onyx）的选择取决于术者对材料性能的熟悉程度。另外，动脉导管要足够接近瘘口，以使得液态栓塞剂能够经过瘘口进入静脉流出道的近端。过于近端的栓塞将使瘘口不能很好闭塞，过于远端的栓塞将导致静脉阻塞和静脉型脑梗死（图 2-5-5）。

（三）伴有硬膜窦引流和皮层静脉反流的 DAVF 治疗评价（Borden 2）

对于合并有硬膜窦引流和皮层静脉反流的 DAVF 病变（Borden 2/Cognard Ⅱb 和Ⅱa+b），之前提倡通过外科切除或者血管内填塞闭塞整个瘘。但是，永久闭塞受累硬膜窦的缺点是会导致正常脑组织静脉引流的受损，从而引起脑出血，静脉性脑梗死，或者其他由静脉高压引起的慢性并发症。因此，经动脉途径栓塞治疗，或者静脉途径闭塞无正常脑组织静脉引流的静脉窦可能更具有优势；开通闭塞的静脉窦在少数病例中也可以实现降低脑出血风险的作用。

六、并发症及其处理

1. 栓塞剂反流或经过危险吻合进入颈内动脉系统导致缺血性脑卒中，或进入眼动脉导致失明。根据术前造影评估排查危险吻合；术中缓慢栓塞，避免栓塞物质反流。

2. 脑神经供血动脉栓塞后导致相应脑神经缺血性损伤。微导管应尽量超选择后对病变进行栓塞，避开危险区域。

3. 手术闭塞了向颅外的静脉引流通道，而没能有效闭塞皮层反流的皮层静脉，导致脑出血、静脉性脑梗死和颅内静脉高压，或者没能有效闭塞眼静脉，导致眼部症状持续。术前及术中需仔细分析病变的静脉引流，栓塞过程应首先闭塞皮层静脉或眼静脉开口。

4. 血管内栓塞术后，栓塞剂黏管，导致拔管困难。术中需注意栓塞剂反流长度，如出现拔管困难需维持一定张力，缓慢拔管；也可以选用头端可解脱的微导管进行栓塞治疗。

七、海绵窦区硬脑膜动静脉瘘

颈内动脉海绵窦瘘（CCF）可以是直接的或间接的。直接的 CCF 是由于颈内动脉血管壁缺损引起的颈内动脉与海绵窦之间的分流（详见本章第一节）。间接的 CCF 是海绵窦区的硬脑膜动静脉瘘（cavernous sinus-dural arteriovenous fistula，CS-DAVF），约占所有 DAVF 的 35%。

CS-DAVF 不是颈内动脉与海绵窦的直接沟通，而是由颈内动脉或颈外动脉分支和海绵窦之间形成的间接的瘘。常见的临床表现为结膜水肿、眼球突出、脑神经麻痹、眼压升高、视力下降和搏动性耳鸣等。增强 CT 或者 MRI 检查可见眼球突出、眼上静脉扩张及海绵窦区扩大等异常表现。血管造影仍是全面评价 CS-DAVF 的"金标准"，能够精确显示供血动脉及静脉引流模式，而这些关键的解剖学特征是其他影像检查所不能够获得的。

CS-DAVF 治疗的适应证包括：①眼压增高；视力下降；恶性突眼，角膜暴露；②不能忍受的杂音及头痛；③逆向的皮层静脉引流。CS-DAVF 常常由多支纤细的供血动脉供血，且部分供血动脉同时为一些脑神经的供血血管，因此经动脉栓塞瘘口被视为治愈率低且高风险的治疗方式。相比而言，经静脉途径闭塞瘘口常具有较好的结果，目前仍旧是治疗 CS-DAVF 的首选方法。在多条可选的静脉途径中，岩下窦通常为首选的路径，但是具体的入路选择还是要根据脑血管造影所显示的静脉引流构筑来确定。（图 2-5-6）

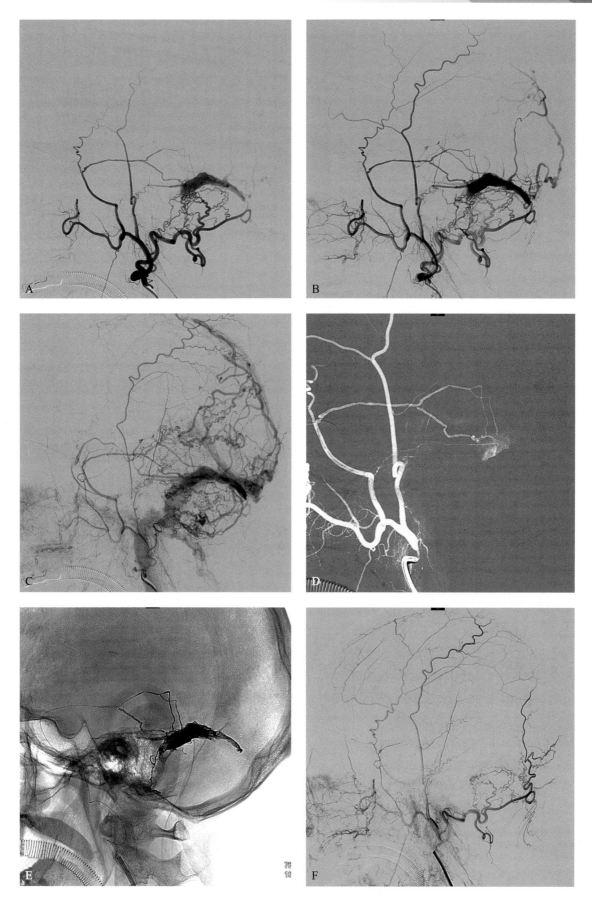

图 2-5-5　动脉途径治疗硬脑膜动静脉瘘

A. 左侧颈外动脉造影（动脉早期）示左侧横窦区硬脑膜动静脉瘘，供血动脉来自脑膜中动脉（MMA）及枕动脉（OA）；B. 左侧颈外动脉造影（动脉早期）示左侧横窦区硬脑膜动静脉瘘，血液经脑膜静脉及岩上窦引流；C. 左侧颈外动脉造影（静脉期）示大脑及小脑皮层静脉迂曲扩张，该病变诊断为 Cognard Ⅳ型；D. 微导管置于脑膜中动脉分支末梢；E. 经动脉途径栓塞，可见 Onyx 胶分布于静脉窦内，并向供血动脉末梢及引流静脉起始部少量反流；F. 左侧颈外动脉复查造影显示病变消失

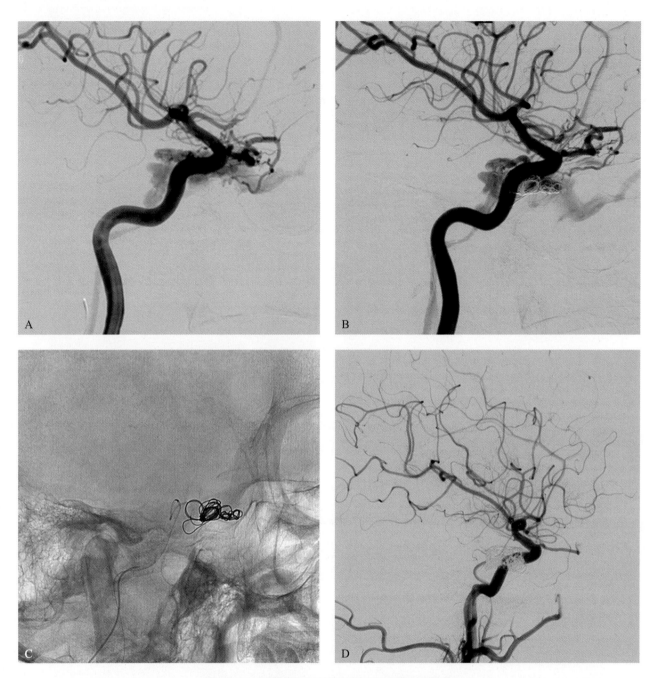

图 2-5-6 静脉途径治疗海绵窦区硬脑膜动静脉瘘

A. 右侧颈内动脉造影示右侧海绵窦区硬脑膜动静脉瘘，供血动脉来自眼动脉（OA）及脑膜垂体干（MHT），病变区向眼静脉及岩下窦引流；B. 经颈静脉 - 岩下窦途径引入微导管至海绵窦，经静脉途径微导管向海绵窦腔内填塞弹簧圈；C. 非减影图像显示微导管经过岩下窦进入海绵窦并填塞弹簧圈；D. 复查造影显示海绵窦内填塞弹簧圈及 Onyx，原瘘口消失，颈内动脉通畅

（贾振宇　施海彬）

第六章 颅脑动脉狭窄

第一节 颅外颈动脉狭窄

一、概述

颅外颈动脉狭窄是导致缺血性卒中的重要原因，占所有原因中的 15%～20%，欧美国家发生率高于中国。颈动脉狭窄的主要病因有动脉粥样硬化，占 90%，其他原因有：大动脉炎、动脉夹层、纤维肌结构不良、外伤及放疗后纤维化等。普通人群中颈动脉粥样硬化发生率约 25%。最常见累及颈动脉分叉处，可能受血流湍流和剪应力改变影响。

二、发病机制

卒中和短暂性脑缺血发作可以由多种机制所引起，包括：①动脉粥样硬化部位血栓形成引起的动脉-动脉栓塞；②胆固醇结晶或其他动脉粥样物质碎屑的栓塞；③斑块破裂导致颅外动脉的急性血栓性闭塞；④动脉壁结构破坏导致夹层或内膜下血肿而致血管重度狭窄或闭塞；⑤重度狭窄或闭塞引起脑灌注降低。

三、临床表现

颈动脉狭窄可引起短暂性脑缺血发作、缺血性卒中、眼部缺血症状、慢性缺血的非特异症状（头痛、头晕、认知障碍）。

四、影像评估

对于怀疑由于颈动脉狭窄而导致一过性视网膜缺血或半球定位症状的患者及无症状筛查患者，建议首先选择无创性影像方法进行检查。如果不适合用超声检查或者结果不清楚难以确诊，可以应用磁共振血管成像（MRA）或计算机体层血管成像（CTA）来评估颈动脉狭窄。经导管血管造影术对一些病例的确诊是必要的，尤其是当多种无创性影像检查结果不一致时。

（一）超声

超声通过测量血流速度间接反映狭窄的程度，但在确定或排除 70% 以上颈动脉重度狭窄时其敏感性和特异性相对较低。优点是无创、简易、廉价，在症状性颈动脉狭窄和无症状患者中可作为初步筛查手段。

（二）磁共振血管成像

MRA 是利用血管留空信号采用特殊的技术对动脉管腔直接成像的无创检查。由于平扫 MRA 图像质量容易受到一些因素的影响，常高估狭窄程度，现在还是越来越倾向于使用造影剂增强的 MRA，高品质造影剂增强 MRA 对动脉钙化的不敏感是其相对于颈动脉超声和 CTA 的明显优势。MRA 评估颅外颈动脉狭窄的局限在于高估狭窄程度，以及不能将接近闭塞的狭窄和完全闭塞区分开来。

（三）CT 血管成像

CTA 的效果可以与经导管血管造影相媲美，敏感性达到 100%，特异性为 63%（95% 的可信区间为 25%～88%）；对于 70% 以下的颈动脉狭窄，其阴性预测值达到 100%。需要准确评估病变局部时，应联合应用多种重建技术。

（四）经导管血管造影术

常规数字减影血管造影（DSA）是评估颅外颈动脉狭窄的"金标准"，是其他血管成像方法的比较标准。有很多种方法用来测量颈动脉的狭窄程度，但是不同的方法间存在明显的差异，目前国际上多采用北美症状性颈动脉内膜切除术试验（North American Symptomatic Carotid Endarterectomy Trial，NASCET）中的测量方法（图 2-6-1），并在多数临床试验中应用。血管造影因其成本和相关风险使其难以成为一种筛选方法，主要的并发症是卒中，但经验丰富的医生进行血管造影的卒中发生率小于 1%。当因为患者肥胖、肾功能不全或体内留置铁磁材料

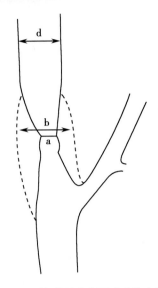

图 2-6-1　应用血管造影确定颈动脉狭窄程度的方法
欧洲颈动脉外科手术试验（ECST）：（1-a/b）×100%；北美症状性颈动脉内膜切除术试验（NASCET）：（1-a/d）×100%

等而不能做 MRA 和 CTA 时，或当无创性成像产生不一致结果时，应优先使用经导管选择性血管造影术来评估颈动脉狭窄。

（五）颈动脉狭窄斑块的评估

动脉粥样硬化斑块由脂质核心、外围的纤维帽和表面的内皮组成，斑块可分为稳定斑块和易损斑块两类。斑块的形态学和易损性可由多种方法进行评估，如超声、CT 和 MRI。超声检查斑块的回声反射性和病理结构有关，低回声而不均匀说明斑块内出血和脂质成分多，而高回声和均匀性多认为是纤维性斑块。高分辨 MRI 颈动脉管壁成像可提供更多的斑块细节，脂质成分和纤维帽可准确显示。造影剂增强的高分辨 MRI 可分辨斑块的炎症成分、微血栓和新生血管。但应用此项技术进一步指导临床治疗目前尚无明确的建议。

五、自然病程

NASCET 对症状性颈动脉狭窄程度与卒中风险的关系有清晰的描述。在 18 个月的内科药物治疗期间狭窄程度为 70%～79% 的患者卒中风险为 19%，狭窄程度为 80%～89% 的患者卒中风险为 33%，狭窄程度为 90%～99% 的患者卒中风险为 33%。对于近全闭塞的患者风险下降。

但对于无症状患者卒中风险与狭窄严重程度间的关系在其他研究中尚不明确。早期的研究显示≥75% 无症状狭窄患者累积的年卒中风险超过 5%，无症颈动脉外科试验（symptomatic carotid surgery trial，ACST）显示狭窄程度≥70% 药物治疗的患者

中 5 年同侧卒中或死亡率仅为 4.7%。越来越多的研究显示在积极的药物治疗下无症状中重度颈动脉狭窄患者神经系统事件发生率相对较低。

六、治疗

（一）药物治疗

目前对于颈动脉硬化狭窄的治疗主要重点是抗血小板、降低胆固醇、控制危险因素。

目前可选择的抗血小板药物有阿司匹林（50～325mg/d），氯吡格雷（75mg/d），双嘧达莫（200mg/d），其他可替代的抗血小板药物有西洛他唑、糖蛋白Ⅱb/Ⅲa 拮抗剂。

国内常用的抗血小板剂量是口服阿司匹林 100mg/d，长期服用可显著降低缺血性卒中的发生或复发，对于近期有症状的颈动脉狭窄，双抗血小板（阿司匹林 100mg/d+ 氯吡格雷 75mg/d）可能降低短期缺血性事件的发生风险，但双抗血小板时间尚无统一标准，通常认为缺血性事件发生后可双抗 3 个月，超过 1 年将增加出血风险。

他汀是降低低密度脂蛋白最常用的药物，长期服用他汀可明显降低卒中复发风险，服用他汀降低低密度脂蛋白目标值是控制在 1.9mmol/L 以下，通常剂量是 20～80mg/d，常见副作用有肝功能损伤 / 肌病和肌溶解。

其他的治疗包括严格控制血压、血糖，以及生活方式的调整。

（二）颈动脉内膜切除术

颈动脉内膜切除术（carotid endarterectomy，CEA）是用于治疗颈动脉狭窄的外科手术，临床随机试验表明 CEA 可显著降低卒中风险。目前欧美国家开展较多，中国开展较少。

对于症状性的颈动脉狭窄目前有 3 个重要的 CEA 与药物治疗的对比研究：北美症状性颈动脉内膜切除术试验（NASCET），欧洲颈动脉外科手术试验（ECST），退伍军人事务所合作研究项目（Veterans Affairs Cooperative Study Program，VACS），3 个研究共囊括 6 092 名患者，综合分析结果显示：①狭窄 <30%，CEA 增加同侧卒中风险；②狭窄 30%～49%，无效；③狭窄 50%～69%，CEA 在获益边缘；④狭窄≥70%，未接近闭塞，CEA 明显获益；⑤接近闭塞：2 年内有获益倾向 /5 年内无获益。美国心脏协会推荐：有症状的颈动脉狭窄患者 CEA 须由手术并发症发生率低于 6% 的外科医师进行。

对于无症状的颈动脉狭窄目前有 5 项随机试

验：①无症状颈动脉粥样硬化研究；②退伍军人管理局合作无症状性试验；③无症状颈动脉狭窄，手术对比阿司匹林；④Moya 无症状性颈动脉内膜切除术试验（MACET）；⑤无症状颈动脉外科试验（ACST），几个试验得出的结果差别较大，前两个发现 CEA 获益，后 3 个发现 CEA 无获益，可能与入组患者标准不一致有关。美国心脏协会推荐（2011）对于无症状颈动脉狭窄（DSA>60%，超声 >70%）的患者进行预防性 CEA 应严格筛选病例，由并发症发生率低于 3% 的医师完成。

（三）颈动脉支架成形术

颈动脉支架成形术（carotid artery stenting，CAS）是继 CEA 之后出现的治疗颈动脉严重狭窄的重要手段，随着远端栓塞保护装置的应用，CAS 开始在全球范围内广泛开展。

1. CAS 适应证

（1）症状性患者，曾在 6 个月内有过非致残性缺血性卒中或一过性脑缺血症状（TIA，包括大脑半球事件或一过性黑矇）的低中危外科手术风险患者，通过无创性成像或血管造影发现同侧颈内动脉直径狭窄超过 50%，预期围手术期卒中或死亡率小于 6%。

（2）无症状患者，通过无创性成像或血管造影发现同侧颈内动脉直径狭窄超过 70%，预期围手术期卒中或死亡率小于 3%。

（3）对于颈部解剖不利于 CEA 外科手术的患者或者 CEA 高危患者。

（4）对于 TIA 或轻微卒中患者，如果没有早期血管重建术的禁忌证，可以在事件出现 2 周内进行干预。对于大面积脑梗死保留部分神经功能患者，应在梗死至少 2 周后再进行 CAS 治疗。

（5）CEA 术后再狭窄，症状性或无症状性狭窄大于 70%。

2. CAS 禁忌证 随着器械材料和技术的进步 CAS 的适应证逐步扩大，既往的绝对禁忌证已经变为相对禁忌证。目前的相关禁忌证有：①有出血性疾病并且出血性疾病未治疗或无法治疗的；②无症状慢性颈动脉完全闭塞；③不能服用抗血小板药物者；④全身一般状况差，不能耐受手术的；⑤严重的过敏体质；⑥术前评估认为 CAS 极高危的患者。

3. 术前准备

（1）术前风险效益评估：由神经科、血管外科、血管内介入医师共同评估患者适应证、手术风险及制订应急预案。

（2）患者及家属知情同意。

（3）术前双抗血小板至少 3 天

（4）评估心脏：若有严重的冠心病应首先解决心脏问题或联合治疗，术前心率低于 50 次 /min 或有重度房室传导阻滞者，可考虑术中植入临时起搏器

（5）导管室准备所需器材。

4. 手术技术

（1）麻醉方式选择：一般情况下，CAS 常规在局麻下进行，对于一些患者一般情况差、病变复杂、高风险病变可以全麻进行手术。

（2）手术入路的选择：常规股动脉入路可以完成手术，但双侧股动脉闭塞或入路条件较差不能选择时，可以考虑桡动脉入路完成手术。

（3）器械选择

1）动脉鞘的选择：血管条件好的可选普通的股动脉鞘（6～9F），存在髂动脉、主动脉路径迂曲或存在狭窄、扩张病变或者弓上颈总动脉迂曲严重时可选择抗折长鞘提供支撑。

2）指引导管的选择：CAS 的指引导管长度多为 90cm，外径 6～9F，远端 3cm 较为柔软，易于通过迂曲血管且不易损伤血管内膜，近端其余部分较硬提供较强的支撑力。引入 8F 指引导管时，建议采用同轴导管技术。

3）保护装置的选择：目前临床最常用保护装置是远端保护伞和近端保护装置，保护伞具有不中断血流、操作简便的优点，可用于大部分患者；如果狭窄远端血管迂曲成角，保护伞释放的位置难以选择或可能造成回收困难，可考虑使用近端保护装置，近端保护装置主要是利用颅内 Willis 环的特点，在颈总动脉和颈外动脉闭塞后，颈内动脉有一逆向血流压力使操作造成的栓子不易进入颅内，在支架植入操作结束后回抽含碎屑的血液，再恢复正常血流；近端保护装置的缺点也是需要完全阻断血流，所以不能用于所有患者。

4）球囊导管的选择：球囊直径的选择可根据狭窄程度不同、侧支及脑缺血程度不同进行选择，球囊扩张是 CAS 术的关键步骤，包括重度狭窄的预扩张和减少残余狭窄的后扩张。重度狭窄、侧支循环差、颅内缺血严重的患者，建议选择球囊直径不宜过大，以预防高灌注现象，否则可选择大一点的球囊。球囊的长度尽量选择完全覆盖斑块，太短的球囊容易滑动切割斑块。

5）支架的选择：颅外颈动脉支架均为自膨胀

式,结构有开环和闭环两种,其网孔面积大小也不同。支架的选择应根据病变的解剖和病理形态特征确定。一般根据颈总动脉的直径选择支架大小,支架直径应等于或略大于颈总动脉直径,长度应覆盖病变两端,对于颈内动脉与颈总动脉管腔直径差距显著者,可考虑选择锥形支架。对于迂曲、钙化严重的病变,建议选择开环支架,以增加支架的贴壁性及径向支撑力;对于伴有较大溃疡、斑块不稳定时建议选择低孔率或闭环支架。已有规格支架长度不够时,可以多支架套叠连接使用。

（4）术中监测

1）肝素化和凝血功能监测:应该通过给予普通肝素达到适当的抗凝,并监测凝血功能状态。

2）心电图和血压监测:CAS 可能导致许多围手术期事件,包括低血压、血管迷走神经反射和血管降压反应。因此,持续的心电图和血压监测是常规必备的。

3）神经功能状态监测:局麻手术时,应全程检查患者的神经功能状态,尤其是意识水平、语言和运动功能,当出现神经功能障碍时,需根据可能的原因和不同的手术阶段选择处理方法。

（5）推荐的手术流程

1）术前确认服药准备情况,复习相关影像资料及实验室检查结果,与患者交流术中需要配合的有关事项,建立静脉通道。

2）穿刺成功后全身肝素化后,引入指引导管,在路途导引下超选患侧颈总动脉,导管停留在血管相对平直、光滑的部位,距离病变下缘 2～3cm。

3）造影确定病变,观察颅内血管有无潜在的出血病变和部分分支缺如或狭窄;特别留意局部有无血栓。保存术前颅内血管情况以便术后对比。

4）测量病变长度和远近端血管直径,选取保护伞、球囊和支架等介入器材。

5）将保护装置导引头根据病变情况预塑型,在路径图下,轻柔的通过病变局部送抵岩骨下段后释放,透视确认保护伞张开良好。

6）引入预先选择的球囊送抵病变下方,观测患者血压和心率并嘱护士准备静脉推注阿托品,轻柔推送球囊覆盖病变全程后加压至"标准压",完全膨胀后释放压力,后撤球囊并造影确认扩张效果。

7）引入支架并缓慢推送到位,支架一定要覆盖病变全程。因患者体位变动或操作系统对血管的牵拉可能会导致病变的相对位置发生改变,建议调整到预先选取展示病变全程的体位造影调整支架的位

置,路途状态下或透视监视下释放支架。

8）撤出支架输送器后造影观测残余狭窄;支架位置、保护伞血流通畅情况、有无血栓和斑块、血管痉挛等,残余狭窄明显可以进行后扩张。如确认无异常即可引入保护伞回收鞘管轻柔通过支架后回收保护伞。

9）经指引导管行颈总动脉和颅内血管造影,仔细观察有无支架内斑块及血栓、远端分支缺如、造影剂外溢或异常滞留、血管痉挛。无异常发现时撤出指引导管及动脉鞘,缝合或加压包扎穿刺点,结束手术。

（6）术后治疗

1）术后即刻治疗:监测生命体征、神经功能、穿刺点情况。双抗血小板治疗:阿司匹林 100mg/d+氯吡格雷 75mg/d。对于血压过高者应严格控制血压,在基础血压上降低 20%～30%。烦躁的患者可给予镇静治疗,对于神经功能完好但有持续低血压的患者,需要更多的留院观察时间,肾上腺素口服制剂麻黄素的使用（口服 25～50mg,每天 3～4 次）对于治疗持续性低血压可能会有所帮助。

2）术后长期治疗及随访:双抗血小板至少 4周,阿司匹林需长期服用,应当在术后 1 个月、6 个月、12 个月和每年进行超声监测。6 个月时建议CTA 或者 DSA 复查。

（7）CAS 常见并发症及处理

1）心血管并发症:颈动脉窦压力反射包括心动过缓、低血压和血管迷走神经反应,一般发生率为5%～10%,但据报道在 CAS 中有约 33% 的病例会出现,大多数是术后一过性的且不需要后续治疗。在 CAS 过程中可以使用药物以纠正血流动力学紊乱,如在血管成形术或进行支架部分操作之前,可以预防性静脉给予 0.5～1mg 阿托品以避免或减少心动过缓,需要植入临时起搏器才能够纠正的持续性心动过缓较为罕见。支架术后持续的低血压并不少见,静脉内给予去氧肾上腺素或多巴胺多有很好的效果。

2）神经系统并发症:CAS 的 TIA 发生率在诸多报道中介于 1%～2% 之间。缺血性卒中多由栓子脱落栓塞导致,也可由血栓形成等引起,症状严重者需及时处理。亚临床缺血性损伤可以通过 MRI 发现,据推测可能由微栓子所致。

CAS 术后发生颅内出血归咎于脑过度灌注综合征,支架植入后的抗凝及抗血小板治疗导致的出血体质,高血压脑出血（主要位于基底节部位）,以

及梗死后出血转化、合并颅内出血性疾患等。尽管目前不能有效预防患者颅内出血，但颅内出血发生率很低，据报道在0.3%～1.8%。

脑过度灌注综合征发生率报道从1.1%到5%。临床表现有单侧头痛、呕吐、面部和眼痛、癫痫发作、血压急剧升高、脑水肿或脑出血导致的局部症状等。该并发症预后不一，可痊愈，也可导致死亡。发生的危险因素有长期高血压、管腔重度狭窄、侧支循环较差等，这些因素损害脑血流动力学储备能力和脑血管自动调节机制，从而导致过度灌注。为了减少或避免脑过度灌注综合征的发生，在围手术期应严格控制好血压。

3）其他并发症：一过性血管痉挛发生率为10%～15%，一般不做特殊处理，若远端血流受阻，可局部给予解痉挛药物。动脉夹层或血栓形成的危险性在所有发表的此方面研究中不足1%。靶血管穿孔发生率不足1%，颈外动脉狭窄或闭塞的发生率为5%～10%。这些事件通常是无危险的，不需要进一步干预。支架释放失败、支架变形和释放后移位并发症很罕见，发生率不足1%。

在其他常规的风险中，穿刺部位损伤的发生率约为5%，但这些损伤大多数表现为疼痛和血肿形成，且多为自限性。腹股沟感染的危险性不足1%，假性动脉瘤为1%～2%，穿刺点出血或腹膜后血肿而需要输血的比例为2%～3%。由于严重肾功能不全的患者一般禁止行CAS，因此造影剂肾病的比例不足1%。

（8）CAS术后再狭窄患者的治疗建议：CAS再狭窄的发生率在3%～5%的范围内，术后即刻的残余狭窄与再狭窄相关。在由于内膜过度增生或动脉粥样硬化而出现颈动脉再狭窄的患者中，当出现症状性脑缺血/进展性狭窄超过70%时，可行单纯球囊扩张术或CEA。如果再狭窄程度<70%且临床无症状时可随访观察。

5. **疗效评价及展望**　CAS与CEA孰优孰劣，争论一直没有停止，发表过的欧美国家的几个多中心随机对照试验结果各不相同，多数认为CAS与CEA围手术期安全性相当：围手术期大卒中风险CAS与CEA无差别，CAS小卒中风险高于CEA，而CEA出现心血管事件和脑神经损伤风险高于CAS，长期效果CAS再狭窄率较高，但远期卒中复发率相当。中国目前没有大型随机对照研究，相对来说，国内CEA起步较晚，总体开展少，CAS开展较多，目前对于手术方式的选择基于欧美研究，对于国人

来说，CAS与CEA孰优孰劣尚有待进一步论证。

（李天晓）

第二节　颅外椎动脉狭窄

一、概述

约20%的脑缺血事件与后循环有关，9%～33%的后循环缺血患者合并有椎动脉起始段狭窄（vertebral artery ostium stenosis，VAOS）或闭塞，在新英格兰医学中心后循环缺血登记研究发现在椎基底动脉供血不足的患者中，椎动脉颅外段是最常见的血管闭塞部位。

二、病因及发病机制

1. 椎动脉颅外段狭窄最常见的原因是动脉粥样硬化，其他的原因有动脉夹层、外源性压迫、血管炎症。颅外椎动脉粥样硬化的危险因素与颈动脉硬化狭窄相同，通常认为椎动脉开口的硬化斑块较颈动脉系统的斑块更光滑，不容易出现溃疡。

2. 椎动脉颅外段引起后循环缺血的机制主要是局部血栓导致的远端栓塞，其他的机制也可能有斑块脱落导致的动脉-动脉栓塞，血流动力学障碍。

三、临床表现

后循环缺血症状通常不特异，通常至少包括以下两种症状：①运动或感觉障碍；②构音障碍；③共济失调；④头晕或眩晕；⑤耳鸣；⑥交叉性感觉障碍；⑦同向性偏盲；⑧复视；⑨其他脑神经麻痹；⑩吞咽困难。

这些症状大体可分为两类：

1. **反复发作的短暂性脑缺血发作（transient ischemic attack，TIA）**　包括头晕、共济失调、视力障碍，典型表现是改变体位或运动时出现症状。

2. **突发后循环卒中**　通常累及小脑后下动脉（posterior inferior cerebellar artery，PICA）或大脑后动脉（posterior cerebral artery，PCA），导致末梢分支闭塞，出现后循环梗死。

四、影像学检查

DSA仍是诊断VAOS的"金标准"，CTA敏感度与特异度接近DSA，超声由于便宜无创，可作为初步筛查，但准确度差，增强MRI有较高的准确度，但不及CTA。

五、自然预后

VAOS 发生后循环卒中风险低，有研究显示 VAOS 出现后循环卒中的风险是每年 0.4%，但比不伴 VAOS 的患者后循环卒中风险高 4 倍。

六、治疗

对于 VAOS 的治疗，目前尚缺乏循证医学证据。对于无症状患者，仅需积极控制动脉粥样硬化性的危险因素；对于有症状的 VAOS 患者，应该给予积极治疗。目前的治疗方法除有效控制危险因素外，还有药物治疗、外科手术以及介入治疗。

（一）药物治疗

药物治疗是 VAOS 的基础治疗，联合抗血小板可显著降低后循环卒中发生率，方案与其他症状性颈动脉或颅内动脉粥样硬化狭窄方案相同。目前的证据不支持抗凝治疗。

（二）外科治疗

症状性的 VAOS 外科手术方式有直接的血管吻合和旁路移植手术。围手术期并发症发生率超过 10%，目前不作为临床首选治疗。

（三）介入治疗

对于药物治疗后仍有症状的患者，介入治疗已经成为最常见的治疗方法，但目前缺乏大宗随机对照试验数据。

1. 适应证

（1）有明确的后循环缺血症状。

（2）MRI 可见后循环缺血性损害的证据。

（3）DSA 证实 VAOS≥50%，伴有对侧椎动脉狭窄闭塞或发育不良。

2. 禁忌证

（1）有出血性疾病并且出血性疾病未治疗或无法治疗的。

（2）不能服用抗血小板药物者。

（3）全身一般状况差，不能耐受手术的严重的过敏体质。

（4）有明显的介入治疗高危病变如狭窄部位合并有血栓。

3. 术前准备 同颅外颈动脉狭窄。

4. 操作技术

（1）麻醉方式：多数局麻。

（2）血管入路：多取股动脉，特殊情况可选择桡动脉，动脉鞘根据血管情况选择可选择 5～7F 动脉鞘。

（3）肝素化：70U/kg。

（4）术前造影确认：双侧锁骨下动脉造影，确认狭窄程度及远端椎基底动脉血管解剖情况。

（5）指引导管：一般选用 6F 指引导管至锁骨下动脉，导管头近椎动脉开口，若血管迂曲，可另外上一根 0.014in 微导丝于同侧腋动脉以增加支撑。

（6）保护装置：一般不需要保护装置，对于椎动脉管径大于 3.5mm、溃疡病变、远端血管较平直的病变可考虑释放保护装置。

（7）预扩张：一般不需预扩张，对于狭窄程度极重、预计支架通过困难的病变可选小球囊预扩张。

（8）支架植入：一般选择球扩式支架，条件允许最好选择药物涂层支架（再狭窄率低），支架直径应略大于远端参考血管直径，不可过大，一面增加风险，长度应完全覆盖病变。支架到位后反复冒烟或造影确认支架位置，支架近端一般突入锁骨下动脉 1～3mm。支架释放过程中应缓慢充盈球囊，避免支架滑脱。

（9）后扩张：支架张开不良、残余狭窄较重、贴壁不良时可考虑后扩张。

（10）造影：最后造影时预留微导丝，确认远端无异常情况后撤出导丝。

5. 并发症 VAOS 支架成形术很少发生后循环卒中，但存在血管破裂出血、远端栓塞、支架内血栓形成的风险。

6. 疗效评价及展望 VAOS 支架术后再狭窄发生率较高，金属裸支架再狭窄率为 30%～60%，研究显示药物涂层支架可能降低再狭窄（<15%），期待 VAO 专用支架的出现以解决再狭窄问题。对于缺血性卒中的预防，目前缺乏支架与药物的随机对照研究。

七、椎动脉起始段以远颅外段狭窄

1. 应行 CTA 检查，排除骨质增生导致的椎动脉受压。

2. 有颈椎按摩病史者，应怀疑椎动脉夹层损伤。

3. 术前应认真阅读造影资料，确定病变节段没有脊髓血管发出。

4. 该部位活动度大，最好选择自膨式支架，手术过程同椎动脉开口。

（李天晓）

第三节 颅内动脉狭窄

一、概述

颅内动脉狭窄（intracranial cerebral artery stenosis，ICAS）是引起缺血性卒中的重要原因，在西方国家8%～10%的缺血性卒中是ICAS引起的，在中国33%～50%的短暂性脑缺血发作和缺血性卒中是由ICAS引起。ICAS有种族差异，黄种人和黑人发病率高于白种人，代谢综合征与ICAS密切相关。ICAS主要病因是动脉粥样硬化，其他少见病因有烟雾病、动脉炎、动脉夹层和肌纤维发育不良等。

二、临床症状

ICAS临床上可能引起短暂性脑缺血发作、缺血性卒中、慢性缺血的非特异症状（头痛、头晕、认知障碍），根据病变血管供血范围不同、缺血严重程度不同临床表现多种多样。

三、发病机制

ICAS引起缺血性症状的原因有：①低灌注，因斑块破裂、斑块内出血或是斑块生长所致的管腔阻塞；②在狭窄部位血栓形成；③狭窄远端栓塞；④斑块局部穿支闭塞。

四、影像学检查及评估

颅内血管的影像学检查可以是多种形式的，常见的有TCD、MRA、CTA和DSA。TCD可能是最经济、简易的方法，但准确度低，常作为初级筛查或者术后随访。MRA是目前常用的脑血管检查手段，其优点是价格低、无需造影剂、不受骨质或钙化影响、显影相对清晰、扫描速度快，但因为其受血流影响较大，对狭窄处可能夸大病变，不能准确判断狭窄程度，目前多用于脑血管病的常规筛查。CTA清晰度要高于MRA，对狭窄程度判断准确度仅次于DSA，临床应用越来越多。DSA是诊断脑血管病的"金标准"，大型的前瞻性研究中对血管狭窄程度的测量标准均以DSA作为测量标准，DSA不仅可以准确判断狭窄程度，还可提供血流速度、侧支代偿情况的重要信息，但DSA因其有创、花费多等缺点在临床上并不能常规开展，目前只应用与其他检查不能明确、介入术前检查。

五、自然病程

颅内动脉狭窄既可以进展，也可能减轻或者稳定，但动脉粥样硬化性质的狭窄多呈进展趋势，通常认为无症状的ICAS预后良好，而症状性的ICAS狭窄同侧缺血性卒中的年发生率在2%～13%之间，WASID研究中病变血管供血区第1年缺血性卒中的发生风险为11%～12%。不同部位卒中复发的风险也存在差异，MCA狭窄年病死率6.8%，椎基底动脉狭窄11.6%，颅内ICA12.4%。缺血性事件发生风险与血管狭窄程度呈正相关，但次全闭塞或闭塞的患者卒中风险反而可能下降。

六、治疗

（一）药物治疗

药物治疗主要是针对缺血性卒中的二级预防，是ICAS的基础治疗。无症状的颅内动脉狭窄通常无需特殊治疗。症状性的颅内动脉狭窄的药物治疗包括抗血小板、降血脂、控制危险因素的综合治疗（详见本章第一节有关内容）。

（二）介入治疗

颅内血管成形术（伴或不伴支架植入）通过重建颅内大动脉血流来改善远端脑组织灌注，理论上可能减少再发缺血性卒中及改善因脑缺血引起的慢性脑功能下降。其可行性已经得到充分验证，随着介入材料的不断进步，安全性也得到提升。但其是否可以使药物治疗基础上的症状性ICAS患者获益尚存在争议。

1. 适应证

（1）90天内出现过病变血管相关的缺血性卒中或短暂性脑缺血发作。

（2）责任血管狭窄程度大于70%。

（3）标准药物治疗情况下仍有至少两次同侧缺血症状发作。

2. 禁忌证

（1）有出血性疾病并且出血性疾病未治疗或无法治疗的。

（2）无症状慢性完全闭塞。

（3）不能服用抗血小板药物者。

（4）全身一般状况差，不能耐受手术的。

（5）严重的过敏体质。

（6）术前评估认为颅内血管成形术极高危的患者。

（三）术前准备

1. 术前风险效益评估 由神经科、脑血管外科、血管内介入医师共同评估患者适应证及手术风险及制订应急预案。

2. 患者及家属知情同意。

3. 术前双抗血小板至少3天。

4. 按全麻准备（禁食水、导尿、建立静脉通路）。

5. 导管室准备所需器材。

（四）操作技术

1. **麻醉** 对于简单病变、患者可配合情况下可在局麻状态完成，但操作过程中因疼痛或不适出现头动可能影响操作，增加操作难度和风险，因此，目前多数颅内血管成形术在全麻下进行。

2. **血管通路** 股动脉是最常用的血管内治疗通路，多数病变介入器械通过股动脉通路容易到位，个别颈部血管严重迂曲的患者可经桡动脉穿刺建立血管通路。

3. **肝素化** 静脉肝素一般是在穿刺成功后静脉给予负荷量（70U/kg），之后追加，也可在滴注中加入肝素，有条件的中心可术中监测ACT。

4. **指引导管的选择与到位** 尽量选择支撑力强的指引导管、尽量将指引导管走远以获得最大的稳定性，对于颈部血管迂曲严重、弓形较差的可选择加用抗折长鞘提供支撑，或者可选择长鞘套超软指引导管以期将指引导管头走得更远，尽量避免导管头端在血管内随着心跳上下移动、摩擦血管壁。指引导管一般选择6F均可满足操作需要。

5. **滴注** 短鞘可不用滴注，指引导管、微导管、长鞘均需加盐水滴注，滴注可不加肝素，应注意滴注速度，过快可能增加心脏负担，严重时导致心衰。

6. **血管内治疗步骤** 指引导管到位后，应选择合适的工作角度，路径图下，在微导管配合下将微导丝小心通过狭窄段，交换300cm导丝。若需要预扩张，球囊沿导丝跟进至狭窄端，以命名压扩张，维持30秒左右，撤出球囊，支架沿导丝推送至狭窄处释放。若不需要预扩张，则支架直接沿导丝推送至狭窄处释放。注意点：①导丝头应该走得足够远，远端至于平直、相对粗大的分支血管内；②球囊跟进过程中注意导丝张力的释放，球囊扩张过程中应缓慢加压；③支架定位时注意远近段应位于血管平直处，避免顶壁或盖帽。

7. **器材的选择**

（1）导丝：颅内专用微导丝一般头端应较软，这样可减少导丝头端刺破血管的风险，但对于血管迂曲的病变选择微导丝还应兼顾支撑性、操控性。目前国内常用的几种微导丝：①transend 0.014in

200cm或300cm，有良好的操控性支撑性，是目前做缺血病变常用的导丝，300cm的型号是最常用的交换导丝，但少数情况可能出现导丝头端崁钝在小血管内，导致导丝拔除困难的情况，可能是由于导丝头端螺纹结构的设计；②synchro 0.014in导丝操控性好，对于迂曲血管、角度刁钻的血管有不可替代的优势，但导丝表面不光滑，交换困难，使用时应特别注意跟进球囊或支架时导丝头的张力；③silverspeed 0.014in是一款相对柔软的微导丝，尤其是导丝头端不容易损伤血管，安全性好，但其支撑性、操控性一般；④ashachi 0.014in是一款特性相对均衡的导丝，导丝韧性好，反复塑性导丝头不容易损坏，没有突出的优点、也没有突出的缺点，操控性不及synchro，但要好于silverspeed，导丝头的安全性好于transend但不及silverspeed，支撑力也处于中间水平。术中微导丝的选择应根据病变的情况选择合适的导丝。

（2）微导管：1.7F的小管径微导管均可用于交换，相对来说sl10和echelon10柔顺型更好。

（3）球囊：国内目前常用的颅内专用球囊是gateway球囊，顺应性好，适用于较硬的病变，多与wingspan支架配套使用，球囊直径的选择一般不能大于两端正常血管直径，长度要完全覆盖狭窄段但不能太长，以保证通过性，gateway球囊是非快速交换球囊，操作过程复杂，需要300cm导丝交换，操作过程中应注意导丝头活动，鉴于gateway这种不足，在一些血管条件好的病例中，冠脉球囊（常用的sprinter）可能更受欢迎。

（4）支架：目前专用于颅内的支架有自膨式wingspan支架和球扩式Apollo支架，支架直径应稍大于远近段正常血管直径，长度的选择，一般远近端应超过狭窄各3mm。尤其对于自膨式支架，支架刚好覆盖病变时容易出现支架两端张开不良或者远期再狭窄，球扩式支架不能太长，支架直径也不能超过正常管径。对于有些病变距离远端分叉太近，远端铆钉点太短的wingspan支架可能不合适，因为wingspan前端橄榄头太长，一些颅内动脉瘤辅助支架反而更适合，enterprise是目前较常用于颅内狭窄的自膨式支架，通过性好，远端没有橄榄头，适用于血管迂曲病变，其远期支撑力有待验证。

（五）术后处理

1. 麻醉苏醒后全面神经系统查体。

2. 可返回卒中单元病房，每小时查看患者，简单神经系统查体，住院留观3天～1周。怀疑出现神经系统症状时应及时复查头部 CT。

3. 抗血小板治疗：阿司匹林 100mg/d+ 氯吡格雷 75mg/d 合用 3～6 个月，阿司匹林建议终身服用。术后不建议使用肝素。

4. 术后 6 个月复查 DSA 或 CTA，以后每隔 1 年复查 CTA。

（六）常见并发症及其处理

手术过程中应认真观察，及时发现并处理并发症。

1. **颅内出血** 若术中发现造影剂外漏或其他血管破裂迹象（如导丝头位置异常）或者出现血压心率突然变化时应考虑出血，若造影证实远端分支出血，应立即找到出血动脉，确切栓塞出血血管，若考虑主干大动脉破裂出血，应立即中和肝素，可球囊临时封堵后观察，若仍有出血则考虑闭塞血管。进行 CT 扫描，必要时开颅清除血肿。术后突然出现昏迷、生命体征不稳定，应立即 CT 扫描，排除出血，若证实出血可考虑停用抗血栓药物，密切观察或开颅手术。

2. **血栓形成** 术中急性血栓形成应根据血栓多少进行溶栓或取栓，术后若发现患者出现较严重的神经系统缺损症状应立即行 CT 及 DSA 检查，证实血栓形成应进行相应的溶栓或取栓治疗

3. **穿支闭塞** 术中术后出现穿支闭塞，一般无需手术治疗，可静脉应用溶栓药物或抗血小板药物。

七、疗效评价及展望

目前，多数病例观察研究显示颅内血管成形术成功率高（95%～100%），围手术期神经系统并发症发生率 5%～10%，术后年卒中率 5%～10%。但最近的支架与药物的随机对照研究（SAMMPRIS，VISSIT）结果并不理想，支架并不优于单纯药物治疗。最直接的原因是支架的不良事件发生率高于预期，两个研究也受到了广泛质疑，为此国内也进行了类似的研究，首都医科大学附属北京天坛医院缪中荣教授的多中心登记研究（NCT01968122）以及首都医科大学宣武医院的多中心随机对照研究（NCT01763320）早期结果较好，围手术期并发症发生率（4.3%，2%）明显低于西方研究，目前尚未获得随访数据，希望可以得到令人鼓舞的终期随访结果。无论如何，目前颅内动脉狭窄的血管内治疗都应该更加谨慎，选择合适的病例才可能使患者获益。

（李天晓）

参 考 文 献

[1] Wong KS，Huang YN，Gao S，et al. Intracranial stenosis in Chinese patients with acute stroke[J]. Neurology，1998，50（3）：812-813.

[2] Wityk RJ，Lehman D，Klag M，et al. Race and sex differences in the distribution of cerebral atherosclerosis[J]. Stroke，1996，27（11）：1974-1980.

[3] Wong LK. Global burden of intracranial atherosclerosis[J]. Int J Stroke，2006，1：158-159.

[4] Wong KS，Li H，Lam WW，et al. Progression of middle cerebral artery occlusive disease and its relationship with further vascular events after stroke[J]. Stroke，2002，33（2）：532-536.

[5] Chimowitz MI，Lynn MJ，Howlett-Smith H，et al. Comparisen of warfarin and aspirin for symptomatic intracranial arterial stenosis[J]. 2005，352（3）：1305-1316.

[6] Kasner SE，Chimowitz MI，Lynn MJ，et al. Predictors of Ischemic Stroke in the Territory of a Symptomatic Intracranial Arterial stenosis[J]. Circulation，2006，113（4）：555-563.

[7] Wang X，Lin WH，Zhao YD，et al. The effectiveness of dual antiplatelet treatment in acute ischemic stroke patients with intracranial arterial stenosis: a subgroup analysis of CLAIR study[J]. Int J Stroke，2013，8（8）：663-668.

[8] Markus HS，Droste DW，Kaps M，et al. Dual antiplatelet therapy with clopidogrel And aspirin in symptomatic carotid stenosis evaluated using Doppler embolic signal detection: the Clopidogrel and Aspirin for Reduction of Emboli in Symptomatic Carotid Stenosis (CARESS) trial[J]. Circulation，2005，111（17）：2233-2240.

[9] Amarenco P，Bogousslavsky J，Callahan A，et al. High dose atorvastatin after stroke or transient ischemic attack[J]. N Engl J Med，2006，355（6）：549-559.

[10] Turan TN，Cotsonis G，Lynn MJ，et al. Relationship Between Blood Pressure and Stroke Recurrence in Patients WithIntracranial Arterial Stenosis[J]. Circulation，2007，115（23）：2969-2975.

[11] Chaturvedi S，Turan TN，Lynn MJ，t al. Risk factor status and vascular events in patients with symptomatic intracranial stenosis[J]. Neurology，2007，69（22）：2063-2068.

[12] Furie KL，Kasner SE，Adams FJ，et al. Guidelines for the

prevention of stroke in patients with stroke or transient ischemic attack : a guideline for healthcare professionals from the American Heart Association、American Stroke Association[J]. Stroke, 2001, 42(1): 227-276.

[13] Sandset FC, Bath PM, Boysen J, et al. The angiotensin-receptor blocker candesartan for treatment acute stroke (SCAST): a randomized, placebo-controlled, double-blind trail[J]. Lancet, 2011, 377(9767): 741-750.

[14] Sundt TM, Smith HC, Campbell JK, et al. Transluminal angioplasty for basilar artery stenosis[J]. Mayo Clin Proc, 1980, 55(11): 673-680.

[15] Purdy PD, Devous MD, Unwin DH, et al. Angioplasty of an atherosclerotic middle cerebral artery associated with improvement in regional cerebral blood flow[J]. AJNR Am J Neuroradiol, 1990, 11(5): 878-880.

[16] Mori T, Fukuoka M, Kazita K, et al. Follow-up study after intracranial percutaneous transluminal cerebral balloon angioplasty[J]. AJNR Am J Neuroradiol, 1998, 19(8): 1525-1533.

[17] Gress DR, Smith WS, Dowd CF, et al. Angioplasty for intracranial symptomatic vertebrobasilar ischemia[J]. Neurosurgery, 2002, 51(1): 23-27.

[18] Marks MP, Marcellus ML, Do HM, et al. Intracranial angioplasty without stenting for symptomatic atherosclerotic stenosis: long-term follow-up[J]. AJNR Am J Neuroradiol, 2005, 26(3): 525-530.

[19] Marks MP, Wojak JC, Alali F, et al. Angioplasty for symptomatic intracranial stenosis: clinical outcome[J]. Stroke, 2006, 37(4): 1016-1020.

[20] Connors JJ, Wojak JC. Percutaneous transluminal angioplasty for intracranial atherosclerotic lesions: evolution of technique and short-term results[J]. J Neurosurg, 1999, 91(3): 415-423.

[21] Feldman RL, Trigg L, Gaudier J, et al. Use of coronary Palmaz-Schatz stent in the percutaneous treatment of an intracranial carotid artery stenosis[J]. Cathet Cardiovasc Diagn, 1996, 38(3): 316-319.

[22] Gomez CR, Misra VK, Liu MW, et al. Elective stenting of symptomatic basilar artery stenosis[J]. Stroke, 2000, 31(1): 95-99.

[23] Lutsep HL, Barnwell SL, Mawad M, et al. Stenting of Symptomatic Atherosclerotic Lesions in the Vertebral or Intracranial Arteries (SSYLVIA): study results[J]. Stroke, 2004, 35(6): 1388-1392.

[24] Jiang WJ, Wang YJ, Du B, et al. Stenting of symptomatic M1 stenosis of middle cerebral artery : an initial experience of 40patients[J]. Stroke, 2004, 35(6): 1375-1380.

[25] Miao ZR, Feng L, Li S, et al. Treatment of symptomatic middle cerebral artery stenosis with balloon-mounted stents: long-term follow-up at a single certer[J]. Neurosurgery, 2009, 64(1): 79-84.

[26] Siddiq F, Memon MZ, Vazquez G, et al. Comparison between primary angioplasty and stent placement for symptomatic intracranial atherosclerotic disease: meta-analysis of case series[J]. Neurosurgery, 2009, 65(6): 1024-1034.

[27] Fiorella D, Levy EI, Turk AS, et al. US multicenter experience with the wingspan stent system for the treatment of intraeranial atheromatous disease: periprocedural results[J]. Stroke, 2007, 38(3): 881-887.

[28] Fiorella DJ, Turk AS, Levy EI, et al. US Wingspan Registry: 12-Month Follow-Up[J]. Stroke., 2011, 42(7): 1976-1981.

[29] Zaidat OO, Klucznik R, Alexander MJ, et al. The NIH registry oniise of the Wingspan stent for symptomatic 70-99%intracranial arterial stenosis[J]. Neurology, 2008, 70(17): 1518-1524.

[30] Levy EI, Turk AS, Albuquerque FC, et al. Wingspan in-stent restenosis and thrombosis: incidence, clinical presentation, and management[J]. Neurosurgery, 2007, 61(3): 644-650.

[31] Turk AS, Levy EI, Albuquerque FC, et al. Influence of patient age and stenosis location on wingspan in·stent restenosis[J]. AJNR AmJ Neuroradiol, 2008, 29(1): 23-27.

[32] Albuquerque FC, Levy EI, Turk AS, et al. Angiographic patterns of Wingspan in-stent restenosis[J]. Neurosurgery, 2008, 63(1): 23-28.

[33] Alexander MJ. Intracranial stenting for intracranial atherosclerotic disease: Still much to learn[J]. Journal of NeuroInterventional Surgery, 2012, 4(2): 85-86.

[34] Yu SC, Cheng HK, Cheng PW, et al. Angioplasty and stenting for intracranial atherosclerotic stenosis: position statement of the Hong Kong Society of Interventional and Therapeutic[J]. Hong Kong Med J, 2013, 19(1): 69-73.

[35] Jiang WJ, Yu W, Du B, el al. Outcome of patientswith≥70% symptomatic intracranial stenosis after wingspan stenting

［J］. Strok. 2011，42（7）：1971-1975.

［36］ Chimowitz MI，Lynn MJ，Turan TN，et al. Design of the stenting and aggressive medical management for preventing recurrent stroke in intracranial stenosis trial［J］. J Stroke Cerebrovasc Dis，2011，20（4）：357-368.

［37］ Chimowitz MI，Lynn MJ，Derdeyn CP，et al. Stenting versus aggressive medical therapy for intracranial arterial stenosis［J］. N Engl J Med，2011，365（11）：993-1003.

［38］ Derdeyn CP，Chimowitz MI，Lynn MJ，et al. Aggressive medical treatment with or without stenting in high-risk patients with intracranial artery stenosis（SAMMPRIS）：the final results of a randomised trial［J］. Lancet，2014，383（9914）：333-341.

［39］ Miao Z，Zhang Y，Shuai J，et al. Study Group of Registry Study of Stenting for Symptomatic Intracranial Artery Stenosis in China. Thirty-Day Outcome of a Multicenter Registry Study of Stenting for Symptomatic Intracranial Artery Stenosis in China［J］. Stroke，2015，46（10）：2822-2829.

［40］ Gao P，Wang D，Zhao Z，et al. Multicenter Prospective Trial of Stent Placement in Patients with Symptomatic High-Grade Intracranial Stenosis［J］. AJNR Am J Neuroradiol，2016，37（7）：1275-1280.

［41］ Grau AJ，Weimar C，Buggle F，et al. Risk factors，outcome，and treatment in subtypes of ischemic stroke：the german stroke data bank［J］. stroke，2001，32（11）：2559-2566.

［42］ Ross R. Atherosclerosis-an inflammatory disease［J］. N Engl J Med，1999，340（2）：115-126.

［43］ 李天晓. 中国脑卒中防治指导规范（合订本）- 中国颈动脉狭窄介入诊疗指导规范［M］. 北京：人民卫生出版社，2018.

［44］ Ringleb PA，Allenberg J，Aruckmann H，et al. 30 day results from the SPACE trial of stent-protected angioplasty versus carotid endarterectomy in symptomatic patients：a randomized non-inferiority trial［J］. Lancet，2006，368（9543）：1239-1247.

［45］ Mas JL，Chatellier G，Beyssen B，et al. Endarterectomy versus stenting in patients with symptomatic severe carotid stenosis［J］. N Engl J med，2006，355（16）：1660-1671.

［46］ Mantese VA，Timaran CH，Chiu D，et al. The Carotid revascularization Endarterectomy versus stenting trial（CREST）：stenting versus carotid endarterectomy for carotid disease［J］. stroke，2010，41（10 suppl）：S31-S34.

［47］ Caplan LR. Posterior circulation ischemia：then，now，and tomorrow：the Thomas Wills lecture-2000［J］. Stroke，2000，31：2011-2023.

［48］ Cloud GC，Markus HS. Diagnosis and management of vertebral artery stenosis［J］. QJM，2003，96（1）：27-54.

［49］ Wityk RJ，Chang HM，Rosengart A，et al. Proximal extracranial vertebral artery disease in the new England medical center posterior circulation registry［J］. Arch Neurol，1998，55（4）：470-478.

［50］ Flossmann E，Rothwell PM. Prognosis of vertebrobasilar transient ischemic attack and minor stroke［J］. Brain，2003，126（pt 9）：1940-1954.

［51］ Berguer R，Flynn LM，Kline RA，et al. surgical reconstruction of the extracranial vertebral artery：management and outcome［J］. J Vasc Surg，2000，31（1）：9-18.

［52］ Albuquerque FC，Fiorella D，Han P，et al. A reappraisal of angioplasty and stenting for the treatment of vertebral origin stenosis［J］. Neurosurgery，2003，53（3）：607-614.

［53］ Hatano T，Tsukahara T，Miyakoshi A，et al. Stent placement for atherosclerotic stenosis of the vertebral artery ostium：angiographic and clinical outcomes in 117consecutive patients［J］. Neurosurgery，2011，68（1）：108-116.

第七章　缺血性脑卒中

第一节　介入简史

　　脑卒中是导致人类致残和致死的主要疾病之一，急性缺血性脑卒中（acute ischemic stroke，AIS）约占全部卒中的80%。AIS治疗的关键在于尽早开通阻塞血管，挽救缺血半暗带。静脉注射重组组织型纤溶酶原激活剂（recombinant tissue plasminogen activator，rt-PA）在AIS早期血管再通治疗方面已经确立其有效性，随着静脉溶栓随机对照研究的汇总分析，进一步将溶栓时间窗从3小时扩张到4.5小时，而且溶栓时间越早，获益越大。但静脉溶栓的时间窗仍然有限，能够在时间窗内通过静脉溶栓获益的AIS患者不到3%，同时其治疗效果依然有巨大的优化空间：与对照组相比，静脉溶栓后3～6个月死亡率未明显降低，高达17.9%，且2/3的患者依然遗留有不同程度的残疾，尤其对合并有大血管闭塞或病情较重的患者，再通率低（13%～18%），效果欠佳。因此国内外学者一直在探索对大血管闭塞AIS患者的血管内治疗方法。

　　急性脑卒中血管内治疗始于动脉内溶栓。基底动脉急性闭塞被认为是脑卒中里预后最差的，这促使Zeumer等人在20世纪80年代早期尝试通过经动脉进行基底动脉溶栓，并获得了较为满意的效果，随后他们将该方法用于颈内动脉急性闭塞的患者。静脉溶栓时间窗及对重症患者疗效的限制是推动急性脑卒中血管内治疗研究不断深入的主要动力。Del Zoppo等人在20世纪90年代后期设计了最早的经动脉溶栓治疗急性脑卒中的随机对照研究[prolyse in acute cerebral thromboembolism trials（PROACT and PROACT-Ⅱ）]，他们针对发病6小时内大脑中动脉闭塞的患者，给予重组尿激酶原经动脉进行溶栓，获得良好的临床预后，显示了经动脉溶栓的安全性和有效性。而21世纪初的脑卒中介入治疗研究（interventional management of stroke，IMS-Ⅰ），比较了动静脉联合溶栓与单纯静脉溶栓，显示了联合溶栓可以给患者带来更多的获益。

　　与此同时，研究人员发现，大多数严重卒中都是由颅内大血管闭塞引起的，引起闭塞的栓子可能来源于心脏（房颤）或近端大血管（颈内动脉起始处狭窄），而如果能快速安全地移除栓子，恢复脑组织再灌注，可能会明显改善患者的临床预后。使用器械进行机械取栓，理论上可以达到这一目标，并降低因使用溶栓药物引起颅内出血的发生率。2004年，MERCI螺旋取栓装置成为最早被批准用于颅内取栓的器械，该系统头端为螺丝椎形状，可以通过血栓至远端。该装置单独取栓的开通率为43%，而配合经动脉溶栓开通成功率可升至64%，获得血管开通的患者近一半可以获得良好预后。第二种被批准可以用于取栓的器械是Penumbra系统，主要通过导管的直接抽吸开通血管。该装置的的血管开通率高达81%，但仅仅28%的开通患者可以获得90天的良好预后。MERCI取栓装置的不足之处是只有头端可以取栓，但其给机械取栓带来了希望。第二代取栓装置是Trevo和Solitaire FR取栓支架系统。这一类的装置相较于MERCI有以下优点：首先，在支架的多个点都可以进行取栓，提高了取栓的成功率；其次，随着支架的自膨，在血栓取出前血管就可以有正向血流，恢复脑组织的灌注。

　　随着器械的更新，推动了更多新的多中心、前瞻性、随机对照试验（random control trial，RCT）的进行，但2013年初发表的3项RCT研究（SYNTHESIS Expansion、MR RESCUE、IMS Ⅲ）结果均未能显示血管内治疗相比静脉溶栓的优越性。随着技术材料以及筛选策略的更新，特别是对院前、院内时间延误的认识及管理的加强，自2014年底开始，一系列相关研究相继公布了较为一致的研究结果：在经过筛选的前循环大血管急性缺血性脑卒中患者中，以机械取栓为主的血管内治疗可带来明确获益。基于以可回收支架为主的 5 项机械取栓 RCT 研究的结果，2015 年国内外相关指南对特定的人群取栓治疗给予最高级别的推荐。2015 年至今，机械取栓研究在多方面取得了进展，近来研究结果已将机械取栓时间窗由原来 6 小时扩展到 24 小时。结合多项最新研究结果，美国心脏学会 / 美国卒中学会（American Heart Association/American Stroke Association，AHA/ASA）在《2018 急性缺血性卒中早期治疗指南》中对动脉取栓的推荐进行了大幅度修改，欧洲卒中组织（European Stroke Organization，ESO）也更新了其指南推荐。而中国卒中学会也在 2018 年 7 月份更新了血管内治疗指南，对于醒后卒中或超过 6 小时时间窗的患者，经过筛选的特定患者，可以将取栓时间窗扩展到 24 小时。

第二节　临床概述

一、发病率

急性缺血性脑卒中（急性脑梗死）是最常见的卒中类型，占全部脑卒中的 60%～80%。急性期的时间划分尚不统一，一般指发病后 2 周内。近年研究显示，我国住院急性脑梗死患者发病后 1 个月时病死率为 3.3%～5.2%，3 个月时病死率 9%～9.6%，死亡 / 残疾率为 34.5%～37.1%，1 年病死率 11.4%～15.4%，死亡 / 残疾率 33.4%～44.6%。本章只讨论脑卒中发病 24 小时内的急诊介入治疗。

二、病因

造成急性缺血性脑卒中的病因是复杂的，应用 TOAST 分型，分为以下几型：

（一）大动脉粥样硬化型

动脉粥样硬化可造成脑动脉狭窄或闭塞，而绝大多数（约 93%）累及颅外段大动脉和颅内的中等动脉，其中以颈内动脉和椎动脉起始部受累的机会最多。轻度的动脉狭窄不至于影响其血流量，一般认为必须缩窄原有管腔横断面积的 80% 以上才足以使血流量减少。当其中 1 条或多条动脉发生足以影响血流量的狭窄，此时如有全身性血压波动，即可引发脑缺血。

动脉粥样硬化斑块除可造成动脉管腔狭窄以外，在斑块上的溃疡面上常附有血小板凝块、附壁血栓和胆固醇碎片。这些附着物被血流冲刷脱落后形成栓子，被血流带入颅内动脉，堵塞远侧动脉造成急性脑梗死。最常见的栓子来源是颈内动脉起始部的动脉粥样硬化斑块，被认为是引起短暂性脑缺血发作最常见的原因。颈内动脉内较大的栓子可随血液进入并堵塞大脑中动脉的分支，引起相应的临床症状。而颈内动脉或椎动脉的严重狭窄可引起颈内动脉的急性闭塞，或颈内动脉闭塞和颅内血管栓塞的串联性病变。

（二）心源性栓塞型

颅内动脉栓塞另一个主要原因是心源性栓子造成的栓塞。患有心房颤动的患者，可在左心房尤其是左心耳内形成血栓，风湿性心瓣膜病、亚急性细菌性心内膜炎、先天性心脏病、左心室壁瘤、人工瓣膜和心脏手术等形成的栓子，都可以随血流进入脑内造成栓塞。

（三）小动脉闭塞型

穿支动脉病变，引起颅内穿支血管的狭窄或闭塞，主要是穿支动脉粥样硬化和玻璃样变，常引起腔隙性梗死，无大脑皮层受损。

（四）其他原因

除上述三种常见病因以外的病因，如凝血障碍性疾病、血液成分改变以及各种原因血管炎、夹层动脉瘤、肌纤维发育不良等。

（五）不明原因型。

存在一个以上的病因，但难以归类到上述任一病因分型中；或检查阴性未找到病因。

三、病理生理

局部脑缺血由中心坏死区及周围脑缺血半暗带组成。坏死区中脑细胞死亡，缺血半暗带由于存在侧支循环，尚有大量存活的神经元。如果能在短时间内，迅速恢复缺血半暗带血流，该区脑组织损伤是可逆的，神经细胞有可能存活并恢复功能。挽救缺血半暗带是急性脑梗死治疗的一个主要目的；而恢复缺血脑组织的供血和对缺血脑组织实施保护是挽救缺血半暗带的两个基本治疗途径。

缺血半暗带具有动态的病理生理学过程。随着缺血时间的延长和严重程度的加重，中心坏死区越来越大，缺血半暗带越来越小。大部分缺血半暗带存活的时间仅有数小时，因此，急性脑梗死的治疗必须在发病早期进行。如果脑组织已经发生坏死，这部分脑组织的功能必然出现损害，以后所有的治疗方法都将无济于事，或只能让周围健存的脑组织进行有限的部分功能代偿。有效挽救缺血半暗带脑组织的治疗时间，称为治疗时间窗。如果血运重建的治疗方法超过其时间窗，则有可能无法有效挽救缺血脑组织，甚至可能因再灌损伤和继发脑出血而加重脑损伤。

四、临床表现

脑梗死的临床表现和受累的血管部位、范围、次数、原发病因和侧支循环，以及患者的年龄和伴发疾病等诸多因素有关。下面介绍典型的神经系统表现。

脑梗死的主要临床表现可区分为前循环和后循环，或称颈动脉系统和椎基底动脉系统症状。

（一）颈动脉系统脑梗死

主要表现为病变对侧肢体瘫痪或感觉障碍；主半球病变常伴不同程度的失语，非主半球病变可出现失用或认知障碍等高级皮质功能障碍。其他少见的临床表现包括意识障碍、共济失调及偏盲等。

（二）椎基底动脉系统脑梗死

累及枕叶可出现皮质盲、偏盲；累及颞叶内侧海马结构，可出现近期记忆力下降；累及脑干或小脑可出现眩晕、复视、吞咽困难、霍纳综合征、双侧运动不能、交叉性感觉及运动障碍、共济失调等。累及脑干上行网状激活系统易出现意识障碍。

（三）腔隙性脑梗死

是指脑或脑干深部血管直径 $100\sim400\mu m$ 的穿通动脉阻塞所引起的缺血性小梗死，大小介于直径为 $0.2\sim1.5cm$ 之间，主要累及前脉络膜动脉、大脑中动脉、大脑后动脉或基底动脉的深穿支。腔隙性脑梗死临床表现以下列 4 种临床综合征最常见：纯运动性轻偏瘫、纯感觉性卒中、轻偏瘫共济失调、构音障碍 - 手笨拙综合征。

不同病因引起的急性脑卒中，其发病特点也有所不同。动脉粥样硬化性血栓性脑卒中常于安静状态下发病，大多数发病时无明显头痛和呕吐；发病较缓慢，多逐渐进展或呈阶段性进行，意识清楚或轻度障碍；有颈内动脉系统和 / 或椎基底动脉系统症状和体征。而脑栓塞一般急性发病，在数秒、数分钟内到达高峰，多数无前驱症状；意识清楚或有短暂性意识障碍，大块血栓栓塞时可伴有病侧头痛、恶心和呕吐或意识障碍，偶有局部癫痫样表现；有颈动脉系统或椎基底动脉系统症状和体征。腔隙性脑梗死发病多由于高血压动脉硬化所引起，呈急性或亚急性起病，多无意识障碍，临床神经症状较轻。

五、诊断与辅助检查

（一）卒中患者的急诊识别分诊

可以选择性使用多种脑卒中识别评分量，如辛辛那提院前脑卒中评分量表（Cincinnati Pre-Stroke Scale，CPSS）和面、臂、言语测试评分（FAST）及急诊脑卒中识别评分量表（recognition of stroke in the emergency room scale，ROSIER）等，但重要的是使全体医护人员知晓并熟悉卒中绿色通道的启动标准和方案。

（二）快速诊断急性缺血性脑卒中诊断标准

①急性起病；②局灶神经功能缺损（一侧面部或肢体无力或麻木，语言障碍等），少数为全面神经功能缺损；③症状或体征持续时间不限（当影像学显示有责任缺血性病灶时），或持续 24 小时以上（当缺乏影像学责任病灶时）；④排除非血管性病因；⑤脑 CT/MRI 排除脑出血。

急诊接诊医师应在数分钟内完成简要的体格检查，配合必要的检验结果，快速建立初步诊断。急性缺血性脑卒中诊断思维应包括如下 5 个步骤：①是否为脑卒中，排除非血管性疾病；②是否为缺血性脑卒中，进行脑 CT/MRI 检查排除出血性脑卒中；③卒中严重程度，根据神经功能缺损量表评估；④能否进行溶栓治疗，核对适应证和禁忌证；⑤病因分型，结合病史、临床表现、实验室检查、脑病变和血管病变等影像检查资料确定病因，参考 TOAST 标准。

（三）影像检查

有条件的医院，除了 CT/MRI 平扫外，应同时完善颈部和颅内 CTA 或 MRA，帮助明确脑梗死的诊断，初步判断有无大血管的病变，有助于血管再通治疗方案的确立。超过时间窗的患者或醒后卒中患者可通过多模式影像学的评估（CT 灌注成像或 MR 灌注成像），评估缺血半暗带的范围，可适当根据半暗带范围筛选血管再通病例，但应注意医疗资源的付出和病患收益成本效益比，坚持个体化的原则。

1. **CT 检查** CT 平扫适用于发病 4.5 小时内可以完成静脉溶栓治疗的患者；一站式 CT 检查，包括 CT 平扫 +CT 灌注成像（CT perfusion，CTP）+ 计算机体层血管成像（CT angiography，CTA），适用于延长血管再通治疗时间窗的患者。

急性脑梗死患者，头颅 CT 平扫的典型征象包括：①岛带征：导带区（包括岛叶、最外囊和屏状核）灰白质界面消失、模糊，岛叶皮层密度与外囊一致。②大脑皮层脑沟（包括侧裂）消失或变窄，大范围脑沟变浅而无密度减低不是溶栓治疗禁忌证。③Willis 环血管表现为节段性高密度影，高密度血管影与健侧正常血管影 CT 值之比 >1.2 高度提示血栓形成。血栓形成造成的血管高密度影需与血管壁钙化或高血球容积血症所致的高密度影相鉴别。

评估前循环大血管闭塞后核心梗死区范围最常用的标准是基于 CT 的 ASPECTS（Alberta stroke program early CT score）评分法：将正常大脑中动脉供血区的脑组织为 10 分，每增加一个异常区域则减一分。ASPCTS 评分 <7 提示预后较差。对于 ASPECTS≥6 分的前循环大血管闭塞的急性脑卒中患者血管内治疗获益明显。

一站式 CT 检查图像解读：

①缺血核心（ischemic core）：以下 4 种判别方法均可用于判别：A. NCCA 显示低密度区域；B. CTP 静脉期原始图像显示低密度区域；C. CBV 参数图明显低 CBV 区域；D. CTA 原始图像显示低密度区域。②缺血半暗带（Penumbra）：尽管从实际定义讲缺血半暗带区域不包括良性灌注不足，但目前的影像学检查方法难于区分两者。所以目前仍沿用传统的不匹配模型判断缺血半暗带，导致其被高估。传统经典不匹配模型包括：A. CBF-CBV；B. MTT-CTA 原始图像；C. MTT-CTP 静脉期原始图像；D. CTP 动脉期原始图像 -CTP 静脉期原始图像（适用于检查过程中躁动患者）。③责任血管评价：重点关注责任病灶供血血管有无闭塞、狭窄。④血脑屏障是否破坏：CT 平扫责任病灶区出现明显低密度影，CT 灌注微毛细血管参数图责任病灶区内显示异常。

2. MRI 检查 MRI 常规平扫包括 DWI、GRE/SWI、TOF MRA 序列，适用于选择常规治疗的患者，发病 4.5 小时之内可以完成静脉溶栓治疗的患者首选 CT 平扫。一站式 MRI 检查包括 DWI、GRE/SWI、TOF MRA、MR 灌注成像（MR perfusion，MRP），适用于延长血管再通治疗时间窗的患者。

MRI 检查的图像解读：

①缺血核心区：DWI（b=1 000）和 ADC 参数图上分别表现为高信号区和低信号区；上述区域在 DWI（b=0）/T_2WI 图像显示正常。②责任血管评估：重点关注责任病灶供血血管有无闭塞、狭窄。③血脑屏障评估：DWI（b=0）或 T_2WI 责任病灶区出现异常高信号影。④缺血半暗带：CBF 参数图异常区域（CBF 或 MTT 参数图）大于 DWI（b=1 000）和 ADC 参数图中异常区域时称之为错配阳性，大于的异常

区域为缺血半暗带。

第三节 介入器械

一、一般器械

（一）导管

包括造影导管、导引导管、微导管。导引导管内可通过微导管，并为微导管提供良好的支撑，同时可应用生理盐水冲洗导管或经过导引导管进行造影导管。微导管比普通导管更加纤细、柔软，可以到达远端血管。通过微导管可以注入溶栓药物或引入取栓支架。

（二）导丝

导丝分为普通导丝及微导丝。普通导丝可以引导造影导管或导引导管到达目标血管。微导丝可以导引微导管到达目标血管。

二、特殊器械

（一）Merci 取栓系统

Merci 取栓系统包括 Merci 取栓装置、Merci 球囊导管和 Merci 微导管。该取栓装置采用了记忆镍钛合金丝材料，其螺旋环远端直径逐渐减小以利于靠近血凝块，它在压缩状态下通过微导管到达闭塞远端，撤离微导管后该设备恢复为预先设计的螺旋形状，捕获血栓后再被撤出。Merci 取栓系统作为第一代取栓装置，虽然后来在技术上有所改进，但已逐渐被取栓支架、抽吸导管取代，美国急性脑卒中血管内治疗指南认为其取栓效果不如后两者。

（二）Penumbra 系统

Penumbra 系统由不同规格的抽吸微导管、近头端梭型膨大的分离器及抽吸泵构成，不同规格分别适用于不同部位的血栓。

（三）支架取栓装置

支架取栓装置，代表性的是 Solitaire™ FR 取栓装置和 Trevo™ 取栓装置。美国 FDA 于 2012 年批准了 Solitaire™ 和 Trevo™ 支架取栓装置。支架取栓装置的发明是卒中血管内治疗的一个巨大进步，取栓支架具有导航性和快速血管再通的优势，并且远期并发症的风险更低。支架取栓装置使用临时支架捕获血栓，通过与外周血管壁的挤压移动血栓来恢复血流。撤出支架时，血栓被捕获到支架间隙内与支架一同被移除。

第四节 介入治疗技术与方法

近年来随着介入材料和技术的发展,血管内治疗显著提高了闭塞血管再通率,延长了治疗时间窗,显示了良好的应用前景。血管内治疗包括:动脉溶栓、机械取栓和急诊血管成形术。动脉溶栓通过微导管在血栓附近或穿过血栓直接给予溶栓药物,提高局部药物浓度,减少药物用量,降低颅内及全身出血风险,但该治疗方法时间长,且有些栓子药物难以溶解。机械取栓和急诊血管成形技术出现相对较晚,其优点包括:避免或减少溶栓药物的使用,对于大血管闭塞及心源性栓塞性卒中具有更高的血管再通率,成为急性缺血性卒中重要的治疗手段。

一、介入治疗适应证和禁忌证

（一）适应证

1. 临床诊断急性缺血性卒中,存在与疑似闭塞血管支配区域相应的临床症状和局灶神经功能缺损。

2. 影像学评估:CT 排除颅内出血;脑实质低密度改变或脑沟消失范围 <1/3 大脑中动脉供血区域,或后循环低密度范围未超过整个脑干及单侧小脑半球的 1/3;CT 或 DWI 影像的 ASPECTS 评分≥6 分,梗死体积 <70ml。

3. 发病 3 小时内 NIHSS 评分≥9 分或发病 6 小时内 NIHSS 评分≥7 分时,提示存在大血管闭塞;有条件的医院,实施血管内治疗前,头颈 CTA 或 MRA 检查证实存在责任大血管闭塞。

4. 前循环:从发病到血管内治疗开始(动脉穿刺)时间应 <6 小时;距最后正常时间 6～16 小时及 16～24 小时者,经严格临床及影像学评估后,可进行血管内机械取栓治疗;后循环:动脉治疗时间窗可延长至发病 24 小时内,但也应尽早进行避免时间延误。

（二）禁忌证

1. 最近 3 周内有颅内出血病史,既往发现脑动静脉畸形或动脉瘤未行介入或手术治疗。

2. 药物无法控制的顽固性高血压(收缩压持续≥185mmHg,或舒张压持续≥110mmHg)。

3. 已知造影剂过敏。

4. 血糖 <2.8mmol/L 或 >22.0mmmol/L。

5. 急性出血体质,包括患有凝血因子缺陷病、国际标准化比值(INR)>1.7 或血小板计数 <100×10⁹/L。

6. 最近 7 天内有不可压迫部位的动脉穿刺史;最近 14 天内有大手术或严重创伤病史;最近 21 天内胃肠道或尿道出血,最近 3 个月内存在增加出血风险的疾病,如严重颅脑外伤、严重肝脏疾病、溃疡性胃肠道疾病等;既往 1 个月内有手术、实质性器官活检、活动性出血。

7. 疑脓毒性栓子或细菌性心内膜炎。

8. 生存预期寿命 <90 天。

9. 严重肾功能异常。

二、患者准备及造影评估

患者仰卧位,予以心电监护及吸氧。对于躁动不安不能配合手术的患者,建议麻醉师予以镇静,部分患者可以选择全身麻醉。未全身麻醉的患者局麻下股动脉穿刺置鞘,行全脑血管造影,明确脑动脉闭塞部位,了解侧支代偿情况。对于术前已行 CTA 或 MRA 明确血管病变部位的患者,可直接置入 6F 或 8F 导管鞘,或者 90cm 长鞘,上行至患侧颈内动脉或椎动脉造影。对于导引导管造影明确大血管闭塞者,经导引导管送入微导管,使用 0.014in 微导丝配合微导管穿过栓子行微导管造影,以明确闭塞血管远端的血流状况及血栓的长度。

三、经动脉溶栓治疗

考虑动脉溶栓的患者,单纯动脉溶栓建议选择 rt-PA 或尿激酶,目前最佳剂量和灌注速率尚不确定,推荐动脉溶栓 rt-PA 1mg/min,总剂量不超过 40mg,或尿激酶 1 万～3 万 U/min,总剂量不超过 100 万 U。静脉溶栓后的患者,动脉溶栓时 rt-PA 不超过 30mg 或尿激酶不超过 40 万 U。溶栓时微导管头端尽量接近血栓,缓慢注入溶栓药物。根据造影结果及患者症状决定是否停止溶栓,造影显示血管再通或者造影剂外渗时,应立即停止溶栓。溶栓后如果存在动脉狭窄可以急诊行支架成形术。

四、经动脉取栓治疗

经动脉取栓治疗操作可分为以下几个步骤:

（一）明确闭塞部位

血栓近端定位通过目标血管近端造影,血栓远端由微导管通过血栓后造影,由此确认血栓长度,选择合适长度支架。

（二）微导管定位

微导管头端超过血栓远端,以确保当取栓支架完全释放后,支架有效长度可以覆盖血栓两端。

（三）支架的选择

目标血管管径 >3mm 选择 6mm 支架；管径 <3mm 选择 4mm 支架，也可先用 4mm 无效时再用 6mm。

（四）支架输送

将保护鞘置于微导管前段，直至确认鞘前端就位，顶在内壁。固定 Y 阀后将取栓装置推送进入微导管，待推送导丝柔软部分完全进入微导管，再前进 10cm 后移除导入鞘。

（五）支架定位

持续推进取栓支架直至其远端放射显影标记超过血栓（不要推出导管），与微导管 marker 重合，尽量确保血栓位于支架有效长度的中后段。

（六）支架释放

释放取栓支架时，需固定（控制）推送导丝保持支架在原位不动，同时将微导管向近端方向收回，尽量缓慢，微导管头端必须撤至取栓支架近端放射显影标志完全暴露。支架释放后，应在原位保持 5～10 分钟。

（七）支架回拉

将取栓支架和微导管作为整体回撤，导引导管尾端注射器持续负压抽吸，直到支架撤出，并有通畅的倒流血流。也可在拉栓前去掉微导管，使用"裸导丝技术"提高近端抽吸效果。如联合使用抽吸导管或中间导管时建议进行双重抽吸，通过近端导引导管抽吸控制血流，远端抽吸导管或中间导管抽吸提高支架取栓效果。

（八）取栓后操作

如果需要二次取栓，推荐回收并使用原装置。（图 2-7-1，图 2-7-2）

五、急诊血管成形术

如果一开始微导丝通过后，支架微导管通过困难，可能在血栓形成部位存在动脉狭窄，可以更换 0.014 微导管尝试通过后超选择造影，明确系统位于血管真腔内后长导丝交换，撤出 0.014 微导管，用 2mm 球囊进行血管成形术。造影观察成形术效果，如仍有血栓存在，使用 0.021 微导管通过进一步取栓。

如果在支架取栓后，发现闭塞部位有高度狭窄（>70%），有引起闭塞的风险，可采取以下治疗计划：重复不同角度血管造影，确认该狭窄不是血管痉挛或动脉夹层造成。使用 Dyna-CT 排除出血，准备进行颅内粥样硬化病变的颅内血管成形术或支架成形术，以改善远端血流，降低近期再次闭塞风险。40%～50% 的残余狭窄是可接受的。

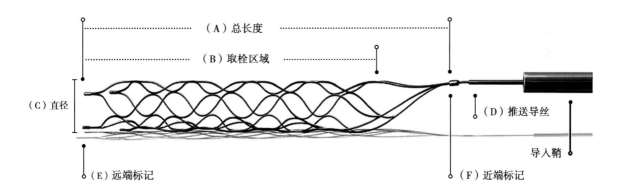

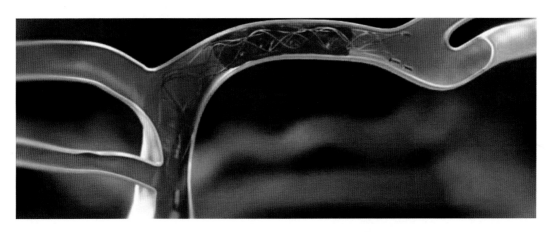

图 2-7-1 Solitaire 取栓支架及取栓示意图

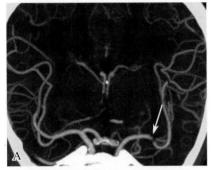
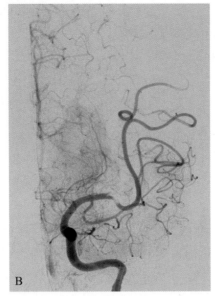
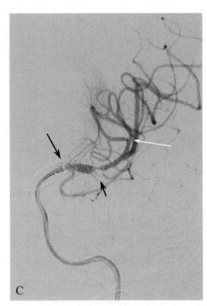
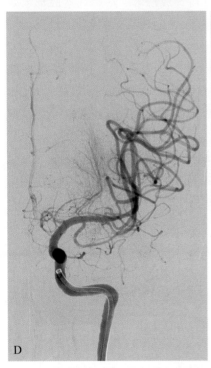
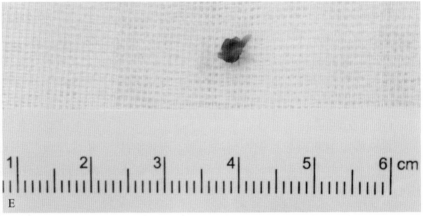

图 2-7-2　急性大脑中动脉栓塞经动脉取栓

患者男，56 岁，突发右侧肢体偏瘫 2.5 小时，有心脏换瓣病史。A. 急诊头颅 CTA 示左侧大脑中动脉上干闭塞；B. 左侧颈内动脉造影示左侧大脑中动脉上干闭塞；C. Solitaire 支架释放于血栓处，黑色短箭指向血栓，白色长箭为支架远端 mark，黑色长箭为中间导管头端；D. 取栓后左侧颈内动脉造影示左侧大脑中动脉完全开通；E. 为取出的白色质硬血栓，考虑为瓣膜赘生物

急诊血管成形术包括球囊扩张和支架植入术，以下情况时可以考虑行急诊血管成形术：①卒中原因是由于血管重度狭窄导致，且血管造影已证实；②不适宜应用溶栓药物者；③药物溶栓或机械取栓后仍存在重度狭窄或造影发现动脉夹层者；④血管近端的严重狭窄阻碍了导管到达责任病变的颅内血栓，为治疗更远端的颅内血管闭塞需要血管成形术。但是对于无法长期应用抗血小板药物以及血管造影显示为串联性血管病变且远端病变无法再通者则不适合行血管成形术。

明确串联病变或原位狭窄病变，需要进行血管成形术时，可术前给予口服或鼻饲负荷量双联抗血小板治疗（阿司匹林 300mg+ 氯吡格雷 300mg），

术后持续给予阿司匹林 100～300mg/d 及氯吡格雷 75mg/d 1～3 个月。也可术中使用糖蛋白Ⅱb/Ⅲa 受体拮抗剂（替罗非班或依替巴肽），如使用替罗非班时，可首先通过静脉给药或联合导管内给药给予负荷剂量 0.4μg/（kg·min）持续 30 分钟（总剂量不超过 1mg），后静脉泵入 0.1μg/（kg·min）维持 24 小时。如使用依替巴肽，可首先通过静脉或联合导管内推注 135～180μg/kg，继之持续静脉输注 0.5～2.0μg/（kg·min），维持 18～24 小时。术后根据 CT 复查结果，在停止糖蛋白Ⅱb/Ⅲa 受体拮抗剂治疗前 4 小时给予重叠双联抗血小板治疗。术后 24 小时应进行 MRA 或 CTA 检查评估靶血管的开通程度。

第五节 疗效评价

2015 年，在新英格兰杂志上接连发布了 5 项关于急性缺血性脑卒中机械取栓的多中心临床随机对照研究的结果：血管内治疗急性缺血性卒中的荷兰多中心随机临床试验（MR CLEAN）、对小梗死核心区和前循环近端闭塞的急性缺血性卒中强调缩短 CT 至血管再通时间的血管内治疗实验（ESCAPE）、Solitaire 支架或血栓取栓术为首选的血管内治疗实验（SWIFT-PRIME）、延长急性神经功能缺损患者的动脉溶栓时间实验（EXTEND-IA）、前循环 8 小时内脑卒中 Solitaire 支架取栓与内科治疗比较实验（REVASCAT），均显示出血管内治疗的优势性，改变了人们对血管内治疗的认识。其中，SWIFT-PRIME 研究将患者分为静脉溶栓联合 Solitaire 支架取栓组和单纯静脉溶栓组，结果显示动脉取栓组患者 90 天恢复生活自理能力为 60%，而对照组为 35%，而两组在致死率和症状性颅内出血的发生率上并无明显差异。

第六节 并发症及其处理

（一）颅内出血

无论采取何种再通治疗模式，有 1.5%～15% 的缺血性脑卒中的急诊介入治疗患者出现颅内出血，其中约 4% 为症状性出血。具体治疗方式目前尚未取得共识，临床多以外科治疗和对症处理为主，以控制颅内压、维持生命体征为主要目的。其中，肝素抗凝引起的出血，可予鱼精蛋白中和；rt-PA 引起的出血，可应用新鲜冰冻血浆等，但临床效果仍待进一步验证。

（二）远端脑血管栓塞

在再通手术中，常发生责任血管的邻近分支或次级分支血管栓塞。此时可根据原定再通模式、栓塞位置、患者整体情况等综合选择进一步的处理策略。一般而言，对可能导致严重功能缺损的主干血管应积极干预，首选机械取栓方式。而对于大脑中动脉 M3 段以远、大脑后动脉 P2 段以远等功能意义不大且取栓装置不易到达的次级分支血管栓塞，或支架置入操作后远端血管分支闭塞等有较大操作难度的栓塞事件，要视具体情况而有所取舍，无需追求血管影像上的完美；根据部分中心及参考心脏科经验，血小板糖蛋白 IIb/IIIa 受体抑制剂（如替罗非

班）具备一定的应用前景，但具体获益情况仍需要进一步明确。不建议在未经审慎考虑的前提下应用尿激酶、rt-PA 等溶栓药物。

（三）血管再通后闭塞

血管再通后闭塞多见于动脉粥样硬化性中 - 重度血管狭窄伴发原位闭塞的患者，在机械取栓术后由于内膜损伤导致血小板聚集增多、原狭窄并未解除导致血流速度减慢，栓子清除能力下降，均易于发生再闭塞。另外，在血管成形及支架置入的手术模式中，由于抗血小板作用的不充分，也可导致支架内血栓形成而致闭塞。目前对于血管再通后闭塞并无共识的处理范式，可考虑急诊支架置入或动脉 / 静脉使用血小板糖蛋白 IIb/IIIa 受体抑制剂。

第七节 血管内治疗展望

急性缺血性脑卒中血管内治疗的临床研究从 20 世纪 90 年代中期开始，一直到 2013 年新英格兰杂志发表了 3 项多中心随机对照研究结果，均未显示出机械取栓治疗的优越性。但这并不意味着机械取栓治疗就此终结，既往的研究结果亦引发了广泛的争议：首先，既往研究主要采用第一代取栓装置，较少采用新型支架类型的取栓器，而研究已证实，与 Merci 装置相比，Solitaire 和 Trevo 装置更具优势。其次，以往研究中血管内治疗组的治疗时间均较静脉溶栓组明显延迟，而 2015 年发布结果的几大临床对照研究均明显缩短院前及院内延误时间。再次，利用影像学手段鉴别是否存在缺血半暗带，以此筛选合适的患者进行血管内治疗，也是近年来临床研究的重要特点。这些因素可能影响了血管内治疗的效果。

而随着 2015 年在新英格兰杂志上 5 项关于急性缺血性脑卒中机械取栓的多中心临床随机对照研究结果的发布，中国卒中学会和美国心脏 / 卒中协会分别在 2015 年 7 月和 10 月推出或更新了指南，对 6 小时内急性前循环颅内大血管闭塞性卒中的患者均推荐使用机械取栓治疗。

虽然目前血管内治疗急性缺血性脑卒中的有效性已被广泛认可，但关于血管内治疗急性脑卒中的一些具体问题仍待进一步研究，如超过 6 小时时间窗的大血管闭塞的患者是否能从血管内治疗中获益，能否通过缺血半暗带 - 影像学模式选择患者，从而延长动脉治疗时间窗的临床研究；急性缺血性脑卒中血管内治疗后的抗凝及抗血小板方案的研究；

对于大脑中动脉 M2 段或 M3 段血管闭塞引起临床症状的患者，血管内治疗是否能获益的研究；小于18 岁大血管闭塞引起急性脑卒中的患者血管内治疗能否带来临床获益的研究；发病在 6 小时内大脑中动脉主干或颈内动脉闭塞，但 NIHSS 评分 <6 分，或 ASPECTS<6 分的患者能否从血管内治疗中获益的研究；哪种取栓器械及技术能够带来更高血管开通率、更低远端栓塞率的研究；术中常规采用全身麻醉还是单纯镇静的临床研究；如何通过改进急性脑卒中社会救治体系，从而缩短院前时间延误的研究，以及如何优化院内急性脑卒中救治流程，从而缩短院内时间延误的研究等。

（赵林波　施海彬）

参 考 文 献

[1] Zeumer H, Hacke W, Ringelstein EB. Local intraarterial thrombolysis in vertebrobasilar thromboembolic disease [J]. AJNR Am J Neuroradiol, 1983, 4(3): 401-404.

[2] del Zoppo GJ, Higashida RT, Furlan AJ, et, al. PROACT: a phase Ⅱ randomized trial of recombinant pro-urokinase by direct arterial delivery in acute middle cerebral artery stroke. PROACT Investigators. Prolyse in Acute Cerebral Thromboembolism[J]. Stroke, 1998, 29(1): 4-11.

[3] Furlan A, Higashida R, Wechsler L, et al. Intra-arterial prourokinase for acute ischemic stroke. The PROACT Ⅱ study: a randomized controlled trial. Prolyse in Acute Cerebral Thromboembolism[J]. JAMA, 1999, 282(21): 2003-2011.

[4] 中国卒中学会, 中国卒中学会神经介入分会, 中华预防医学会卒中预防与控制专业委员会介入学组. 急性缺血性卒中血管内治疗中国指南 2015[J], 中国卒中杂志, 2015, 10(7): 590-606.

[5] Powers WJ, Derdeyn CP, Biller J, et al. 2015 American Heart Association/American Stroke Association Focused Update of the 2013 Guidelines for the Early Management of Patients With Acute Ischemic Stroke Regarding Endovascular Treatment: A Guideline for Healthcare Professionals From the American Heart Association/American Stroke Association[J]. Stroke, 2015, 46(10): 3020-3035.

[6] Goyal M, Demchuk AM, Menon BK, et al. Randomized assessment of rapid endovascular treatment of ischemic stroke[J]. N Engl J Med, 2015, 372(11): 1019-1030.

[7] Campbell BC, Mitchell PJ, Kleinig TJ, et al. Endovascular therapy for ischemic stroke with perfusion-imaging selection[J]. N Engl J Med, 2015, 372(11): 1009-1018.

[8] Berkhemer OA, Fransen PS, Beumer D, et al. A randomized trial of intraarterial treatment for acute ischemic stroke[J]. N Engl J Med, 2015, 372(1): 11-20.

[9] Jovin TG, Chamorro A, Cobo E, et al. Thrombectomy within 8 hours after symptom onset in ischemic stroke[J]. N Engl J Med, 2015, 372(24): 2296-2306.

[10] Saver JL, Goyal M, Bonafe A, et al. Stent-retriever thrombectomy after intravenous t-PA vs. t-PA alone in stroke[J]. N Engl J Med, 2015, 372(24): 2285-2295.

[11] Nogueira RG, Jadhav AP, Haussen DC, et al. Thrombectomy 6 to 24 Hours after Stroke with a Mismatch between Deficit and Infarct[J]. N Engl J Med, 2018, 378(1): 11-21.

[12] Albers GW, Marks MP, Kemp S, et al. Thrombectomy for Stroke at 6 to 16 Hours with Selection by Perfusion Imaging[J]. N Engl J Med, 2018, 378(8): 708-718.

[13] 中国卒中学会, 中国卒中学会神经介入分会, 中华预防医学会卒中预防与控制专业委员会介入学组. 急性缺血性卒中血管内治疗中国指南 2018[J]. 中国卒中杂志. 2018, 7(13): 706-629.

[14] Powers WJ, Rabinstein AA, Ackerson T, et al. 2018 Guidelines for the Early Management of Patients With Acute Ischemic Stroke: A Guideline for Healthcare Professionals From the American Heart Association/American Stroke Association[J]. Stroke, 2018, 49(3): e46-e110.

第八章　颅内静脉系统血栓形成

颅内静脉系统血栓形成(cerebral venous thrombosis, CVT)是脑卒中的少见原因,可发生于任何年龄,其临床症状和体征表现各异且为非特异性。基于以上原因及 CVT 在神经影像学检查中的不同表现,CVT 的确诊往往被延误。经过系统抗凝治疗,绝大多数患者预后良好,但仍有小部分患者残疾或死亡。

一、概述

颅内静脉系统血栓形成包括皮质静脉血栓形成、静脉窦血栓形成、深静脉血栓形成、颈静脉血栓形成,或以上形式的各种组合。

尽管尚未进行过人口学大型统计,CVT 以脑卒中发病的比例<1%。成人发病率为(3～4)/1 000 000,儿童则更高,约为 7/1 000 000。成年人中,多发生于青年人群,在女性中的发病率约是男性的 3 倍;而儿童则好发于婴儿期,发现率无明显性别差异。

CVT 的危险因素包括获得性或遗传性因素,如先存性疾病(致栓内环境、肿瘤、免疫调节性疾病等)、一过性疾患(妊娠、脱水、感染等)、某些药物(避孕药、毒品等)及不可预知事件(外伤/机械性因素等)。约85%患者可以找到明确病因或危险因素。通常其发病机制是多因素作用结果。

二、临床特点

(一)临床症状

CVT 临床表现多样,通常为非特异性。头痛是最常见症状,成年患者中约 90% 都会出现,通常为弥漫性,常有数天至数周的渐进性加重。然而约 10% 的患者可表现为突发性雷击样头痛,通常伴有恶心、呕吐,类似于蛛网膜下腔出血的症状。约 50% 的患者会出现在一个或多个神经系统定位体征,包括局部感染或运动功能障碍、失语或偏盲等。20%～40% 的患者因颅内压升高造成视神经乳头

水肿,可使视力进行性下降;局灶性或全身性痫性发作发生于 10%～63% 的患者,围产期甚至可高达76%,较动脉性卒中更常见。精神状态或意识水平的改变发生于 10%～20% 的患者,往往由于深静脉系统受累所致。在所有的临床症状中,入院时昏迷是公认的预后不良的预测因素。

(二)实验室检查

1. **D- 二聚体**　其水平升高可作为 CVT 辅助诊断的重要指标之一,但其水平正常并不能排除CVT;对于鉴别血栓性与非血栓性局部静脉窦狭窄也有帮助。

2. **脑脊液检查**　对 CVT 诊断无特异性,但在部分由于感染引起的患者中,仍必须行脑脊液检查以帮助了解其可能的病因并指导治疗,且压颈试验有助于判断一侧横窦和乙状窦是否受累。

3. **其他**　如同时发现有血栓形成倾向的易患因素,如V因子 Leiden 突变、凝血酶原 G20210A、蛋白 C、蛋白 S 或抗凝血酶Ⅲ缺陷,慢性炎症病变,血流系统症状,癌肿或长期口服避孕药物等,有助于CVT 的诊断。

三、影像学表现

(一)CT 检查

由于 CVT 常伴发头痛和其他非特异性临床表现,非强化 CT 经常作为首个影像学检查项目,但其在 CT 检查上通常不会有很多特异性表现,约 30%以上的患者 CT 检查都是阴性的。CT 上直接征象往往表现为绳索征、三角征、静脉窦高密度影;间接征象可表现为静脉性梗死、出血性梗死、大脑镰致密及小脑幕增强。

(二)磁共振检查

正常流空的缺失和受累静脉窦的异常信号往往提示 CVT。但由于其异常信号是时间和血流依赖性的,所以容易和血流缓慢或血液湍流混淆。

在急性期(0～5天):静脉窦内正常血液流空信号消失,T₁WI 上呈等信号,T₂WI 上呈低信号;亚急性期(6～15天):T₁WI、T₂WI 均呈高信号;慢性期(>15天):T₁WI、T₂WI 均呈等信号(图 2-8-1)。

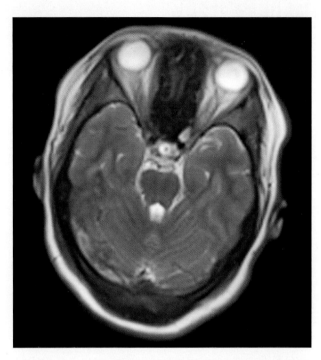

图 2-8-1　T₂WI 图像示右侧横窦亚急性期血栓形成

(三)磁共振静脉造影

磁共振静脉造影(MR venography, MRV)被证实为一项能够替代经典 DSA 的无创性检查。直接征象表现为受累脑静脉或静脉窦完全闭塞、不规则狭窄及存在边缘不光滑的低信号,或表现为发育正常的脑静脉窦高血流信号消失,或表现为再通后形成边缘模糊且不规则的较低信号;间接征象则为梗阻发生处有静脉侧支循环形成,引流静脉异常扩张。

(四)CT 静脉造影

CT 静脉造影(CT venography, CTV)能快速和可靠地评价脑静脉系统血栓。由于血栓形成的静脉窦其密度呈多样性,针对于亚急性期或慢性期 CVT, CTV 更有帮助。主要表现为静脉系统充盈缺损、静脉窦壁的强化、侧支静脉开放和引流增加等。

(五)数字减影血管造影

先进的 MRV 和 CTV 可代替作为 CVT 诊断“金标准”的 DSA。但当无创性影像学检查不能确诊时,DSA 仍有必要。经动脉顺行性造影既可直接显示静脉窦血栓累及的部位、范围、程度和侧支代偿循环状况,还可以通过计算动静脉循环时间,分析脑血流动力学障碍的程度。获得良好图像的技术包括:延长造影剂注射时间来获得完全的颅内静脉充盈;由于颅内循环时间延长的,需要延长曝光时间;多角度投照。主要表现为静脉窦完全被血栓阻塞,出现“空窦现象”。其他征象可表现为皮质静脉或深静脉显影不佳、头皮静脉和导静脉明显扩张、动静脉循环时间处长,显示扩张迂曲的侧支循环形成和发生静脉逆流现象等征象。

四、诊断要点

根据临床表现、实验室检查及影像学表现一般可以确诊。

尽管平扫 CT 或 MRI 有助于对怀疑 CVT 的患者进行初始评估,但其阴性结果并不能排除 CVT 诊断。对于怀疑 CVT 的患者,如果 CT 或 MRI 结果是阴性的,或已提示 CVT 的情况下为进一步确定其累及范围,可行静脉造影检查(CTV 或 MRV)。对于内科治疗下仍有持续或进展症状的或有血栓扩大迹象的 CVT 患者,可行 CTV 或 MRV 检查。对于临床高度怀疑 CVT,而 CTV 或 MRV 结果不能确定的患者,可进一步行 DSA 检查。

五、鉴别诊断

(一)解剖变异

在诊断静脉窦血栓时,应排除先天性静脉窦变异可能。如窦闭塞(闭锁或发育不良、非对称性引流),正常窦充盈缺损(蛛网膜颗粒、窦内分隔)。

(二)蛛网膜颗粒

临床上往往无症状,CT 上多为边缘锐利而不整齐的颗粒状透亮影,呈半圆形或浅弧形;MRI 上看,信号同脑脊液相同,为长 T₁、长 T₂ 信号,边界清楚,与蛛网膜下腔相通,且局部颅骨内板常有缺损,但并不穿过板障及外板,周围无软组织肿块影及占位效应。

六、治疗

(一)抗凝治疗

CVT 的临床预后各异且难以预测,从完全缓解到永久性致残甚至死亡。尽管仍存在争议,但系统性抗凝治疗被普遍认为是标准的药物治疗,即使是对已经存在颅内出血的病例仍有较好治疗效果。抗凝不能溶解已经形成的血栓,但是能够抑制血栓的进展和再闭塞的发生,促进侧支循环通路开放,预防深静脉血栓和肺栓塞。

根据目前有限的对照试验资料,推荐在没有禁忌证的情况下,成人患者可按照体重给予低分子肝素或按剂量给予普通肝素治疗；颅内出血并不是禁忌证，可评价出血体积大小，及时调整抗凝药剂量，严重时可停用抗凝药物。常规使用 2 周，使活化部分凝血活酶时间及激活全血凝血时间延长至正常值的 2 倍；后可改用口服华法林，监测国际标准化比值（international normalized ratio，INR），控制 INR 至 2.0～3.0。对于病因明确且为短暂性危险因素的患者，可以口服抗凝药 3 个月；对于病因不明确，或存在特发性或轻度血栓形成倾向的患者，可延长使用药物至 6～12 个月；对于复发性 CVT 或存在严重凝血功能障碍的患者，可考虑终身抗凝。

（二）血管内治疗

对于不能接受抗凝治疗或充分抗凝治疗病情仍进展的 CVT 患者，排除其他引起恶化的情况，可考虑血管内治疗。血管内治疗适合的高危因素包括癫痫、昏迷、意识障碍、脑深静脉血栓形成、后颅窝受累和 / 或进展性神经功能缺损。

1. 系统性静脉溶栓 通过静脉滴注溶栓剂，经过血液循环至颅内静脉系统溶解其内血栓，使静脉或静脉窦再通。较确切的溶栓剂为尿激酶或重组组织型纤溶酶原激活剂（r-tPA）。该方法操作快速、简便，但必须有足够（相当）剂量的溶栓剂进入颅内静脉系统与血栓接触才能发挥预期的溶栓作用。而当血栓已经完全闭塞颅内静脉 / 静脉窦时，其内血流缓慢甚至无血液流动，此时溶栓药物多经侧支途径回流，导致局部溶栓药物浓度很低，治疗效果不理想。

2. 静脉窦内接触溶栓 将微导管经股静脉，在微导丝引导下穿过静脉血栓途径置于血栓远端直接注入溶栓剂，一方面显著提高了局部药物浓度；另一方面，对于血栓形成时间较长、溶栓速率较慢的患者可持续缓慢泵注尿激酶，使药物反复循环溶栓，可增加再通率。具体用药时间根据患者临床症状改善、影像学是否证实血管再通来确定（图 2-8-2）。

3. 动脉溶栓 对于深静脉、小静脉血栓或静脉窦内溶栓不能接触到的血栓可采用动脉溶栓。可将溶栓药物顺行送达静脉端，可有效溶解皮质及深静脉的血栓，促进侧支循环的建立、开放侧支静脉回流途径。

4. 机械取栓、机械碎栓 通过导丝"成袢"技术、球囊血管成形术、抓捕器、支架取栓、血栓栓抽吸装置或血栓切割装置，可实现机械机栓、碎栓，从而更快地恢复血流。

5. 支架成形术 若患者规范治疗 >6 个月，慢性血栓，窦腔局部狭窄，症状无改善，远、近心端压力差 >10mmHg（1mmHg=0.133kPa），可考虑静脉窦内支架成形术。

（三）手术治疗

对于单侧大面积出血性梗死或无法控制的脑水肿情况下，去骨瓣减压术可能会挽救生命。

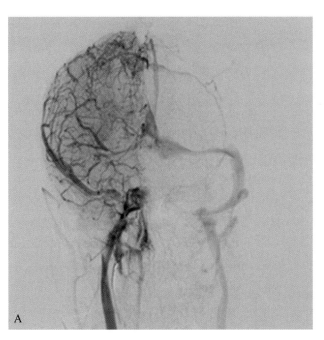
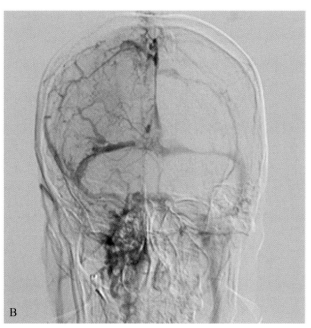

图 2-8-2 右侧横窦血栓接触溶栓

A. DSA 静脉期图像示右侧横窦血栓；B. DSA 静脉期图像示微导管溶栓术后右侧横窦血液恢复通畅

（李天晓）

参 考 文 献

[1] Renowden S. Cerebral venous sinus thrombosis[J]. Eur Radiol, 2004, 14(2): 215-226.

[2] Stam J. Thrombosis of the cerebral veins and sinuses[J]. N Engl J Med, 2005, 352(17): 1791-1798.

[3] Einhäupl K, Stam J, Bousser MG et al. EFNS guideline on the treatment of cerebral venous and sinus thrombosis in adult patients[J]. Eur J Neurol, 2010, 17(10): 1229-1235.

[4] Ferro J M, Canhão P, Stam J, et al. Prognosis of Cerebral Vein and Dural Sinus Thrombosis: Results of the International Study on Cerebral Vein and Dural Sinus Thrombosis (ISCVT)[J]. Stroke, 2004, 35(3): 664-670.

[5] Deveber G, Andrew M, Adams C, et al. Cerebral sinovenous thrombosis in children.[J]. N Engl J Med, 2001, 345(6): 417-423.

[6] Ehtisham A, Stern B J. Cerebral venous thrombosis: a review[J]. Neurologist, 2006, 12(1): 32-38.

[7] Bousser MG. Cerebral venous thrombosis: diagnosis and management[J]. Journal of Neurology, 2000, 247(4): 252-258.

[8] Bruijn SD, Stam J, Kappelle LJ. Thunderclap headache as first symptom of cerebral venous sinus thrombosis[J]. Lancet, 1996, 348(9042): 1623-1625.

[9] Biousse V, Ameri A, Bousser MG. Isolated intracranial hypertension as the only sign of cerebral venous thrombosis [J]. Neurology, 2000, 54(10): 1537-1542.

[10] Leach JL, Fortuna RB, Jones BV, et al. Imaging of cerebral venous thrombosis: current techniques, spectrum of findings, and diagnostic pitfalls[J]. Radiographics, 2006, 26(Suppl 1): S19-41.

[11] 静脉和静脉窦血栓形成诊治的多中心专家共识组. 颅内静脉和静脉窦血栓形成诊治的中国专家共识[J]. 中华内科杂志. 2013, 52(12): 1088-1091.

[12] Ferro JM. Prognosis and treatment of cerebral vein and dural sinus thrombosis[J]. Clinical Advances in Hematology & Oncology H & O. 2005, 3(9): 680-681.

[13] Ferro JM, Canhão P, Stam J, et al. Delay in the diagnosis of cerebral vein and dural sinus thrombosis: influence on outcome[J]. Stroke. 2009, 40(9): 3133-3138.

[14] Tanislav C, Siekmann R, Sieweke N, et al. Cerebral vein thrombosis: clinical manifestation and diagnosis[J]. Bmc Neurology. 2011, 11(1): 1-5.

[15] Stam J. Sinus thrombosis should be treated with anticoagulation[J]. Archives of Neurology. 2008, 65(7): 984.

[16] Wasay M, Kamal AK. Anticoagulation in cerebral venous sinus thrombosis: are we treating ourselves? [J]. Archives of Neurology. 2008, 65(7): 984-985.

[17] Roach ES. Cerebral venous sinus thrombosis: to treat or not to treat? [J]. Archives of Neurology. 2008, 65(7): 987.

[18] Zhang A, Collinson R L, Hurst R W, et al. Rheolytic Thrombectomy for Cerebral Sinus Thrombosis[J]. Neurocritical Care. 2008, 9(1): 17-26.

[19] Bonduel M, Sciuccati G, Hepner M, et al. Arterial ischemic stroke and cerebral venous thrombosis in children: a 12-year Argentinean registry[J]. Acta Haematol. 2006, 115(3-4): 180-185.

[20] Linn J, Ertl-Wagner B, Seelos KC, et al. Diagnostic value of multidetector-row CT angiography in the evaluation of thrombosis of the cerebral venous sinuses [J]. Ajnr American Journal of Neuroradiology. 2007, 28(5): 946-952.

[21] Lee SK, Terbrugge KG. Cerebral venous thrombosis in adults: the role of imaging evaluation and management [J]. Neuroimaging Clinics of North America. 2003, 13(1): 139-152.

[22] Linn J, Michl S, Katja B, et al. Cortical vein thrombosis: the diagnostic value of different imaging modalities[J]. Neuroradiology. 2010, 52(10): 899-911.

[23] Khandelwal N, Agarwal A, Kochhar R, et al. Comparison of CT venography with MR venography in cerebral sinovenous thrombosis.[J]. Ajr American Journal of Roentgenology, 2006, 187(6): 1637-1643.

[24] Moharir MD, Shroff M, Pontigon AM, et al. A prospective outcome study of neonatal cerebral sinovenous thrombosis[J]. Journal of Child Neurology. 2011, 26(9): 1137-1144.

[25] Canhão P, Ferro JM, Lindgren AG, et al. Causes and Predictors of Death in Cerebral Venous Thrombosis[J]. Stroke. 2005, 36(8): 1720-1725.

[26] Einhäupl KM, Villringer A, Meister W, et al. Heparin treatment in sinus venous thrombosis[J]. Lancet. 1991, 338(8767): 597-600.

[27] Van Nuenen BFL, Munneke M, Bloem BR. Cerebral venous sinus thrombosis: prevention of recurrent

thromboembolism[J]. Stroke. 2005，36（9）：1822-1823.

[28] Liebetrau M，Mayer TE，Bruning R，et al. Intra-arterial thrombolysis of complete deep cerebral venous thrombosis [J]. Neurology. 2004，63（12）：2444-2445.

[29] Chaloupka JC，Mangla S，Huddle DC. Use of Mechanical Thrombolysis via Microballoon Percutaneous Transluminal Angioplasty for the Treatment of Acute Dural Sinus Thrombosis：Case Presentation and Technical Report[J]. Neurosurgery. 1999，45（3）：656-657.

[30] Philips MF，Bagley LJ，Sinson GP，et al. Endovascular thrombolysis for symptomatic cerebral venous thrombosis. [J]. Journal of Neurosurgery. 1999，90（1）：65-71.

[31] Röttger C，Madlener K，Heil M，et al. Is heparin treatment the optimal management for cerebral venous thrombosis？ Effect of abciximab，recombinant tissue plasminogen activator，and enoxaparin in experimentally induced superior sagittal sinus thrombosis[J]. Stroke. 2005，36（4）：841-846.

[32] Kim SY，Suh JH. Direct endovascular thrombolytic therapy for dural sinus thrombosis：infusion of alteplase [J]. Ajnr American Journal of Neuroradiology，1997，18 （4）：639-645.

[33] Wasay M，Bakshi R，Kojan S，et al. Nonrandomized comparison of local urokinase thrombolysis versus systemic heparin anticoagulation for superior sagittal sinus thrombosis[J]. Stroke. 2001，32（10）：2310-2317.

[34] Coutinho JM，Majoie CBLM，Coert BA，et al. Decompressive Hemicraniectomy in Cerebral Sinus Thrombosis [J]. Stroke. 2009，40（6）：2233-2235.

[35] Lanterna LA，Paolo G，Ornella M，et al. Decompressive surgery in malignant dural sinus thrombosis：report of 3 cases and review of the literature[J]. Neurosurgical Focus. 2009，26（6）：E5.

[36] Ferro J M，Crassard I，Coutinho J M，et al. Decompressive surgery in cerebrovenous thrombosis：a multicenter registry and a systematic review of individual patient data[J]. Stroke；a journal of cerebral circulation. 2011，42（10）：2825-2831.

第九章　头颈部血管创伤

第一节　临床概述与介入简史

头面部血液循环丰富，因工伤、运动损伤、交通事故等原因遭暴力致颅底、面颅骨骨折时，常可累及头面部血管，导致口、鼻、耳道大出血。紧急输血、补充血容量以及血管活性药物等内科治疗，纱条填塞、内镜及外科手术等传统方法，有时难以及时有效止血，严重者可因失血性休克或窒息导致死亡。另外，在面临复合性外伤或是伴有颅脑及内脏损伤的患者，虽然有时头颈部出血量不至于引起休克，但及时有效止住头颈部和口腔内出血防止窒息也是很重要的。1974年Sokoloff等首次报道采用血管栓塞技术治疗鼻衄，此后许多学者陆续采用介入栓塞治疗头颈部的血管出血。在抢救过程中采用介入性治疗及时进行有效的颈部和颌面部的供血血管的栓塞，往往可以达到快速有效止血的目的。随着介入医学方法水平以及材料科学的不断进步，该技术已得到急诊科和耳鼻喉科医师的认可，成为治疗难治性外伤性头颈部血管创伤的重要手段。

第二节　治疗原则及介入治疗适应证与禁忌证

一、治疗原则

首先需优先处理危及患者生命的严重病情，如窒息、活动性出血、休克及颅脑损伤等。窒息的急救包括：及早清除口、鼻腔及咽喉部异物，将后坠的舌牵出，悬吊下坠的上颌骨骨块，气管插管保持呼吸道通畅及气管切开术等。活动性出血需紧急止血，包括压迫止血（指压止血法、包扎止血法及填塞止血法）、药物止血及结扎止血等，初步止血后若怀疑伤者有较大的血管损伤或存在严重出血的风险，需行动脉造影及介入栓塞治疗。抗休克治疗的目的

在于恢复组织灌注量。创伤性休克的治疗原则为安静、镇痛、止血和补液，可用药物辅助恢复和维持血压。对失血性休克的治疗主要以补充血容量为主。对可疑有颅脑损伤的患者需联合相关科室进行诊治。同时需积极防治感染。

二、介入治疗适应证和禁忌证

（一）适应证

1. 头颈部大出血导致生命体征不稳的患者。
2. 经内科治疗及鼻腔纱布条填塞等初步止血后，仍有头颈部活动性出血的患者。

（二）禁忌证

1. 肾功能严重不全者。
2. 严重高血压患者。
3. 全身衰竭不能耐受造影检查者。
4. 造影剂过敏或严重甲亢患者。

第三节　介入治疗技术与方法

创伤引起的头颈部活动性出血可累及颈外动脉和/或颈内动脉，根据其发生部位不同，可有不同的血管内治疗方法。颈总动脉及颈内动脉颅外段的出血或假性动脉瘤，以覆膜支架植入或闭塞出血动脉两种介入治疗方法为主。颈外动脉主干或较大分支动脉出血者，采用弹簧圈栓塞治疗；颈外动脉终末支出血者，可用组织胶、PVA配合弹簧圈栓塞治疗。

一、术前准备和器械要求

（一）术前准备

1. 常规术前检查　血常规、凝血功能、肝肾功能、心电图及胸部X线片。尽量完善头颈部平扫和/或增强CT、MRI、CTA、MRA。
2. 患者仰卧位，予以心电监护及吸氧。对于出血量较大的患者，应充分备血，开通良好的静脉

通道，维持生命体征的稳定。双侧腹股沟及会阴部备皮。

3. 活动性口鼻腔出血的患者，应防止出血引起窒息。对于出血量大者、严重躁动、意识水平降低（格拉斯哥昏迷量表评分<8分）、生命体征不稳定者尽早气管插管，联系麻醉科全麻下治疗。对于颈部大动脉损伤引起的大出血，必要时可在手动按压颈动脉止血的情况下行介入治疗。

4. 药品准备 肝素、造影剂、止血药及抢救药品。

（二）器械要求

动脉鞘、普通导丝、加硬交换导丝、单弯导管、Simmon 导管、猎人头导管、微导管、指引导管、PVA、明胶海绵、可脱球囊、弹簧圈、覆膜支架、输液加压袋、Y 阀、三通接头等。

二、患者准备及造影评估

对于血压不稳定或出血速度比较快的患者，可先行患侧血管进行造影，发现责任血管直接进行介入治疗。对于出血速度较缓的患者，可行全脑血管造影后，优先治疗出血量比较大的血管；必要时需行颈内、颈外动脉分别造影；对于部分病例，必要时需行双侧甲状颈干和肋颈干造影。创伤性头颈部出血的脑血管造影可出现造影剂外溢、造影剂外溢合并假性动脉瘤、假性动脉瘤、动静脉瘘、血管截断以及造影阴性等征象。

三、根据出血血管及出血部位不同，合理选择介入治疗模式

（一）颈总动脉或颈内动脉主干损伤引起的活动性大出血或者假性动脉瘤

覆膜支架能够直接封堵血管破口或隔绝假性动脉瘤，保持责任动脉的通畅。目前没有专门用于颈总动脉或者颈内动脉颅外段的覆膜支架，临床上通常选择用于外周血管的覆膜支架，如 Jostent 覆膜球囊扩张支架、Symbiot 覆膜球囊扩张支架、Viabahn 覆膜支架等，颈内动脉颅内段则主要选择 Willis 覆膜支架。术中全身肝素化（根据体重，首次静脉推注肝素钠 3 000～5 000IU，此后，每小时再经静脉追加肝素钠 1 000IU）。在充分评价病变及颈内动脉行程后，经导引导管在患侧颈内动脉置入交换微导丝，并越过病变部位到达载瘤动脉远心端 然后沿交换微导丝置入相应规格的覆膜支架；也可不用交换微导丝，直接在微导丝引导下置入覆膜支架。路径图下推送覆膜支架跨越假性动脉瘤瘤口，多角度造

影，精确定位。明确支架和假性动脉瘤瘤口关系，X 线透视下使用压力泵缓慢充盈球囊，在覆膜支架额定释放压力时维持球囊充盈状态约 1 分钟，随后迅速回抽压力泵。X 线透视下确认球囊完全瘪陷后再行造影。若有内瘘，可调整球囊位置，再次扩张覆膜支架近端。以期达到覆膜支架的最大展径，提高支架的贴壁性能，消除内漏（图 2-9-1）。注意事项：①支架的直径应略大于病变血管近端动脉直径 0.5mm，长度应超过病变血管两端各大于 3mm；②支架推送至病变血管宜小心操作，避免强行推送造成血管破裂或支架断裂脱落；③确认支架到位后，如为球扩式支架应缓慢扩张球囊直到达到所期望的直径，扩张后保持扩张状态 1 分钟。注意了解产品球囊的最大耐受压力值，避免压力过大而导致球囊破裂；④支架释放成功后迅速负压回抽至球囊完全排空，在压力泵负压的状态下撤回球囊。术后行载瘤动脉血管造影检查，以供术后即刻效果评价和随访比较。并行头颅 CT 扫描，排除颅内出血。对于一些复合伤的患者，术后因无法行抗血小板治疗，覆膜支架植入术有发生急性或亚急性血栓形成导致颈动脉闭塞和远期血管内狭窄的风险。因此，覆膜支架植入前应充分评估颅内血供的代偿情况。对于无抗血小板禁忌的患者，术后应予以充分的抗血小板治疗，以防止支架内急性、亚急性血栓形成和远期血管内狭窄。对于复合性创伤急性期不能行抗血小板治疗的患者，待抗血小板禁忌消除后及时行抗血小板治疗。

闭塞患侧颈总动脉或颈内动脉：对于颈内动脉病变因血管过于迂曲或病变范围较大等原因导致无法成功放置覆膜支架者，或存在抗血小板治疗的禁忌，可在评估后使用弹簧圈闭塞患侧颈总动脉或颈内动脉，多应用于鼻咽癌放疗后的患者。常用的栓塞材料如可脱球囊、可解脱弹簧圈与普通弹簧圈等。可脱球囊虽然较为经济，但因存在球囊早泄导致球囊移位或复发等并发症，目前已较少应用。目前常用的栓塞材料主要为弹簧圈，具体操作为在相应动脉内置入导引导管，然后置微导管于动脉破口远端，根据载瘤动脉直径选用合适大小的弹簧圈，在破口远侧、破口附近及破口近侧栓塞责任动脉，从而隔绝破口（图 2-9-2）。为防止弹簧圈因血流速度太大而冲向末梢血管，可先用可解脱弹簧圈于破口远端血管走行转折处成篮，也可用双微导管双弹簧圈交替成篮，提高成篮的稳定性。近端血管可用推送弹簧圈填塞，以减少费用。假性动脉瘤附近栓塞也可选

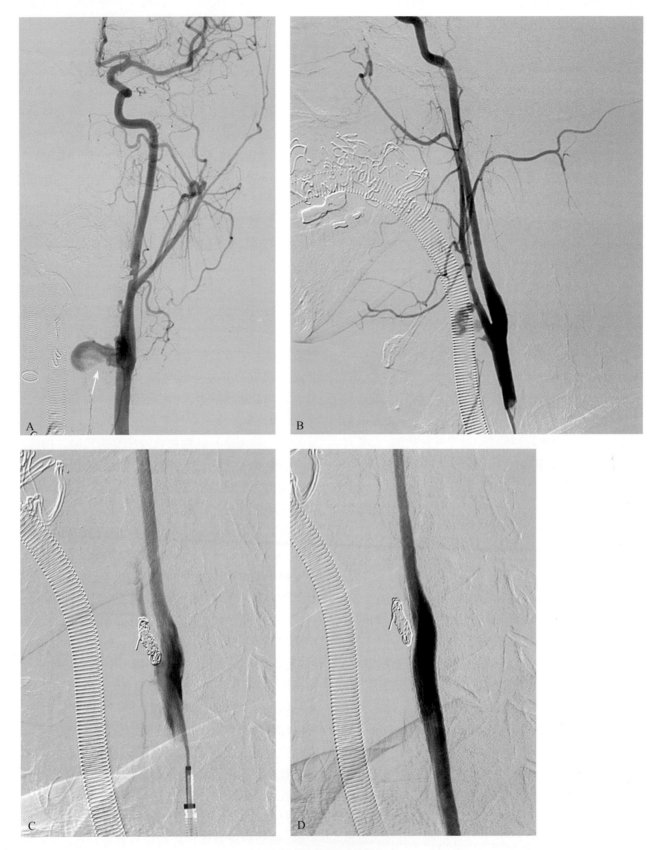

图2-9-1 覆膜支架植入术

患者男，56岁，口鼻腔大出血，内科及鼻腔纱布填塞效果差，有鼻咽癌放疗史。A、B.左侧颈总动脉正侧位造影，显示左侧颈外动脉主干近端假性动脉瘤（白箭）；C.引入弹簧圈栓塞假性动脉瘤载瘤动脉远端及近端后，造影仍可见造影剂进入载瘤动脉，因弹簧圈已接近颈外动脉起始处，继续栓塞有脱入颈内动脉风险；D.颈内动脉引入覆膜支架，再造影见颈外动脉不显影，颈内动脉血流通畅

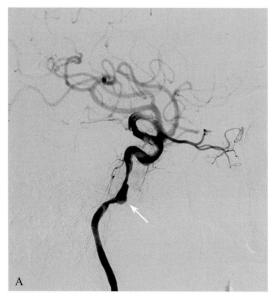

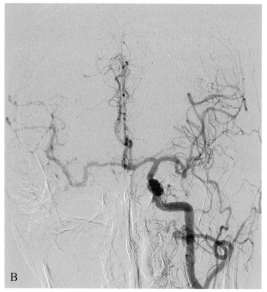

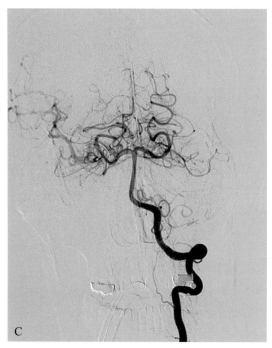

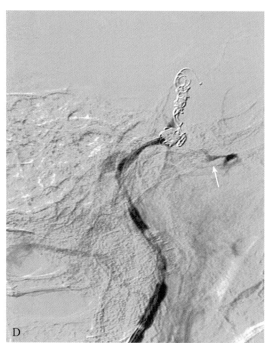

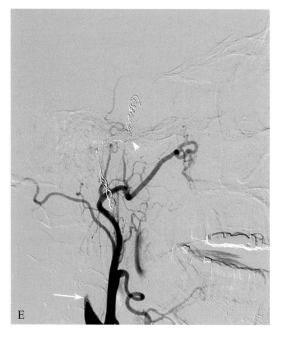

图 2-9-2 弹簧圈栓塞或颈内动脉

患者男，64 岁，口鼻腔大出血，引起休克，有鼻咽癌放疗史。A. 右侧颈内动脉造影，显示右侧颈内动脉海绵窦垂直段假性动脉瘤，累及部位较长，白箭指向假性动脉瘤；B、C. 对侧颈总动脉及椎动脉造影显示前后循环向右侧颈内动脉供血区代偿良好；D. 微导管引致假性动脉瘤远端开始栓塞颈内动脉，术中造影可见造影剂外溢征象（白箭）；E. 栓塞后造影显示右侧颈内动脉闭塞（白箭），假性动脉瘤及造影剂外溢征象消失（白色箭头）

用可解脱弹簧圈，提高栓塞的可控性；若假性动脉瘤瘤颈较宽，允许部分弹簧圈结构凸入假性动脉瘤内。

（二）颈外动脉系统出血

将导管选择性地引入靶动脉或通过供血动脉将导管引入靶区。此时造影，常可发现造影剂外溢或假性动脉瘤等出血征象。对于颈外动脉主干的损伤，需使用弹簧圈栓塞破损的血管，具体方法与上述闭塞颈总或颈内动脉主干方法类似，即栓塞动脉破口远端、破口处以及破口近端血管。避免只栓塞破损动脉近端，这样可能会因远端血管的侧支代偿，导致止血失败。对于颈外动脉分支末梢性出血，微导管超选至责任血管后，以适当地速度注入适量组织胶、PVA以封闭出血口，以达到止血的目的（图2-9-3）。栓塞颗粒选择直径大于300μm颗粒较为安全，以避免颗粒较小容易进入危险吻合血管。注射过程需在透视监视下进行，注射压力不可过高，特别是在血管栓塞即将完成时，过高的压力可造成栓塞剂反流而导致误栓。

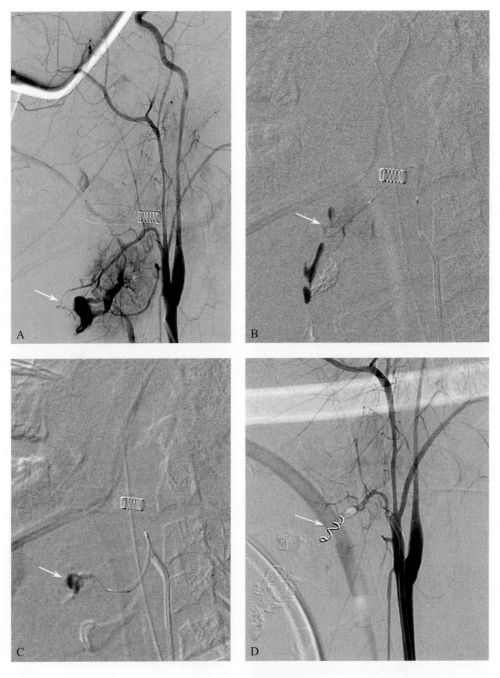

图2-9-3　弹簧圈栓塞

患者男，34岁，车祸，口鼻腔大出血。A.左侧颈总动脉造影，见造影剂外溢征象（白箭），由左侧面动脉及舌下动脉供血；B、C.微导管分别超选至左侧面动脉及舌下动脉，用Glubran胶栓塞（白箭）；D.再以弹簧圈栓塞左侧面动脉主干（白箭），再造影显示造影剂外溢征象消失

（三）其他造影征象的介入处理

1. **动静脉瘘** 根据瘘口部位不同，选择不同的处理方法，处理方案同上述。

2. **血管截断** 可能原因为周围血肿压迫、局部血管损伤夹层形成等。对于造影发现截断的血管，通常需弹簧圈闭塞该血管。

3. **造影阴性** 有些鼻出血的患者行全脑血管造影未见明显造影剂外溢、假性动脉瘤或动静脉瘘等征象，一般经验性使用明胶海绵栓塞双侧上颌动脉远端。

第四节 并发症及其处理

一、覆膜支架相关并发症

①支架内急性、亚急性血栓形成，与支架导致载瘤动脉损伤、术中或围手术期抗凝不充分有关。预防措施为围手术期充分抗凝，选择合适大小的支架，避免过度球囊扩张支架；②支架内再狭窄，覆膜支架或金属裸支架损伤内膜，引起炎症反应，刺激平滑肌细胞和内皮细胞过度增生所致。

二、弹簧圈栓塞相关并发症

颈总动脉或颈内动脉主干栓塞时弹簧圈脱入颅内，主要是弹簧圈选择或操作不当、血流速度过快所致。一旦弹簧圈脱落，则随血流漂入颅内动脉，造成相应脑组织缺血，轻者偏瘫，重者危及生命。其预防措施主要有：①根据载瘤动脉直径选择合适大小的弹簧圈；②最先释放的弹簧圈选用神经可控解脱式弹簧圈；③弹簧圈操作过程中避免反复进退以及张力过大；④对于血流速度过快的患者，可使用血流控制技术，如球囊或血流控制导管控制血流后，释放弹簧圈。另外，在颈动脉暂时性球囊闭塞试验阴性患者中，5%～22%可能发生迟发性脑梗死。其主要原因为其他代偿血管发生病变或脑灌注压不足、贫血等。预防措施为：注意贫血的防治以及术后适当提高脑灌注压。

三、使用组织胶或PVA栓塞相关并发症

①误栓，主要发生于插管不到位、栓塞剂的选择和释放不适当，操作者的经验不足等情况。其严重程度视误栓的程度和具体部位而定。颅面部介入的误栓最常导致颈内动脉系统的栓塞，可造成非常严重的并发症，如偏瘫、失明、死亡等。有时，由于

对颅面部颈外动脉复杂血管解剖的认识不够，特别是在侧位DSA图像上，不能很好区分舌动脉、面动脉以及上颌动脉和面横动脉，从而导致颅面部非靶部位的误栓。一旦发生误栓，则需采用适当的保护措施，如给予激素、吸氧、疏通和扩张血管药物等，以减少组织梗死的程度及范围；②栓塞后综合征，与栓塞局部组织的炎症反应以及组织坏死有关，可发生在大多数TAE术后的病例。主要表现为发热、局部疼痛和肿胀、张口受限及伴随恶心、呕吐和食欲下降等。处理措施包括吸氧、给予适当的镇痛剂和对症处理。对于术后的发热只要患者可耐受，可不给予降温处理，以利于坏死物的吸收。

第五节 疗效评价

①栓塞后需行双侧颈内动脉和颈外动脉造影，在动脉造影的静脉期仍然未见造影剂外溢、假性动脉瘤腔显示或静脉早显征象时，方可结束手术；②临床上出血停止，血管杂音消失，搏动性肿块消失；③超声检查假性动脉瘤内无残存血流信号；④颅面部增强CT扫描也可作为疗效评估和随访的手段，颈动脉假性动脉瘤的成功栓塞表现为注射造影剂后先前明显强化异常软组织密度影（假性动脉瘤瘤腔）完全消失。

目前，对于创伤引起的颈总动脉或颈内动脉主干出血，覆膜支架植入以及弹簧圈闭塞受损动脉仍是急诊介入治疗的主要选择方案。覆膜支架置入操作简单，特别是对出血量较大血流动力学不稳定的患者，可以迅速达到止血的目的，但因部分创伤患者存在抗血小板禁忌，以及后期发生的支架内再狭窄，存在一定比例患者发生急性或迟发性脑梗死。而对于能够耐受球囊闭塞试验的颈动脉主干损伤的患者，闭塞同侧颈动脉带来脑梗死的发生率则相对较低。颈外动脉分支出血经血管内介入治疗往往疗效比较确切，并发症发生率也相对较低。

（赵林波 施海彬）

参 考 文 献

[1] Sokoloff J, Wickbom I, McDonald D, et al. Therapeutic percutaneous embolization in intractable epistaxis[J]. Radiology.1974,111（2）:285-287.

[2] Zhao LB, Shi HB, Park S, et al. Acute Bleeding in the Head and Neck: Angiographic Findings and Endovascular Management[J]. AJNR Am J Neuroradiol. 2014,35（2）:

360-366.

［3］Chaer RA，Derubertis B，Kent KC，et al. Endovascular treatment of traumatic carotid pseudoaneurysm with stenting and coil embolizationK［J］. Annals of Vascular Surgery. 2008，22（4）：564-567.

［4］Kansagra AP，Cooke DL，English JD，et al. Current trends in endovascular management of traumatic cerebrovascular injury［J］. Journal of Neurointerventional Surgery. 2013，6（1）：47-50.

［5］Anson Jose，Shakil Ahmed Nagori，Bhaska Agarwal，et al. Management of maxillofacial trauma in emergency：An update of challenges and controversies［J］. J Emerg Trauma Shock. 2016，9（2）：73-80.

［6］张希全，鹿咏红，孙晶华，等 . 选择性动脉造影诊断和栓塞治疗严重鼻腔大出血［J］. 中华放射学杂志 . 2002，36（10）：918-921.

［7］黄选兆，汪吉宝，孔维佳 . 实用耳鼻咽喉头颈外科学［M］，北京：人民卫生出版社，2008：135-137.

［8］李麟荪，滕皋军 . 介入放射学——临床与并发症［M］. 北京：人民卫生出版社，2010：340-344.

［9］Noy D，Rachmiel A，Emodi O，et al. Transarterial Embolization in Maxillofacial Intractable Potentially Life-Threatening Hemorrhage［J］. J Oral Maxillofac Surg. 2017，75（6）：1223-1231.

［10］Gottumukkala R，Kadkhodayan Y，Moran CJ，et al. Impact of vessel choice on outcomes of polyvinyl alcohol embolization for intractable idiopathic epistaxis［J］. J Vasc Interv Radiol. 2013，24（2）：234-239.

［11］杨大章，程靖宁，韩军，等 . 难治性鼻出血的出血部位及治疗［J］. 中华耳鼻咽喉头颈外科杂志 . 2005，40（05）：360-362.

［12］孙贞魁，李永东，李明华，等 . Willis 覆膜支架治疗颅段颈内动脉动脉瘤的前瞻性研究［J］. 介入放射学杂志 . 2010，19（04）：263-268.

［13］梁熙虹，郭鹏德，丁宁，等 . 颈内动脉栓塞在头颈部相关疾病治疗中的临床应用［J］. 中华医学杂志 . 2015，95（30）：2442-2446.

［14］邱蔚六 . 口腔颌面外科学［M］. 北京：人民卫生出版社，2006.

第十章　脊髓血管畸形

第一节　介入简史

脊髓血管畸形（spinal cord vascular malformation）的诊断和血管内栓塞治疗始于脊髓血管造影。Tarlov 于 1947 年在手术时进行血管造影，显示了脊髓硬膜外血管母细胞瘤。1962 年，Djindjian 首先介绍了脊髓血管造影。1965 年，Doppman 报道了脊髓数字减影血管造影。直到 1966 年 Djindjian和 1967 年 Chiro 报道了选择性数字减影脊髓血管造影，人们才能更好地理解并开始治疗脊髓血管畸形，Newtion 和 Djindjian 分别于 1968 年相继施行了脊髓血管畸形栓塞治疗，以后随着影像技术的提高，尤其是数字减影血管造影（DSA）技术、导管材料、栓塞材料的研制和开发应用，血管内栓塞治疗脊髓血管畸形取得令人鼓舞的成果，他的安全性、有效性得到了广泛的肯定。

第二节　血管与临床概述

脊髓动脉实际上形成全身最长的血管吻合支，上自颈髓下达终丝。这些血管在多个体节的脊髓平面由许多来自根动脉的血管所组成。所有根动脉到达脊髓腹面中线或背面的后外侧区时，都分为升支和降支。每个降支都和邻近的前根动脉或后外侧根动脉的升支吻合。吻合点周围有所谓"分水岭"（watershed areas）区，其中血流相对减少。在脊髓前动脉和后外侧脊髓动脉的吻合系统中，其血流主要是上下的垂直方向，平行血管之间的水平吻合，在脊髓动脉不像沟通大脑两半球的脑底动脉环那样明显。在脊髓平行动脉系统之间唯一有意义的水平性交通发生在圆锥尖部，此处脊髓前动脉通过"十字分支"（adamkiewicz）或尾部吻合袢与脊髓后动脉吻合。脊髓血管的纵行吻合代表其主要的侧支循环，就功能而论可与脑底动脉环相比拟。

脊髓血管畸形单独提出并分类的原因是它与脑的血管畸形在诊断和治疗上有明显的区别。脊髓血管畸形一般分为硬脊膜动静脉瘘（dural arteriovenous fistulae，DAVF）、硬膜内髓周动静脉瘘动静脉畸形 AVF（perimedullary arteriovenous fistular，PMAVF）和髓内动静脉畸形（intramedullary arteriovenous malformations）及幼稚型动静脉畸形、硬膜外 AVF、脊髓动脉瘤、髓内海绵状血管畸形、脊髓血管性肿瘤、脊髓缺血性卒中。

一、髓内动静脉畸形

髓内动静脉畸形（图 2-10-1）平均发病年龄 20岁。好发于颈膨大和腰膨大。影像学上，畸形团位于或大部分位于脊髓实质内，但正如 Yasargil 所言，所有髓内 AVM 均位于实质外，尽管畸形团似乎位于软膜下、脊髓表面下或位于脊髓灰质或白质的深部，但实际上总位于神经组织之外。其供血动脉为脊髓前动脉及其分支，脊髓后动脉也经常同时参与供血。其引流静脉常同时向脊髓前、后静脉引流。但畸形团并非总位于脊髓实质内，可部分位于脊髓实质外的前内侧沟内。高血流者最多见的临床症状为畸形团破裂出血（髓内出血或蛛网膜下腔出血），如不加以治疗，则有再出血倾向。低血流者其临床症状可源于脊髓引流静脉长而迂曲造成脊髓静脉高压引起脊髓水肿、占位效应。同脑 AVM 一样，高血流者理论上存在脊髓盗血，但影像学上尚未证实。可表现为突发的进行性肢体功能障碍，约半数可同时伴有瘫痪或根性疼痛。

目前，尽管显微手术和血管内治疗技术显著提高，脊髓 AVM 尤其是髓内 AVM 的治疗，仍是难题。目前单纯治疗髓内 AVM 的方式有三种，即显微手术切除、血管内栓塞和射波刀立体定向放射治疗脊髓 AVM 效果无论采用血管内治疗还是手术治疗，完全闭塞或切除畸形团，即完全清除畸形血管

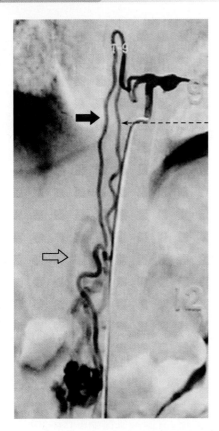

图 2-10-1　髓内动静脉畸形

左侧 T$_9$ 肋间动脉造影显示脊髓前动脉供血的髓内动静脉畸形供血动脉为脊髓前动脉（黑粗箭头）和脊髓后动脉（虚箭头）。粗空箭头是引流静脉

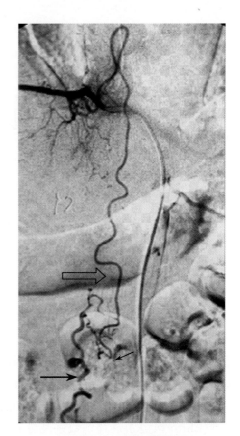

图 2-10-2　髓周动静脉瘘

右侧 T$_{10}$ 肋间动脉造影显示髓周动静脉瘘供血动脉为脊髓前动脉（粗空箭头）发出的软膜动脉与周围静脉直接交通。两个细实箭所指为软膜动脉，粗实箭所指为引流静脉，突然增粗处为瘘门

团的血运是治疗的首要目的。血管内治疗损伤小，恢复快，但畸形团清除程度低，长期疗效差；手术治疗短期损伤大，疗效短期也不佳，如畸形团完全清除，长期预后好。射波刀立体定向放射治疗优点安全、精准，缺点容易引起术后出血、放射剂量个体差异大。复杂型、难以手术切除的脊髓 AVM，可采取联合治疗手段，以解除占位效应，保留神经功能为主。

二、髓周动静脉瘘

髓周动静脉瘘（PMAVF）（图 2-10-2）是脊髓外的软膜动脉与静脉的直接交通，常常是脊髓前动脉或脊髓后动脉与相应的静脉直接沟通，占脊髓血管病变的 13%～17%。髓周瘘常伴有动脉瘤或静脉瘤样扩张。又可分为 3 型：A 型为脊髓前动脉供血的小的单血管瘘，通常位于圆锥的前表面或终丝的上部。静脉引流缓慢，流向嘴侧；B 型为较大的多血管瘘，由脊髓前、后动脉供血，通常位于圆锥的后外侧或前外侧表面。静脉引流缓慢，流向嘴侧；C 型为最常见的病变亚型，病变包括一个大型瘘，由多

支扩张的脊髓前动脉和脊髓后外侧动脉供血，病变多位于胸髓，其次位于颈髓。静脉引流速度快，流入节段静脉内。常见于 14～42 岁。主要临床症状亦多为出血。亦可源于盗血造成的脊髓缺血或因脊髓引流静脉长而迂曲造成脊髓静脉高压引起脊髓水肿（多见于 I 型）。病程进展（7～9 年）可发展为截瘫。为进行性加重的不对称根 - 脊髓综合征。

患者多相对年轻。平均发病年龄 20～25 岁（范围 2～42 岁），性别无差异。病变分布沿脊髓节段呈双峰表现，最常见的部位位于胸腰段，尤其是圆锥部位，上颈段略少。病变在 MRI 影像上表现为特征性的巨大流空信号。但是，应当注意的是有时病变在 MRI 上并不明显，因此对于怀疑 PMAVF 病变的患者，如果 MRI 阴性，应当做椎管造影或脊髓血管造影。有报道可通过 CTA 诊断部分 PMAVF 病变。因脊髓静脉无静脉瓣，胸腰段 PMAVF 发生在脊髓较低位置，脊髓静脉压较高，呈进行性发展，病程进展较快。胸腰段 PMAVF 的临床症状无特异性，多表现为下肢乏力、步态不稳、大小便功能异常、性功

能障碍、腰背部疼痛、臀部以下部位感觉异常以及其他不典型神经功能障碍等，容易误诊误治。

三、硬脊膜动静脉瘘

硬脊膜动静脉瘘（SDAVF）是最常见的脊髓血管病变，病因仍不明，可能与感染、脊髓空洞症、脊髓损伤及手术相关，约占脊髓血管畸形的70%。男性多见（男女比例为 5:1）。平均发病年龄为 60 岁，范围 28～83 岁，确诊前症状存在的平均时间为 23 个月。大多数的病变位于胸腰段脊髓，T_7、T_8、T_9 是最常见的病变节段。85% 的病变位于 T_6 以下，100% 的病变位于 T_3 以下。其瘘口位于硬脊膜内，外层和内层硬脊膜之间，常靠近椎间孔的神经根，是根动脉的硬脊膜支与根髓静脉之间的直接交通。主要临床症状源于脊髓静脉高压引起的脊髓水肿和坏死。开始表现为单一的感觉、运动或括约肌功能障碍。为自下而上的感觉、运动功能障碍和性功能障碍，2～4 年发展为截瘫。颈胸髓交界处 SDAVF 易出血，约 60% 有出血；其他部位的 SDAVF 不易出血或几乎不出血。颈胸髓交界处 SDAVF 常有占位效应，为扩张的引流静脉球压迫引起。正常的根动脉在穿经硬膜时有一个缩窄，可防止动脉压传导至无瓣膜的冠状静脉丛。瘘口常位于这一点或位于神经根袖内。虽然任何供应硬膜的血管都可能参与瘘的供血，但通常由一个节段动脉的硬膜根支供血，鞘内脊髓静脉系统没有瓣膜，动脉压可经由相应的根静脉传导至髓周及脊髓静脉，引起静脉高压、淤血，使脊髓及神经根的微循环受损，术中直接测量冠状静脉丛的压力发现，脊髓的静脉压是同时测量的全身系统静脉压的 74%。SDAVF 的 MRI 诊断有两大要点：一为髓周（一般为脊髓前后）血管流空信号；二为脊髓水肿。若脊髓水肿较重而髓周血管流空信号不明显时常被误诊为脊髓的脱髓鞘病变。此时一定不要忘记脊髓血管畸形，特别是 SDAVF，因 SDAVF 占所有脊髓血管畸形的 80% 以上，未经治疗的脊髓 DAVF 的自然病史是不良的。对于 40 岁以上，出现双下肢由远至近的进行性功能障碍或有间歇性跛行的男性患者，若 MRI 有以上两点的典型表现，更要想到 SDAVF。选择性脊髓血管造影是诊断 SDAVF 的"金标准"。其典型的影像特征是在神经孔处有血流较慢的动静脉瘘的瘘口存在（图 2-10-3），由来源于腰动脉、肋间动脉、髂

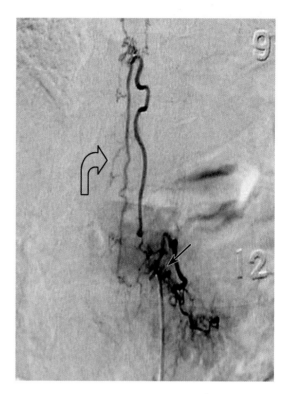

图 2-10-3　硬脊膜动静脉瘘
左侧 T_{12} 肋间动脉造影显示硬脊膜动静脉瘘供血动脉为根动脉发出的硬脊膜支。黑箭头所指为瘘口，引流静脉为脊髓前静脉（粗空箭头）

内动脉的硬脊膜支供血，引流静脉常通过一条根静脉向脊髓表面引流。脊髓表面的引流静脉迂曲、扩张，在髓前或髓后向颅内或马尾引流，而且有明显滞留。

四、混合型血管畸形

混合型血管畸形较罕见，常发生于幼儿及青年人，男女性别无明显差异，多为一些综合征。病变较复杂，常累及脊髓内外，椎体及椎旁结构。例如 Cobb 综合征（节段性血管瘤病）的病理特征是节段性侵袭椎管内外的多层组织，病变节段内的皮肤、椎旁肌肉、椎体和椎管内硬脊膜以及脊髓等都被血管瘤或血管畸形侵袭，甚至内脏，故临床表现复杂多样（图 2-10-4）。Osler-Weber-Rendu 综合征又名遗传性出血性毛细血管扩张，多通过常染色体显性遗传。其临床特点是固定在某一部位的皮肤或黏膜有毛细血管扩张，伴有该部位的反复出血。其病变主要累及小动脉和毛细血管，使小血管壁变薄，形成毛细血管扩张，以面部、上肢皮肤、鼻、口腔及消化道黏膜较为常见，实验室检查皆无异常。

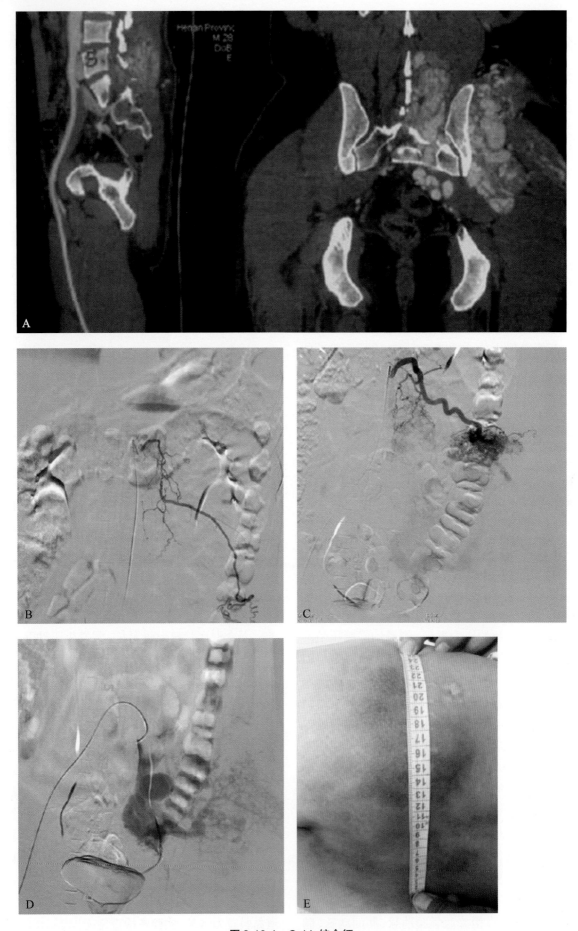

图 2-10-4　Cobb 综合征

A. 椎体节段性多组织同时受累,累及同一节段内的皮肤、皮下组织、椎体、硬脊膜等;B～E. 主要为左 L$_3$ 左 L$_4$
及左髂内动脉供血,腰骶部可见特有的皮肤及皮下组织片状咖啡斑,且与病变脊髓节段一致

第三节 介入器械

（一）4F 造影导管

多用 Cobra-2 或 Simon-1，主要用于脊髓血管造影及进行微导管技术操作时作为导引导管。

（二）微导管、微导丝

微导管可选用 Marathon、Echlon、Prowler 等微导管系统，微导丝（0.008～0.014）。

（三）栓塞剂

1. NBCA 胶　应用时，临时与碘化油按比例调制，优点是可以完全闭塞血管、持久性高、反应及时，但使用中存在撤管困难，并且可能堵塞引流静脉等缺点。

2. 微弹簧圈释放系统，微弹簧圈若干，可避免高流量血流使栓塞剂过多、过快进入引流静脉。

3. Onyx 栓塞剂　一种非粘连性液体栓塞剂，由次乙烯醇异分子聚合物（EVOH），溶解于二甲基亚砜（DMSO），并混以微粒化悬浮钽粉以利于透视下显影。建议在神经血管内使用与 DMSO 兼容的微导管（如 Marathon™ 漂浮导管、Apollo ™ 头端可解脱微导管、Magic ™ 微导管、Rebar ™ 微导管、Echlon ™ 微导管及 Prowler ™ 微导管）到达栓塞部位。因为 Onyx 是非粘连性，其优点是可以实现长时间的注射、瞬时停止以及治疗过程中可经造影观察。Onyx 有 3 种产品形式，分别为 Onyx-18（6% EVOH），Onyx-20（6.5% EVOH）和 Onyx-34（8% EVOH）。Onyx-18 和 Onyx-20 推荐用于更高血流量和更大的瘘。

4. 固体栓塞剂　常用 PVA（聚乙烯醇）颗粒。其直径不小于 150～250μm。Suh 等研究发现，正常脊髓前动脉直径为 340～1 100μm，正常颈胸段沟联合动脉直径为 80～200μm，腰骶段沟联动脉直径为 240μm，中央动脉直径为 60～70μm。因为它们依血流趋向性可进入畸形血管团内将其栓塞，选择颗粒直径不小于 150～250μm 的栓塞剂最为理想，因其直径少于脊髓前动脉直径而大于沟联合动脉直径，既可保证闭塞病灶，又可保持脊髓前动脉和沟联合动脉的畅通。

第四节　介入治疗技术与方法

一、适应证和禁忌证

（一）适应证

1. 髓内动静脉畸形，尤其以根髓后动脉供血者。

2. 硬膜动静脉瘘。

3. 复合型性动静脉畸形栓塞与手术切除相结合。

（二）禁忌证

1. 供血动脉与脊髓前、后动脉共用或病巢与沟联动脉直接交通者应视为相对禁忌证。

2. 供血动脉与根髓前动脉起源于同一肋间动脉者，应视为 NBCA 栓塞的禁忌证。

3. 栓塞治疗的估计，患者的原有症状可能加重者亦应作为禁忌证。

4. 患者有严重的血管动脉粥样硬化病变，供血动脉较纤细。

5. 多根动脉供血瘘口，进行栓塞后复发或瘘口不完全消失。

二、术前检查

1. 常规术前检查包括 CT 和 CTA、全脊髓节段 MRI 和 MRA 及全面体查。

2. DSA　由于脊髓 AVM 可能有多支动脉供血，供血动脉可以起源于脊柱的后同节段，甚至相距几个椎体，因此，一般常规进行全脊髓 DSA。明确血管畸形的类型；尽可能找出脊髓功能血管，了解供血动脉来源、病巢和瘘口以及引流静脉的走向。对病变处行超选造影，以分析其血管构筑。

三、术前准备

1. 术前 24 小时灌肠。

2. 术前 24 小时静脉给予 Ca^{2+} 通道拮抗剂。

3. MRI 提示脊髓水肿较明显者，术前 24 小时或 48 小时给予激素及脱水治疗。

四、栓塞技术要点

（一）髓内 AVM

由于外科手术切除非常困难且伴有不能被接受的高并发症发生概率。因此，髓内 AVM 不能行根治性手术切除术。PVA 颗粒或 NBCA 胶的血管内栓塞治疗对于选择得当的病例不失为相对安全和有效的方法。血管内栓塞治疗最好全身麻醉。以便能正确理解其血管构筑。要选择安全途径进行栓塞。如同时有脊髓前动脉和脊髓后动脉及根软膜动脉供血，则首先选择脊髓后动脉、根软膜动脉进行栓塞。栓塞应分次进行，切不可企图一次将所有畸形团全部栓塞干净。因这样可能会闭塞脊髓的功能血管，加重原症状。部分栓塞后会继发血栓形成，因此要留有余地。时刻应牢记栓塞治疗的目标是达到长期的脊髓功能良好的预后而不是彻底的解剖学治愈。最理想的栓塞材料是液体胶,但技术要求高,危险性大。经脊髓前动脉栓塞时,只有当微导管头端离开脊髓前动脉的主干进入沟联合动脉,最好是进入病巢内且造影显示无反流时方可用NBCA胶栓塞治疗(图2-10-5),胶的浓度一般大于33%。用EmBosphere或PVA颗粒栓塞较安全(图2-10-6)。最先栓塞的目标为畸形团内动脉瘤或大的动静脉瘘。颗粒栓塞时应该遵循缓慢、少量、多次造影观察的原则,一旦发现循环变慢,立即停止并造影评估。经脊髓前动脉栓塞时,颗粒直径须大于100μm,以免颗粒误栓沟联合动脉造成脊髓不可逆性缺血性损伤。

SCAVM的供血动脉(feeding artery)可能是多处来源,病灶可能有高流量或低流量复杂的血流动力学改变;引流静脉(drainer veni)与血管巢(nidus region)与脊髓混杂,难以区分;SCAVM在脊髓的位置及其范围的大小等诸多因素,都是造成手术难以切除、介入治疗难以成功、常规放射治疗效果不佳且易损伤脊髓的原因。

(二)髓周动静脉瘘

Ⅰ型PMAVE栓塞较困难,一般手术夹闭瘘口。如果导管能够到位,使用NBCA将瘘口闭塞即可(图2-10-7)。Ⅱ型瘘口较大,应该反复研究各条供血动脉是否向同一瘘口供血,如果为同一瘘口,可选择一支容易到达的供血动脉进行栓塞,材料可以使用适当浓度的NBCA或微弹簧圈。如果瘘口较大,供血动脉容许微球囊(0~1号)通过,可以使用可脱球囊闭塞瘘口。Ⅲ型一般使用弹簧圈或可脱球囊辅助。绝大多数髓内动静脉畸形和髓周动静脉瘘都可以选择血管内栓塞治疗,唯一的例外是流速缓慢的位于圆锥和终丝部位的髓周动静脉瘘。因这样的病

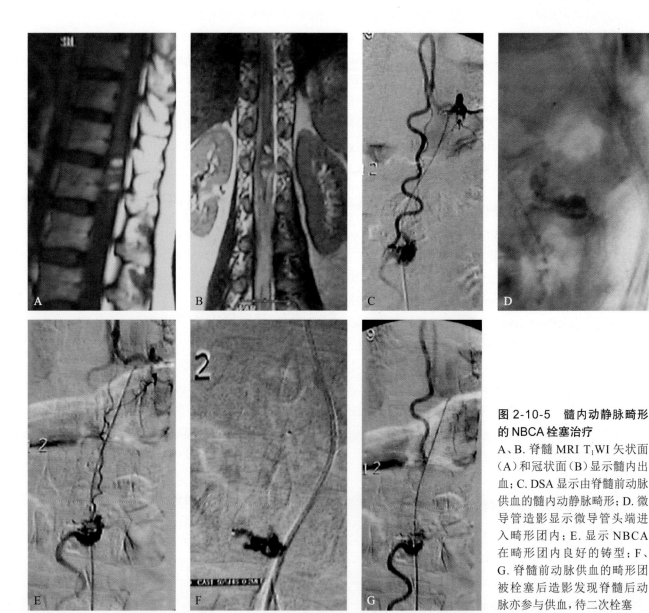

图2-10-5 髓内动静脉畸形的NBCA栓塞治疗

A、B. 脊髓MRI T₁WI矢状面(A)和冠状面(B)显示髓内出血;C. DSA显示由脊髓前动脉供血的髓内动静脉畸形;D. 微导管造影显示微导管头端进入畸形团内;E. 显示NBCA在畸形团内良好的铸型;F、G. 脊髓前动脉供血的畸形团被栓塞后造影发现脊髓后动脉亦参与供血,待二次栓塞

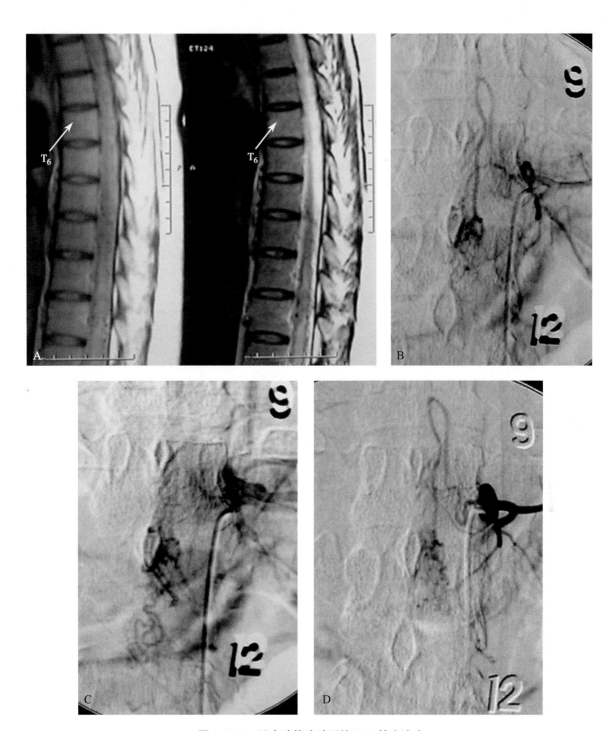

图 2-10-6　髓内动静脉畸形的 PVA 栓塞治疗

A. 脊髓 MRI 矢状面 T_1WI 及 T_2WI 显示脊髓水肿和流空的血管；B、C. DSA 示由脊髓前动脉供血的髓内动静脉畸形；D. 255～350μm 的 PVA 栓塞后，畸形团大部消失

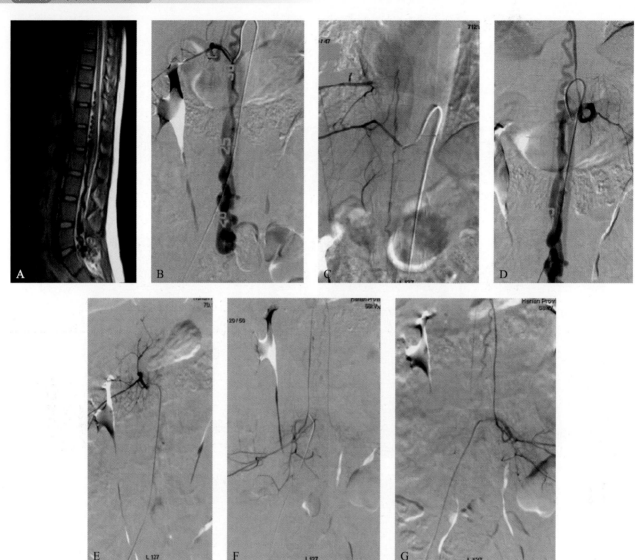

图 2-10-7　髓周动静脉瘘的 NBCA 栓塞治疗

A. 脊髓胸腰段脊髓 MRI 的 T_2 加权像,提示 T_{11}～L_5 节段椎管内、髓外硬膜下血管性疾病;B～D. 栓塞前颅脑脊髓全血管造影表现,右侧 T_{11}、双侧 L_3 选择性造影正位像,确诊为 L_3 髓周动静脉瘘,右侧 T_{11} 脊髓后动脉及双侧 L_1 脊髓前动脉供血,向髓周静脉引流,显示瘘口清晰(黑箭头);E～G. 栓塞后的造影表现,于 L_5 椎体上缘瘘口处以 NBCA 栓塞剂进行栓塞,有少量瘘口残余

灶常由相对细小的脊髓前动脉供血,这使得血管内栓塞治疗较为困难,而该部位的病灶外科手术较为容易。当经动脉微导管到位困难或存在多发瘘口无法经该通路闭塞全部瘘口时,可考虑经皮穿刺引流静脉,通过向"静脉湖"样结构内注射栓塞材料,使其逆向流动闭塞瘘口。对于低流量瘘口,尤其是微导管无法满意到位或难以栓塞引流静脉起始端的病变,外科手术治疗可作为首选。手术治疗的关键在于供血动脉及瘘口的辨认,但近年来随着术中血管超声、吲哚菁绿造影及复合手术等技术的应用,其安全性和可靠性越来越多地被证实。

(三)硬脊膜动脉瘘

硬脊膜动脉瘘(SDAVF)的病程一般为 4 年,未经治疗的脊髓 SDAVF 的自然病史是不良的,常引起脊髓水肿,后期为脊髓坏死。治疗方案主要包括显微外科手术、血管内介入栓塞和联合治疗。SDAVF 的显微外科手术治疗是简单和安全的。手术治疗的方式包括有半椎板切除术暴露硬膜,打开硬膜确定根静脉及其硬膜附件和瘘口,凝固或夹闭硬膜上的静脉,然后将其分离,硬膜内动脉化的静脉颜色由红色变为蓝色,且张力降低,表明瘘口已经有效闭塞。SDAVF 的引流静脉多为功能静脉,且向髓外引流的静脉甚少甚至没有髓外引流,因此手术和栓塞时均要保护它,不能损伤之,血管内栓塞治疗要求微导管头端一定要到达瘘口处,所用微导管为导丝导引微导管。栓塞材料只能使用 NBCA,

其浓度一般为 25%～33%。栓塞治疗成功率可达 90%。胶一定要在瘘口和引流静脉起始端形成良好的铸型方能避免复发。手术夹闭瘘口简单，效果好，但创伤较大。血管内栓塞治疗和手术夹闭所需费用大致相差无几。

其主要治疗方式有手术夹闭瘘口和血管内栓塞。手术方式治疗的核心在于半椎板开椎夹闭或切断瘘口，而血管内栓塞治疗因创伤较小已被人们广泛接受并成为另一种主要治疗方式。介入治疗的核心在于填塞瘘口。血管内栓塞具有微创、脊髓血管造影确诊后能得到快速治疗的优点，但栓塞成功率不如显微镜下灼烧切断瘘口。根据文献报道，无论采用何种治疗方案，瘘口一旦封闭，多数患者症状会快速得到改善，其中以运动障碍和疼痛改善最为显著。

目前有学者提倡应用联合治疗。术前详细评价动静脉瘘的情况，于复合手术室中尽可能在首次造影时尝试栓塞，或者为手术作准备而行部分介入栓塞；如果不能栓塞或栓塞失败可以改为显微外科手术治疗。联合治疗已经成为目前治疗 SDAVF 一种新的选择。因此，对于高流量、多瘘口的复杂 SDAVF，提倡结合显微外科手术及介入栓塞的联合治疗，实现精准医疗的疗效最大化。当瘘口闭塞后很容易形成血栓，所以术后进行抗凝处理非常重要。通常在血管内介入栓塞或显微外科手术后 24～48 小时内行抗凝处理。临床上一般口服华法林，维持活动度为正常的 30%，凝血酶原时间为正常的 2～3 倍，一般术后抗凝时间为 1～3 个月。血管内栓塞和显微手术均是安全、有效的治疗方式。一旦脊髓静脉血栓形成导致脊髓梗死，症状突然恶化，完全截瘫，称为 Foix-Alajouanine 综合征。

（四）混合型（幼稚型）动静脉畸形

有来自不同起源的供血动脉，如椎动脉、根动脉和其他颈部血管，幼稚型 AVM 的导管造影显影一根供血动脉只能看见病变的一部分，往往选择姑息性血管内栓塞治疗。由于血管畸形广泛且弥散性存在，旨在彻底根治的手术切除或血管内栓塞治疗十分困难，可进行针对症状的靶向栓塞治疗。

（五）其他脊髓血管病

主要包括硬膜外动静脉瘘、脊髓动脉瘤、髓内海绵状血管畸形、血管脊柱肿瘤等，发病率均极低。

五、术后处理

脊髓血管病经血管内栓塞治疗消除原发病因

后，应尽早进行神经功能康复治疗，康复介入的时间越早，其功能恢复的疗效越好。康复治疗可能加速了病灶周围或健侧的神经细胞的重组和代偿，极大地发挥了神经的"可塑性"。另外，术后抗凝非常关键，以免功能静脉继发血栓形成造成灾难性后果。对于血流较慢，只有功能静脉引流而向髓外引流较少的病变，术后抗凝一般数月，保持国际标准比值在 1.5～2 之间。半年以后患者可根据其自身症状进行抗凝药剂量调节。常用药为华法林。

第五节 疗 效 评 价

血管内栓塞后的疗效评价多采用改良 Aminoff-Logue 脊髓神经功能评估表（表 2-10-1）。随着微导管技术的栓塞材料的发展，不仅采用微导管栓塞术治疗脊髓畸形的适应证在扩大，而且栓塞的疗效也明显提高，在脊髓动静脉畸形患者中，有 60% 以上可能选择栓塞治疗，其中 80% 可通过栓塞治愈。由于多数的硬膜型动静脉瘘的供血动脉为单根肋间动脉脊支的硬膜分离，且大多数硬膜型动静脉的供血动脉不参与脊髓供血，硬膜支与供养脊髓的动脉分离，因此硬膜动静脉瘘采用栓塞治疗较安全。如用 NBCA 栓塞引流静脉近端、瘘口及供血动脉，可以达到长期的栓塞效果。疗效的好坏除适应证掌握、技术操作、患者自身情况等因素外，还与其他因素有关。恢复好的因素：单纯以盗血为主的恢复较快；椎管内静脉高压得到缓解者，单纯以硬膜外压迫为主的，尽管症状很重，往往最终也能恢复。恢复不好的因素：供血动脉及实质动脉被栓塞；引流静脉遭破坏或血栓形成（手术、栓塞、术后继发血栓）；髓内出血，脊髓破坏；长期脊髓缺血，脊髓萎缩。

表 2-10-1　Aminoff & Logue 步态和排尿障碍评分
（脊髓功能评分）

步态		排尿	
G0　正常		M0　正常	
G1　下肢无力，步态正常或轻度异常 但不影响正常活动		M1　尿急，尿频，尿不畅，感觉改变，但无尿失禁	
G2　影响正常活动但不需要帮助		M2　偶尔尿失禁或尿潴留	
G3　需要一个拐杖方可行走		M3　完全尿失禁或永久尿潴留	
G4　需要两个拐杖或助步器方可行走			
G5　局限在轮椅上			

第六节 并发症及其处理

1. **脊髓前动脉痉挛** 罂粟碱 30mg 静脉推注解痉。低分子右旋糖酐或血定安等扩容。

2. **误栓致脊髓前动脉综合征（正常沟联合动脉的闭塞）** 低分子右旋糖酐或补充胶体等扩容。抗凝可用肝素钠或低分子肝素。

3. **术中出血** 多由微导管或微导丝刺破血管造成。及时使用鱼精蛋白中和肝素，术后腰穿置换脑脊液或持续腰池引流血性脑脊液。

（李天晓）

参 考 文 献

[1] 乐文忠 . 脊髓血管造影——当代技术和应用的复习［J］. 国外医学参考资料 . 神经病学神经外科学分册，1975（2）：62-66.

[2] 马廉亭 . 脊髓血管造影诊断脊髓血管疾病的进展［J］. 中国临床神经外科杂志，2016（3）：129-137.

[3] Sorenson T, Giordan E, Cannizzaro D, et al. Surgical ligation of spinal dural arteriovenous fistula［J］. Acta Neurochir（Wien）. 2018, 160（1）：191-194.

[4] Barreras P, Fitzgerald KC, Mealy MA, et al. Clinical biomarkers differentiate myelitis from vascular and other causes of yelopathy［J］. Neurology. 2018, 90（1）：e12-e21.

[5] Islak C, Kandemirli SG, Kizilkilic O, et al. Combined Spinal Arteriovenous Malformation and Spinal Dysraphism［J］. World Neurosurg. 2018, 110：407-413.

[6] Krings T, Mull M, Gilsbach JM, et al. Spinal vascular malformations. Eur Radiol. 2005, 15（2）：267-278.

[7] 张坤，薛绛宇，白卫星，等 . Klippel-Trenaunay 综合征伴脊髓动 - 静脉瘘、蛛网膜下腔出血 1 例并文献复习［J］. 介入放射学杂志 . 2018, 27（02）：175-177.

[8] Shimon M, Yehudit L, Ido S. Spinal Dural Arteriovenous Fistula: A Review［J］. Advances & Technical Standards in Neurosurgery, 2016, 43（43）：111-137.

[9] Day AL, Turkmani AH, Chen PR. Spinal arteriovenous fistulae: surgical management［J］. Handb Clin Neurol. 2017, 143：189-198.

[10] Donghai W, Ning Y, Peng Z, et al. The diagnosis of spinal dural arteriovenous fistulas［J］. Spine. 2013, 38（9）：E546-E553.

[11] Spiotta AM, Bain M, Moskowitz S. Intraoperative indocyanine green angiography as a substitute for conventional angiography in the surgical management of spinal dural arteriovenous fistulae［J］. Journal of Neurointerventional Surgery. 2011, 3（2）：182-185.

[12] Iovtchev I, Hiller N, Ofran Y, et al. Late diagnosis of spinal dural arteriovenous fistulas resulting in severe lower-extremity weakness: a case series［J］. Spine J. 2015, 15（6）：39-44.

[13] Gonzalez LF, Spetler RF. Treatment of spinal vascular malformations: an integrated Approach［J］. Clin Neurosurg. 2005, 52：192-201.

[14] Jellema K, Sluzewski M, van Rooij WJ, et al. Embolization of spinal dural arteriovenous fistulas: importance of occlusion of the draining vein［J］. J Neurosurg Spine. 2005, 2（5）：580-583.

[15] Saladino A, Atkinson JLD, Rabinstein AA, et al. Surgical treatment of spinal dural arteriovenous fistulae: a consecutive serics of 154 patients［J］. Neurosurgery. 2010, 67（5）：1350-1358.

[16] Flanmery T, Tan MH, FlynmP, Choudhani KA. Delayed postsurical development of dural arteriovenous fistula after cervical me ningocele repair［J］. Neurol India. 2003, 51（3）：390-391.

[17] Zozulya YP, Slin'ko EL, Al Ⅱ Q. Spinal arteriovenous malformations: new classification and surgical treatment［J］. Neurosurg Focus. 2006, 20（5）：E7.

[18] Daou B, Atallah E, Al-Saiegh F, et al. Spinal Glomus Arteriovenous Malformation Manifesting with a Subarachnoid Hemorrhage［J］. World Neurosurg. 2017, 98：874.e1-874.e6.

[19] Hadzipasic M, Grant R, Johnson M, et al. Spinal Dural Arteriovenous Fistulas with Segmental Arterial Supply Also Giving Rise to a Radiculomedullary Artery: A Case Report and Review of the Literature［J］. World Neurosurg. 2017, 97：749.e21-749.e26.

[20] Misra BK, Samantray SK, Churi ON. Application of fluorescein sodium videoangiography in surgery for spinal arteriovenous malformation［J］. J Clin Neurosci. 2017, 38：59-62.

[21] Koch MJ, Stapleton CJ, Agarwalla PK, et al. Open and endovascular treatment of spinal dural arteriovenous fistulas: a 10-year experience［J］. J Neurosurg Spine. 2017, 26（4）：519-523.

[22] 张新庆，张鸿祺，张鹏，等 . 颅颈交界区及颈段硬脊膜动静脉瘘的临床分析［J］. 中国脑血管病杂志 . 2006, 3

（8）：340-342.

[23] Prada F，Del Bene M，Faragò G，et al. Spinal Dural Arteriovenous Fistula: Is There a Role for Intraoperative Contrast-Enhanced Ultrasound？[J]. World Neurosurg. 2017，100: 712.e15-712.e18.

[24] García-Cabo C，Morís G. Sudden paraplegia after lumbar puncture as a clue in the diagnosis of a patient with spinal dural arteriovenous fistula[J]. Eur Spine J. 2017，26（Suppl 1）: 151-153.

[25] Lyons MK，Hoxworth JM，McClendon J，et al. Spontaneous resolution of ruptured intracranial pial arteriovenous fistula following spinal surgery[J]. Neuroradiol J. 2017，30（2）: 175-179.

[26] 马廉亭. 脊髓血管病误诊原因分析[J]. 中国临床神经外科杂志. 2017，22（10）: 673-675.

[27] Tanitame N，Tanitame K，Awai K，Clinical utility of optimized three-dimensional T1-，T2-，and T2*-weighted sequences in spinal magnetic resonance imaging[J]. Jpn J Radiol. 2017，35（4）: 135-144.

[28] Vázquez EJ，Gefaell J，Fernandez L，et al. Spinal extradural arteriovenous fistula with intradural drainage: three surgical cases with long-term follow-up[J]. Acta Neurochir（Wien）. 2017，159（6）: 1107-1111.

[29] Burkhardt JK，Safaee MM，Clark AJ，et al. Sacral epidural arteriovenous fistulas: imitators of spinal dural arteriovenous fistulas with different pathologic anatomy: report of three cases and review of the literature[J]. Acta Neurochir（Wien）. 2017，159（6）: 1087-1092.

[30] Mostofi K，Samii M. Secondary communicating hydrocephalus management by implantation of external ventricular shunt and minimal gradual increase of cerebrospinal fluid pressure[J]. Asian J Neurosurg. 2017，12（2）: 194-198.

[31] Jermakowicz WJ，Weil AG，Vlasenko A，et al. Cognard Type V intracranial dural arteriovenous fistula presenting in a pediatric patient with rapid，progressive myelopathy [J]. J Neurosurg Pediatr. 2017，20（2）: 158-163.

[32] Osanai T，Hida K，Asano T，et al. Ten-Year Retrospective Study on the Management of Spinal Arteriovenous Lesions: Efficacy of a Combination of Intraoperative Digital Subtraction Angiography and Intraarterial Dye Injection[J]. World Neurosurg. 2017，104: 841-847.

[33] Abecassis IJ，Osbun JW，Kim L. Classification and pathophysiology of spinal vascular malformations[J].

Handb Clin Neurol. 2017，143: 135-143.

[34] Kaku Y，Ohmori Y，Kawano T，et al. Remote Lesions of Synchronous Sacral and Cervical Dural Arteriovenous Fistulas: A Case Report[J]. World Neurosurg. 2017，105: 1037.e13-1037.e16.

[35] Matsumoto H，Minami H，Yamaura I，et al. Newly Detected Cervical Spinal Dural Arteriovenous Fistula on Magnetic Resonance Angiography Causing Intracranial Subarachnoid Hemorrhage[J]. World Neurosurg. 2017，105: 1038.e1-1038.e9.

[36] McCuaig CC. Update on classification and diagnosis of vascular malformations[J]. Curr Opin Pediatr. 2017，29（4）: 448-454.

[37] Lagman C，Chung LK，Chitale RV，et al. Dural Arteriovenous Fistula and Foix-Alajouanine Syndrome: Assessment of Functional Scores with Review of Pathogenesis [J]. World Neurosurg. 2017，106: 206-210.

[38] Talenti G，Vitale G，Cester G，et al. Rare association between spinal dural arteriovenous fistulas and dysraphisms: Report of two cases and review of the literature with a focus on pitfalls in diagnosis and treatment[J]. Interv Neuroradiol. 2017，23（5）: 458-464.

[39] Li，J；Li，G；Bian，L；et al. Concomitant Lumbosacral Perimedullary Arteriovenous Fistula and Spinal Dural Arteriovenous Fistula[J]. World Neurosurg. 2017，105: 1041.e7-1041.e14.

[40] Yokota H，Yonezawa T，Yamada T，et al. Transdural Indocyanine Green Videography for Superficial Temporal Artery-to-Middle Cerebral Artery Bypass-Technical Note [J]. World Neurosurg. 2017，106: 446-449.

[41] Gross BA，Ducruet AF，Jankowitz BT，et al. An Intraoperative Look at a Residual/Recurrent Tentorial Dural Arteriovenous Fistula[J]. World Neurosurg. 2017，105: 1043.e7-1043.e9.

[42] Mühl-Benninghaus R，Körner H，Yilmaz U，et al. An unusual cause of vertigo and headache in childhood[J]. Wien Med Wochenschr. 2017，167（11-12）: 282-284.

[43] Durnford AJ，Hempenstall J，Sadek AR，et al. Degree and Duration of Functional Improvement on Long-Term Follow-Up of Spinal Dural Arteriovenous Fistulae Occluded by Endovascular and Surgical Treatment[J]. World Neurosurg. 2017，107: 488-494.

[44] Wojciechowski J，Kunert P，Nowak A，et al. Surgical treatment for spinal dural arteriovenous fistulas:

Outcome, complications and prognostic factors [J]. Neurol Neurochir Pol. 2017, 51(6): 446-453.

[45] Kralik SF, Murph D, Mehta P, et al. Diagnosis of spinal dural arteriovenous fistula using 3D T2-weighted imaging [J]. Neuroradiology. 2017, 59(10): 997-1002.

[46] Koizumi S, Takai K, Shojima M, et al. Spinal extradural arteriovenous fistulas with retrograde intradural venous drainage: Diagnostic features in digital subtraction angiography and time-resolved magnetic resonance angiography [J]. J Clin Neurosci. 2017, 45: 276-281.

[47] Babichev KN, Orlov VP, Stanishevskiy AV, et al. Spinal dural arteriovenous fistulas. A series of clinical cases and an analysis of the literature data [J]. Zh Vopr Neirokhir Im N N Burdenko. 2017, 81(4): 33-44.

[48] Fredrickson VL, Russin JJ, Strickland BA, et al. Intraoperative Imaging for Vascular Lesions [J]. Neurosurg Clin N Am. 2017, 28(4): 603-613.

[49] Do AS, Kapurch J, Kumar R, et al. The Long and Winding Road: Thoracic Myelopathy Associated With Occipitocervical Dural Arteriovenous Fistula [J]. World Neurosurg. 2017, 108(): 998.e7-998.e16.

[50] Larsson EM, Wikström J, Overview of neuroradiology [J]. Handb Clin Neurol. 2017, 145: 579-599.

[51] Trivelato FP, Rezende MTS, Ulhoa AC, et al. Dual-lumen balloon to increase onyx venous penetration in the treatment of spinal dural arteriovenous fistulas [J]. J Neuroradiol. 2018, 45(2): 142-146.

[52] Gioppo A, Faragò G, Giannitto C, et al. Sacral dural arteriovenous fistulas: a diagnostic and therapeutic challenge - single-centre experience of 13 cases and review of the literature [J]. J Neurointerv Surg. 2018, 10 (4): 415-421.

[53] Kiyosue H, Matsumaru Y, Niimi Y, et al. Angiographic and Clinical Characteristics of Thoracolumbar Spinal Epidural and Dural Arteriovenous Fistulas [J]. Stroke. 2017, 48(12): 3215-3222.

[54] Jung J, Kailaya-Vasan A, Kellett C, et al. Conus Medullaris Arteriovenous Malformation Presenting with Acute Dysphagia and Intractable Hiccups [J]. World Neurosurg. 2018, 111: 261-263.

[55] Ma Y, Chen S, Peng C, et al. Clinical outcomes and prognostic factors in patients with spinal dural arteriovenous fistulas: a prospective cohort study in two Chinese centres [J]. BMJ Open. 2018, 8(1): e019800.

[56] Rosi A, Consoli A, Condette-Auliac S, et al. Concomitant conus medullaris arteriovenous shunts and sacral dural arteriovenous fistulas: pathophysiological links related to the venous drainage of the lesions in a series of five cases [J]. J Neurointerv Surg. 2018, 10(6): 586-592.

[57] Eli I, Gamboa NT, Joyce EJ, et al. Clinical presentation and treatment paradigms in patients with hereditary hemorrhagic telangiectasia and spinal vascular malformations [J]. J Clin Neurosci. 2018, 50: 51-57.

[58] Pepa GMD, Sabatino G, Sturiale CL, et al. Integration of Real-Time Intraoperative Contrast-Enhanced Ultrasound and Color? Doppler Ultrasound in the Surgical Treatment of Spinal Cord Dural Arteriovenous? Fistulas [J]. World Neurosurg. 2018, 112: 138-142.

[59] Borota L, Mahmoud E, Nyberg C, et al. Dual lumen balloon catheter-An effective substitute for two single lumen catheters in treatment of vascular targets with challenging anatomy [J]. J Clin Neurosci. 2018, 51: 91-99.

[60] Florian B, JeanMichel L, Faguer R, et al. Lessons to Be Remembered from a Dural Arteriovenous Fistula Mimicking Medulla and High Cervical Cord Glioma [J]. World Neurosurg. 2018, 113: 312-315.

[61] Oliveira M, McConnell JF, Maddox TW, et al. Agreement between transverse T2-weighted and three-dimensional constructive interference in steady state sequences in the evaluation of spinal cord disease in dogs [J]. Vet Rec. 2018, 182(26): 745.

[62] Ohshima T, Miyachi S, Matsuo N, et al. Novel Vertebral Artery Flow Reversal Method for Preventing Ischemic Complication during Endovascular Intervention [J]. J Stroke Cerebrovasc Dis. 2018, 27(7): e144-e147.

[63] Richard SA, Ma L, Li H, et al. Giant intradural cervical spine arteriovenous malformations - A case and review of literature [J]. Neurol Neurochir Pol. 2018, 52(4): 528-533.

[64] Kramer, CL; Vascular Disorders of the Spinal Cord [J]. Continuum (Minneap Minn). 2018, 24(Suppl 1): 407-426.

第十一章　颅底、颈、脊髓血管性肿瘤

第一节　颈动脉体瘤

一、概述

发生在颈动脉体化学感受器的副神经节瘤即为颈动脉体瘤（carotid body tumors）。副神经瘤是一种很少见的肿瘤，在所有肿瘤发病率为 0.03%，可发生于头颈部及肾上腺，其中头颈部占 50% 以上。颈动脉体瘤发病年龄 20～80 岁，好发年龄为 50 岁。颈动脉体瘤可单侧或双侧发病，双侧发病者占 10%。

二、病理

如何判断颈动脉体瘤良恶性目前尚有争议。广泛接受的恶性颈动脉体瘤的诊断标准为肿瘤转移到了非神经内分泌组织。Shamblin 根据颈动脉受侵袭程度将颈动脉体瘤分为 3 级：Ⅰ级为瘤体与颈动脉粘连较少，容易行单纯切除术；Ⅱ级为瘤体与颈动脉粘连较多，瘤体可被切除，但术中存在血管闭塞风险而需要辅助以颈动脉重建手术；Ⅲ级为瘤体巨大，将颈动脉完全包裹，术中需行颈动脉切除重建。

三、临床表现、辅助检查及诊断

（一）临床表现

颈动脉体瘤生长缓慢，临床表现无特征性。首发症状通常为颈部增粗或下颌角下的无痛性搏动性肿块。其他症状还包括：肿块压迫所致的头晕、视物模糊等脑供血不足表现；脑神经压迫所致的声音嘶哑、吞咽困难、伸舌偏向患侧等症状。颈动脉体瘤最典型的体征为 Fontaine 征：下颌角下的颈部肿块附着于颈动脉分叉部位，肿块可水平方向移动少许，但不沿颈动脉方向移动。

（二）辅助检查及诊断

彩超下，颈动脉体瘤表现为颈动脉分叉内血流丰富的包块，并使颈动脉分叉增宽呈杯口状，颈动脉分叉夹角增大。颈动脉造影是确诊颈动脉体瘤的"金标准"，典型表现为颈内、外动脉起始处呈"杯口"样增宽，颈内外动脉之间多血管病变，滋养血管来源于颈外动脉。CT/MRI 为补充检查手段协作诊断，可显示肿块范围，部位及与血管之间的关系。

四、治疗

（一）常规治疗

手术治疗是颈动脉体瘤的首选。

（二）介入治疗

1. **治疗原理**　颈动脉体瘤的术前栓塞目前认为可以简化手术操作，减少术中出血及输血。

2. **适应证及禁忌证**　目前颈动脉体瘤的术前栓塞存在争议。有研究认为，术前栓塞可减少术中出血及输血，但这些获益被过高的手术费用所抵消；也有研究认为，术前栓塞可简化手术操作及减少术中出血量，但不能减少短期或永久性脑神经损伤，故建议栓塞仅应用于肿瘤 >4cm，包绕颈内动脉及累及下颌角或累及 C_2 椎体以上的病变。

3. **术前准备及技术操作**　全麻下，选择性脑血管造影，重点观察肿瘤的供血动脉、肿瘤染色及有无"危险吻合"。将微导管超选至肿瘤供血动脉，微量造影，评估局部血流速度，反流情况及有无危险吻合，注入栓塞物质必须严格在透视下进行，每注入一次栓塞物质后，即行微导管造影复查。结束栓塞手术的指征为肿瘤染色消失；供血动脉血流明显减慢，并已出现反流。

4. **术后处理**　予监测生命体征及神经功能、意识及瞳孔变化。

5. **并发症**　颈动脉体瘤术前栓塞最严重的并发症为脑动脉栓塞，神经功能损伤。

6. **疗效评价**　栓塞术相关并发症，栓塞术后外科手术切除的时间、术中出血及输血量，均为主要的评价指标。

五、展望

未来的研究需进一步细化颈动脉体瘤术前栓塞的手术适应证。

第二节 颅内血管母细胞瘤

一、概述

血管母细胞瘤（hemangioblastoma，HB）又称为血管网状细胞瘤，WHO 分级为一级。是一种少见的中枢神经系统高度血管分化的良性肿瘤，好发于成年人，后颅窝多见，多位于小脑半球或脑干。有散发及伴发其他脏器肿瘤或囊肿者，后者多归类为 von-Hippel-Lindau（VHL）疾病。本病占颅内肿瘤的 1.5%～2%，占后颅窝肿瘤的 7%～12%。

二、解剖、病理生理及临床表现

肿瘤可分为大囊小结节型、单纯囊型和实质型 3 类，来源于血管周围的间叶组织，属于中胚叶的组织残余。肿瘤的实质部分血供丰富。显微镜下，肿瘤由血管和细胞两种成分组成，即充满血液的毛细血管网及血管间的网状内皮细胞。

临床表现主要为缓慢的颅内压增高症状，同时出现共济失调、眼球震颤、吞咽困难等症状。

三、辅助检查及诊断

结合相关临床症状、体征及典型的 MRI 检查，有助于诊断。血管母细胞瘤的影像表现存在显著特异性。血管母细胞瘤实质部分越大，血管流空影越多。实质型血管母细胞瘤应于室管膜瘤相鉴别，后者多位于脑室内。囊性病变应与囊性星形细胞瘤鉴别，后者囊壁常不规则，无血管流空影，有不规则增强。

四、治疗

（一）外科治疗

显微外科治疗是目前公认的首选治疗方法。放射治疗及化疗被用于术后残留或复发的肿物。

（二）介入治疗

1. 介入治疗原理 对于实体性及囊实性肿物，术中出血较多，从而大大增加了手术的致死、致残率。术前进行超选择性肿瘤动脉栓塞，则可大大降低术中出血，同时，有助于手术全切。

2. 适应证与禁忌证

适应证：①肿瘤位置深在，供血动脉外科暴露及控制止血困难；②多支供血动脉供血，且与肿瘤关系密切；③供血动脉与颅内正常结构之间存在"危险吻合"，行超选治疗不能避开时视为禁忌证。

3. 术前准备及操作技术 全麻下，选择性全脑血管造影，重点观察肿瘤的供血动脉、肿瘤染色及有无"危险吻合"。将微导管超选至肿瘤供血动脉，经微导管造影，评估局部血流速度、反流情况及有无危险吻合，注入栓塞物质必须严格在透视下进行，每注入一次栓塞物质后，即行微量造影复查。结束栓塞手术的指征为肿瘤染色消失；供血动脉血流明显减慢，并已出现反流。电解脱弹簧圈具有较好的可控性，释放简单安全，适合栓塞主干供血的病变，但难以到达细小动脉进行栓塞。液体栓塞材料（NBCA 及 Onyx）具有流体栓塞性质，具有一定可控性，可向瘤体内弥散，但亦有可能向正常血管区域弥散，发生远隔部位误栓。

常用的栓塞材料：微导管，包括 Echelon 10 及 Marathon 微导管；微导丝 Synchrol；栓塞物质：弹簧圈、聚乙烯醇颗粒（PVA 颗粒，250～350μm）、Onyx 胶、α-氰基丙烯酸正丁酯。

4. 术后处理 予监测生命体征及神经功能、意识及瞳孔变化；予适当脱水降颅压，预防后颅窝急性脑水肿所引起的颅高压、脑疝、脑干压迫症状。

5. 并发症

（1）误栓：最危险的并发症是栓塞材料进入颅内正常供血动脉，从而造成神经功能损害。栓塞时应尽量超选择性插管，避开危险吻合，而且掌握好推注的压力及速度，以防止逆流误栓。当肿瘤染色消失，肿瘤供血动脉血流明显减慢或出现逆流时，应停止栓塞。

（2）脑出血：由于肿瘤供血丰富，类似于脑动静脉畸形的栓塞，当大部分供血动脉栓塞术后，存在正常灌注压突破脑出血风险。因此，术后应适当控制血压。

6. 疗效评价 由于血管母细胞瘤供血丰富，术前栓塞有助于降低术中出血，使视野清晰，同时，使肿瘤边界清晰，有助于分离，减少术中输血，提高全切率，减少并发症发生率。

第三节 脑 膜 瘤

一、概述

脑膜瘤（meningiomas）是一种存在于硬脑膜处生长缓慢的良性肿瘤，约占颅内肿瘤的15%，其发生率为颅内原发性肿瘤第2位，仅次于脑胶质瘤。根据肿瘤的发生部位，可出现相应的局部神经系统症状。常见的发病部位依次为矢状窦旁、大脑凸面、大脑镰、蝶骨脊、鞍旁、桥小脑角等。脑膜瘤的供血特点因生长部位的不同而不同，可由颈外动脉、颈内动脉供血，或联合供血。

二、病因及病理生理

脑膜瘤的发生可能与颅脑外伤、病毒感染、放射照射等因素有关。细胞分子生物学发现，第22号染色体长臂的遗传学突变在脑膜瘤的发生发展中起着重要作用，而多发神经纤维瘤病Ⅱ型的抑癌基因在相同位置。

脑膜瘤常为球形、包膜完整的肿瘤，贴敷于硬膜或硬膜窦上，亦可成地毯式紧贴颅骨生长。根据脑膜瘤的病理表现，可将其分为3个WHO等级，由此反映肿瘤侵袭性生长及复发风险。根据其镜下不同表现，又可分为不同的病理亚型：内皮型、成纤维型、血管型、沙砾型、混合型、恶性脑膜瘤、脑膜肉瘤等。

三、临床表现、辅助检查及诊断

（一）临床表现

脑膜瘤多属于良性肿瘤，生长缓慢，病程较长。由于病变呈膨胀性生长，故常常以头痛及癫痫为首发症状。其他症状包括：肢体运动功能损伤，视野、听觉、嗅觉障碍，骨板侵袭，头皮隆起。颅高压症状多不明显，但颅内压调节机制失代偿时，可能出现病情突然恶化，甚至出现脑疝症状。

（二）辅助检查及诊断

在CT平扫中，典型的脑膜瘤影像呈等或高密度的占位性病变。密度均一，边界清楚，瘤内偶可见钙化。增强后贴敷于脑膜瘤表面的硬膜可见典型的脑膜尾征，肿瘤强化明显。MRI T_1 加权像上脑膜瘤呈等或低信号，T_2 加权像上呈等或轻中度高信号。增强后脑膜瘤可见明显均一的强化，也可见贴敷于脑膜瘤表面的脑膜尾征。

四、治疗

（一）常规治疗

手术切除仍然是治疗脑膜瘤最有效的方法。部分脑膜瘤不能完全切除或少数恶性脑膜瘤也无法完全切除，这时，放射治疗作为补充手段，疗效肯定。

（二）介入治疗

1. **治疗原理** 由于脑膜瘤常常接受颅内、颅外的双重供血，血供丰富，所以导致术中出血量多，影响手术效果及预后。通过介入治疗手段，术前进行脑膜瘤供血动脉的栓塞治疗，可以达到减少术中出血的目的。介入栓塞治疗的其他作用还包括：软化病变，使切除更简单；减少手术时间，降低复发风险。

2. **适应证与禁忌证** 脑膜瘤多数属于良性肿瘤，手术全切效果良好，但对巨大的脑膜瘤，或深部、颅底的脑膜瘤（如鞍旁、鞍背、蝶骨脊内1/3）、血供丰富者，术中出血量大，操作困难。根据 Manelfe 分型：Ⅰ型，单纯颈外动脉供血；Ⅱ型，颈内、颈外动脉联合供血，以颈外动脉供血为主；Ⅲ型，颈内、外动脉联合供血，以颈内动脉供血为主；Ⅳ型，单纯颈内动脉供血。一般认为，Ⅰ、Ⅱ型适合做栓塞治疗，效果满意；Ⅲ型可以做栓塞，但效果不满意；Ⅳ型不宜行栓塞治疗。如超选择动脉造影发现存在危险吻合向颅内动脉供血而无法回避开，则不适合行介入治疗。

3. **术前准备及操作技术** 局麻或全麻下，全身肝素化，使部分凝血活酶时间维持在基线值的2倍左右。以 Seldinger 技术穿刺股动脉置管，应用 4F 椎动脉管行全脑血管造影，重点观察肿瘤的供血动脉、肿瘤染色、肿瘤与正常脑组织有无同一血管供血及有无"危险吻合"。置换入 6F 导引导管，放置于颈动脉或椎动脉，将微导管超选至肿瘤供血动脉，微导管造影，评估局部血流速度，反流程度及有无危险吻合，注入栓塞物质必须严格在透视下进行，每注入一次栓塞物质后，即行微导管造影复查。结束栓塞手术的指征为肿瘤染色消失；供血动脉血流明显减慢，并已出现反流。若栓塞过程中出现栓塞前未显影的"危险吻合"，应立即停止栓塞。需要注意的是，对近端供血动脉的栓塞只能短时间内起到减少肿瘤血供的效果，很快侧支血流就会建立，因此开颅手术应在介入栓塞术后尽早进行。

常用的栓塞材料：微导管，包括 Echelon 10 及 Marathon 微导管；微导丝 Synchrol；颗粒性栓塞物质：明胶海绵、聚乙烯醇颗粒（PVA 颗粒）、弹簧圈；液体性栓塞物质：Onyx 胶、α- 氰基丙烯酸正丁酯。

PVA 是最常用的颗粒栓塞剂。颗粒的大小可从 50～150μm 到 500～1 200μm。大的颗粒不能穿透肿瘤深部，但对邻近正常组织栓塞风险较小，而小的颗粒可以到达肿瘤深部，但有可能影响正常组织的血供。一般将 PVA 注射到栓塞血管造影剂停滞显影为止，一旦看到反流，应即刻停止栓塞。PVA 颗粒的优点：PVA 颗粒是不溶于水的固体栓塞材料，吸收缓慢，可以逐渐膨胀并堵塞供血动脉，同时，可引起活跃的炎症反应；操作简单。PVA 颗粒的不足：当颗粒之间的血栓发生溶解时，闭塞血管会产生再通；PVA 的高摩擦系数可造成微导管的堵塞；PVA 颗粒在透视下不显影，需与造影剂混合。

Onyx 是由溶于水的二甲基亚砜（DMSO）及不溶于水的次乙烯醇（EVOH）所形成的混合物，其中加入了微粒化的钽粉后使得 Onyx 具有不透 X 射线的特性。当与血液中的水分接触后，DMSO 溶解，EVOH 结晶析出由外向内固化。Onyx 的特点为不黏管，注射时间长，使用相对简单、安全，反流易于控制，弥散性好。其缺点为价格昂贵，DMSO 具有血管毒性。同时，Onyx 胶注射需应用专用的微导管。

NBCA 是最具代表性的黏附性液体栓塞材料，广泛应用于脑动静脉畸形的栓塞治疗。NBCA 与血液接触后凝固，凝固时间与其浓度有关。NBCA 与 5% 或 10% 的葡萄糖液及碘化油接触不凝固，故栓塞前可加入碘化油，以达到稀释及显影作用。一般常用于脑膜瘤术前栓塞的浓度为 5%～10%。其优点为作为液体栓塞材料，可以在肿瘤血管床内达到良好的弥散效果，从而更好地阻断肿瘤血供；其主要缺点为"黏管"。Glubran 胶为一种黏附性液体栓塞材料，它是在 NBCA 的基础上加入一个 2- 甲基丙乙烯，将原有的 NBCA 聚合时间由 15～40 秒延长到 60～90 秒。

4. 术后处理 予监测生命体征及神经功能、意识及瞳孔变化；重点关注有无栓塞相关的神经功能缺损，脑水肿或脑出血。大型脑膜瘤周围水肿较常见，推荐使用激素治疗。对于存在病情变化应及时复查头 CT，明确有无水肿加重或脑出血。一般推荐栓塞术后 1～5 天内行外科手术治疗。

5. 并发症 文献报道，脑膜瘤介入栓塞并发症率 2.9%～21%。轻型的并发症包括一过性的感觉麻木，复视，面神经痛等；重型并发症包括脑梗死、失明、出血及脑神经麻痹、头皮坏死。脑梗死及失明可能与颅内外危险吻合或栓塞剂反流有关。出血包括瘤内出血、蛛网膜下腔出血及硬膜下出血，可能与肿瘤血管壁特征性的变薄有关。

6. 疗效评价 对栓塞结果评估的理想标准包括 MRI 证实有肿瘤坏死，组织学证实肿瘤坏死，术中出血及输血减少。

五、展望

如何降低介入栓塞手术的并发症，准确预判栓塞并发症的预测因素，选择合适的栓塞材料，进行个体化治疗，仍需进一步研究。

（王 峰 李 克）

第三篇

心血管系统

第一章　心脏病变

第一节　冠状动脉粥样硬化性心脏病

一、临床概述

冠状动脉粥样硬化性心脏病（coronary atherosclerotic heart disease）简称冠心病（coronary heart disease，CHD），指冠状动脉（冠脉）发生粥样硬化引起管腔狭窄甚至闭塞和/或冠脉痉挛，导致心肌缺血缺氧甚至坏死而引起的心脏病。它是一种严重危害人类健康的常见病、多发病。随着我国国民生活水平的提高，近些年来冠心病的发病率逐渐增高，发病年龄有逐渐降低的趋势。加强冠心病的早期预防、早期诊断和早期治疗已成为目前科研与临床工作的重点和难点。本章重点从影像学的角度阐述冠心病的介入治疗。

（一）病理生理学

当冠脉的供血与心肌的需血之间发生矛盾，冠脉血流量不能满足心肌代谢的需要，就可以引起心肌缺血缺氧。急剧的、暂时的缺血缺氧可引起心绞痛，而持续的、严重的心肌缺血可导致心肌坏死即心肌梗死。心肌缺血后，氧化代谢受抑制，致使高能磷酸化合物储备降低，细胞功能随之发生改变。产生疼痛的直接因素，可能是在缺血缺氧的情况下，心肌内积聚过多的代谢产物，如乳酸、丙酮酸、磷酸等酸性物质，或者似激肽的多肽物质，经心脏内自主神经的传入纤维末梢，经 1～5 胸交感神经节和相应的脊髓段，传入大脑，产生痛觉。这种痛觉反映在与自主神经进入水平相同脊髓段的脊神经所分布区域，即胸骨后及两臂前内侧与小指，尤其在左侧，而多不直接在心脏部位。因此，心绞痛常常引起这几个部位的放射痛。

冠状动脉器质性病变最常见的是动脉粥样硬化斑块的形成，最终导致冠状动脉狭窄，主要分布于心外膜下的大冠状动脉，且近端多于远端。病变早期，斑块阻塞的面积 50% 以下时，冠状动脉只有轻度狭窄，临床可无症状。此期如能采取合理的预防措施，病变是可逆的。病变进展期，冠状动脉进一步狭窄，当狭窄的直径达到 50%～75% 时，心肌的供血、供氧将不能随心肌耗氧量增加而增加。此时，几乎所有的患者在运动时心肌耗氧量增加的情况下都会出现心肌缺血的症状，一部分患者在静息状态下即可能出现症状；当狭窄大于 95% 时，除临床症状外，各种检查指标都会出现异常。当冠状动脉完全闭塞时，将发生闭塞区域的心肌梗死。冠心病亦可由非粥样硬化病变引起，包括冠脉畸形、结缔组织病、风湿病、川崎病（Kawasaki 病）、梅毒性心血管病、冠脉栓塞、痉挛、冠脉夹层、大动脉炎等。

（二）临床表现

1. 心绞痛是一组症状，由一过性心肌缺血所致。根据发病机制的不同分为以下几型：

（1）稳定型劳力性心绞痛：出现症状在 1 个月以上，且发作的诱因、疼痛程度、发作次数和药物用量稳定不变者。

（2）初发型劳力性心绞痛：既往无症状，而新近 1 个月内出现的劳力性心绞痛。

（3）恶化型劳力性心绞痛：稳定性心绞痛近期加重，包括次数、程度 持续时间和药物用量均较前增加。

（4）静息性心绞痛：发作于休息时，持续时间通常大于 20 分钟。

（5）变异性心绞痛：指自发性心绞痛的患者发作时出现暂时性 ST 段抬高。除稳定型劳力性心绞痛外，其他各型心绞痛常统称为不稳定型心绞痛。

2. 心肌梗死　当冠状动脉粥样硬化（偶为冠脉栓塞、炎症、先天性畸形、痉挛、冠脉口压迫所致），造成 1 支或多支管腔狭窄或心肌血供不足，而侧支循环未充分建立。在此基础上，一旦血供急剧减少或中断，使心肌严重而持续地急性缺血达 20～30

分钟以上,即可发生冠心病(coronary heart disease,CHD)。伴随着心肌梗死的发生,可发生一系列严重的并发症,如心律失常、心力衰竭、心源性休克、心室室壁瘤、心脏破裂,甚至猝死。因此,心肌梗死是冠心病的严重事件,死亡率高。

二、冠心病的介入治疗

(一)冠心病介入治疗简介

1977年9月,Andreas Gruntzig医生开展了首例经皮腔内冠状动脉成形术(percutaneous transluminal coronary angioplasty,PTCA),他的成功标志着冠心病介入治疗时代的开始。此后,PTCA技术不断改进,适应证不断扩大,现已成为冠心病介入治疗,乃至冠心病治疗领域最基本、最常用的手段。近十年来,在PTCA的基础上,又有许多新的介入技术问世。在这些技术中,有些已经取得了相当成熟的临床经验,并已开始了临床普及工作,冠状动脉支架置入术的广泛开展即是一个典型例子。另有一些技术仍处于探索阶段或存在不足,尚需进行更多的摸索和经验的积累。因此,本章的内容将重点介绍经皮经腔内冠状动脉成形术(percutaneous transluminal coronary angioplasty,PTCA)和冠状动脉内支架置入术(coronary stenting)。现将临床上正在开展的冠心病诊疗介入技术简要介绍如下:

1. **经皮冠状动脉腔内血管成形术** 该技术是将特制的用于PTCA的球囊扩张导管送至发生病变的冠脉腔内,利用球囊的机械性挤压作用重新塑形管腔,使病变狭窄处血管扩张、管腔增大以改善病变以远的血供,缓解症状并减少急性心梗发生的一种导管治疗技术,又称为球囊血管成形术。因其治疗效果较药物治疗理想,又比心外科冠脉搭桥简便且创伤小而成为当今冠心病治疗的基础。

2. **冠状动脉内支架置入术** 金属编构而成的支架,预置于一个可扩张的球囊之上,将球囊连同支架一起送至病变处,用球囊的扩张使支架支撑于病变的血管内壁,使狭窄或PTCA后有塌陷的血管壁扩张起来。支架置入后,新生的内皮细胞将会逐渐覆于支架表面,最终支架将被包埋于血管壁内。现今,临床上常与PTCA结合使用,使PTCA术后的再狭窄率大幅度下降。目前,PTCA结合支架置入术是临床应用最多、最成熟的冠心病介入治疗技术。

3. **定向冠状动脉斑块切除术** 定向冠状动脉斑块切除术(directional coronary atherectomy,DCA)又称Simpson导管旋切术。1986年Simpson等人发明一种有开窗式切刀筒、可旋转式圆柱式切刀、旋转驱动式导管、支撑球囊、象鼻式头端和导引钢丝组成的剃刀式旋切导管(图3-1-1)。

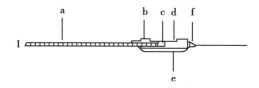

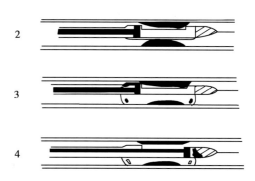

图3-1-1 定向斑块(Simpson)旋切导管示意图
1. a.导管部分;b.旋切刀筒;c.旋切刀头;d.旋切窗;e.支撑球囊;f.导引导丝;2.旋切器进入狭窄部分;3.充盈支撑球囊,使凹槽紧贴斑块;4.推进旋切刀将斑块切除

用这些器材可直接切除病变的血管内壁组织,并将切除的组织带出体外。DCA技术适合对一些发生于冠脉近端的偏心性病变、溃疡性病变和形成内膜悬漂物的撕裂性病变进行治疗。根据美国DCA临床治疗研究组1990年的报告,在958例进行DCA治疗的病例中,高达85%的病例在术后残留狭窄小于50%、管腔增大20%以上,且无主要并发症,对冠脉狭窄的疗效显著。此项治疗技术对操作者的技术要求比较高,目前国内少数医院已经开展。

4. **冠脉内膜切吸术** 冠脉内膜切吸术(transluminal extraction catheter atherectomy,TEC)导管的装置是由头端的导丝和刀头、可旋转导管、旋转驱动器和真空泵等部件组成。TEC的刀头是两片不锈钢叶片的圆锥体,与后部的马达相连,能以750r/min的速度旋转,旋切下来的细碎组织经过抽吸装置吸出体外(图3-1-2)。

TEC技术适用于治疗病变段无扭曲的冠状动脉开口处病变、腔内有血栓的病变和大隐静脉桥血管内的病变。此外,TEC也适用于治疗有跛行症状的四肢动脉硬化性闭塞症的患者。美国一组1 141例

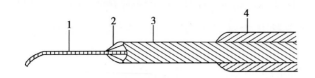

图 3-1-2 冠状动脉腔内斑块旋切吸引导管的示意图
1.导引导丝；2.斑块旋切刀；3.旋切吸引导管；4.导引导管

冠脉 TEC 治疗结果分析显示，TEC 手术成功率（残余狭窄 <50%）为 94%～98%。冠脉开口处病变的成功率为 95%，有严重钙化的病灶成功率较低，为 77%。最主要的并发症是动脉穿孔。同 DCA 技术一样，此技术对术者操作水平要求较高，目前国内很少开展此项技术。

5. **冠脉内膜旋磨术**　应用头端镶有钻石颗粒的金属磨头导管，用极高的速度旋磨钙化的组织，磨成微粒的病变组织被体内吞噬细胞吞噬而清除（图 3-1-3）。

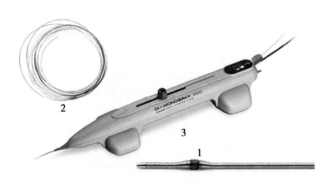

图 3-1-3 快速冠脉内旋磨导管的示意图
1.旋磨头；2.导引导丝；3.推进装置

旋磨头是一个不锈钢制的钻头，呈纺锤形，前半部嵌有钻石颗粒，导管和钻石的中心可以通过导丝。这种设计专门被用来消磨坚硬的动脉硬化斑块，且不易造成血管穿孔。旋磨术主要用于钙化病灶、开口处病灶、球囊难以扩开的坚硬病灶和长段病变。Ellis 报道的一组多中心旋磨治疗结果显示其成功率为 94%，证明旋磨术用来治疗严重钙化病变是安全有效的。

到目前为止，冠状动脉内支架置入术已能够与经皮冠状动脉成形术很好地结合，并明显地提高 PTCA 术的效果，降低再狭窄和其他并发症的发生率。其他新的介入技术是为了解决 PTCA 术的不足而出现的，但因其自身都存在着缺陷，并在实际工作中存在着一些问题，使得这些新技术只能作为 PTCA 术的补充手段而不能代替 PTCA 术，甚至有

的技术本身就必须依赖 PTCA 术。随着技术、工艺水平的提高，临床研究和探索的进一步深入，这些新的介入技术在拓宽冠心病介入治疗领域方面会越来越有作为。但笔者认为，目前 PTCA 术结合冠脉内支架置入术应是冠状动脉疾病介入治疗的基础，并且随着新的介入技术的开发，新技术的应用和临床经验的积累，冠心病的介入治疗技术会越来越成熟和完善。

（二）PTCA 的作用机制

尽管 PTCA 术广泛应用于临床已有近 30 年了，但其作用机制仍有争议。一般认为，PTCA 术增加管径的过程是多种因素共同作用的结果。目前认为可能的机制主要有两点：①内膜撕裂和斑块碎裂；②局部动脉瘤形成。

1. **内膜撕裂和斑块碎裂**　这是 PTCA 术最多见的形态学改变。即所谓 PTCA 引起狭窄血管的"有控制的损伤"。当球囊在动脉硬化病变处充胀时，一方面是斑块内相对非机化的和新形成的动脉硬化成分重分布使斑块变薄；另一方面是大而不可伸展的斑块则出现斑块的碎裂。如果是偏心性病变，球囊的扩张可能引起正常管壁过度撑张，而斑块的破碎出现在动脉硬化斑块和血管非病变部位之间的连接处。在同心性病变，撕裂发生于斑块最薄处，并可能使中膜肌组织和外膜弹性组织产生轻微撕裂。

内膜撕裂和斑块碎裂在冠状动脉造影片上表现为成形部位管壁的轮廓模糊或"毛糙"的不规则边缘，甚至细齿状的充盈缺损。文献报道，内膜撕裂和斑块的碎裂发生率在 25%～47% 之间。

内膜斑块与相邻的中膜撕裂和分离常常是成形术所需的，受损伤的中膜的向外伸展是有益的，中膜撕裂产生的局限性中膜坏死和肌张力减小或丧失，可以使管腔持久扩大和减少痉挛发生。但严重的撕裂可能导致急性冠状动脉闭塞，则应尽量避免。

2. **局部动脉瘤形成**　Sanborn 的动脉硬化实验研究提出 PTCA 增加管径主要是由于血管被扩张后局部动脉瘤形成。成形术后，作为动脉壁主要成分的胶原被不可逆的撑张。平滑肌细胞间的连接断裂。持久和过度的扩张，斑块本身和扩张的血管壁一致地向外移位，形成医源性动脉瘤，即使球囊减压后、粥样硬化的动脉管壁仍保持其扩张状态，管腔因此而扩大。

三、冠状动脉造影对其介入治疗的指导作用

对冠状动脉病变进行介入治疗术，包括 PTCA、冠脉内支架置入术以及其他介入治疗前都必须进行冠状动脉造影（coronary angiography）。同样，对冠状动脉疾病进行外科治疗也必须先进行冠状动脉造影。以下就以 PTCA 术为例，说明冠状动脉造影在冠心病介入治疗中的作用。

1. 冠状动脉造影适应证以及禁忌证

（1）适应证：凡是需要显示冠状动脉才能解决的临床问题都有冠状动脉造影的指征。但应用最多的适应证是对已高度怀疑为冠心病的患者作进一步的检查，如药物治疗效果不好，估计要做血运重建的心绞痛患者；患者的心绞痛症状不严重，但其他检查提示多支血管病变、左主干病变；不稳定型心绞痛，如新发生的心绞痛，梗死后心绞痛，变异型心绞痛等。另一类为冠心病的诊断不明确，需要做冠状动脉造影予以澄清；难以解释的心力衰竭或室性心律失常；拟进行其他较大手术而疑诊冠心病的患者；拟行心脏手术的患者，如年龄大于 45 岁应常规行冠状动脉造影，此适应证可能会有一些争议。

（2）禁忌证：冠状动脉造影无绝对禁忌证，主要的相对禁忌证有不明原因的发热、未控制的感染、严重的贫血（血红蛋白低于 80g/L）、严重的电解质紊乱、严重的活动性出血、未控制的高血压、洋地黄中毒、造影剂过敏史且未用糖皮质激素预处理和进展性脑卒中等。其他相对禁忌证还包括急性肾衰竭、慢性心力衰竭失代偿期、凝血功能异常（INR>2.0）和活动性心内膜炎等。

2. 冠状动脉搭桥手术前只需要明确病变血管的支数、病变的位置、远段血管的血流情况和管壁情况，以决定搭桥血管支数、搭桥的具体位置并对搭桥血运心肌的活性情况进行评估。而为 PTCA 作准备的冠状动脉造影，要求要比冠脉搭桥高得多。除要了解病变支数、位置之外，更主要的是在判断时应注意以下方面：

（1）病变的特征，包括狭窄的细微形态，如有无钙化、病变的软硬程度、有无不稳定斑块、是否偏心、是否为弯曲部位病变、有无局部小动脉瘤或夹层形成，病变的长短，狭窄程度，病变局部有无分支，分支是否受累和是否完全闭塞不显影等等。

（2）病变近端和远端的血流、血管情况，有无侧支血管供血等重要细节。并依据对上述细节情况的分析决定是否进行介入手术、选择何种介入手术、器械的选择、具体方案的制订、成功率和危险性的评估、预测并发症和预置处理措施等。

（3）良好的冠状动脉造影片应具备以下条件：①能清晰地显示每一主支、分支和每个血管节段，特别要注意对血管分叉处的显示，以免出现重叠造成的假象；②对于病变的血管节段，至少能在两个或两个以上的体位上对其进行分析；③能够了解病变以远端血管的侧支循环情况。左、右冠状动脉造影见图 3-1-4 和图 3-1-5。

四、经皮腔内冠状动脉成形术

（一）PTCA 术的主要设备和器械

随着导管工艺技术和球囊、导丝等技术的不断发展，要求 PTCA 的术者必须全面了解导管的进展情况并熟悉各种器械的构造、性能和操作技巧，并能够根据病变和病理解剖关系熟练地选择和搭配使用最佳的器械。下面介绍 PTCA 术需的主要器械：

1. **导引导管** PTCA 术中导引导管（guiding catheter，GC）的选择是一个十分重要的环节。从某种意义上讲，导引导管选择的是否适当，将决定着 PTCA 术的成败。理想的导引导管应具备以下性能：

（1）后座支撑力：由于冠状动脉在主动脉窦中的起始与走行变化较大，为了使导丝和球囊导管能跨越诸如重度狭窄甚至闭塞性病变，偏心病变或成角扭曲的病变，也为了在球囊扩张的一瞬间球囊导管不至于退缩而影响扩张效果，要求导引导管在造型和弧度上更多变，在导管本身的弹性记忆上更好。常用的导引导管见图 3-1-6。

（2）导管的内外径：近 10 年来，导引导管的工艺进展很快，在内径不变甚至扩大的基础上，外径越来越小。目前导引导管已由过去常用的 7～8F 转变为现在常用的 6～7F。内径的增大有利于球囊导管的通过和双球囊双导丝技术的开展。外径的缩小增加了导管操作的安全性，减少了对血管内膜的损伤。

（3）操作安全性：为了获得良好的可操控性能，导引导管的弹性记忆比冠状动脉造影导管好。由于导管较硬，而且其顶端不能变细，因此现在的导引导管前端均被设计为软头（soft tip）。这种设计增加了操作的安全性，特别是当导引导管深入冠脉开口内时，更是减小了内膜损伤的可能性。此外，顶端两侧带侧孔导引导管的设计思路是为了保证冠脉

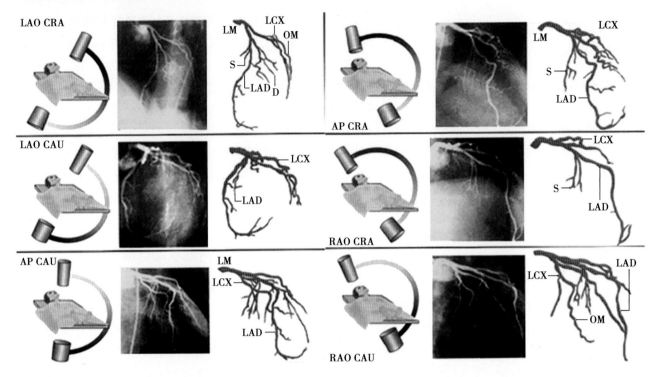

图 3-1-4　左冠状动脉的造影体位

X 线球管和图像增强器在常用冠状动脉造影体位中的近似位置。LAO 60°+CRA 20°显示 LM 的口部及远端，LAD 中远段，间隔支，对角支和 LCX 的近段及上部的钝缘支；LAO 60°+CAU 25°显示 LM 近段，LAD 和 LCX 的近段；AP+CRA 20°显示 LAD 中段和间隔支；RAO 30°+CAU 25°显示 LCX 和钝缘支。AP：后前位；LAO：左前斜位；RAO：右前斜位；CRA：头位；CAU：足位；LCA：左冠状动脉；LM：左主干；LAD：左前降支；D：对角支；S：间隔支；LCX：左回旋支；OM：钝缘支

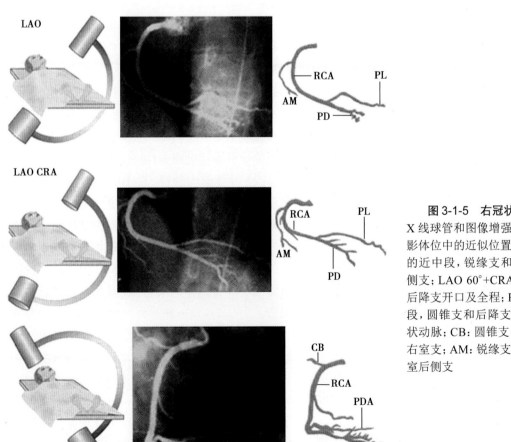

图 3-1-5　右冠状动脉的造影体位

X 线球管和图像增强器在常用冠状动脉造影体位中的近似位置。LAO 60°显示 RCA 的近中段，锐缘支和 RCA 末段的左室后侧支；LAO 60°+CRA 25°显示 RCA 中段，后降支开口及全程；RAO 30°显示 RCA 中段，圆锥支和后降支的全程。RCA：右冠状动脉；CB：圆锥支；SN：窦房结支；RV：右室支；AM：锐缘支；PD：后降支；PL：左室后侧支

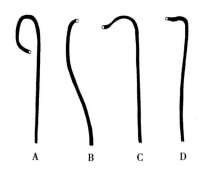

图 3-1-6 常用 PTCA 导引导管示意图

A. Judkins 左冠导管；B. Judkins 右冠导管；C. Amplatz 左冠导管；D. Amplatz 右冠导管

血流在放置了导引导管后不被阻断，增加了手术安全性。

（4）不同冠状动脉分支的 PTCA 术所选择的导引导管型号、大小是不尽相同的。但必须能满足以下要求：

1）能提供最佳的后座支撑力：因为如果导引导管不能良好的搭架于冠脉开口处，球囊在推送至狭窄或闭塞处时，阻力所产生的反作用力会向后推导引导管，而给手术造成麻烦、甚至增加危险性，并往往导致手术失败。另外，在行扩张的过程中也会产生一定的后推力，一旦导丝和球囊后退至病变近端时，导丝再次穿过病变将增加内膜进一步破坏的概率，甚至无法再次通过病变段。

2）减少冠脉内膜的损伤：选择内径大而外径尽可能小的导引导管，加上软头导管的采用，这些都是减少内膜损伤的方法。此外，选择合适型号的导引导管，避免术中反复试用导管非常重要。一般情况，左前降支常选用 Judkins 左冠型，如左冠开口向上发出时应选用 Amplatz 左冠型。回旋支 PTCA 导引导管的选择比较复杂，如前降支与回旋支分叉角度偏小，则选用 Judkins 型为好，如角度较大以用 Amplatz 为好。右冠状动脉 PTCA 术中选择导引导管要根据其开口与近段的走行，近段向上走行可选用 Amplatz 右冠型，水平走行则选用 Judkins 右冠型导引导管；如开口低或开口后向下走行，宜选用 Amplatz 右冠型或多用途型导管。但在具体操作时应具体情况具体分析。

2. **导引导丝** 根据病变的不同，导丝被设计成不同直径和不同的硬度。直径从 0.010～0.018in，最常用的是 0.014in 和 0.016in。较粗的导丝适用于要求较大推送支撑力的病变，但相对来说较易损伤血管内膜，对术者的技术要求比较高。导引导丝（guiding wire，GW）的硬度分为极软导丝、软导丝、

标准导丝，依次硬度增加，推送支撑力也增加。极软导丝易于通过弯曲病变、节段性的弥漫病变、偏心病变等，适用于大部分的病变和病例。软导丝适用于极软导丝不能通过的病变。而标准导丝适用于慢性闭塞性病变，但易损伤血管内膜，常常是用其他导丝难以奏效的情况下选用标准导丝。导丝的顶端可预先被塑形成"J"型和直导丝。

3. **球囊导管** PTCA 术的成功与否与球囊导管（balloon catheter，BC）密切相关，术者必须对所有的球囊导管的各项参数有全面而详细地了解。此外，由于球囊导管的种类繁多，新产品层出不穷，工艺水平进展迅速，这要求术者必须不断了解和掌握球囊导管和相关器械的最新进展及操作。

（1）球囊导管的分类主要分为 5 类（图 3-1-7）。

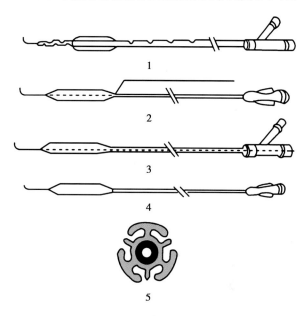

图 3-1-7 各种球囊导管的示意图

1. 灌注型球囊；2. 快速交换式的球囊；3. 沿导丝推送的球囊；4. 固定导丝的球囊；5. 切割球囊剖面示意图

1）球囊沿导丝推送系统（balloon over-the-wire，OTW）：这类是目前工艺进展最快、品种最多、可供选择范围最大、使用最广泛的球囊系统。球囊的全长都在导丝上推送操作。可以适应各处各类冠脉病变 PTCA 术的要求。

2）快速交换球囊系统（rapid exchange-mono-rail，RE）：在距球囊导管前端 17～40cm 处有一个侧孔，导丝的前段在球囊导管内，而后部从侧孔处伸出球囊导管之外。这种装置的优点是术中若更换球囊导管，不必先用延长导丝更换原有的导丝，而是直接拉出球囊导管至体外后，固定导丝的体外穿刺处，更换球囊导管即可。

3）固定导丝（fixed wire，FW）因在球囊顶端有

一段固定在上面的可塑型的软导丝而得名。

4）灌注球囊：这种球囊导管的特点是在球囊的近端和远端各有数个侧孔。这种设计使球囊扩张时血液可通过球囊近端的侧孔进入球囊导管腔内，再经过球囊远端的侧孔流出导管而进入冠脉内。

5）切割球囊（cutting balloon）：切割球囊是在导管的球囊上装有不锈钢刀片。原理是在非顺应性球囊导管的球囊上装有 3～4 枚细长的刀片，球囊收缩时被覆盖在球囊的皱褶内，这种设计使它在被推送的过程不会伤及血管内膜。

（2）球囊导管的技术参数与特性

1）球囊大小：球囊直径从 1.25～4.00mm，一般以每增加 0.5mm 分级。球囊长度从 6～30mm，常用的长度在 10～20mm 之间。

2）球囊未充盈之前的外径（profile）：不同材料和厂家的球囊，即使球囊直径相同，profile 也可以相差很大。一般说，profile 越小，跨越病变的能力越强。同时对工艺和材料要求越高。需要说明的是，一经加压充盈的扩张后的球囊是不能完全恢复至原来形状的，也就是说 profile 增加了。

3）球囊的材料：有聚氯乙烯、聚乙烯、苯聚乙烯等。其中苯聚乙烯材料最理想，因其可成为超薄、耐高压、柔韧性好的球囊材料。

4）球囊的标志位置：大多数的球囊标志在球囊中点，便于与病变对齐；有些长球囊的标志则位于球囊两端。这个标志不透 X 线，在 X 线荧光屏上呈清晰的黑点。

5）球囊的顺应性：指球囊的直径随充盈压改变的程度。高顺应性球囊直径随充盈压增加而明显增加。如聚氯乙烯球囊，当充盈压达"命名压"以上时，其实际直径可明显增加，而低顺应性者，如高密度聚乙烯，其直径随充盈压力变化的幅度很小；苯聚乙烯的球囊直径非常稳定，几乎无顺应性。不同顺应性的球囊有各自的用处，低或无顺应性的球囊主要用于坚硬的病变，而高顺应性病变可用于多段较软病变的 PTCA 术。

6）球囊的"命名压"和"破裂压"："命名压"（normal pressure）指球囊达到预定直径时的压力。而"破裂压"（burst pressure）是指球囊在此充盈压下才有可能破裂。各厂家产品的"命名压"与"破裂压"数值均不同，一般都标明于包装上或说明书中，术者要注意阅读，做到心中有数。

（二）PTCA 术的操作方法和技巧

1. PTCA 的术前准备

（1）一般准备：术前签署手术知情同意书，并应做碘过敏试验。

（2）术前用药：长期服用阿司匹林和氯吡格雷的患者手术前一天晚上顿服阿司匹林 300mg + 氯吡格雷 300mg。无长期服用阿司匹林和氯吡格雷的患者需急诊手术时，术前顿服阿司匹林 300mg 和氯吡格雷 600mg；亦可考虑应用替格瑞洛 180mg 代替氯吡格雷。

（3）手术前应用局麻药止痛与镇静。在整个手术中给予肝素（100U/kg）；建议 PTCA 器械进入冠状动脉前活化凝血时间（activated clotting time，ACT）应大于 300 秒。如果同时给予 GPⅡ/Ⅲa 受体拮抗剂，建议调整肝素用量（70U/kg）使 ACT 达到 250 秒。目前有研究表明术前 6~8 小时皮下注射依诺肝素，术中可不用肝素。

（4）关于硝酸甘油的使用，可以在手术中随时经导管向冠状动脉内推注，用于减轻血管痉挛。

（5）对于伴有心动过缓、窦房结阻滞、房室传导阻滞和病态窦房结综合征的患者，或者扩张大支近端和左优势的回旋支病变时，可预先穿刺股静脉放置扩张导管备用，也可直接预置临时起搏器导管。

（6）导引导管、球囊导管和导丝的连接导引导管，球囊导管和导丝的连接（图 3-1-8）。

在导引导管的尾端装上 PTCA 专用的"Y"型接头，一端如图所示通过连接短管连接一个三联连接板，并按图示分别与压力监测仪、硝酸甘油盐水、造影剂吊瓶和三环注射器相连。另一端准备与普通导丝或球囊导管相连接。并用生理盐水充满已连接好的导引导管系统，使其管道内无空气泡。

2. PTCA 的操作步骤

（1）通常是采用 Seldinger 法穿刺右侧桡动脉。穿刺部位：取腕横纹近端 3cm 左右、桡动脉表浅易触及处，或桡骨茎突近心端 1cm 处；Seldinger 法具体步骤：A. 充分伸展患者腕关节，以 30°～45°角进针，将中空软管和穿刺针套在一起，穿透动脉前后壁；B. 退出穿刺针，保留软管；C. 慢慢拔软管，当退到动脉时可见鲜血喷出；D. 经软管送导丝入动脉；E. 退出软管，保留导丝在动脉内；F. 顺导丝送入血管鞘，退出导丝，这样在桡动脉和体外就建立了可反复出入的安全通道。

（2）将预选好类型和型号的导引导管送至冠脉开口处，行靶血管造影，并选择显示狭窄部位最佳

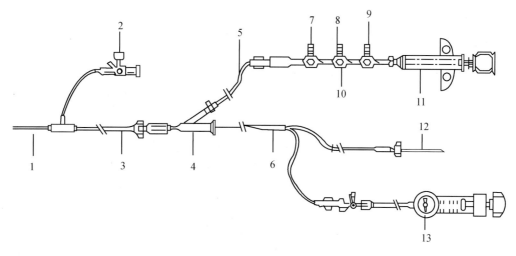

图 3-1-8　PTCA 器械连接方法示意图

1. 动脉鞘管；2. 压力监测接口；3. 导引导管；4. "Y"形接头；5. 压力连接管；6. 球囊导管；7. 压力接口；
8. 输液系统接口；9. 造影剂接口；10. 三联连接板；11. 三环注射器；12. 导丝；13. 压力泵

的投照位置，将充盈着造影剂并显示靶血管全程最佳的一幅图像留在参考荧光屏上（图 3-1-9A）。

打开三联连接板上与压力监测仪连接的开关，记录动脉压力，若压力下降则说明血流受阻。

血流受阻的常见原因为：

1）导管顶端插入过深嵌入冠脉内。

2）冠脉发生痉挛。

3）导管顶端与冠脉开口的轴向不同影响了压力的传导。

处理的方法为：

1）推注少许造影剂，若发现导管过深要立即退出。

2）如发现造影剂流速过慢，提示导管相对过粗或冠脉痉挛，应立即推注硝酸甘油以解除痉挛并迅速退出导管，换用较细的导引导管或带侧孔的导引导管。

（3）确认冠脉内压力正常后，将准备好的带有导丝的球囊系统从导引导管的"Y"型接头处小心向里推送，然后在荧光屏监视下，将导丝送入欲行 PTCA 的冠脉口，并旋转导丝将导丝的顶端导入靶血管内，使其通过狭窄处并尽量送至该靶血管的远端（图 3-1-9B）。

一般来说，导丝送得越远，对球囊推送提供的支持力越大。如导丝不能通过狭窄的部分，应考虑重新塑形导丝或更换其他类型的导丝。

在导丝通过狭窄处时应注意以下几点：

1）要轻巧、缓慢地推进，在推进的过程中不应有阻力，不应有转动困难，也不应有导丝头端变形、打折。并适时注入造影剂观察和调整导丝的走向及

与管壁、管腔的关系，防止导丝进入斑块内，甚至穿入内膜层，或者进入细小分支内。如发生上述情况应立即撤回导丝，调整方向后再前进。

2）导丝跨越狭窄后应注意导丝的走向使之沿着病变血管的主干方向前进，切忌误入紧邻狭窄部位远端的分支内，因为沿此方向进行球囊扩张可以造成远端主干的闭塞、狭窄甚至分支撕裂。

3）对于不易通过的病变段，如近端弯曲度太大、分支较多或狭窄较重，可以将球囊送至病变段附近，以帮助导丝提高支撑力和通过力。但要注意球囊导管与病变的距离应适当，太近易损伤病变处的内膜，太远支撑力不够。

4）导丝的旋转操作应为往返转动，切不可持续朝单一方向转动。

5）在球囊扩张进行之后，应后退球囊导管，而保持导丝在原位；切忌导丝反复通过病变段，以免损伤病变段内膜，造成内膜撕裂、塌陷、内膜夹层形成甚至闭塞等严重后果。在确认扩张成功、拟结束扩张术时，才能退出导丝。

（4）导丝送达靶血管远端后，将球囊沿导丝送至狭窄处，结合注入造影剂和球囊上的标志，确认球囊位置是否正确（图 3-1-9C）。如球囊到位正确，应立即开始扩张（图 3-1-9D）。球囊扩张的过程中要注意以下几点：

1）球囊的加压和减压必须在荧光屏监视下进行。旋转带压力表的注射器旋钮使球囊内的压力逐渐上升，并注意球囊预置的位置是否正确，加压过程中是否有移动，以及压力增高的数值。

2）球囊充盈压力的大小主要是依情况而定，

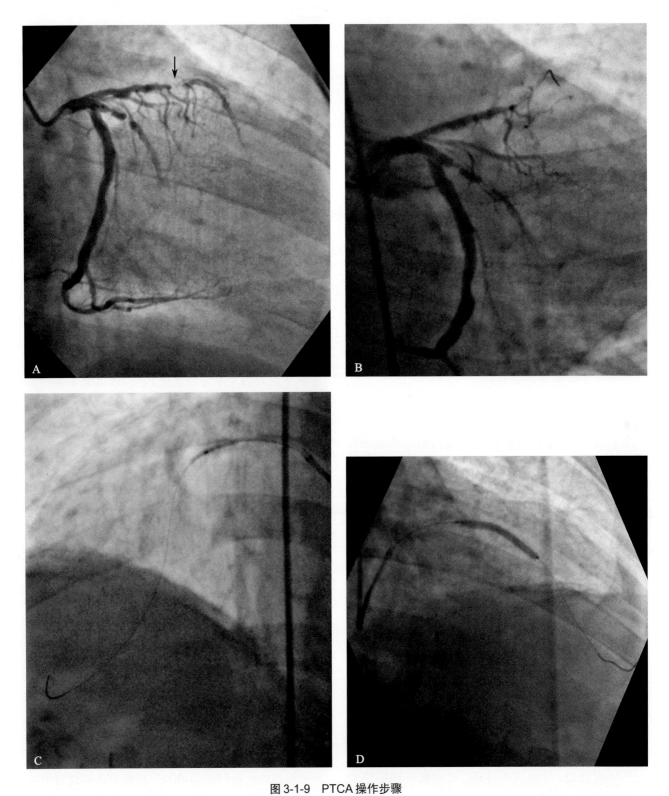

图 3-1-9　PTCA 操作步骤

A. 前降支近端重度狭窄（箭头）；B. 导丝通过病变段；C. 球囊导管定位于病变段；D. 球囊扩张病变段的冠状动脉

一般应以充盈至狭窄部或所谓的"腰部"消失为宜。如经一次扩张效果不满意，可再进行第二次扩张，压力可稍小或稍大。目前由于冠脉内支架的广泛使用，有人主张球囊扩张的压力不必太大，只用球囊完成所谓"预扩张"的目的，之后局部置入支架即可。

3）球囊充盈的时间主要取决于因球囊扩张后阻断血流造成心肌缺血症状的出现和严重程度。至少应持续 30~60 秒。若在球囊扩张过程中出现 ST 段明显升高，窦性心律失常或血压下降，应迅速减压后退出球囊。

4）球囊扩张的次数要依术中情况而定。一般需要两次或两次以上。如患者能够耐受，一般第一次扩张压力高一些、时间短一些（30~60 秒），而此后的扩张可用低一些的压力较长时间（2~3 分钟）进行"塑形"。

5）扩张后，常规向冠状动脉内推注硝酸甘油 200~300μg，以减轻血管痉挛。

3. **扩张效果的评价**　球囊扩张以后，一般情况是将球囊导管向后退出至导引导管内，或至少退至病变的近段，然后推注造影剂观察病变处的形态，有时仍需要各角度造影观察（图 3-1-10）。

如果经造影观察病变处仍有明显狭窄存在，可以更换较大球囊进行再扩张。如经过更换较大球囊扩张，局部狭窄无改善，或者造影发现病变部位有明显的内膜脱落、塌陷或斑块撕裂时，应考虑在局部放置支架。

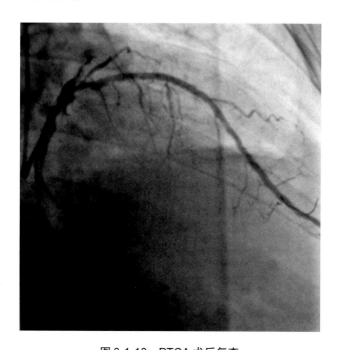

图 3-1-10　PTCA 术后复查
造影复查局部管腔明显增宽、血流恢复良好

如果造影显示扩张结果满意，应完全退出球囊导管，并保持导丝在原位至少等候 15 分钟以后再次造影复查。确认结果满意后方能结束手术。因为 PTCA 术后的急性闭塞常发生于扩张后几分钟之内，将导丝留在冠脉内的好处是一旦发生闭塞，球囊导管可以迅速沿原路进入冠脉内进行处理，而避免导丝和球囊导管再次进入冠脉受阻或误入"歧路"，耽误救治。结束的步骤是先固定导引导管不动，将导丝完全退出后，再退出导引导管。将桡动脉扩张管拔出并加压包扎，将患者送回监护室观察 24 小时。

4. PTCA 术后的处理

（1）术后在监护室内行心电监护 24 小时，注意观察有无心律失常、心肌缺血、心肌梗死和低血压的发生。造成低血压的原因除心肌缺血之外，尚有禁食、血管扩张药物作用的影响，因此要注意鉴别，并开放静脉，对症处理。

（2）口服钙通道抗剂，防止冠脉痉挛。

（3）检查穿刺侧足背动脉搏动情况。

（4）术后一般不需要常规应用静脉肝素或低分子肝素。是否应用应由术者根据血管病变的情况决定。

五、冠状动脉支架置入术

血管的弹性回缩增加了 PTCA 术的残留狭窄，有人报告血管壁的弹性回缩可使 PTCA 术获得的最大血管内径丧失近 50%，而 PTCA 术造成的血管壁损伤又可引起内膜增生，进而更加重 PTCA 术后冠脉再狭窄的发生率。此外，血管的急性闭塞和内膜撕裂都可能导致 PTCA 的失败。由此使得冠脉内支架置入术成为一种继冠脉球囊扩张术之后临床上广泛使用的冠心病介入治疗方法。自 1988 年以来，该技术发展很快，现在已同 PTCA 术一样，成为了冠心病介入治疗的主要方法。与 PTCA 术比较，冠脉支架置入术在对再狭窄的病理基础方面，并无任何抑制作用，它一方面是通过明显改善血管有效内径来降低再狭窄的发生率；另一方面是通过有效的处理 PTCA 术中内膜撕裂和血管闭塞并发症，来改善病变部位的血管通畅情况。冠脉内支架的工艺、技术也在不断地发展，现在不断有新型材料、新型工艺处理的支架产生，使冠脉支架的临床应用范围越来越广，应用效果越来越好。

（一）冠脉支架的类型及技术性能介绍

1. **冠脉支架的类型**　根据支架表面是否经过

特殊涂层处理,将支架分为金属裸支架以及药物洗脱支架。

(1)金属裸支架:金属支架表面经抛光处理后不添加任何涂层。BENESTENT 和 TERESS 试验证实支架可明显减少 POBA 再狭窄。因此,金属裸支架在冠状动脉介入中应用率在 1999 年达到了84.2%。虽然目前国内金属裸支架在冠状动脉介入中应用可能还不足 5%,但临床应用的药物洗脱支架多是基于上述的支架平台开发的,其物理性能类似。

(2)药物涂层支架:金属裸支架的广泛应用使得支架内内膜过度增生这一新的医源性问题成为研究的热点。金属裸支架置入导致的内膜平滑肌细胞迁移以及过度增殖是导致金属裸支架内再狭窄的主要机制。为了预防再狭窄,在金属裸支架的基础上发展了冠状动脉介入治疗史上具有革命性医疗意义的药物涂层支架。广义的药物涂层支架分为两种:

1)被动涂层支架:支架表面包被肝素、胆碱等化合物,以减少支架内血栓形成,降低再狭窄的发生率等。

2)药物洗脱支架:其设计的特点为抗增殖、抗炎作用的药物通过支架表面释放,在一段时间内持续与血管壁发生作用,抑制血管内膜组织的过度增生,从而减少支架内再狭窄的发生。临床试验证实。西罗莫司和紫杉醇洗脱支架可显著降低再狭窄率,具有良好的临床应用效果。以西罗莫司洗脱支架与紫杉醇洗脱支架具有代表性。

2. 冠脉支架理想的技术性能要求　从各公司支架设计特点以及其性能的关系可以看出没有任何一种支架是完美无缺的,每个支架的优、缺点是并存的。比如通过性好的支架质地多数偏软,其支撑力必然有缺陷。完美的设计表现为支架的各种物理以及生物性能均处于最优状态。全面评估支架的优劣,在支架的研发以及实验阶段极为重要。同时评估支架的物理以及生物学特性,从而能够将根据不同病变解剖特点选择不同的支架,这在临床实践中极其重要。一般从以下特性来评价支架的优劣。

(1)生物组织相容性:生物组织相容性(biocompatibility)指支架材料本身的抗血栓和抗腐蚀性能。目前支架材料多选用特殊抛光的、超高纯度的 316L 不锈钢,致血栓的可能性较低。另外也可通过减少金属表面积、增加涂层和术后服用抗血栓药物提高支架的生物组织相容性。有临床前实验研究表明,钽或镍制成的支架较不锈钢支架的抗血栓

性能好,但未得到临床证实。

(2)顺应性:顺应性(conformability)与平时对球囊顺应性的理解不同,球囊顺应性主要是指在单位压力下球囊直径的变化程度。支架顺应性是指支架置入后沿血管轴向弯曲程度,与压力无关。支架的顺应性主要与支架的材料、支架厚度以及支架丝的链接方式有关。有些支架与血管的走行顺应较好,如 S670、Multilink、TETRA、Wallstent 等,而柔软性差的 NIR 的顺应性也较差。过去柔软的支架顺应性好但辐射张力差,目前改良的支架具有较好的柔软性、顺应性和辐射张力,如 BX-Velocity、Express。

(3)传送性:传送性(deliverability)是指支架沿导丝到达病变部位的能力。是体现支架综合性能的一个指标,受多种因素影响,如支架的柔软性、寻迹性、传送系统的整体性能等。寻迹性能是指支架沿导引导丝轻松传送能力,受推送杆涂层、硬度、远段渐细和外径的影响,目前大部分支架的传送能力均较好。

(4)柔软性:柔软性(flexibility)是指未膨胀支架沿纵轴方向弯曲的能力。主要受支架材料以及结构特点的影响。在同样厚度的情况下,316L 不锈钢柔软性差于钴合金;同等材料情况下管状支架的柔软性必然比环状支架差。支架的柔软性在扭曲血管的操作中显得尤为重要,决定了此支架的推送性。管状支架通过改变连接段的长度以及形态,可以大大改善管状支架的柔软性,可以在不大幅度减少支架支撑力情况下提高支架的通过性,从而更利于置入。

(5)辐射张力:辐射张力(radial strengh)是指支架置入血管后防止血管壁弹性回缩的辐射状支撑能力。支架的结构和厚度决定了辐射张力,一般与柔软性和顺应性相反。一般管状闭环支架的辐射张力较好。辐射张力较好的支架适合置于弹性回缩力高的开口病变、较硬的钙化病变或环型斑块,如 NIR、BeStent2、BX-velocity、BX angile 等。一般缠绕支架和自膨胀式支架的辐射张力较差。

(6)覆盖性:覆盖性(scaffolding)是指支架扩张释放后呈辐射状和纵向覆盖病变的能力,受辐射张力和支架结构特点影响。一般而言灌装支架的金属覆盖性优于环状以及缠绕型支架,较少的覆盖可能造成斑块未被完全覆盖而突出至血管腔,斑块脱垂增加血栓的发生率。如环状、缠绕型支架均存在这个问题。目前很多 316L 不锈钢材料的支架

为了提高柔软性、通过性，牺牲了金属覆盖率，导致斑块脱垂的发生。相应地，过多的金属覆盖也可能影响边支，同时可能因为金属与血液的过多接触增加血栓形成。如何兼顾支架的柔软性、通过性和金属覆盖率，是医学工程师的研究重点和热点。

（7）可视性：支架的可视性（visibility）取决于支架的材料、结构、厚度，以及造影机影像清晰度。过去的钽支架（Wiktor, Corssflex）较不锈钢支架的可视性好，近来镀金（Niroyal）支架和带金标记支架（BeStent2）。良好的支架可视性在处理开口病变定位或多个支架重叠操作中尤为重要。

（8）支架球囊对支架性能的影响

1）球囊顺应性：不同的支架球囊其顺应性均不一样，一般情况下，顺应性比较高的球囊，其支架较为柔软，有助于支架通过扭曲病变；顺应性较低的球囊，支架一般较僵硬，不易于通过扭曲血管。支架球囊的顺应性可通过顺应表查询。

2）球囊悬突：是指支架扩张时球囊突出支架两端的部分。支架的悬突越长，支架扩张时对支架外正常组织的损害也越大。在较硬病变支架释放过程中，较长的悬突更容易出现"狗骨头"效应，损害支架外内膜，导致严重并发症。

3）球囊支架贴服差：球囊支架贴服差（flare）是指支架在通过弯曲血管或病变时球囊与支架之间的间隙。一般较为柔软的支架之间不容易出现明显的贴服差。环状支架由于环与环支架连接段的减少也容易在环之间出现贴服差。一旦出现明显的贴服差，一方面翘起的支架、增加的支架-球囊间隙会明显影响支架的通过性。另一方面贴服差增加会减少支架-球囊之间的相互作用力，在操作不当情况下容易导致支架脱载。

4）其他球囊相关因素：球囊尖端硬度、球囊导丝之间的鱼口效应、球囊外径等对支架物理性能的影响均较大，在操作支架无法通过病变时除了要考虑支架因素外，还要注意支架球囊的影响。

（二）冠脉支架置入术的适应证和禁忌证

1. 适应证

（1）用于PTCA术中发生急性闭塞并发症时的处理。在进行PTCA术后退出球囊导管保留导丝时，如造影发现病变动脉有内膜撕裂、并出现塌陷和管腔明显狭窄甚至闭塞时，为避免外科紧急搭桥手术，可在靶血管处置入内支架。

（2）PTCA术前预测术中可能发生内膜撕裂、急性闭塞发生率高和术后发生再狭窄概率高的病例，可考虑行内支架置入术。

（3）主干的病变，冠脉搭桥血管的再狭窄，偏心、钙化、成角病变及闭塞性病变，为保证介入治疗的效果，可直接行内支架置入术，或先行PTCA术，再置入内支架。

2. 禁忌证

（1）出血性疾病，如活动性消化性溃疡、新近发生的脑血管意外的患者。

（2）未被保护的左主干病变。

（3）病变处血管正常直径<2mm

（4）病变本身或其近段血管重度扭曲，使支架不能正常到位和定位者。

（5）累及大分支的病变，一旦置入支架会造成另一只狭窄甚至闭塞者。

（6）狭窄以远血管呈弥漫病变，且血流不好者。

（三）冠脉支架的操作方法

1. 器械选择

（1）导引导管：要选择内腔足够大的，使支架在导引导管内能被顺利的推送。此外要注意参考行冠状动脉造影所用的导管型号与大小，选择一种能提供良好支撑力的导引导管。

（2）导引导丝：要求与行PTCA时基本相同。

（3）支架的选择：关于支架直径的选择，应选择比病变处毗邻的近段血管直径>10%为宜。因为如果直径过大会加重血管内膜的损伤，太小则不能使球囊及支架贴附于血管壁而增加术后再狭窄的概率。关于支架的长度应根据病变的长度来选择，一般应略长于病变段，这样有利于将病变覆盖，对减小术后再狭窄有利。

2. 操作步骤 球囊扩张型的支架操作步骤与手法和PTCA相似。需要注意的是球囊的充盈压力和球囊膨胀开后的持续时间。具体方法是：

（1）带支架的球囊位置确定之后，用10个左右的大气压充盈球囊，支架被扩张开，球囊持续加压5~10秒钟后，迅速减压并轻柔地将球囊导管退出，保留导丝。

（2）重复做冠脉造影，观察支架与血管的贴附情况并注意观察支架前后段的血管壁。如扩张不理想，可加大压力再扩张，或另选更大直径的球囊再扩张，比较理想的情况是支架扩张后，局部的管径与其邻近的血管相同或略大（图3-1-11）。

3. 冠脉支架置入术的术前、术中、术后用药与PTCA术相同。

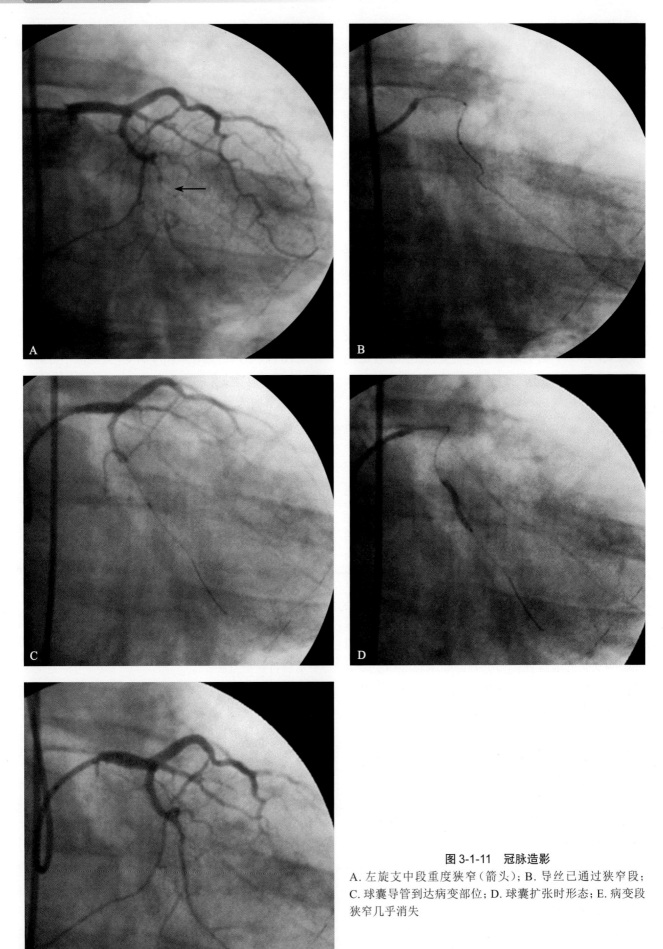

图 3-1-11　冠脉造影
A. 左旋支中段重度狭窄（箭头）；B. 导丝已通过狭窄段；
C. 球囊导管到达病变部位；D. 球囊扩张时形态；E. 病变段
狭窄几乎消失

六、PTCA 术和支架置入术疗效的影像学评价

（一）PTCA 和支架置入术后即刻的疗效评定

1. PTCA 术及支架置入术即刻效果的影像学评价方法　PTCA 术及支架置入术的成功意味着病变的冠状动脉狭窄得以解除，缺血的心肌得到了充分的血流灌注。术后的冠状动脉造影是最常规、最简便的方法。在绝大多数的医院沿用的是目测血管直径狭窄的百分数的方法来评价介入性治疗后冠脉的残余狭窄程度。这种方法简便、有效，便于广泛使用。但由于冠脉病变的复杂性，如偏心、迂曲、表面不规则等的存在，这种主观估计的狭窄程度往往不够准确，误差可能达到 30%。另外，对邻近"正常"参考段血管的评估也对病变血管的狭窄程度判断产生影响，因为冠脉的粥样硬化病变是一种弥漫性病变，所谓"正常"血管段只是一个相对的概念，结果是常常会低估病变的狭窄程度；少见的情况发生在所谓"正常"参考段血管出现扩张性病变或动脉瘤形成，此时则会过高估计狭窄。除此之外，残余狭窄程度的估计还受不同观察者主观意愿的影响，往往几位医师的判断结果不尽相同，重复性较差。

为了尽可能避免上述干扰因素的影响，在对冠心病介入治疗术后进行影像学评价时要注意以下几点：

（1）选择多角度投照，从多个角度，最好能有相互垂直的角度来观察病变段和参考段血管。

（2）结合图像局部放大来对管壁的形态学变化进行细致的分析。

（3）应由两位或两位以上有经验的医师共同评估。

为了克服目测法的缺点，提高对狭窄判断的准确性和可重复性，人们研制出了多种计算机辅助冠脉造影结果定量分析软件，统称为计算机辅助定量冠脉造影（quantitative coronary angiography，QCA），可以测定选定血管的最小管腔直径、直径狭窄百分数和面积狭窄百分数。他最大的优点是去除了人为因素的影响，有较好的重复性。通过计算机辅助的图像密度测定法可以得出常见的不规则病变的相对狭窄数值。虽然目前认为 QCA 系统具有较好的重复性和准确性，但笔者认为 QCA 也同样存在受多种外界因素干扰的问题。如成像质量，包括曝光不准确、图像边缘效应等，以及投照角度造成的伪像等。因此，在尽可能排除干扰因素的前提下，用目测法对冠脉介入治疗后，甚至术前评估仍不失为一种有效的方法。

2. PTCA 术和支架置入术的成功指标　术后的狭窄程度比术前至少降低 20% 以上且术后残留狭窄小于 50%，无急性心梗、内膜撕裂或心包压塞、冠脉闭塞等其他需紧急外科手术的并发症，无术中死亡。

（二）PTCA 和支架置入术的远期疗效

冠状动脉介入治疗术后的再狭窄问题是影响其远期疗效的最主要原因。按随访的造影结果来判断，PTCA 术后 6 个月内再狭窄的发生率是 30%～35%，有报道再狭窄率高达 40%～45%。产生如此大差异的主要原因是由于样本组的病例选择条件不同，例数不同，随访时间不同以及判断标准的不同。冠脉介入治疗术后的再狭窄可在术后数天或数月内发生，但主要发生在术后 6 个月之内，6 个月以后再狭窄的发生率即下降至每年 1%～2%，此时再出现症状常常是由另外的血管病变进展或动脉硬化病变本身进展所致。

冠状动脉支架术能通过消除血管的弹性回缩，防止内膜塌陷而起到降低再狭窄发生率的作用。由于冠脉支架置入术的患者与单纯 PTCA 的患者情况有所不同，目前有关置入支架后再狭窄发生率的资料尚不能具有完全的说服力，但初步的资料还是可以证明支架术后再狭窄率低于 PTCA 术后。综合多家报道，支架术后 6 个月的再狭窄率为 14%～28%。

目前对于再狭窄的判断标准有以下多个定义：

1. 随访中冠脉直径狭窄百分数增加≥30%。
2. PTCA 术后残留狭窄 <50%，随访中≥50%。
3. 病变狭窄程度回到扩张前状态 10% 以内。
4. PTCA 术后增加的血管腔直径丧失 50%。
5. 随访中直径狭窄百分数≥50%。
6. 随访中直径狭窄百分数 >70%。
7. 随访中面积狭窄百分数 >85%。
8. 随访中面积狭窄程度增加 >1.0mm^2。
9. 最小管腔直径减少 >0.72mm。

但目前大多数学者认为狭窄程度 >50% 则为有意义的再狭窄病变。

七、冠心病介入治疗的常见并发症及其处理

随着冠心病介入器械的改进和操作经验的积累，PTCA 术的成功率可达 95%。特别是支架置入术的开展为 PTCA 术提供了安全可靠的保证，并使 PTCA 术的成功率达 99% 以上。但是，一些并发症，特别是

严重并发症仍是制约冠脉介入术成功率的因素,并且是急性心梗、急诊冠脉搭桥和死亡的主要原因。

(一)PTCA 术中的严重并发症

1. 冠状动脉夹层 冠状动脉夹层(coronary dissection)是介入治疗中常见的并发症之一。PTCA 术引起冠脉夹层确切的发生率尚不清楚,不同研究报道的数值差异也很大。对死于 PTCA 的患者的尸检发现,98% 的球囊扩张部位有内膜撕裂和剥脱。临床研究中,主要还是依据冠脉造影结果判断是否有冠脉夹层形成。美国心肺血液研究中心关于冠脉夹层的造影诊断标准为:在冠脉介入治疗后,冠脉造影可见血管腔内有不规则的 X 线透亮线影或造影剂外渗入血管壁内(图 3-1-12)。并根据不同的影像学表现分为 6 型(表 3-1-1)。

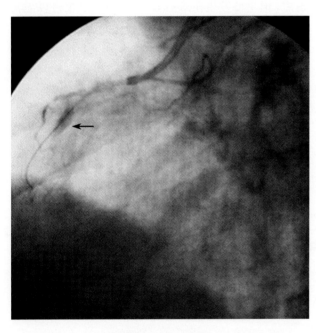

图 3-1-12 PTCA

右冠状动脉次全闭塞性病变,行 PTCA 术导丝通过病变后,造影见夹层形成(箭头所示为造影剂滞留)

表 3-1-1 美国心肺血液研究中心冠状动脉夹层的分型

类型	造影征象
A	腔内有不规则透亮浅影,无或有少量造影剂滞留
B	腔内有不规则透亮浅影,并形成假腔,无和有少量造影剂滞留
C	造影剂出现于管腔轮廓之外,有明显的造影剂滞留
D	腔内线样或螺旋状透亮影,伴有广泛的造影剂滞留
E	腔内出现据实存在的充盈缺损影
F	夹层血管及血运无顺向血流

按此标准,约半数病例可以诊断并发冠脉夹层,但其中大多数属于其中的 A、B 型,并不会产生严重的后果。但对于出现上述征象中的 C、D、E、F 型,或其中 B 型的征象,并长度≥2mm 时,应认为是可能引起不良后果的夹层,应给予积极处理。

对于较严重的冠脉夹层,常用的处理方法有下列几种:

(1)先用球囊以较低压力(2~4atm)进行 5~10 分钟的再扩张,如效果不理想,则换用灌注球囊进行长时间的扩张,时间可长达 10~15 分钟,一般能使半数以上的夹层闭合。

(2)对于长时间球囊扩张无效的冠脉夹层或患者出现明显胸疼和急性心梗临床表现而不能耐受长时间扩张的,应考虑放置冠脉支架。尤其适用于单支血管病变、夹层范围局限和位于较大血管近段或中段的病变(图 3-1-13,图 3-1-14)。

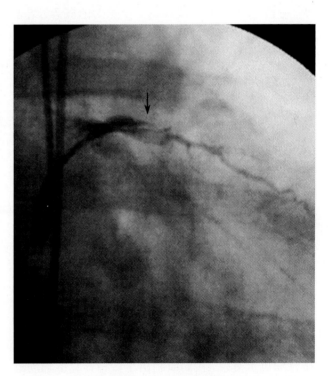

图 3-1-13 夹层形成

导引导管选择不理想,在主动脉窦内的形态不好。操作过程中造成左主干冠状动脉夹层形成(箭头)管腔内可见细线状内膜片负影,并造成左旋支不显影,前降支狭窄并血流缓慢

(3)对于上述介入治疗措施无效的、范围长的严重夹层,或夹层累及主要分支处的病变,应立即行急诊冠脉搭桥手术。

2. 冠脉急性闭塞或濒临闭塞 急性闭塞指冠脉介入治疗术中或术后 24 小时内发生的冠脉闭塞。冠脉造影可见靶血管的血流为 TIMI 0~2 级。濒临

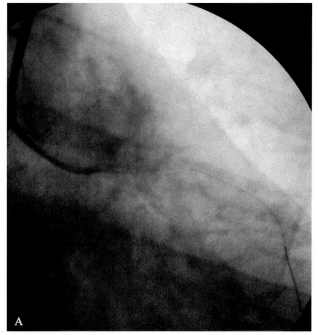

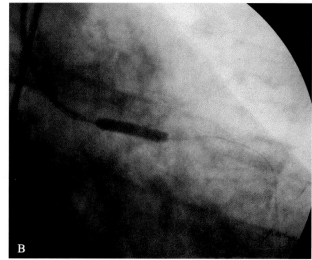

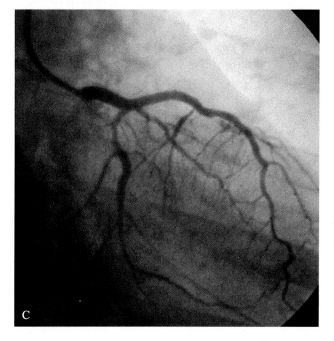

图 3-1-14　修复夹层
A. 将导丝送至前降支远端；B. 在左主干内置入内支架；C. 夹层病变被修复，左冠状动脉恢复血流通畅

闭塞是指术中和术后的临床症状、心电图和造影表现不断恶化，并符合下列标准中的两条：①残余狭窄≥50%；②TIMI 2 级血流；③出现严重的冠脉夹层；④心绞痛和心电图改变等心肌缺血的证据。导丝或球囊导管在通过或扩张靶血管过程中发生的闭塞，以及扩张成功后病变血管在短时间内再次闭塞称为导管室内闭塞；而扩张成功的患者返回病房后又出现急性心肌缺血症状，且受扩张血管的血流为 TIMI 0～2 级的称为导管室外闭塞。53%～90% 的急性闭塞发生于导管室内，导管室外闭塞一般发生于术后 6 小时内。通常认为急性冠脉闭塞是冠脉痉挛、血栓和冠脉夹层伴血栓形成的结果。

大多数急性血管闭塞患者表现为再次发作的心绞痛并伴有心肌缺血的心电图改变，有少数患者以低血压或室性心律失常为初发表现。如果患者在 PTCA 术后重新出现与球囊扩张时相似的心绞痛症状，则提示急性血管闭塞的可能。加上心电图也出现与球囊扩张时一致的缺血性变化，常可证实诊断。

一旦证实为急性血管闭塞，应立即采取措施，尽早使闭塞的血管开通。常用的治疗措施包括以下几项：

（1）一般药物治疗：包括镇痛、镇静、抗心律失常、抗凝和血管活性药物。

（2）溶栓治疗：常用药物是尿激酶（UK）和重组

组织型纤维溶酶原激活剂（r-PA）。

（3）介入治疗

1）再次球囊扩张和灌注球囊成形术。与处理严重夹层的方法相同。

2）冠状动脉内支架：是首选方法。

3）冠脉内膜定向切除术（DCA）：急性血管闭塞时，可以用 DCA 技术切除剥脱的内膜片，使血管再通。但必须非常谨慎地操作，以免造成冠脉穿孔。

（4）急诊冠脉搭桥术。

3. 冠状动脉穿孔　冠状动脉穿孔是冠脉介入治疗术中少见的并发症。单纯 PTCA 术造成冠脉穿孔的发生率为 0.1%，但近年来随着冠脉介入新技术的应用，其发生率明显升高。冠脉穿孔可导致急性心包压塞、急性心肌梗死甚至死亡。冠脉穿孔的常见原因为：导引导丝损伤，球囊爆破或球囊选择过大，支架损伤，DCA 的并发症等（图 3-1-15）。

Ellis 等依据血管造影表现将冠脉穿孔分为三型，每型又分为两个亚型。具体分型见表 3-1-2。

临床表现和处理原则取决于穿孔的类型和患者的临床表现。对于 I 型穿孔，患者可无症状。术后应严密监护以防术后 24～48 小时内发生迟发破裂。较为严重的 II 型和 III 型穿孔患者可有胸痛、心率加快、血压下降和心肌缺血的心电图表现，甚至出现心包压塞、心肌梗死或死亡。

一旦确定为 II 型或 III 型冠脉穿孔，应立即用灌注球囊低压充盈扩张置于穿孔部位，以防继续出血，同时可保持冠脉内血流。停止抗凝治疗。对于不能控制的出血或经长时间球囊压迫仍不能闭合破口的，应立即行外科手术治疗。

（二）冠状动脉支架置入术的并发症

冠状动脉支架置入术后，急性（24 小时内）或亚急性血栓形成是一个严重的并发症。临床表现为心肌梗死，而非复发性心绞痛。近年来多采用氯吡格雷或者替格瑞洛加阿司匹林的双联抗血小板方案，可明显降低血栓形成的发生率。支架扩张不完全和抗凝不足是主要原因，并以前者为主要原因。此外，尚与支架类型和血管腔径及腔内是否已有血栓有关。一旦出现急性或亚急性血栓形成，心肌梗死范围较大的应考虑急诊冠状动脉搭桥术。

（三）非严重并发症

1. 边支闭塞　分叉处的狭窄是非常常见的，对其中一支进行介入治疗，可能会造成另一支狭窄加重或闭塞。闭塞发生后，约有 1/4 的患者会出现心绞痛，心肌酶升高，有的还会出现房颤，心动过速或 ST 段抬高。预防的方法是采用双导丝技术，即分别

表 3-1-2　Ellis 等的冠脉穿孔分型

分型	造影所见
I	局限性血管壁膨出
II	片状造影剂渗漏
III	造影剂持续渗漏
亚型	
A	穿孔朝向心包面
B	穿孔朝向心肌面

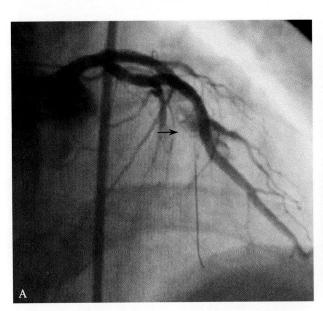
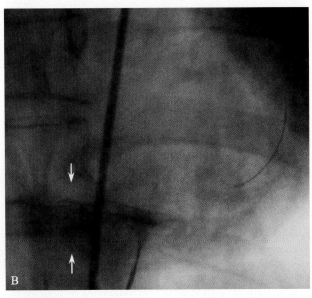

图 3-1-15　心包压塞

A. 导引导丝误入冠状动脉腔外，并导致心包压塞（箭头所示为造影剂外溢）；B. 剑突下心包穿刺引流，并向心包腔内注射造影剂，以便估计心包压塞程度（箭头所示为心包积液的厚度）

用两个导丝放入分叉的两支冠脉内，对其中一支进行介入治疗，一旦另一支出现狭窄或闭塞，可通过预置的导丝进行 PTCA 术，通过这一技术，可使边支闭塞的发生率降至 3%。

2. 室性心律失常 比较少见。一般可在 1～2 天内消失。如在除外电解质紊乱的基础之上多无需特殊处理。

3. 低血压 PTCA 术后低血压不少见。原因包括心肌缺血、心包压塞、后腹膜腔出血及脱水。因低血压可降低冠脉血流量，并诱发血栓形成，应密切观察、排除诱因、积极治疗。

八、冠脉支架的研究热点以及未来的发展趋势

冠状动脉支架的研究方兴未艾，新材料、新理念层出不穷。目前的研究热点以及未来的发展趋势主要在以下几个方面。

（一）新型抗增生药物

虽然目前第二代佐他莫司以及依维莫司洗脱支架在临床应用中体现出很好的有效性与安全性，但人类追求更完美药物的脚步并未停止。Novolimus 作为西罗莫司的一个代谢产物，目前已应用于洗脱支架，并且首次人体实验 EXCELIA 以及前瞻的单盲实验 EXCELIA Ⅱ已有了可信结果。寻找新型抗增生药物的目的是寻找一种可抗内膜增生而不明显影响血管内皮化的药物，在减少再狭窄的基础上不增加血栓事件应该是抗增生药物的最高境界。

（二）定向药物释放系统的发展

定向的概念在此处是指抗增生药物只被覆于支架的外表面（与管壁接触面），而管腔面无涂层或涂有不同的可促进内皮化或减少血小板聚集的涂层。这样就实现了抗增生药物只存在于管壁面用于抑制内膜的增生，减少对血管内皮化的影响。同时也减少了多聚物以及抗增生药物的剂量。目前采用这种技术的主要是 JACTAX 支架系统，此系统在首次人体试验中已体现出可信的结果。

（三）生物可降解多聚物涂层支架

生物可降解涂层支架在理论上可早期体现药物洗脱支架良好的抗增生效应，而后期体现金属支架的优势。这类支架在药物释放的同时伴有涂层的降解。一旦药物释放以及涂层的降解完成，在局部就仅剩下金属裸支架。目前生物可降解涂层支架品类多。在诸多临床试验中均体现出不亚于 CYPHER 支架的有效性与安全性。国产的吉威 EXCEL 支架即是此类生物可降解多聚物涂层支架。

（四）无多聚物涂层支架

无多聚物涂层支架直接把抗增生药物通过金属表面的微孔附着于支架，从而去除了多聚物涂层对内皮化的影响，理论上可减少多聚物导致的内皮化延迟，从而减少血栓事件。目前已有临床试验证实了此类支架的有效性与安全性。

（五）生物可吸收支架

生物可吸收支架（bioabsorbable scaffolds，BRS）的治疗理念在于支架的可吸收性，最终在治疗部位不留下任何外来物质，从而不影响血管的内皮化。局部不遗留金属使得内皮化大大加快减少了支架血栓的发生，并可大大缩短支架金属置入后所需的双联抗血小板时间，并且可以减少支架手术对冠状动脉旁路移植术的影响。生物可吸收支架有铁基合金或镁基合金或是多聚物。铁离子本身的致炎活性使得铁基可吸收支架的应用受到很大的限制，目前没有铁基合金可吸收支架的人体试验。镁基合金或多聚物可吸收支架目前均已进行人体试验。AMS-1（Biotronik）能在 60 天内大部分降解为无机盐。PROGRESS-AMS 研究是此支架的首次人体研究，却看到此支架的再狭窄率明显升高，可能与内膜组织的过度增生以及支架本身辐射张力不足有关。BIOSOLVE-1 研究提示改变支架结构设计的 AMS-2、紫杉醇浸润的 AMS-3 支架均可改善预后。多聚物可吸收支架多采用多聚物左旋乳糖或多聚物右旋乳糖为材料。多聚物可吸收支架的辐射张力明显不如不锈钢支架，为增加辐射张力而加厚多聚物并增加多聚物覆盖率，但这必然导致支架的柔软性、通过性下降，同时对边支的影响也会明显增加。分类见图3-1-16。

（六）促进内皮愈合支架

目前进入临床研究的主要是 CD34 抗体支架。理论上 CD34 抗体包被的支架可吸引内皮族细胞在局部聚集，促进内皮化的完成。但是 CD34 抗体并非内皮组织细胞特异性抗体，除了募集内皮祖细胞外，同时导致平滑肌细胞等在支架处聚集，导致再狭窄的发生。目前，结合 CD34 抗体以及定向西罗莫司洗脱支架已经证实其临床有效性不亚于 Xience V 支架。

总的来说，冠状动脉支架及植入技术目前已经十分成熟，新材料、新理念的不断出现，临床研究和探索的不断深入，一些新的介入技术在拓宽冠心病介入治疗领域方面会越来越有作为，随着新的介入

	第一代 BRS		下一代 BRS		
支架	Absorb BVS 1.1	DESolve	DESolve Cx	Fantom	FORTITUDE
设计	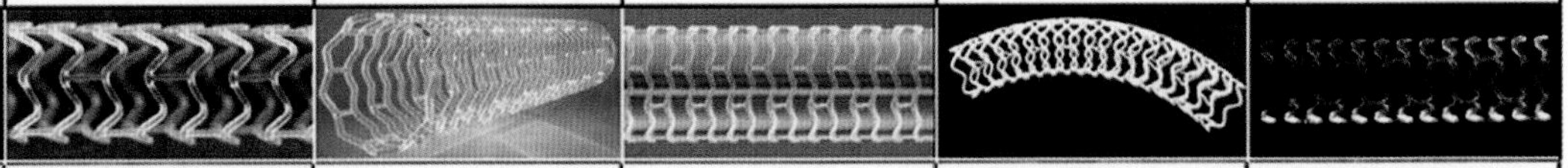				
支架	Magmaris	ART	MeRES 100	Mirage	Firesorb
设计	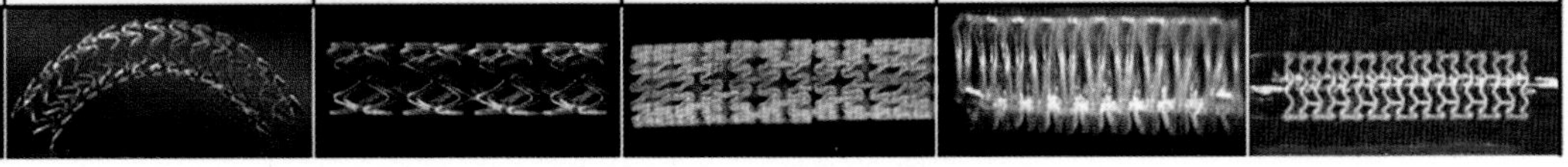				

图 3-1-16　生物可吸收支架的类型与设计

技术的开发，新技术的应用和临床经验的积累，冠心病的介入治疗技术会越来越成熟和完善。

（张　敏　王　祥）

第二节　先天性心脏病

一、经导管动脉导管未闭封堵术

动脉导管未闭（patent ductus arteriosus，PDA）是最常见的先天性心脏病之一，占先心病的 15%～20% 左右，发病率占先心病第 2 位，且女性多于男性。动脉导管由左侧第六主动脉鳃弓的背侧部分演变而来，连于左、右肺动脉分叉处与主动脉弓远端之间。胎儿期右室血液大部分经此流入主动脉从而构成胎儿血液循环的主要通路，出生后动脉导管逐渐收缩，80% 在出生后 3 个月、95% 在出生后 1 年解剖关闭。出生后 3 个月持续不闭合并产生病理生理改变则称 PDA。

动脉导管按其大小、长短、形态可分为 5 型：

1. 管型导管的主动脉及肺动脉端粗细相仿，形如管状。

2. 漏斗型导管的主动脉端粗，肺动脉端较细，形如漏斗。

3. 窗型肺动脉与主动脉端紧贴，两者之间为一孔道，直径往往较大。

4. 动脉瘤型导管两端细、中间呈瘤样扩张。

5. 哑铃型导管两端短粗、中间细。

后 3 型均较少见。

在正常的左位主动脉弓情况下，导管肺动脉端常开口于左、右肺动脉分叉处略偏左侧，而主动脉端一般位于左锁骨下动脉起始以远的主动脉前侧壁。若为镜面型右位主动脉弓，则导管走行可偏左肺动脉或可偏右肺动脉。

本病常为单发，也可与其他先心病并存，如室间隔缺损，主动脉缩窄等，或构成复杂畸形的组成部分。

动脉导管未闭的持续存在，可导致患者左室扩张肥厚、肺动脉高压、发绀和心衰、细菌性心内膜炎，甚至出现死亡。

（一）动脉导管未闭封堵术简介

从 1938 年第一例开胸 PDA 结扎手术成功以来，外科开胸手术一直是 PDA 的常规根治手术，并取得了很好的治疗效果。继 1967 年 Porstman 等经心导管用泡沫塑料的海绵塞封堵 PDA 成功后，开创了 PDA 非开胸根治的新方法。从 1979 年开始多种经导管介入治疗的方法已成功地应用于临床。

1. **Porstman 法**　是最早封堵 PDA 的方法。此方法需要粗大的导管鞘，损伤大，且需要在股动脉 - 动脉导管 - 股静脉之间建立导丝轨道，操作复杂，并发症多。仅可用于 6 岁以上、体重大于 20kg 的患儿，PDA 的内径必须在 3～8mm 之间，临床开展较困难，国外已弃用。

2. **Rashkind 双面伞法**　1979 年由 Rashkind 发明，原理是用两片由钢丝架覆盖海绵的圆片分别覆盖在动脉导管的主动脉和肺动脉端而堵闭动脉导管的方法。于 20 世纪 80 年代以后在临床上试用了 1 000 余例，包括国内都曾有多家医院采用此法治疗 PDA 的患者。可适用于 PDA 内径 2～9mm、体重 >5kg 的患者。但由于结构设计的缺陷，术后残余分流的发生率比较高，并可导致严重的溶血发生，多数国家现已不再使用。

3. **Sideris 钮扣式补片法**　1991 年由 Sideris 等

人发明，钮扣式补片法由堵闭动脉导管主动脉端的正面补片、堵闭肺动脉端的反面补片和两者间连接钢丝组成。同双面伞法不同的是，正面补片与连接钢丝的连接处有2个由记忆钢丝编成的"扣"，反面补片中心有一个带弹性的"扣眼"。术中通过拉紧输送钢丝并用长推送鞘推动反面补片扣紧正反面补片而堵闭PDA。同样是因为设计上的缺陷，术后残余分流量较高，而且补片容易移位或折叠。国外多数国家也已不再使用。

4. 弹簧圈封堵法（Coil 法） 适合于管型或漏斗型PDA，且PDA的直径≤2mm的患者。临床操作简便，疗效好，并且无体重限制。

5. Amplatzer 蘑菇伞样装置法 是目前在临床上常用的方法。特点是装置比较精细，操作比较简单，适应证范围广，封堵效果好，残余分流量低，并发症少。

本文将主要对弹簧圈封堵法和 Amplatzer 封堵PDA法进行介绍。

（二）弹簧圈封堵法

弹簧圈封堵法的器械很简单，有美国 COOK 公司的可释放弹簧圈和德国 PFM 公司生产的可释放不对称"哑铃型"螺旋弹簧圈。COOK 公司弹簧圈的规格有圈径 5mm 和 8mm，以及圈数 5 个和 3 个共4种。PFM 公司的螺旋形弹簧圈因螺旋圈两端圈径不同而分 7 种规格。

1. 适应证 适用于 PDA 直径≤2mm，无年龄和体重限制。

2. 禁忌证 PDA 合并其他心内畸形者；以及 PDA 合并肺动脉高压且有右向左分流者。

3. 操作方法

（1）局麻下穿刺股动脉（一般为右股动脉），置入 5F 动脉鞘管后，送入 5F 猪尾导管。将猪尾导管送至主动脉弓降部，以侧位投照，完成胸主动脉造影。目的是显示动脉导管的位置、大小和具体形态，并测量 PDA 最窄处的大小，以决定其适应证和选择弹簧圈的具体类型。PDA 呈漏斗型或长管状时，宜选用 5 圈的弹簧圈和 PFM 弹簧圈。

（2）COOK 公司弹簧圈的操作方法：经股动脉或股静脉送入 5F 端孔多用途导管，并通过 PDA 进入肺动脉内（如股静脉进入则通过 PDA 入主动脉内）。所选择的弹簧圈直径应是 PDA 最窄处的 2 倍及以上。将与输送钢丝连接好的弹簧圈沿端孔导管推送至 PDA 处，小心将其送出导管顶端，在 PDA 主动脉端放出 2～3 个圈；再轻轻拉回到 PDA 肺动脉

端的出口处放置 1～2 个圈。再行主动脉造影证实封堵效果并确认弹簧圈位置良好后，操纵输送钢丝脱离弹簧圈完成 PDA 封堵术。如定位不理想或弹簧圈塑形不满意，可以将弹簧圈收回导管内，重新定位释放，直至理想为止。

（3）PFM 公司弹簧圈的操作方法：从股静脉送入 5F 端孔多用途导管至肺动脉，并通过 PDA 到达主动脉端；将与操控杆连接好的弹簧圈从导管内推送至 PDA 处，在导管顶端、PDA 主动脉端释放出 3～4 圈后，再将导管连同弹簧圈拉回使弹簧圈固定在主动脉端 PDA 的漏斗部，然后释放剩余的弹簧圈数。经主动脉弓降部造影证实定位良好后，松开安全环，完成封堵。如造影观察效果不满意，可以收回重新释放。

值得一提的是，弹簧圈 PDA 封堵法经过股静脉途径操作比经过股动脉途径操作，弹簧圈的定位要容易一些。因为 PDA 的主动脉侧压力高，如通过股动脉途径放置时，在肺动脉侧弹簧圈放置完成后，再在主动脉侧释放剩余弹簧圈时，由于压力的作用，可能会将弹簧圈冲入 PDA 内甚至肺动脉内。故此，操作时要注意在拉紧输送钢丝的同时，回拉导管使弹簧圈在一定的拉力下在主动脉端成形。

（三）Amplatzer 封堵法

Amplatzer 封堵器是由高弹性的镍钛记忆合金丝编织成形而成的。由具有自膨胀性的固定盘及相连的"腰部"组成，类似于蘑菇状，即主动脉侧的固定盘头部略大，位于 PDA 部位的部分，即所谓"腰部"为圆柱形，圆柱形的后部为带螺纹的接点用以与推送杆相连。在圆柱形的前、中、后部缝有聚酯膜片。封堵器长均为 7mm，而圆柱部分和固定盘部分的直径有不同大小。它独特的网织蘑菇状构造使得它可以被手工纳入合适的输送鞘管的内腔中，用推送器推出导管头端后会自动打开恢复原有形状；圆柱部分可制成不同直径大小以适合不同直径的病变；与推送杆相连的接点被设计成螺丝扣，只要在术中不逆时针旋转推送杆，封堵器就不会被释放，也就可以反复收放直至满意为止；封堵器内的高分子聚酯膜片起着阻挡血流的作用，更有利于在封堵器内形成血栓，从而降低残余分流量（图3-1-17）。

1. 适应证 具有临床症状、心脏超负荷表现或有连续性杂音，不合并需外科手术的心脏畸形的 PDA，体重≥4kg。

2. 禁忌证 与弹簧圈封堵法的禁忌证相同。

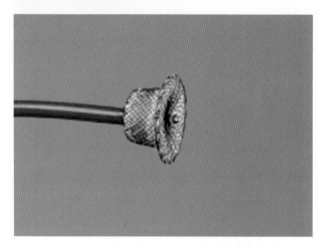

图 3-1-17　PDA Amplatzer 蘑菇伞封堵器

3. 操作方法

（1）Seldinger 法穿刺股动脉和股静脉，经股动脉插入 6F 猪尾导管至主动脉弓降部，侧位投照，完成胸主动脉造影，根据造影确定导管的形态和直径（图 3-1-18）。

（2）股静脉将端孔导管送至肺动脉，并经未闭的 PDA 送入主动脉内，沿导管送入交换导丝至主动脉内，然后退出端孔导管，保留交换导丝的头端在主动脉内。如果 PDA 的直径小，有时从肺动脉侧将导管送入主动脉侧比较困难，此时可以经股动脉途径送入端孔导管至 PDA 的主动脉侧，操控导管从 PDA 的主动脉侧经 PDA 进入肺动脉侧，然后需要

沿导管送入交换导丝至肺动脉侧，再用圈套装置套住导丝从股静脉处拉出体外，这样就建立起一个从股静脉 - 右室 - 肺动脉 -PDA- 主动脉 - 股动脉的导丝轨道（图 3-1-19A、B）。

（3）沿导引导丝从股静脉送入封堵器专用长鞘管到达降主动脉后，退出导引导丝，保留长鞘管在主动脉内（图 3-1-19C）。

（4）按封堵器的管状结构直径大于 PDA 开口处直径 3～6mm（5mm 以上的粗大动脉导管封堵器直径选动脉导管内径的 2 倍）的要求，选择适当大小的封堵器，用生理盐水浸泡使其湿透，将推送杆通过负载导管与封堵器肺动脉端的螺丝口接点旋接，将封堵器完全浸没在肝素盐水中回拉推送杆将封堵器拉入负载导管内，再用肝素盐水冲洗长鞘，以保证整个装置内无血栓或空气泡。

（5）将负载导管插入长鞘管内，并沿长鞘管推送至主动脉内，再将封堵器推出负载导管并使其恢复其定形的形状，然后连同鞘管、负载导管和推送杆一起向肺动脉端回拉，使封堵器的头端覆盖在 PDA 的动脉端，"腰部"进入动脉导管内并能完全卡在 PDA 内。回拉的过程有阻力，轻轻地推送也能感到有阻力，说明封堵器大小合适，固定较好。透视下封堵器的头端固定盘侧盘片平整，无向主动脉内凸出的征象，也无盘片变形凹入 PDA 内的情况发生，同时腰部有轻压迹，尾部张开，则提示封堵术成

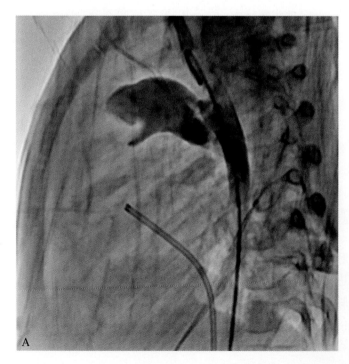

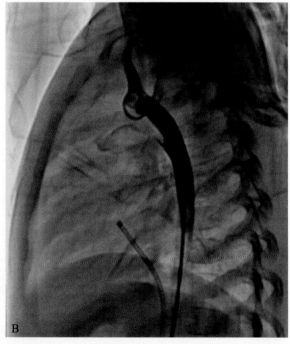

图 3-1-18　胸主动脉造影
A. PDA 存在，分型属于粗管漏斗型（不需抓捕器）；B. PDA 存在，分型属于细管漏斗型（需抓捕器）

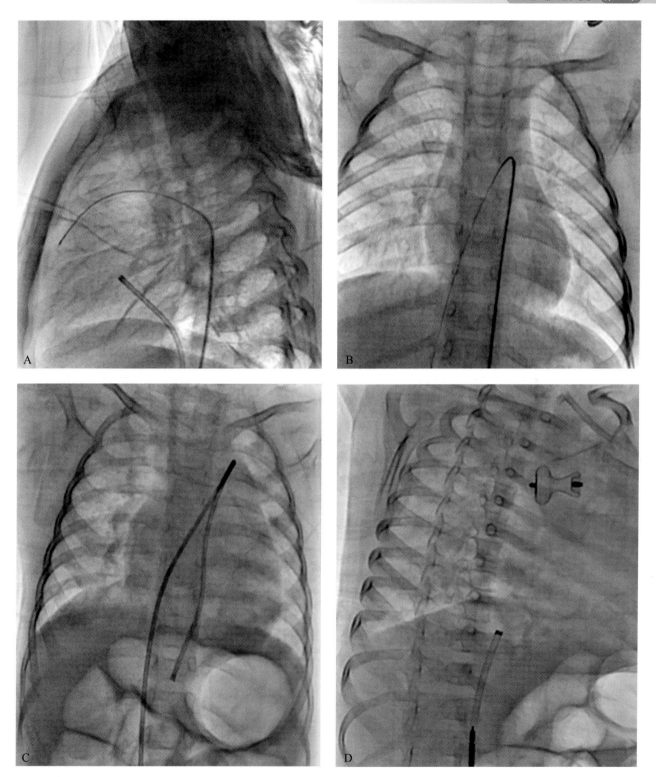

图 3-1-19　Amplatzer 封堵法步骤示意图
A. 细导丝从主动脉侧经细小动脉导管进入肺动脉侧；B. 抓捕器将细导丝抓至下腔静脉；C. MP 导管经粗大的 PDA 至直接送至降主动脉；D. 置入 Amplatzer 封堵器后，观察主动脉端和肺动脉端的位置和伞张开的形状均正常

功。如主动脉侧的盘片明显凸入主动脉内，则说明封堵器过大。如主动脉侧的盘片凹入 PDA 内，"腰部"也没有切迹，则说明封堵器过小。

（6）再次胸主动脉造影，观察封堵效果和封堵器的位置，确定满意后，逆时针旋转推送杆，释放封堵器，完成手术（图 3-1-19D）。

对于体重小的婴幼儿，可只经股静脉途径完成造影和封堵术。但术后无法进行造影复查，在释放封堵器前可用经胸超声心动图来观察效果。

（四）常见并发症及其处理

1. 封堵器脱落及异位栓塞　Amplatzer 封堵器较以往的封堵方法发生脱落和异位栓塞的概率少

得多。由于 PDA 两端存在压力差的原因，封堵与 PDA 主动脉端的盘状设计不易发生脱落或移位，一旦发生脱落，可先用网篮导管或圈套器试行取出，必要时需外科手术取出。弹簧圈脱落后可随血流漂至肺动脉远端，造成肺动脉分支的栓塞，一般不会引起严重不良反应和后果。预防的方法是通过良好的造影观察清楚 PDA 的具体大小和形态，选择正确的封堵方法和适当的大小、型号，并在术中轻柔操作。

2. 急性溶血是 PDA 封堵术中少见的严重并发症。主要原因是封堵器选择过小和封堵器内聚酯膜有破损，局部产生的残余分流所致的高速血流通过封堵器使红细胞破坏而产生溶血。溶血多发生在 PDA 封堵术后的 24 小时内，且一般可随着封堵器内聚酯膜网孔上血小板的黏附、血栓形成、网孔闭塞而停止。如溶血明显，则必须紧急处理，必要时应外科手术，取出封堵器，同时结扎 PDA。

3. 残余瘘及再通　Amplatzer 封堵器的方法早期会有一些小量分流，但随着局部的血栓形成，短期内就会停止。弹簧圈法发生残余分流的概率略高，有些患者残余分流持续存在，处理的方法是再次进行弹簧圈封堵术。

4. 主动脉弓降部或左肺动脉近端狭窄主要因 PDA 内径偏小，封堵器太大或放置位置不当造成的，多见于年龄较小的患儿。关键是要选择正确的封堵方法和合适大小的封堵器。并在术中进行造影评价或参考超声心动图。

二、经导管房间隔缺损封堵术

房间隔缺损（atrial septal defect，ASD）属最常见的先天性心脏病之一，占先天性心脏病发病总数的 5%～10%。是房间隔在胚胎发育过程中发育缺陷所致。女性较多见。一般情况下 ASD 是以左向右分流为主，在儿童时期可以无症状，很多至成年人时出现症状后才被发现。如不能及时治疗，约有 2% 的患者发展成肺动脉高压。既往外科手术是唯一的治疗方法。1976 年 King 和 Miller 首次使用双面伞状封闭装置经导管关闭继发孔房间隔缺损取得成功后，开创了房间隔缺损经导管介入治疗的新途径。此后经历近 20 年的发展，又先后出现了一些新的封堵装置，先后研制出 Rashkind 单盘状带钩闭合器、无钩的双面伞闭合器、Lock 等以双面伞形闭合器改进的蚌状夹式闭合器（Clamshell）。上述各种封堵器都因存在着要求大直径输送管、操作复杂且安

全性差、易残留分流、适应证范围小等缺点而基本被淘汰。90 年代以来，Sideris 等研制的"纽扣"式补片装置解决了输送装置粗大和适应证受年龄和体重限制的问题，并且能关闭 30mm 以内的中央型房间隔缺损。但 Sideris 封堵器的操作仍较复杂，术后残余漏的发生率仍相对较高，目前临床上并未广泛使用。Amplatzer 封堵器是目前常用于临床的封堵方法。经临床使用显示其适用范围广、操作简单、安全、并发症少，成为目前临床上治疗房间隔缺损的通用方法。下面就经导管房间隔缺损封堵术，介绍 Amplatzer 法。

（一）Amplatzer 房间隔缺损封堵法简介

1997 年 Amplatzer 发明了双盘状的镍钛合金封堵器，由超弹性的镍钛合金丝编织而成。位于左右心房侧的部分均为圆盘状，两个圆盘中间的连接结构即位于房间隔的部分为圆柱形，圆柱形的直径依缺损的大小分为不同型号，统一的长度为 4mm。左房侧的圆盘直径比连接部分的直径大 14mm，而右房侧的圆盘则大 10mm。封堵器的盘片和腰部中缝有 3 层聚酯海绵片，封堵器两端受力牵拉时可伸展成细条状，便于安放在导管内，而放开牵拉力便自行恢复原有形状（图 3-1-20）。该封堵器的优点是：①因连接的腰部直径与房间隔缺损直径相同，放置后无移位，因此术后几乎不存在残余分流，还不会影响邻近瓣膜的活动；②可以通过较小直径的导管，并且适用于各种部位和各种直径的房间隔缺损，适应证广；③在没有松开螺丝扣之前，可以反复放置和回收，操作方便，安全系数高。

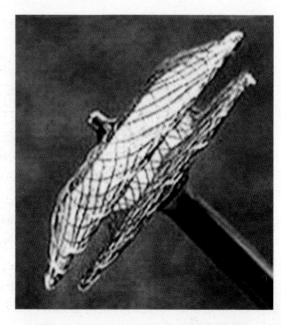

图 3-1-20　ASD Amplatzer 双面伞封堵器

（二）适应证

1. 年龄通常≥3岁。

2. 直径≥5mm，伴右心容量负荷增加，≤36mm 的继发孔型左向右分流 ASD。

3. 缺损边缘至冠状静脉窦、上下腔静脉及肺静脉的距离≥5mm，至房室瓣≥7mm。

4. 房间隔的直径（总长）>所要选用封堵器左房侧盘的直径。

5. 不合并必须外科手术的其他心脏畸形。

（三）禁忌证

1. 原发孔型 ASD 及静脉窦型 ASD。

2. 心内膜炎及出血性疾病。

3. 封堵器安置处有血栓存在，导管插入途径有血栓形成。

4. 严重肺动脉高压导致右向左分流。

5. 伴有与 ASD 无关的严重心肌疾患或瓣膜疾病。

6. 外科术后残余分流。

（四）术前准备

1. 常规做心电图、X 线胸片、超声心动检查以明确诊断，评估适应证，明确心功能及肺部情况。

2. 常规进行血、尿、便常规检查，抽血进行肝肾功能、输血前检查、凝血机制等检查，查血型，备同型血。

3. 术前禁食、禁水 6～8 小时。

4. 备皮。

5. 通知超声心动图室、麻醉科做好准备。

（五）操作方法

1. 局麻或全麻下穿刺股静脉，置入鞘管并注入肝素 100U/kg 行全身肝素化，局麻或全麻下穿刺股静脉，置入鞘管并注入肝素 100U/kg 行全身肝素化。

2. 用端孔导管在导丝的帮助下从股静脉送入左肺静脉（通常为左上肺静脉）入口处（图 3-1-21A），沿端孔导管将 0.035in，长 260cm 的加硬导引钢丝置入左上肺静脉内（图 3-1-21B）。

3. 沿钢丝送入测量球囊以测量 ASD 的直径（通常可直接通过超声心动图测量），再更换输送鞘于左房内。

4. 选用适宜的 Amplatzer 封堵器经输送鞘送至左房内，在透视及经超声心动图监测下先打开左房侧伞并回撤至 ASD 的左房侧，然后固定输送钢缆回撤鞘管打开右房侧伞（图 3-1-21C）。

5. 经透视及超声下观察封堵器位置、形态满意，且无残余分流时，可稍用力反复推拉输送钢缆，若封堵器位置、形态固定不变，可操纵钢缆旋转柄释放封堵器（图 3-1-21D）。

6. 撤出鞘管，压迫止血。

（六）术后处理

1. 穿刺肢体制动 8 小时，卧床 20 小时，局部加压 6 小时。

2. 术后肝素抗凝 24 小时。

3. 口服肠溶阿司匹林 3～5mg/(kg·d)（共 6 个月），封堵器直径 >30mm 的患者可酌情加服硫酸氢氯吡格雷片（波立维）75mg/d（成人）。

4. 应用抗生素预防感染 2～3 天。

5. 术后 24 小时、1 个月、3 个月、6 个月及 12 个月复查超声心动图、心电图及 X 线胸片。观察有无残余分流、封堵器移位、心功能异常或心律失常等。

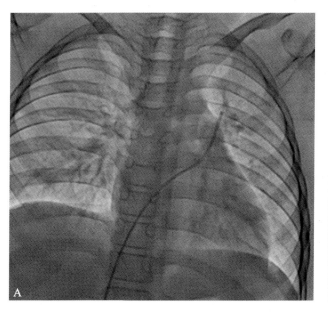

A

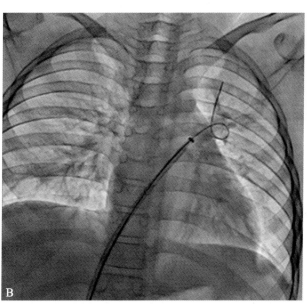

B

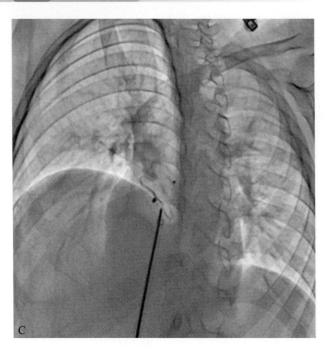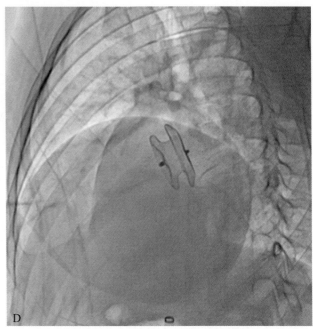

图 3-1-21　Amplatzer 房间隔缺损封堵法

A. 经股静脉送入导管入左肺静脉;B. 固定钢丝退导管;C. 左前斜位观,房间隔封堵器两侧盘片完全打开后的形态;D. 释放 Amplatzer 封堵器成形良好

三、经导管室间隔缺损封堵术

室间隔缺损(ventricular septal defect,VSD)为最常见的先天性心脏病之一,发病率为先天性心脏病的 25%~50%,居先天性心脏病发病率的首位。除绝大多数为先天发育畸形所致之外,后天性的原因常见的有:创伤性和冠心病心肌缺血坏死所致的肌部室间隔穿孔。根据缺损部位的不同,VSD 大体可分为 3 类:膜周部型、干下型和肌部型。VSD 的血流动力学改变因缺损部位、大小和两心室压力的不同而不同。心室水平的分流,可引起左室及右室容量负荷增加,也使得右室、肺循环及左房的压力升高。当右室和肺动脉压力逐渐接近左室时,则可出现双向分流。产生危及患者生命的继发性肺动脉高压、心力衰竭和呼吸道感染。

外科手术是治疗 VSD 的传统方法,近 10 年来使用 Amplatzer 导管装置封闭 VSD,优点是可避免体外循环下的开胸手术,创伤小、恢复快,且治疗效果肯定。

(一)Amplatzer 室间隔缺损封堵术简介

多年来大量用 Amplatzer 封堵器,对 VSD 和创伤或心梗后室间隔肌部穿孔的患者进行封堵术成功显示出 Amplatzer 封堵器在安全性较高、易操作性和并发症少等方面较既往封堵器有较强的优越性,并成为目前使用的主要方法。封堵器的形状与用于

ASD 封堵的 Amplatzer 封堵器相似,它的"腰部"根据 VSD 的缺损大小有不同的直径,以适应肌部较厚的间隔和膜部较薄的间隔,普通对称型 VSD 腰长 3mm,盘面的直径比"腰部"大 4mm。膜部专用封堵器的盘片还有被设计成偏心状的,即靠近左室流出道主动脉侧的盘片边缘短,其他部分边缘较长,并且在短边的对侧有标志,以便定位。同 ASD 和 PDA 封堵器一样,盘片和"腰部"都缝有聚酯片。由于肌部室间隔的部位周围结构比较单一,封堵的安全性相对比较高,并发症少,疗效可靠(图 3-1-22)。

(二)Amplatzer 封堵法适应证

1. 膜周部 VSD

(1)年龄:通常≥2 岁。

(2)体重 >10kg。

(3)有血流动力学异常的单纯性 VSD,14mm> 直径 >3mm。

(4)VSD 上缘距主动脉右冠瓣≥2mm,无主动脉右冠瓣脱入 VSD 及主动脉瓣反流。

(5)超声显示缺损部位在大血管短轴五腔心切面 9~12 点钟位置。

2. 肌部 VSD>3mm。

3. 外科手术后残余分流。

4. 心肌梗死或外伤后 VSD。

(三)Amplatzer 封堵法禁忌证

1. 感染性心内膜炎、心内有赘生物或存在其他

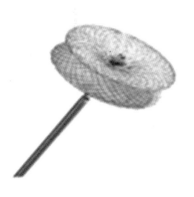 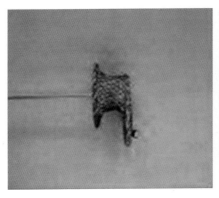 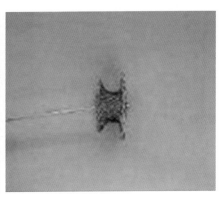

图 3-1-22　VSD Amplatzer 封堵器

感染性疾病。

　　2. 封堵器安置处有血栓存在,导管插入径路中有血栓形成。

　　3. 巨大 VSD、缺损解剖位置不良,封堵器放置后可能影响主动脉瓣或房室瓣功能。

　　4. 重度肺动脉高压伴双向分流。

　　5. 合并出血性疾病和血小板减少。

　　6. 合并明显的肝肾功能异常。

　　7. 心功能不全及其他不能耐受操作者。

（四）术前准备

　　与 ASD 封堵术相同。

（五）操作方法

　　麻醉与心电监护等同 ASD 封堵术。主要介绍膜周部 VSD 封堵术操作方法:

　　1. 常规右心导管检查,左心导管检查　以 5F 猪尾导管经股动脉—升主动脉—主动脉弓—左室,行左室造影,显示室缺大小,及有无主动脉瓣脱垂及反流(图 3-1-23A)。

　　2. 建立动静脉轨道　选用 0.032in,长 260cm 泥鳅导丝帮助下穿过 VSD 入右心室,送至肺动脉或上腔静脉,再由静脉端经端孔导管送入圈套器套住肺动脉或上腔静脉的导丝头端从股静脉拉出体外,建立股静脉—右房—右室—VSD—左室—主动脉—股动脉轨道(图 3-1-23B～D)。

　　3. 选用 6F 的输送长鞘冲洗排气后沿超滑导丝从静脉端在左心导管帮助下送至主动脉瓣上,后退内芯,在右冠导管及导丝的帮助下将外鞘送至左室心尖部,退出内芯及导丝。

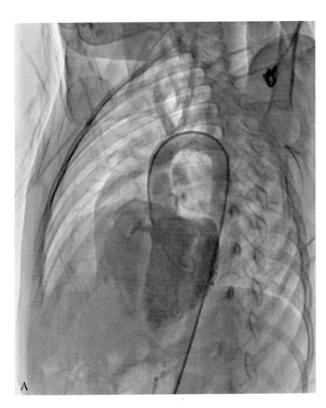

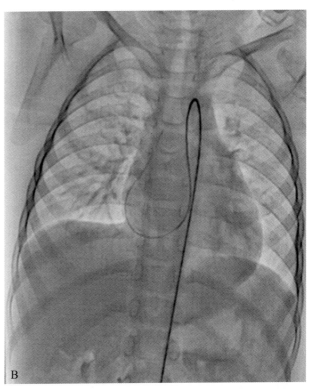

A

B

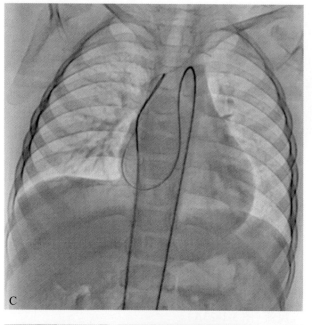

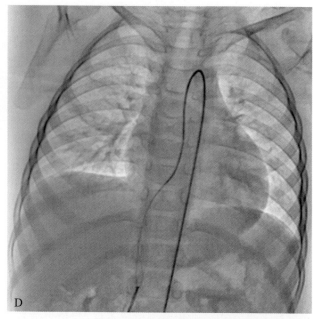

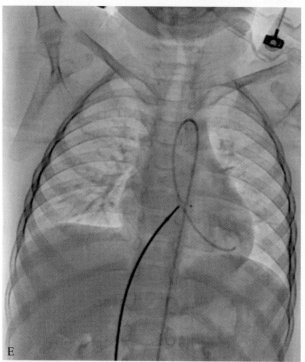

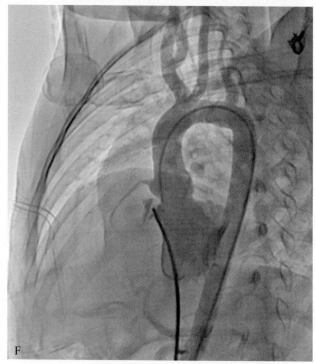

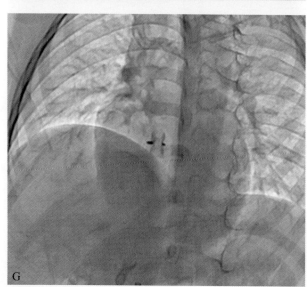

图 3-1-23 Amplatzer 室间隔缺损封堵术

A. 长轴斜位左心室造影左室流出道区域，可见室间隔膜部缺损；B. 细导丝经导管经主动脉→左心室，并通过室间隔缺损进入右心室内进入上腔静脉；C. 使用抓捕器抓捕位于上腔静脉导丝；D. 用抓捕器将导丝从股静脉处拉出，形成股动脉→左室→VSD→右室→下腔静脉→股静脉的导丝轨道；E. 在输送长鞘的保护下封堵器盘片打开；F. 再次行左室造影，可见缺损位置无分流及主动瓣反流；G. 释放封堵器，于左室长轴斜位可见封堵器成形良好

4. 将室间隔缺损封堵器与输送长鞘相连收入短鞘内，冲洗排气后沿输送长鞘送至左室，释放前伞，回撤整个系统在左室侧释放后伞，见封堵器位置及成形良好（图3-1-23E、F）。

5. 术中超声检测封堵器成形良好，无残余分流，无主动脉瓣反流，无二、三尖瓣活动受限。

6. 以5F猪尾导管行左室及主动脉瓣上造影，显示室间隔封堵器位置良好，无主动脉瓣反流，无二、三尖瓣活动受限，旋转钢缆释放封堵器（图3-1-23G）。

7. 撤出长鞘及导管管，压迫止血。

（六）并发症

1. 心导管术相关并发症。

2. 心律失常　室性早搏、室性心动过速、束支传导阻滞及房室传导阻滞。

3. 封堵器移位或脱落。

4. 腱索断裂。

5. 三尖瓣关闭不全。

6. 主动脉瓣反流、残余分流。

7. 机械性溶血。

8. 急性心肌梗死。

9. 心脏及血管穿孔。

10. 神经系统并发症　头痛、卒中等。

11. 其他　局部血栓形成及周围血管栓塞等。

四、经皮球囊肺动脉扩张成形术

肺动脉瓣狭窄（pulmonary stenosis，PS）是常见的先天性心脏病，发病率为先天性心脏病的8%~10%。一般而言，肺动脉狭窄包括肺动脉瓣狭窄、肺动脉瓣下狭窄、肺动脉瓣上狭窄3种，可以有2种以上并存，其中70%～80%为单纯的肺动脉瓣狭窄。单发的肺动脉瓣下狭窄相对少见，多为继发或与其他复合、复杂畸形并存。肺动脉狭窄的基本血流动力学变化使右心排血受阻，右心室-主肺动脉收缩期跨瓣压差>20mmHg即有诊断意义，而当压差>40mmHg时即有临床治疗意义。一般根据跨瓣压力阶差将肺动脉瓣狭窄分为：压力<40mmHg为轻度狭窄；40～80mmHg为中度狭窄；80mmHg以上为重度狭窄。大多数的轻至中度的先天性肺动脉瓣狭窄患者，早期无症状，常于体检时发现；中度以上狭窄的患者常见症状有运动后气短、心悸、头晕等，出现劳力性呼吸困难、发绀和晕厥常提示为病情严重或晚期的患者。经过二维和彩色多普勒超声检查，结合临床体征、X线片即可做出定性诊断，并能基本确定病变程度和是否并发畸形，但在显示瓣膜本身形态变化上有一定限度。是否适合于作经皮球囊肺动脉瓣成形术（percutaneous balloon pulmonary valvuloplasty，PBPV）尚需作右心导管检查和选择性右心室造影。过去，即使是单纯肺动脉瓣狭窄也需要外科开胸手术。自1982年Kan等人首次报道经皮球囊导管对狭窄的肺动脉瓣进行扩张成形治疗成功以来，用PBPV治疗肺动脉瓣狭窄得到了临床医师的广泛认同。30余年来，经过大量的随访临床应用研究表明，PBPV为简便、安全、有效治疗单纯肺动脉瓣狭窄的首选方法，并发症少，术后再狭窄发生率极低。基本替代了外科开胸手术。

（一）肺动脉瓣狭窄的分型

作为治疗适应证选择的主要依据，用影像学、尤其是通过造影检查的方法对本畸形提供确切的形态学信息非常重要。Milo等依据解剖和造影检查将单纯肺动脉瓣狭窄分为3个类型：

1. **圆顶样肺动脉瓣狭窄**　此型占肺动脉瓣狭窄的60%～70%，其瓣膜边缘有增厚、瓣叶交界处有粘连，瓣口为圆形，位于中央；造影时可见狭窄的肺动脉呈圆顶状，有明显喷射征，瓣环发育好，瓣环径不窄，主肺动脉干有狭窄后扩张的改变。此型经PBPV治疗后效果最好，并发症也最少。

2. **肺动脉瓣发育不良型**　肺动脉瓣叶明显增厚，甚至可见瓣上有赘生物或钙化，有的可合并二瓣化畸形，可见瓣叶冗长不对称，造影表现为瓣叶边缘不光整，有不规则充盈缺损，无瓣口的喷射征和主肺动脉的狭窄后扩张。此类肺动脉瓣狭窄行PBPV的效果不佳，部分病例用超大球囊行PBPV术可获成功。

3. **肺动脉瓣"沙漏样"畸形**　肺动脉瓣狭窄伴有肺动脉窦的发育不良或瓣窦深浅不对称，瓣孔偏离中心，同时伴有主肺动脉的发育不良。此型不宜行PBPV术，而应首选外科手术治疗。

（二）PBPV术的适应证和禁忌证

1. **适应证**

（1）单纯的肺动脉瓣狭窄或同时合并有继发的右室流出道肥厚性狭窄者。

（2）心电图、超声心动图和X线显示右室肥厚增大，经右心导管检查或超声心动图证实右心室-肺动脉收缩期跨瓣压差≥35mmHg，符合Milo的第1型患者。

（3）发育不良型的肺动脉瓣狭窄，即Milo的第2型患者，一般可以首选球囊成形术。目前约有2/3

的病例仍可获得满意效果，如果无效再考虑行外科开胸手术治疗。

（4）严重的肺动脉瓣狭窄伴有房水平右向左分流的。

（5）婴幼儿复杂的先心病伴有肺动脉瓣狭窄，有缺氧发作且暂时不能承受手术者，先采用 PBPV 术进行姑息治疗，创造后期根治术的条件。

2. 禁忌证

（1）重度肺动脉瓣狭窄合并中重度右室流出道肥厚性狭窄。

（2）肺动脉瓣发育不良或二瓣畸形所致的狭窄合并右室流出道狭窄。

（3）单纯性肺动脉瓣下漏斗部狭窄，但瓣膜正常者。

（4）合并重度三尖瓣反流需外科手术者。

（三）手术方法与操作步骤

1. 术前准备

（1）术前经体检、心电图、X 线片和超声心动图检查，已基本确定病变程度并明确没有需手术治疗的并发畸形。

（2）对于体重小的婴幼儿术前配血备用。对于伴有低氧血症的患儿，术前和术中可静脉滴注前列腺素 E，0.5～1.0mg/（kg·min）。

2. 麻醉 成人与可配合的大龄儿童用局部麻醉即可。而婴幼儿和不能合作的患者需请麻醉科配合，采用静脉复合麻醉。

3. 术中常规行心电、血压监测，必要时还需行经皮血氧饱和度检测。

4. 操作方法

（1）经皮穿刺股静脉，行常规的右心导管检查。测右心室压力、肺动脉压力和跨肺动脉的压力阶差。对于较危重的患者，可同时穿刺股动脉，并置管进行动脉压监测。

（2）经股静脉按 100U/kg 给予肝素推注。

（3）用猪尾导管行常规右心室造影（正位或左侧位），了解肺动脉瓣狭窄程度和分型，以确定适应证。同时测定瓣环直径，以便选择球囊型号（图 3-1-24A）。

（4）撤出猪尾导管换成端孔导管，将导管送至左或右肺动脉分支内。

（5）当端孔导管送至左或右肺动脉分支处以后，沿端孔导管送入长交换导丝至左或右肺动脉分支的远端。

（6）沿导引导丝送入球囊导管至左下肺动脉，

使球囊的中下部定位于肺动脉瓣口处（图 3-1-24B）。向球囊内推注 1:3 稀释造影剂使球囊充盈。开始时可见球囊的中部、肺动脉瓣狭窄所形成的一个"腰凹"（图 3-1-24C），随着向球囊内推注造影剂的增多，球囊压力的增加，"腰凹"随之消失。充盈状态总的持续时间应在 8 秒以内，通常在球囊充盈后应立即排空球囊。如此可重复数次，每次间隔至少 3～5 分钟。直至充盈球囊时"腰凹"切迹消失（图 3-1-24D），并通过检测右室压力下降至满意为止。

（7）如果经过球囊扩张术后效果不理想是因为球囊直径较小，可调用更大直径的球囊，或使用双球囊技术进行扩张。双球囊法通常是先以上述方法进行单球囊扩张 1～2 次，以便第 2 个球囊可以比较顺利地进入肺动脉并且不至于造成循环阻断。按单球囊操作法的步骤，从另一侧股静脉送入第 2 个球囊导管至肺动脉内，同时向两个球囊内推注造影剂使之充盈。疗效的判定与单球囊法相同。

5. Inoue 球囊扩张法 Inoue 球囊属单球囊类。与普通单球囊不同之处在于：

（1）球囊的中部略细，在扩张的状态下可以避免上下滑动。

（2）扩张时，可以先充盈前半个球囊之后，回拉球囊卡在肺动脉瓣口处，再完全充盈球囊。操作的步骤基本上同单球囊法。

（四）影响 PBPV 的因素

1. 球囊直径 PBPV 疗效的好坏与所选球囊的直径有着非常重要的关系。1982 年 Kan 等首次用球囊扩张治疗肺动脉瓣狭窄，虽然成功，但球囊选择小于瓣环直径，效果不理想。1984 年 Ring 等人经过动物实验证实了肺动脉可以耐受大于其本身直径 30% 的球囊的扩张，如球囊直径超过肺动脉瓣环的 50% 以上，则可能造成较大的心脏损伤，引起包括三瓣和肺动脉瓣的关闭不全、右心衰竭甚至胸腔出血和心脏破裂。因此，建议所用的单球囊应比肺动脉瓣环直径大 20%~40%，双球囊扩张法，其直径平均大于瓣环直径 40%（20%~50%），治疗肺动脉瓣狭窄包括部分发育不良的肺动脉瓣狭窄均可取得较为满意的疗效。

2. 球囊长度 一般来讲，新生儿和婴幼儿选用 20mm 长度的球囊；年长儿童可选用 30mm 长度的球囊；对于成年人，则选用 40mm 长度的球囊。球囊长度过短，扩张时容易发生上下滑动，难以固定位置，影响疗效。球囊太长在扩张时容易累及三尖瓣及附属结构造成术后三尖瓣关闭不全，甚至右心

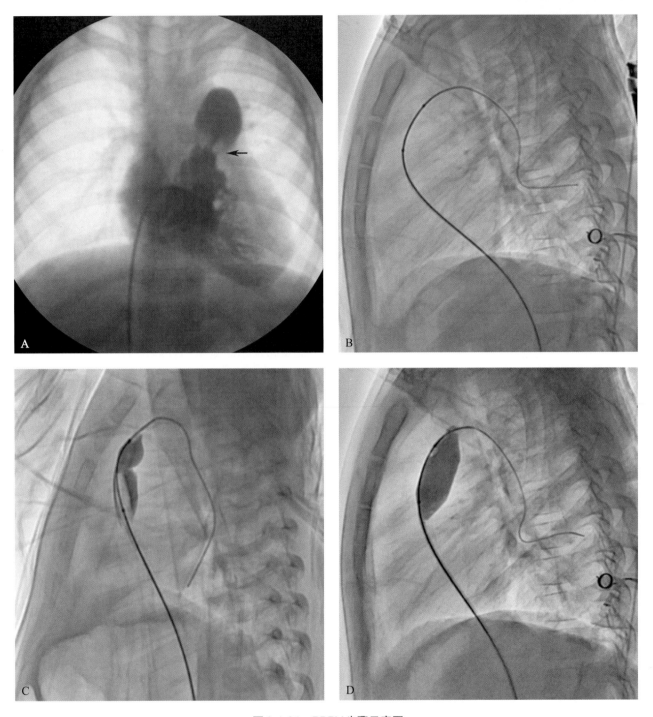

图 3-1-24　PBPV 步骤示意图

A. 正位观右心室造影见肺动脉狭窄的"喷射征"(箭头);B. 球囊导管定位于肺动脉瓣口的部位,可见球囊两端的标记;C. 扩张时,球囊中部的"切迹";D. 增大压力后,球囊完全扩张开,中部的"切迹"完全消失

衰和房室传导阻滞。球囊扩张时,如发生球囊的上下滑动,切忌在球囊未排空前推拉球囊,而应迅速排空球囊后再调整位置后再次扩张,以免造成严重的右室流出道心肌结构、肺动脉瓣环和三尖瓣结构的损伤。

3. 球囊充盈的压力、时间和次数　充盈的压力以 3～5 个大气压为宜,压力太压力阶差可分为优、良、差。疗效优的跨瓣收缩压差为 25mmHg

(≤3.3kPa),疗效良好的跨瓣收缩压差为 25～50mmHg(3.3～6.7kPa),疗效差的跨瓣压差为 >50mmHg(>6.7kPa)。PBPV 术后即刻和远期的疗效还受漏斗部肌肉肥厚程度和肥厚肌肉退化过程的影响,而漏斗部肌肉的肥厚程度又与肺动脉瓣狭窄的严重程度有关。PBPV 术后随访的结果也表明,术后即刻的疗效不但能维持下去,而且随着术后时间的延长,患者原有的症状和体征会进一步减轻、消失。右心室压力和跨肺动脉压力阶差进一步下降。而且 PBPV 术后再狭窄罕见。

(五) PBPV 的疗效评价

PBPV 治疗肺动脉瓣狭窄术后即刻跨肺动脉瓣较重的瓣膜和瓣下狭窄还可以造成冠状动脉的供血不足。轻度狭窄的患者症状出现较晚,而儿童即出现头晕、心悸、昏厥、心前区疼痛症状的,常提示为中度以上的狭窄,并可伴有发育迟缓,甚至可以猝死。以往对于有严重先天性主动脉瓣狭窄的儿童,包括婴幼儿,都采用早期瓣膜交界切开术;中度狭窄则要随诊观察择期手术。这种手术对许多患者来说只能算作是姑息手术,因为部分患者最终往往因术后主动脉瓣反流而行瓣膜置换术。

(六) PBPV 的并发症

PBPV 的并发症 <5%,总的死亡率 <0.5%,且多发生于新生儿和小婴儿。

1. 血压下降、心动过缓及早搏、意识丧失、抽搐 此并发症多发生于单球囊扩张者或重症肺动脉瓣狭窄患者。因球囊阻塞血流所致。避免的方法是:有条件的患者使用双球囊法或双叶球囊;对重度狭窄者,先用小直径的球囊进行预扩张,继之使用适合肺动脉瓣环的大直径球囊再扩张,并且在球囊到位后立即充盈,减少阻塞瓣口的时间。术中可以给患者持续吸氧。

2. 血管并发症 多发生于年龄小的患儿。为避免血栓形成,术中要注意肝素化,超过 2 小时要追加肝素化量的 1/5。动作要轻柔。对于年龄较小的患者宜选用双球囊以减少血管并发症的发生。

3. 三尖瓣关闭不全 原因之一是球囊过长在扩张时可能撕裂三尖瓣。原因之二是在球囊导管送入的过程中损伤腱索或乳头肌,当球囊在三尖瓣处通过受阻时,要将导管和导丝都退出心脏至下腔,重新放置,切忌受阻后仍以暴力推送导管。

4. 肺动脉瓣关闭不全、肺动脉瓣损伤及肺动脉穿孔 大多由于球囊直径选择过大所致。通常只是轻度反流,对血流动力学影响不大。术中一定要认真分析瓣膜狭窄的形态,仔细测量瓣环直径,选择正确大小的球囊。偶有发生肺动脉或肺动脉瓣环撕裂的,此时则需外科急诊手术进行修补。

5. 反应性漏斗部狭窄 PBPV 术后发现瓣膜梗阻已经解除,但即刻或短期随访中右心室压力不能满意下降,一般认为与合并右室流出道反应性狭窄有关。右室流出道的局部刺激可引起右室流出道狭窄,重度的肺动脉瓣狭窄亦可引起继发性右室流

出道的肌肥厚性狭窄。当术后右室压力下降不满意时,需要进行由肺动脉至右室中的连续测压,如连续测压的结果表明肺动脉与漏斗部的压差已解除,而在肺动脉瓣下与右心室中之间仍有压力阶差,并同时行右心室造影证实有右心室流出道狭窄的存在。可以术中即刻给予静脉推注普萘洛尔(0.1mg/kg)。术后按 1~1.5mg/(kg·d),成人按 30~60mg/d 口服普萘洛尔 1~6 个月,右心室流出道狭窄可逐步消退,右心室压力逐步下降。

五、经导管冠状动脉瘘的介入治疗

冠状动静脉瘘(coronary arteriovenous fistula,CAVF)系指冠状动脉或其分支直接与心腔或其从属血管干支连通的畸形。过去认为冠状动静脉瘘是一种少见畸形,但随着冠状动脉造影检查的普及、CT 及超声诊断技术的提高,其发现率占冠状动脉造影的 0.2%~0.5%。根据国外一组共 363 例冠状动脉瘘的研究分析,引流入右心室者占 41%,右心房者占 26%,肺动脉占 17%,冠状静脉窦占 7%;同组引流入左心系统占 8%;引流入上腔静脉占 1%。累及左、右及双侧冠状动脉或其分支的比率分别为 50%、42% 和 5%。需要注意的是,冠状动脉瘘的患者约有 20% 可并发其他心血管畸形。引流至右心-肺动脉系统者,血流动力学上属于左向右分流;而引流入左心系统者则属左向左流,特别是冠状动脉左心室瘘相当于主动脉瓣关闭不全。这类畸形的临床和影像学表现取决于左向右分流和主动脉向左心室逆流量的多少,有无心肌缺血、缺血程度及继发病变等。本畸形约半数病例无症状,另外半数可见充血性心力衰竭、心肌缺血、心肌梗死、感染性心内膜炎和瘘破裂等。X 线片对本畸形诊断的限度较大,仅对部分有临床杂音、分流量较大、并兼有肺血增多或主动脉瓣关闭不全表现者,可提示诊断。当前主要的无创性技术是超声心动图和 MRI,增强螺旋 CT 也有一定的帮助,但对受累冠状动脉扩张轻或不扩张的少量分流或微小血管型病例则难以诊断。升主动脉根部造影包括必要的选择性冠状动脉造影,对显示冠状动脉瘘的完整解剖,介入或手术治疗选择仍为最可靠的方法(图 3-1-25A)。以往本畸形多采用外科手术结扎或修补瘘口的方法,存在着创伤大,并发症多及费用高等诸多问题,后来开展了经导管封堵瘘管的介入治疗方法。分别根据瘘管的不同,起始、走行和形态采用的材料有弹簧圈、Amplazer 封堵器、可脱落球囊几种方法。为冠状动

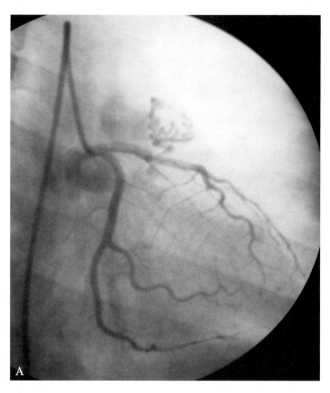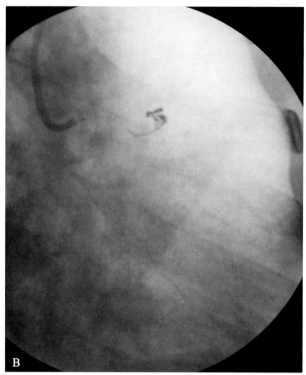

图 3-1-25 弹簧圈封堵法

A. 冠状动脉造影见前降支近端一个小分支增粗，扭曲，向肺动脉方向走行，并与肺动脉连通。诊断为："左冠状动脉分支 - 肺动脉瘘"；B. 超选入病变小分支内，放置一个弹簧圈经造影证实位置适当后释放，并可酌情继续放置

静脉瘘的治疗开辟了新的途径。

（一）适应证

经升主动脉和 / 或冠状动脉造影证实有冠状动脉瘘存在，且不伴有下列情况者：

1. 冠状动脉瘘管或开口过粗不适于堵塞者。

2. 欲堵塞的冠状动脉分支下游仍有正常冠状动脉分支并供应正常心肌组织者。

3. 多发性冠状动脉瘘开口、无法用封堵器完全堵闭者。

4. 并发其他心血管畸形需开胸手术治疗者。

（二）操作方法

1. **弹簧圈封堵法** 弹簧圈封堵法最适用于冠状动脉瘘口部狭窄和瘘管直径较小的患者。经升主动脉和 / 或选择性冠状动脉造影后，确定冠状动脉瘘的入口、走行、数目和瘘口的形态大小。通常经股动脉插管，送入 5F 或 6F 端孔导管至冠状动脉内，根据冠状动脉造影所见选择合适的交换导丝，用交换导丝超选送入管状动脉瘘的入口内，再递送导管至需要堵塞的冠状动脉瘘口内，所选择的弹簧圈的直径应大于瘘口处直径的 20%～30%。退出导丝，将弹簧圈与输送导丝相连后，沿端孔导管把弹簧圈送至冠状动脉瘘管的远心段腔内，并注意观察心电图有无心肌缺血的改变；如无反应，则释放弹簧圈。

如果应用非可控制弹簧圈，则经导管推送至瘘管内，随血流漂至瘘管最狭窄的部位，最终堵塞血流。应用弹簧圈进行冠状动脉瘘堵闭术，其方法简便、价廉、递送导管直径细、损伤小易于操作，尤其适用于较狭窄的冠状动脉瘘口或被堵塞的冠状动脉血管下游无正常血管分支的情况（图 3-1-25B）。

2. **Amplazer 封堵法** 应用封堵动脉导管未闭的堵塞装置对直径较粗大的冠状动脉瘘进行堵塞术。其原理同堵塞动脉导管未闭装置相同。但所选择的封堵器的直径较大，至少为开口于心腔或大动脉处的瘘口直径的 2 倍。可应用经股动脉逆行插管法达到冠状动脉。该方法比较简便，但由于输送导管较粗大，操纵长鞘管插至冠状动脉瘘管有一定困难，甚至有刺破瘘管的可能性。此时，可先用导引导丝经导管送入冠状动脉瘘口并经瘘口至右心室或肺动脉内，再从股静脉插入圈套导管将导引导丝由股静脉拉出而形成经冠状动脉瘘管的静动脉轨道，再沿导丝轨道插入长鞘管输送堵塞装置。多数情况是选择从股动脉侧插入输送鞘管，按照动脉导管封堵术的方法堵塞冠状动脉瘘。当然，也可经股静脉侧插入途径沿导丝轨道输送长鞘管将鞘管插入冠状动脉瘘口，但由于导管在右心室心尖处容易形成锐角而使导管及长鞘插入冠状动脉瘘口有困难。因此术中封堵器应尽可能放置在冠状动脉瘘口的远段管腔内,以减少发生心肌缺血的可能性。

3. 可脱卸球囊封堵法 文献报告,应用特制的可脱卸的球囊,经导管送至所需堵塞血管的上游,脱卸后达到堵塞异常血流、闭塞瘘管的目的。本方法可用于血管腔较粗、走行迂曲、应用 Amplazer 法的长鞘管难以到达的病例。方法是将球囊导管送至要闭塞的血管腔上游,向球囊内注射等渗的造影剂(即将非离子型造影剂按 1:1～1:1.5 的比例稀释),扩张的球囊脱卸后可随血流漂至所需堵塞的血管位置,经过数天、数周后,管腔内血栓形成后即可达到堵塞血管的目的。或者与弹簧圈同时应用,先用球囊封堵,对于残余分流再使用弹簧圈补充栓塞,效果会更好。

(三)并发症

在适应证和封堵方法选择适当的情况下通常无严重并发症。由于弹簧圈释放的位置不当,可能造成正常冠状动脉分支的阻塞,引起心肌缺血的发生,但一般不会造成严重后果。Amplazer 堵塞器太小或安置的位置不当,可能越过瘘口漂至右心 - 肺动脉系统,而造成肺动脉分支的栓塞,如造成肺叶动脉分支的栓塞,患者出现低氧血症等并发症,应酌情行开胸手术取出堵塞器并同时行冠状动脉瘘修补术。同样,Amplazer 堵塞器也可能会引起心肌缺血发生,主要是术前要对瘘管近端的血管分支认真分析避免将堵塞器放置在较大正常分支近端。有少数患者在术中导管操作过程中会出现心动过缓、室颤等心律失常,一般为导管刺激或部分心肌缺血所致,应给予对症处理。

总之,冠状动脉瘘的导管介入封堵术是一种比较安全、有效的治疗方法。手术适应证判断,疗效评价以及并发症的发生与术者的技术水平、冠状动脉瘘的形态学特点及血流动力学特点、所选择的封堵方法都有关。对于瘘口过大或下游有较大分支的冠状动脉瘘,应行开胸手术修补和 / 或冠状动脉搭桥术。

(张 勇 王 祥)

第三节 心脏瓣膜病

一、经皮二尖瓣球囊扩张术

(一)临床概述

二尖瓣口位于左心房后下方,主动脉瓣口的左方,基部为致密的纤维组织环,环上有两个瓣叶附着,较宽大的一个位于房室口的右前方,称为前瓣或大瓣;较窄的一个瓣叶位于房室口的右后方,称为后瓣或小瓣。前瓣叶基部较短,形状近似长方形,后瓣叶基部较长,形状近似长条形。两个瓣叶的面积大致相近。瓣叶的心房面光滑,仅在近瓣缘部有不同程度的嵴状突起,称为瓣叶闭合线,闭合线与瓣叶游离缘间较厚,且表面不平,该部位的心室面是腱索的主要附着处。瓣叶相邻处两个深的切迹被称作前交界和后交界,并且正对前、后乳头肌。前乳头肌的腱索与二尖瓣的前、后瓣叶的前侧相连,后乳头肌上的腱索与前后瓣的后部相连。二尖瓣的前乳头肌附着于左心室游离壁的前侧缘,后乳头肌附着于左心室游离壁后侧近室间隔处,乳头肌尖端肌间纤维组织增多并逐渐移行为腱索,腱索逐级分支终止于瓣叶的瓣缘及其心室面。

由于心脏瓣膜(包括瓣叶、腱索、乳头肌和瓣环)的炎症、退行性病变、先天性畸形等引起的结构损害、纤维化、粘连、短缩、黏液瘤样变性、缺血性坏死等,而使瓣膜发生急性或慢性狭窄和 / 或关闭不全等结构和功能异常时称为心脏瓣膜病。我国以风湿热所致的心脏瓣膜病最常见。在风湿性心脏瓣膜病中以二尖瓣损害最为常见。单纯二尖瓣狭窄者占 40%。

风湿性二尖瓣狭窄的基本病变是瓣叶不同程度的增厚、瓣交界粘连、开放受限造成瓣口狭窄,可分为两型:①隔膜型,病变造成瓣叶交界处粘连、瓣叶增厚、僵硬,活动明显受限。②漏斗型,病变累及瓣下腱索组织及乳头肌使其增粗、粘连、融合和短缩形成漏斗状病变,常合并二尖瓣的关闭不全。

先天性的二尖瓣狭窄是指胚胎发育异常所致的二尖瓣畸形,部位可在瓣上、瓣环、瓣叶、腱索和乳头肌部位或多个部位,形成瓣膜的狭窄。临床上少见,并常常合并其他先天性心脏畸形。Carpentier 将先天性二尖瓣狭窄按病理特点分为四个类型:①隔膜型,瓣膜交界缺如或发育不良,瓣叶本身可正常,腱索可正常或短缩融合。②漏斗型,瓣膜交界处融合遗留小孔,腱索缩短融合且形态异常,瓣叶被向下牵拉呈突入左心室腔的漏斗型。③吊床型,瓣膜交界处融合且前后乳头肌互相融合形成拱桥状,腱索也融合为一片并与二尖瓣前叶相随,形成乳头肌与前叶的直接连续。④降落伞型,瓣叶及交界基本正常,大小瓣叶的腱索均附着于同一腱索上(腱索互相融合,如同筛孔的膜片),血液只能经腱索间隙进入左室。

成年人正常二尖瓣口面积为 4.0～6.0cm²。瓣口面积减至 1.5～2.0cm² 时，即为轻度狭窄，左心房内血液淤滞，左心房、左心室间舒张期跨瓣压力阶差增高。瓣口面积小于 1.5cm² 为中度狭窄，小于 1.0cm² 为重度狭窄，此时左心房室跨瓣压差明显升高，左心房扩张、肥大、肺循环阻力增加而产生肺循环高压，右心室负荷加重，导致右室扩大、肥厚，最终导致右心衰竭。

临床表现：症状主要表现为劳力性呼吸困难、咳嗽、咯血。体征典型者出现"二尖瓣面容"，第一心音亢进，心尖部闻及"隆隆样"舒张期杂音，肺动脉瓣第二音亢进等。超声心动图对二尖瓣狭窄的定性、定量及在病因学诊断方面具有很大的帮助。特别是经食管超声心动图技术是诊断心脏瓣膜病的重要方法之一，且对发现并诊断并发的左心房血栓帮助极大。此外，磁共振成像（MRI）和心血管造影对二尖瓣狭窄的诊断也很有帮助，但诊断价值不如超声心动图。

（二）经皮球囊二尖瓣成形术简介

经皮球囊二尖瓣成形术（percutaneous balloon mitral valvoloplasty，PBMV）是日本心外科医生 Inoue 首创的。球囊是由橡胶夹尼龙网制成的，充盈的顺序分为远端→近端→中间 3 个步骤。Inoue 球囊能将融合的二尖瓣联合部沿原有的分界线分离而不损伤瓣叶和腱索，与外科手术分离术效果相似。经历了开胸直视球囊扩张、大隐静脉切开球囊导管扩张，发展为经皮穿刺静脉球囊导管二尖瓣分离术。我国于 1985 年首次开展此项技术，并取得了比较满意的效果。目前国内已广泛开展了这一技术。

另有一类球囊导管，其球囊的材料为聚乙烯。1985 年 Lock 等首次报道经皮经房间隔途径的单球囊扩张术取得成功，但房间隔穿刺孔需用 8mm 球囊进行预扩张。此后又有经静脉经房间隔途径双球囊二尖瓣扩张术，以及经动脉逆行插管法的单球囊或双球囊二尖瓣扩张术，另外还有经静脉经房间隔两叶和三叶球囊的二尖瓣扩张术。但上述这些方法在使用中，不同程度地存在着各种弊端，如医源性房间隔缺损、双侧股静脉或股动脉损伤、球囊导管卡在左心室腱索内、操作复杂等缺点。陈传荣等通过使用不同方法的比较，认为 Inoue 球囊导管的技术优于各种聚乙烯球囊导管和技术，认为 Inoue 球囊的优势在于：①球囊直径大，可适用于任何大小二尖瓣环的患者。②收缩状态下球囊直径小，对股

静脉及房间隔的损伤都相对较小。③球囊长度短，加上特殊的充盈顺序可避免损伤左心室壁，同时避免在扩张过程中球囊滑动造成并发症或影响扩张效果。④球囊直径有 4mm 的变化范围，术中更换球囊导管的频率少，术中可以逐步增加压力，扩大球囊直径，直至最佳效果。⑤充盈和排空时间短于聚乙烯球囊，减少了二尖瓣口血流阻断的时间，并且充盈压力亦低于聚乙烯球囊。⑥便于扩张术过程中评价疗效。因球囊扩张后可自动退回左心房内，对二尖瓣口血流无干扰，便于术中测定二尖瓣跨瓣压差。

现在 Inoue 球囊技术已成为全球应用的治疗二尖瓣狭窄的有效方法。国内已有厂家生产国产 Inoue 球囊导管。

（三）经皮球囊二尖瓣成形术的适应证和禁忌证

1. 适应证

（1）二尖瓣口面积 0.5～1.5cm²，且瓣叶较柔软、有弹性、无明显增厚和钙化，无中度或以上二尖瓣关闭不全和主动脉瓣病变的患者是最理想的适应证。无明显年龄限制。

（2）符合上述情况的外科闭式分离术后再狭窄的患者。

2. 禁忌证

（1）重度二尖瓣反流的患者。

（2）左心房和房间隔上有明确附壁血栓的患者。

（3）二尖瓣严重钙化及瓣下融合的患者。

（4）左房黏液瘤、三房心、降落伞性二尖瓣。

3. 相对适应证 在二尖瓣狭窄的基础上伴有下列情况者，在病例选择上应加以慎重：

（1）心功能Ⅳ级：经治疗后心功能不全基本稳定、患者能平卧后尽快行 PBMV，但在开展 PBMV 的初始节段要慎重。

（2）并发心房颤动的患者：心房颤动并非 PBMV 的禁忌证，但房颤患者可能合并左心房血栓形成。经胸超声对左心房内血栓的检出率为 50%～78%，左心房耳的血栓检出率为 17%～35%。近年来经食管超声对左心房内血栓检出率达 90%～100%，但仍不能完全排除左心房内有新鲜及细小血栓的可能性。因此，有学者认为对于房颤而左心房内未见血栓的病例，进行常规抗凝治疗 3 个月后，再进行 PBMV。即使是窦性心律者也应注意有无左心房血栓的存在。有栓塞史但经食管超声未发现左心房内血栓者亦应常规抗凝后再行 PBMV。

（3）重度肺动脉高压（指肺动脉收缩压

≥90mmHg 的患者）：合并重度肺动脉高压的病例，行 PBMV 术中可能诱发室颤，有一定的危险性。但并非绝对禁忌证。与开胸手术分离术比较，PBMV 相对安全得多。重度肺动脉高压的患者，左心室舒张末内径 >35mm 时，术后发生低心排，心源性休克的概率低。在做好充分准备的情况下，如主动脉内球囊反搏等后可考虑行 PBMV。

（4）风湿活动：二尖瓣狭窄最主要的原因为风湿性。因此，行 PBMV 术时患者是否有风湿活动对 PBMV 的远期疗效影响甚大。一般应在风湿活动控制后 3 个月以上才行 PBMV。

（5）感染性心内膜炎：如感染性心内膜炎引起二尖瓣上出现赘生物，则不宜行 PBMV。如无赘生物，在治愈 3 个月后可行 PBMV。

（6）妊娠：考虑放射线损伤可影响胎儿发育。妊娠妇女一般情况下不应作 PBMV，但如心功能为 NYHA Ⅳ 级，内科治疗难以控制，危及母子生命安全并影响未来分娩，则应考虑在病情稳定时迅速行 PBMV。

（四）二尖瓣狭窄的超声心动图评价

经皮球囊瓣膜成形术目前已广泛应用于治疗严重的二尖瓣狭窄、肺动脉瓣狭窄以及部分不适合外科手术治疗的主动脉瓣狭窄，已经成为了替代外科手术的重要治疗手段。但是在瓣膜球囊成形术前和术后都需要对瓣膜的形态、功能和治疗效果进行正确的评价，已确定术前的适应证和术后的效果。就目前而言，超声心动图检查以其安全性、无创性、准确性和可重复性成为最基本而又最可靠的方法。二维超声心动图可以动态地观察各组瓣膜形态和瓣膜下结构，对其病变特征做出正确的评价，并准确地测量瓣口面积、瓣环内径和各房室内径，在球囊瓣膜成形术的病例选择上有着十分重要的作用。频谱多普勒超声心动图通过测量跨瓣血流速度及压差可计算瓣口面积、评价瓣膜的狭窄程度，并可观察瓣膜是否合并反流及其反流的程度，还可以根据三尖瓣反流的速度准确估计肺动脉压力。频谱多普勒超声结合彩色多普勒血流显像可显著提高对瓣膜病变程度估计的准确性。经食管超声心动图对于左心房血栓，尤其是左心耳部血栓具有很高的检出率。新一代的高频数字超声技术具有较高的空间和时间分辨率，对瓣膜形态和瓣下结构形态的观察更为准确，使用这一技术的高分辨率小口径探头的经胸超声使得左心耳血栓检测的敏感性明显提高，从而明显减少经食管超声心动图的使用，减轻患者的痛苦。

经皮球囊二尖瓣成形术的机制同外科分离术一样，都是通过撕开交接部来增加瓣口的面积，而瓣膜的病变形态对临床效果的影响很大。尽管采用不同的球囊扩张技术和选用不同直径的球囊进行扩张对术后效果有影响，但影响更主要是来自二尖瓣瓣膜及瓣下结构的病理改变。超声心动图不仅能对二尖瓣的狭窄进行准确的定性和定量评价，还能对二尖瓣的瓣叶活动度、瓣膜增厚程度、瓣下病变和瓣膜钙化的程度，以及二尖瓣关闭不全和反流的程度、瓣环大小和球囊直径的选择进行准确的评价，为 PMBV 术提供了一种简单、准确、无创的方法来帮助选择病例，评价疗效和观察并发症。在目前经食管超声较为普及的情况下，利用经食管超声对于 PBMV 术前、术后的患者进行评价很有必要。它的主要优势在于：①确定有无心房及左心耳部的血栓；②定性、定量二尖瓣的反流程度；③为二尖瓣球囊成形术中房间隔定位穿刺提供帮助。Abascal 和 Wilkins 利用超声心动图将二尖瓣的瓣叶活动度、瓣叶增厚、瓣下病变和瓣叶钙化四项指标的病变严重程度分为 1~4 级，分别积 1~4 分，四项指标的总分为 0~16 分。积分越高，病变越重，称为 Wilkins 积分（表 3-1-3）。一般认为瓣膜的超声积分 ≤8 分 PBMV 术后可获得良好的临床效果；如果超声积分为 9~12 分，虽然可仍进行 PBMV，但其结果可能较好、也可能会较差；若超声积分 ≥12 分，应优先选择瓣膜置换术。除了超声积分之外，大多数的临床研究也认为有交接部的钙化、瓣膜的僵硬以及瓣下病变者的 PBMV 术后效果较差。对于年龄较小的患者，瓣下病变的严重程度是预测 PBMV 效果最主要的因素。而年龄较大的患者超声总积分对预测 PBMV 效果较瓣下病变更重要。

综合超声心动图评价对于二尖瓣的关闭不全和反流有很高的敏感性和特异性。心血管造影也证实有 25%~48% 的患者行 PBMV 后二尖瓣反流会增加，但通常为轻、中度，严重的二尖瓣反流只占 0%~5%，严重的术后二尖瓣反流使患者的死亡率增加，因此对 PBMV 术后严重的二尖瓣反流进行预测有很重要的临床意义。Chen 等对 PBMV 的患者进行术前的超声积分评价，认为瓣膜和瓣下结构病变程度的超声积分与术后二尖瓣反流的发生率和程度有很好的相关性。

一般情况，单球囊技术其球囊直径的选择是所选择球囊的截面积（cm^2）为体表面积的 3.1~3.9 倍。而超声心动图可以准确地测量二尖瓣环的直径，因

表 3-1-3　二尖瓣病变的超声心动图分级（Wilkins 评分法）

二尖瓣发病部位	病变程度	分级	积分
瓣叶活动度	仅瓣尖粘连活动度受限	1	1
	瓣叶基底部及中部活动度下降	2	2
	舒张期主要是基底部向前运动	3	3
	舒张期瓣叶没有或只有轻微的向前运动	4	4
瓣叶增厚	瓣叶厚度接近正常或略有增厚（4～5mm）	1	1
	瓣叶边缘增厚达 5～8mm，而中部仍正常	2	2
	瓣叶普遍增厚达 5～8mm	3	3
	瓣叶组织明显增厚达～10mm	4	4
瓣下病变	邻边瓣叶的腱索轻微增厚	1	1
	腱索增厚累及靠近瓣叶侧达 1/3		2
	腱索增厚并短缩累及靠近瓣叶侧达 1/3 以上	3	3
	腱索广泛增厚缩短并累及乳头肌	4	4
瓣叶钙化	瓣叶单区域回声增强	1	1
	瓣叶边缘散在回声增强	2	2
	回声增强累及瓣叶中部	3	3
	瓣叶组织大部分回声增强	4	4

此可以作为 PBMV 术选择球囊大小的重要依据之一。以避免因球囊大小选择不适当而造成 PBMV 效果不理想或过度扩张造成严重二尖瓣反流。

（五）术前准备

1. **患者准备**　除病史及体检外，对肝肾功能、电解质、末梢血象、血型及凝血机制、超声心动图、心脏 X 线及心电图等均须检查。一些有助于评价疗效的检查，如无创性心功能、运动心肺功能、心向量图、心音图、动态心电图、核医学等，可按实际需要和可能酌情检查。

术前 3 日宜停用洋地黄及 β 受体阻滞剂，抗凝治疗者术前 4 日停用华法林等抗凝药物，术前 3 日给予肝素至术前 8 小时停用，肝素可按 500～800U/h 静脉滴注或每 8 小时给 4 000～5 000U 静脉或深部肌注，维持试管法凝血时间 20～30 分钟或 ACT 200～300 秒。低分子肝素使用起来非常方便可靠，了解药物过敏情况，皮肤准备。手术前晚睡前给安眠镇静剂。请心外科、麻醉科及手术室必要时协助处理并发症。

一旦决定作 PBMV，须与患者、家属说明手术必要性、优点、可能出现的并发症等，以消除顾虑并取得合作。同时在手术同意书上签字。

2. **器械准备**　除左右心导管常用器械和急救设备外，需用房间隔穿刺器械和球囊扩张导管及其配件。本文主要介绍 Inoue 法 PBMV 的方法，所用器械包括：

（1）Inoue 球囊扩张导管：球囊大小有 4 种，充盈后直径分别为 21～24mm、23～26mm、25～28mm 及 27～30mm，亚洲人常用为 25～28mm，欧美常用为 27～30mm。导管分内外管，两管间有空腔与导管近端接头之一侧孔相通，供注稀释造影剂充盈球囊用，腔内有另一条小管（部分中国产的球囊导管无此管），其近端与另一侧孔相通，小管末端直接通入球囊，供快速排气用。内管腔与导管近端接头之中央孔相通供插入球囊伸长控制器、猪尾导丝、二尖瓣导向探条、测压、取血标本及注药等之用。

（2）球囊伸长控制器：为外径 1.2mm（18G）、长 80cm 的金属管，末端略呈弧形，后端有螺纹可固定于内管上。插入球囊导管后使球囊伸长变细且整根导管硬直，从而易于通过股静脉及房间隔穿刺孔并减少损伤。

（3）扩张器：14F，长 70cm，用于扩张股静脉及房间隔穿刺孔。

（4）猪尾导丝：直径 0.025in，长约 180cm，末端柔软并弯曲成直径 4cm 左右的圆周，其余部分较硬，这种结构使导丝能很好停留于左心房中，而球囊导管则较易通过房间隔进入左心房。

（5）二尖瓣导向探条：0.038in 末端有 2 个相连

的不同方向的 J 形弯曲,经内管直插至位于左心房中的球囊处,使球囊朝向二尖瓣口方向前进,易于进入左心室。

(6)有充盈剂量与球囊直径关系的刻度的 30ml 塑料注射器,20cm 连接管及单路开关。用于充盈球囊。

(7)游标卡尺:用于测量球囊直径。

(六) Inoue 法 PBMV 的操作方法

1. 应用 Seldinger 技术行股静脉和股动脉穿刺,并插入 8F～9F 导管鞘至股静脉,插入 5F 带活瓣的动脉导管鞘至股动脉。经动脉鞘注入肝素 2 000U。

2. 经静脉导管鞘插入 6F～7F 的右心导管行右心导管术,测定心排血量、肺动脉嵌入压、右心压力及肺动脉血氧饱和度。

3. 经股静脉行房间隔穿刺术(图 3-1-26),方法见本节(八)的内容。

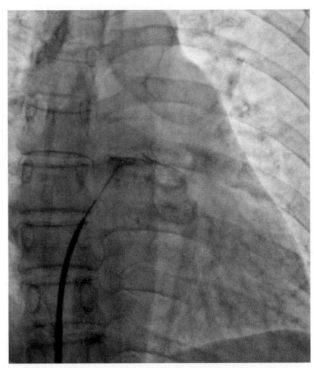

图 3-1-27　穿刺针通过房间隔,并经导管注入少量造影剂进行证实,并可见造影剂喷射至左心房壁的征象

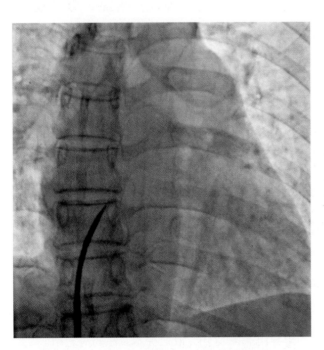

图 3-1-26　房间隔穿刺针定位于卵圆窝的部位

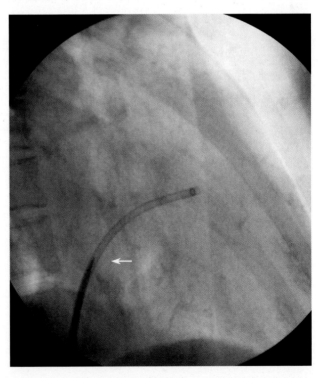

图 3-1-28　穿刺房间隔后,将鞘管通过穿刺点送至左心房内(箭头示穿刺针在鞘管内的位置)

4. 穿刺成功后,自穿刺针腔向左房内注射肝素 80～100U/kg,总量应扣除已经动脉注射的 2 000U(图 3-1-27)。

5. 将鞘管送入左心房退出穿刺针后,测量左心房压(图 3-1-28)。并经股动脉鞘管送入 5F 猪尾导管至左心室,与左心房内的导管同步测量二尖瓣跨瓣压差。然后从房间隔穿刺管中插入猪尾导丝至左心房内(图 3-1-29)。将经股动脉的猪尾导管留在左心室或主动脉内作压力监测用。

6. 用手固定好左心房中的猪尾导丝,撤出房

间隔穿刺管,用尖刀在股静脉穿刺处将皮肤切口扩大至 4～5mm,沿猪尾导丝插入 14F 扩张器扩张股静脉和房间隔穿刺孔(图 3-1-30)。然后将扩张器撤出换为 Inoue 球囊导管(图 3-1-31,图 3-1-32)。

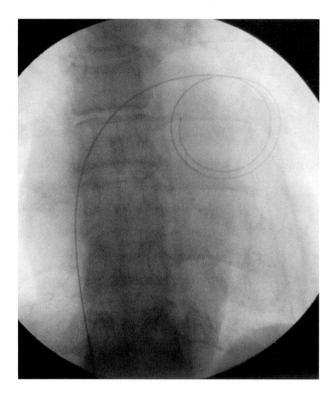

图 3-1-29　导丝在左心房内的形态

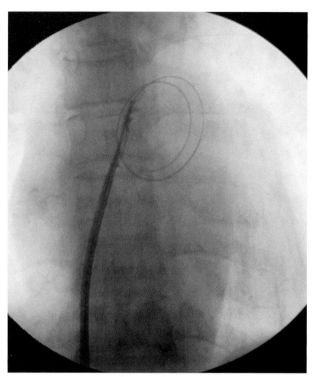

图 3-1-31　正位示球囊导管沿着导丝通过了房间隔穿刺点

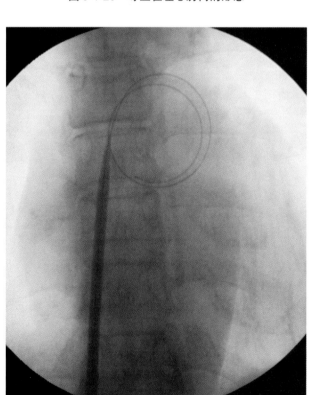

图 3-1-30　用扩张器扩张房间隔穿刺点

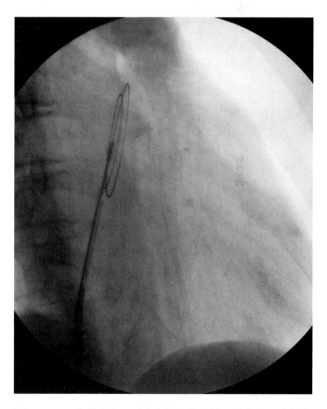

图 3-1-32　右前斜位示球囊导管沿着导丝通过房间隔穿刺点

7. 球囊导管的准备

（1）球囊导管大小的选择：在瓣膜条件较理想的病例，体重 40kg±5kg 时，球囊最大直径大约为 26mm±1mm，50kg+5kg 时大约为 27mm±1mm，60kg±5kg 时则为 28mm±1mm。瓣叶及瓣膜联合部明显钙化者宜偏小，瓣下结构严重融合病变，瓣叶活动度差、超声积分 >8 分、女性、脑力劳动者及高龄者也宜偏小。

（2）球囊直径的检查：用球囊扩张专用注射器将 1∶4 稀释造影剂的液体通过气阀注入球囊内，排出球囊内气体，然后关紧阀门。排除注射器内残余气体后，再用注射器将稀释造影剂注入球囊内，用卡尺测量球囊直径，检查球囊直径与注射器上的标志是否一致，若不一致应进行修正。

（3）安放球囊延伸器：将延伸器通过中心腔全部送入球囊导管，将其近端螺纹接到中心腔末端开口处，使球囊延长变细待用。

8. Inoue 球囊插入前须使球囊为负压。将准备好的球囊导管通过左房导丝送入左心房。由于球囊导管的头端略粗，使其经皮肤进入股静脉时偶有困难，此时可将球囊导管与股静脉呈一接近 90°的直角插入，待球囊导管头端进入股静脉之后，再将球囊导管放成水平状向前推进。如仍不能进入，可移去球囊导管，经猪尾导丝插入 14F 的导管鞘，沿导管鞘送入球囊导管。当球囊抵达房间隔时，继续向前推送，接近左心房后上壁时，应将球囊延伸器从中心腔内后退 2～3cm 以使球囊顶端恢复弯曲形状并有较好顺应性，易于继续推进并避免损伤左心房壁。继续推送球囊导管使其顶端指向下，在左心房内成反"C"型（图 3-1-33，图 3-1-34）。再将左房导丝及延伸器同时回撤。

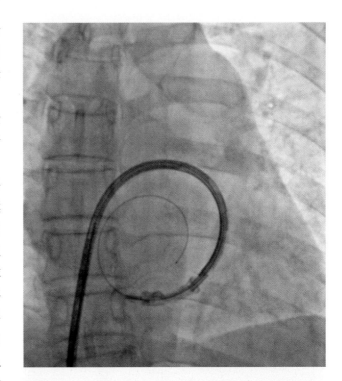

图 3-1-34　球囊扩张的导管、导丝和鞘管已完全到达左心房内

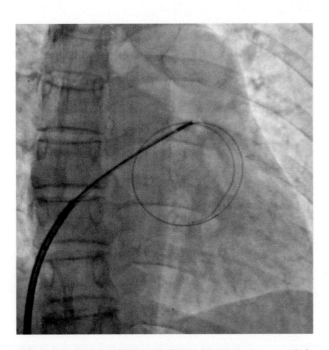

图 3-1-33　用延长器伸长后的球囊导管沿导丝进入左心房内

9．把 X 线投照体位从后前位改为右前斜位 30°，以便最大程度展示左室长轴，有利于球囊导管跨瓣定位和显示球囊外形。向球囊内注入 1～2ml 稀释造影剂使球囊前端部充盈，可避免球囊进入左室时嵌在腱索之间。然后把球囊延伸器和猪尾导

丝完全拔出，送入二尖瓣导向导丝，使球囊导管的远端成 J 形。通过调整球囊导管使其远段部分与左室长轴平行，当球囊前端靠近二尖瓣口时，可见球囊随着心动周期沿左室长轴前后运动（图 3-1-35）。在回撤二尖瓣导向导丝 4～5cm 的同时，向前推送球囊导管 4～5cm，这时球囊导管便跨过二尖瓣口进入左心室。此时，继续充盈球囊的前半部，并在

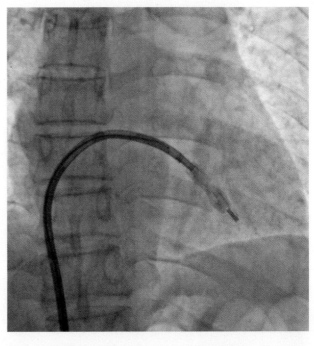

图 3-1-35　球囊已定位于二尖瓣口处

左心室中来回移动 2～3 次确定球囊游离于左心室腔中而没有卡在腱索中。然后把导管回拉使球囊中部正好嵌在二尖瓣口处（牵拉有阻力），此时固定球囊导管，在 3 秒钟内迅速推入全部稀释造影剂使球囊完全充盈（充盈压约为 1～2 大气压）。对球囊充盈 - 排空的过程进行影像和压力资料的记录（图 3-1-36～图 3-1-38）。扩张后听心音，扩张成功的病

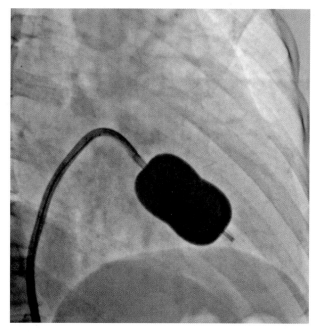

图 3-1-38　inoue 球囊充盈的第三步骤：球囊的中间部位亦充盈扩张，二尖瓣口被成功扩开

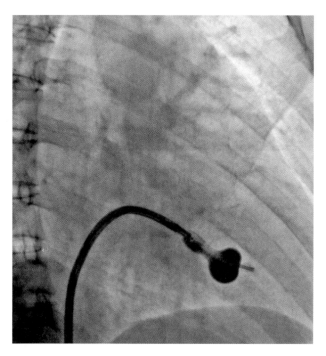

图 3-1-36　inoue 球囊开始充盈，可见二尖瓣口的左心室球囊先充盈扩张

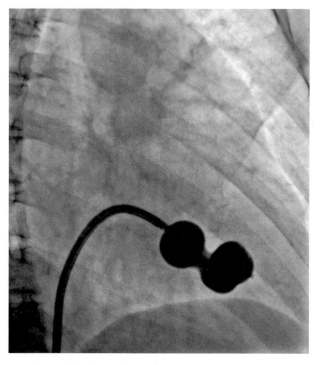

图 3-1-37　inoue 球囊充盈的第二步骤：左心房侧开始充盈扩张

例，心尖舒张期杂音明显减弱或消失，第二心音及开瓣音减弱，部分患者心尖可出现柔和的收缩期杂音，二尖瓣跨瓣压差明显下降，当跨瓣压差降至 0.31kPa±0.35kPa（2.3mmHg±2.6mmHg）水平较为理想。如果未达到理想疗效而又无二尖瓣反流发生或原有的二尖瓣反流无加重，球囊直径可加大 1mm，再次扩张，直至疗效满意。

　　当二尖瓣被球囊扩张一次之后，在随后的增大球囊再扩张时，会出现球囊不易固定于二尖瓣口的情况，为避免这种情况的发生，可送入导向导丝增加球囊导管的强度。扩张时一旦球囊的近端开始充盈应保持向前推送球囊导管的力量，以防球囊退回左心房。

　　10. 二尖瓣扩张完毕，球囊重新处于负压状态，重新插入球囊延伸器及猪尾导丝使球囊变细长并撤回至下腔静脉处，交换为右心导管测心排血量、右心各腔压力、血氧饱和度。必要时作左心室、主动脉及肺动脉造影。拟作左心房造影则在撤出球囊导管时，猪尾导丝仍保留在左心房中，随后沿导丝插入猪尾导管（长 60cm，7F），进行造影（图 3-1-39）。

　　11. 撤出所有导管及附件，肝素不必中和，压迫止血和包扎，如止血困难可静脉慢慢推注鱼精蛋白（20～30mg）±（10% 葡萄糖 20～30ml）。

　　12. 术后弹性绷带包扎压迫腹股沟 6 小时，卧床 12 小时，密切注意局部出血及血肿，下肢皮肤颜色及温度变化，足背动脉搏动情况、血压、脉搏等。

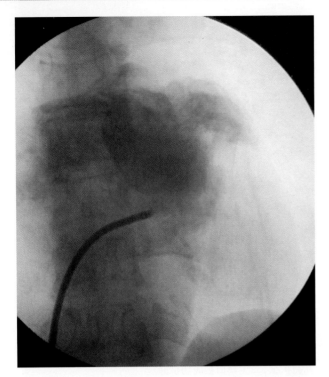

图 3-1-39　扩张成功后，从鞘管内推注造影剂至左心房内，观察二尖瓣口血流通过情况

静滴青霉素 G480 万 U/d 共 1～2 日。出院前复查心脏照片、超声心动图、心音图、心电图、心向量图、无创性心功能检查等，作为评定疗效的参考。

（七）并发症

用 Inoue 球囊导管作 PBMV 由于有前述的优点，故并发症低于双球囊技术，不发生左心室穿破，心房水平左向右分流及二尖瓣反流发生率低而轻是 Inoue 球囊技术的重要特点。一组 232 例对比研究指出双球囊技术对患者的有害影响约为 Inoue 球囊技术的 5 倍。Inoue 球囊技术的主要并发症有：

1. 死亡　据统计死亡率一般为 0～3%。死亡率相差较大的原因，一是观察的时间不一致，二是与技术熟练程度有关，三是选择的病例标准不一。心脏穿孔和 / 或心包压塞是术中死亡的最主要原因。球囊过大或球囊在瓣下充盈扩张造成腱索断裂和 / 或瓣膜严重断裂引起急性重度二尖瓣反流，栓和 / 或气栓导致脑梗死、冠脉栓塞、肺栓塞、低心排及肺水肿、心源性休克等均是足以威胁生命并造成术中和术后早期死亡的原因。术前二尖瓣积分（Wilkins 积分）高值（≥13 分）和瓣口面积小（<0.7cm²）是术后早期死亡的最重要预测因素。

2. 心包压塞　多由于房间隔穿刺所引起，与球囊无关。熟练的操作很少发生心包压塞，发生率为 0.2%～1.4%。造成心包压塞的主要原因是房间隔穿刺失误造成穿刺针和 / 或穿刺套管刺破心脏所致。其他的如导引导丝、房间隔扩张管等在心腔内操作不慎，也可造成刺破心房壁、腔静脉、冠状静脉窦等处而导致心包压塞的后果。熟练地掌握房间隔穿刺技术，正确地操作 PBMV 的所有器械，有一定的处理复杂情况的能力，这些都是预防心脏穿孔的关键。术者应具有扎实的影像学基础，对心脏的空间关系和病理状态下的结构非常熟悉。

房间隔穿刺针刺入心包一般不会产生严重后果，如穿刺针多次刺入心包则有可能造成心包压塞。另外，术中准确判断单纯穿刺针刺入心包还是连同穿刺套一同进入心包十分重要，两者的后果和处理方法不同。在可疑刺破心包的情况下，自针腔内注射少量造影剂可发现心包腔显影，此时固定穿刺套管将穿刺针退回穿刺套管顶端之内，再从针腔内注射少量造影剂心包仍显影，则说明穿刺套管已刺入心包腔内。处理的方法是：先用等量鱼精蛋白中和肝素，固定穿刺套管，退出穿刺针，从穿刺套管内送入 0.032in 的 J 形交换导丝至心包腔内，退出穿刺套管后观察有无心包压塞的表现。一旦判断有心包压塞，则立即沿交换导丝送入普通 6F 猪尾导管至心包腔内进行心包引流，然后作剑突下心包穿刺或心包切开引流。继续观察 1～2 小时，如无心包压塞的征象时，可回病房监护。如处理效果不好，则应请心外科行开胸引流手术。

3. 心房间左向右分流　Inoue 球囊直径为 4.5～5mm，只需用 14F 扩张器，术后食管超声探查房间隔穿刺孔只有 1.8mm±1mm。房间隔的损伤小，因而 Inoue 技术房水平左向右分流甚小。我国一组 5 623 例统计，发生率为 1.91%。但双球囊技术则全部都有左向右分流，聚乙烯球囊术后 PBMV 后血氧测定左向右分流可达 17%～28%。PBMV 引起的房间隔缺损，大部分可随时间而缩小或闭合，术后 1 周内已开始缩小，1 个月时显著缩小，至 6 个月已极小。极少数病例其房水平分流量可以增大，并可导致渐进性右心衰竭和重度三尖瓣反流。主要原因是二尖瓣交界没有扩开、左房压不能充分降低，同时房间隔的损伤又较大。此种情况称之为医源性鲁登巴赫综合征。遇有此类情况的发生，应尽早行外科房间隔修补、二尖瓣置换和三尖瓣修补术。否则将严重影响预后。

综合各家文献报告，与房水平分流产生相关的因素有：

（1）与操作的时间呈正相关的关系。

（2）与术后二尖瓣口面积的大小呈负相关的关系。

（3）与球囊插入和回撤通过房间隔的状态有关。

（4）与所用球囊的种类、数量有关。

以下措施有助于减少房水平分流和避免医源性鲁登巴赫综合征：

（1）熟练掌握 PBMV 各个步骤的操作方法，做到减少操作时间，避免鲁莽操作和误操作。

（2）选择正确的房间隔穿刺部位，尽量避免在房间隔边缘部位进行穿刺。

（3）球囊导管通过房间隔时，一定要使用金属延长器将球囊伸直变细后再通过，并且动作要轻柔，以免造成房间隔撕裂。

（4）一旦球囊已扩张，切忌回拉球囊导管，另外还要防止扩张的球囊直接弹回左心房，特别是左房较小或已扩张了一次的情况下。以避免球囊导管对房间隔的撕裂。

（5）球囊退回右心房之前，必须使球囊完全排空，并重新塑型为伸直状态之后才能回撤。

（6）选择病例时，要注意瓣膜交界无明显增厚、钙化，以使球囊扩张时能有效扩开二尖瓣口。

4. 二尖瓣反流 多因球囊过大、瓣叶穿孔或撕裂、腱索撕断、钙化联合部扩张后不能对合等引起。二尖瓣反流是 PBMV 较常见的并发症。文献报道为 14%～30%，但绝大多数为轻、中度。近期和远期的随访均表明，对患者的血流动力学状态和临床症状的改善无明显影响。约有 2%～5% 的病例属重度，此时应考虑根据病情行外科换瓣手术。虽然术前二尖瓣病变的形态学表现、原有的二尖瓣反流和术中球囊大小选择是否适当都会影响术后二尖瓣反流发生的概率和程度，但具体某一患者是否会发生严重的二尖瓣反流往往难以预测。谨慎选择适应证，规范的操作可能有助于减少二尖瓣反流的发生。

5. 体循环栓塞 体循环栓塞是 PBMV 的严重并发症，也是致残和致死的主要原因之一。术前已存在的心腔内血栓的脱落是引起栓塞并发症的最主要原因，二尖瓣上脱落的斑块、钙化物也可能导致栓塞，甚至因术中肝素化不充分而产生的新血栓亦可导致体循环栓塞。多表现为脑栓塞，也有发生冠脉栓塞的报道。

注意以下环节有助于避免栓塞并发症的发生：

（1）严格筛选病例以除外心腔内血栓的存在是防止栓塞发生的关键。术前必须作经胸超声心动图检查，如有条件最好作经食管超声心动图检查已详细除外左心房内血栓。①如有阵发房颤和有体循环栓塞史，应常规口服华法林 8 周以上，术前 3～5 天停用华法林改用肝素抗凝至术前 1 天。除外心腔内血栓才能手术；②持续性房颤，口服华法林 8 周以上后复查经胸和 / 或经食管超声，如为局限于左心耳的血栓，则延长华法林抗凝至 12 周以上，血栓溶解方可手术。如没溶解，不应手术。术者经验丰富、技术非常熟练者可慎重手术；③左房体部血栓，在病情允许的情况下，应口服华法林抗凝 3～12 个月，血栓溶解则可实施手术，不溶解原则上应禁忌手术。但如能可靠地证实心房内未溶解的血栓为机化的血栓，可慎重手术。

（2）肝素化的问题，一旦房间隔穿刺顺利完成，应立即肝素化。如穿刺针进入心包，为防止心包压塞发生，可在房间隔穿刺成功后减少肝素用量，但扩张术的操作应迅速完成以防血栓形成造成栓塞并发症。

（3）防止气栓、规范操作。并减少频繁交换器械，有利于防止血栓或气栓的发生。

6. 操作失败 主要原因是操作技术不熟练及缺乏对复杂病变的处理能力导致房间隔穿刺失败或球囊跨瓣失败。特别是瓣口狭小较重的病例。因此，开展 PBMV 术的早期，应有技术熟练、操作规范的专业医师带领，并能独立完成至少 25 例以上操作，才能提高成功率。

7. 心律失常 可能发生多种心律失常，一般不需特殊处理，但导管及导丝离开刺激部位后仍持续的快速房颤、房扑或房速者可予药物治疗，导管在左心室中引起室性早搏及室速宜迅速结束扩张后从左心室撤出导管，罕有室颤发生，立即除颤常可成功。

8. 其他 短暂低血压、胸痛、短暂意识障碍常为一过性，无需特殊处理。术后穿刺部位的血肿形成或伤口感染可对症处理。

术中有 2% 的患者可发生急性肺水肿，常见于二尖瓣狭窄重、患者紧张和球囊阻塞瓣口时间较长引起。此类患者应先采用药物治疗，待病情和情绪稳定后再行 PMBV，并尽量迅速完成手术，对于二尖瓣狭窄极重，而左心室腔很小的病例，术后发生左心低心排的概率高，属高危患者，应慎重选择 PBMV。

总之，由于术前超声心动图的应用和术者经验、技术的提高，发生心包压塞和体循环梗死等严重并发症的概率已明显减少。对于有一定经验的医疗单位，特别是心脏病中心或专科医院，经皮球囊二尖瓣成形术已基本取代了外科闭式二尖瓣分离术而成为治疗二尖瓣狭窄的主要手段。

（八）经皮球囊二尖瓣成形术的疗效评价

对 PBMV 术的疗效评价包括即刻疗效和长期疗效的评价，而评价 PBMV 疗效的方法除了根据临床表现和心功能状态来判断之外，还有一些更为精确的判断方法。有创性的评价方法是心导管检查术，一般情况不将其作为随访的方法。无创性的方法中最重要的是超声心动图检查，此外还有心肺功能试验和心电图等。

1. 经皮球囊二尖瓣成形术的即刻疗效评价 行 PBMV 术后即刻就可产生血流动力学变化。包括左心房平均压、二尖瓣跨瓣压、肺动脉平均压和二尖瓣瓣口面积等指标马上改善。Inoue 的一组 520 例的结果报告，二尖瓣跨瓣压差从术前的 11.9mmHg±0.27mmHg 下降至术后的 5.5mmHg ±0.14mmHg，二尖瓣口面积由术前的 1.13cm^2±0.03cm^2 增加至 1.97cm^2±0.04cm^2。在瓣膜柔软组增加最为显著（$p<0.000\ 1$），瓣下病变组则（$p<0.02$）有外科手术史组疗效也很显著（$p<0.000\ 7$），在伴有房颤组（$p<0.001$），联合部僵硬组比不僵硬组引起二尖瓣反流者显著增多（$p<0.000\ 5$），术前瓣口面积 <1cm^2 伴有二尖瓣反流者也显著高于瓣口面积大于 1cm^2 者（$p<0.006$）。

超声心动图是 PBMV 术后即刻和随访的主要检查手段。Chen 等对 146 例患者的 PBMV 术前、术后超声心动图进行分析，二尖瓣口面积从 1.06cm^2±0.27cm^2 增至 2.04cm^2±0.32cm^2，左房内径从术前的 43.6mm±6.3mm 降至术后的 38.4mm±5.6mm。

Hung 等认为单从瓣口面积来看，规定瓣口面积增加≥50% 为疗效满意。但临床结果显示即使 PBMV 术后患者血流动力学改善不理想，其临床症状也有明显改善，这一结果提示只要 PBMV 术后瓣口面积超过临界面积患者的临床症状就会明显改善。基于这一点，在对有瓣膜钙化、严重的瓣下病变的患者进行 PBMV 时球囊直径不应太大，效果同样比较满意，并能减少并发症的发生。

2. 中、远期疗效的评价 陈传荣等 600 例 PBMV 术后及随访的结果均很满意，其中随访 5～9 年（平均 5.1 年 ±1 年）的头 119 例，表明短期和长期疗效均很满意，血流动力学显著进步，心功能改善和运动心肺功能改善也都很明显。119 例中二尖

瓣再狭窄即术后瓣口增加的面积减少 50% 以上 9 例（7.6%），分别发生于手术后 1.5、6（2 例）、6.5 及 7（2 例）年，其中 7 例作二尖瓣置换术，术中见瓣膜严重钙化及瓣下严重融合，1 例二维超声检查也见二尖瓣严重钙化及严重瓣下病变，因患者拒绝外科手术而再次作 PBMV，结果二尖瓣压力阶差自 2.00kPa（15mmHg）减为 0.27kPa（2mmHg），二尖瓣瓣口面积自 0.8cm^2 增加至 2.4cm^2，心功能由Ⅲ级改善为Ⅰ级，随访 5 年心功能仍维持Ⅰ级，二尖瓣口 1.89cm^2。另 1 例术后 6.5 年发生再狭窄，瓣膜中度钙化，重复 PBMV 结果二尖瓣口自 1.31cm^2 增加至 1.95cm^2，二尖瓣压力阶差自 1.47kPa（11mmHg）降为 0kPa（0mmHg）。

Chen 等报道 PBMV 术后 8.1 年 ±2.8 年的随访结果表明，对于无瓣膜钙化和严重瓣下结构病变的患者 PBMV 的远期效果良好。北美 Inoue 法 PBMV 中心试验的中期随访中，290 例患者 6 年的存活率为 88%，无二尖瓣置换术生存率 73%，无心血管事件发生（死亡、二尖瓣置换术、再次 PBMV）的生存率为 63%。这些研究均表明 PBMV 的远期疗效比较满意。对于那些瓣膜弹性良好且无钙化、年龄较轻（<70 岁）并且为窦性心律的患者，PBMV 是理想的适应证，5～10 年的远期疗效比较满意。

（九）经房间隔左心导管术

经房间隔左心导管通常用于导管需要进入左心房内的介入性诊断和治疗术中。在少数情况下，心导管可以通过卵圆孔，房间隔缺损和室间隔缺损从右心进入左心。多数情况下，左心导管术常用径路是经皮穿刺或切开外周动脉逆行插管法，逆行插管很难把心导管插入左心房。采用特殊设计的导管，有望克服这种困难，但操作技术不易掌握，未被广泛应用。以往曾用的经胸骨上窝或背部穿刺左心房的径路因其危险性较大，已不再被采用。1959 年 Ross 和 Cope 等报道经房间隔左心导管术以来，已得到广泛应用。经房间隔左心导管术的迅速发展，则是 20 世纪 80 年代随着经皮顺行法的二尖瓣、主动脉瓣气囊瓣膜扩张术及经房间隔射频疗法的发展而发展的。

1. 房间隔解剖 对房间隔主要解剖关系的认识是正确掌握房间隔穿刺术的基础。正常左心房位于右心房之左后上方，较右心房略小，但房壁较右心房略厚。有前、后及下 3 个缘，前缘与肺动脉干和升主动脉后面相邻，后缘正对后房间沟，止于冠状窦口前方，构成心底的大部分。下缘与三尖瓣隔

侧瓣附着缘上方相接。房间隔与额面和矢状面均呈约45°角，即作为平面的房间隔朝向右前下方。薄膜状的卵圆窝位于房间隔中央偏后下，是房间隔穿刺的理想部位，其面积只有房间隔的1/4左右。二尖瓣病变患者由于左心房压力升高和左心房扩大，房间隔由凸向左心房逐渐凸向右心房且位置比正常偏后下。

2. 适应证与禁忌证

（1）适应证

1）经房间隔径路的球囊二尖瓣及主动脉瓣扩张术。

2）主动脉瓣狭窄，包括特发性肥厚性主动脉瓣下狭窄，尤其是逆行左心导管失败者。这时用左心室及升主动脉中的心导管同步测量的主动脉瓣跨瓣压力阶差比逆行插管更可靠。

3）房间隔造口术治疗完全性大动脉转位及左侧房室瓣闭锁。

4）评价某些先天性复杂性心血管畸形。测左心房压和肺静脉及肺静脉毛细血管压与造影。

5）某些类型主动脉瓣置换术后。除了避免损伤机械瓣和插管困难外，同样也能获得比逆行插管更真实的跨瓣压力阶差，以帮助疗效评价。

6）外周动脉及腹主动脉严重疾病（狭窄、扭曲、搭桥术后）使逆行左心插管困难者。

（2）禁忌证：下列情况应视为绝对或相对禁忌证：

1）巨大右心房：这种情况下房间隔穿刺针很难接触到房间隔。在右心房内径60～70mm以上的病例，房间隔穿刺确实比较难，究竟多大的右心房才不能作房间隔穿刺还有待进一步探讨。

2）心脏大血管明显转位畸形：由于房间隔位置也可随之变异，穿刺较危险。瘦长身体，明显肺气肿的患者，一般心脏顺钟向转位较明显，左心房偏后下，穿刺时针尖宜略偏后，相反矮胖及后期妊娠者心脏逆钟转，穿刺时针尖宜略偏前上。

3）显著胸腰椎侧凸。

4）主动脉根部显著扩张：如升主动脉瘤及重度主动脉瓣关闭不全，尤其当左心房径线较小时。

5）抗凝治疗患者：须待凝血酶原时间接近正常方可进行房间隔穿刺术。在用华法林的病例，应在停药4日后作房间隔穿刺术，并在停药第2日至术前8小时给予肝素。

6）最近有体循环栓塞史：如左心房无附壁血栓，一般应在栓塞后3个月进行房间隔穿刺术，并给予抗凝治疗。

7）房间隔附壁血栓及黏液瘤：左心房前后壁血栓原则上也不应作房间隔穿刺术，如确实病情需要，则宜在用华法林抗凝半年以上和血栓基本吸收后才可进行。

8）下腔静脉、有髂外静脉及右股静脉狭窄畸形等：可导致房间隔穿刺失败或穿刺成功但随后插入球囊扩张导管困难。

3. 操作步骤

（1）术前准备：胸部正侧位X线照片，主要观察心房边缘，升主动脉的大小和走行方向，胸部和脊柱有无畸形。

心脏超声检查，包括经胸和经食管超声测定主动脉和心腔大小，房间隔的方向、偏斜、膨出和厚度，并明确有无左心房血栓。

（2）器械选择

1）房间隔穿刺导管：Brockenbrough管前端有6个孔，弯成3/4圆周，其直径为2cm、2.5cm及3cm，适于须作左心室造影者，但穿刺针可从侧孔穿出，如未觉察可导致房间隔穿刺失败。Mullins管末端没有侧孔，股穿刺针只能从管尖推出，该管分成外套管与扩张器（内管）两部分，外套管近端有止血活瓣，有的外套管后端有带开关的侧管，便于同步测定2或3个心血管腔的压力，同时有指示管尖方向的作用，较为方便。对与经皮球囊二尖瓣成形术，也可以只用其扩张器，但稍不方便。成人一般可用8F长67cm的Mullins管，小儿可用6～7F长52cm者。

2）房间隔穿刺针：Brockenbrough针前端为21G，穿刺阻力较小，万一穿破心房壁组织损伤也较小。成人一般用18G长71cm前端弧形针，巨大左心房者也可用直针。小儿可用19G长56cm针。

3）导丝：一般用0.032in或0.028in长145cm弹性导丝，如为交换导丝，则较方便于从端孔导管转换为Mullins管。Brockenbrough管可通过0.035in导丝。

（3）房间隔穿刺点的定位：房间隔穿刺的定位方法有很多种，各有其优缺点，每位手术者可熟悉自己喜欢的1～2种方法，使之应用自如，熟能生巧。这里介绍的是较简单的实用方法：房间隔的解剖位置相对固定，但因各心腔大小、体型、慢性肺部疾患和心脏转位而有所差异。在左心房增大的病例，透视下可见其阴影并与右心房构成双重阴影，在左心房大小正常或轻度增大的病例，穿刺点约在左心房影的中下 1/3 水平线与脊柱的中右 1/3 的交点上，对于左心房中度增大以上或高度顺钟向转位的病例约在左心房影中下 1/4 水平与脊柱右缘交点上，但在左心房影看不清的病例，宜作右心房造影和测定房间隔电图进行定位。

右心房造影法也较准确，但费时、费力、费材料并增加放射线损伤与造影剂反应机会。特别适宜于透视看不清左心房影的病例。Inoue 等修正的右心房造影方法是 7F 的 NIH 或猪尾导管插至右心房上中部间，注入 76% 泛影葡胺 40ml（20ml/s）左右，用录像及电影记录直至主动脉显影为止，造影时患者自然呼吸，造影后标记三尖瓣上缘收缩其位置 X，通过 X 作一水平线和左心房右缘相交于 Y 点，在 XY 线之中点作垂直直线，后者距与左心房下缘交点上一个胸椎的高度处为穿刺点。

房间隔电图定位法即房间隔穿刺针近端接至心电图胸导联，针间保持在房间隔穿刺管内接近管尖处，当针和管从上腔静脉沿房间隔下移而出现 P-R 段明显抬高时提示已达房间隔肌部，再继续慢慢下移至 P-R 段恢复成等电位线时表示已到达膜部，在下移少许 R-P 段不变即为穿刺点。也可用二维超声指导房间隔穿刺，虽然也有帮助，但有时还要 X 线加以核实，且需要超声仪器和工作人员到现场。Croft 和 Lipscomb 于 1985 年报道了右前斜位透视下定位房间隔穿刺的方法。方法是取右前斜位 40°～50° 体位行升主动脉造影，从造影所见的主动脉根部和右前斜位所见的左房后缘各画一个垂线，两条垂线的中点向下 1～3cm 即为房间隔穿刺点。此法对于经验不足的医生可提供帮助。其他方法如放一猪尾导管在主动脉根部抵住右冠窦做标记，穿刺针朝左、后指向标记水平之下穿刺等。

在实际的房间隔穿刺术中，通常是结合几种方法一同应用。单纯的后前位透视定位对判断穿刺方向有一定不足，结合右前斜位和/或侧位透视，可提高穿刺的成功率和安全系数。

（4）操作步骤

1）术前准备：消毒和麻醉等和常规右心导管术相同。

2）在右腹股沟韧带下二横指（成人）股动脉搏动内侧 5mm 处用刀尖刺 1 个 2～3mm 小口，用 18G 穿刺针穿刺股静脉，成功后行右心导管检查，获得必要的资料后退出导管，插入直径 0.032in 的导引导丝，在透视下送至上腔静脉，沿导丝插入房间隔穿刺导管（Mullins 管或 Brockenbrough 管）至上腔静脉。

3）移去导丝，自房间隔穿刺导管中插入充以肝素 1 000U/ml 的房间隔穿刺针直至针尖抵达管尖内 0.5～1cm（针体在房间隔穿刺管后端外仍保留约 2cm），针体近端接压力监测系统，穿刺针方向指示器始终保持与管尖方向一致，左心房大小正常或轻微增大者，可指向 3 点钟，（自足向头看）方位，中度增大者指向 4 点钟（自足向头看）方位，巨大左心房可能要指向 6 点钟处，在连续透视和压力监护下，导管及针同步同向移动。管尖自上腔静脉慢慢沿胸椎中右 1/3 连线（左心房较大的在脊柱右缘）下移至标记点处（图 3-1-40～图 3-1-42）。一般可有管尖突然向左侧移动现象（若卵圆孔未闭则导管可能进入左心房而见压力升高呈左心房压力曲线）。此时可作右前斜位透视，房间隔穿刺针的顶端指向因与 X 射线方向平行，透视下其顶端的弯曲消失（图 3-1-43）。此时左手固定房间隔穿刺导管于患者大腿上，右手推进穿刺针，当穿过卵圆窝时，阻力突然消失如同针穿过塑料膜或气球之感觉，提示穿刺成功。

穿刺成功的标志是：

A. 压力监测显示压力突然比原来右心房压高，呈左心房压力曲线。

B. 从针腔抽出鲜红血液，血氧饱和度达 95% 左右。

C. 最重要的是自针腔注入造影剂在左心房中弥散（图 3-1-44，图 3-1-45）。

针尖进入左心房后患者应避免咳嗽，以免穿破心房壁。穿刺过程如不用压力监测的方法，可于穿刺针中充以 76% 泛影葡胺，针的近端接上 10ml 具有螺旋接头的塑料注射器（内充以造影剂），当房间隔穿刺管尖下滑至穿刺点时，推注少许造影剂，可见造影剂顺房间隔往下流，即可穿刺。把针尖推出管尖外 3～5mm，注入少许造影剂，可见造影剂进入房间隔组织中的阴影，并随心脏舒缩而移动，这时继续把针完全推进穿刺管中，再推注造影剂，若见造影剂在左心房中弥散，则说明穿刺已经成功。

遇有卵圆窝缺如或由于左心房压力较高使房间隔的右心房面由凹面变成凸面的病例，房间隔穿刺导管到达标记点时感觉不清楚或向左右偏移。可使穿刺针方向指示器指向 4 点钟的位置时，在左前斜位 60° 投照时使管尖指向脊柱，在巨大左心房及心脏高度顺时针转着，方向指示器指向 6 点钟，这时用左侧位校正导管方向，管尖应指向脊柱。再利用

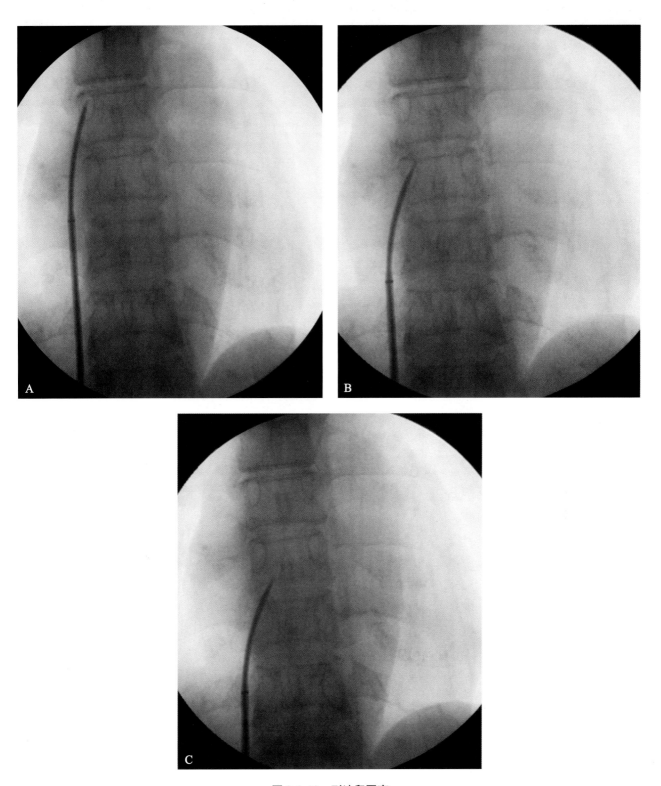

图 3-1-40　到达卵圆窝

A～C. 穿刺针在房间隔的右心房侧自右上向下滑动,并到达卵圆窝的过程

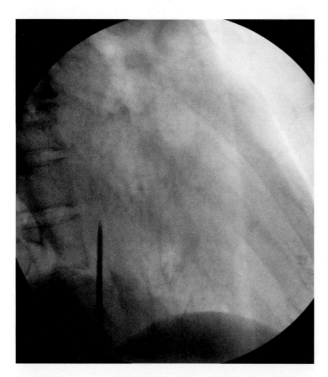

图 3-1-41 右前斜位穿刺针位于卵圆窝处的投影

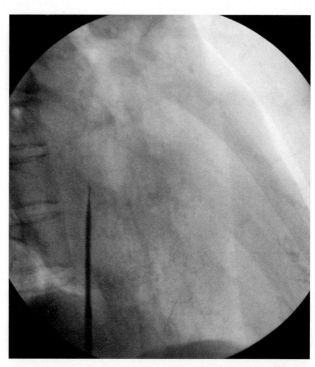

图 3-1-42 定位完成后，开始穿刺房间隔

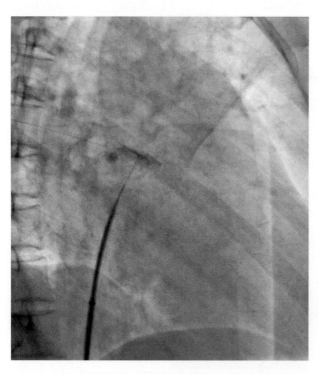

图 3-1-43 右前斜位观：房间隔穿刺成功

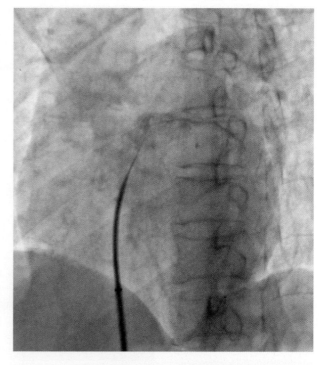

图 3-1-44 穿刺针通过房间隔，经导管注入少量造影剂进行证实，并可见造影剂喷射至左心房壁的征象

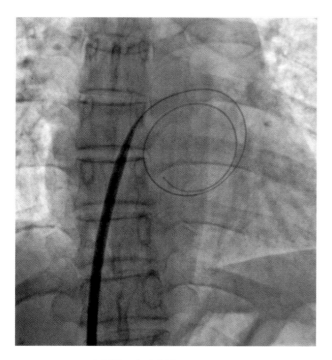

图 3-1-45 扩张器扩张穿刺点后，导丝被送入左心房内

左前斜或侧位校正方向后，最好在此位置进行穿刺。

4）证实穿刺成功后，透视下自针腔边推注造影剂边推送导管及穿刺针至左心房中部（推进 1～2cm），要特别注意导管及穿刺针推进深度只限于造影剂喷射束开始弥散之前，以免穿破左心房壁。

5）拔出穿刺针留下房间隔穿刺导管于左心房中：拔针过程要慢，术者右手把房间隔穿刺针固定于患者大腿上，左手把房间隔穿刺导管向前推进 1cm 以确保在左心房中，然后术者左手把房间隔穿刺导管固定在患者大腿上，右手把针全部拔出。然后自管腔注入肝素 80～100U/kg。

6）随后的操作视检查和治疗的目的而异。

4. 并发症

（1）心脏穿破：多由于穿刺部位和方法不当，穿破右心房或左心房壁、主动脉根部、右心室及左心室等。如果只是穿刺针穿破上述部位，患者又未肝素化，通常是没问题的，可暂停随后的原定操作，过几日再作，或观察半小时以上而无心包压塞现象（如心影增大、心脏搏动减弱、动脉压力下降、静脉压升高、心音减弱、患者面色苍白、头晕及胸部不适等症状），可继续迅速完成手术。心包压塞常见的原因为心房壁穿破，心室穿破的后果更严重，不可忽视。判断穿刺针或导管穿破心壁的要点是：①患者出现心前区疼痛或不适感；②针腔压力突然降低和心房压力曲线消失；③自针腔抽不出血；④自针腔注入造影剂见停留于心包腔中，如心包也被穿破则

造影剂流至胸腔和肺组织中。

主动脉穿破应可见主动脉压力曲线，如能及早发现，不致将导管插入主动脉，穿刺针退回右心房后仍可继续作房间隔穿刺，穿刺点应比原来的位置略低。

穿刺点定得太低可穿破冠状窦及经室间隔膜部进入左心室，压力改变及自针腔推注造影剂有助于判断。针退回右心房后在较高部位重新穿刺。

（2）体循环栓塞：可来源于导管及针腔中的气泡和血块，或左心房的附壁血栓。操作过程导管及针腔保持通畅，排去气泡，针腔充以 1 000U/ml 的肝素也是预防栓塞的重要措施，当压力曲线原来波形消失或变小、变低时应及时检查有无堵塞，操作时间较长时针腔应重新以肝素液冲洗管腔。房颤患者虽然超声心动图检查未发现左心房有血栓，也宜先行抗凝治疗 3 个月左右。栓塞发生后可试行溶栓疗法。

（3）心律失常：多因导管及导丝刺激心房壁引起，风湿性心脏病二尖瓣狭窄患者常发生房颤与房扑，一般不需特殊处理，将导管或导丝稍向后退多能消失，持续较久而心室率较快者，可经静脉给毛花苷 C 或抗心律失常。

二、经导管主动脉瓣置换术

（一）临床概述

主动脉瓣狭窄是一种进展性心血管疾病，一旦出现症状，预后很差。若不及时干预，患者中位生存期为 2～3 年。在西方国家，主动脉瓣狭窄发病率在年龄≥65 岁人群中约 2.0%，在年龄≥85 岁人群中约 4.0%。我国尚无大规模流行病学数据。

健康成人的主动脉瓣口面积为 $2.6～3.5cm^2$，瓣口面积大于 $1.5cm^2$ 的轻度狭窄时血流动力学影响较小；而瓣口面积在 $1.1～1.5cm^2$ 时，即为中度狭窄，此时常可出现明显的血流动力学障碍，跨瓣压差可达到 50～70mmHg；而当瓣口面积减小至 $1.0cm^2$ 以下时，为重度主动脉瓣狭窄，跨瓣压力阶差可达 75～100mmHg，甚至更高。主动脉瓣狭窄时，左心室阻力负荷明显增加，左心室通过增加收缩力来维持正常心输出量，因此，轻度～重度主动脉瓣狭窄的患者可长期无症状或活动后出现症状，但左心室已经出现向心性肥厚，长期的病程和病变进一步发展的结果可发生肥厚伴扩张，充血性心力衰竭、严重的心肌供血不足，而出现心绞痛、晕厥、甚至猝死。

以往主动脉瓣狭窄的治疗除药物维持并改善心脏功能外，仅有外科手术这一手段。部分患者因外科手术禁忌，从而失去了病变瓣膜矫正的机会。而经导管主动脉瓣置换术则为该病的治疗，开辟了一条全新的途径。

（二）经导管主动脉瓣置换术简介

经导管主动脉瓣置换术是指将组装好的人工主动脉瓣经导管植入到病变的主动脉瓣处，在功能上完成主动脉瓣的置换。近年来国际上已趋向于把该技术称为 TAVR（transcathetera ortic-valve replacement，TAVR）。TAVR 是治疗主动脉瓣狭窄的革命性新技术，目前已推荐将外科手术禁忌、高危和中危主动脉瓣狭窄患者作为 TAVR 的适应证。TAVR 同时也是一种复杂、高风险的技术，其开展需心内科、心外科、影像科、麻醉科等多学科的协同配合。

自 2002 年 Cribier 等实施首例人体 TAVR 以来，TAVR 在欧美国家迅速发展。在国内，自 2010 年 10 月 3 日，上海中山医院葛均波教授等实施首例人体 TAVR 以来，该技术在国内逐步推广应用。目前，全国多家中心相继开展 TAVR，积累了初步经验。国产 TAVR 瓣膜（图 3-1-46）近期已于我国获批上市，TAVR 将在我国大范围地推广。

（三）经导管主动脉瓣置换术的适应证和禁忌证

目前 TAVR 的适应证推荐更多的来自于欧美指南。外科手术禁忌、预期寿命超过一年、症状性钙化性重度主动脉瓣狭窄的患者首选该术。其次，外科手术高危、预期寿命超过一年、症状性钙化性重度主动脉瓣狭窄亦可考虑行 TAVR 治疗。外科手术禁忌是指预期术后 30 天内发生死亡或不可逆并发症的风险 >50%，或存在手术禁忌的并发症，如胸部放疗术后、肝衰竭、主动脉弥漫性严重钙化、极度虚弱不耐受外科手术。外科手术高危主要是指美国胸外科医师协会（society of thoracic surgeons，STS）评分≥8 分的患者。此外，欧洲心血管手术危险因素评分系统（European system for cardiac operative risk evaluation，EuroSCORE）评分、虚弱指数、手术不能改善的主要器官损害、存在相关的手术操作障碍等情况也是综合评估患者外科手术禁忌及危险分层的重要指标。

1. 绝对适应证

（1）老年重度主动脉瓣钙化性狭窄：超声心动图提示跨主动脉瓣血流速度≥4.0m/s，或跨主动脉瓣压力差≥40mmHg，或主动脉瓣口面积 <0.8cm^2，或有效主动脉瓣口面积指数 <0.5cm^2/m^2。

（2）患者明确的主动脉瓣狭窄所致的症状，如心悸、胸痛、晕厥，NYHA 心功能Ⅱ级以上。

（3）外科手术禁忌或高危（依据 STS 评分判定）。

（4）解剖上适合 TAVR（不同瓣膜系统对 TAVR 的解剖要求不同，包括瓣膜钙化程度、主动脉瓣环内径、主动脉窦内径及高度、冠脉开口高度、入路血管内径等）。

（5）三叶式主动脉瓣。

（6）预期寿命超过 1 年。

同时符合以上所有条件者为 TAVR 的绝对适应证。外科术后人工生物瓣退化也作为绝对适应证。

2. 相对适应证

（1）二叶式主动脉瓣重度狭窄患者在我国基数大、占比高，目前尚缺乏大规模临床研究数据支持。根据国外采用新一代瓣膜进行二叶式主动脉瓣 TAVR 数据及我国现有经验，其效果不劣于三叶式主动脉瓣，但需要更为精确的术前影像评估及策略制订，建议可考虑在有经验的中心开展。

（2）对于外科高危的无钙化风湿性主动脉瓣狭窄及单纯主动脉瓣反流患者，目前可考虑通过经心尖途径置入特殊瓣膜进行 TAVR 治疗，同时股动脉路径国内外中心均有尝试，但尚缺乏大规模临床研究支持。

（3）外科手术风险中危患者。

（4）外科主动脉生物瓣膜毁损且再次外科手术

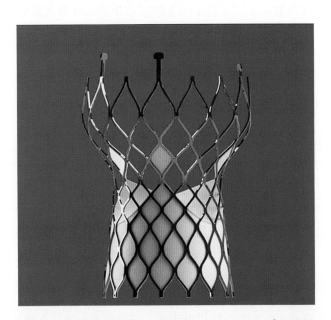

图 3-1-46 目前在国内广泛使用的 VenusA-Valve® 经导管人工主动脉瓣膜置换系统

高危或禁忌的患者。

3. 禁忌证

（1）左心室内血栓。

（2）左心室流出道梗阻。

（3）30天内心肌梗死。

（4）左心室射血分数 <20%。

（5）严重右心室功能不全。

（6）主动脉根部解剖形态不适合 TAVR 治疗。

（7）存在其他严重并发症，即使纠正了瓣膜狭窄预期寿命仍不足 1 年。

（四）经导管主动脉瓣置换术的围术期评估

TAVR 围术期评估包括临床评估及影像学评估。

1. 临床评估　①是否需行瓣膜置换术；②外科手术的风险评估，即是否为外科手术禁忌或是高危；③有无 TAVR 禁忌证。

2. 影像学评估是围术期评估的重点，主要是评估患者解剖方面是否适合行 TAVR（表 3-1-4）。包括多排螺旋计算机断层扫描（multiple-slice spiral computed tomography，MSCT）和超声心动图评估。

（1）多排螺旋计算机断层扫描评估：计算机断层摄影术（CT）作为影像学手段对于 TAVR 术前评估、术中指导以及术后随访处于核心地位，且作为术前人工瓣膜及入路选择的"金标准"。

MSCT 扫描技术要求：①推荐厚度≤1mm；②心电门控，取收缩期末期（40% 的心动周期左右）进行检查；③必须是增强 CT 扫描（注射造影剂）；④从颈部以下至膝关节以上，确保包括所有可能的外周血管入路（股动脉、锁骨下动脉等）。对于主动脉瓣狭窄患者，应避免使用 β 受体阻滞剂和硝酸盐类药物，以防检查时发生血流动力学并发症。检查全程患者取平卧仰卧位，不同 MSCT 机器因机型不同采

表 3-1-4　TAVR 围术期影像学评估推荐表

项目	首选	次选	备选
TAVR 术前影像学评估			
瓣环大小和形状	CT	TEE、CMRI	三维 TEE
瓣叶数量	CT	TEE、TTE	CMRI
钙化程度	CT	TEE、TTE	CMRI
冠状动脉			
开口到瓣环距离	CT	—	TEE、CMRI、造影
狭窄程度	造影	CT	—
入路			
同轴性	CT	—	—
升主动脉	CT	CMRI	TEE
主动脉斑块	CT	—	TEE、CMRI、造影
髂动脉及股动脉	CT	—	造影、CMRI
TAVR 术中影像学评估			
指引钢丝在左心室位置	透视	TTE、TEE	—
瓣膜释放	透视	TEE、TTE、造影	—
瓣膜位置、反流、功能	造影、TEE	TTE、透视	—
术中并发症	TEE、TTE	造影、透视	—
TAVR 术后影像学评估			
评估瓣膜功能（反流）	TTE	TEE	CT、CMRI
瓣膜增厚及可疑血栓	CT	TEE	TTE
瓣膜脱位及膨胀不全	CT	TEE	TTE
可疑脑卒中	头 CT、MRI	TEE、CT	—

CT: 电子计算机断层摄影术；TEE: 经食管超声心动图；TTE: 经胸超声心动图；CMRI: 心脏磁共振成像；MRI: 核磁共振成像；—: 无

集数据方式有所差异,但获得图像的最小层厚和层间距不得超过 1mm。主动脉根部扫描必须采用心电门控技术(回顾性或前瞻性均可)和高螺距扫描获取图像。腹主动脉和髂股动脉无需心电门控和高螺距扫描,可显著降低检查辐射剂量和造影剂用量。

术前评估测量:①主动脉瓣环的周长、面积、直径作为 TAVR 瓣膜选择的主要参考依据;②主动脉根部,包括冠状动脉高度、主动脉窦宽度、升主动脉宽度、窦管交界、左室流出道等;③主动脉瓣形态,判断是二叶瓣或三叶瓣,分析瓣叶厚度、融合情况以及钙化情况(包括钙化程度、分布情况、连续性等),瓣叶形态也是选择 TAVR 瓣膜型号的参考依据;④血管入路的评估,包括股动脉、锁骨下动脉、颈动脉、升主动脉、经心尖途径等的评估,了解入路的血管内径、扭曲度、钙化程度等;⑤冠状动脉病变;⑥ MSCT 协助确定术中最佳造影投照角度。

术中、术后 CT 评估:术前通过 MSCT 可对导丝跨瓣及最佳释放角度进行预测,最佳跨瓣角度原则上选择观察瓣叶展开最佳方位,通常选择瓣环与视角平行并尽量显露左冠状动脉,需结合术中主动脉根部造影,确定瓣膜最佳释放角度。术后通过 CT 可判断瓣膜置入位置及深度、瓣架膨胀程度及椭圆率,通过舒张期及四维动态观察瓣叶可了解有无异常瓣叶增厚或血栓形成来评价器械远期效果或制订抗凝抗栓策略(图 3-1-47)。

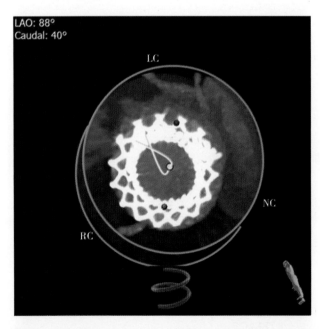

图 3-1-47 通过 MSCT 评估瓣膜置入位置及深度、瓣架膨胀程度及椭圆率

(2)超声心动图评估

术前评估:明确是否为主动脉瓣重度狭窄:测量左室流出道内径,应用连续多普勒测量跨主动脉瓣的峰值和平均压差,应用脉冲多普勒测量左室流出道流速时间积分,根据连续性方程法计算主动脉瓣瓣口面积。评估患者左室流出道、主动脉瓣环、主动脉根部、窦干交界处、升主动脉及主动脉瓣的解剖结构是否适合行 TAVR。评估患者各瓣膜情况、左心室功能、肺动脉高压以及是否有心包积液。对于部分左心室功能低下的患者,若跨主动脉瓣的峰值和平均压差未达到重度标准,则加行多巴酚丁胺试验。

术中评估:①评估球囊扩张后主动脉瓣反流程度和主动脉瓣狭窄情况;②人工主动脉瓣植入后即刻检查人工主动脉瓣的位置,评价其功能,包括瓣膜反流及瓣周漏情况、人工主动脉瓣平均压差、瓣口面积;③快速监测各种并发症:确定导丝穿透左、右心室造成的心包压塞、左心室功能衰竭,或严重的主动脉瓣反流;监测术中二尖瓣反流突然加重的可能原因,特别是导丝缠绕二尖瓣腱索(图 3-1-48)。

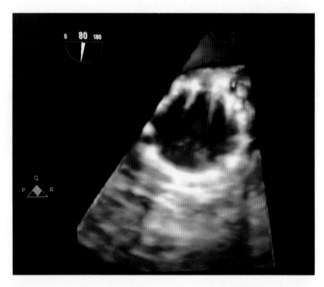

图 3-1-48 使用超声心动图评估人工瓣膜的释放位置,评价其功能

术后随访:患者术后经胸超声心动图随访早期的观察重点在有无急性或亚急性并发症如心包积液、主动脉根部血肿、瓣膜位置功能等;远期随访重点在于心脏整体、人工瓣叶形态及功能状态的评估。

(五)经导管主动脉瓣置换术的手术方法

经股动脉 TAVR 和经心尖 TAVR 是两种最常使用的入路。两种入路的 TAVR 均建议在静脉麻醉下、超声心动图和 DSA 引导下完成。不同的手术入路采用不同的传输系统,相同的手术入路尤其是经股动脉入路,也可有多种瓣膜系统可供选择。

1. 经股动脉入路 TAVR 术 本部分以经股动脉置入自膨胀瓣膜支架为例,介绍 TAVR 手术的操作要点。

(1)建立血管入路

血管穿刺 ①在瓣膜入路血管的对侧穿刺股动脉,置入动脉鞘,放置猪尾导管至主动脉根部,以供测压和造影使用。②经静脉途径放置临时起搏器导管电极至右室心尖部。③从对侧股动脉置入猪尾导管至瓣膜入路股动脉进行造影,在 DSA 引导下穿刺瓣膜入路股动脉,穿刺针进入点应在股动脉前壁的中央。

血管穿刺成功后,可预先放置动脉缝合装置,随后置入动脉鞘管。也可采取切开分离再行穿刺入路股动脉的方式。瓣膜入路血管需置入 18F 引导鞘管,在加硬导丝引导下,缓慢将 18F 引导推进至腹主动脉以上。

(2)导丝进入左心室:最常用的指引导管为 6F Amplatz-L 左冠状动脉导管,跨瓣的导丝一般选用直头超滑导丝。直头超滑导丝及 Amplatz-L 导管进入左心室后,将 Amplatz-L 导管交换为猪尾导管,退出导丝后进行左心室内压力测定,再由猪尾导管导入塑形后的超硬导丝至左心室内。超硬导丝头端应塑形为圆圈状,以支撑扩张球囊及瓣膜输送系统。

(3)装载瓣膜:瓣膜装载前应充分冲洗,整个瓣膜的装载需要在冰盐水中。

(4)球囊扩张:球囊的选择不宜过大,以瓣膜扩张后,输送系统(catheter delivering system,CDS)能通过主动脉瓣口为宜,一般可选择直径 16~20mm 的球囊。球囊扩张应在临时起搏器快速起搏右心室下进行,以降低球囊扩张时的前向血流。起搏的频率应以动脉收缩压 <60mmHg 为宜。当起搏后血压达到目标血压值时,快速充分地扩张球囊,快速吸瘪球囊,随后停止起搏。球囊充盈,排空应快速,总起搏时间应小于 15 秒,以免长时间低灌注造成严重的并发症。目前也有学者主张不进行球囊预扩张而直接置入瓣膜。

(5)释放瓣膜:为了避免错位、栓塞和明显的瓣周漏,在释放前确定瓣膜的准确位置极为重要。瓣膜释放前,应将猪尾导管放置在无冠窦的最低点,行主动脉根部造影。参考术前 MSCT 测量的角度,调整 DSA 投照角度,使得 3 个窦下方在同一平面。整个瓣膜释放过程都是在此角度下完成。在瓣膜释放过程中,CDS 系统应贴近主动脉弓的外壁,以减轻 CDS 扭曲所产生的张力,加强其稳固性。以猪尾

导管最低点作为瓣环的参考线。自膨胀瓣膜释放前最佳置入深度为 4~6mm,释放后最佳深度为 4~6mm。将 CDS 输送至主动脉瓣环水平后,行主动脉根部造影,调整瓣膜至最佳高度后,开始缓慢释放瓣膜。当瓣膜打开一半面积时,复查主动脉根部造影。适当调整并确定瓣膜处于合适高度后,快速释放瓣膜。在瓣膜完全释放前,复查主动脉根部造影。此时,若瓣膜位置过低,可以后拉输送鞘,以调整瓣膜的位置。一旦完全确定释放位置,撤回猪尾导管,最终释放瓣膜。瓣膜完全释放后,复查主动脉根部造影(图 3-1-49)。

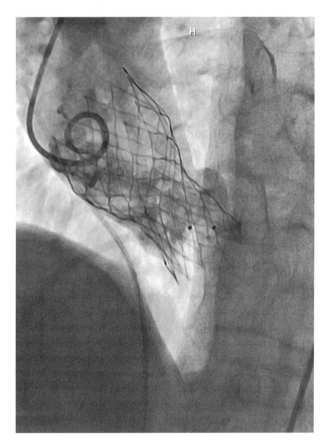

图 3-1-49 经股动脉入路 TAVR 术
确定释放位置后,完全释放瓣膜,撤回猪尾导管,复查主动脉根部造影,瓣膜释放位置良好

2. 经心尖入路 TAVR 术 当受到外周血管大小、钙化和弯曲度的限制时,则更倾向于实施经心尖入路 TAVR 术。由于对主动脉瓣操作更加直接并且缩短了手术入路,因此经心尖入路为 TAVR 术提供了一个更加稳定的平台。

经心尖入路 TAVR 与经股动脉入路最大的区别在于瓣膜释放入路选择的差异,主要为入路的进入和入路的闭合。而球囊预扩张、瓣膜释放位置的选择与释放则与经股动脉入路 TAVR 无根本差异。此

外，建议经心尖 TAVR 应在具有高质量的造影设备的杂交手术室内进行。并且，为了预防手术过程中出现血流动力学的不稳定及手术并发症的发生，术中应备有体外循环设备，并能够根据情况随时实施开胸手术。

手术入路的选择与闭合：第 6 肋间隙是最常用的手术入路，其次是第 5 肋间隙。在预先确定的位置的顶点，取一 3cm 长的切口。切口沿肋骨上缘避免损伤神经血管束。尽量使用较低的肋间隙，因其更加靠近主动脉瓣。左肺一般不影响左室心尖部的暴露。在左室心尖部切开心包，心包悬吊缝合进一步暴露心尖。既往有心脏手术史的患者，无需分离心包粘连。为保证术后充分止血，用 2 根带有大型垫片的 3-0 MH 聚丙烯缝线贯穿左室壁全层的垂直褥式缝合可以有效止血。每个褥式缝合都穿过止血带，并在鞘管拔除时收紧。缝线应妥善放置以使鞘管能通过。穿刺时应避免真正的心尖，而应选择相对较厚的心尖侧方和底部的裸露位点，以防止出现难以处理的心室破裂。

准备闭合手术入路时，维持心室起搏频率在 100～140 次/min，从而降低血压。当收缩压小于 100mmHg 时，将输送鞘管紧贴着褥式缝合拔除，然后将其他垂直褥式缝合一一收紧。将左胸腔血液成分吸尽，在左胸取一小切口，放置一小口径胸腔引流管。将肋间肌拉紧，皮下缝合关闭皮肤切口。

（六）经导管主动脉瓣置换术的常见并发症及其处理

1. 传导阻滞　TAVR 可引起左、右束支传导阻滞和房室传导阻滞。需置入永久起搏器的传导阻滞的发生率：CoreValve 自膨胀瓣膜为 20%～40%，Edwards 瓣膜 <10%。90% 的房室传导阻滞发生在 TAVR 术后 1 周内，但有些病例发生在术后 1～6 个月。避免将瓣膜支架置入太深（>6mm），避免选择直径过大的瓣膜，对已存在右束支阻滞的患者选择 Edwards 瓣膜，选择适当的、内径较小的扩张球囊等措施，可减少该并发症的发生。

2. 瓣周漏　大多数患者为轻微至轻度，且随着时间延长可能减轻。使用球囊后扩张可以减少瓣周漏。若此方法无效，严重瓣周漏患者可以尝试再次置入瓣膜支架。避免选择瓣膜过度钙化患者、选择

合适型号的瓣膜支架、瓣膜深度的准确定位，可以预防瓣周漏的发生。

3. 脑卒中　TAVR 术后 30 天脑卒中发生率为（3.3±1.8）%，1 年内发生率为（5.2±3.4）%。TAVR 相关的脑卒中可能是 CDS 系统经过主动脉时导致主动脉粥样斑块脱落引起，也可能是球囊扩张使得主动脉瓣上钙化物质脱落造成。术中应避免反复操作，减少操作次数，这样可以减少卒中的发生。高危患者可考虑使用脑保护装置。为减少血栓形成，降低脑卒中发生率，TAVR 术后 3 个月内应进行双联抗血小板治疗。

4. 局部血管并发症　随着 18F 及 14F CDS 的应用，局部血管并发症的发生率显著降低，但仍可达 10%。避免选择内径过小、过于扭曲的入路血管，避免粗暴操作，可减少血管并发症的发生。一旦出现血管并发症，可采用外周血管球囊、外周覆膜支架，必要时行血管外科手术处理。

5. 冠状动脉阻塞及心肌梗死　冠状动脉阻塞及心肌梗死是 TAVR 最严重的并发症之一。其主要机制是钙化的自体瓣膜上翻后堵住冠状动脉开口。此外，瓣膜支架放置过高，可使得裙边挡住冠状动脉开口，也可引起冠状动脉阻塞及心肌梗死。术前应评估 Valsalva 窦的宽度、高度以及冠状动脉开口高度（应 >10mm），对于解剖不合适的患者应避免行 TAVR。术中应避免将瓣膜支架放置过高，并行主动脉造影，以确认冠状动脉开口不受阻挡。

6. 其他并发症

（1）心包积液发生率 15%～20%，心脏压塞发生率为 2% 左右。为减少该并发症的发生，应将加硬导丝头端塑形成圆圈状，推进输送鞘管时应固定好加硬导丝。直头导丝进入左心室时，应避免用力过猛，引起主动脉窦部或者左心室穿孔。

（2）主动脉夹层、撕裂是 TAVR 的致命并发症。准确测量主动脉瓣瓣环大小、勿使用过大的扩张球囊，可减少该并发症的发生率。

（3）瓣膜的脱落及移位目前已少见。避免选择过小的瓣膜支架可防止该并发症的发生。

（4）急性肾功能损害也是 TAVR 常见的并发症，且与患者预后相关。

（杨　勇　王　祥）

第二章　主动脉病变

第一节　主动脉瘤

一、概述

主动脉瘤（aortic aneurysm，AA）是主动脉异常扩张或膨出，导致主动脉壁变薄、减弱、夹层、破裂，甚至患者死亡。根据部位分为胸主动脉瘤（thoracic aortic aneurysms，TAA）、腹主动脉瘤（abdominal aortic aneurysms，AAA）和胸腹主动脉瘤（thoracoabdominal aortic aneurysm，TAAA），其中腹主动脉瘤的发病率明显高于另外两种主动脉瘤。根据病理变化分为真性动脉瘤和假性动脉瘤。真性动脉瘤是主动脉壁全程局限性扩张，其动脉管壁永久性局限性扩张超过正常血管直径的50%。假性动脉瘤是主动脉壁破裂周围纤维组织包裹或内膜和中膜断裂外膜膨出形成囊状动脉瘤。

二、病因与病理生理

主动脉瘤的发病机制非常复杂，随着现代医学科学技术的进步，医学工作者通过流行病学、生物分子水平的研究，对主动脉瘤的发病机制有了较全面的了解。流行病学研究表明，老年、男性、吸烟、白种人、动脉粥样硬化、高血压病、阳性家族史、高脂血症、冠心病以及慢性阻塞性肺病等都与主动脉瘤的发病相关。各种病因最终都表现为主动脉中层的退行性变，继而扩张形成动脉瘤。相比而言，生物分子机制水平的研究仍在探索中，对临床治疗的指导意义仍不明确，最新的研究认为主动脉瘤是由基因遗传、炎症性病变、多种蛋白酶等因素的共同作用下引起细胞外基质的异常降解，从而导致主动脉瘤的发生。随着生物分子机制研究的不断进步，相信能进一步明确主动脉瘤的发病机制，能研究出治疗主动脉瘤的药物以及靶向治疗甚至提供出基因治疗方案，达到延缓主动脉瘤进展的目的，从而提高患者的预期生存寿命。

三、临床表现

主动脉瘤的患者多数无明显症状，常常是由于体检或因其他疾病行超声检查、CT检查时偶然发现。有症状者可表现为：

（一）腹部搏动性肿块

腹主动脉瘤和胸腹主动脉瘤常见的首发症状，搏动性肿块常位于脐周或脐上方偏左，搏动频率与心跳一致，常可扪及震颤，听诊可闻及血管杂音。

（二）疼痛

一般表现为腹部、胸背部胀痛，突发性的剧烈疼痛多提示破裂、即将破裂或引发夹层。

（三）压迫症状

主动脉瘤压迫气管可引起咳嗽、咯血甚至呼吸困难，压迫胃肠道可引起腹部饱胀不适，压迫肾盂输尿管可引起泌尿系梗阻症状，压迫下腔静脉可引起盆腔及下肢静脉淤滞水肿，压迫肝脏或胆道可引起黄疸。

（四）栓塞

主动脉瘤腔内常有附壁血栓，主动脉血流速度快、压力大，常引起血栓脱落导致内脏动脉或下肢动脉栓塞。

（五）破裂

主动脉瘤破裂的风险常常与其直径有关，主动脉瘤破裂时一般会有严重剧烈的疼痛和低血压表现，破裂后先形成腹膜后血肿，后破入腹腔，引起失血性休克甚至死亡。

（六）其他症状

感染性的主动脉瘤或炎性主动脉瘤可出现感染相关症状。

四、辅助检查与诊断

主动脉瘤的诊断在临床上极为重要，这关系到患者的治疗和预后。近二十余年，随着影像技术的不断发展，对于主动脉瘤影像学检查的特异度和敏感度也在不断提高。

（一）彩色多普勒超声

超声的优点是无创、无辐射、方便、便宜。彩色多普勒超声可以广泛应用于主动脉瘤的筛查，其敏感性可以达到90%以上。缺点是对操作者依赖性强，检查者的熟练与操作切面对测量结果的精确性有偏差，对于位置较深的主动脉瘤，由于胸腔及肠道气体干扰，其诊断准确率也会有所下降，对于术前精确客观的测量带来困难。

（二）腹部 X 线片

临床上有部分主动脉瘤是在行胸片或腹部平片检查时发现的，在 X 线片上表现为主动脉区域膨大的弧形钙化影。腹主动脉瘤的占位效应也可以表现为腹部巨大的软组织占位影，腰大肌轮廓显示不清。

（三）CT 血管造影

CT 扫描对主动脉瘤的诊断具有肯定价值，能发现较小的主动脉瘤，显示主动脉内钙化和血栓情况，可以准确测量主动脉瘤各项数据，能够精确的显示各分支血管与动脉瘤的关系，已经基本替代经导管血管造影成为主动脉瘤诊断的重要检查方式。随着影像技术的进步，多排 CT 可以在更短的时间里得到更多的高质量图像，进一步提高 CT 诊断的准确率。主动脉瘤术前 CT 评估内容包括：瘤体最大直径；瘤体和分支动脉的关系；瘤颈的形态、长度、宽度及成角、钙化情况；髂动脉的直径及迂曲情况等（图 3-2-1）；还需要仔细分析有无血管变异，如副肾动脉、双下腔静脉或主动脉后左肾静脉等。所有这些数据都可通过一次高质量的 CTA 了解清楚。

（四）磁共振血管造影

与 CT 血管造影相比，MRA 的优点是造影剂用量少，没有辐射，对肾脏功能影响小。其缺点是扫描时间长，体内放置金属移植物的患者不适合 MRA 检查，成像质量与 CT 相比尚有差距，无法像 CTA 那样提供精确测量数据，但是随着磁共振成像技术的进步，相信 MRA 在不久的将来将会广泛应用于主动脉瘤的检查和术前评估测量。

（五）血管造影

血管造影优点是诊断准确率高，能精确直观显示出主动脉瘤的具体情况，缺点是有创、费用较高。随着 CTA 或 MRA 的普及和成像效果提升，目前已不作为常规检查手段。

五、治疗

主动脉瘤的自然发展过程是瘤体逐渐增大和瘤腔内血液持续湍流而形成附壁血栓，乃至破裂。目前对于主动脉瘤合适的治疗时机选择仍存在较大争议。主动脉瘤最危险的就是发生瘤壁的破裂，其破裂的危险因素主要是和直径相关，随着动脉瘤直径的增大（尤其是 5cm 以上），动脉瘤破裂的风险显著上升。

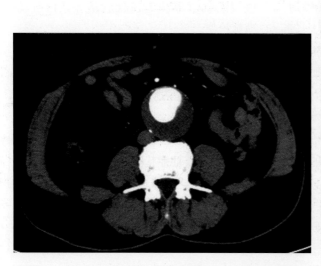
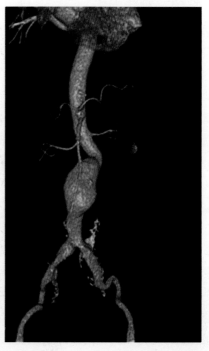

图 3-2-1　腹主动脉瘤 CT 图像

流行病学资料表明，主动脉瘤直径小于 4cm 时，年增长率在 1~4mm；瘤体直径在 4~5cm 时，年增长率在 4~5mm；瘤体直径大于 5cm，年增长率就会大于 5mm，而瘤体破裂率达 20%；如果瘤体直径大于 6cm，瘤体年增长率在 7~8mm，瘤体最终破裂率也增加到 40%，破裂性主动脉瘤病死率高达 90%。目前普遍认为，瘤体直径大于 5cm 时需行手术治疗。由于女性主动脉直径偏细，如果瘤体直径大于 4.5cm 就应该考虑手术治疗。不论瘤体大小，如果瘤体直径增长速度过快（每半年增长大于 5mm）也需要考虑尽早行手术治疗。如出现因瘤体引起的疼痛，应当及时手术治疗。

（一）保守治疗

如果主动脉瘤体直径小于 4cm，建议每 2~3 年进行一次血管超声检查；如果瘤体直径大于 4cm 而不到 5cm，建议每年至少一次血管超声或 CTA 检查。若瘤体直径大于 5cm，或瘤体直径增大速度过快，则需要手术治疗。

诊断主动脉瘤后，应该戒烟戒酒，严密控制血压和心率。口服 β 受体阻滞剂可以降低动脉硬化引起的主动脉瘤的扩张速度，有效降低破裂率，减少围手术期不良心脏事件导致的死亡率，其原理可能是通过减慢心率，降低主动脉内压力，从而减少血流对主动脉壁的冲击，减慢动脉瘤扩张速度。

（二）手术治疗

对于主动脉瘤的治疗，目前主要分为传统的开放手术（open repair, OR）和介入手术即腔内修复术（endovascular aneurysm repair, EVAR）。自从 60 余年前 Dubost 首次应用主动脉瘤切除加人工血管移植物治疗主动脉瘤以来，开放手术已经非常成熟，加之材料、技术的不断改进，大量的文献研究证明开放手术的近远期疗效满意，故而至今都是治疗主动脉瘤的经典术式。1990 年 Parodi 首次采用腔内支架修复主动脉瘤后，由于 EVAR 手术时间短、麻醉时间短、出血少、创伤小、恢复快等优点，迅速在临床得到推广，随着 20 多年覆膜支架材料的发展进步，操作者技术的成熟，EVAR 已成为治疗主动脉瘤的首选方式。

（三）介入治疗

1. 适应证和禁忌证　Parodi 等最早采用经股动脉入路置入人工血管支架，尝试应用于不适宜进行开放手术的高危患者。随着介入器材和相关手术技术得到迅猛发展和改进并不断成熟，介入手术已经开始替代传统开放手术应用于低危险因素的主动脉瘤患者。介入手术应用的支架移植物是在金属支架外面附着人造血管膜。目前最常用的支架移植物系统要达到以下要求：输送系统的口径和柔软度；使用方便性；辅助系统。现有的支架移植物主要包括：直管型支架移植物；主 - 单髂型支架移植物；分叉型支架移植物等。其中直管型支架移植物多应用于胸主动脉瘤，分叉型移植物是目前腹主动脉瘤应用最广的腔内移植物系统，其又可以有组合式和一体式。介入手术实施的一个重要前提是支架的近远段有足够长的锚定区，以防止支架移植物向远端移位和术后内漏的发生。

介入手术的禁忌证为：①造影剂过敏，肝肾功能不能耐受造影剂；②怀孕妇女及血液病患者；③全身感染或双侧腹股沟处有感染；④入路动脉纤细或严重扭曲导致输送系统无法通过；腹主动脉主要分支如肾动脉、肠系膜下动脉也有瘤样病变累及。

随着手术技术及材料的进步，主动脉支架输送系统直径越来越小，柔顺性越来越好，入路血管直径及扭曲成为相对禁忌证。对于累及主动脉弓上分支动脉和内脏动脉的主动脉瘤，国内外各个中心采用烟囱支架或开窗支架或分支支架等方式亦可行介入手术治疗，但长期随访结果仍有待观察。

2. 术前准备　虽然主动脉瘤的腔内介入治疗较开放手术的风险和手术创伤要大大降低，但是良好的围手术期处理仍将是治疗成功的关键因素。主动脉瘤患者同时也是心血管疾病的高危人群，手术需要用到造影剂，可能对肾功能造成损伤，因此术前的心功能、肺功能、肾功能评估尤为重要。除此之外术前应完善相关检查，如：血、尿、大便常规，凝血功能，肝肾功能，电解质等，全面评估患者全身状况及心、脑、肺、肝、肾等重要脏器功能。术前应详细评估患者主动脉 CTA 资料，清楚了解近端锚定区、远端锚定区和入路血管条件。

3. 操作技术　主动脉瘤的腔内介入治疗根据支架移植物的不同，具体支架释放的操作程序可能会有所不同，下面以肾下腹主动脉瘤介入手术为例介绍主要的操作步骤（图 3-2-2）。

（1）体位和麻醉方式：患者为平躺仰卧体位，因为术中需要大幅度的调控血压，建议首选气管插管全麻，部分呼吸功能差的患者可使用神经阻滞麻醉或者静脉全麻。极少数难以耐受全麻的患者可以考虑局麻。

（2）切口及测量：传统的手术方式可选择双侧腹股沟纵行切口，常规游离吊带悬吊控制股动

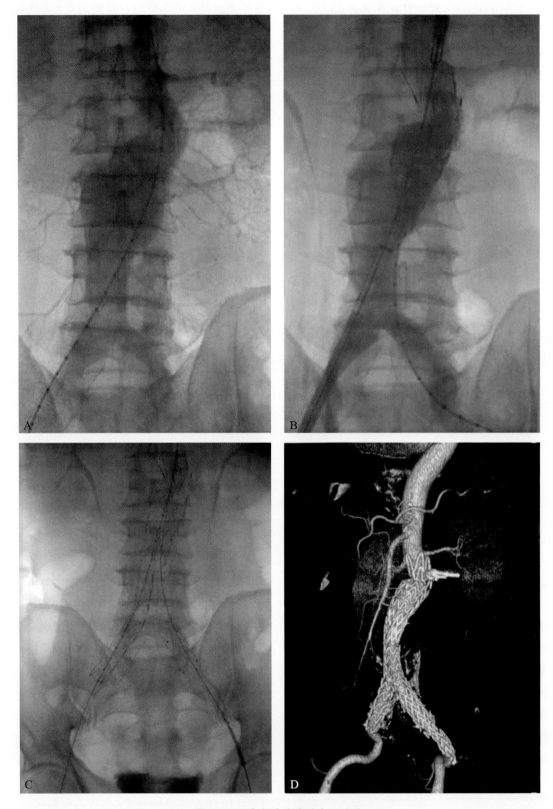

图 3-2-2　腹主动脉瘤的介入治疗
A. 腹主动脉造影；B. 腹主动脉主体支架释放；C. 腹主动脉分腿支架释放；D. 腹主动脉瘤介入术后复查
CTA 图像

脉。近年来血管缝合器技术的发展与应用，可采用 Seldinger 技术经皮穿刺股总动脉预置两把血管缝合器埋线后控制穿刺点。置入血管鞘造影，导丝导入黄金标记猪尾导管至肾上腹主动脉，高压造影，明确肾动脉、髂内动脉开口位置，测量低位肾动脉下缘至腹主动脉分叉距离、近端瘤颈长度、角度、直径，双侧髂总动脉、髂内动脉、髂外动脉长度、直径、扭曲程度。结合术前 CTA 资料，选择合适的尺寸、类型、品牌的覆膜支架，支架放大率（oversize）为 10%~20%。

（3）腹主动脉主体支架释放：全身肝素化（0.8mg/kg）后，阻断双侧股动脉血流，经一侧股动脉置入超硬导丝，沿导丝引导送入腹主动脉主体支架系统，结合术中造影，定位释放覆膜支架主体。

（4）分腿支架的释放：经对侧股动脉入路导丝选入对侧主体支架分腿，引导送入支架导送系统，透视下定位满意后释放髂支支架。经同侧股动脉入路导丝选入主体支架分腿，引导送入支架导送系统，透视下定位满意后释放髂支支架。

（5）球囊扩张与造影低压球囊分别扩张贴附支架近、远端瘤颈及覆膜支架衔接部，最后造影明确有无内漏及支架移位等情况。如有内漏等需及时对症处理。

（6）撤回导丝导管：造影检查手术成功后回撤导管导丝，依次缝合双侧股动脉及切口。对于股总动脉预置血管缝合器埋线的，将两把缝合器线结收紧即可缝合血管穿刺点。

4. 术后相关并发症及其处理

（1）内漏：1996 年 White 首次提出内漏（endoleak）的概念，并给其下了较为准确的定义：在支架外侧，瘤腔与邻近血管腔内出现持续性血流的现象。作为 EVAR 术后最主要且特有的并发症，内漏严重影响了 EVAR 技术成功率，甚至有学者将其称为阿喀琉斯之踵，以彰显其对于 EVAR 的重要性。White 根据内漏产生的原因及解剖因素提出分型，因为此分型对内漏的诊断及治疗有很大帮助，并得到了美国血管外科学会的认可，成为目前应用最为广泛的分型标准。随着技术的发展，学者们对内漏的认识也越发深入，对 White 分型也不断进行增补完善，为临床更好的服务。目前的 White 分型将内漏分为以下 5 型：Ⅰ型，又称移植物附着部内漏，是由于移植物与附着部贴附不严所致，根据内漏的位置，又分为 3 个亚型：Ⅰa 型，近端内漏；Ⅰb 型，远端内漏；Ⅰc 型，髂动脉封堵物不严密所致的内漏；

Ⅱ型，又称反流性内漏，是血液经过分支动脉如肠系膜下动脉、腰动脉、髂内动脉及骶正中动脉等反流至瘤腔内。Ⅲ型内漏，是由于支架结构发生破损导致的内漏，包括连接部漏、骨架脱节及覆膜破裂等。Ⅳ型内漏，是因为覆膜支架的空隙过大所致血流渗透进瘤腔内。Ⅴ型内漏，又称内张力，是影像学资料未发现内漏资料，但瘤腔内压力增高的现象。根据内漏类型决定是否需要及时处理，近端移植物固定点和动脉壁之间缝隙形成的内漏（近端Ⅰ型内漏）可选择直径合适的主体支架并反复球囊扩张，如仍无效可选择大直径的裸支架作内支撑处理。远端移植物固定点和动脉壁之间缝隙形成的内漏（远端Ⅰ型内漏）和分体式移植物连接处存在缝隙导致的内漏（Ⅲ型内漏）通过反复球囊扩张和附加支架型血管防止内漏。

（2）支架内血栓形成：EVAR 术后支架内急性血栓形成导致的支架内闭塞是导致术后下肢缺血的最常见原因。文献报道，支架内血栓发生率为 0.5%~11%。目前，支架内血栓形成的主要原因考虑与支架扭曲及流出道血流不畅相关。流出道血流不畅主要与腹主动脉分叉部直径较小（小于 20mm）及复杂的主髂动脉解剖特点（包括扭曲、狭窄及钙化的入路）有关。因此为了预防支架内血栓形成，对于腹主动脉分叉部直径小于 20mm 患者，可选择主单髂动脉支架；而对于髂动脉扭曲，可以在延伸段置入金属裸支架；对于髂股动脉狭窄，可预先球囊扩张或者置入支架进行校正。支架内血栓形成可采用 CTA 及彩超进行诊断，一旦诊断明确，则应切开取栓或者置管溶栓，若是缺血症状严重，可股 - 股搭桥或者腋 - 股重建患肢的血供。

（3）瘤体破裂：是最严重的并发症，死亡率极高，应根据具体情况紧急中转开腹行人工血管置换或进一步介入再置入覆膜支架补救治疗。

（4）其他：如脊髓缺血导致截瘫、移植物感染、移植物相关综合征、切口感染、切口血肿、假性动脉瘤等。

5. 疗效评价及随访：患者需要定期随访

随访间期一般为术后 3 个月、6 个月、12 个月，以后每年 1 次复查大动脉 CTA，记录有无内漏、支架移位、支架破裂、支架内血栓形成等情况，了解患者生存情况、瘤体有无增大，有无内脏、臀部及下肢缺血症状等手术相关并发症。

（四）展望

主动脉瘤由于其瘤体位置的复杂性，并不是

所有主动脉瘤患者均能施行 EVAR 手术治疗，大约 40% 患者由于瘤颈解剖结构的特殊性，尤其是胸腹主动脉瘤，使得近远端锚定区不足，若是常规方法实施 EVAR，将会导致重要分支动脉（如腹腔干、肠系膜上动脉、肾动脉等）血流被封堵进而出现内脏缺血，甚至梗死，肾动脉被封堵的患者严重情况下发展为尿毒症可能需要肾移植，肠系膜上动脉封堵的患者严重情况下肠缺血坏死需要手术切除；而不封堵分支动脉的情况下又将会出现瘤体近端封闭不全，进而增加内漏、支架移位以及瘤体破裂的风险。这些因素都使得 EVAR 的临床应用受到极大的限制。在这样的背景下，新技术、新材料、新术式应运而生。烟囱技术、开窗技术、分支支架技术、多层裸支架技术、可降解支架等新兴技术在国内外大型介入医疗中心不断研究和开展，虽然目前这些技术只能适用于特定类型的复杂主动脉瘤患者，尚无大宗的随机对照临床试验的长期随访结果。但是相信随着科学技术的进步，复杂主动脉瘤的纯介入治疗未来可期。

（向　华　蔡煌兴）

第二节　急性主动脉综合征

一、概述

1998 年 Vilacosta 等首次提出急性主动脉综合征（acute aortic syndrome，AAS）的概念。AAS 概念的提出主要是为了尽早识别因主动脉引起的胸痛并及时实施有效的治疗。急性主动脉综合征包括急性主动脉夹层（aortic dissection，AD）、壁内血肿（intramural haematoma，IMH）、主动脉穿透性溃疡（penetrating aortic ulcer，PAU），它们均出现主动脉中膜损伤。主动脉夹层是这三者中最常见的，约占主动脉综合征的 62%～88%；研究显示，AD 在自然人群中的发病率约为每年 6/10 万，男性多于女性。IMH 约占 10%～30%，PAU 约占 2%～8%。与急性冠脉综合征、肺栓塞、气胸、食管裂孔疝一样，胸痛是急性主动脉综合征的最常见症状。与急性冠脉综合征比，急性主动脉综合征的年发病率相对较低，但具有较高的病死率，是胸痛患者中最常发生的致命性疾病。

二、解剖

主动脉是体循环动脉的主干，全身各级动脉均直接或间接自主动脉发出。主动脉自左心室起始，向前上右侧上升，至右侧第 2 肋软骨处，转向左后上方，达第 4 胸椎体下缘的左侧转向下，沿脊柱前面下降。经膈的主动脉裂孔至腹腔，到第 4 腰椎体前面分为左、右髂总动脉。主动脉可分为升主动脉、主动脉弓和降主动脉。其中降主动脉又以膈的主动脉裂孔为界，分为主动脉胸部（胸主动脉）和主动脉腹部（腹主动脉）。中国人主动脉起始部外径平均在 2.8～3.0cm。

三、病因与病理生理

（一）病因与危险因素

主动脉综合征的病因是多方面的。AD 的危险因素包括：①主动脉壁压力增高：高血压，尤其是中、重度高血压和继发性高血压（如嗜铬细胞瘤），吸食可卡因、举重、遭受外伤或车祸引起突发扭转或减速导致的损伤；②主动脉中膜异常：遗传性疾病如 Marfan 综合征、家族性胸主动脉瘤、炎症性血管炎如大动脉炎和巨细胞性动脉炎；③妊娠、多囊肾等。IMH 进展预测因子包括：顽固性高血压、经积极治疗后仍有胸痛症状、主动脉内径≥50mm、主动脉壁厚度 >11mm 等。PAU 的危险因素包括：高龄、吸烟、男性、高血压、冠心病、慢性阻塞性肺病、腹主动脉瘤等。

1. **遗传性疾病**　这里主要是指一些可以引起结缔组织异常的遗传性疾病。Marfan 综合征是目前较为公认的胸 AD 主要遗传病。据文献报道 75% 的 Marfan 综合征患者可发生 AD。其次包括 Turner 综合征、Noonan 综合征和 Ehlers-Danlos 综合征均易发生 AD。均为常染色体遗传性疾病，患者发病年龄较轻。主要病变为中膜的纤维素样病变坏死。

2. **先天性心血管畸形**　根据文献统计，所有 AD 患者中，9% 的患者合并有先天性主动脉瓣畸形。先天性主动脉缩窄的患者易发生主动脉夹层，其夹层的发病率是正常人的 8 倍。主动脉缩窄病中膜为退行性变，主要是因为血管形状的改变，导致了血流动力学的改变，使得应力在某点集中，累积效应造成此点中膜结构的改变，直至 AD 形成。

3. **高血压**　高血压在 AD 形成中的作用不容置疑。AD 患者 80% 合并有高血压。高血压血压波形中的等容相越大，室内压变化率（dp/dtmax）越大，主动脉夹层也就越易发生且进展越快。血流脉冲性冲击是夹层形成的必需条件之一。

4. **主动脉粥样硬化**　主动脉粥样硬化曾被想

当然地认为，因破坏内膜而使得内膜撕裂引起夹层动脉瘤。有研究表明，其实粥样硬化斑块与夹层动脉瘤形成的最大可能是堵塞了动脉滋养血管，引起壁内血肿，斑块的出血对夹层形成的影响不大。当然还是有人认为粥样硬化斑块破坏了主动脉壁的顺应性，导致血流动力学的改变，使得斑块周围的内膜易被撕裂，这也是目前尚需进一步研究的课题。

5. 损伤 外力撞击引起的 AD 并不罕见。大多数人认为是由于位于固定与相对不固定交界处的主动脉中膜内膜在瞬间外力的冲击下发生扭曲断裂，血液涌入导致夹层动脉瘤形成。医源性创伤也可引起主动脉夹层，如主动脉手术切口、血管钳损伤、导管损伤等。

6. 妊娠 妊娠期好发 AD 的原因，有学者认为妊娠期血流动力学改变有关，但此问题暂无定论。

7. 违禁药物 吸食可卡因时血液中儿茶酚胺水平应激性增高，使血压急剧显著升高引起主动脉壁上压力差突然增大而导致内膜撕裂。有研究结果表明，虽然可卡因相关急性主动脉夹层的早期病死率与可卡因无关急性主动脉夹层的病死率相似，但远期病死率可卡因组更高。

（二）病理生理

AAS 初始时内膜发生溃疡或撕裂，主动脉腔内的血液通过内膜破口进入主动脉中膜或主动脉滋养血管自发破裂而在中膜出血，导致炎症反应，使主动脉扩张和破裂。

主动脉内膜撕裂或溃疡破裂时主动脉腔内血液流入中膜以及中膜内的滋养血管破裂均可发生 AAS，对流入中膜血液的炎性反应可导致主动脉扩张和破裂。最常见的 AAS 是急性主动脉夹层。一般认为在主动脉内膜撕裂之前中膜即已存在退化变性或囊状中膜坏死。从内膜撕裂口流入的血液在主动脉中层形成假腔，原有的主动脉腔称为真腔。原发撕裂口处的夹层既可以发生顺向也可以发生逆向延展，因而可累及分支动脉并可引发例如心包压塞、主动脉瓣关闭不全以及器官灌注不良综合征等严重并发症。对中膜血栓的炎性反应很可能启动进一步的坏死和平滑肌细胞的凋亡以及弹性组织的变性，此可加速主动脉破裂的风险。炎性反应的重要性增强了对患有炎性疾病如结节性动脉炎、Takayasu 综合征和 Behcet 综合征患者有可能增加发生 AAS 风险的认识。主动脉内膜撕裂最常见的部位是主动脉峡部（45%），23% 发生于升主动脉，13% 发生于降主动脉，8% 发生于主动脉弓，5% 发生于腹主动脉，

6% 发生于多重部位。

发生于升主动脉的急性夹层会累及整个主动脉弓，仅有 10% 的患者会局限于升主动脉或主动脉弓，大多夹层向远端发展，内脏动脉有不同程度受累。冠状动脉所在的瓣叶常会因夹层逆行撕裂而失效，进而脱垂的瓣膜进入左心室导致急性主动脉衰竭。主动脉瓣另外两叶瓣膜由于冠脉对其内膜、中膜、外膜的固定作用而免遭破裂螺旋力的撕裂。夹层累及冠脉所致的猝死其表现正如心肌缺血一样，血流会涌入心包造成心脏压塞或破入纵隔，均可导致猝死。

夹层累及降主动脉及锁骨下动脉开口远端时，可进而累及锁骨下动脉及头臂干，并常可累及主动脉远端。夹层的多个撕裂口并不少见，内脏动脉常同时受累，其开口常来自假腔。急性升主动脉夹层往往导致主动脉衰竭或血液进入心包导致心脏压塞。另外，夹层也可以引起不同程度的冠脉或脑皮质功能不全。

四、临床表现、辅助检查及诊断

（一）临床表现

疼痛是 AAS 最典型的临床症状，常表现为突发剧烈胸痛或背痛，呈撕裂或刀割样，部分患者可出现腹痛或腰痛以及四肢脉搏异常。疼痛的位置和伴随症状可反映初始内膜撕裂的部位，也可表明是否发生夹层沿主动脉延展或累及分支动脉和器官的可能。放射至颈部、咽喉和/或颌部的疼痛，特别是当伴有主动脉瓣反流杂音、心包压塞的体征时表明累及升主动脉。而发生于背部或腹部的疼痛则提示累及降主动脉。10%～15% 的患者伴有主动脉瓣反流、心包压塞、继发性心肌缺血甚至心肌梗死；少见咯血、呼吸困难等肺部症状；神经系统症状表现为声音嘶哑、急性偏瘫；部分患者可发生胰腺炎或急性肾功能异常；肠系膜动脉缺血的发生率 <5%，可表现为腹痛。

IMH 和 PAU 的临床特点与 AD 相似，单纯靠临床方法来区别这 3 种急性主动脉综合征非常困难。一些专家已经证明，在这 3 种急性主动脉综合征中有明显的重叠，研究表明一个病理过程可以发展为另一个病理过程。例如，PAU 可能作为主动脉夹层的起始点，IMH 也可能演变为主动脉夹层。

1. 主动脉夹层 根据初始疼痛症状发生的时间将主动脉夹层分为急性（2 周内）、亚急性（2～6 周）和慢性（>6 周）。急性主动脉夹层根据内膜撕裂

的初始部位或夹层是否累及升主动脉（不管起始部位）而进行分型。由于分型决定着是否行急诊外科手术与非手术治疗，所以准确分型是非常重要的。目前最常使用的分型方案是 DeBakey 和 Stanford 分型，分型中升主动脉指的是头臂动脉以近的主动脉，降主动脉指的是左锁骨下以远的主动脉。DeBakey 分型根据内膜撕裂起始部位和夹层延展的范围分为 3 型。Ⅰ型：起源于升主动脉并向远端延展的夹层，至少延展至主动脉弓但常延展至降主动脉。Ⅱ型：起源并局限于升主动脉的夹层。Ⅲ型：起源于降主动脉并常延展至远端主动脉的夹层。

临床应用更多的是 Stanford 分型方案。Stanford 分型根据夹层是否累及升主动脉而分为 2 种类型。A 型：不管起源部位所有累及升主动脉的夹层。B 型：未累及升主动脉的所有夹层（图 3-2-3，图 3-2-4）。Stanford 分型是根据内膜片的位置而不是内膜破口进行分型的，因为内膜片在所有能够明确诊断的影像学检查方法中都能显示，而内膜破口却很难显示。需注意的是累及主动脉弓但未累及升主动脉的夹层应归类于 B 型。内膜撕裂所致的夹层既可以发生顺向也可以发生逆向延展，因而常累及分支动脉并引起不良灌注综合征、心包压塞或主动脉瓣关闭不全。有心包压塞、累及冠状动脉引起急性心肌缺

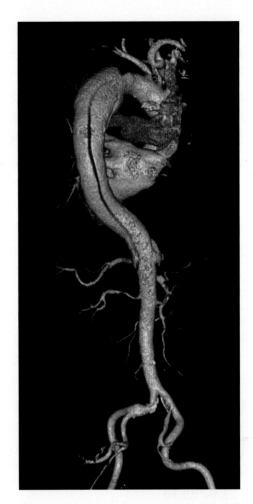

图 3-2-4　Stanford B 型主动脉夹层 CTA 图像

血/梗死以及脑灌注不良并发症的患者死亡风险明显升高。增加院内病死率的其他预测因素包括高龄（>70 岁）、低血压、肾衰竭。A 型夹层如未给予及时外科修复则起病后 24 小时病死率为 20%，48 小时为 30%，1 周时为 40%，1 个月时为 50%；及时给予外科修复 24 小时病死率为 10%，1 周时为 13%，1 个月时为 20%。主动脉破裂、脑卒中、重要脏器缺血、心包压塞和循环衰竭是引起死亡最常见的原因。近期，有尸体解剖研究表明，84% 的 A 型夹层患者死于心包压塞。无并发症的 B 型夹层患者 30 天时病死率为 10%，但有并发症的患者例如肾衰竭、内脏缺血等 2 天时的病死率为 20%，30 天时为 25%。如同 A 型夹层一样，高龄、休克和重要脏器灌注不良是重要的独立的早期病死率预测因素。

2. **壁间血肿**　起源于中层滋养血管破裂（主动脉壁内出血）的壁间血肿一般认为是夹层的先兆。其可引起继发性撕裂和典型的主动脉夹层，但也可回退或被吸收。2/3 的壁间血肿位于降主动脉。胸痛是升主动脉（近端）壁间血肿最常见的症状，而背痛是降主动脉（远端）壁间血肿最常见的症状。临

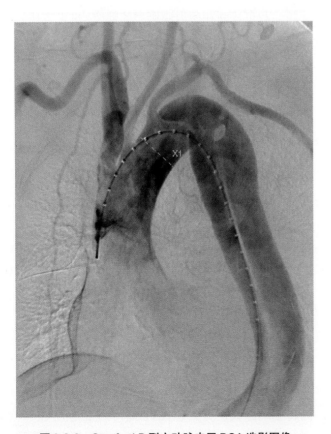

图 3-2-3　Stanford B 型主动脉夹层 DSA 造影图像

床不可能做出壁间血肿的诊断,其诊断依赖于 CT 成像。5%~20% 的 AAS 为急性壁间血肿,壁间血肿的消退率为 10%,28%~47% 进展为典型主动脉夹层,20%~45% 有发生破裂的风险(图3-2-5)。

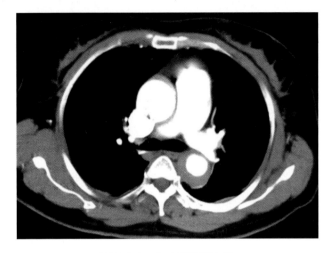

图 3-2-5 主动脉壁间血肿

3. 穿透性主动脉溃疡 主动脉粥样硬化斑块的深溃疡可导致壁间血肿和主动脉夹层或穿孔。症状性溃疡更易于发展成为夹层或破裂,故对此类患者应紧急给予血管腔内治疗。起源于动脉粥样硬化部位的穿透性溃疡约 90% 位于降主动脉(图3-2-6)。

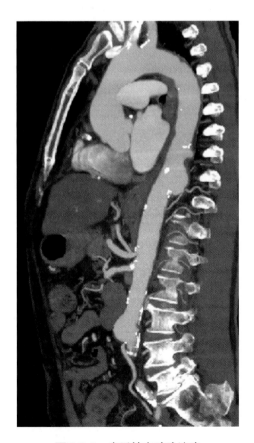

图 3-2-6 穿透性主动脉溃疡

(二)影像学检查

大约 50% 的急性主动脉综合征患者胸部 X 线片是正常的,约 1/3 的患者有纵隔增宽。在临床实践中 CT、超声心动图、MRI 已经成为急性主动脉综合征的确诊方法。Hagan 等统计了一组 464 名主动脉夹层患者的诊断方案,其中约 62% 选择 CT,经食管超声心动图约占 32%,磁共振约占 1%。

CT 因获取结果快及分辨率高成为临床上高度疑似急性主动脉综合征患者的首选影像学检查。CT 平扫可发现主动脉管腔扩张,钙化内膜向腔内移位,当移位超过 5mm 时有诊断意义。CT 平扫还可显示心包积液、胸腔积液或纵隔血肿等一些间接征象,但不具有特异性。增强 CT 可清晰显示内膜片将主动脉管腔分为真腔和假腔,较好地显示夹层,还可判断假腔内是否存在血栓及分支血管受累,其准确性高达 87%~94%。目前门急诊主要采用多层螺旋 CT,尤其是采用心电门控技术可以消除心脏搏动伪影,具有高时间、空间分辨率,敏感性、特异性及阴性预测率均接近 100%,已成为 AD 的一线影像学检查手段。CT 诊断 IMH 的影像学特征主要表现为增厚的新月形或环形主动脉壁内高密度影,其敏感度高达 100%,可作为首选的诊断方法。胸痛三联成像技术可用于鉴别急性主动脉综合征、急性冠脉综合征和肺栓塞引起的胸痛。CT 成像主要的缺点之一是需要造影剂,可能会引起肾病。此外,CT 扫描大剂量的电离辐射对年轻人有一定的影响。

现代超声设备是便携式的,紧急情况可对不稳定的患者在床边采集图像。经胸壁超声心动图可用于识别主动脉瓣膜功能不全、近端主动脉夹层延伸到主动脉根部、心脏压塞及室壁运动障碍。由于体表距离过大和声波衰减等原因,经胸壁超声心动图在远端升主动脉、主动脉弓和降主动脉上的运用受到限制。这种物理检测方法检测 A 型和 B 型主动脉夹层的敏感性分别为 78%~100% 和 31%~55%。随着包括高分辨率探头和谐波成像的进步,内超声技术有望促进经胸壁超声心动技术的提高。欧洲合作研究小组表示经食管超声心动图的敏感性为 99%,特异性为 89%,对急性主动脉综合征的阳性预测精度为 89%,阴性预测精度为 99%。此外,它还可用于术中确认支架是否位于正确的主动脉管腔内,并找出主动脉分支,可以探寻主动脉内膜撕裂口,其准确性大于 78%。受气管和主要支气管内空气的影响,经食管超声心动图对升主动脉远端和主动脉弓部的病变的诊断受到限制,不能提供膈下的任何信息。

MRI 是一种高精的、无创的影像学方法,对急性主动脉综合征诊断的敏感性为 88%～95%,特异性为 94%～98%。用于鉴别和评价急性和慢性主动脉夹层的 MRI 操作手册应当根据患者病情因人而异,例如当急需诊断急性主动脉综合征时,时间对患者弥足珍贵,操作手册就与常规检测不同,当患者状态稳定时,影像学检查的重点是用于识别有无高风险因素,如血流动力学的改变。然而,MRI 有一定局限性,其成像时间长,不适合病情危重的急诊患者以及置入起搏器、金属异物(钛合金除外)的患者。

(三)实验室检查

AAS 的疼痛常与急性冠状动脉综合征引起的疼痛相混淆。虽然心肌酶学、肌钙蛋白和心电图改变可用于鉴别诊断,但仅当不存在心电图改变和 D- 二聚体升高时才可较为特异性的排除 AAS。许多研究表明阴性 D- 二聚体可作为排除急性主动脉夹层的指标。当 D- 二聚体升高大于 500pg/L 时虽与 AAS 的严重程度相关,但可能又与肺栓塞相混淆,故当 D- 二聚体升高时应迅速进行 CT 或经食管超声心动图检查。

血管外的血液会激活凝血系统和纤溶系统。急性主动脉综合征患者血液中发现纤溶蛋白溶解产物 D- 二聚体升高。在一个共有 298 例患者七项研究的荟萃分析中,血浆 D- 二聚体 <0.5μg/ml 用于确定有无 AD 的阈值。该阈值敏感性为 97%(95% 置信区间 94%～99%)和阴性预测值为 96%(95% 置信区间 93%～98%)。然而,IMH 患者血浆 D- 二聚体水平通常不会增加,这就限制了其在区分心源性、肺源性、主动脉源性胸痛中的运用。有新证据表明:许多基因(*ACE*,*SMAD3*,*FBN1*,*TGFBR1*,*TGFBR2*,*COL3A1*,*MYH Ⅱ*,*ACTA2*,*MMP3*,*MMP9*)的变异都与胸主动脉夹层动脉瘤的发展有关,并有可能被用作预测性指标。Fibrillin-1(由 *FBN1* 编码)是细胞外基质的重要组成部分,*FBN1* 突变可能改变细胞外基质,降低主动脉壁张力,并破坏其结构完整性,进而增加患主动脉扩张和主动脉夹层的风险。此外,Fibrillin-1 浓度也是 AD 的潜在血液生化指标。

C 反应蛋白(C-reactive protein,CRP)在 AD 发病后即升高,尤其在伴有低氧血症、胸腔积液的患者中升高更为明显,CRP 可作为危险程度评估的参考指标。主动脉内壁损伤可导致生物标志物释放

入血,平滑肌肌球蛋白重链(smooth muscle myosin heavy chain,smMHC)、基质金属蛋白酶 -8(matrix metalloproteinase-8,MMP-8)、可溶性弹性蛋白片段(soluble elastin fragments,sELAF)和腱糖蛋白 C(tenascin-C,TN-C)均可提供诊断线索,但目前尚在实验阶段,未进入临床实践。

结合患者的危险因素、临床表现、实验室以及影像学检查结果,综合诊断 AAS。

五、治疗

AAS 的治疗目标是预防夹层进展和致死性并发症。若病变累及升主动脉(A 型病变),可考虑外科手术。若累及降主动脉(B 型病变),除外夹层迅速扩展、疼痛难以控制、主要器官或肢体灌注不良等,原则上先予以药物治疗。药物治疗以缓解疼痛、降低左室心肌收缩力和血流对主动脉壁的剪切力为主。

(一)药物治疗

急性主动脉综合征的早期管理在于控制患者的血压、心率、脉压差和早期左心室压力的最大变化率、血管壁应力和心室血压变化速率(dp/dt)以及镇痛来延缓其发展、改善症状。理想情况下,患者应该入住重症监护室,控制其血压保持 100～120mmHg,心率在 60～80 次 /min,同时需保证终末器官的灌注。β 受体阻断剂建议作为一线治疗药物,往往同时需要多种降压药物联合应用。硝普钠在未进行充足的 β 受体阻断剂治疗下应避免使用,因为其会增加主动脉压力变化率而进一步促进主动脉夹层的发展。阿片类镇痛剂可以缓解患者疼痛,也可以引起交感神经兴奋释放儿茶酚胺引起心率加快和血压升高。

但是单纯药物治疗不能阻止夹层病变进展,患者药物治疗期间如突发血压难以控制、疼痛反复发作或者器官缺血等急性改变时,则需要立即复查计算机体层血管成像(CTA)或者磁共振血管造影(MRA),必要时紧急手术治疗。

(二)A 型主动脉夹层

急性 Stanford A 型夹层起病后初始 24～48 小时每小时的病死率为 1%～2%,如未给予治疗,1 周内的病死率可高达 50%。死亡原因多为夹层向近端或远端扩展所致的瓣膜功能不全、心包压塞、弓血管闭塞或主动脉破裂。单独给予药物治疗 24 小时时的病死率约为 20%,48 小时约为 30%。紧急外科手术的目的是治疗或预防常见和致命的并发症如主动

脉破裂、脑卒中、重要脏器缺血、心包压塞和循环衰竭，方法为切除内膜撕裂片、消除假腔和置入人工血管重建主动脉。此外，对已发生主动脉瓣关闭不全的患者恢复主动脉瓣功能完整性是至关重要的，此可根据主动脉根部大小和主动脉瓣瓣膜情况选择主动脉瓣修复或置换术。虽然 A 型夹层的手术病死率为 10%～35%，但明显低于药物治疗时的病死率（约 50%）。急性 A 型夹层手术后 30 天、1 年和 5 年的存活率分别为 91%±2%、74%±3% 和 63%±3%。

在某些特殊情况下 Stanford A 型 AD 也可以运用腔内治疗。特殊的解剖部位加之冠状动脉及瓣膜的因素，使腔内治疗 Stanford A 型 AD 的解剖学适应证较为严格，主要包括近端健康锚定区的长度在 20mm 以上（冠状动脉开口至夹层第一破口的距离），国内常光其等提出近端锚定区大于 25mm。锚定区主动脉的直径不能超过 46mm（目前能被中国批准应用的胸主覆膜支架最大的直径是 46mm）。国内外根据影像学的数据已经得到解剖学上适合行腔内治疗的 Stanford A 型 AD 患者的比例，国外是 32%～50%，而国内约为 38%。腔内治疗 Stanford A 型 AD 对于远端锚定区并无严格要求，但常常需要杂交技术及腔内分支或开窗技术重建弓上主要分支血管来保证脑及四肢供血。以往对于伴有严重的瓣膜反流的 Stanford A 型 AD 患者不适于腔内治疗，但经导管主动脉瓣植入来修复病变主动脉瓣膜技术的出现使腔内治疗 Stanford A 型 AD 又有了新的突破。

（三）B 型主动脉夹层

1. 复杂性 TBAD 根据临床表现不同将急性 B 型主动脉夹层（TBAD）分为复杂性和非复杂性，其中前者约占 25%。当出现主动脉先兆破裂（血胸、纵隔血肿等）、重要脏器灌注不足、疼痛反复发作、难治性高血压、夹层早期瘤样扩张和病变持续进展时应考虑为复杂性 TBAD。有研究表明：TBAD 患者合并急性肾衰、低血压/休克、肠系膜缺血和下肢缺血等临床表现时，病死率明显增加。因此，对于此类夹层需要在药物保守治疗基础上尽早手术治疗，首选 TEVAR（Ia 级推荐），术后 5 年生存率可达 84%。相比腔内修复术，传统开放手术病死率高（急性期高达 20%）、术后严重并发症多，目前不作为首选治疗。开放手术主要适应证：合并结缔组织病、夹层 A 型逆撕和 TEVAR 术后严重并发症（支架塌陷或移位、动脉瘘、血管移植物感染和夹层病变扩大等）。而 TEVAR 术可以通过封堵原发破口、恢复真腔血流循环、提高远端血流灌注和促进假腔血栓化，达到主动脉重构。当前对于夹层累及弓上分支是 TEVAR 面临一大挑战，对于左锁骨下动脉处理尤为关键。目前认为，当出现近端锚定区不足或者封堵左锁骨下动脉可能导致重要脏器缺血时需要采取左锁骨下动脉重建。主要手术方法有杂交、开窗、烟囱和分支支架等。杂交手术改变主动脉弓正常解剖结构，且手术创伤较大，远期疗效有待进一步观察。开窗手术难度较大，推广困难，烟囱技术容易出现 gutter 内漏、远期支架内闭塞发生率高。Castor 单分支支架由于独特的一体化设计，有效避免了支架移位及内漏发生，在弓部重建方面具有良好的前景。尤其在单分支支架基础上，在指定部位定制开窗，通过分支定位可以有效降低预开窗对位难度，可能是将来 TEVAR 治疗多个弓上分支累及的主动脉夹层的一个治疗方向。目前，对于急性 TBAD 合并内脏缺血处理仍然是棘手问题。其发生率大约 7.1%，而院内病死率高达 30.8%，手术包括介入治疗和外科手术。对急性 B 型夹层患者给予血管腔内治疗的荟萃分析结果表明，院内病死率约为 9%，其他主要并发症包括脑卒中（约 3.1%）、截瘫（约 1.9%）、肠梗死（约 0.9%）和截肢（约 0.2%）。

2. 非复杂性 TBAD 过去，非复杂性 TBAD 主要以药物保守治疗为主。同时瘤体持续扩大是单纯药物治疗面临的困境，最终大约有 40% 患者仍然需要介入治疗。越来越多证据证实 TEVAR 治疗非复杂性 TBAD 切实有效。INSTEAD 试验将 140 例非复杂性 TBAD 根据治疗意向随机分为两组，其中单纯药物治疗组 68 例，腔内修复＋药物治疗 72 例。2 年随访数据显示：2 年累积生存率、主动脉相关病死率无统计学差异，然而联合治疗组主动脉重构（真腔扩张、假腔血栓化）达 91.3%，明显优于单纯药物治疗组 19.4%。ADSORB 研究对于急性期非复杂性 TBAD 早期随访结果同样显示 TEVAR 相比单纯药物治疗有着更好的主动脉重构，但对于亚急性期治疗效果未能涉及。目前认为，对于非复杂性 TBAD，当瘤体直径增大 >50mm、破口直径 >10mm、假腔直径 >20mm 和瘤体持续扩张时，可考虑 TEVAR 治疗以避免后期严重并发症发生。虽然腔内修复术治疗非复杂性 TBAD 远期疗效确切，但其早期病死率高、再次手术率高等缺点依然存在。同样，TEVAR 带来的术后 A 型逆撕、支架源性新发破口等特有并发症的危险性并不亚于夹层本身，两者发生率分别为 3.17%，3.76%，而超过 9%A 型逆撕是由于支架尺寸过大造成，对于这些术后严重并发症我们同样不能忽视。

3. **慢性 TBAD**　相比急性 TBAD，慢性 TBAD 往往真腔萎陷、内膜片增厚明显，TEVAR 治疗急慢性 TBAD 疗效差异明显。目前对于慢性主动脉夹层的治疗策略存在争议。有研究显示：开放手术尽管早期病死率高，但由于其有效切除病变主动脉，远期疗效令人满意，TEVAR 治疗慢性 TBAD 优势不明显。慢性夹层远端通常伴随多处破口，根据不同位置破口处理方法也不尽相同，主要方法包括杂交手术、直型覆膜支架、主动脉限制性裸架、多层裸支架、弹簧圈栓塞、封堵器、开窗技术、烟囱技术和分支支架等。虽然处理办法丰富多样，由于缺乏相关中远期主动脉远端重构报道，国内外专家尚未达成共识。

（四）主动脉壁间血肿

IMH 的治疗目的是防止主动脉破裂和进展为 AD，处理原则同 AD。A 型 IMH 手术指征包括：24 小时内新发病变，伴有心包积液、腹主动脉血肿和大动脉瘤等。而对于主动脉直径 <50mm、IMH 厚度 <11mm 的高龄 A 型 IMH 患者，目前主张药物治疗和影像学（CT 或 MRI）密切监测。

（五）主动脉穿透性溃疡

不同于典型主动脉夹层，穿透性溃疡通常为局限性，而局限性病变则为自膨胀覆膜支架提供了较为理想的解剖学靶标。若 PAU 病变直径 >20mm、深度 >10mm，应尽早行干预治疗。研究已证明穿透性溃疡患者置入覆膜支架的安全性和有效性。经皮治疗穿透性溃疡的其他器械选择还有 Amplatzer 闭合装置，该装置具有多种可能的优势，包括由于最少程度覆盖肋间动脉可减少截瘫的风险，该技术可经皮穿刺完成故而不需要腹股沟切口。此外，如果 Amplatzer 装置不能封闭穿透性溃疡，在其释放之前可安全地进行回收。应用该装置的长期资料正在收集之中，但到目前为止有关长期疗效和相关并发症的资料较为有限。

（六）腔内治疗的禁忌证

1. 导入通路病变使腔内隔绝术难以完成，如髂股动脉纤细无法进入导入系统，髂动脉硬化闭塞或严重扭曲，降主动脉扭曲，导丝、导管无法通过。

2. 有严重并存病如严重凝血功能障碍可增加术后出血的危险，严重肾功能障碍术中使用大量造影剂会进一步损害肾功能也不适合手术。

3. 并存恶性肿瘤或其他疾病预期寿命不超过一年的。

4. 患者一般情况差不能耐受血管腔内手术。

（七）术前准备

1. **预防动脉夹层破裂**　严密监测生命体征，尤其是血压、心率。预防感冒，避免剧烈咳嗽、打喷嚏等；保证安全，避免体位不当、外伤等致夹层破裂。要绝对卧床休息、适当制动，保持大便通畅。控制血压在 100～120/60～80mmHg，监测破裂征兆，及时镇静、止痛，高度重视胸背部疼痛的主诉，若血压先升后降、脉搏增快，提示夹层破裂，应立即做好手术准备。

2. **术前准备**　完善常规抽血检查，如血常规、肝肾功能、电解质、凝血功能、输血前常规、血型等。完善全主动脉 CTA 等影像学检查，完善心脏彩超、颈部血管彩超、心电图等。对吸烟者，入院后要求戒烟，指导患者进行呼吸功能锻炼。术前 3 天给予软食，术前 1 天常规药物过敏试验、备皮、配血，测体重（为术中抗凝药物剂量的准确应用提供依据）。高血压患者遵医嘱服用降压药。如行全麻手术，术晨禁食、水。

3. **手术方案制订**

（1）影像评估：术前可选用 MRA 或 CTA，并结合术中 DSA 进行全面精确评估测量。需要测评的参数主要有：近端瘤颈（左锁骨下动脉开口与夹层撕裂口之间的胸主动脉）的长度、内径；主动脉扭曲度；分支动脉的通畅度；最重要的是精确定位撕裂口和判别夹层真假腔。当需要封闭左锁骨下动脉时，还应认真评估双侧椎动脉，以便于决定是否需要在隔绝 AD 之前或同时重建左侧椎动脉。另外，还应常规行彩超评估双侧股总动脉和髂动脉直径，以便根据导入系统的口径选择导入动脉。近来，随着 MRA 和 CTA 的旋转显示、腔内仿真技术的采用，能够更加精确分析夹层撕裂口，提供腔内隔绝术重要的信息。

（2）支架器材选择：根据影像测量数据，选择合适品牌、类型、型号的支架；根据手术方案，预备分支支架、限制性裸支架、开窗器材等。

（3）必要时多学科协作或会诊，如呼吸科、心内科、肾内科、麻醉科、手术室、胸外科、影像科、ICU 等。

（4）制订手术计划和应急预案。

（八）腔内隔绝术的常规方法

手术在装备 DSA 的手术室于全麻下进行（若

患者一般情况差，麻醉风险大，且手术入路局部血管条件好，也可考虑局麻）。患者取平卧位，根据术前评估选择髂动脉未受累的一侧，解剖出股总动脉（或髂动脉）作为导入动脉。置入 5.0F 带标尺的猪尾导管至升主动脉行胸主动脉造影（确认导管于真腔）。在监视屏上标记左锁骨下动脉开口和夹层撕裂口，测量瘤颈长度、直径、AD 最大直径和长度，据此选择适当口径和长度的移植物。全身肝素化后（肝素 1mg/kg，静脉推注），经导入动脉穿刺将超硬导丝（0.038in 长 260cm）导入真腔并直达升主动脉，再沿该超硬导丝导入移植物，定位后控制性降压至收缩压 100mmHg 左右，释放移植物，近端固定于左锁骨下动脉开口远端正常胸主动脉，远端固定于夹层裂口以远。慢性期夹层可使用低压球囊适度扩张使移植物贴附严密，急性期因主动脉内膜水肿易破，移植物释放后不宜再用球囊扩张以免形成新的撕裂口。猪尾导管再次行主动脉造影，注意观察左锁骨下动脉是否通畅，移植物是否通畅，有无扭曲、移位，移植物近端或远端是否存在内漏。如造影证实 AD 已被完全隔绝，假腔不再显影，则退出导管，缝合导入动脉及切口。

如局部血管条件好，可考虑股动脉穿刺预置血管缝合器后行腔内手术，术毕以血管缝合器缝合血管。

（九）术后处理

1. 持续给氧，行心电、血压监测，观察患者的神志、体温、脉搏、呼吸、血压（双上肢），确保心、脑、肾等重要脏器血供的前提下，将血压降至正常低值，可用硝酸甘油、硝普钠等将收缩压控制在 120mmHg 以下，心率 60～70 次/min，以利于夹层稳定。保持尿管通畅，准确记录尿量，1～2 天后拔除尿管。

2. 制动 术后穿刺侧肢体平伸制动 6～8 小时，卧床 48 小时，避免穿刺处出血、动脉夹层破裂及支架移位。密切观察双侧桡动脉和足背动脉搏动及末梢循环；注意观察伤口有无出血、渗血和感染，及时换药。患者术后 2～3 天可视伤口情况下床活动。

3. 预防感染 切口、输液管、监测导管等均为易感途径，故应严格无菌操作，预防感染。内植入大动脉支架，术前可预防性抗生素治疗。

4. 饮食护理 患者清醒后即可进食，给予患者高热量、高蛋白饮食，以促进吻合口愈合。指导患者宜低盐、低脂饮食、控制体重、戒除烟酒、保持大便通畅，防止用力排便使腹压增加致血压增高引起

主动脉夹层的破裂。

（十）并发症

1. **内漏** 内漏是指腔内隔绝术后仍持续有血液灌注瘤腔的现象，是支架植入术后最常见的并发症，其发生率为 2.4%～45.5%。White 等在 1997 年提出的内漏分型系统将内漏分为 5 型：Ⅰ型为锚定区内漏；Ⅱ型指血流经侧支动脉反流入瘤；Ⅲ型为支架结构故障所致内漏；Ⅳ型指血流通过织物上的网眼进入瘤腔；Ⅴ型为内张力型，指瘤腔内压力升高、囊腔扩大，但无明显造影剂渗漏。TEVAR 术后内漏分型可通过 CT 确认。

TEVAR 术后最常见的内漏为近端Ⅰ型内漏，这往往与近端锚定区不足、支架选择不当、主动脉弓较陡等有关，最终导致支架型人工血管与近端锚定区血管壁分离，假腔与全身血流直接相通。持续的高压灌注会引起假腔增大甚至破裂等严重后果，需积极防治。可采用近端有裸支架的的大动脉覆膜支架，也可采用烟囱、开窗、分支支架、去分支技术等增加近端锚定区。多数Ⅱ型内漏可自发性形成血栓，因此一般密切随访；Ⅲ型内漏一般不能自发封闭，需放置另一枚支架甚至行开放手术治疗。Ⅳ型和Ⅴ型内漏较少见。

2. **继发破口反流** TEVAR 术后可见真腔扩大、假腔缩小伴血栓形成等改变，称为主动脉重塑。完全的主动脉重塑约见于 40% 患者。研究显示术后胸段和腹段假腔的转归不同。胸段假腔内血栓形成率超过 80%，但腹段继发破口与假腔通畅的病例接近 90%。对于病程较短的患者，继发破口数量较少，夹层未见瘤样扩张，单纯原发破口腔内治疗即可显著降低假腔内血流压力，有效预防破裂。但当主动脉夹层由急性期转入慢性期时，常常出现一个或多个远端破口，夹层内膜瓣钙化导致 TEVAR 术后主动脉重塑欠佳，应积极治疗继发破口。如患者出现疼痛等破裂先兆、主动脉瘤样扩张（直径 >5.5cm）或夹层快速增大（每年增大 >0.5cm），则有必要进行干预。仍首选腔内治疗。

3. **逆行性升主动脉夹层** TEVAR 术后主动脉夹层逆行撕裂至升主动脉，即发生逆行性升主动脉夹层（retrograde ascending aortic dissection，rAAD），可能会导致升主动脉破裂，引起急性心包压塞，从而导致患者死亡。虽相对少见，却是最严重的术后并发症。TEVAR 术后 rAAD 的发生率约为 1.33%，但病死率却高达 42%；其中，又以因 B 型夹层行 TEVAR 术的患者最易发生 rAAD。发病机制尚不明

确,可能与以下因素有关:①疾病(如马方综合征)导致主动脉壁薄弱;②术中球囊过度扩张以及导丝和输送系统的操作损伤主动脉血管壁;③支架近端和锚定区内膜随主动脉搏动而产生摩擦,损伤内膜;④支架对主动脉弓施加径向力;⑤腔内修复术后血流动力学改变。选择健康锚定区、适度的覆膜支架直径以及围手术期血压的稳定等因素是降低夹层逆撕的重要因素。

4. 脊髓缺血 脊髓缺血是 TEVAR 术后较为严重的并发症,症状可从轻度截瘫到弛缓性麻痹不等。研究显示,TEVAR 术后脊髓缺血的发生率为 0%~13%,其发生主要与支架覆盖左锁骨下动脉后未重建血运、肾功能不全、既往腹主动脉瘤手术史以及使用多枚支架型人工血管有关。Czerny 等将供应脊髓血供的血管分为 4 组,即锁骨下动脉、肋间动脉、腰动脉和髂内动脉,他们发现 TEVAR 术中仅仅覆盖肋间动脉,并不引起脊髓缺血症状,而覆盖 2 组或以上血管则与截瘫显著相关。对于具有脊髓缺血高危因素的患者,可采取包括增加脊髓灌注压和增强脊髓耐缺血能力等预防措施。脑脊液引流是目前预防和治疗脊髓缺血的最好方法。其他治疗措施包括围手术期维持脊髓灌注压和应用糖皮质激素等。

5. 脑卒中 TEVAR 术后脑卒中发生率 2%~8%,一旦发生将显著增加患者住院期间死亡率。主动脉弓处操作包括导丝导管及支架输送鞘等对于主动脉管壁的接触损伤或腔内钙化斑块及血栓的脱落是导致脑卒中的直接原因。目前,原位激光开窗后覆膜支架的碎屑在理论上也是导致脑卒中的因素。另外,覆膜支架部分或全部阻挡弓上大血管影响脑部前循环及后循环也是脑卒中的病因,尤其对于破口靠近无名动脉需要开窗或分支技术重建分支血管时,分支对位欠准确或分支支架扭曲成角都会影响头部供血。预防措施包括:术前通过影像学检查仔细评估患者主动脉弓情况,严格筛选主动脉内壁粗糙、主动脉重度钙化或存在部分游离于管腔的血栓斑块的高危病例;术中在主动脉分支处放置滤网,防止脱落的斑块栓塞脑血管;尽量减少操作步骤,缩短手术时间和术中控制性低血压时间;围手术期维持患者血压平稳。

6. 髂股动脉入路损伤 TEVAR 术中使用的支架较粗,若入路动脉处理不当,则可能会造成髂股动脉损伤。常见的原因包括髂股动脉明显狭窄、髂股动脉粥样硬化严重、动脉内径与支架直径不匹配、球囊扩张过度和导入时间过长等,其发生率约为 4.4%。髂股动脉入路损伤可造成髂动脉破裂、股

动脉内膜撕裂或破裂,导致局部血肿、大出血甚至死亡。要避免此并发症,术前应周密评估入路动脉情况,避免选用受病变累及的、明显扭曲的和严重狭窄的髂股动脉作为入路;根据彩超或造影结果选择合适尺寸的支架;术中应随时在透视监视下导入支架,避免盲插;球囊扩张时,在支架两端应把握力度,压力不宜过高。造影剂成片向髂、股动脉周围弥散提示髂股动脉破裂损伤,一旦发现,应及时处理。可采用动脉内膜切除+补片成形术、动脉修复重建术等方式处理,必要时中转开腹手术进行人工血管重建。若损伤位置较高,难以处理,可更改切口,或采用裸支架固定内膜。

7. 移植物感染 移植物感染的发生率较低,但由于可导致支架移位、内漏、主动脉 - 食管瘘及主动脉 - 肠瘘和瘤体破裂等,因而必须引起重视。移植物感染主要表现为发热、白细胞增多和 C 反应蛋白升高等非特异症状,难以与其他部位感染鉴别。在 CT 的表现上也与支架植入后引起的炎症性异物反应相似,因此其诊断较为困难。移植物感染重在预防,所有的支架植入术前都应考虑预防性应用抗生素。对于既已出现的移植物感染,不治疗或仅用抗生素治疗都会导致死亡,因此,必须完全清除感染的支架,对感染部位进行仔细地清创和冲洗,同时全身应用抗生素,才能取得满意的效果。至于感染部位的血管,则根据其复杂性决定行原位血管重建或者解剖外重建。

(十一)疗效评价及展望

随着腔内技术的快速发展,急性主动脉综合征的治疗逐步进入全腔内时代。腔内介入治疗具有创伤小、效果确切、恢复快等诸多优点。"烟囱"、开窗、"潜望镜""八爪鱼"、分支支架等技术的综合运用,不断挑战越来越复杂的血管解剖条件,将原来的禁区不断攻克。但也仍存在一些问题和难点,如弓部三分支的重建,如何降低卒中和脊髓缺血的发生率,如何减少内漏,如何处理远端破口行主动脉夹层全程腔内根治性修复术,如何预防逆撕和夹层再发等。这些都是我们不断努力的方向。

(向 华 欧阳尚)

第三节 其他主动脉病变

主动脉病变除了主动脉瘤及急性主动脉综合征以外,还会有一些少见的病变,如主动脉创伤、多发性大动脉炎、主动脉缩窄等。本节对这些病变做一

简略介绍。

一、概述

主动脉创伤多源于迎面碰撞所导致的突然减速伤，胸主动脉较腹主动脉更常见。大部分外伤所致主动脉破裂患者当场失去生命。能送入医院接受进一步治疗的幸存者比例可能不高于 20%。主动脉创伤分为完全破裂和部分破裂，多合并有其他部位的损伤如颅脑外伤、多发肢体和椎体及肋骨骨折、胸腹部脏器联合损伤等。所以常常容易造成漏诊、误诊，从而贻误治疗时机。

多发性大动脉炎又称为 Takayasu 病或主动脉弓综合征，是发生于主动脉及其主要分支和肺动脉的慢性进行性非特异性炎症，常呈多发性，因病变部位不同而出血临床各异的表现。本疾病发病率较低，多见于年轻女性。男女比例 1:(8～10)。

主动脉缩窄是主动脉的先天性狭窄，大约占先天性心脏病的 5%。约一半的主动脉缩窄合并有心脏发育不良，称为复杂性主动脉缩窄。而剩下一半不合并其他心脏病变的称为单纯性主动脉缩窄。

二、解剖

主动脉创伤常发生于主动脉连接及弯曲的部位附近。最常见部位是降主动脉近段左锁骨下动脉开口以远处(主动脉峡部)，其余常见部位在升主动脉、无名动脉根部和主动脉膈上部分(图 3-2-7)。

多发性大动脉炎累及部位多样化，既可以导致主动脉及分支血管的狭窄闭塞，也可以导致局部成瘤，夹层及血管壁钙化。其中左锁骨下动脉的狭窄和闭塞是最常见的病变。部分患者肺动脉也可以受累狭窄(图 3-2-8)。

主动脉缩窄的经典型是单独狭窄，表现为主动脉近动脉导管的狭窄或压迹(图 3-2-9)。婴儿型主动脉缩窄最常见于动脉导管前或近动脉导管型，成人型主动脉缩窄常见于动脉导管后型。在合并心脏发育不良的主动脉缩窄患者中，主动脉瓣二瓣畸形是主动脉缩窄最常见的并发畸形，在婴儿患者中占比 50%~80%。而动脉导管未闭是最常见最重要的血管并发畸形。

三、病因与病理生理

主动脉创伤之所以常见于主动脉峡部和降主动脉，与其周围有动脉韧带和较多分支动脉和筋膜包绕有关，一旦遇到外力作用，各部位受力不均产生

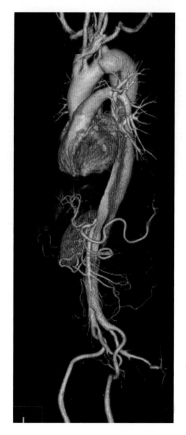

图 3-2-7　创伤性主动脉夹层 CTA 图像

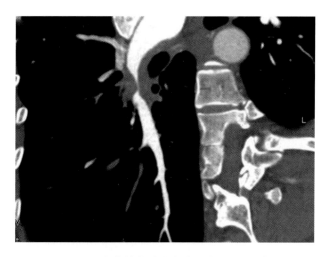

图 3-2-8　多发性大动脉炎肺动脉狭窄 CT 表现

极大剪切力从而导致动脉壁受损。根据受力大小不同，主动脉内膜可出现小裂口形成夹层或假性动脉瘤，亦可能主动脉全部横断。

多发性大动脉炎目前病因仍不明确，大部分学者认为该病为自身免疫性疾病。多发性大动脉炎一般认为由于感染链球菌、病毒或者立克次体等病原体后，体内产生一系列免疫反应所致。表现为血沉加快、C 反应蛋白和抗 O 等异常，血清免疫球蛋白 IgG、IgA、IgM 增高。此外，还有内分泌异常和遗传因素等多种病因学说存在。多发性大动脉炎血管壁

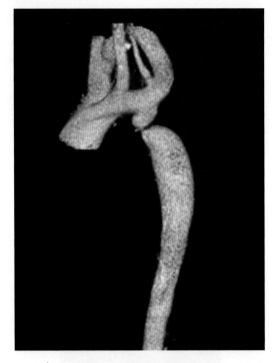

图 3-2-9 主动脉缩窄 CTA

各层均可见以淋巴细胞和浆细胞为主的细胞浸润，血管主要为弥漫性纤维组织增生，出现广泛而不规则的增生或者变硬，管腔有不同程度的狭窄，尤其以主动脉分支开口处严重。

主动脉缩窄的病因尚不明确。目前有几个理论：导管理论、导管细胞异常移行理论和血流理论，但没有一个理论可以全面的解释主动脉缩窄的成因。

四、临床表现、辅助检查及诊断

主动脉创伤常见于车祸外伤和高处坠落，受伤的瞬间主要症状为胸背部疼痛，可伴有胸闷、气促等。常常合并有多发骨折及血气胸，因而易被遗漏诊断。由于损伤部位、程度不同而出现不同的临床表现。如果损伤导致假性动脉瘤较大时可以引起纵隔的相应压迫症状，如声嘶、咳嗽、吞咽困难等。严重的主动脉连续性中断可以出现脉搏短绌等。对于临床怀疑主动脉创伤的患者应积极完善相关影像学检查。部分复合伤患者其他症状可掩盖主动脉损伤病情。比如肋骨多发骨折患者亦出现胸痛不适。

主动脉创伤患者进行 X 线胸片检查时可以出现上纵隔增宽影像，但胸部 X 线仅仅对诊断有提示作用，不能作为确诊依据。主动脉 DSA 造影是传统意义上的诊断"金标准"，但目前亦未作为术前一般常规确诊手段，在已经明确诊断情况下，需要进一步介入治疗时，术前的 DSA 造影是必需的。CT 是临床中使用较多的检查方法，具有无创、可重复、检查便利等特点。MRI 由于检查时间较久，对于该类重症患者一般不作为常规检查。而经食管超声对于诊断主动脉损伤的敏感性和特异性均极高，尤其对主动脉壁间血肿和撕裂的内膜片的判断更优于动脉造影和 CTA，但对检查操作者要求较高。

对于临床表现典型的多发性大动脉炎诊断并不困难。对于年轻女性合并有单或双侧肢体缺血症状并伴有肢体动脉搏动减弱或者消失者，以及颈部动脉搏动减弱伴有反复头晕、黑矇等一过性脑缺血症状者均需要考虑多发性大动脉炎的可能。眼底改变是多发性大动脉炎的一种特异性改变，可有助于进一步确定多发性大动脉炎诊断。对于大动脉炎患者上肢的血压不能作为该病患者的体动脉血压。颈动脉、椎动脉狭窄或闭塞，可引起一过性脑缺血甚至卒中，有头昏、眩晕、头痛、黑矇、视力减退的临床症状。肾动脉狭窄可以引起血压升高，尤其以舒张压升高明显，肾动脉狭窄程度越重，舒张压越高（图3-2-10）。下肢动脉狭窄闭塞则出血下肢乏力、发凉、酸痛、间跛等症状。

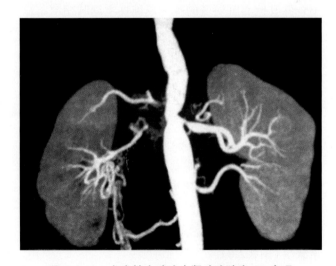

图 3-2-10 多发性大动脉炎肾动脉狭窄 CT 表现

影像学检查对于多发性大动脉炎的诊断有较大的帮助。多普勒超声可以探查主动脉及其分支有无狭窄或闭塞，还可以了解病变动脉段远近端的血流动力学情况：血流量和流速等，尤其在累及颈动脉病变的诊断率较高，对临床诊断有重要的指导意义。对于全面了解多发性大动脉炎的累及范围、血管形态等情况，血管造影或者血管成像检查尤为重要。MRI 可以较好地显示主动脉壁增厚情况和了解疾病是否处于活动期，MRA 亦可以较好的显示主动脉腔内及分支闭塞。CT 扫描对于了解动脉管腔狭窄程度和管壁增厚有所帮助。PET-CT 有助于确定病灶的特殊位置。而传统的 DSA 下主动脉造影对于显示主动脉主干和分支闭塞比较直观，尤其可以观察血流流速、方向，一般大动脉炎行外科手术前行 DSA 造影是有必要的。

主动脉缩窄的临床表现取决于患者的年龄、类型（成人型或者婴儿型）、严重程度以及并发的心内畸形。大部分的婴儿型主动脉缩窄患者因为心功能衰竭而出现症状，还有一些患者表现为严重的导管休克，急性心功能衰竭和酸中毒。许多年龄略大的儿童、青少年及青年患者无症状，因高血压、心脏杂音或偶然胸片检查或超声心动检查被发现。在体格检查方面，主动脉缩窄的婴儿患者可出现分离性发绀甚至休克。较大的婴幼儿可出现杵状指。主动脉缩窄导致股动脉及腘动脉搏动减弱甚至消失，而上肢动脉搏动一般较强。如果有右上肢的发绀表现要考虑主动脉缩窄累及主动脉弓部血管或者有迷走右锁骨下动脉等弓部分支动脉的发育异常。主动脉缩窄可在前胸部或者后背部听诊到收缩期喷射性杂音。全收缩期杂音则提示合并室间隔缺损。

体格检查以及临床表现仅仅只能为主动脉缩窄的诊断起提示作用。要最终明确主动脉缩窄的诊断需要影像学检查。主动脉缩窄时，部分典型病例 X 线胸片可见"3"字征表现，可以为进一步检查提供参考。随着技术的进步，目前，临床上多排（64 排以上）螺旋 CT 的应用越来越普及。CT 血管重建的图像质量越来越清晰逼真，检查时间短，患者耐受性好，能全面显示主动脉及其主要分支和侧支循环的解剖结构和情况，在临床中运用广泛。而 MRI 也是检查主动脉缩窄的一种优选的无创性检查方法，通过 SE 序列成像、梯度回波的磁共振电影和 MRA 等技术运用，能够准确判断狭窄部位、形态、范围和程度，也可以全面的显示狭窄近、远端动脉及头臂血管改变以及侧支循环情况，对主动脉缩窄的诊断优于心脏超声检查，基本可以达到取代血管造影的目的。DSA 血管造影是观察主动脉缩窄的一种比较直观的检查方法，能显示缩窄的部位、范围、累的大血管和侧支循环，能观察血流动力学变化情况和进行缩窄前后压力差的测量，但其毕竟为有创检查，目前不作为术前诊断必须的常规检查。

五、治疗

外伤性主动脉损伤传统的外科修补术仍然是一种主要的治疗方法，外科修补主要的风险有：约 5% 截瘫、1%～2% 休克、1%～2% 心肌梗死。如果外伤性主动脉损伤引起休克或者主动脉轮廓扩张，紧急修复是正确的选择。而当患者病情稳定，尤其伴有其他严重外伤并发症，如呼吸衰竭、凝血障碍严重的头外伤或者败血症等情况时，先及时处理相关并发症后再视情况尽快外科手术治疗。随着介入治疗的成熟，目前主动脉支架腔内修复术在该类患者的应用也越来越多，有着创伤小、恢复快的特点，对患者一般情况要求较外科手术低，必要时可以局部麻醉下施行手术。

多发性大动脉炎是一种全身性疾病，以内科药物治疗为主，只有当该疾病引起严重血管病变（如严重狭窄、闭塞、动脉瘤形成等）方才考虑外科干预治疗。患者发病早期常合并有感染，积极有效的抗感染治疗有利于控制病情发展。在炎症活动期可以使用激素冲击治疗。免疫抑制剂也是一种主要治疗药物。此外，可以使用扩血管、抗血小板等一类药物，起到扩张血管改善局部循环的作用。介入治疗主要方法是运用经皮腔内血管成形术，具有创伤小、简便易行、可重复应用等优点，尤其适合年轻患者。由于多发性大动脉血管壁的病理生理改变不同于动脉硬化，支架植入需要慎重。对于多发性大动脉炎导致严重器官缺血或者肾性高血压者，应考虑行外科手术治疗。手术尽量选取病情稳定期实施，手术前行 DSA 造影评估是必要的。由于大动脉炎血管壁脆弱，外科手术时尽量避免分离病变部位，多采用旁路转流术，同时尽量多保留已经建立的侧支循环。最终手术方案需要根据病变部位、受累范围和流出道情况而定（图 3-2-11）。

主动脉缩窄药物治疗只能起辅助作用，主要是用于治疗主动脉缩窄患儿的充血性心力衰竭，通过暂时改善血流动力学及下半身血供以促进患儿生长，使得其有机会接受进一步手术治疗。前列腺素 E1 是主要的药物。主动脉狭窄主要治疗方式还是外科手术和介入治疗。其中球囊扩张血管成形术对于青少年及成年患者改善血流状态、降低血压方面效果显著，但是动脉瘤和假性动脉瘤的并发症较高，必须密切随诊。球囊扩张后再狭窄在 1 岁以下患儿中发生率高达 50%。所以，对于婴儿患者外科治疗要优于球囊扩张血管成形术。支架植入在较大儿童及成人中应用越来越广，但是由于支架大小不会随身高变化而变化，所以不适合婴儿和较小的儿童。一种新型的覆膜支架 CP 支架（Cheatham-Platinum 支架）出现后，其对于应用于扩张缩窄的主动脉和处理复杂病例具有较好的优势（图 3-2-12）。

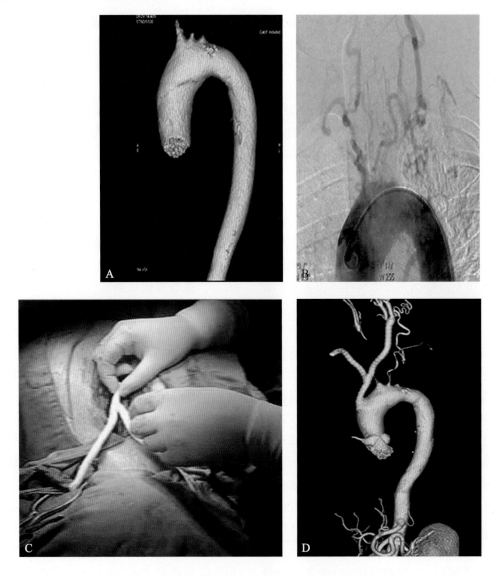

图 3-2-11　多发性大动脉炎治疗过程
（本例大动脉炎图片由河南省人民医院翟水亭教授团队提供）

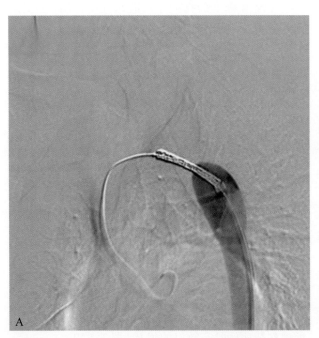
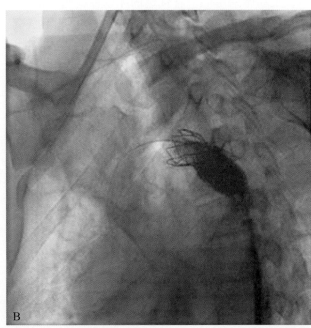

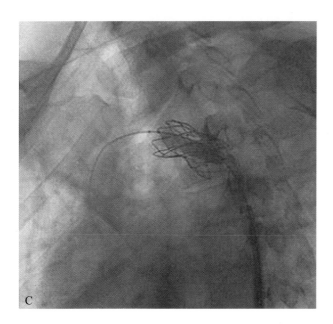

图 3-2-12　主动脉缩窄的行 C-P 支架治疗过程
（本例主动脉缩窄图片由河南省人民医院翟水亭教授团队
提供）

（向　华　王　庆）

参 考 文 献

[1] Brewster DC，Cronenwett JL，Hallett JJ，et al. Guidelines for the treatment of abdominal aortic aneurysms. Report of a subcommittee of the Joint Council of the American Association for Vascular Surgery and Society for Vascular Surgery［J］. J Vasc Surg. 2003，37（5）：1106-1117.

[2] 郭伟. 腹主动脉瘤诊断与治疗指南［J］. 中国实用外科杂志. 2008，28（11）：916-918.

[3] Parodi J C，Palmaz J C，Barone H D. Transfemoral intraluminal graft implantation for abdominal aortic aneurysms［J］. Ann Vasc Surg. 1991，5（6）：491-499.

[4] 董智慧，符伟国，王玉琦. 腹主动脉瘤治疗现状与进展［J］. 中国实用外科杂志. 2012，32（12）：1052-1054.

[5] 符伟国，李永生，王玉琦. 腹主动脉瘤腔内治疗的合理应用和技术要点. 中国实用外科杂志. 2012（12）：991-994.

[6] White G H，Yu W，May J. Endoleak--a proposed new terminology to describe incomplete aneurysm exclusion by an endoluminal graft［J］. J Endovasc Surg. 1996，3（1）：124-125.

[7] White G H，Yu W，May J，et al. Endoleak as a complication of endoluminal grafting of abdominal aortic aneurysms：classification，incidence，diagnosis，and management［J］. J Endovasc Surg. 1997，4（2）：152-168.

[8] Arko FR，Hill BB，Olcott C，et al. Endovascular repair reduces early and late morbidity compared to open surgery for abdominal aortic aneurysm［J］. J Endovasc Ther. 2002，9（6）：711-718.

[9] 王勤宁，李旎，邵国丰. B 型主动脉夹层治疗进展［J］. 基础医学与临床. 2018，38（5）：717-721.

[10] Kamman AV，Brunkwall J，Verhoeven EL，et al. Predictors of aortic growth in uncomplicated type B aortic dissection from the acute dissection stent grafting or best medicaltreatment（ADSORB）database［J］. J Vasc Surg. 2017，65（4）：964-971.

[11] Tolenaar JL，Froehlich W，Jonker FH，et al. Predictingin－hospital mortality in acute type B aortic dissection：evidence from international registry of acute aortic dissection［J］. Circulation. 2014，130（1）：45-50.

[12] Afifi RO，Sandhu HK，Leake SS，et al. Outcomes of patients with acute type B（DeBakey Ⅲ）aortic dissection：A 13-year，single-center experience［J］. Circulation. 2015，132（8）：748-754.

[13] Nienaber CA，Rousseau H，Eggebrecht H，et al. Randomized comparison of strategies for type B aortic dissection：the investigation of stent grafts in aortic dissection（INSTEAD）trial［J］. Circulation. 2009，120：2519-2528.

[14] Brunkwall J，Kasprzak P，Verhoeven E，et al. Endovascular repair of acute uncomplicated aortic type B dissection promotes aortic remodeling：1 year results of the ADSORB trial［J］. Eur J Vasc Endovasc Surg. 2014，48（3）：285-291.

[15] 赵珺. Stanford B 型主动脉夹层全程腔内根治性修复术：概念与方案［J］. 中国血管外科杂志（电子版）. 2016，8（1）：16-19.

[16] Nienaber CA, Powell JT. Management of acute aortic syndromes[J]. Eur Heart J. 2012, 33(1): 26-35.

[17] Hiratzka LF, Bakfis GL, Beckman JA, et al. 2010 ACCF/AHA/AATS/ACR/ASA/SCA/SCAI/SIR/STS/SVM—guidelines for the diagnosis and management of patients with thoracic aortic disease: ex-eutive summary[J]. J Am Coil Cardiol. 2010, 55(14): e27-e129.

[18] Svensson LG, Kouchoukos NT, Miller DC, et al. Society of thoracic surgeons endovascular surgery task force. Expert consensus document on the treatment of descendingthoracic aortic disease using endovaseularsten-grafts[J]. AnnThoracSurg. 2008, 85(Suppl 1): S1-41.

[19] Parker JD, Golledge J. Outcome of endovaseular treatment of acutetype B aortic dissection[J]. Ann ThoracSurg. 2008, 86(5): 1707-1712.

[20] 龚龙家, 袁也, 王家宁. 急性主动脉综合征的诊治[J]. 临床与病理杂志. 2017, 37(6): 1263-1268.

[21] Lombardi JV, Cambria RV, Nienaber CA, et al. Aortic remodeling after endovascular treatment of complicated type B aortic dissection with the use of acomposite device design[J]. J VascSurgo. 2014, 59(6): 1544-1554.

[22] Hagan PG, Nienaber CA, Isselbacher EM, et al. The International Registry of Acute Aortic Dissection(IRAD): new insights into an old disease[J]. JAMA. 2000, 283(7): 897-903.

[23] Cho JR, Shin S, Kim JS, et al. Clinical characteristics of acute aortic syndrome in korean patients: from the korean multi-center registry of acute aortic syndrome[J]. Korean CircJ. 2012, 42(8): 528-537.

[24] Nienaber CA, Powell JT. Management of acute aortic syndromes[J]. EurHeart J. 2012, 33(1): 26-35.

[25] Qin YL, Deng G, Li TX, et al. Risk factors of incomplete thrombosis in the false lumen after endovascular treatment of extensive acute typeB aortic dissection[J]. JVascSurg. 2012, s6(s): 1232-1238.

[26] 葛永彬. 急性主动脉综合征研究进展[J]. 国际心血管病杂志. 2015, 42(3): 137-140.

[27] Vilacosta I, San Roman JA, Aragoncillo P, et al. Penetrating atherosclerotic aortic ulcer: documentation by transesophageal echocardiography[J]. J Am coll Cardiol. 1998, 32(1): 83-89.

[28] Suzuki T, Distante A, Eagle K. Biomarker-assisted diagnosis of acute aortic dissection: how far we have come and what to expect[J]. Curr Opin Cardiol. 2010, 25(6): 541-545.

[29] 宁俊杰, 唐骁, 符伟国. 胸主动脉腔内修复术后常见并发症的防治[J]. 中国血管外科杂志(电子版). 2013, 5(3): 135-137.

[30] 汪忠镐. 汪忠镐血管外科学[M]. 浙江: 浙江科学技术出版社, 2010.

[31] 张兆琪. 主动脉疾病[M]. 北京: 人民卫生出版社, 2011.

[32] Dosios TJ, Salemis N, Angouras D, et al. Blunt and penetrating trauma of the thoracic aorta and aortic arch branches: an autopsy study[J]. J Trauma, 2000, 49(4): 696-703.

[33] Borsa JJ, Hoffer EK, Karmy-Jones R, et al. Angiographic description of blunt traumatic injury to the thoracic aorta with specific relevance to endograft repair[J]. J Endovasc Ther. 2002(suppl 2): II84-II91.

[34] Cleverley JR, Barrie JR, Raymond GS, et al. Direct findings of aortic injury on contrast-enhanced CT in surgically proven traumatic aortic injury: a multi-centre review[J].Clin Radiol. 2002, 57(4): 281-286.

[35] Parker MS, Matheson TL, Rao AV, et al. Making the transition: the role of helical CT in the evaluation of potentially acute thoracic aortic injuries[J]. AM J Roentgenol. 2001, 176(5): 1267-1272.

[36] Hata A, Noda M, Moriwaki R, Numano F. Angiographic findings of Takayasu arteritis: new classification[J]. Int J Cardiol. 1996, 54(Suppl): S155-S163.

[37] Choe YH, Kim DK, Koh EM, et al. Takayasu arteritis: diagnosis with MR imaging and MR angiography in acute and chronic active stages[J]. J Magn Reson Imaging. 1999, 10(5): 751-757.

[38] Matsuura K, Ogino H, Kobayashi J, et al. Surgical treatment of aortic regurgitation due to Takayasu arteritis: long-term morbidity and mortality[J]. Circulation. 2005, 112(24): 3707-3712.

[39] Davutoglu V, Soydinc S, Sirikci A, et al. Interrupted aortic arch in an adolescent male[J]. Can J Cardiol, 2004, 20(13): 1367-1368.

[40] Oliver JM, Gallego P, Gonzalez A, et al. Risk factors for aortic complications in adults with coarctation of the aorta[J]. J AM Coll Cardiol. 2004, 44(8): 1641-1647.

[41] Fawzy ME，Awad M，Hasssan W，et al. Long-term outcome（up to 15 years）of balloon angioplasty of discrete native coarctation of aorta in adolescents and adults[J]. J AM Coll Cardiol. 2004，43（6）：1062-1067.

[42] Tzifa A，Ewert P，Brzezinska-Rajszys G，et al. Covered Cheatham-platinum stents for aortic caorctation：early and intermediate-term results[J]. J Am Coll Cardiol. 2006，47（7）：1457-1463.

第三章　周围血管疾病

第一节　内脏动脉瘤

一、概述

内脏动脉瘤是指腹主动脉所属各内脏动脉及其分支所产生发生的动脉瘤，包括腹腔干、肠系膜上、肠系膜下动脉及各自分支的动脉瘤，广义上也包括肾动脉主干及分支的动脉瘤。在所有腹内动脉瘤中，仅约5%涉及内脏动脉。普通人群中内脏动脉瘤的患病率为0.1%～2%。内脏动脉瘤按解剖部位分布的发生率分别是：脾动脉60%，肝动脉20%，肠系膜上动脉6%，腹腔动脉4%，胃和胃网膜动脉4%，空肠、回肠和结肠动脉3%，胰十二指肠和胰动脉2%，胃十二指肠动脉1.5%，肠系膜下动脉罕见。多支内脏动脉同时伴有动脉瘤或内脏动脉瘤同时兼有其他周围动脉瘤者，称为重复动脉瘤。若没有破裂，内脏动脉瘤患者没有任何临床表现，因此，很少主动就诊。

1770年Beaussier最早报道尸解时发现一例脾动脉瘤；1871年Quinke最早报道了肝动脉瘤的典型临床表现，即腹痛、胆道出血、阻塞性黄疸三联征；1903年Kehr最先报道了外科手术治疗内脏动脉瘤获得成功，对一例肝总动脉瘤患者实施了结扎手术；1932年Lindboe最先报道了术前明确诊断脾动脉瘤并获得手术成功；1976年Walter首次报道肝动脉瘤栓塞治疗取得成功。由于影像诊断准确率的提高、各种介入器械的开发、介入技术的日臻完善，介入治疗内脏动脉瘤逐渐取代原来的外科手术。

二、病因与病理

目前对内脏动脉瘤的形成机制还不十分清楚，根据病因性质分为4类：退行性变、炎性、创伤后性和妊娠相关性。血流流速增加、腹腔压力增高、感染性栓子、肌纤维发育不良、动脉硬化等是内脏动脉瘤形成的危险因素。有学者认为30%～50%内脏动脉瘤与胰腺炎有关；肌纤维发育不良约占脾动脉瘤病因的20%；假性动脉瘤多与医源性损伤有关。

脾动脉瘤的发生与动脉壁的损伤有关，包括弹力纤维的断裂、平滑肌的缺失、内弹力板的断裂。下列3个疾病可能导致上述病理变化，最终产生脾动脉瘤：①全身性动脉纤维发育不良，临床观察到患有动脉中层纤维发育不良的患者，其脾动脉瘤的发生率约为正常人群的6倍，动脉中层纤维发育不良不可避免地导致动脉壁的断层或破裂，在血流的冲击下产生瘤样扩张；②门静脉高压伴巨脾，文献报道在门静脉高压伴巨脾的患者中脾动脉瘤的发生率可高达10%。这可能与门静脉高压患者脾血流量过多有关；③多次妊娠，文献报道约40%的女性脾动脉瘤患者曾有6次以上的怀孕，而Trastek曾统计过每一个女性脾动脉瘤患者平均怀孕4.5次。妊娠期间激素水平的改变和血流动力学的变化是产生动脉瘤的机制。另外，动脉粥样硬化、慢性胰腺炎也是导致脾动脉瘤产生的常见病因。

肝动脉瘤的病因包括动脉粥样硬化约占32%，动脉中层肌纤维发育不良约占24%，外伤约占22%，另外结节性动脉炎、胆囊炎、胰腺炎、真菌性感染等也是引起肝动脉瘤的常见病因。近年来肝动脉瘤形成被认为与医源性损伤关系密切（主要包括肝穿活检、PTCD、ERCP、腹腔胆囊切除或其他胆道及肝内手术）。

肠系膜上动脉瘤通常为感染所致（包括真菌性感染），多继发于亚急性感染性心内膜炎，常分离出链球菌、葡萄球菌属等多种病原体。目前所报道约20%肠系膜上动脉中近段动脉瘤存在动脉粥样硬化，创伤所致的少见。早期文献认为孤立性自发性肠系膜上动脉夹层与囊性中膜退变、动脉粥样硬化和纤维肌性发育不良有关。然而，在绝大多数病例中,夹层的潜在病因还不明确。Solis 等指出夹层常从肠系膜上动脉开口 1.5～3cm 处形成,不累及肠系膜上动脉起始部。推测这可能与肠系膜上动脉从胰腺下缘发出的部位更易受到剪切力作用有关。

腹腔动脉瘤的发病原因主要是动脉粥样硬化和动脉中层退行性改变。

肾动脉瘤的发病原因包括动脉粥样硬化、动脉中层肌纤维发育不良、动脉炎和损伤等。肾动脉瘤可发生在肾动脉主干或其分支,临床上有 5 种类型:①囊状动脉瘤,最常见,多发生于肾动脉分叉处,一般直径小于 5cm,囊壁可见钙化,易发生破裂;②梭形动脉瘤,常伴有肾动脉狭窄,是狭窄后的远端扩张,且常与动脉中层肌纤维发育不良有关,其直径一般小于 2cm,长度一般小于 3cm;③夹层动脉瘤,可以是主动脉夹层分离延伸所致,也可以是肾动脉内膜分离所致;④肾内动脉瘤,它是一种多发的、细小的动脉瘤,多为先天性、创伤后或结节性动脉炎等疾病所致;⑤假性动脉瘤,常发生于创伤或肾移植后。

三、临床表现

绝大多数内脏动脉瘤直径较小,无任何症状,体检时无阳性体征发现。少数内脏动脉瘤较大可压迫邻近器官产生相应症状,如压迫胆道可引起阻塞性黄疸。较大的动脉瘤可扪及搏动性肿块伴有震颤或闻及杂音。内脏动脉瘤破裂可进入腹腔内、腹膜后间隙,可导致急性剧烈腹痛,甚至失血性休克。自发性破裂进入腹腔所产生的腹腔积血,常被称为"腹部卒中"。邻近肠道的动脉瘤也可破入肠腔引起消化道出血;肝脏动脉瘤可破入胆道引起胆道出血和阻塞性黄疸;肾动脉瘤也可破入集合系统引起泌尿系出血。

四、影像检查

由于内脏动脉瘤大多无任何临床表现,其诊断主要依赖各种影像检查手段。许多无症状患者往往因体检行影像检查获得明确诊断。方法包括腹部平片、超声、CT、磁共振和血管造影等。腹部平片可发现钙化的动脉壁,但诊断价值不大。68%～72% 的脾动脉瘤壁有钙化,腹部平片上呈现形态不规则分叶状或环状钙化。超声检查可发现较大的动脉瘤,彩超检查可准确定位,并判断瘤体与周围血管的关系,但肥胖、肠胀气患者显示欠佳。随着多排螺旋 CT 技术的不断发展,结合螺旋 CT 薄层扫

描技术行立体血管成像的多排螺旋 CT 血管造影术(MSCTA)作为一种非侵袭性血管造影方法,已成为诊断腹部血管病变的新方法。利用 MSCTA 诊断内脏动脉瘤具有极高的特异性和敏感性。MSCTA 采用 VR、MIP、MCP、CPR 及去骨技术,可以完整显示腹主动脉各级血管的形态及走行,清晰地提供动脉瘤的部位、大小、数目、有无瘤颈及瘤颈宽窄以及供血动脉情况等信息,可为临床制订介入治疗方案提供重要依据。MRA 是一种方法简单快捷、无创伤、无辐射,其中时间飞跃法(TOF)、相位对比法(PC)成像无需注射造影剂,尤其对于碘过敏者、年老体弱、肾功能不全不适合 CTA 及 DSA 检查者。但是 MRA 分辨率低于 MSCTA。

DSA 是诊断内脏动脉瘤的"金标准"。除了进一步明确动脉瘤的诊断外,还可以动态地全过程显示动脉瘤与周围血管及邻近脏器的关系,指导介入治疗方案的制订。因此,DSA 造影是介入术前必须常规进行的步骤。对于不明原因出血怀疑有动脉瘤存在时应首选此检查方法,它不仅能准确定位动脉瘤部位,明确出血来源,还可同时实施相应的介入治疗。但是由于 DSA 的有创性,一般不作为常规筛选普查及随访复查的手段。

五、诊断

本病不具有典型症状和体征,依靠临床表现获得诊断甚为困难,获诊率不足 10%。但随着 CTA 和 MRA 的广泛普遍应用,使得许多无症状患者获得初步诊断。DSA 仍然是内脏动脉瘤最后确诊的"金标准"。

内脏动脉瘤破裂的准确发生率难以界定,从已报道的破裂风险数据中可知肝动脉瘤为 20%～44%,腹腔动脉瘤约为 13%,胃动脉瘤和胃网膜动脉瘤约为 90%。据报道脾动脉瘤非常容易破裂,尤其在妊娠末期、肝硬化腹水患者。诱发个体动脉瘤破裂的因素很难准确界定。内脏假性动脉瘤破裂的可能性肯定要高于真性动脉瘤。虽然更大直径的动脉瘤(直径大于 20mm)似乎意味着破裂概率更高,但非常小的内脏动脉瘤,特别是空肠、回肠或结肠动脉的动脉瘤也同样容易破裂。没有确凿的证据说明内脏动脉瘤钙化可以防止破裂。

六、治疗

由于内脏动脉瘤有较高的破裂危险和破裂后致命的出血。因此,大多学者主张一旦确诊应尽早给

予积极的治疗。以往主要的治疗方法为外科手术治疗，可根据不同的位置而采取不同的手术方法，包括动脉瘤体切除术、瘤体近远端动脉结扎术以及瘤体切除或动脉结扎加动脉重建术。根据文献资料，各种内脏动脉瘤手术治疗成功率差异很大，选择性手术死亡率为 0~5%，破裂急诊手术死亡率可达30%~50%。近年来，随着介入器材开发的完善，介入血管技术的进步，几乎所有内脏动脉瘤均首选介入治疗。

七、介入治疗

（一）适应证与禁忌证

对于破裂动脉瘤，一旦明确诊断，均应立即采取介入治疗。而对于未破裂的动脉瘤，可根据不同位置、年龄、大小等具体情况来决定是否择期治疗。一般来说，任何有症状、逐渐增大的动脉瘤，或者瘤体直径≥20mm 的患者应限期采取治疗措施。也有人认为在无明显禁忌证时，瘤体直径≥15mm 的患者都适合于治疗。对于脾动脉瘤，由于怀孕母亲在瘤体破裂后死亡率高达 75%，胎儿死亡率达 95%，所以所有处于育龄期的妇女都适合介入治疗。对于肠系膜上动脉瘤，不管其瘤体大小均应积极治疗。而大多数学者不主张对所有的肾动脉瘤进行治疗。

目前，介入治疗内脏动脉瘤没有绝对的禁忌证。合并感染、严重碘过敏、全身状况差等为相对禁忌证，在动脉瘤破裂危及生命时，仍应创造条件给予积极治疗。

（二）术前准备

包括常规准备和特殊准备。常规准备主要是术前检查，与动脉性疾病介入治疗相同，同时做好术前谈话及签字。特殊准备包括影像检查和器械准备。影像检查是必须的，特别是 CTA 检查，准确了解动脉瘤大小、结构、位置、载瘤动脉大小及走向、与周围器官的关系等信息；器械准备应根据动脉瘤的具体资料，初步设定介入治疗的可能方案，准备好合适的支架、弹簧圈、导丝及微导管、专用长鞘、导引导管等配套器械。术前一般无需抗血小板聚集的药物，术中可适当使用肝素钠抗凝，估计手术时间较长应予以肝素化。

（三）操作技术

根据动脉瘤的部位、类型、性质等方面的不同，可有以下不同介入治疗方式：

1. 栓塞　适合于大部分内脏动脉瘤，将其载瘤动脉血流完全阻断而不会发生其所供血区域组织、器官缺血坏死，如脾、肝、胃十二指肠等动脉，以及肾动脉2、3 级分支以远动脉。栓塞材料主要选择弹簧圈，也可配合外科胶、颗粒类的栓塞剂。可以栓塞动脉瘤前后的载瘤动脉，即所谓的"三明治"疗法（图 3-3-1）；当导管无法跨越动脉瘤到达远端，也可仅栓塞动脉瘤颈部及近端的动脉（图 3-3-2）。当

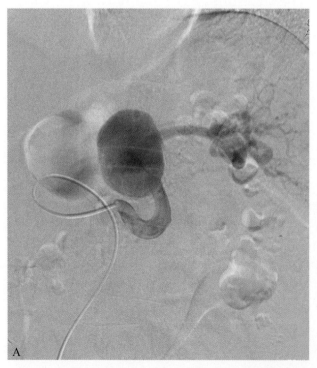
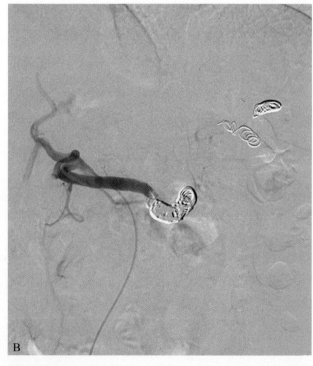

图 3-3-1　"三明治"疗法
A. 脾动脉巨大动脉瘤；B. 弹簧圈分别栓塞动脉瘤近端及远端动脉，再次造影后未见动脉瘤显影

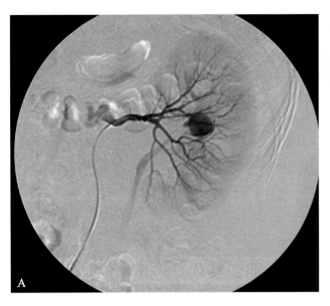 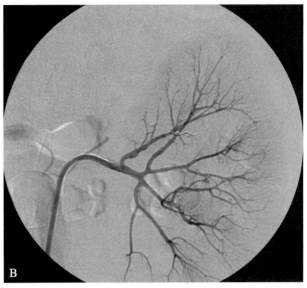

图 3-3-2　左肾叶间动脉瘤

采用 COOK Tornado 弹簧圈栓塞动脉瘤颈及近端载瘤动脉进行治疗。A. 栓塞前选择性左肾动脉造影,肾中部叶间动脉瘤,直径约 12mm;B. 弹簧圈栓塞动脉瘤颈及近端载瘤动脉后肾动脉造影,动脉瘤消失,仅一根载瘤动脉缺失,其他肾动脉分支均通畅

然,在这些操作过程中,有时难免会出现部分弹簧圈填充动脉瘤腔,只是增加费用。对于肝内动脉瘤,个别病例导管无法到达瘤体远端动脉,此时仅栓塞其近端动脉是远远不够的,应尽可能将所有可能与之形成侧支循环的动脉全部栓塞。

2. **填塞**　适合于部分瘤颈小的动脉瘤,多用于肾动脉 1、2 级分支的动脉瘤,还有少数脾动脉瘤

等。操作方法与颅内动脉瘤相同,有时也可在支架或球囊辅助下进行填塞。为了节省费用,往往可先采用数个 0.035in 直径的弹簧圈填塞,但最后应选择神经介入类的弹簧圈(图 3-3-3),以免发生部分弹簧圈脱落。

3. **支架成形**　适合于必须保留其载瘤动脉通畅的动脉瘤,如肾动脉主干、肠系膜上动脉主干的

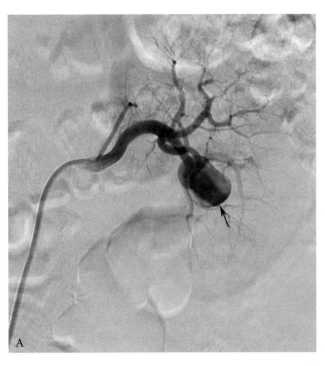 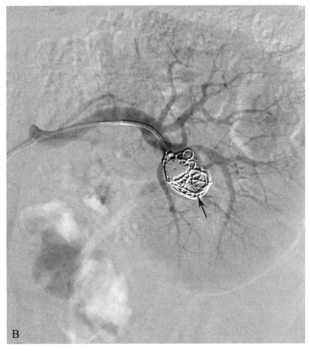

图 3-3-3　左肾窄颈囊状动脉瘤

采用弹簧圈致密栓塞动脉瘤腔获得成功治疗。A. 栓塞前选择性左肾动脉造影,肾下部窄颈囊状动脉瘤(箭头),大小约 20mm×12mm;B. 弹簧圈填塞后肾动脉造影图像,动脉瘤腔完全为弹簧圈所填塞(箭头),所有肾动脉分支均通畅

动脉瘤。首选各种覆膜支架，包括 Viabahn 支架、Fluency。必须强调，覆膜支架输送系统均较粗硬，选择路径尽量顺直，且需在较硬的导丝（如 Amplatz 导丝）引导下送入，否则可能造成动脉瘤破裂。

2008 年世界上第一例肾动脉瘤使用多层裸支架治疗获得成功，开启了内脏动脉瘤介入治疗的新方法。其原理是多层裸支架植入后改变瘤腔血流动力学，使进入瘤腔的血流明显减少，速度减慢，出现大面积低速区域，流体的流态由湍流变为层流，瘤

腔内逐渐形成血栓。所以，多层裸支架又被称为多层血流调节器（the multilayer flow modulator）。动物实验研究发现，多层裸支架植入后 1 个月，瘤腔内血栓形成，支架网孔内充满内皮细胞，但分支血管开口处无内皮细胞覆盖。此后，国内陆续有多层裸支架治疗动脉瘤的尝试，取得良好的疗效。就是将多枚普通血管裸支架重叠植入动脉瘤位置，一般来说真性动脉瘤需 3 枚裸支架，夹层动脉瘤 2 枚即可（图 3-3-4，图 3-3-5）。主要针对动脉瘤累及重要分

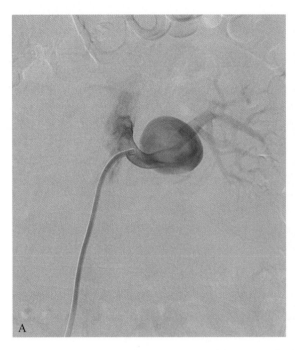
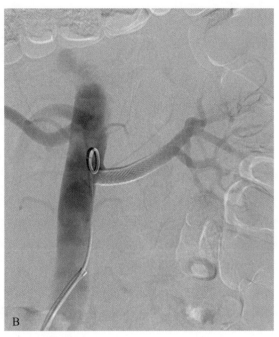

图 3-3-4 左肾动脉主干动脉瘤
采用多层裸支架技术成功隔绝动脉瘤。A. 治疗前选择性左肾动脉造影，肾动脉主干囊状动脉瘤，直径约 23mm；B. 植入 3 层裸支架（6mm×40mm）后造影，动脉瘤被完全隔绝，肾动脉主干血流通畅

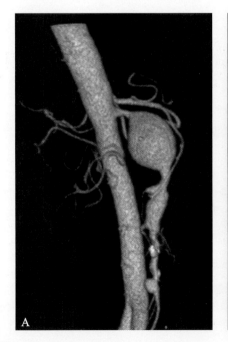
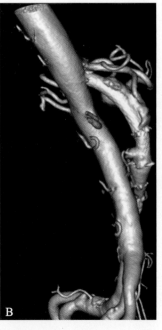

图 3-3-5 肠系膜上动脉主干动脉瘤
采用多层裸支架技术获得成功隔绝动脉瘤。A. 治疗前肠系膜上动脉 CTA 检查，肠系膜上动脉主干囊状动脉瘤，直径约 46mm；B. 3 枚 6 支架植入后 2 个月 CTA 复查，动脉瘤腔内血栓形成，肠系膜上动脉主干及分支血流通畅

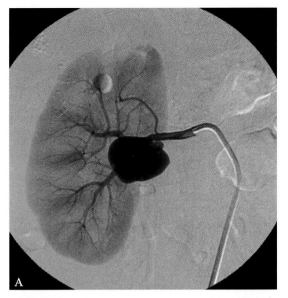

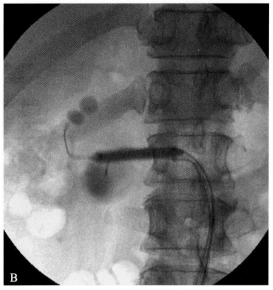

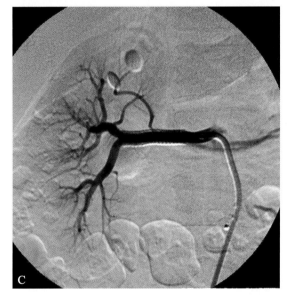

图 3-3-6 支架球囊辅助凝血酶注射

女,51 岁,右肾动脉主干动脉瘤,采用支架球囊辅助凝血酶注射的方法获得满意治疗。A. 栓塞前选择性右肾动脉造影,显示右肾动脉主干动脉瘤,大小为 31mm；B. 于载瘤动脉裸支架内置入球囊(6~40mm)压住瘤口后,经预留微导管注入凝血酶的过程；C. 术毕肾动脉造影,动脉瘤腔完全血栓形成未显影,肾动脉及分支通畅

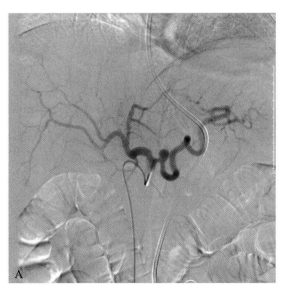

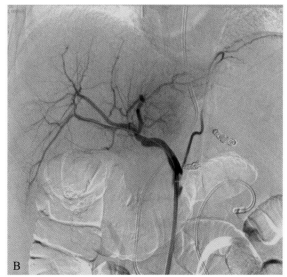

图 3-3-7 支架与弹簧圈联合介入技术

男,62 岁,胃癌根治术后 10 天腹腔出血,诊断为脾动脉起始部的假性动脉瘤,采用支架与弹簧圈联合介入技术成功封堵止血。A. 治疗前选择性腹腔动脉造影,显示脾动脉起始部的假性动脉瘤；B. 先采用弹簧圈栓塞脾动脉,覆膜支架植入腹腔动脉开口至肝总动脉,再次造影显示动脉瘤已被完全封闭,肝动脉血流通畅

支血管或入路动脉较弯曲的动脉瘤,除了肾动脉主干、肠系膜上动脉外,腹腔动脉及脾、肝总动脉也适用,但禁用于已破裂的动脉瘤治疗。

4. 支架球囊辅助凝血酶注射　文献报告经皮穿刺瘤内注射凝血酶治疗动脉瘤获得成功,但有一定的再通率。我们的做法是先于载瘤动脉植入一裸支架,并用球囊压住瘤口,经预留的微导管注入凝血酶,15 分钟左右可解除球囊压迫并退出,瘤腔内迅速形成血栓(图 3-3-6)。由于此方法操作较繁琐,目前较少使用,仅在没有合适的覆膜支架时作为替代方案。

5. 综合技术　最常应用的就是支架与弹簧圈联合介入技术。除了上述提到的弹簧圈填塞动脉瘤部分需在支架辅助下进行外,以往常采用在载瘤动脉内置入一裸支架,再经支架网眼往瘤腔内填充弹簧圈的办法治疗内脏动脉瘤。这种方法主要用于较大动脉的真性动脉瘤治疗,现较少使用,多被覆膜支架或多层裸支架技术所取代。目前支架与弹簧圈联合介入技术主要用于血管分叉处的动脉瘤,尤其是假性动脉瘤的治疗。例如腹腔动脉分叉附近的假性动脉瘤,一般先用弹簧圈栓塞相对次要的脾动脉,然后选用合适大小的覆膜支架植入腹腔动脉开口至肝总动脉(图 3-3-7),从而迅速封闭破口,同时保留肝动脉的通畅。其他部位类似状况的假性动脉瘤均可参照应用。

(四)术后处理

一般处理:监视血压、脉搏等生命体征;穿刺口止血制动等措施;严密观察腹部症状与体征,以期能及时发现并发症的发生。抗凝和抗血小板聚集:原则上不管是栓塞、填塞还是覆膜支架,术后不需要抗凝处理,仅在采用支架辅助下填塞和多层裸支架治疗后给予 3~5 天的低分子肝素,5 000IU 皮下注射,每 12 小时 1 次,同时,口服肠溶阿司匹林每天 100mg,氯吡格雷每天 75mg,至少 3 个月。随访:术后 1 个月、3 个月、6 个月、12 个月各随访 1 次,然后每年随访 1 次。主要以 CT 检查作为首选,但可能受到金属线圈、支架等所致的伪影影响,必要时应再次行 DSA 造影复查。

(五)并发症

内脏动脉瘤介入治疗是安全有效的方法,成功率高,但存在一些并发症,并发症的发生率为 0~40%。常见的并发症有:

1. 动脉瘤破裂　常因治疗方案设计不当导致,如粗大的覆膜支架强行送入弯曲的载瘤动脉;弹簧圈填塞过多、直径太大。在利用球囊堵塞瘤口注射凝血酶时,应抽出瘤腔内等量血液后才能往瘤腔内注射凝血酶,否则也易导致动脉瘤破裂。另外,操作粗糙,动脉瘤被导管、导丝刺破等。一旦出现动脉瘤破裂,应迅速采取止血措施:必须保留载瘤动脉通畅的应尽可能将覆膜支架放到位,否则需紧急栓塞止血后转外科处理;无需保留载瘤动脉通畅的,则继续采取栓塞止血。

2. 弹簧圈脱落　出现弹簧圈脱落漂移,往往是栓塞载瘤动脉的头几个弹簧圈易被血流冲向远方,或在填塞动脉瘤最后阶段时弹簧圈脱出。前者不需处理,后者视其造成的堵塞范围而决定,范围大的应想方设法取出,范围小的可不做处理。

3. 远端栓塞　多发生在使用颗粒或粘胶类栓塞材料的患者中,好发部位为脾栓塞、肾栓塞,有报道肠系膜下动脉瘤血管腔内栓塞后发生结肠缺血坏死。所以,平时应不使用颗粒类栓塞,使用粘胶类栓塞材料时应注意浓度和注入速度,避免被血流冲走栓塞末梢血管。

八、疗效评价

介入治疗内脏动脉瘤的技术成功率为 84.1%~100%。因内脏动脉瘤的位置及介入治疗方法的不同,并发症的发生率为 0~40%,围手术期 30 天内死亡率为 0~13%。Tulsyan 和其同事报道了 48 例弹簧圈栓塞病例,显示内脏动脉瘤介入治疗有良好效果。Kok 等对 22 篇关于内脏动脉瘤的文献进行了系统回顾显示,介入治疗的技术成功率为 93.2%,围手术期的死亡率仅为 1.5%,3.5% 的患者出现并发症,只有 4.6% 的患者需要再次介入治疗。另一项研究纳入了 233 例内脏动脉瘤患者,随访时间长达 10 年,结果显示破裂的内脏动脉瘤经介入治疗后,并发症发生率 13.3%,30 天内死亡率 6.7%,6.7% 的患者需再次介入治疗,而未破裂内脏动脉瘤的并发症发生率仅为 10%,无死亡及需再次介入治疗的患者。尽管如此,破裂内脏动脉瘤行开放手术具有明显的风险,介入治疗仍具有更高的救治成功率和较低的死亡率。Sachdev 和其同事采用血管介入治疗了 35 例患者,总死亡率为 2.9%,全部 10 例破裂的患者均成功地应用介入方法进行了成功治疗。因此,介入手段是治疗内脏动脉瘤安全又有效的方法。

九、展望

目前,内脏动脉瘤的介入治疗日趋完美,无论真性、假性还是夹层动脉瘤，几乎均能通过介入治疗的方法加以解决。将来，希望能生产出输送管小、柔顺性好的覆膜支架，能通过走向弯曲的血管通路，准确植入且能即刻隔绝动脉瘤，同时保持载瘤动脉的通畅。另外，对于较为末梢起源的动脉瘤，选用的弹簧圈粗细、大小规格齐全，并且能够根据需要随心所欲地"溶断"。可以相信，随着介入器材开发更加完善，介入血管技术的全面进步，将来所有的内脏动脉瘤均可应用介入治疗技术得到完美的治疗。

（杨维竹　严乐业）

第二节　下肢动脉闭塞性疾病

一、概述

下肢动脉闭塞疾病与脑血管疾病、心血管疾病一起被称为三大心血管疾病，据估计 2010 年全球超过 2 亿人口患有外周血管疾病，严重威胁着人类的健康，其发病率逐年升高。下肢动脉闭塞性疾病根据发作的时间可分为急性下肢动脉闭塞性疾病与慢性下肢动脉闭塞性疾病。急性下肢动脉闭塞性疾病又被称为急性下肢缺血（acute limb ischemia，ALI），年发病率约 1.5/10 000，严重急性下肢缺血需截肢，甚至危及生命。慢性下肢动脉闭塞疾病临床症状表现为间歇性跛行至肢体缺血坏疽程度不等，严重影响生活质量，致残、致死率高。目前，缺乏疾病认识及早期筛查，早期间歇性跛行的症状常常被误认神经肌肉骨骼系统的疾病，而未能及时就诊，导致疾病进展。下肢动脉闭塞性疾病常常合并心脑血管疾病，治疗上要注重患者健康教育及代谢紊乱疾病的治疗，同时对于高危患者应该定期筛查，及时干预处理。

二、解剖概要

下肢动脉由髂外动脉延续为股总动脉，股总动脉位于股鞘内，与内侧股静脉及外侧股神经伴行。股总动脉进一步分为股浅动脉与股深动脉，股深动脉近端发出旋股动脉供应臀部，并沿着股骨内侧下行，发出分支供应股部肌群。股浅动脉上段位于缝匠肌下方，股静脉前方，进一步向下进入收肌管，向下延续为腘动脉。腘动脉位于腘窝内，向上起源自股浅动脉，向下至胫动脉开口，腘动脉发出膝中动脉、膝下动脉，与股浅动脉发出的膝上动脉，一同供

应膝关节。腘动脉末端分出胫前动脉和胫腓干。胫前动脉向前通过骨间膜，位于小腿前筋膜室内，于腓股内侧下行至足部。胫腓干通常约数厘米，向下分出胫后动脉与腓动脉，胫后动脉与腓动脉均位于小腿后深筋膜室内。腓动脉下行至踝部，通过前穿支动脉与后穿支动脉与胫前动脉和胫后动脉相沟通。通常，腓动脉至踝部终止，而胫前动脉与胫后动脉继续向下供应足部。胫前动脉在踝水平以下延续为足背动脉，足背动脉近端发出跗内侧动脉与跗外侧动脉。在跖骨近端水平，足背动脉进一步分为足底深支和足背动脉弓。足背动脉弓进一步发出跖背动脉，且与足底弓所发出的相应分支吻合。胫后动脉通过内踝的后下方，进一步分为足底内侧动脉与足底外侧动脉，足底外侧动脉形成足底深弓，并与足背动脉发出的足底深支相吻合（图 3-3-8）。

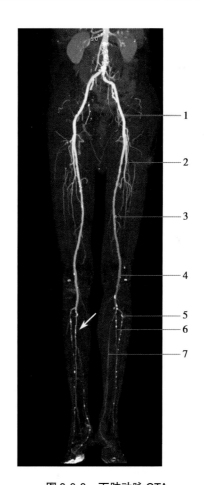

图 3-3-8　下肢动脉 CTA
1. 髂外动脉；2. 股深动脉；3. 股浅动脉；4. 腘动脉；5. 胫前动脉；6. 腓动脉；7. 胫后动脉；箭头示胫后动脉上段闭塞

下肢动脉闭塞性病变根据部位不同可建立相应侧支循环。股总动脉病变可引起腹部、盆腔、对侧下肢侧支开放，使血流进入股深动脉，再通过股深动脉肌支侧支血管供血。股浅动脉近端闭塞，血流

通过股深动脉肌支侧支血管代偿。膝上腘动脉闭塞可通过股浅与股深动脉侧支代偿。膝下腘动脉闭塞，胫动脉通过腓肠动脉、膝动脉侧支循环供血。胫腓干和胫动脉闭塞，引起腓肠动脉和膝下动脉侧支循环开放。胫动脉、腓动脉之间存在侧支循环，其中任意动脉闭塞，可通过其他血管相互代偿供血。而足背动脉或踝下胫后动脉闭塞，可通过足背动脉弓、足底深弓及之间的足底深支侧支循环代偿。

1987年，Taylor和Palmer通过经下肢动脉墨汁注射方法，发现胫前动脉、胫后动脉及腓动脉相对应的供血区域，首次提出angiosomes概念，该概念最早用于整形外科手术中皮瓣移植，后来广泛应用于指导下膝下病变的血运重建（表3-3-1）。angiosomes有助于指导膝下血供的开通，直接开通angiosomes相对应血管，有助于促进患肢创面愈合，降低截肢的风险。需要指出的是，在慢性下肢动脉闭塞性疾病中，膝下病变血管之间存在的广泛的侧支形成，与正常病变中的血运分布不同，直接或间接开通病变血管，均能够改善下肢的缺血症状。

表3-3-1　足部Angiosomes分布

血管	动脉分支	Angiosome
胫后动脉	跟股内侧动脉	足跟内侧
	足底内侧动脉	足底内侧
	足底外侧动脉	足底外侧
腓动脉	前穿支动脉	脚踝前外侧
	跟股外科	足后跟
胫前动脉	多个分支	脚踝前部
	足背动脉	足背

三、病因与病理生理

急性下肢闭塞性疾病可由血栓、外伤、动脉夹层、血管痉挛、心房黏液瘤、血液高凝状态等引起。其中血栓是急性下肢闭塞性疾病最常见的病因。根据血栓来源分为血栓栓塞和原位血栓形成。下肢血栓栓塞多源至心脏，其中继发于房颤的心房血栓脱落最为常见，血栓也可继发于其他心律失常、心内膜炎、心脏瓣膜机械瓣置换等。此外，静脉血栓可通过房间隔缺损、动脉导管未闭等异常血流通道，引起下肢动脉急性闭塞。来源于主动脉及其他部位扩张的动脉瘤壁内血栓脱落亦可引起急性下肢缺血。原位血栓形成常见于原有动脉粥样硬化病变基础上，动脉斑块破裂，激活血管内凝血途径，引起急性血栓形成。下肢动脉支架置入等医源性

操作，也可诱发血小板聚集，引起急性支架内血栓形成。

慢性下肢动脉闭塞疾病病因包括动脉粥样硬化、血栓闭塞性脉管炎（Buerger disease）、放疗、血管炎、外伤、慢性血栓栓塞、腘动脉受压综合征等。动脉粥样硬化是慢性下肢动脉闭塞疾病最常见的病因，本文主要针对下肢动脉粥样硬化闭塞症展开。动脉粥样硬化是全身系统性疾病，常常同时合并冠状动脉、颈动脉、肾动脉病变。危险因素包括吸烟、糖尿病、高血压病、血脂异常、肥胖、饮酒、种族、高半胱氨酸血症、CRP及纤维蛋白原升高、慢性肾脏疾病、遗传因素等。

四、临床表现

急性下肢动脉闭塞引起急性下肢缺血，其中肌肉（约4小时）与神经（约8小时）对缺血耐受程度最低，临床表现与病因、侧支循环有关。典型的急性下肢闭塞疾病表现为"6P"症状：突发出现的：疼痛（pain）、苍白（pallor）、无脉（pulseless）、感觉异常（paraesthesia）、麻痹（paralysis）、明显肢体冰冷（perishingly cold）、突发间歇性跛行加重（sudden deterioration of claudication），患者出现可1至多个上述症状。其中，血栓栓塞和原位血栓形成的临床表现存在差异，这有助于两者之间的鉴别：血栓栓塞往往缺血程度重，症状明显，既往多无间歇性跛行等慢性缺血症状，病变近端及对侧脉搏多正常，影像学可见正常血流突然中断，多位于血管分叉处，周边无明显侧支循环；原位血栓形成引起的急性下肢缺血程度相对较轻，既往多有慢性下肢缺血表现，影像学上可见血管弥漫性粥样硬化病变，侧支循环广泛。Rutherford提出了基于神经肌肉症状及超声检查的急性下肢缺血分期，目前广泛用于指导临床治疗（表3-3-2）。

表3-3-2　急性下肢缺血Rutherford分期

分期	描述	神经肌肉症状	多普勒超声表现
I	肢体可存活	无缺损表现	动静脉显像
IIa	需及时救治，肢体可挽救（临界）	感觉丧失	动静脉通常可探及
IIb	需立即救治，肢体可挽救（危急）	感觉丧失伴部分运动丧失	动静脉通常无法探及
III	不可逆	瘫痪感觉、运动丧失	无信号

慢性下肢缺血轻者表现为间歇性跛行（intermittent claudication，IC），患者行走一定距离后出现小腿、大腿、臀部肌肉疼痛或烧灼感，休息后缓解，症状与体位改变无关。不典型症状包括运动后肢体乏力、麻木，通常休息后好转。体格检查可见毛发脱落、皮肤菲薄等营养障碍性改变。严重者表现为严重肢体缺血（critical limb ischaemia，CLI），CLI 指慢性（>2 周）的缺血性静息痛，肢体溃疡难以愈合、坏疽。目前国际上常用慢性下肢闭塞性疾病严重程度分期有 Rutherford 及 Fontaine 分期，对于临床具有参考意义（表 3-3-3）。

表 3-3-3　Rutherford 及 Fontaine 分期

分型	临床症状	Rutherford	Fontaine
无症状	无症状	0	I
间歇性跛行	轻度间歇性跛行	1	IIa
	中度间歇性跛行	2	IIb
	重度间歇性跛行	3	IIb
严重肢体缺血	缺血性静息痛	4	III
	少量组织缺损	5	IV
	坏死或坏疽	6	IV

五、辅助检查

踝肱指数（ankle brachial index，ABI）是下肢动脉闭塞疾病最常见的无创性检查，与患者的症状具有一定的相关性，较好地反映疾病的严重程度，操作简单。通过血压计与多普勒超声探头分别测量下肢动脉（足背动脉或胫后动脉）收缩压及双侧上臂动脉的收缩压（取最大值用于计算 ABI）。ABI 为下肢动脉收缩压与上肢动脉收缩压的比值，可作为高危人群筛查、术前及术后监测随访的重要指标。正常成人 ABI≥1.0，ABI≤0.9 即可诊断下肢动脉缺血。

彩色多普勒超声是常用的无创性检查，可作为筛查、随访的重要辅助检查手段。对于急性下肢缺血，多普勒超声评估动静脉血流，协助严重程度的评估。在慢性下肢闭塞性疾病中，通过对病变血管的逐段检查，发现病变部位，收缩压峰流速（peak systolic velocity，PSV）是主要的测量指标，在评估下肢狭窄程度中具有重要意义（表 3-3-4），跨大西洋外周动脉诊疗的多学会专家共识（Inter-Society Consensus for the Management of Peripheral Arterial Disease，TASC II）提出的慢性下肢闭塞性疾病的分期是目前指导临床治疗的国际共识（表 3-3-5，表 3-3-6）。

表 3-3-4　下肢动脉狭窄的彩超诊断标准

狭窄程度	PSV	狭窄后涡流
无	正常（100cm/s）	无
<50%	<2 × 正常值（<200cm/s）	轻度
50%~75%	2～4 × 正常值（>200cm/s）	中度
76%~99%	>4 × 正常值（≥400cm/s）	重度
100%	无血流	无

表 3-3-5　主髂动脉 TASC II 分型

分型	描述
A 型	单侧或者双侧髂总动脉狭窄 单侧或者双侧髂外动脉单个短段（≤3cm）狭窄
B 型	肾下主动脉短段（≤3cm）狭窄 单侧髂总动脉闭塞 单个或多发髂外动脉的狭窄总计 3~10cm，未累及股总动脉 单侧髂外动脉闭塞，未累及股动脉或髂内动脉起始部
C 型	双侧髂总动脉闭塞 双侧髂外动脉狭窄 3~10cm，未累及股动脉 单侧髂外动脉狭窄，累及股动脉 单侧髂外动脉闭塞，累及髂内动脉起始部或股动脉 单侧髂外动脉严重钙化闭塞，伴或不伴髂内动脉起始部和 / 或股总动脉受累
D 型	肾动脉以下下主髂动脉闭塞 主动脉和双髂动脉弥漫性病变，需要处理的弥漫的多发狭窄累及单侧髂总，髂外和股动脉 单侧的髂总动脉和髂外动脉联合闭塞 双侧髂外动脉闭塞 髂动脉狭窄伴动脉瘤，或存在需要手术治疗的其他主动脉或髂动脉狭窄病变

表 3-3-6　股腘动脉 TASC II 分型

分型	描述
A 型	单个狭窄≤10cm 单个闭塞≤5cm
B 型	多发病变（狭窄或闭塞），每个长度≤5cm 单个狭窄或闭塞≤15cm，未累及到膝下动脉 单处或多处病变，伴远端流出道不佳； 严重钙化闭塞≤5cm 单发腘动脉狭窄；
C 型	多发的狭窄或闭塞总计 >15cm 伴或不伴严重钙化 介入治疗后需要处理的再狭窄或闭塞
D 型	股动脉或股浅动脉（>20cm，包括腘动脉）慢性完全闭塞 腘动脉和邻近的三分叉慢性完全的闭塞

计算机体层血管成像（computed tomography angiography，CTA）是常用的辅助检查，能够多层扫描，通过后处理去除软组织及骨质，实现血管重建。CTA 对大血管具有良好的成像，对于小血管及严重钙化病变仍有一定的局限性。此外，CTA 检查造影剂使用量较大，对于肾功能不全患者需谨慎。但随着近年多排 CT 的应用，造影剂的用量逐渐减少，成像速度加快，成像质量明显提高，CTA 仍是下肢动脉闭塞疾病重要的检查手段。

MR 血管成像技术包括无增强 2-D TOF MRA 及钆增强 MRA，具有较高的敏感性及特异性。但 MRA 价格更贵，不作为常规检查，仅用于对碘造影剂过敏患者。

DSA 造影检查是下肢动脉闭塞性疾病诊断"金标准"，但 DSA 是有创性检查，目前 CTA、MRA 等血管成像技术的进展，大多数血管疾病可通过上述检查明确诊断，DSA 作为诊断不明确病例的进一步检查。目前，DSA 仍作为下肢动脉血管疾病介入治疗首选影像成像技术。

六、诊断

急性下肢闭塞性疾病要求快速诊断、及时治疗。诊断主要根据临床症状、体格检查、下肢动静脉影像学检查。对于严重急性下肢缺血诊断不可一味要求 CTA 等影像学检查，根据临床症状、体格检查即可作出诊断，及时处理。

慢性下肢闭塞性疾病诊断：患者多有吸烟、高血压病、糖尿病等危险因素；ABI≤0.9（部分患者 ABI>0.9）；具有下肢慢性缺血表现（>2 周）：间歇性跛行、严重下肢缺血等表现；彩超、CTA、MRA 等检查明确病变部位；排除其他原因引起的下肢动脉闭塞性疾病，诊断并不困难。但临床表现为间歇性跛行者，应注意与神经源性、脊髓源性间歇性跛行鉴别。

七、治疗

（一）常规治疗

1. **急性下肢闭塞性疾病治疗** 对于分期Ⅰ～Ⅱ期 ALI，若无禁忌，立即给予肝素抗凝治疗，同时进行下肢血管开通。根据医疗机构的条件，可急诊开展介入取栓＋导管溶栓或外科手术取栓治疗。对于Ⅲ期病变，应立即截肢。

2. **慢性下肢闭塞性疾病治疗** 下肢动脉闭塞疾病需要介入科、内分泌科、骨科、整形科、康复科等多学科治疗团队配合。进行健康教育，鼓励患者戒烟，科学运动，调整饮食。药物治疗方面，西洛他唑可以改善间歇性跛行症状，但在心衰患者中是禁忌。阿司匹林单药（100mg/d）或氯吡格雷单药（75mg/d）可以提高下肢动脉的心血管疾病的发生率。不论在有症状还是无症状外周血管疾病中，他汀类药物治疗均可使患者获益。此外，还应积极控制高血压患者血压，控制糖尿病患者血糖。

（二）介入治疗

1. **急性下肢闭塞疾病介入治疗**

（1）急性下肢缺血导管溶栓适应证：急性下肢缺血 Rutherford 分期Ⅰ～Ⅱ期患者。

（2）禁忌证：感染性心内膜炎菌栓栓塞，瘤栓栓塞；有溶栓禁忌证者；严重心肝肾功能不全，不能耐受介入治疗的患者。

（3）术前准备：急性下肢缺血术前准备：积极查找下肢急性闭塞的病因，评估肢体的运动及感觉，毛细血管充盈情况，明确下肢缺血的分期，制订治疗计划。

完善血常规、肝功能、肾功能、血脂、血糖等实验室检查，完善心脏彩超、颈动脉彩超等检查评估全身动脉粥样硬化情况；完善 CTA 或 MRA 检查，评估下肢动脉狭窄部位、程度、范围、是否钙化；根据术前检查评估选择合适的入路、手术方式、介入器械等。

（4）操作方法

1）常规消毒铺巾，采用 Seldinger 技术穿刺动脉，穿刺部位动脉可选择同侧或对侧股动脉、桡动脉、肱动脉穿刺，可在超声引导下穿刺，减少穿刺次数，减少穿刺处出血风险。

2）造影：造影明确血管情况，是否有动脉粥样硬化，栓子或血栓栓塞部位，长度，侧支循环。

3）将溶栓导管置于血栓上段，固定溶栓导管，持续泵入溶栓药物进行药物溶栓（图 3-3-9）。常用的溶栓药物包括尿激酶、链激酶、阿替普酶，用法：尿激酶以 4 000U/min 的速度注入血栓，可调整滴入速度为 1 000U/min 维持至血栓消失；阿替普酶 0.5~2.0mg/h，每日最大剂量不超过 100mg。各类机械取栓器械，可与导管溶栓配合使用，可降低血栓负荷，减少溶栓药物用量，降低出血风险，同时减少血栓后综合征的发生率。

4）评估：溶栓后再次造影，至血流通畅，血栓消失。下肢疼痛症状缓解，肢温升高、动脉可触及搏动，感觉与肌力恢复都是血流恢复的征象。

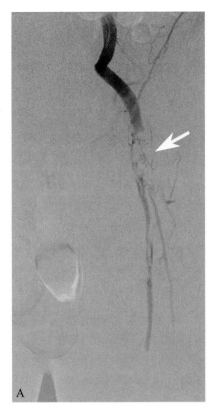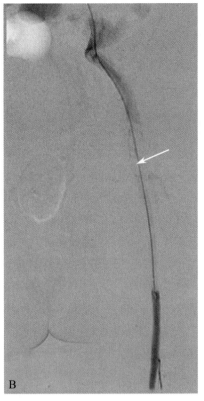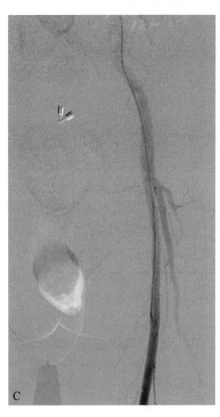

图 3-3-9　急性下肢动脉栓塞导管溶栓

A. DSA 造影显示股动脉血栓栓塞,粗箭头示血栓;B. 导管溶栓,细箭头示溶栓导管;C. 溶栓后造影示血栓溶解,血流恢复

（5）术后处理:清除坏死组织,密切观察下肢皮肤张力、肢温,积极病因治疗。

2. 慢性下肢血管闭塞性疾病介入治疗

（1）慢性下肢闭塞性疾病适应证:经生活方式改变及药物治疗后,仍影响正常生活的间歇性跛行患者;重度肢体缺血病变（CLI）;不能耐受外科手术治疗。

（2）禁忌证:无症状的下肢动脉病变患者;严重心肝肾功能不全,不能耐受介入治疗的患者。

（3）操作方法

1）常规消毒铺巾。采用 Seldinger 技术穿刺动脉,穿刺部位动脉可选择同侧或对侧股动脉、桡动脉、肱动脉穿刺,特殊情况下,可以配合在彩超或 DSA 造影引导下足背动脉、胫后动脉、腘动脉逆行穿刺。

2）造影:一般选择等渗造影剂进行动脉造影,减少肾功能损害的同时减少刺激性肢体疼痛。从双侧髂动脉至足部血管逐段造影,造影过程中根据造影部位选择最佳的投照角度,对于血管复杂的病变段可多角度造影,充分显示靶血管。造影进一步明确狭窄闭塞病变的部位、程度、范围。

3）开通闭塞段:通过导管与导丝配合,逐段通过狭窄闭塞段。根据导丝、导管在血管内的相对位置,可分为腔内成形术和内膜下血管成形术（subintimal angioplasty, SIA）。对于完全闭塞病变、严重血管钙化等重度血管病变,腔内成形存在困难。术者有意或者无意通过内膜下成形,将粥样硬化血管内膜推向一侧,形成光滑血管腔隙。但内膜下成形并非正常腔隙,操作不当有可能加重血管闭塞,因此,操作中应该尽可能保护真腔。内膜下成形技术难度在于重返真腔,通过导丝塑型、反复试探,重返真腔器械、逆行穿刺技术及双球囊技术等应用,使内膜下成形技术的成功率超过95%。

4）血运重建:血管成形目标是为了恢复闭塞血管的血流,球囊扩张成形是传统的开通方式,根据血管的情况,选择合适大小的球囊,通常对于股浅动脉 5~6mm,腘动脉 4~5mm,胫动脉 2~3mm,球囊扩张要求循序渐进,尽可能减少血管的撕裂出血等并发症。球囊扩张成形后夹层形成、扩张成形后血流缓慢、血管弹性回缩等可通过放置支架方式来保持血流通畅（图 3-3-10～图 3-3-12）。内膜切除器械可以减少血管腔内斑块、钙化负荷。药物涂层球囊、药物涂层支架等,能够抑制血管内膜增生,提高成形术后通畅率。

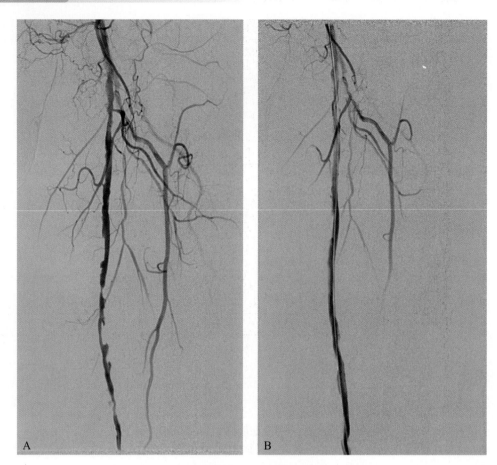

图 3-3-10　股浅动脉多发节段性狭窄介入治疗

A. 术前造影显示股浅动脉多发节段性狭窄；B. 球囊（5mm×100mm）扩张术后股浅动脉血流通畅

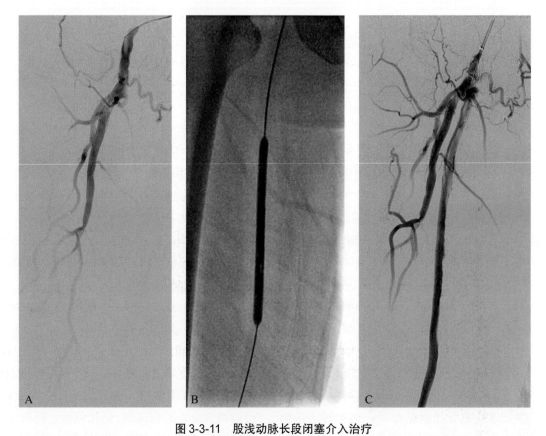

图 3-3-11　股浅动脉长段闭塞介入治疗

A. 术前造影显示股浅动脉长段闭塞；B. 球囊扩张成形；C. 支架植入（6mm×150mm、6mm×100mm）术后
股浅动脉血流通畅

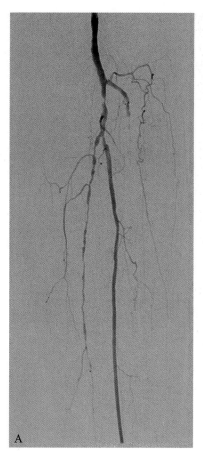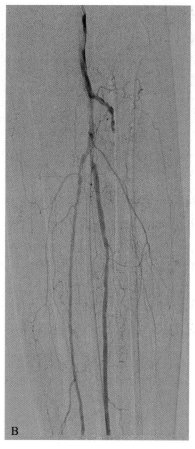

图 3-3-12　膝下病变介入治疗
A. 术前造影显示胫腓干狭窄，胫前动脉长段闭塞，腓动脉阶段性狭窄，胫后动脉多发节段性狭窄；B. 术后造影显示胫腓干、胫后动脉血流通畅

5）评估：术后再次造影评估，血流通畅。症状缓解，肢温升高。

（4）术后处理：术后低分子肝素抗凝，预防急性支架内血栓形成。若无禁忌，应终生口服阿司匹林100mg/d，前 3 个月联合氯吡格雷 75mg/d 口服。坏死、坏疽肢体进行截肢处理。

（5）并发症

1）急性心肌梗死、心力衰竭：下肢动脉闭塞性疾病常常合并冠状动脉粥样病变，下肢疼痛、感染、手术应激均有可能诱发急性心肌梗死，既往慢性心功能不全患者有可能出现急性心力衰竭。下肢动脉闭塞性疾病诊断明确后应立即给予抗血小板治疗，有助于减少心血管疾病的发生，降低患者死亡率。充分止痛对症，疼痛对患者应激。尽可能控制手术时间，控制液体出入量平衡，有助于减少心肌梗死、心力衰竭的发生。

2）再灌注损伤：下肢缺血导致组织缺血性坏死、横纹肌溶解，血流重新开通后，坏死的组织及毒素进入体循环，导致全身代谢紊乱及肾功能损害，其严重程度取决于缺血的范围与严重程度。肌肉坏死后细胞内钾离子进入血液，导致高钾血症，严重的高钾血症可引起恶性心律失常，甚至心脏停搏。肌球蛋白血症表现为酱油尿，肌酸激酶增高，出现少尿、无尿等急性肾功能不全症状。术后再灌注损伤要注意监测电解质、心功能、肾功能，特别是血钾、肌酐水平，及时处理高钾血症。适当水化、利尿，减少肌红蛋白引起的肾功能损害。

3）支架相关并发症：支架闭塞最为常见，支架狭窄闭塞按发生的时间可分为急性和慢性，与支架的类型、狭窄部位、长度、钙化程度、是否规律抗血小板治疗等有关。其他支架相关并发症包括支架断裂、移位。常需要再次介入治疗，甚至外科手术治疗（图 3-3-13）。

4）出血：溶栓、抗凝、抗血小板等治疗使得下肢动脉疾病介入治疗过程中出血风险增加，包括穿刺处出血、血管破裂出血、分支动脉出血等，重要器官如颅脑出血，其他器官系统消化道、呼吸道、泌尿道、皮肤黏膜等大量出血甚至有生命危险。

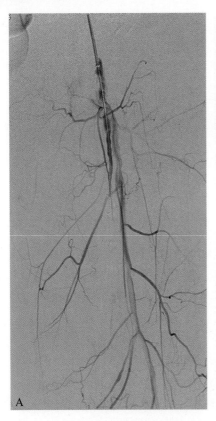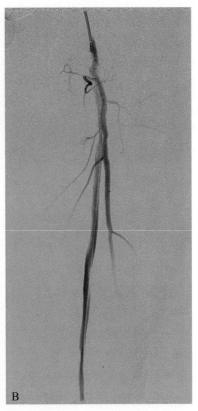

图 3-3-13 支架成形术后闭塞
A.股浅动脉支架成形术后支架内闭塞;B.再次介入开通闭塞血管

5)远端栓塞:介入操作过程中有可能引起医源性远端血管栓塞,表现为急性下肢缺血表现,急性血栓可通过导管吸栓或溶栓治疗,及时开通血管。

6)筋膜室综合征:表现为皮肤肌肉张力增高,明显压痛,为被动牵拉痛,脉搏减弱或甚至消失,肢体运动障碍、感觉障碍。当筋膜室压力超过30mmHg应立即行筋膜切开治疗。

八、疗效评价

急性下肢动脉闭塞性疾病导管溶栓成功率约为80%,导管溶栓失败后截肢约10%,30天死亡率约4%,其中高钾血症、酸中毒等代谢紊乱是主要死因。慢性下肢动脉闭塞性疾病的疗效与使用的介入手术器械有关,临床试验发现药物涂层球囊一期通畅率明显优于普通球囊($p=0.03$),Cochrane荟萃分析显示药物涂层球囊2年一期通畅率优于普通球囊,但在死亡率及截肢率方面无明显统计学差异。DESTINY临床试验显示依维莫司洗脱支架1年的通畅率高达85%,对照组金属裸支架的通畅率仅为58%。药物洗脱支架优于金属裸支架。

九、展望

介入技术的进步、介入器械进展,使介入治疗手术的成功率大大提高,成为急性及慢性下肢动脉闭塞性疾病的一线治疗方案。急性下肢动脉闭塞性疾病过去以外科手术取栓为主,慢性下肢闭塞性疾病以外科手术为主,目前有逐渐被介入治疗取代的趋势。血管成形术后再狭窄是介入术后常见的并发症,目前随着药物涂层球囊、药物涂层支架、高性能跨关节支架、可吸收支架等新型器械的应用,术后再狭窄发生率明显降低,介入治疗有望得到更为广泛的应用。

(杨维竹 严乐业)

第三节 急、慢性肠系膜缺血

急性肠系膜缺血(acute mesenteric ischemia,AMI)是由肠道动脉突发血供不足或静脉血回流障碍引起的急性缺血性疾病,总病死率为60%～80%。慢性肠系膜缺血(chronic mesenteric ischemia,CMI)是由肠系膜上动脉狭窄或慢性闭塞导致的慢性肠道缺血性疾病,当其发展为急性肠系膜缺血时死亡率超过 50%。急性肠系膜缺血、慢性肠系膜缺血和缺血性结肠炎（ischemic colitis, IC）统称为缺血性肠病（ischemic bowel diseases）。

一、介入治疗简史

1895 年，Elliot 首次报道外科剖腹探查成功治疗肠系膜上静脉血栓病例，在此以后多年形成了以剖腹探查及坏死肠管切除为主要诊断及治疗方法的肠系膜血管疾病治疗体系。由于外科手术并发症发生率及死亡率较高，以及介入导管技术的发展，1966 年，Aakhus 提出将血管造影术用于肠系膜血管性疾病的早期诊断。1980 年，Furrer 首次尝试了第一例成功经肠系膜上动脉血管成形术。此后，肠系膜血管性疾病的诊断方式由传统的外科手术方式逐渐转变为目前的传统外科手术与血管腔内治疗相结合的方式。

二、危险因素与疾病预后

引起本病的主要病理基础是局部血管病变、血流量不足或血液的高凝状态。危险因素主要有：心力衰竭、心律失常、心房颤动、各种原因所致的休克、动脉血栓形成、机械性肠梗阻等。医源性因素有动脉瘤切除术、主动脉手术、冠状动脉搭桥术、肠切除术、肠镜、钡灌肠、妇科手术等；药物因素有可卡因、达那唑、地高辛、雌激素、苯异丙胺、利尿剂、非甾体抗炎药等。缺血性肠病常无特有的临床表现。误诊、漏诊率较高。因此，早期症状和体征特别重要。对于年龄大于 70 岁，诊断延迟超过 24 小时，伴休克、酸中毒的患者，预后差。国外报道，AMI 患者 90 天、1 年和 3 年累积生存率分别为 59%、43% 和 32%。

三、临床概述

（一）临床表现

1. **急性肠系膜缺血** 表现为三联征：剧烈上腹痛或脐周痛而无相应的体征，器质性心脏病合并心房颤动，胃肠道排空障碍。AMI 的症状和体征缺乏特异性，与急腹症相似。大多数 AMI 患者最突出的早期表现是突发的剧烈腹痛，呈绞痛或持续性钝痛，定位不确切，可局限或弥漫，局限者多位于脐周，但腹部检查时却无明显腹膜刺激征，症状和体征分离，这是 AMI 诊断的重要线索。肠系膜静脉血栓形成者初始症状较轻，后渐加重，常伴恶心、呕吐、腹泻、呼吸急促、脱水、心率快等。肠系膜上动脉栓塞者

常表现为急性剧烈腹痛、器质性心脏病及强烈的胃肠道排空症状（即恶心、呕吐、腹泻三联征），一般腹痛后 24 小时出现便血，这是肠梗死的可靠征象，无前驱症状，来势猛、进展快。上述表现虽无特异性，但对该病的早期诊断有提示作用，对有易患因素如高血压、动脉粥样硬化、冠状动脉性心脏病、心力衰竭、心房颤动者，一旦腹痛持续 2 小时以上，尤其症状和体征不相称者，应考虑 AMI，争取早期诊断和治疗。

2. **慢性肠系膜缺血** 典型症状为餐后腹痛、畏食和体质量减轻。主要表现为反复发生的与进食有关的腹痛。腹痛可为持续性钝痛。程度不一，定位不明确，以脐周或左下腹多见（与缺血的肠段有关），多发生于餐后 15～30 分钟。1～2 小时达高峰，随后腹痛逐渐减轻，蹲坐位或卧位可使部分患者腹痛缓解。

（二）诊断

1. **AMI** AMI 表现为急性严重腹痛，症状和体征严重程度不成比例，体征常不明显。诊断较困难。临床观察中如出现腹部压痛逐渐加重、反跳痛及肌紧张等，则为肠缺血进行性加重的表现。强烈提示已发生肠坏死。腹部 X 线检查可见"指压痕"征、黏膜下肌层或浆膜下气囊征。CT 检查可见肠系膜上动脉不显影、腔内充盈缺损。动脉造影有助于鉴别诊断。肠黏膜组织病理学检查以缺血性改变为主要特点，如伴有血管炎、血栓形成及血管栓塞病变者即可确诊。

2. **CMI** 诊断主要依据临床症状和先进的影像学检查。临床症状为反复发作性腹痛，少数患者可出现脂肪泻；患者呈慢性病容，消瘦，腹软无压痛，叩诊呈鼓音，上腹部常可闻及血管杂音。动脉造影、CT 血管成像、核磁血管成像、超声等影像学检查有助于诊断 CMI。

四、影像学及实验室检查

（一）DSA

DSA 是诊断 SMA 病变的"金标准"。造影前做好肠道准备，必要时清洁灌肠，透视观察腹腔有无积气。选择性 SMA 造影是将导管插入 SMA 主干，可显示其各个分支，常可清楚显示到第 4~5 级分支。如将导管进一步插入至 SMA 分支，则可使 6~7 级的分支清晰显示，并可见到浓密的微血管阴影和相应的引流静脉。在注入造影剂后的连续摄片中，随着时间的推移可以依次显示血管的动脉期、微血管

期和静脉期。DSA 属有创侵入性检查,费时且检查费用昂贵,还具有高侵袭性、潜在的肾脏毒害性和放射线的损害等缺点,从对动脉的潜在损伤而言,行 DSA 时导管可能引起正常动脉内膜损伤,诱发动脉夹层、斑块形成、脱落,因此,DSA 很难成为常规检查手段,但此法的一个最大优势是可在作出诊断的同时直接进行血管内的药物灌注治疗和介入治疗。

(二)CTA

CTA 也是重要肠系膜上动脉检查手段,能无创、准确地显示肠系膜血管的异常。近年来,CT 成像对 SMA 病变诊断的特异性和敏感性明显提高。CTA 从周围静脉注入造影剂,对 SMA 血管本身无明显影响。同 DSA,CTA 的优势在于具有微创性及多视角观察的优点,不仅能够观察 SMA,还能够提供管壁的病理表现及相邻血管与组织结构的情况,对钙斑和血栓的显示优于常规血管造影。AMI 直接征象为肠系膜上动脉不显影、腔内充盈缺损、平扫可为高密度(亚急性血栓);间接征象有肠系膜上动脉钙化,肠腔扩张、积气、积液;门静脉 - 肠系膜静脉内积气、肠系膜水肿、肠壁增厚。肠壁积气、腹水等则提示肠管坏死。CMI 直接征象为动脉狭窄、动脉不显影、腔内充盈缺损等;间接征象有血管壁钙化、侧支形成、肠腔扩张、肠系膜水肿、肠壁增厚。现今,CTA 已经取代传统血管造影成为大部分血管性疾病诊断评估的主要手段,可观察肠系膜动脉主干及其二级分支的解剖情况,但对观察三级以下分支不可靠。

(三)MRA

MRA 不需进行穿刺和插入导管,利用流空效应和组织信号的不同,可以直接显示血管的部位和形态,由于其非侵入性和无放射性以及其增强造影剂较含碘的 CT 对比增强剂更为安全,有更广阔的应用前景。但一般不作为急诊检查方法。MRI 可显示肠系膜动、静脉主干及主要分支的解剖,但对判断狭窄程度有一定假阳性率。MRI 对判断血栓的新旧、鉴别可逆性和不可逆性肠缺血有很高价值。

(四)超声检查

超声为无创性影像学检查,操作简便、迅速而有效。B 型超声能显示腹腔动脉、肠系膜上动脉、肠系膜下动脉和肠系膜上静脉的狭窄和闭塞;脉冲多普勒超声能测定血流速度,对血管狭窄有较高的诊断价值。超声检查其他征象有:肠壁增厚、腹水、膈下积气、门静脉—肠系膜静脉内积气。

(五)腹部 X 线检查

X 线检查是 AMI 最基本的检查。最典型征象是"指压痕"征,为增厚的肠壁黏膜下水肿所致。部分患者因肠痉挛致肠腔内气体减少,亦有部分患者因肠梗阻范围较广致肠腔内充满气体。钡灌肠检查可见受累肠段痉挛、激惹;病变发展后期,可由于黏膜下水肿、皱襞增厚等原因致使肠管僵硬似栅栏样;同时肠腔内钡剂充盈形成扇形边缘。溃疡形成后,可见黏膜粗糙,呈齿状缺损。钡剂检查可能加重肠缺血甚至引起肠穿孔,腹膜刺激征阳性患者禁忌钡剂检查。

(六)实验室检查

外周血白细胞增高,常 $>10 \times 10^9$ 个 /L。大便潜血常阳性。血清肌酸激酶(CK)、乳酸脱氢酶(LDH)、碱性磷酸酶(ALP)也可增高。但血清酶和生化指标的测定对 AMI 诊断缺乏特异性。有学者提出 D- 二聚体升高对本病诊断有一定意义,但其升高程度与病情严重程度的关系仍需进一步研究。

五、适应证与禁忌证

(一)AMI 的适应证与禁忌证

1. 适应证

(1)肠系膜上动脉主干阻塞、无明确肠管坏死证据、血管造影能够找见肠系膜上动脉开口。

(2)存在外科治疗的高风险因素(如心脏病、慢性阻塞性肺气肿、动脉夹层等)、确诊时无肠坏死证据。

(3)外科治疗后再发血栓、无再次手术机会者,有进一步治疗价值者。

2. 禁忌证

(1)就诊时已有肠坏死的临床表现。

(2)导管不能找见肠系膜上动脉开口者。

(3)存在不利血管解剖因素,如严重动脉迂曲、合并腹主动脉瘤 - 肠系膜上动脉瘤,预期操作难度大、风险高、技术成功率低。

(4)存在肾功能不全(相对禁忌证)。

(二)CMI 的适应证与禁忌证

1. 适应证

(1)腹腔动脉或肠系膜上动脉狭窄 >70%,且有症状者。

(2)两支及以上系膜动脉(腹腔动脉、肠系膜上动脉、肠系膜下动脉)病变。狭窄程度 >50% 者。

(3)肠系膜动脉狭窄或阻塞,外科治疗后发生再狭窄。

（4）无症状的腹腔动脉或肠系膜上动脉狭窄，存在胰十二指肠动脉瘤或瘤样扩张者。

（5）肠系膜上动脉主干夹层造成管腔狭窄，具有血流动力学意义，无外科治疗指征者。

（6）主动脉夹层内膜片或假腔累及肠系膜动脉开口，有肠缺血症状者。

（7）对无症状的腹腔动脉、肠系膜上动脉狭窄患者是否需要治疗，目前存在争议，一般认为，对无症状的腹腔动脉狭窄多无需处理。而对无症状的肠系膜上动脉狭窄，特别是狭窄程度 >50%，则应给予积极治疗。

2. 禁忌证

（1）存在肠管坏死或腹腔炎症。

（2）肠系膜动脉主干狭窄合并多发末梢分支病变。

（3）肠系膜动脉狭窄，病变同时累及多支空、回肠动脉开口。

（4）大动脉炎引起的肠系膜动脉狭窄。动脉炎处于活动期。

（5）存在其他不适宜做血管造影和介入治疗的情况。

六、基础治疗与药物治疗

基础治疗包括对怀疑肠系膜缺血的患者应立即禁食，必要时胃肠减压、静脉营养支持。应密切监测血压、脉搏、每小时尿量，必要时测中心静脉压或肺毛细血管楔压。积极治疗原发病。纠正水、电解质平衡紊乱。早期使用广谱抗生素预防菌血症。

1. AMI 的药物治疗

（1）初期处理：复苏，包括减轻急性充血性心力衰竭。纠正低血压、低血容量和心律失常。

（2）早期应用广谱抗生素：AMI 患者血培养阳性的比例高。应用抗生素以防肠缺血症状加重、诱发或加速肠管坏死；慎用肾上腺糖皮质激素，以免坏死毒素扩散，抗菌谱应该覆盖需氧及厌氧菌，尤其抗革兰氏阴性菌抗生素，常用喹诺酮类和甲硝唑，严重感染者用三代头孢菌素。

（3）应用血管扩张剂：AMI 一经诊断应立即用罂粟碱 30mg 肌内注射，继以 30mg/h 的速率经泵静脉输注，每日 1～2 次。疗程 3～7 日，少数患者可用至 2 周。同时尽可能避免使用血管收缩剂、洋地黄类药物，以防肠穿孔。

（4）抗栓治疗：急性期抗血小板治疗，可用阿司匹林 200～300mg/d 或氯吡格雷 150～300mg/d，应密切观察，防止出血。抗凝及溶栓治疗，主要适用于肠系膜静脉血栓形成，确诊后尽早使用尿激酶 50 万 U，静脉滴注，1 次/d，溶栓治疗；并给予肝素 20mg，静脉滴注，每 6 小时 1 次，抗凝治疗，疗程 2 周；抗凝治疗不能溶解已形成的血栓。但能抑制血栓蔓延。配合机体自身的纤溶系统溶解血栓。对于急性肠系膜动脉血栓，一旦诊断。对有适应证者应尽早进行介入治疗。

2. CMI 的药物治疗

（1）轻症患者，应重新调整饮食，少食多餐。避免进食过多或进食不易消化的食物。

（2）餐后腹痛症状明显的患者，亦可禁食。给予肠外营养。

（3）应用血管扩张剂，如丹参 30～60ml 加入 250～500ml 葡萄糖注射液中，静脉滴注，1～2 次/d，可减轻症状，或低分子右旋糖酐 500ml。静脉滴注，每 6～8 小时 1 次，促进侧支循环的形成。

七、介入治疗技术与方法

（一）AMI 的介入治疗

常规消毒、铺巾，2% 的盐酸利多卡因在穿刺点周围进行麻醉，麻醉完成后采用 Seldinger 法或改良 Seldinger 法穿刺股动脉，放置 5F 血管鞘，引入 5F-RH 导管、yashiro 导管或 cobra 导管，分别选择腹腔干动脉及肠系膜上、下动脉造影，明确肠系膜上动脉栓塞部位以及侧支血管循环情况。造影完成后，手术开始前，予以全身肝素化（肝素钠 3 000～5 000U），每隔 1 小时补充肝素钠 1 000U。体外将 8F 导管通过 Y 阀链接灌注线（500ml 生理盐水加入 1 000U 肝素钠）并排出管道内气体。将 8F 导引导管在超滑导丝引导下选择插管至肠系膜上动脉开口处，导丝与导管配合下将 6F 导管送至栓塞部位予以空针负压反复抽吸，通过 8F 导引导管造影实时了解 SMA 开通情况。若堵塞部位位于 SMA 主干近心端可予以 8F 导引导管直接抽吸，对于分枝内的血栓，采用不同口径的导引导管吸栓可以取得更好的效果。对于经导管抽栓效果欠佳的可考虑介入机械取栓（图 3-3-14），如 SolitaireAB 支架取栓、angiojet 取栓装置取栓。溶栓治疗对于急性肠系膜上动脉缺血患者非常重要，尤其对于血栓较为新鲜，溶栓效果多较为满意。可将导管头端埋于血栓近端，经导管泵入尿激酶进行溶栓治疗，尿激酶用量应根据术中具体情况而定，目前无统一定论决定泵入总量及

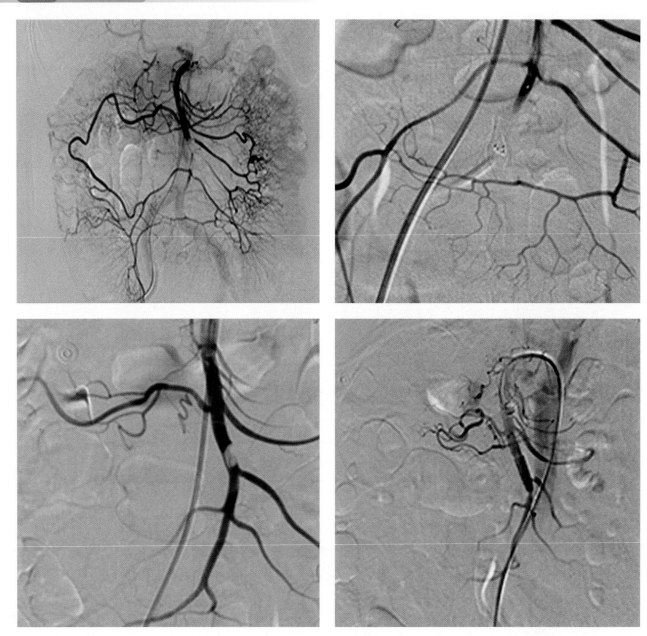

图 3-3-14　介入机械取栓

速率，但不可不限制泵入，以免引起严重的促凝血功能障碍。溶栓有效需持续注药者，再将 50 万单位尿激酶溶入 100ml 生理盐水中，2～3 小时内匀速泵入，每日 2 次。每 24 小时造影 1 次，观察溶栓效果。为增加治疗效果，可术中经导管或围手术期外周血管给予罂粟碱、前列地尔等扩血管药物。对于存在动脉硬化狭窄，取栓或溶栓治疗后者可以行球囊扩张或支架植入术。

急性肠系膜上静脉血栓形成（acute superior mesenteric venous thrombosis，ASMVT）常用介入治疗方法大体上分 3 种：①经股动脉穿刺经肠系膜上动脉置管溶栓；②经皮经肝穿刺门静脉机械性取栓＋置管溶栓；③经颈静脉经肝穿刺门静脉机械性

取栓＋置管溶栓（图 3-3-15）。经股动脉穿刺经肠系膜上动脉置管溶栓符合人体正常血流动力学、手术操作简单、术后维护方便、并发症少，仍为目前治疗 ASMVT 首选，其与经外周静脉给药相比，具有药物作用范围相对局限、溶栓目标相对明确、局部有效药物浓度高、临床疗效显著、全身并发症少等特点。经皮经肝穿刺门静脉机械性取栓＋置管溶栓与经颈静脉经肝穿刺门静脉机械性取栓＋置管溶栓适合于门静脉系统广泛血栓形成，且术中有机械性碎栓作用。但凝血功能较差、大量腹水患者不适合此操作。经颈静脉经肝穿刺门静脉机械性取栓＋置管溶栓治疗，不经腹腔，可用于大量腹水患者，但操作难度大，术中出血风险高。

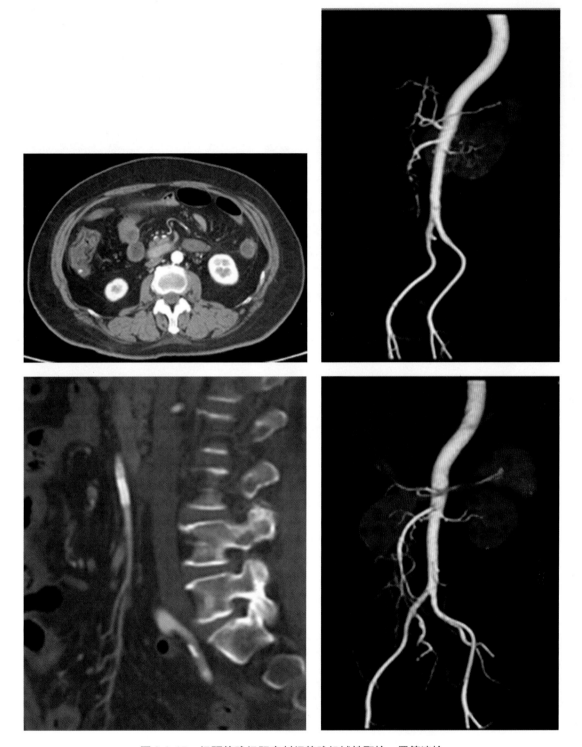

图 3-3-15 经颈静脉经肝穿刺门静脉机械性取栓＋置管溶栓

（二）CMI 的介入治疗

具体的穿刺方式、造影及肝素化同 AMI，入路上除选择股动脉入路外，可根据患者腹主动脉与肠系膜上动脉的解剖关系必要时选择肱动脉入路。体外将 6F 导管通过 Y 阀链接灌注线（500ml 生理盐水加入 1 000U 肝素钠）并排出管道内气体。将 6F 导引导管在超滑导丝引导下选择插管至肠系膜上动脉开口处，以 0.014in（1in=2.54cm）导丝引导微导管通

过血管狭窄或闭塞段并进入远端，然后退出微导管，经微导丝送入血管扩张球囊行 PTA 治疗（可分次、逐级扩张以降低血管损伤风险）。球囊扩张后退出球囊并经微导丝交换引入支架系统，支架的引入应尽量在路图引导下进行以增加定位的准确度。支架的长度因覆盖完全覆盖病变或夹层真腔受压段，若病变较为局限，病变应在支架的中段最为合适（图 3-3-16）。支架释放后可根据支架残余狭窄程度决定

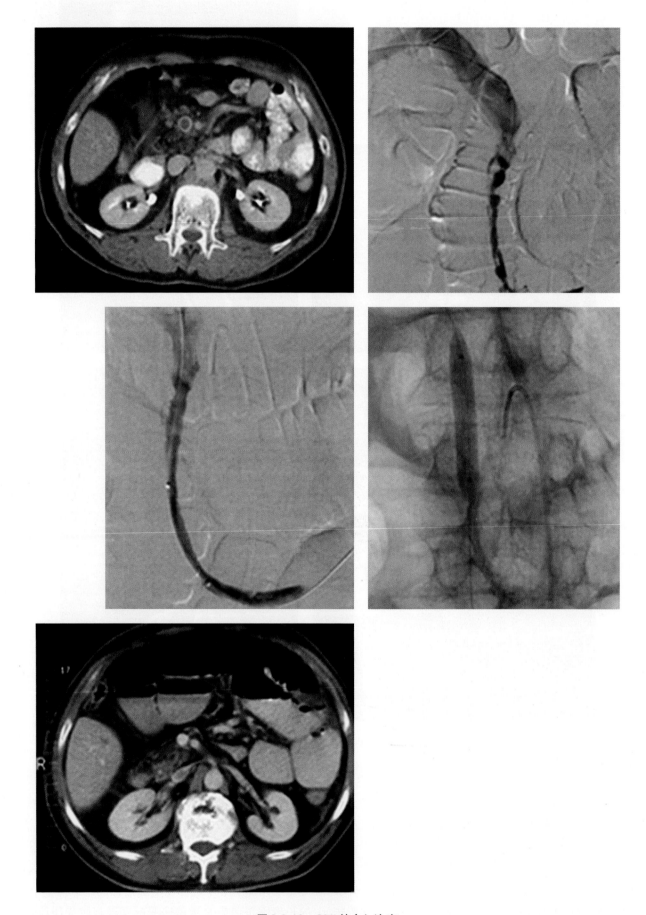

图 3-3-16　CMI 的介入治疗

是否行球囊后扩张。在动脉支架选择方面：由于人工血管内支架会覆盖肠系膜动脉侧支，因此，球扩式和自膨式裸支架是最常使用的支架类型，球扩式支架的优点是定位准且径向支撑力强，适用于肠系膜动脉开口病变的治疗，以保证支架彻底覆盖病变段，并突出2~5mm至主动脉管腔内。自膨式支架的优点是柔顺性好、型号多且输送系统相对较细，适用于肠系膜动脉非开口部的长段病变。在处理多血管病变方面，有学者倾向于同期处理腹腔干和肠系膜上动脉的病变，即便肠系膜上动脉术后再狭窄时，通畅的腹腔干动脉有助于降低肠缺血症状复发率。在此必须注意的是单纯的球囊扩张血管成型往往难以获得满意的效果，故一般在球囊扩张后均采用支架植入处理。

AMI及CMI的介入腔内治疗条件容许的情况下，可在全麻操作下进行手术，以增加患者舒适度并方便术者精细化操作。术毕，予以穿刺点加压包扎或者缝合器腔内缝合。术中经导引导管均予以肝素盐水持续滴注以降低管内血栓形成并堵塞血管。

八、疗效评价

AMI一旦被证实，就应在术前、术中及术后进行动脉内注射罂粟碱以增加治疗效果。溶栓疗法治疗动脉血栓性AMI的确切作用应根据具体病例进行具体评价。近年来，动脉置管溶栓等介入腔内治疗的临床成功率明显增高，由于其具有创伤小及并发症少等特点，已逐渐被临床医师所认可，在某种程度上已成为可替代外科手术的有效治疗手段。溶栓药物应用于没有腹膜炎征象，同时也没有高乳酸血症的患者，而且溶栓治疗应越早越好，溶栓最佳时间应在血栓形成6小时以内，故早期诊断、早期治疗对于AMI患者的预后非常关键。对于非阻塞性肠系膜缺血进行经动脉罂粟碱灌注治疗，随着凝血功能的纠正以及心血管状况的改善，非阻塞性肠系膜血管的收缩常在1~2天内缓解。对于肠系膜静脉血栓形成患者如果没有腹膜炎征象或大面积的黏膜下出血，采用全身、动脉或静脉直接溶栓治疗均可获得成功，采用经肝或经颈静脉途径穿刺进入肠系膜上静脉进行机械取栓、直接溶栓、支架及PTA治疗均有成功报道。肠系膜上静脉血栓形成并临床症状较轻患者往往对于溶栓治疗反应良好，但大部分患者需后期长期抗凝治疗。

由于球囊、导丝和支架技术上的改进，介入腔内治疗技术在治疗CMI患者上作用越来越突出，同时PTA与支架植入技术相关的并发症与死亡率低，特别是对于高龄且有多种并发症的患者，其安全性无可比拟，而其生存率与临床成功率可与外科血管重建治疗相媲美，故近年来已被作为治疗AM狭窄/闭塞的首选方法。而有学者认为SAM支架置入术后患者早、中期的临床症状缓解率和血管开通率与外科手术相当，但在开通成功率与远期通畅率上仍需进一步提高。在技术上选择进入肠系膜上动脉并通过狭窄部是介入治疗关键。即便SMA完全闭塞者，也可先尝试做腔内治疗；只要起始部有"残端"，经耐心细致操作，就有成功的可能。

九、并发症及其处理

（一）一般常见并发症

1. 入路血管血栓形成、急性栓塞、血管夹层形成。

2. 穿刺部位并发症，如穿刺部位血肿形成，假性动脉瘤、动静脉瘘。

3. 造影剂肾病，尤其对于术前肾功能不全患者。

4. 造影剂过敏。

（二）血管破裂

球囊扩张或植入支架后不明原因腹痛，提示血管破裂可能，应立即予以影像学检查明确后，立即球囊封闭坡口，支架覆盖加固。当血管腔内治疗不能解决时，应保留球囊下转入外科手术。

（三）血管穿孔

在动脉分支进行血管操作时，因操作导丝容易引起远端血管穿孔，出血时应使用鱼精蛋白中和肝素作用，同时必要时可予以明胶海绵栓塞止血。对于导丝与导管操作的熟练以及位置的固定可减少此类并发症发生概率。

（四）血管痉挛

导丝、导管、球囊及支架操作时均可能导致肠系膜动脉痉挛情况。发生痉挛时可经导管在痉挛血管内注入0.1mg稀释的硝酸甘油或罂粟碱缓解。

（五）血栓形成

术中急性血栓形成，可经导管注入适当尿激酶溶栓治疗，同时可予以肝素抗凝，必要时可予以抽栓及其他机械取栓方式处理。术后予以长期抗血小板聚集治疗，观察肠道血运情况，若出现腹膜炎征象，应立即外科手术处理。

（六）再狭窄

球囊扩张成形与支架置入术，远期存在血管弹

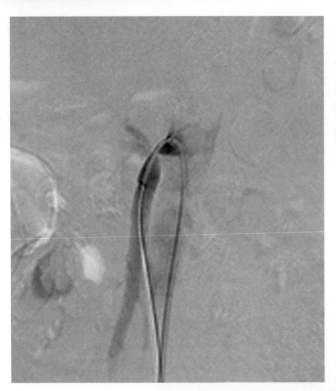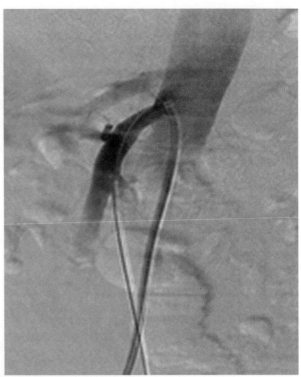

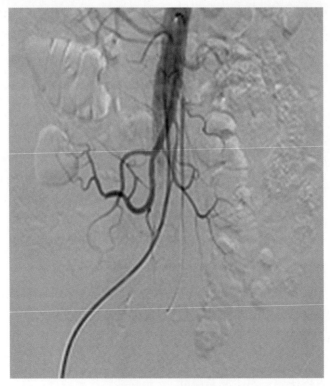

图 3-3-17　支架置入

性回缩及血管反应性内膜增生再狭窄情况。可再次进行介入血管腔内球囊扩张或支架置入处理（图 3-3-17）。其中有切割球囊技术、近距离放射治疗技术、冷冻球囊技术、药物球囊技术、覆膜支架技术、药物洗脱支架技术等，近期效果可，但远期效果仍不理想。外科手术不失为另一有效选择。术后规律、规范抗血小板治疗等内科治疗可有效降低再狭窄发生率（图 3-3-18）。

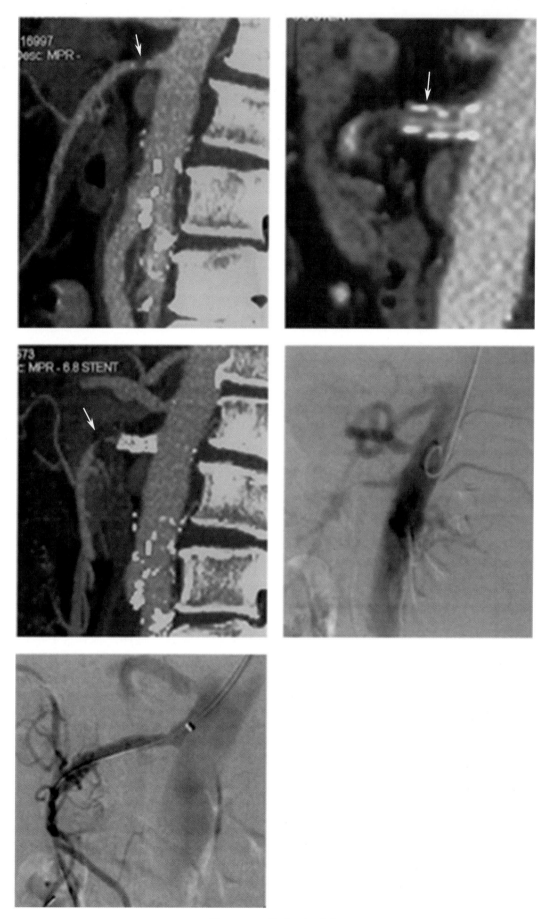

图 3-3-18　箭头示再狭窄

（安天志　周　石）

第四节　下肢深静脉血栓形成

一、概述

下肢深静脉血栓形成（deep venous thrombosis，DVT）是指血液在下肢深静脉内异常凝结引起的静脉回流障碍性疾病。DVT 多发生于手术或急性疾病住院治疗期间、活动性肿瘤、长期卧床的患者，因血液回流受阻，患者出现下肢肿胀、疼痛、功能障碍。血栓脱落可引起肺血栓栓塞症（pulmonary thromboembolism，PTE）。DVT 与 PTE 统称为静脉血栓栓塞症（venous thromboembolism，VTE），两者经常伴发，是同种疾病在不同阶段的表现形式。DVT 发病率高、易复发、病死率高。若急性 DVT 未得到有效治疗，血栓机化，常遗留静脉功能不全，称为血栓后综合征（post thrombotic syndrome，PTS）。PTE 和 PTS 可以严重影响患者的生活质量，甚至导致死亡。

二、临床表现

急性下肢 DVT 临床表现为患肢的突然肿胀、疼痛等，体检患肢呈凹陷性水肿、软组织张力增高、皮肤温度增高、压痛。发病 1~2 周后，患肢可出现浅静脉显露或扩张。血栓位于小腿肌肉静脉丛时，Homans 征（患肢伸直、足被动背屈时引起小腿后侧肌群疼痛为阳性）和 Neuhof 征（压迫小腿后侧肌群引起局部疼痛为阳性）可表现为阳性。

重症 DVT 患者表现：当髂股静脉主干急性闭塞而表浅静脉又不足于代偿引流出下肢静脉血时，可导致下肢疼痛、苍白、肿胀，称为股白肿（phlegmasia alba dolens）；当髂股静脉及其分支完全被血栓阻塞、下肢动脉受压和痉挛致肢体缺血时，称为股青肿（phlegmasia cerulea dolens），临床表现为下肢剧痛、皮肤发亮呈青紫色、极度肿胀（三联征），足背动脉搏动减弱或消失，皮温低伴有水疱。重症型若不及时处理可发生休克和静脉性坏疽。

静脉血栓一旦脱落，可栓塞肺动脉引起相应 PTE 的临床表现。

DVT 即便经过规范抗凝治疗，因静脉回流障碍与瓣膜功能受损，相当比例慢性期患者发展为 PTS。临床表现包括患肢的沉重、胀痛、静脉扩张、色素沉着、经久不愈的溃疡等。PTS 可根据临床表现使用 Villalta 评分分级以指导治疗。

三、诊断

DVT 诊断主要包括 Wells 评分（包括症状、体征、病史等）、血浆 D- 二聚体定量检测、超声检查等，必要时使用其他影像学检查。

1. Wells 评分量表　一种普遍使用的临床评估工具，将患 DVT 的可能性分为：低度（≤0）、中度（1~2 分）、高度（≥3）三种（表 3-3-7）。

表 3-3-7　Wells 评分量表

病史及临床表现	评分
肿瘤	1
瘫痪或近期下肢石膏固定	1
近期卧床 >3 天或近 12 周内大手术	1
沿深静脉走行的局部压痛	1
全下肢水肿	1
与健侧相比，小腿肿胀周径长 >3cm	1
既往有下肢深静脉血栓形成病史	1
凹陷性水肿（症状侧下肢）	1
有浅静脉的侧支循环（非静脉曲张）	1
类似或与下肢深静脉血栓形成相近的诊断	–2

2. 血浆 D- 二聚体检测　D- 二聚体是纤维蛋白复合物溶解时产生的降解产物，下肢 DVT 时水平升高，定量检测敏感性较高但特异性差。

3. 超声检查　首选的影像学检查，常用彩色多普勒超声联合加压法扫描，主要表现为静脉腔内强回声、静脉不能压缩或无血流等征象，适用于临床评估为低度可能性而 D- 二聚体水平异常患者，或者临床评估为中、高度可能性的患者。对于疑似患者，初始检查正常，尚需 1 周后复查超声排除远端血栓进展至近端静脉。

4. 其他影像学检查　计算机断层扫描静脉造影（CTV）及磁共振静脉造影（MRV）适用于排除超声检查不敏感区域血栓形成，静脉造影仍然为诊断 DVT“金标准”，表现为闭塞或中断、充盈缺损、侧支循环形成等。

当临床评估为低度可能性，若 D- 二聚体水平正常，则可安全排除 DVT，且无需进一步超声检查，若 D- 二聚体水平异常，需进一步影像学检查确诊；当临床评估为中、高度可能性时，均需进一步影像学检查。

DVT 根据病变解剖可被分为中央型（髂 - 股静脉）、周围型（股静脉或小腿深静脉）和混合型（全下肢深静脉)3 种;根据发病时间可被分为急性期(发病 14 天以内)、亚急性期(发病 15~30 天之间)、慢性期(发病 30 天以后)、后遗症期(出现 PTS 症状)、慢性期或后遗症期急性发作期(在慢性期或后遗症期的基础上 DVT 再次急性发作)。

四、治疗

DVT 治疗包括一般处理(卧床休息、抬高患肢等)、抗凝治疗、介入治疗,必要时外科手术。其中,抗凝治疗是 DVT 治疗的基石,可抑制血栓蔓延,利于血栓自溶和管腔再通,降低肺血栓栓塞症肺血栓栓塞症 PTE 发生率和病死率。因系统溶栓出血风险高、难以完全溶解血栓,临床上较少单独使用。PTS 治疗包括加压治疗(分级加压弹力袜或间歇性重启加压)、运动训练、静脉活性药物治疗,对于 Villalta 评分重度、远端静脉通畅但近端静脉狭窄或闭塞患者可考虑介入治疗。

DVT 介入治疗包括导管接触性溶栓(catheter-directed thrombolysis,CDT),经皮机械性血栓清除术(percutaneous mechanical thrombectomy,PMT)、血管成形术(percutaneous transluminal angioplasty,PTA)和支架置入术、下腔静脉滤器(inferior vena cava filter,IVCF)置入术。介入治疗应该从安全性、时效性、综合性、长期性四方面考虑。急性期 DVT,若满足治疗条件,首选 CDT 治疗,如条件允许可联合 PMT 清除血栓;出现股青肿时,应立即行 PMT、CDT 治疗或手术取栓;成功行 CDT 或切开取栓后,造影发现髂静脉狭窄 >50%,建议首选球囊扩张、支架置入术,必要时采用外科手术解除髂静脉阻塞。对介入治疗可能引起 PTE 的,可术前置入 IVCF。亚急性期、慢性期或后遗症期急性发作可考虑行介入治疗以改善症状和生活质量。

(一)CDT

1. **原理** CDT 指将溶栓导管置入静脉血栓内,以高浓度溶栓药物直接作用于血栓。CDT 相比系统溶栓能够降低出血风险、增加血栓溶解率,降低 PTS 发生率,治疗时间短,并发症少,为临床首选的溶栓方法。

2. **适应证与禁忌证**

(1)适应证:急性近端 DVT(髂、股、腘静脉),身体状况好,预期寿命 >1 年、低出血风险的患者。

(2)禁忌证:①近期(2~4 周内)内有活动性出血,严重颅内、消化道、泌尿道及其他脏器出血;②近期接受过大手术、活检、心肺复苏、不能实施压

迫的穿刺;③近期有严重外伤;④严重难以控制的高血压(血压 >160/110mmHg);⑤伴有较严重感染:如细菌性心内膜炎;⑥动脉瘤、主动脉夹层、动静脉畸形患者;⑦严重肝肾功能不全;⑧缺血性或出血性脑卒中病史者(3 个月内);⑨溶栓药物过敏;⑩年龄 >75 岁和妊娠者慎用。

3. **术前准备**

(1)患者准备:体格检查、实验室检查(血常规、肝肾功能、D- 二聚体、凝血功能等)、影像学检查、抗凝治疗、下腔静脉滤器植入术(必要时)。

(2)药物准备:溶栓药物,包括尿激酶,新型溶栓药物,如阿替普酶、替奈普酶等,降纤药物(如降纤酶)。重组链激酶易致过敏反应,目前已经少有使用。

(3)器材准备:主要是溶栓导管,目前国内常用多侧孔溶栓导管,Unifuse 溶栓导管,Fountain 溶栓导管等。

4. **操作技术**

(1)溶栓入路:包括顺行入路、逆行入路、经健侧股动脉插管至患侧髂股动脉内。入路选择应首选顺行入路以减少对静脉瓣膜损伤,具体根据血栓部位、操作者的经验及患者的条件进行选择:

1)对于髂股静脉病变,推荐使用同侧腘静脉穿刺行顺行溶栓或经颈内静脉、健侧股静脉穿刺行逆行溶栓。

2)对于股腘静脉血栓,推荐经患侧小腿深静脉穿刺或经患侧股动脉穿刺置管于患侧股动脉行顺行溶栓。

3)对于股静脉下段或腘静脉血栓,推荐使用经患侧小腿深静脉穿刺或经健侧股静脉"翻山"至患侧,或经颈静脉穿刺顺行插管至患侧股腘静脉。

4)对于周围型 DVT,可在充分抗凝基础上,经足背或踝部置入留置针行顺行溶栓。

5)对于全下肢(髂、股、腘、膝下静脉)DVT,经患侧股动脉穿刺置管于患侧髂总动脉行顺行溶栓。

(2)操作步骤:根据选择入路穿刺患肢静脉(必要时超声引导),置入导管鞘,插入溶栓导管至中上段血栓内,先注入肝素 3 000U 抗凝。根据血栓情况及体重注入相应溶栓药物以及肝素 1 000~2 000U,30 分钟后造影复查,若充盈缺损消失,则拔出导管;若充盈缺损仍在,则留置导管继续溶栓。成功溶栓后继续全身抗凝治疗。

（3）溶栓药物及时间

1）尿激酶是国内最常使用的溶栓药物，但使用剂量尚无统一标准，一般给予首剂 4 000U/kg，30 分钟内持续静脉注射，之后以 60 万 ~120 万 U/d（1 小时内分 2~4 次快速泵入或持续泵入），维持 72~96 小时，必要时延长至 5~7 天，置管时间不超过 7 天。

2）在尿激酶溶栓效果不佳且排除血小板减少症（heparin-induced thrombocytopenia，HIT）和抗凝不足时，可考虑使用阿替普酶，以每 24~36 小时 20mg 给药，2~3 天停药，严密监测 FIB。

5. 术后处理

（1）监测凝血功能，特别是纤维蛋白原（fibrinogen，FIB）、部分凝血酶原时间（activated partial thromboplastin time，APTT）和国际标准化比值（INR），及时调整抗凝与溶栓方案。①溶栓时如 FIB<1.5，应减少剂量；若 FIB<1.0，因暂时停止溶栓，如果此时血栓负荷仍然过大，可考虑结合使用 PMT 或输注含 FIB 的冷沉淀，待 FIB>1.5 时恢复 CDT 治疗；②使用 VKA 抗凝治疗，INR 应稳定于 2.0~3.0；③使用肝素抗凝时，严密监测血小板计数，低于 80×10^9/L 或较基础值降低 20%，应注意出血风险的增加，低于 50×10^9/L 应停用溶栓及抗凝药，并根据有无出血决定进一步治疗措施。APTT 应控制在对照值的 1.5~2.5 倍。

（2）术后发热：术后 2~3 天会出现轻度发热，一般在 37.5~38.5℃ 之间，可能为血栓溶解或留置导管所携带致热源，无需特殊处理，必要时更换导管。

6. 并发症

（1）出血：按照严重程度分为轻微出血（穿刺点渗血或皮下淤血）和严重出血（颅内、内脏出血），轻微出血无需特殊处理；严重出血应停用溶栓药物，必要时输血和外科干预。

（2）血管壁损伤：患者术中诉疼痛或造影发现滞留、扩散表现则可诊断，采用按压、暂时球囊封堵，必要时覆膜支架置入。

（3）残留血栓或血栓复发：发现残留可继续 CDT 治疗数日、增加尿激酶剂量或更换为 rt-PA；若血栓负荷异常增大，即越溶越大，则警惕 HIT，观察血小板改变，更换肝素为阿加曲班等其他抗凝药物；复发多与高凝状态、抗凝不规范、溶栓不彻底有关，治疗同急性期 DVT。

（4）PTE：患者出现呼吸困难、胸闷、咳嗽、咯血、血氧饱和度下降、休克等症状时应考虑，对于新鲜血栓或漂浮血栓者，植入滤器是预防的好方法；已发生时，可进行肺动脉血栓抽吸或者溶栓。

（5）血管成形术后血管阻塞或再狭窄：成形术后症状不减轻、加重、复发时，应考虑腔内急性血栓形成；术中术后充分抗凝，成形术后留置导管溶栓 1~2 天，可降低血栓形成风险；术后推荐长期或延长期抗凝，可桥接抗血小板治疗。

（6）过敏反应：多见于重组链激酶的使用，体温升高是其常见表现，可同时出现低血压、腹痛等症状。尿激酶过敏反应少见，但仍有严重的过敏致休克的病例发生应引起注意，出现过敏反应时应积极应用皮质类激素治疗。

7. 疗效评价　评价疗效可在出院前，出院后 1 个月、3 个月、6 个月、12 个月门诊复查，6 个月、12 个月时超声复查，进行以后第 3、第 5 年复诊各 1 次，如有复发则及时处理。评价方法包括：①计算周径差和肢体消肿率；②比较造影结果，计算溶栓率和静脉通畅率；③PTS 的评价，计算后遗症发生率。

疗效与分型、分期、操作有关。有研究显示，对于急性髂股静脉 DVT，抗凝治疗联合 CDT 相比单独抗凝治疗（VKA+LMWH）能降低 PTS 发生率、增加静脉通畅性，但增加了出血风险，且未能改善生活质量。此外，超声辅助导管溶栓较单纯 CDT 溶栓效率更高。

（二）PMT

1. 原理　PMT 主要是采用旋转涡轮或流体动力的原理打碎或抽吸血栓，联合药物与机械作用从而达到迅速清除或减少血栓负荷、解除静脉阻塞的作用。PMT 分为血栓抽吸术与血栓清除器血栓清除术。

2. 适应证与禁忌证

（1）适应证

1）急性中央型或混合型 DVT。

2）亚急性髂股静脉 DVT。

3）合并溶栓禁忌证的急性 DVT，如外科手术、产后 1 个月内及高龄患者。

4）重症 DVT 患者。

（2）禁忌证

1）慢性期 DVT。

2）后遗症期 DVT。

3）膝下 DVT 者。

3. 术前准备

（1）患者准备：同 CDT，特别注意肾功能与凝血功能。

（2）药物准备：溶栓药物，肝素盐水（2 500U 肝素 /500ml 生理盐水）。

（3）器材准备：血栓清除器，市场上常见的是 AngioJet 血栓清除器与 Straub Aspirex 血栓清除器；静脉适配导管。

4. 操作技术

（1）建立通路：优先顺行入路，穿刺，置鞘，肝素化，导丝通过血栓，置入抽吸导管。

（2）喷洒药物：使用溶栓药物（20 万 ~50 万单位尿激酶 /500ml 生理盐水），自远心端向近心端喷洒，覆盖血栓全程，至少等待 30 分钟。

（3）血栓抽吸：顺血流方向，恒定负压，缓慢抽吸；注意停顿防止过热，控制抽吸时间，在全血栓的病变中抽吸时间≤480 秒，在有血流的血栓病变中抽吸时间≤240 秒；控制失血量≤200ml；每段血管腔内血栓清除不超过 3 次。

（4）残留血栓处理：可继续行 CDT 治疗。

5. 并发症

（1）血红蛋白尿：血红蛋白尿，绝大多数患者在术后 1~2 天出现血红蛋白尿后可以自愈，一般不会导致肾功能改变。经积极水化和碱化尿液，可以加快缓解速度。水化方案为术前 2 小时至术后 12 小时给予静脉补液，达到每小时尿量 >100ml。同时，术中应控制抽吸时间减少红细胞的破坏，减少血红蛋白尿的发生风险。

（2）其他并发症：同 CDT。

6. 疗效评价

研究显示，PMT 安全、有效，与 CDT 联合使用能够减少继发手术次数、住院时间、溶栓药物剂量。另有研究表明，PMT 治疗不能预防 PTS 的发生，并增加出血，但是 PMT 改善了早期 DVT 症状，降低了 PTS 严重程度，髂股静脉 DVT（PTS 高危）患者可能获益。

（三）PTA 和支架置入术

1. 原理

髂静脉狭窄和闭塞可引起 DVT，因而使用 PTA 和支架置入术解除狭窄或闭塞可减少血栓复发、提高中远期通畅率、减少 PTS 发生。

2. 适应证与禁忌证

（1）适应证

1）不伴有血栓的髂股静脉重度狭窄或闭塞。

2）PMT 和 CDT 后遗留髂静脉重度狭窄或闭塞。

3）髂股静脉急性血栓，且血栓负荷量大，出口严重阻塞。

4）髂静脉 PTS。

5）股静脉 PTS（推荐单纯 PTA）。

（2）禁忌证

1）髂静脉轻度受压。

2）存在抗凝、抗血小板禁忌。

3）髂股静脉长段血栓而又未置入下腔静脉滤器者。

3. 术前准备

（1）患者准备：充分评估狭窄部位、程度、钙化情况等。

（2）药物准备：肝素盐水。

（3）器材准备：8~10mm（股静脉、股总静脉病变）或 10~20mm（髂静脉病变）大小的球囊导管；压力泵；10~12mm（髂总静脉及髂外静脉上段）或 12~14mm（髂外静脉下段或股总静脉）大小的自膨式支架，推荐静脉专用支架，如 Zilver Vena ™自膨式支架（Cook 公司）。支架直径≥周围正常管径，长度覆盖全部狭窄段。

4. 操作技术

（1）入路选择：同侧股静脉（髂总静脉及髂外静脉上段病变）或腘静脉（髂外静脉下段、股总静脉、股静脉病变）入路。

（2）球囊成形术：加压至球囊命名压后维持 1~3 分钟；短段（<2cm）中重度狭窄扩张后若未见明显狭窄，可不置入支架。

（3）支架成形术：适用于长段病变，先 PTA 后支架置入；对于非髂 - 下腔静脉交界处的狭窄或闭塞，支架的置入建议以病变部位为中心，近端不进入下腔静脉；对于髂 - 下腔静脉交界处的病变，应控制支架进入下腔的长度（1cm 以内）。

5. 术后处理与并发症

主要为血管阻塞或再狭窄。

6. 疗效评价

近期通畅率尚可，远期疗效尚无大规模临床研究。

（四）IVCF

1. 原理

IVCF 是为预防下腔静脉系统栓子脱落引起肺动脉栓塞而设计的一种装置。目前滤器可分为临时性滤器、永久性滤器、可取出滤器（临时永久两用滤器）。

2. 置入术适应证与禁忌证

（1）置入适应证：已发生急性下腔、髂、股、腘静脉 DVT 或 PTE。

1）对于抗凝治疗有绝对禁忌或在充分抗凝治疗的情况下仍复发 PTE 者。

2）抗凝时出现出血并发症和各种原因不能达到充分抗凝。

3）髂股静脉或下腔静脉内有漂浮血栓。

4）急性 DVT 拟行 CDT、PMT 或手术取栓等血栓清除术者。

5）有急性 DVT、PTE 高危因素的，如行腹部、盆腔或下肢手术的患者。

（2）置入禁忌证

1）慢性下腔静脉血栓。

2）下腔静脉重度狭窄者。

3）下腔静脉直径超过或等于所备用滤器最大直径。

3. 取出术适应证与禁忌证

（1）取出适应证

1）临时性滤器或可取出滤器。

2）滤器植入后时间未超过说明书所规定期限。

3）造影证实下腔静脉、髂、股、腘静脉内无游离漂浮血栓和新鲜血栓，或治疗后上述血栓消失。

4）预防性植入滤器后，经过其他治疗已不需要滤器保护的患者。

（2）取出禁忌证

1）永久性滤器植入后。

2）可取出滤器植入时间已超过说明书所规定期限。

3）造影证实下腔静脉、髂、股、腘静脉内有游离漂浮血栓和新鲜血栓。

4. 术前准备

（1）患者准备：完善检查，评估有无抗凝禁忌。

（2）药物准备：肝素盐水。

（3）器材准备：IVCF，年轻患者和新鲜或较短的血栓推荐选用临时性或可取出滤器；长度超过 20cm 或全下肢 DVT 推荐选用可取出滤器或永久性滤器。

5. 操作技术

（1）置入要点

1）路径选择，经健侧股静脉或颈内静脉、肘前静脉植入。

2）置入位置，一般放置肾静脉开口下缘以下的下腔静脉内，若肾静脉水平或其下 4cm 的腔静脉内

存在血栓时，应置于肾静脉水平之上。

3）造影复查：分析取出钩与腔静脉壁的距离，以距离 >5cm 较为理想。

（2）取出要点

1）术前超声检查评估有无新鲜血栓或漂浮血栓并充分造影确定其有取出指征。

2）根据取出钩位置决定经股静脉还是颈内静脉途径。

3）取出后观察滤器，造影复查有无血管损伤。

4）有抗凝禁忌的患者，待转化为无抗凝禁忌时，应该尽快取出滤器，FDA 推荐应该在植入后 25~54 天内取出。

6. 术后处理　滤器置入术后宜进行抗凝、CDT、PMT 等综合治疗以缩短病程；对于永久性滤器，术后长期口服抗凝剂如华法林，定期随访。

7. 并发症

（1）下腔静脉阻塞：常因大量血栓陷入滤器所致，术后加强抗凝可预防。有阻塞症状者，治疗同下肢 DVT。

（2）PTE 复发：可见于高凝状态持续、血栓从滤器顶端脱落等原因。

（3）滤器移位：将滤器取出或调整位置，无效则行外科手术。

（4）滤器支脚穿透血管壁：视出血情况给予保守治疗或外科治疗。

8. 疗效评价　滤器植入术后 1 个月、3 个月、6 个月各复查一次腹部 X 线片，6 个月时复查造影或超声。

对于 IVCF 使用的安全性与有效性，目前缺乏高质量循证医学证据。有荟萃分析显示：IVCF 可能会降低 PTE 的风险，然而增加了 DVT 的风险，对患者总体死亡率未见明显改变。而且，相当比例出现无法取出情况。对于具体人群：对于 VTE 非肿瘤患者，因活动性出血而有抗凝治疗禁忌时，IVCF 的使用可减少短期死亡率；对于无抗凝禁忌或因大手术而有暂时抗凝禁忌患者，未能减少短期死亡率；IVCF 不能降低 1 年内 PE 风险，反而增加继发的 DVT 风险（图 3-3-19）。

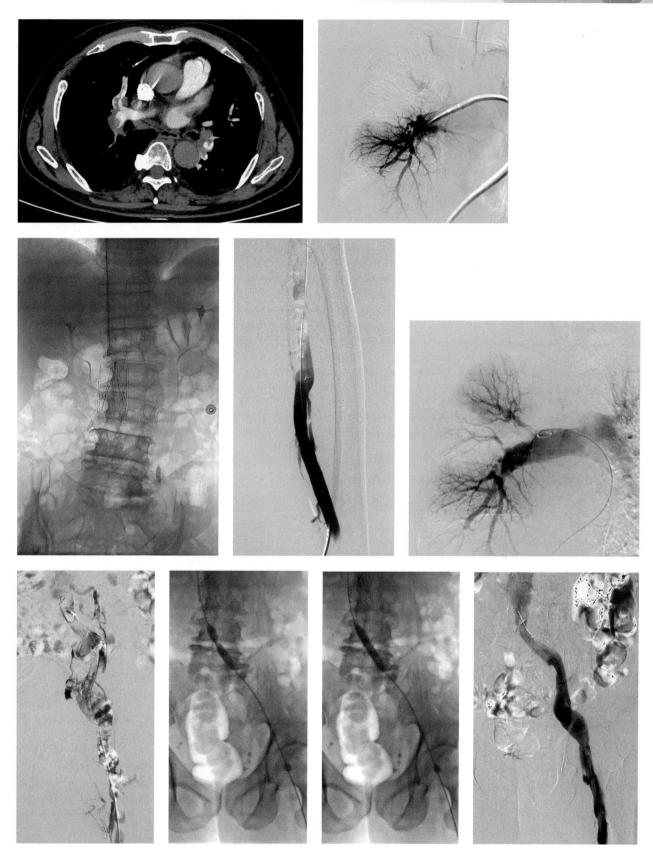

图 3-3-19 病例展示

（周国锋 王继华）

第五节 上腔静脉阻塞综合征

一、概述

上腔静脉综合征(superior vena cava syndrome,SVCS)是一组由于通过上腔静脉回流到右心房的血流部分或完全受阻所致的综合征,由上腔静脉外在受压、腔内受肿瘤侵犯或血栓形成所致。

二、临床表现

SVCS 主要临床表现包括:①血流动力学异常,面颈部肿胀最常见,弯下腰或躺平时加重,也可出现上肢、躯干肿胀,颈部、前胸壁浅表静脉扩张,上肢静脉压升高;②颈部受压表现,咳嗽、呼吸困难、吞咽困难、声音嘶哑、缺氧、Horner 综合征;③神经功能受损,头疼、眩晕、意识障碍等颅内压增高表现,膈神经麻痹。SVCS 临床表现与阻塞部位与奇静脉开口相对位置、长度、程度、发展速度及侧支循环是否建立有关。

三、病因

SVCS 病因包括:①肿瘤压迫上腔静脉,最为常见的为肺癌、淋巴瘤(主要是非霍奇金淋巴瘤,尤其是弥漫大 B 细胞淋巴瘤和转移瘤;②上腔静脉血栓形成越来越多见,多由经静脉置入装置所致,如心脏起搏器、除颤器与中心静脉置管等操作;③良性疾病,如纤维性纵隔炎、结核性淋巴管炎、动脉瘤或血肿等。

四、诊断

SVCS 的诊断主要包括临床表现、病史、影像学和病理学检查。询问病史尤其注意恶性肿瘤病史、吸烟史、静脉内置入装置手术史。影像学检查可鉴别纵隔占位和腔静脉内血栓,并可初步判断占位性质。组织病理学检查可进一步确定纵隔占位的性质,比如 CT 引导下的病灶穿刺活检。

(一)增强 CT

增强 CT 检查为首选影像学检查方式,可显示阻塞的部位、程度、病因及侧支静脉的形成。注意的肝脏IV段异常强化灶的鉴别:当 SVCS 导致侧支静脉与左侧门静脉分支存在交通时,肝脏IV段呈现明显强化或核素富集的表现。

(二)其他影像检查

MRI 适用于对造影剂过敏患者,其中磁共振静脉显像灵敏度近 100%;静脉造影为诊断"金标准",适用于拟行介入治疗患者。PET-CT 用于肿瘤分期,可能对规划肿瘤放疗有帮助。X 线片起到筛查作用,表现为上纵隔增宽或胸腔积液。超声可显示腔静脉内血栓。

五、病理与分型

SVCS 形成的侧支循环主要包括奇静脉 - 半奇静脉通路、乳内静脉通路、胸腹壁静脉通路、椎静脉通路。

Stanford 分型:I 型,上腔静脉部分阻塞(<90%),血流经奇静脉和上腔静脉顺行流向右心房;II 型,上腔静脉几乎完全阻塞(≥90%),伴奇静脉与右心房间顺向血流;III 型,上腔静脉几乎完全阻塞(≥90%),伴奇静脉、半奇静脉逆向血流;IV型,上腔静脉及奇静脉和 / 或头臂静脉闭塞,乳内外静脉通路、侧胸腔静脉通路、椎静脉通路开放。(图 3-3-20)

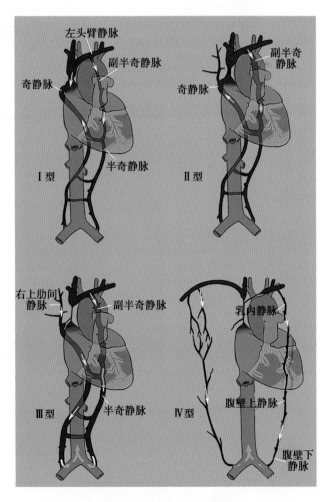

图 3-3-20 Stanford 分型

六、治疗

传统意义上,SVCS被认为是一种急症,需尽快处理,近来发现,因侧支循环迅速形成,所以除了重症患者以外,其他情况可待诊断明确以后制订治疗决策。SVCS治疗主要包括对症治疗、上腔静脉阻塞的解除和原发疾病的治疗。

SVCS经影像学诊断后,可行初步治疗。①若为血栓性疾病,则及时抗凝治疗,首选介入治疗;②若为其他良性病变压迫所致,可考虑外科手术解除压迫或介入治疗;③肿瘤性病变,因伴有恶性肿瘤的SVCS患者多于出现症状后6~12个月死亡,以姑息性治疗为主。在病理学检查结果出来之前,如果满足支架置入术适应证,可先行支架置入,待肿瘤性病变病理结果出来后,再进一步按照原发病性质规划治疗方案。

(一)非介入治疗

1. 一般处理

(1)患者头高脚低位卧床。

(2)吸氧。

(3)使用利尿剂,限制钠盐和液体摄入。

(4)应用类固醇激素:用于激素敏感型肿瘤,如淋巴瘤和胸腺瘤;也可用于减轻放疗导致的水肿和颅内转移性瘤周围水肿;影像学可见脑水肿时,可经验性使用激素。

(5)镇静、止痛等对症治疗。

2. 内科治疗

(1)全身化疗、分子靶向药物治疗:至少需要2周症状才能缓解阻塞症状,适用于未出现威胁生命症状的小细胞肺癌和非霍奇金淋巴瘤。对于SVCS患者,全身化疗可通过大腿中部股静脉置入中心静脉化疗。

(2)溶栓、抗凝治疗:肿瘤患者和非肿瘤患者分别首选低分子肝素、直接口服抗凝药,至少3个月。

(3)抗感染治疗:用于纤维性纵隔炎、结核性淋巴管炎。

3. 放射性治疗

放疗主要应用于非小细胞肺癌、非霍奇金淋巴瘤和不适合支架治疗的其他肿瘤性疾病。

传统意义上,放疗是恶性疾病所致SCVS的首选治疗方法,以往怀疑肿瘤病变所致SCVS,无论有无病理结果,均可以开始放疗以缓解症状。近来发现,支架置入术较放疗治疗SCVS更快、更有效,同时,放疗导致局部水肿可能使症状加重,放疗有剂量限制,且可以导致纤维化,故支架置入术逐渐被成为缓解阻塞症状的首选治疗方法。

4. 外科手术治疗

主要包括上腔静脉重建术、血栓切除术、旁路分流术等,手术的并发症、再次手术干预、死亡风险也较高,是治疗SVCS的最后选择。对于纵隔纤维化、广泛的慢性静脉血栓形成或解剖学上不适合介入治疗,以及介入治疗失败的情况,应考虑外科手术治疗。

(二)支架置入术

1. 概述

支架置入术为良、恶性疾病导致的SCVS缓解阻塞症状的首选治疗方法。支架置入术一般能够于24~72小时内症状缓解,技术成功率高,并发症低,不影响后续放化疗,无需等待组织病理学结果。此外,支架置入术还可联合球囊血管成形术、导管接触性溶栓使用。

2. 适应证与禁忌证

(1)适应证

1)阻塞症状进展快,静脉血流回流障碍明显,特别是患有威胁生命的症状,如呼吸困难、颅内压升高状态者,或者低血压。

2)Kishi评分≥4分。

3)影像学检查提示占位进展且可能侵犯其他重要结构。

4)放疗、化疗后症状仍持续存在或者正规抗肿瘤治疗后复发者。

5)对放疗、化疗、手术均存在禁忌者(表3-3-8)。

表3-3-8 Kishi评分系统

临床表现	评分
神经系统表现	
意识障碍或昏迷	4
视觉障碍,头痛,眩晕或记忆障碍	3
精神障碍	2
精神萎靡	1
胸部或咽喉表现	
端坐呼吸或喉头水肿	3
喘鸣,吞咽困难或呼吸困难	2
咳嗽或胸膜炎	1
面部征象	
唇水肿,鼻塞或鼻出血	2
面部水肿	1
血管扩张	
颈部,面部或上肢	1

（2）禁忌证

1）血栓性静脉炎急性期。

2）出血风险高，或存在抗凝、抗血小板禁忌。

3）发展较慢、临床症状轻、造影显示侧支循环建立较好者。

3. 术前准备

（1）患者准备：完善凝血功能等术前实验室检查，根据影像学检查充分评估狭窄部位、长度、程度、腔内血栓形成情况、侧支静脉的解剖。

（2）药物准备：3 000U 肝素 /500ml 生理盐水。

（3）器材准备：血管鞘，亲水导丝，导管，球囊导管；压力泵；支架的选用：

1）根据狭窄近心端正常直径来确定支架直径大小，支架直径超出周围正常管径 10%~20%。

2）长度覆盖全部狭窄段，张开后其长度超出病变两端至少 1cm。

3）选择短缩程度最小、支撑力最好的支架。

4）对于短段狭窄（<3cm），可选择球囊扩张型支架，如 Palmaz，径向支撑力强、可精确定位、不宜短缩，但柔顺性差。

5）对于长段狭窄病变，多选用自膨式支架，如 Sinus-XL、Zilver Vena、Gianturco-Z、Wallstent，具有往前跳跃现象，需定位准确。

6）覆膜支架术后通畅率高于裸支架，但是覆膜支架有移位风险高，且有覆盖奇静脉或一侧头臂静脉的风险，因此覆膜支架效果有待进一步研究。

4. 操作技术

（1）入路选择：一般经股总静脉，使用 6~10F 血管鞘；当病变为短段狭窄或者经股静脉入路无法通过狭窄段时，右侧颈内静脉或锁骨下静脉、手臂静脉也可作为备用或额外的通路；此外，血液透析动静脉瘘通路也是可行的选择。穿刺后，常规 3 000U 肝素全身肝素化。

（2）上腔静脉造影

1）猪尾导管至头臂静脉造影，明确病变特征、狭窄程度、狭窄长度、属支静脉是否受累、是否有血栓形成。

2）若狭窄严重，先使用单弯导管或 cobra 导管配合直头导丝或 J 形导丝通过狭窄处，再交换猪尾导管至头臂静脉造影。

3）若从下往上不能通过，可尝试经右侧颈内静脉、锁骨下静脉或手臂静脉入路从上往下造影和通过狭窄段，也可选择双向造影。

4）若合并有血栓形成，可先置管溶栓治疗后再

造影。

（3）球囊成形术：通过预扩张时球囊形态改变可以了解管壁的韧性，若扩张良好，则无需置入支架，若扩张欠佳，则需后续合适的支架置入。因上腔静脉韧性较大，较少单纯使用球囊扩张成形术。在支架置入后不满意时可以使用非顺应性球囊扩张使支架充分贴壁。步骤：①根据近端正常管径选用合适直径的球囊，球囊最大直径不超过正常管径，球囊长度稍微超过狭窄段长度；②通过硬导丝引入球囊导管，使球囊完全充盈，维持 15~30 秒，扩张 3~5 次。

（4）支架成形术

1）对于有心脏起搏器的患者，可以先取出心脏起搏器，置入支架，再从支架内置入心脏起搏器。

2）需放置多枚支架时，先放最远端支架，彼此重叠 1~2cm。

3）注意保留奇静脉和头臂静脉开口，测量支架置入前后狭窄处直径和压力梯度。

5. 术后处理　术后抗凝时间因病因而异，对于恶性病变导致狭窄和导管相关血栓形成，一般推荐口服抗凝药物至少 3 个月，无高出血风险时可延长抗凝时间。

6. 并发症

（1）腔静脉穿孔、出血和血肿：罕见，发生率为 0.1%~1.8%，有放疗史的患者更易穿孔、破裂。如果是轻微的且没有血流动力学变化，可以通过延长球囊扩张时间来治疗。大的穿孔或血流动力学不稳定，通过放置覆膜支架来控制出血；SVC 破裂很少导致心包压塞，常导致死亡，一旦出现，需快速诊断和立即超声引导下心包穿刺引流。

（2）支架内血栓形成或再狭窄、移位：再次介入处理。当支架再狭窄导致一侧头臂静脉阻塞时，只需开通一侧头臂静脉即可缓解症状。当开通一侧后还是出现上肢肿胀的症状时，可考虑使用"支架对吻技术"开通另外一侧头臂静脉。

（3）急性肺水肿，肺栓塞。

7. 疗效评价

（1）技术成功：重建下腔静脉通畅性、恢复正常静脉血流。

（2）临床成功：治疗后 48 小时至 1 周内症状的消退（Kishi 评分 <4）。

（3）评价指标：包括总体生存率和生活质量评分。

良性病变使用支架治疗者，疗效显著，SVCS 复

发常由于支架受压迫或血栓形成导致，重复支架置入有效。

（三）CDT 或 PMT

1. **概述** 对于起搏器、中心静脉置管或外在受压导致的上腔静脉血栓形成，症状轻微时，一般先全身药物抗凝治疗以防止血栓进展；抗凝无效、伴有菌血症或无需再维持通道时，取出静脉内置入装置继续观察，无论取出与否，抗凝治疗均应该持续至少 3 个月。对于具有截肢风险的血栓形成或其症状未能通过上述方法缓解的低出血风险的患者，应考虑导管接触性溶栓（catheter-directed thrombolysis，CDT），或者经皮机械性血栓清除术（percutaneous mechanical thrombectomy，PMT），应避免使用上腔静脉滤器。

CDT 与 PMT 直接作用于静脉血栓，可迅速解除阻塞症状。

2. **适应证与禁忌证**

（1）适应证

1）症状严重，危及生命或有截肢风险。

2）血栓自锁骨下静脉蔓延至腋静脉。

3）症状持续时间小于 14 天。

4）体力状态良好。

5）预期寿命≥1 年。

6）出血风险低。

（2）禁忌证

1）近期有活动性出血、心肺复苏、大手术或创伤。

2）严重肝功能不全或血小板减少症。

3）出血性疾病。

4）重要内脏有高出血风险，如存在颅内转移瘤或颅内静脉梗死。

5）伴有较严重感染：如细菌性心内膜炎。

6）对溶栓药物过敏。

3. **术前准备**

（1）患者准备：体格检查、实验室检查（血常规、肝肾功能、D- 二聚体、凝血功能等）、影像学检查、抗凝治疗。

（2）药物准备：溶栓药物。

（3）器材准备：主要是溶栓导管或血栓清除系统。

4. **操作技术**

（1）溶栓入路：一般以股总静脉为常用通道，右侧颈内静脉或锁骨下静脉、血液透析动静脉瘘通路也是可行的选择。

（2）操作步骤：与下肢深静脉血栓形成治疗相似，留置导管溶栓治疗 2~3 天或 PMT 治疗。

5. **术后处理** 监测凝血功能与术后对症处理。

6. **并发症** 包括出血、血管壁损伤、残留血栓或血栓复发、PTE、过敏反应等。

7. **疗效评价** 存在散在病例报道，无大样本数据（图 3-3-21）。

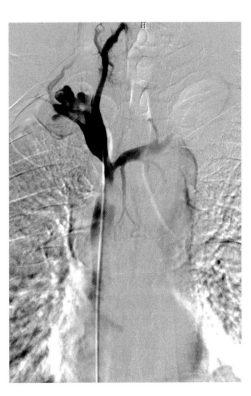
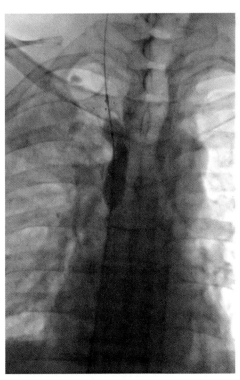

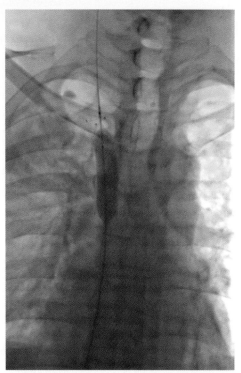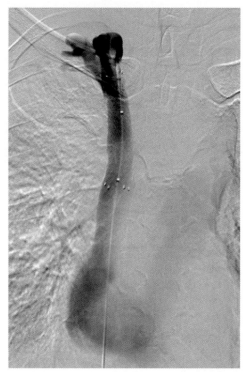

图 3-3-21　病例展示

（周国锋　王继华）

第六节　静脉通道、透析瘘管再通

一、概述

终末期肾病（end-stage renal disease，ESRD）具有高发病率、高死亡率及高治疗费用特征，非治疗患者预后差。有效治疗方法包括肾脏移植、腹膜透析、血液透析。肾脏移植为肾脏替代治疗最佳选择，但是肾脏的来源不能满足临床广泛需求。腹膜透析可在家中完成，治疗费用低、并发症低，但很少人接受腹膜透析。多数 ESRD 患者依赖维持性血液透析，无论在等待肾移植还是非肾移植候选人，血液透析通道都是他们的"生命线"，建立和维护血透通路好的功能是保证充分透析的必要条件。血液透析通路的选择是终末期肾病患者需要面对的首个挑战。目前有 3 种常用透析通路：自体动静脉瘘（arteriovenous fistula，AVF）、移植血管内瘘（arteriovenous graft，AVG）、中心静脉导管（临时过渡 / 长期使用）。AVF 是最理想的透析通路，由外科吻合自体动脉 - 静脉产生的内源性瘘，有较高的通畅率和较低的并发症。对不能建立 AVF，可行聚四氟乙烯（polytetrafluoroethylene，PTFE）人工血管内

瘘 AVG，通畅率较 AVF 低，并易形成动静脉吻合口处狭窄。最后对于无条件行 AVF 或 AVG 可选择中心静脉长期导管（或带袖套中心静脉导管），较易引起感染和血栓，导致导管"失功"。更新后的美国国家肾脏基金会肾脏透析预后质量指导和临床实践指南设立的目标是：至少要在 65% 的新的血液透析患者中建立动静脉瘘，并且最终 65% 的血液透析患者拥有一个自体动静脉瘘。通道"失功"的原因为通道狭窄或闭塞，主要由于血栓形成或者内膜增生所致。随着介入材料及技术的发展，有效性和微创性让更多的患者接受，并愈来愈多用于血透通路的维护。挽救通路的目的是获得足够的血流量维持透析而不损害正常身体功能。

二、历史回顾

1966 年 Brescia 和 Cimino 首次提出建立自身动静脉瘘（Brescia-Cimino 内瘘）来解决反复使用血透通道问题，至今这项技术仍为血透通道的首选方法。随着透析人群老龄化及糖尿病患者的增多，越来越多的患者因自身血管条件差，不能建立自体动静脉瘘，人工血管动静脉瘘的需求越来越多。同时对于急诊透析或等待 AVF 成熟过渡期，需要使用中心静脉导管满足血液透析。AVF、AVG 血管内膜增生

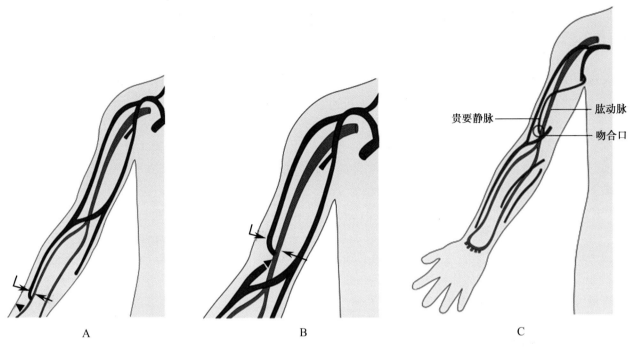

贵要静脉　　肱动脉
　　　　　　吻合口

A　　　　　　　　　B　　　　　　　　　C

图 3-3-22　上肢 AVF 分类

A. 桡动脉 - 头静脉内瘘：流入的桡动脉（长箭），动静脉吻合（箭），和流出的头静脉；B. 内源性肱动脉 - 头静脉瘘。注意流入的肱动脉（长箭），动静脉吻合（箭），和流出的头静脉（弯箭）；C. 转位肱动脉 - 贵要静脉动静脉内瘘

或血栓形成是引起狭窄、闭塞的最常见因素，1984年首次报道动静脉内瘘 PTA 技术，并且在 1997 年KDOQI 指南中首次确认介入放射学在治疗血透通路狭窄和血栓的作用。欧洲血管通路最佳实践指南及我国血液透析血管通路专家共识均指出腔内介入治疗是处理动静脉内瘘狭窄、闭塞的一种有效治疗方法。腔内治疗的方法主要为 PTA 和 PTS，其短期疗效显著，但后期内膜增生导致的再闭塞仍是影响长期疗效的重要原因。

三、病理解剖

AVF 通路尽可能远的建立在上肢来保护近端血管库，如果可行的话，理想的通路是在上肢且优先选择在非惯用的手臂。有长期通畅率，低成本，低感染率。常用的 AVF 分类如下：

1. 桡动脉 - 头静脉内瘘（Brescia-Cimino 内瘘）是一种在腕部实施桡动脉和头静脉的侧 - 侧吻合术（图 3-3-22，图 3-3-23）。它是建立永久性通路的最佳选择。

2. 肱动脉 - 头静脉内瘘是一种通过侧 - 侧吻合构建的动静脉瘘（图 3-3-22）。这种通路比远端瘘更容易导致手臂肿胀或远端缺血。

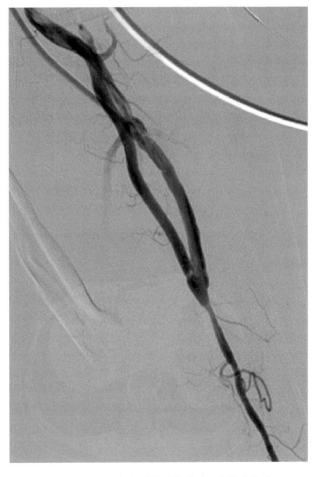

图 3-3-23　正常左侧前臂桡动脉 - 头静脉内瘘

3. 转位肱动脉 - 贵要静脉动静脉内瘘是向外翻转贵要静脉与肱动脉吻合，该部位较表浅方便构建瘘（图 3-3-22）。

4. 不常用的瘘包括肱动脉 - 肘正中静脉内瘘，还有股动脉 - 隐静脉内瘘。

尽管自体动静脉瘘（AVF）是理想的血液透析通路，但是它很难或者不可能在大量的患者身上成功建立。尤其是在老年人和糖尿病患者中容易失败。然而，仔细评估可能适合建立内瘘的这些高风险。很多文献报道的 AVF 早期失败率为 20%～60%。

AVF 应当成熟后再使用，成熟至少 4 周，最好等 3~4 个月，预计需要透析的患者应该提前手术。初次透析往往使用导管透析，手臂上的静脉必须保证不被造瘘前的静脉穿刺破坏，准备造瘘时必须在血流量大于 600ml/min、静脉直径至少为 0.6cm、皮下深度小于 0.6cm 并有可识别的皮下静脉时才进行。当瘘管直径至少为 4mm、血流量大于 500ml/min 时透析成功率约为 95%。如果一个内瘘经合适的手术吻合并成熟，它可能具有良好的远期通畅率。

AVG 是 AVF 的替代品，1976 年首次报道聚四氟乙烯（ePTFE）人工血管连接动脉 - 静脉，也可使用牛动脉异种移植。它可能会在前臂从肱动脉直接吻合到肘正中静脉、肱静脉或头静脉，但是经常会首选前臂从肱动脉到头静脉（图 3-3-24）进行弧形吻合。人工血管也可能被建立在上臂，常通过弧形从肱动脉或腋动脉到肱静脉吻合。如果臂部和胸部所有可能的位置都不能用，则弧形人工血管可被创建在大腿部，常见的是股动脉到股静脉的吻合。

ePTFE 移植物可能比自体瘘管使用时间更早，通常在内瘘建立后 14 天内就可使用，约 10%～15% 早期失败或放弃，随着快速穿刺人工血管的发展，术后 24 小时即可使用，避免过渡期中心静脉插管。但是，AVG 较 AVF 的使用寿命短，由于人工移植物直径较大，阻力小，AVG 术后出现盗血综合征更早。AVG 报道 1 年初级通畅率为 25%，累积通畅率 59%～90% 不等。失败的最常见原因是流出道静脉狭窄的不断发展及随后人工血管血栓的形成狭窄。

中心静脉长期导管（带袖套中心静脉导管）创建后立即使用，导管不需要成熟时间并且每个患者均可以采用，这是自体和移植内瘘无法做到的。预计导管留置时间大于 3 周，建议使用带皮下隧道带涤纶套透析导管（tunneled cuffed catheter，TCC）。2012 年研究数据显示，高达 75% 患者首次血液透析使用中心静脉导管。长期导管并发症主要有导管相关感染、血栓、纤维蛋白鞘形成及中心静脉狭窄。非隧道导管和 TCC 感染率分别是 AVF 的 8 倍和 5 倍，透析较 AVF 或 AVG 死亡率更高，导管透析转变为 AVF 或 AVG 可降低 50% 死亡率。部分患者使用长期导管作为永久血液透析通路，是不得已而为之，努力提高建立内瘘水平，加强多学科协作，保护患者血管资源，争取最低限度使用长期留置导管透析。

导管透析发生导管功能失常表现形式有很多种。完全导管闭塞或移位很容易发现及纠正。导管不能维持充足的血液透析。不充分透析为肌酐清除率 <1.2Kt/V。流量不足的原因包括导管头端纤维组织鞘覆盖、血栓导致管腔部分堵塞、导管尖端位置贴附于静脉或心房壁。为改善透析流量，可更换导管、破坏纤维组织鞘、注射或滴注溶栓、拔除导管或重新置入导管。

四、治疗现状

内瘘成熟不良最常见原因是动静脉吻合口及附近的血管狭窄。使用球囊扩张促成熟可以解决该问题，有时需要用到高压球囊、需要反复治疗。弹性回缩导致顽固性狭窄，需要用到高压球囊或切割球囊。球囊扩张促进内瘘成熟，专业的介入中心报道了很高的促成熟率（>90%），且并发症（瘘血管或者

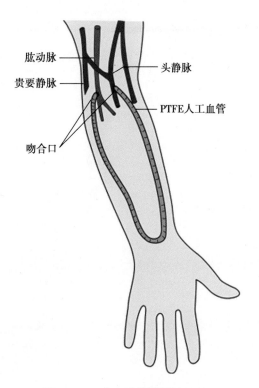

图 3-3-24　左上肢前臂弧形 AVG
人工血管（PTFE 人工血管）从肱动脉远端到左侧头静脉

吻合口破裂）很低。常常需反复干预来维持长期通畅，球囊扩张本身可能增加内膜增生。未成熟内瘘可能导致 TCC 使用时间延长或内瘘血栓形成彻底失功。

血液透析通路失功的原因为反复穿刺创伤或内膜增生，血管通路全程都可能发生血流动力学狭窄，长期 TCC 置管或仅同侧肢体建立内瘘，可导致中心静脉狭窄或闭塞。血管腔内治疗创伤小、手术风险低。腔内治疗失功血管通路策略和途径很多，不同中心或医生根据本身经验、服务能力等情况，选择合适的治疗手段。腔内治疗引导手段常用的为超声、DSA。腔内治疗方法主要有球囊成形、高压球囊成形、支架（覆膜支架）成形。针对于难以开通的中心静脉闭塞，部分中心使用锐性开通闭塞段成形术，如：OUTBACK-LTD、RUPS-100、Rosch-Uchida等，提高技术成功率及通畅率。

透析通路狭窄和血栓形成是最常处理的两种通路并发症。对于血栓形成，应该尽快采取措施恢复或重建一个功能好的透析通路。方法为挽救已血栓的内瘘或其他部位建立临时通道。除了外科手术清除通路血栓，腔内技术同样适用，临床上拯救急性透析用人工血管血栓形成的成功率为 70%～90%。根据血管狭窄及血栓形成的病理学特点，主要的腔内治疗手段有规律球囊成形、切割球囊成形、支架、药物溶栓、机械血栓清除。

五、临床表现及诊断

（一）AVF 成熟不良

血管通路成熟是可满足透析反复穿刺、有足够的血流量保证充足透析、可在预期的时间使用。对于动静脉内瘘成熟不良尚无统一标准，KDOQI 指南曾提出 3 个"6"原则：内瘘血流量 >600ml/min、静脉直径 >6mm、距皮深度 <6mm，为评价内瘘成熟提供参考。自体动静脉瘘（AVF）成熟是一个连续的过程，希望 AVF 在 8~12 周成熟。如果 AVF 建立后 3 个月仍不能用于穿刺透析，不能满足充足透析所需要的血流量，就认为 AVF 早期失功能（成熟不良）。虽然通过干预（介入或外科），截止到 AVF 建立后 6 个月仍不能用于透析称为晚期失功能。文献报道新创建 AVF 早期失功能发生率 20%～60%。新创建 AVF 后 4~6 周需要规律监测肿胀、出血、感染、盗血和成熟失败。导致 AVF 成熟失败的原因为：①吻合口附近（"摇摆点"）狭窄；②靶向静脉受损；③低流量的流入动脉；④中央静脉流出道梗阻；⑤大侧支

静脉；⑥低心输出量；⑦其他：外科技术问题、解剖原因（静脉细小、静脉位置深）。

瘘静脉未能成功扩张是瘘成熟不良的一种主要类型。原因有吻合口狭窄、流入动脉纤细或闭塞、流出道静脉分支太多、吻合口附近的狭窄、流出道静脉管径纤细或弥漫性狭窄。体格检查，可以根据内瘘处的脉搏或震颤或静脉流出口径确定病因。多条小静脉明显震颤可能提示单一优势静脉被取代。在其他情况下，瘘口可能已经成熟，但可能流量减少和瘘口变瘪，这表明问题出在吻合口附近。如果静脉在一个部位扩张而后在手臂近侧变扁平，表明流出道有病变。超声检查是至关重要的一部分，可以查明多数上述原因。对于没有造影剂使用禁忌的患者，通过血管造影可以同时评估流入道、动静脉吻合口、瘘静脉血管情况，为后续治疗提供非常有用的信息。

（二）血液透析通路失功

由于内膜增生或反复的穿刺创伤，血管通路全程都可能发生明显的血流动力学狭窄。而长期 TCC 置管或者仅同侧肢体建立内瘘，可导致中心静脉狭窄或闭塞。狭窄常可诱发血栓形成。通路发生狭窄时处理较发生血栓后再处理更优。不同血管通路常见的狭窄部位，需要根据临床特点和既往血管通路史，可以判断大致狭窄的部位。对于 AVF，狭窄常常发生在动静脉吻合口和吻合口附近的区域。静脉瘘管也可以发生狭窄，尤其是穿刺密集区。对于 AVG，狭窄部位通常是静脉 - 人工血管吻合口，并可以累及至静脉流出道，动脉流入道和动脉吻合口狭窄发生率 5%～25%，另一个多见的狭窄为人工血管内长期穿刺段。AVG 和 AVF 动脉吻合口附近的动脉发生狭窄，可能为手术中钳夹损伤所致。既往有中心静脉置管较易发生中心静脉狭窄或闭塞，尤其是长期放置中心静脉导管者，部分没有导管置入史常发生长期通路所在肢体，血透通路失功类型：①流出道静脉狭窄或中心静脉阻塞导致流出道梗阻；②动脉吻合口狭窄或流入道动脉狭窄导致流入道流量不足；③瘘或者移植物内狭窄；④以上综合因素组合；⑤其他并发症：感染、假性动脉瘤、皮肤糜烂、出血等。

失功能血管透析通路临床特点：震颤减弱、瘘静脉仅能触及搏动、查体触及硬的条索状物、上肢肿胀、肩部浅表静脉扩张、穿刺点止血困难，这些提示可能存在血管通路狭窄。但部分血管通路狭窄可无明显临床症状。静脉压升高（VP>150mmHg）提

示静脉流出道或中心静脉狭窄。狭窄部位通常在静脉回血部位远端，血流量减少（Qa<600ml/min 或在4 个月内下降超过 25%）则可能由于流入道或流出道的原因，建议行血管通路造影。

（三）血透通路血栓形成

在 AVF 及 AVG 使用的过程中，血栓形成的通路临床医生经常遇到的问题。大部分血栓形成的血管通路内都存在一处或多处管腔狭窄，引起潜在血流动力学异常。AVF 发生血栓概率较 AVG 低。研究显示优先处理症状性狭窄可降低人工血管血栓发生率和增加 AVG 使用寿命。人工血管或瘘管监测的目的是确认和修复威胁通路通畅的病变。相比于必须处理移植物内血栓然后又要处理静脉狭窄，监测更容易及早发现病变并且花费更少来纠正静脉狭窄。同时，透析通路会因为低血压、移植物感染、创伤及高凝状态而形成血栓。

（四）透析导管失功

虽然动静脉内瘘是维持性血液透析患者最理想的血管通路，对于等待动静脉内瘘成熟及不能建立动静脉内瘘的患者，中心静脉导管仍是主要血管通路。导管失功表现为多种形式。导管完全堵塞或移位很容易发现并及时在透析前纠正。对于很多 ESRD 患者，导管不能维持充足血流速度来满足有效透析。不充足透析定义为肌酐清除指数小于 1.2Kt/V，约发生于 25.2% 导管透析，仅仅发生于 9.7% 永久性通路。导致血流量下降的原因：导管尖端被纤维鞘包绕、管腔被血栓部分堵塞、导管尖

端移位紧贴静脉或动脉壁、导管所在中心静脉病变（狭窄或闭塞）等，对于早期功能不良主要与机械因素有关，导管位置异常、打折、固定太紧等。

导管功能不良可出现以下表现：导管最大泵控血流量逐渐下降；泵前动脉压负值增大，低于 -250mmHg；静脉压升高，高于 250mmHg；导管泵控血流量与泵前压力比值大于 1.2；频繁压力报警；经患者调整体位、瓦尔萨或冲管无效；注射器回抽导管受阻或注射生理盐水受阻等。

（五）透析相关性盗血综合征

透析相关性盗血综合征（dialysis associated steal syndrome，DASS）由血管通路建立后血液分流导致肢体远端组织血流灌注不足引起。AVF/AVG 建立了动脉和静脉系统之间的低阻力通路。大多数患者可容易耐受这种生理改变，但部分患者可因动脉血流不足发生肢体远端缺血。老龄、高血压、糖尿病、有外周动脉疾病史患者可增加盗血综合征发生风险，缺血性并发症的发病率在 1% 和 10% 之间，严重症状（疼痛、指端坏死）发生率 1%~4%，轻度症状（指端冰冷、透析时疼痛）发生率约 10%。最常见的原因是动静脉吻合口远端的动脉血管床的高血流阻力，使血液分流进入到低阻力人工血管。从尺动脉通过掌弓时发生"窃血"导致血流逆转流入远端桡动脉，分流的血液离开手掌周围组织，并造成手部缺血（图 3-3-25）。这种情况最常见于患者合并有小血管疾病时，例如糖尿病、血管炎或周围血管疾病。在这些患者中，极轻度的动脉血流逆转，都可

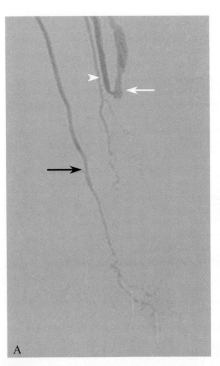
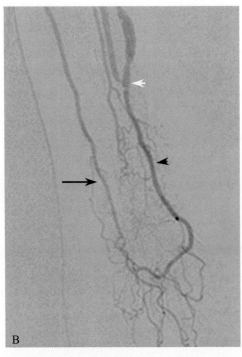

图 3-3-25　透析相关性盗血综合征

A. 在肱动脉注射造影剂显示尺动脉显影（黑箭）和桡动脉显影（箭头）并直接供应透析通路（白箭）；B. 造影延时相，远端桡动脉（箭头）经掌弓动脉逆行灌注显影

能会导致临床上显著的窃血现象。第 2 个局部缺血的原因是流入动脉闭塞性疾病。供应手部的流入血流减少又加上分流道的分流导致手部缺血症状。

盗血现象会在瘘创建数天至数周内发生，部分患者可发生在数月至数年后。临床评估缺血对于所有透析患者来说是非常重要的，因为缺血未治疗可能导致坏疽和截肢。症状包括：肢体冰凉、手端苍白、运动和 / 或休息时疼痛、皮肤改变（溃疡、坏死、坏疽）、肌肉酸软和 / 或萎缩、神经症状（麻木、刺痛等），这些症状往往在透析时更加严重。应与引起肢体疼痛其他疾病相鉴别（腕管综合征、静脉高压性水肿）。

缺血的诊断可以通过多种方式，包括数字体积描记法、脉搏血氧饱和度测定、节段性压力测量、多普勒超声检查。末梢血压显著下降表示在这个部位动脉循环受阻。脉搏容积冲量记录手指数字压力小于 50mmHg 和瘘压闭后脉搏波幅增大可以诊断血管盗血现象。数字脉搏血氧饱和度也已证明在诊断血管通路相关的盗血中是有效的。盗血时血氧饱和度低，但瘘管压闭后上升到正常。血管造影可以确定造成缺血的近端或远端动脉闭塞的情况。

六、介入治疗

（一）AVF 成熟不良

通路未成熟的原因：AVF 不能成功穿刺归因于静脉瘘血管未能良好扩张或扩张未达到要求但位置太深、太扭曲而穿刺困难。静脉瘘血管未能良好扩张的原因包括动脉纤细或者闭塞、吻合口或者近吻合口附近静脉狭窄、静脉整体条件差。对于不同原因需要不同的处理策略，有些原因处理简单，有些需要复杂的干预手段。

1. 适应证　不能满足充足透析，超声、血管造影明确流入道、动静脉吻合口和瘘静脉狭窄。

2. 术前准备

（1）患者准备

1）术前常规行血常规、肝肾功能、尿常规、出凝血功能、心电图等术前检查。

2）针对动静脉瘘口超声检查，体格检查及检测指标测定。

3）穿刺部位备皮及术前签署手术知情同意书，向患者及家属解释介入手术操作目的、操作方法、可能出现的副作用和并发症、可能的疗效及操作中的配合问题。

（2）器材准备：选择 4～6mm 球囊（根据狭窄部位选择）、导管、导丝及血管鞘等相关辅助器材，6-0 或 7-0 Prolene 缝线，弹力绷带，B 超或 C- 臂。

（3）药物准备：造影剂（宜用非离子型造影剂，碘剂过敏或存在残存肾功能选用 CO_2 造影）、局部麻醉药如利多卡因、血管扩张药如罂粟碱，抗凝药物如肝素，溶栓药如尿激酶、镇痛药。

3. 介入治疗及注意事项

（1）介入治疗：球囊扩张促成熟（balloon angioplasty maturation，BAM）可以解决动静脉吻合口及附近的血管狭窄，有时用到高压球囊。

（2）注意事项

1）穿刺入路可行顺行、逆行造影 2 种方式。

2）处理吻合口狭窄球囊最小直径需要 4mm，对吻合口附近狭窄使用球囊取决于狭窄附近自体静脉的直径，通畅为 4~6mm，有时需反复治疗。

3）BAM 既可穿刺动脉顺行入路也可以通过穿刺瘘血管逆行入路，相对直行的瘘管可选择动脉端穿刺，也可选择静脉端穿刺。

4）桡动脉 - 头静脉内瘘，穿刺的瘘管通常是前臂的头静脉和前臂正中静脉。

5）肱动脉 - 头静脉内瘘，穿刺瘘管通常是远端或上臂中断的头静脉。

6）如果静脉扩张不良（纤细），倾向动脉入路，如果瘘静脉已经有一定程度的扩张，可以通过超声引导选择静脉入路。

7）BAM 可以在每 2~3 周进行 1 次，每次球囊直径增加 2mm，目标前臂头静脉瘘血管至少达到 6~8mm，上臂达到 8~10mm。

4. 介入治疗

（1）穿刺插管：微穿刺针穿刺 AVF，引入穿刺针套管，首先对流出道、吻合口、流入动脉进行造影，根据不同病变部位，可选择不同穿刺点（肱动脉、桡动脉、流出道静脉）；可行 B 超引导性 BAM（图 3-3-26），也可 DSA 引导下 BAM（图 3-3-27），根据超声显示狭窄段血管，选择穿刺点，并置入 5F 血管鞘（顺行或逆行）。

（2）通路造影：瘘造影包括吻合口周围和静脉，使用 40% 造影剂稀释盐水注入。肝素可以不用，成角导丝配合成角导管通过瘘。阻塞 AVF 细小静脉能成功开通达 70% 成熟为可使用的瘘。

（3）球囊选择：对吻合口周围血管成形选择 3mm 或 4mm 直径球囊，对于可使用的 AVF 血管段根据静脉直径选择 4~6mm 球囊。

（4）完成瘘造影后，行 Prolene 缝线"8"字缝合

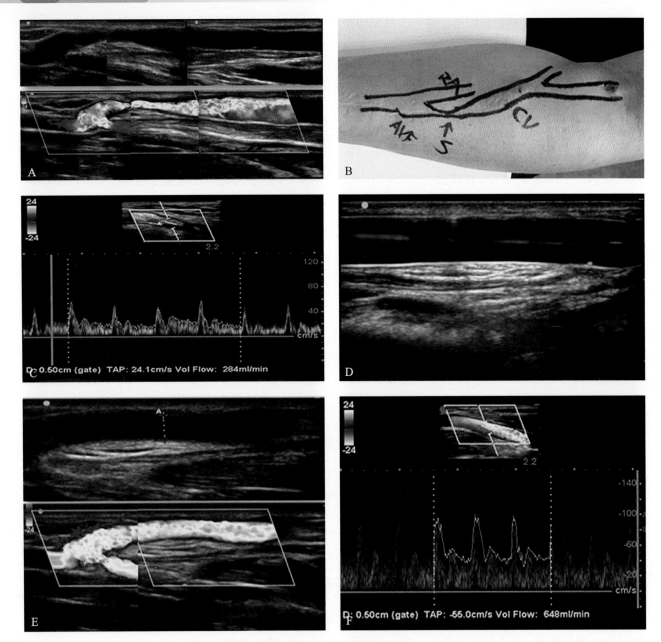

图 3-3-26　B 超引导性 BAM

男性，53 岁，左前臂 AVF 4 个月不成熟。A. 超声评估近吻合口处狭窄，直径 1.2mm；B. 体外描绘 AVF 轮廓，为 B 超实时引导下标记穿刺点及 PTA 部位；C. 多普勒超声监测血流量：284ml/min；D. 逆行穿刺流出道静脉，引入 5F 血管鞘、0.035in 导丝，选择直径 6mm×40mm Gladiator 球囊扩张狭窄段，压力泵扩张 16atm，持续 3 分钟，2 次扩张；E. 复测狭窄段直径 5mm；F. 多普勒超声血流速度 648ml/min

鞘周围并拔除鞘管后拉紧，防止周围血肿发生；也可压迫止血，压迫时间要足够（建议 10 分钟以上），检查有无活动性出血，局部弹力绷带包扎。

（5）BAM 术中选择 AVF 周围行顺行穿刺或 AVF 末梢行逆行穿刺，选择微穿刺针穿刺。0.035in 导丝引入，根据 BAM 使用球囊选择 5~7F 血管鞘。BAM 目标是流入道（直径达 4mm），流出道所有重要血管能够用来穿刺透析。

（6）对流出道和中心静脉造影，明确有狭窄后可行 PTA 治疗。

顽固性狭窄为常面临的困难，需要使用高压球囊或切割球囊。一些中心采用控制性静脉瘘管撕裂的方法，原理是压迫控制流入血流后，通过球囊成形造成轻微的静脉撕裂。内瘘血管壁周围轻微的出血可以引起瘘的重塑和纤维化，形成一个可供穿刺的纤维瘘管。这种积极的腔内治疗策略，专业的中心报道了很高的促成熟率（大于 90%）。腔内治疗促进瘘成熟，常常需要反复干预来维持其长期通畅。

多数文献报道并发症发生率低，常见的并发症为静脉损伤或破裂，有文献报超声引导下行 BAM

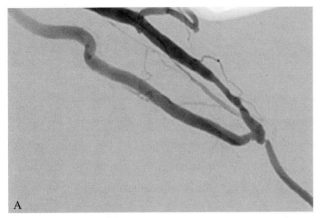

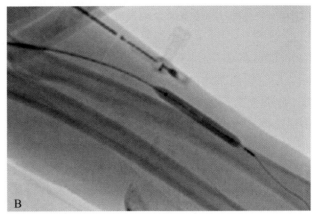

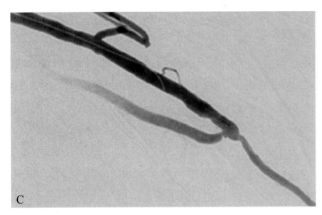

图 3-3-27　DSA 引导下 BAM

男性，57 岁，左上肢 AVF3 个月不成熟，静脉穿刺困难。A.DSA 下逆行穿刺流出道静脉，肘部袖带加压行 AVF 造影，见吻合口周围流出静脉扩张不良（直径 3mm）；B. 选用 6mm×40mm 高压球囊，压力 22atm；C. 吻合口周围流出道静脉直径扩张至 5mm，可穿刺成功用于充分透析

并发症发生率 62.5%，包括壁内血肿、血管破裂（9.22%）、痉挛（7.74%）、穿刺点血肿（3.87%）、血栓形成（1.49%）。DSA 下并发症血管壁内血肿不易发现，不引起不良反应，随访均可以自行吸收。针对静脉损伤和破裂，可以通过以下几种方法控制：①球囊扩张前手工压迫 AVF 周围血管；②手工压迫扩张点；③流出道建立后视诊血肿和触诊震颤；④在 AVF 再灌注前治疗流出道痉挛。减少术中肝素的使用可降低出血并发症。如果血管破裂出血，可使用高压球囊在破裂处扩张更长时间（1~2 分钟），如果经上述处理仍不能控制出血，可放置覆膜支架。

5. 围手术期治疗和随访　AVF 成熟的标志为内瘘可以进行功能良好的透析。透析可以成功穿刺两针，达到透析所需的血流量或成功清除有害成分。

穿刺部位处理同一般经血管介入治疗原则类似，检查有无出血。术后返回病房，对局部及全身情况进行临床监护，术后无需使用抗菌药物进行预防。对于 BAM 术后 AVF 最理想的随访和监护是存在争议的。目前还没有数据表明规律随访的检查（如超声或瘘造影）比单纯体格检查要好。

6. 临床疗效　这种积极的腔内治疗策略，专业的中心报道了很高的促成熟率（大于 90%），有报道

62 例行 BAM，85% 患者达到成熟，1 年次级通畅率接近 80%，同样有大样本研究，AVF 行成形术促进快速成熟，明显导致静脉段损伤。BAM 本身存在一定的争议，PTA 本身可能损伤血管内膜和平滑肌细胞，导致内膜增生。使用这种方法来促进瘘成熟往往需要多次反复操作，同时需要进一步 PTA 来维持二期通畅率，增加额外的医疗经济负担。

（二）血液透析通路失功

失功透析通路腔内治疗策略和途径很多。根据不同治疗中心的经验、训练、患者特点、医疗设施和医疗服务构造情况，选择不同的治疗方法，这些方法并不一定有对错之分，但术前需要精心的设计。根据不同血管通路常见的狭窄部位，临床特点和既往血管通路史，可以判断出狭窄位置。穿刺点和病变之间的距离，缩短穿刺点和病变之间的工作距离。根据血流方向选择顺行注射、逆行注射造影剂。穿刺点的数量和可能潜在风险需要关注，中心静脉病变在后续详细讲解，此处不予赘述。

1. AVF　AVF 术后常出现轻度肿胀，无论吻合口的位置和类型，这种"生理性"肿胀会在 1 周内消失，手部和瘘区域肿胀通过抬高肢体可缓解。预防常常比治疗更重要，术后预防肿胀方法就是让肢体休息，持续的手、上肢肿胀应该迅速评估和纠正潜

在的病理因素,正常情况下透析通路内血液流速应超过 800~1 000ml/min,如果血液流速下降到低于 400~600ml/min,通路失功的风险就会提高。临床指标包括透析通路体内出现特征的震颤、针头穿刺困难、针头拔出后出血时间延长、肢体肿胀或最终透析通路内血栓形成。

动静脉瘘的监测可以用许多等同于人工血管的监测方法。体格检查非常有帮助,而且比人工血管的体检获得更多信息。超声检查即可用于术前为成功布置瘘管以提高瘘的血流量,也能评估瘘管成熟度。其他测量人工血管功能的方法(再循环(静态静脉压升高、流量减少)也是瘘管功能障碍的证据,但在瘘管异常的阈值还没有明确的界定。由于低阻、侧支静脉的存在、静脉狭窄都会降低瘘的血液流速。

AVF 出现以下情况需要干预:①不充分的血流量来维持规定的透析血流。②静脉狭窄血流动力学体征。③ AVF 动脉瘤形成,动脉瘤后狭窄促进动脉瘤生长,同时需要纠正,动脉瘤端不可以穿刺插管。④通道所在上肢缺血。

(1)PTA 适应证

1)动脉或静脉狭窄大于 50%,合并有临床或生理异常,应该行 PTA 或外科干预。

2)异常包括:血流量下降(血流量 <600ml/min)、静脉压力增加、肌酐清除指数下降、体格检查异常(视诊:红斑、肿胀、坏疽、动脉瘤随时间直径变化;触诊:触摸静脉压力、检查节段特性不同,感觉皮温升高/下降,触诊动脉/静脉搏动特性,压痛;听诊:有无收缩、舒张期典型低频血管杂音、检查狭窄导致湍流高频杂音)。

(2)术前准备:同 AVF 促进瘘成熟 BAM。

(3)介入治疗及注意事项:根据医疗设施、专业人员情况和医务人员习惯,腔内介入治疗前的详细超声血管通路评估有助于治疗前确定狭窄部位。目前很多介入治疗中心、导管室和手术室都配备了便携的超声。可以选择透视下或超声引导下完成腔内治疗,介入术前进行快速血管通路超声检查,为手术者选择穿点和路径提供有用的信息。血流动力学显示狭窄的诊断标准为流速变化和直径减小,超声不能评估中心静脉。非中心性流出道狭窄可在超声引导下完成 PTA 或 PTS。

(4)介入治疗

1)患者体位:取决于手术床和造影机的相对位置和移动幅度。计划采用较远的部位穿刺时(股静脉、上肢瘘管穿刺),确保造影机能覆盖流入道、瘘、流出道及穿刺点。

2)穿刺入路选择:上臂头静脉逆行穿刺和肱动脉顺行穿刺,根据狭窄部位不同可做调整。静脉途径逆行造影显示流入道动脉需要按压流出道近心端头静脉,顺行造影可获得高质量的造影图片,不需要按压流入道或瘘管获得良好造影图片。流入道、瘘血管和流出道病变都可以用一个肱动脉穿刺点解决。股静脉作为处理中心静脉病变常用入路。

3)穿刺点血管周围注射局部麻醉药(2% 利多卡因注射液 5ml)。

4)Seldinger 法或 Seldinger 改良法穿刺头静脉或肱动脉(瘘类型不同,穿刺点血管不同),可在超声引导下穿刺,对于搏动明显血管触诊下穿刺成功率高,瘘流出静脉穿刺可压迫近心端流出静脉,穿刺点静脉显露,提高穿刺成功率(可先通过 20G 穿刺套管针先行血管造影,之后手术医师可以根据初步造影图片决定是否置入鞘管,以及鞘管的型号)。

5)肱动脉穿刺建议仅使用 4F 或 5F 的鞘,瘘或者流出静脉限制相对宽松,介入治疗中使用 7cm 的短鞘,缩短穿刺点与病变之间预留的工作距离。

6)通过穿刺点鞘管造影,明确流入道、瘘、流出静脉病变位置、范围及程度,同时需要对中心静脉进行造影评估,部分狭窄位于头静脉弓(图 3-3-28)。

7)0.035in 和 0.018in 导丝是血液透析通路的基本工具,同时需要根据球囊类型选择,高压球囊需要使用 0.035in 导丝。选择亲水涂层导丝/配合造影导管通过病变位置,动静脉吻合口由于角度问题,使得通过相对困难,导管可为导丝通过弯曲病变提供支撑力。

8)瘘管的输出静脉狭窄可见于成熟或未成熟通路。输出静脉狭窄必须扩张到至少 5mm 以保证获得充足的血流量。

9)抗凝抗血小板:终末期肾病患者通常合并血小板功能异常,且血管通路介入手术时间较周围动脉疾病短。通道介入治疗过程中,抗凝不是必需的。在个别患者中,血管较细、既往存在严重动脉疾病、远端流出道不佳或手术时间延长,可需要抗凝治疗。

10)术后止血:手指按压是穿刺点止血最简单的方法。按压时间取决于穿刺部位、鞘的大小、是否抗凝来决定。止血方法同前描述。

11)止痛:由于 PTA 压力 >10atm,较一般治疗周围动脉疾病高,常引起明显疼痛症状。局部麻醉(1~3ml 1% 利多卡因瘘管周围皮下注射)。条件许可情况下,可行区域阻滞麻醉(如臂丛神经阻滞)、

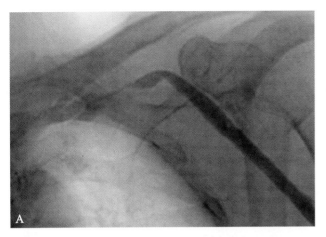

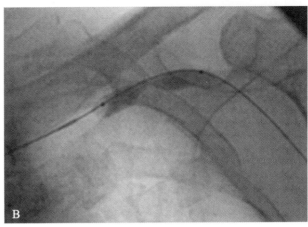

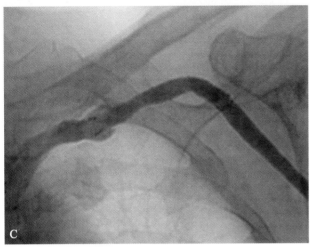

图 3-3-28　左上肢 AVF 流出道狭窄 PTA 术后 2 个月复发（左侧头静脉弓）

A. 顺行穿刺流出道静脉，左侧头静脉弓狭窄（狭窄率95%）；B. 8mm 高压球囊扩张后弹性回缩 >50%；C. 选择8mm×60mm 裸支架置入头静脉弓狭窄处，支架扩张良好，血流速度增快，满足正常血液透析

静脉注射止痛剂镇痛。

术中避免股动脉穿刺，更多情况采取上肢穿刺，如果必须股动脉穿刺时可用缝合器帮助股动脉止血并要求早期下床活动，可能会增加医疗费用。返回病房前，所有穿刺点需要做到标准、严格地止血，术中发生任何特殊情况（PTA 过程中出现瘘管小血管破裂、低血压）需要清晰和及时记录，并术后采取合适的监测和检查。

AVF 和 AVG 狭窄治疗并发症很少发生，包括血肿 / 出血、感染和药物 / 造影剂反应。严重的不良反应是静脉破裂，特别是自体瘘。针对静脉破裂的治疗是球囊再膨胀 5~10 分钟，多数患者可填充和挽救破裂口。如果效果不佳，裸支架或覆膜支架置入隔绝破裂口。裸支架主要治疗细小破裂口，而覆膜支架治疗大的破裂口。最后办法为外科修补破裂口或结扎动静脉瘘。血管破裂发生在 2%～4% 患者中，约仅有 0.5% 患者需要破裂相关输血、急诊外科修复或危及肢体。

（5）围手术期处理及随访：对于透析频率，每周透析 3 次，内环境相对稳定的患者，腔内治疗可以安排在两个透析日之间进行。如果时间不允许，手术也可以安排在透析前或透析后数小时。尤其需要注意患者血压、心率评估和电解质监测。每周 2 次，最好术前或术后额外增加透析 1 次。如果手术很困难，使用大量的造影剂和液体，也需要透析室安排特殊的透析方案。术后观察穿刺点出现血肿，需要观察肢体和动脉情况。观察有无复发肢体肿胀、疼痛等症状。术后每月检测流量、流速、静脉压力及体格检查，3 个月复查 B 超或造影评估 AVF。

（6）临床疗效：AVF 狭窄治疗通畅率较 AVG 要高。前臂 AVFs1 年初级通畅率和次级通畅率为39% 和 79%，上臂 AVF 为 57%、57%。文献报道 3 个月、6 个月及 12 个月初级通畅率、辅助通畅率、次级通畅率分别为：84%、88%、90%、55%、80%、82%、26%、80%、82%。

2. AVG　AVG 狭窄好发部位为静脉吻合口，动脉流入道或动脉吻合口狭窄发生率为 5%～25%。中心静脉狭窄和 AVG 管腔内狭窄少见。

（1）适应证

1）PTA：动脉或静脉狭窄大于 50%，合并以下临床或生理异常：① AVG 血流量下降（血流量<600ml/min）；② AVG 静脉压力增加；③体格检查

异常。

目前无确切证据预防性干预无症状大于50%狭窄能延长AVG通畅率或功能。

2）相同病变如果3个月内大于2次成形，如果患者外科适应证，应该行外科修复。①如果成形失败，支架可能在以下情况下使用：外科难达到的部位；外科禁忌证。②成形导致血管破裂。

3）上肢肿胀在AVG植入术后2周以上，应该完成影像学检查（包括稀释碘造影剂）评估中心静脉通畅性。中心静脉狭窄的治疗方式为PTA。支架植入应该在以下情况执行：扩张后静脉急性弹性回缩>50%狭窄；3个月内狭窄复发。

（2）术前准备：强调询问病史及物理检查重要性，综合病史、物理检查及彩色多普勒超声确定病变部位及程度，酌情选择合适的器材。

（3）介入治疗及注意事项：不伴有血栓的狭窄PTA治疗目标：病变治疗应该少于30%残留狭窄和介入治疗后临床/生理参数用来发现诊断应该恢复到可接受的限度；6个月初级通畅率50%。治疗血栓和相关狭窄：每个中心应该决定什么手术，经皮穿刺取栓成形或外科取栓联合AVG修复，更合适的应依靠权宜和医生的专业知识。

（4）介入治疗：具体操作步骤与AVF失功腔内治疗相同。

对于PTA球囊及PTS支架选择原则如下：

球囊选择根据病变血管两端正常血管直径来选择，移植物内狭窄球囊直径一般比移植物大1mm或超出邻近正常静脉直径10%～20%。在前臂和肘部附近，最好首先用6或7mm的球囊，一般球囊直径选择5~8mm。人工血管内狭窄相对少见，这些狭窄通常可以考虑血管成形术治疗（图3-3-29）。球囊大小应当慎重考虑，人工血管直径大多小于等于6mm。有时人工血管动脉吻合端常呈锥状（4~7mm）。大多数病例中，球扩张时球囊比人工血管的直径大1mm。如果人工血管有退行性变，为防止人工血管破裂，绝对不能使用直径过大的球囊进行扩张成形。高压球囊（爆破压力20～30mmHg）通常用来扩张成形。压力非常高的球囊（大于20atm）更常用于自体瘘管扩张成形术。Trerotola研究报道血液透析通路狭窄病变PTA，其中，约55%病变扩张压力需要超过15atm，约31%病变扩张压力甚至超过20atm，远远高于普通球囊14atm的爆破压，从而得出血管通路狭窄病变需要高压球囊的结论。顽固性狭窄需要使用高压球囊或延长扩张时间至5分

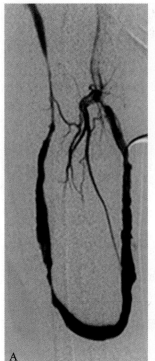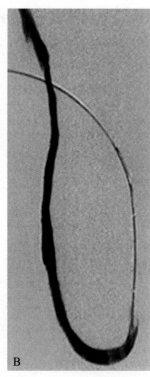

图3-3-29 AVG静脉吻合口和人工血管内狭窄
A. 顺行穿刺人工血管，可见AVG吻合口、AVG内多发狭窄；
B. 选用直径7mm高压球囊行狭窄段血管成形术，狭窄段征象消失

钟。切割球囊沿着长轴表面镶嵌着3~4枚细小刀片，扩张压力较小4~8atm。切割球囊理论优点较高压球囊产生更多局部和血管壁纤维变性切割损伤，从而使血管成形术顺利进行。很多文献报道切割球囊应用于通路再狭窄，尤其在人工血管静脉吻合口部位术后通畅率略高于高压球囊，但在人工血管内、自体静脉、支架内狭窄没有确切证据证明治疗较常规球囊扩张更佳。一些数据建议多次长时间扩张治疗相关的残余狭窄。不管用什么方法，血管成形术的目的是经治疗后残留狭窄小于30%、通路震颤恢复、成功透析。

球囊可以完全充盈扩张，但扩张后狭窄仍然存在（弹性回缩）。多次（通常两次）、长时间（如5分钟）的血管成形术可对弹性回缩治疗有效。如果患者一开始行血管成形术时患者可耐受疼痛，可以使用一个更大的球囊。

对于静脉破裂、弹性回缩和再狭窄的患者，可以选择裸支架。报道静脉破裂使用Wallstent置入，60天、180天、360天初级通畅率分别为52%、26%、11%，次级通畅率分别为74%、65%、56%。缺点是裸支架置入术后会增加支架内、周围和末梢内膜增生再狭窄，支架不能放置于静脉端，可能未来需要

外科修补和跨关节处弯曲度导致支架扭转/破坏。KDOQI 推荐裸支架不能使用在球囊扩张之前使用，更多适用于成形术导致静脉破裂或存在外科修复禁忌证。覆膜支架可阻止或限制内膜增生相关的再狭窄，覆膜支架成功使用于中心静脉狭窄和假性动脉瘤。当人工血管和流出静脉有直径上的不匹配，可用一种新设计的 Flair 支架来改善血流（图 3-3-30）。该支架表明覆盖有 ePTFE 并且有一 4mm 宽的喇叭状外展的裙边，其伸展道流出静脉用来改善透析时的血流量。一项最近的随机对照试验诠释了其显著的长期通畅率和免于重复球囊成形术干预。

植入裸金属支架的直径要比植入点的血管直径大 10%～20%，最好是支架伸展到相邻的正常静脉不小于 10mm。考虑到支架植入的技术略有区别，只推荐支架直径略大于（约 10%）目标血管的直径以免支架植入后发生支架内折。

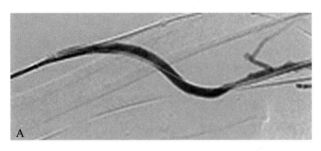

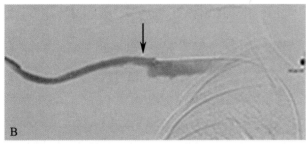

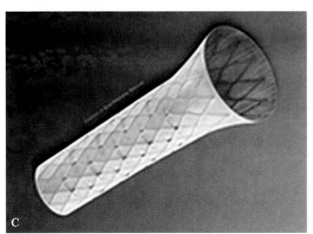

图 3-3-30 右上肢瘘静脉狭窄一期用覆膜支架治疗
A. 狭窄侵及静脉吻合口；B. 用 7mm Flair 支架治疗病变（箭头），部分 Flair 支架伸展到右腋静脉；C. Flair 支架

动脉段狭窄导致高达 28% 的通路失功，尽管有一些系列报道称其发生率低于 15%。血液透析通路的建立构造了一种低阻力/高流量血流回路这或许能揭示流入道动脉狭窄的原因。流入动脉和动脉吻合在直视下直接穿刺造影，在造影过程中徒手压迫通路中间部分或者用充盈球囊导管的端孔直接朝向吻合口注射造影。可能多体位造影充分显示流入动脉的情况。如果发现动脉明显狭窄，则是动脉成形术的适应证。该狭窄常经通道直接治疗。除此之外，如果需要就行直接肱动脉（或股动脉）穿刺。在一些病例中，狭窄位于流入动脉血管中，因此，在评估失功通道尤其是当患者出现复发的人工血管失功且无明显原因时应该考虑行动脉造影。在经皮操作过程中测量流速和压力将发现更多的动脉狭窄病变。

AVG 及 AVF 失功治疗相关并发症类似。

（5）围手术期处理及随访：PTA 过程中患者疼痛感觉明显，研究表明治疗前局部注射局麻药物，应用 1% 含肾上腺素的利多卡因局部麻醉可明显减轻患者疼痛，增加治疗依从性。对于 PTA 或 PTS 术后抗凝、抗血小板治疗存在争议，有观点认为 AVG 800ml/min 的大流量基本可以避免急性血栓形成，仅对于高凝状态者给予双抗治疗。术后观察穿刺点出现血肿，需要观察肢体和动脉情况。观察有无复发肢体肿胀、疼痛等症状。术后每个月检测流量、流速、静脉压力及体格检查，3 个月复查 B 超或造影评估 AVG。

技术成功标准：经治疗，与近旁正常血管相比，治疗部位的残余狭窄低于 30%。临床成功标准：经治疗后能顺利完成 1 次以上的血液透析。

（6）临床疗效：KDOQI 指南 AVG 非血栓性狭窄 6 个月无辅助初级通畅率从 40% 提高到 50%。研究报道，高压球囊治疗 AVG 狭窄 6 个月初级通畅率 75%。AVG 使用寿命与成形术后残留狭窄程度有关。AVG 狭窄初次支架置入后通畅率与 PTA 无统计学意义。随机前瞻性研究表明，AVG 非血栓性狭窄 PTA+PTS 较单纯 PTA 效果更佳，6 个月吻合口通畅率和通路开通率为（51%：23%、38%：20%），再狭窄率低于 PTA 组（28%：78%）。

（三）中心静脉病变

血透患者中，中心静脉（锁骨下静脉、头臂静脉、上腔静脉、下腔静脉）狭窄率大于 50% 引起严重的临床症状，并影响透析通路的使用及寿命。治疗难点在于缓解症状的同时，尽可能保存血透通路。中心静脉插管是中心静脉狭窄或阻塞的主要原因，锁骨下静脉插管后狭窄发生率高，左侧颈静脉汇入右心房夹角较右侧为大，因此左侧置管更容易发生中心静脉狭窄或阻塞。无中心静脉置管史发生CVS病例占5%～10%。可能与以下原因有关：

解剖因素：头臂静脉位于胸骨和主动脉弓及其分叉之间，部分头臂静脉横跨于无名动脉之前，易受扩张动脉挤压导致局部狭窄；锁骨下静脉丛腋窝穿越胸廓出口进入胸部时，可受周围组织挤压而导致狭窄，造成胸廓出口综合征。

动静脉血透通路时静脉承受持续的高流量，增加剪切应力、血小板聚集、导致内膜增殖，尤其是静脉分叉部位、瓣膜部位的湍流更加重了血流动力学变化。

1. 适应证

（1）PTA

1）有症状的中心静脉狭窄/阻塞。

2）对于无症状的CVS，PTA反而加快了狭窄病变的进展，因此不主张PTA治疗。

（2）PTS

1）PTA治疗后3个月内复发者，予PTS治疗。

2）3个月后复发者再次PTA治疗，若狭窄部位弹性回缩大于50%，则置入支架。

2. 术前准备　常规血管造影器材，6~9F血管鞘，0.035in导丝，造影导管、球囊导管、压力泵等；对于中心静脉闭塞严重，可备用特殊形状穿刺针：Ross modified colapinto needle、Rosch-Uchida经颈静脉肝内介入套装、BRK房间隔穿刺针、Powerwire射频导丝、Outback-LTD导管RUPs-100、一步到位穿刺针等，针对闭塞严重病变需B超、CB-CT或DynaCT功能C型臂。

3. 介入治疗及注意事项　PTA是治疗中心静脉狭窄有效方法，可导致内皮细胞损伤和平滑肌细胞破坏，最后发展为新生内膜增生。KDOQI指南推荐成形术作为症状性CVS首选治疗，而不是外科。成形术有较高的技术成功率，但因低的长期通畅率而需要反复介入。支架植入推荐在PTA术后静脉弹性回缩或狭窄复发的患者。裸支架和自膨式支架有高的技术成功率但长期通畅率低。覆膜支架在单纯PTA维持管腔通畅失败病例是有效的。

外科治疗有时可缓解或恢复流出道静脉血流，缓解或恢复静脉高压。中心静脉重建能通过很多种胸部途径完成（锁骨下静脉旁路、腋静脉-右心房旁路）或一些经膈下途径（髂外静脉-肾上下腔静脉旁路或股静脉-髂总静脉旁路）。其他方法经腋静脉至颈内静脉移植物腔内旁路或肱静脉-颈外静脉旁路。

部分患者需要结扎通道，降低静脉流速来降低静脉压力，提供临时缓解上腔静脉阻塞症状。难治的CVS和严重症状，通道闭塞可以通过外科结扎、球囊栓塞或手动闭塞。若亲水导丝或普通导管无法通过闭塞病变，可以通过一些特殊锐性器械辅助提高手术成功率。如上述所述穿刺针。完成血管成形术和支架植入术，恢复闭塞静脉血流。

CVS治疗最佳选择是预防。通过及时创建AVF或AVG来避免中心静脉导管植入。锁骨下静脉及左侧颈静脉置管尤其需要避免。锁骨下静脉置管发生CVS高达42%，而颈静脉发生率约10%。

4. 介入治疗

（1）血管通路造影：中心静脉病变腔内治疗前，首先要行动静脉内瘘造影以评估内瘘、流出道及中心静脉情况。

于Seldinger技术在通路流出道、股静脉、颈内静脉穿刺置入血管鞘作为入路，在通路造影首先建议采用微穿刺鞘，建议超声引导静脉穿刺。穿刺点选择常规距离病变狭窄/闭塞中心静脉相对短、笔直不迂曲的部位，以便导丝、导管及其他器械直达病变部位。

（2）静脉穿刺技术：超声引导下21G穿刺针穿刺静脉见回血后，置入0.018in导丝，导丝顺利到达腋静脉，拔除21G针，同轴导管引入，拔除3F扩张器内芯，引入0.035in导丝至腋静脉，再置入6F或7F血管鞘，造影显示流出道及中心静脉。选用碘剂或CO_2（20~30ml/s）作为造影剂。当需要显示动静脉吻合口时，可以在造影时静脉流出道加压或在穿刺鞘近心端袖带加至250mmHg以上。为了评估来自肱动脉和腋动脉的流入道，通常需要第二个穿刺点，导管放置在动静脉吻合口附近或流入道动脉内。

（3）传统再通技术操作

1）超声评估AVF、AVG以及贵要静脉、头静脉、肱静脉等流出道血管。

2）超声引导下微穿刺置入5或7cm 6F血管鞘。

3）动静脉内瘘造影术评估流出道和中心静脉，仍有残肾功能或碘过敏的患者用CO_2作为造影剂。

4）如果需评估动脉吻合口，造影时血管鞘近心端袖带加压至300mmHg。

5）5F导管送至闭塞部位造影。

6）股静脉插入7F鞘。

7）股静脉入路送入 5F 导管至闭塞部位，造影评估中心静脉阻塞及侧支静脉情况。

8）0.035in 亲水导丝送入狭窄／闭塞部位。

9）选择合适的导管支撑导丝通过狭窄／闭塞部位。

10）当导丝成功穿过闭塞部位后，将导管顺导丝通过病变段至上腔静脉，造影确认导管位置。通过造影导管行上腔静脉狭窄部位造影。

11）选择合适直径的球囊行血管成形术（图 3-3-31），选用直径较小的球囊行预扩张。

12）如果扩张的血管回缩，扩张不完全，行支架置入（图 3-3-32）。

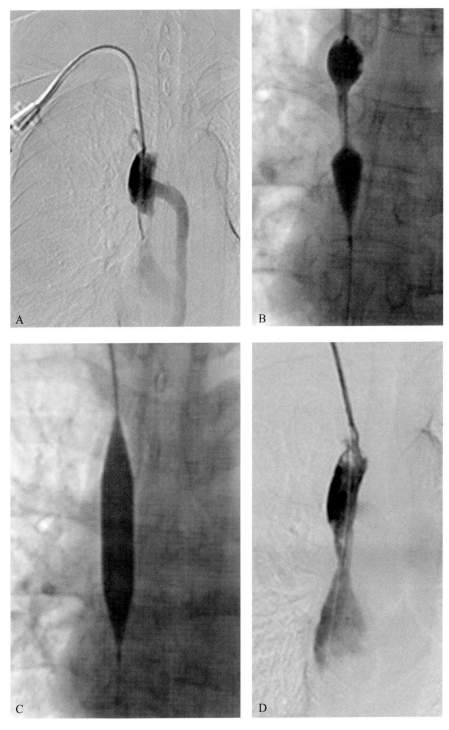

图 3-3-31　血管成形术

男性，68 岁，右侧颈静脉导管置入 2 年。A. 上腔静脉闭塞，奇静脉开放，导管尖端位于上腔静脉与右心房交界处（异常）；B. 拔除导管后，16mm×40mm 高压球囊（18atm）撕裂纤维鞘，可见上腔静脉闭塞处（腰征）；C. 高压球囊扩张到 18atm，腰征消失；D. 上腔静脉闭塞改善，奇静脉侧支消失，2 周后完成左上肢 AVF

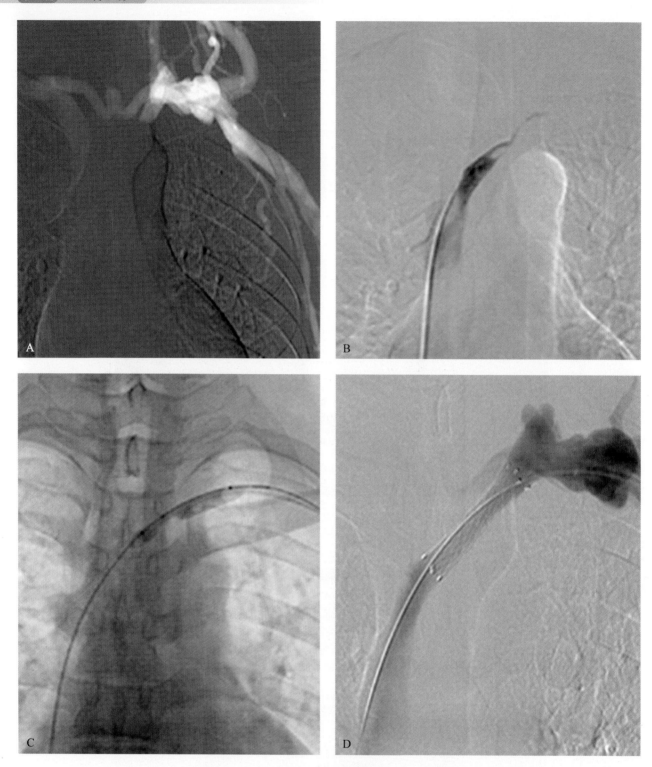

图 3-3-32 支架置入

男，36 岁，终末期肾病持续透析，左上肢 AVF 6 个月，左上肢肿胀。A. 穿刺 AVF 引流静脉造影，提示左侧头臂静脉闭塞，侧支静脉增多，引流入右侧头臂静脉；B. 股静脉插管左侧头臂静脉造影，左侧头臂静脉闭塞；C. 常规予超滑导丝跨过闭塞段头臂静脉，经股静脉鞘管引入 12mm×40mm 高压球囊扩张后，残留狭窄 >30%；D. 置入 13.5mm×60mm 覆膜支架血管成形，血流通畅，左上肢肿胀消失

13）术后再次静脉造影评估支架及扩张情况。

（4）锐性再通技术操作（图 3-3-33）

1）前几步同传统再通技术。

2）通过大隐静脉或股静脉置入 7F 血管鞘。

3）置入 15 或 20mm 的抓捕器或导管，通过正侧位或 Dyna-CT 确定穿刺方向、深度。

4）如果是锁骨下静脉闭塞，将另一 7F 的导管鞘经贵要静脉置入闭塞部位的远端。如果是头臂静

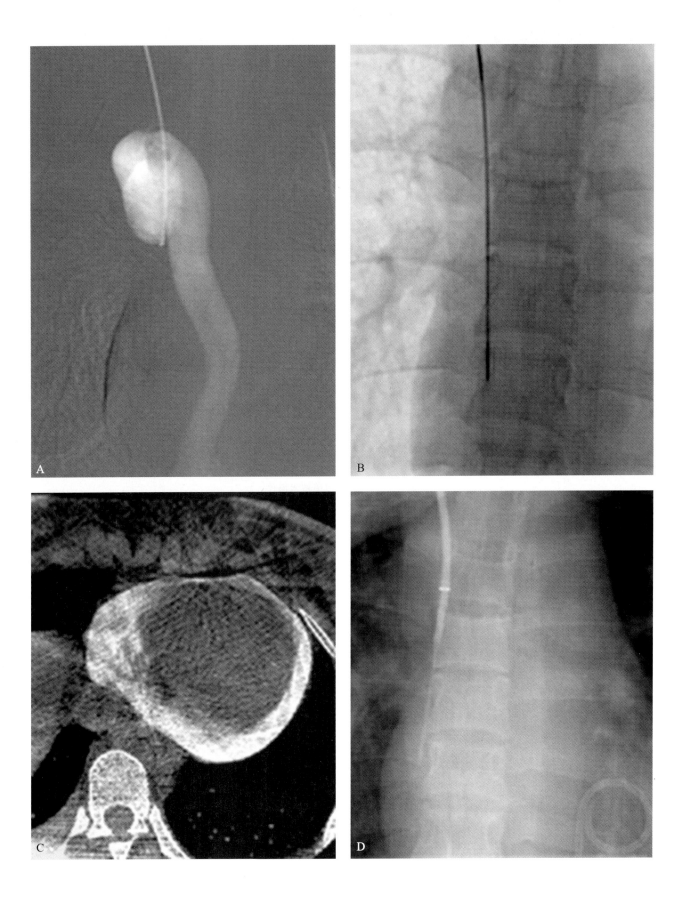

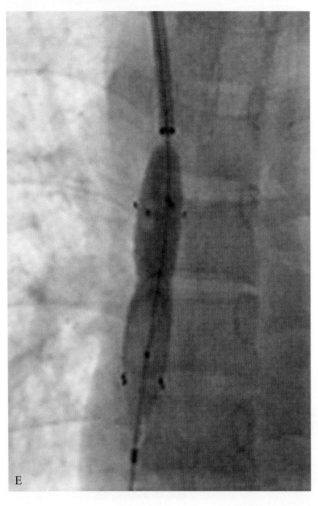

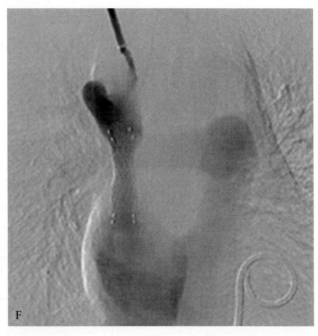

E　　　　　　　　　　　　　　　　　　F

图 3-3-33　锐性再通技术操作

女，25 岁，终末期肾病持续透析，左上肢 AVF4 个月后失功。A. 上腔静脉闭塞，奇静脉开放，常规腔内技术开通失败；B. RUPS-100 穿刺闭塞段后，出现持续血压下降、胸闷气促症状；C. 术中 Dyna-CT 扫描提示急性心包压塞，急诊行心包穿刺置管引流后缓解，终止手术；D. 心包引流无引流液时，再次行闭塞段锐性穿刺开通，穿刺右心房成功，造影确认引入硬导丝；E. 放置 12mm×40mm 覆膜支架，并 12mm×40mm 球囊（Atlas）进行后扩张；F. 闭塞上腔支架成功开通，血流通畅，侧支静脉-奇静脉不显影，心包引流管内无引流，左上肢 AVF 成功透析

脉或上腔静脉闭塞，将另一根 7F 或更大的导管鞘从颈静脉置入。分别在前后位及斜位透视下使穿刺针和抓捕器在最佳的排成直线的位置。

5）穿刺针穿刺闭塞病变。

6）导丝通过穿刺针。

7）4F 或 5F 导管通过闭塞病变。

8）导管内注射造影剂确定导管在血管腔内。

9）闭塞部位造影明确无造影剂外渗。

10）将血管鞘穿过闭塞病变。

11）如有条件，血管内超声检查闭塞区段。

12）先用小口径球囊预扩张。

13）造影确认病变部位没有造影剂外渗。

14）用更大的球囊（如 Altas 球囊导管）进行扩张（锁骨下静脉闭塞时使用 10mm 和 12mm 球囊）。

15）如果血管 PTA 后回缩则置入支架（锁骨下

静脉用 14mm 的支架）。

16）注射造影剂，完整评估通路血管。

17）同期治疗合并的 AVF 或 AVG 其他部位的重度狭窄。

胸廓出口压迫导致锁骨下静脉狭窄，建议球囊扩张治疗（图 3-3-33，图 3-3-34），不建议支架置入。支架置入后再狭窄发生率高。

中心静脉再通最严重并发症是血管穿孔引起的血胸、纵隔血肿、心脏压塞、胸骨后不是、心律失常、球囊破裂和支架移位。远期并发症包括支架内再狭窄、支架内再闭塞、支架移位。透视和心电监护可以帮助锐性再通中心静脉闭塞时防止心包穿孔的发生。PTS 后再狭窄可通过球囊扩张、切割球囊扩张或支架置入术再干预（图 3-3-35）。

5. 围手术期处理 / 随访　体格检查和临床评估

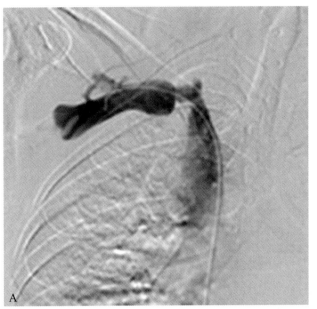

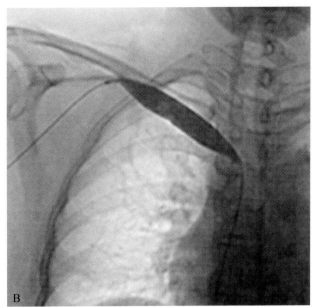

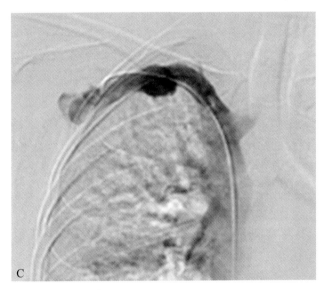

图 3-3-34 球囊扩张治疗

男，55岁，右上肢 AVF5 个月，右上肢肿胀，无置管史。A. 右侧锁骨下静脉狭窄，可见锁骨压迹；B. 选择 16mm×40mm Atlas 高压球囊扩张（爆破压 18atm）；C. 锁骨下静脉狭窄明显缓解，血流速度增快，右上肢 AVF 成功透析，肿胀改善

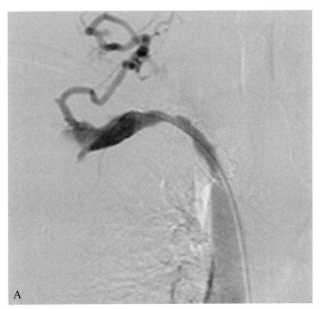

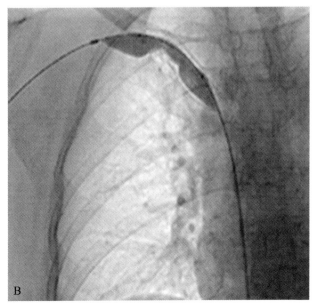

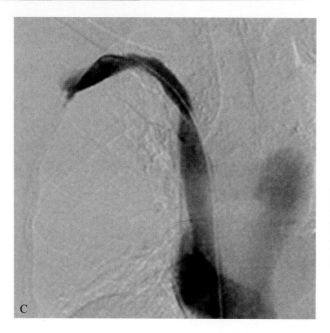

C

图 3-3-35 球囊扩张治疗
女性，46 岁，右锁骨下静脉狭窄支架（12mm×60mm 裸支架）置入术后 4 个月，左上肢 AVF 透析不良。A. 右锁骨下静脉造影，支架内狭窄，狭窄远心端侧支静脉增多；B. 选择 12mm×40mm Atlas 高压球囊扩张（爆破压 18atm）；C. 支架内狭窄消失，左上肢 AVF 成功透析

时最基本技巧，与其他任何检测手段有相同价值。为保证通路长期通畅，通路医师应该仔细记录并追踪每一个通路的震颤、搏动、透析参数（流量和静脉压）。狭窄及闭塞中心静脉开通后，评估颜面部、肢体肿胀、胸壁静脉曲张情况。观察穿刺点有无渗血、皮下瘀斑。术后必须进行生命体征检测，密切注意任何提示血管穿孔破裂的胸痛症状。术后治疗于球囊扩张静脉病变的术后治疗相同，部分建议术后抗凝数月（如果患者一直处于高凝状态则需要服用更长时间或者终身），一般选用小剂量阿司匹林，术后 3~4 个月复查静脉造影，再次狭窄和再次闭塞十分常见。

6. **临床疗效** 中心静脉狭窄病变技术成功率 60%～100%，闭塞病变技术成功率约 83%。报道 PTA6 个月、12 个月初级通畅率 23%～63%、12%～50%，12 个月累积通畅率 13%～100%。支架置入 6 个月、12 个月初级通畅率 42%～89%、14%～73%，12 个月累积通畅率 31%～91%。使用球囊扩张技术，支架置入技术等腔内治疗开通中心静脉病变对血液透析患者来说是安全、有效的，可延长血液透析通路的使用寿命，术前横断面造影成像及成熟的腔内治疗技术是手术成功的保障。通常采用双向入路到达阻塞病变和多角度透视下操作。反复、多次腔内治疗有助于保持中心静脉闭塞的通畅，保持血液透析通路的通畅。

（四）血透通路血栓形成

通路狭窄和血栓形成是介入科或血管外科医师日常工作中最常处理的两种通道并发症。一旦通路急性血栓形成，应该尽快采取措施恢复或重建一个功能良好的透析通路，方法包括挽救已血栓的内瘘或在其他部位建立临时通路。AVF 内发生血栓概率较 AVG 低，在大多数情况下，人工血管血栓形成的发生是因为移植回路进行性狭窄（通常在静脉端）。人工血管或瘘管监测的目的是确认和修复威胁通路通畅的病变。采用腔内治疗技术，挽救急性透析用人工血管血栓的成功率为 70%～95%，效果是非常令人满意的，至少与开放手术效果相当。

1. **适应证和禁忌证**

（1）适应证：几乎所有透析通路形成血栓，都是经皮腔内治疗的适应人群。

（2）禁忌证：对造影剂过敏，应选择开放性手术清除血栓，而不是介入手术；如必需使用腔内手段，对造影剂过敏的患者，CO_2 作为造影剂是个不错的选择；新建立（<30 天）的 AVF 或 AVG，通常不考虑介入手术，血管成形可能损伤不稳定的吻合口，且 AVG 流出道静脉狭窄不会那么早发生。药物溶栓的绝对禁忌证包括最近的脑血管意外、疾病、医疗操作（肿瘤、近期卒中、外伤、手术）或活动性胃肠道出血。相对禁忌证包括 2 周内的大手术或器官穿刺活检术、近期内的严重外伤、先前存在的未纠正的凝血功能障碍、未控制的严重高血压和怀孕。人工血管透析通路感染是任何类型溶栓的主要的禁忌证。溶解的感染性栓子可以导致菌血症和致命的脓毒血症。感染的人工血管需要给予抗生素治疗或转外科手术切除。已知心脏存在右向左分流（可能导致栓塞性事件）就是溶栓治疗的绝对禁忌证。

2. **术前准备** 无论是 AVF 还是 AVG，血管超声对诊断并不是必要的。体格检查是最省时和高效的方法。震颤和杂音的消失表示瘘血管内无血流通过，触诊没有搏动是 AVG 血栓形成的标志。血管造影常规器材，利多卡因注射液、尿激酶、t-PA、溶栓导管、机械取栓设备等。

3. 介入治疗 包括清除血栓和处理潜在狭窄。血栓清除方法有：药物溶栓（pharmaceutical thrombectomy）、机械血栓清除术（mechanical thrombectomy）、药物机械联合血栓清除术（pharmacomechanical thrombectomy，PMT）。

AVG 血栓溶栓治疗原则：①血栓常常发生于潜在的狭窄，必须治疗并确保短时间不复发；②重点关注动脉吻合口处，避免导致动脉栓塞腕部和手。③介入医师明确静脉流出道较动脉流入道更早开放。

（1）药物溶栓治疗

1）脉冲式喷射溶栓

① 使用微穿刺技术，在接近静脉吻合口以下约 4cm 引入 5F 鞘管，鞘管朝向动脉吻合口，动脉吻合口下约 4cm 同种方法引入 6F 血管鞘，朝向静脉吻合口。

② 通过两处血管鞘注入造影剂行顺行、逆行血管造影。

③ 0.035in 导丝穿过静脉吻合口。有必要使用成角导丝和导管通过静脉端人工血管内狭窄，需要观察流出道狭窄范围及长度，交换硬导丝。如果存在流出道闭塞不能通过，溶栓不能进行，不经静脉流出道的溶栓会使重新恢复的血流无法正常流出，只能通过穿刺孔流出，从而导致原穿刺点出血，且可能发生皮下血肿。

④ 通过两处鞘管负压抽吸人工血管内血栓。确定血栓长度后，交叉引入溶栓导管，导管边孔部分长度与血管阻塞部分长度一致，末端孔刚超出血栓。导管或导丝在人工血管动脉末端操作要轻柔，因为导丝的大力移动或造影剂强力注入会使栓塞的血块从动脉吻合口进入动脉干中，导致动脉栓塞事件发生。

⑤ 选择 2mg tPA 溶解在 5~10ml 盐水中，3 000~5 000U 肝素可与 tPA 一起使用，尽管在 tPA 中加入肝素可能会出现沉淀，尽管如此，加入肝素的好处仍大于理论上可能出现沉淀的危险。rPA 也可以 1~3U/10ml 的剂量用于血液透析人工血管中。250 000U 尿激酶溶解在 9ml 盐水中，加入 1ml 肝素（稀释为 5 000U/ml），配制成 25 000U/ml 尿激酶及 500U/ml 肝素溶液。

⑥ 溶栓过程：脉冲喷射导管定位且末端孔已被完全阻塞后，关紧导丝周围止血阀，溶栓剂平均分装于两个注射器内，在每个脉冲喷射导管 Y 形适配器上，1ml 注射器链接在另一位点上，用于注射溶栓剂，尽可能用力经导管注入溶栓剂，每次 0.2ml，这种高压注入使溶栓剂最大限度进入血块内，每 10~15 秒重复注射一次。到导管长度短于血栓长度，导管需要前进或后退保证全部血栓暴露在溶栓剂中。

⑦ 溶栓后血块几乎完全溶解，但人工血管血流可能会变慢，且人工血管搏动微弱。在这种情况下要考虑几种可能性：吻合口稳定血栓、未完全溶解、肝素量不足、稳定不易溶解的感染性栓子。如果存在狭窄或残留血栓，首选治疗为球囊扩张术。

⑧ 如果存在静脉吻合口狭窄，需要行球囊扩张成形术，球囊选择直径 6~8mm，长度根据狭窄特点来选择球囊的长度；残留血栓，也可以通过球囊导管清除。

⑨ 最后完成瘘管造影，在八字 Prolene 缝合后拔除鞘管和加压包扎，缝线在 24 小时后拆除。

⑩ 溶栓过程中，抗凝及抗血小板聚集时很重要的，在溶栓过程开始，常用 2 000~3 000U 肝素经静脉团注，若果操作时间大于 1 小时，每小时给予 1 000U 肝素，如果没有阿司匹林治疗禁忌，可在开始术前口服 200mg 阿司匹林。

在全身肝素化的情况下将有侧孔的导管插入血栓内使用高压喷射溶栓药物溶解人工血管动静脉内瘘的血栓，这种脉冲溶栓技术成功率高，并发症少，但手术中需要特殊的多个侧孔的脉冲式溶栓导管，仍然需要近 1 小时等待血栓完全溶解。

有几种导管系统适合 PSPMT（如：Unifuse 导管）。这些导管有超过 5~40cm 的多侧孔或侧裂缝隙头段。头端用闭塞导丝阻塞导管端孔。所有的侧孔 / 裂隙允许高压液体喷射入血栓内部。溶解全部血栓并溶解人工血管动脉和静脉端的血栓，使用导管穿越技术（图 3-3-36）。用单壁的 18G 针或微穿刺针穿刺透析通路。第一次穿刺朝向静脉吻合口。有时刺穿人工血管很困难，因为多次的人工血管穿刺导致瘢痕组织形成。一只手拇指和示指固定人工血管同时另一只手进行穿刺。当针通过移植物时，通常有一个"落空感"或无抵抗感，如果有瘢痕形成，这种感觉可能会减弱。当人工血管内充满血栓时反流血一般很少或者没有。当穿刺针进入人工血管后，导引导丝通常很容易送入，如果患者在导丝送

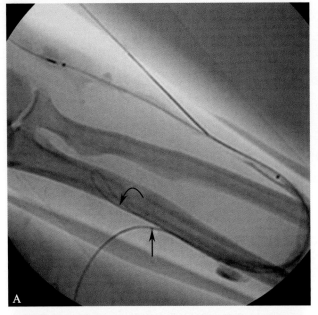

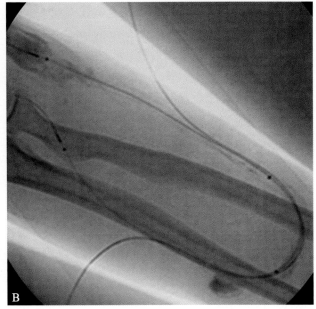

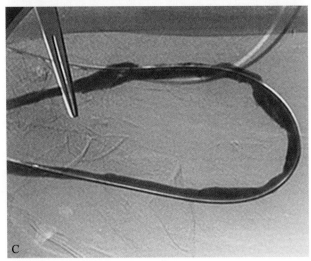

图 3-3-36　用导管穿越技术行脉冲喷射药物机械耦联溶栓治疗前臂的 AVG 血栓

A. 脉冲喷射导管已经穿过人工血管进入静脉腿（箭）经单壁穿刺针送入导引导丝直接进入动脉吻合口（弯箭）；B. 植入两条脉冲喷射导管；C. 人工血管内血栓经溶栓药物注射治疗后血栓完全溶解

入时感觉疼痛或导丝未沿透析通路前行时，提示导丝可能在血管腔外。拔除穿刺针后送入血管鞘，然后送入导丝通过静脉吻合口进入静脉流出道。如果导丝和导管不能进入静脉流出道，这时需要终止该操作。当流入道重建后努力尝试在导丝不能通过的静脉阻塞面溶栓会导致出血。在这种情况下，该患者可尝试血栓切除术或手术修复静脉吻合。

经导管边注射少量造影剂边后退导管直到发现静脉血栓停止。从静脉端血栓头处至穿刺点的长度即是血栓段长度，选用合适的 Pulse-spray 导管的侧孔段长度植入到人工血管内的血栓中。

人工血管动脉端用类似操作。穿刺针在靠近人工血管静脉端一定距离向动脉端穿刺。脉冲 - 喷射导管端孔刚好超过动脉吻合口。在人工血管的动脉端轻柔的操控导管和导丝非常重要。使用蛮力及粗暴的操作导丝或注射造影剂可能将血栓推挤到供血

动脉内导致栓塞事件。

在大多数病例中通过静脉导管注射造影剂，造影剂在吻合口逆向回流提示存在静脉狭窄。静脉狭窄可用球囊血管成形术治疗，方法是处理流入道前先保证流出道血流通畅。在许多病例中，溶栓抵抗的残留血栓仍然存在动脉吻合口。这种动脉"血栓塞头"是由密实的血小板和纤维蛋白层包裹组成。因为这些栓子相对溶栓抵抗，更进一步溶栓治疗没有价值。机械血栓切除和浸渍溶栓更有效。血栓切除术联合球囊导管对动脉血栓塞头进行施压和牵引拖出动脉吻合口。这些球囊包括 8.5mm 阻塞球囊导管或可通过导丝的双腔 Fogarty 导管。应避免在动脉吻合口行充盈球囊的浸渍溶栓治疗，因为存在动脉栓塞或动脉损伤的风险。在自体动脉内应避免过分扩张球囊。如果球囊过度膨胀，球囊可能会破裂并导致动脉损伤。2~3 次取栓操作可完全取出血

凝块。当"血栓塞头"位于吻合口时，取出它可能会被困在人工血管内，但通常被阻塞在导管进入人工血管的地方。在这种情况下，用血管成形的球囊将血栓塞头破碎后取出。任何残留在人工血管内的血凝块可用球囊导管阻塞浸渍溶栓治疗。

血流建立之后，可通过静脉造影了解流入动脉到上腔静脉的整个透析通路环路，查看有无其他狭窄。如果患者需要立即透析，应植入短的 7F 透析鞘。否则，要在移除导管之前测定活化凝血酶时间来评估患者的抗凝状态。

2）溶栓等待方法："溶解和等待"技术被 Cynamon 和他的同事们首次介绍。静脉留置针或微穿刺鞘通过超声或触诊插入人工血管的动脉端。当溶栓药混合剂（t-PA 2mg 在 5～10ml 生理盐水混合）缓慢注入约 1 分钟时用手将人工血管的动脉和静脉吻合口压扁。这部分操作可以在患者等候区完成，很少或根本不需要在介入放射室完成，并可免除溶栓导管的费用。约 30 分钟后，患者转移到介入放射室，进行静脉造影检查继续实施血栓取出操作、血管成形术治疗静脉狭窄以及脉冲喷射技术治疗动脉血栓塞头。"溶解和进行"变化非常相似，但当患者在介入放射室注入血栓溶解药剂时，患者的准备、消毒、开始手术等都不需要等待期。

（2）机械血栓切除术：机械血栓切除的工具可以分为直接接触溶栓、流变溶栓装置、旋转碎栓装置、超声碎栓装置。大多数机械血栓清除工具有效并节省了时间，但是更高的成本是这些设备最大的缺点。

血栓切除装置有各种切除血栓的方法，Arrow-Trerotola 取栓（图 3-3-37）通过高速旋转的叶轮或网篮使血流产生涡流引起血栓破碎。其工作原理是文丘里效应，其中血栓被吸入到所述装置的吸入孔并由局部高剪切力浸渍溶解，碎块通过排出通道排出。肝素（在大多数情况下 3 000~5 000 单位）在血栓切除装置安装前通过鞘管注入。如果不通过鞘管注射，就必须经静脉注射。

血流建立之后，可通过静脉造影术了解流入动脉到上腔静脉的整个透析通路环路，查看有无其他狭窄，如果存在狭窄，可先行 PTA 再行机械取栓治疗，这种方法理论优点是降低导致末梢流入动脉栓塞的风险。如果患者需要立即透析，应植入短的 7F 透析鞘。否则，要在移除导管之前测定活化凝血酶时间来评估患者的抗凝状态。

（3）无需等待的药物机械联合血栓清除术：理

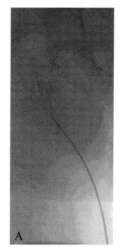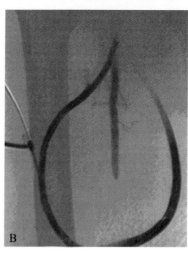

图 3-3-37　Arrow-Trerotola 取栓
A. Arrow-Trerotola 器械在大腿弧形 AVG 中；B. 在器械起动后，人工血管内血栓基本上被切除

想的血栓清除手术应该是安全、高效、快速、经济。传统的溶栓并等待技术提供了一个廉价的方法。并可以通过机械工具达到不错的血栓清除成功率。但是它仍然比较耗时。Almehmi 等已经发表了他们的"不等待溶栓"处理移植物内瘘血栓的经验，这种手术方法时间短，减少了放射线暴露。

方法与喷射溶栓造影、置入血管鞘步骤相同，通过血管鞘注入 250 000U 尿激酶帮助溶栓，如有需要，可以按摩人工血管帮助尿激酶浸润血栓，也可以通过鞘管负压抽吸血栓。导丝通过吻合口，使用球囊挤压人工血管内血栓。通常使用直径 6~7mm 非顺应性球囊从静脉吻合口开始扩张整个人工血管的大部分，随后肝素生理盐水冲洗。人工血管及流出道血栓被清除，使用顺应性 Fogarty 球囊进入动脉吻合口，将动脉血栓拉入人工血管内，造影了解整个环路血流恢复情况。

4. 动静脉内瘘血栓形成　AVF 溶栓比人工血管溶栓更具有挑战性。超声用于确诊瘘内是真正的血栓还是隐匿的狭窄导致血流不足，随后瘘被压扁。根据其解剖，瘘管可用顺行和 / 或逆行法穿刺。与人工血管透析通路相似，脉冲喷射、"溶解和等待"及机械装置操作都已成功应用于治疗血栓。瘘的直接血栓抽吸术可能会成功。这种方法可以用 7F 或 8F 薄壁抽吸导管和一支 20ml 的注射器来提供抽吸力。

5. 并发症　大多数并发症包括移植物 / 瘘周围 / 穿刺点出血、动脉栓塞、血管成形术导致静脉破裂等。大多数机械设备并发症的发生率是相似的。偶尔可见原先穿刺点出血，尤其是在静脉流出道重建之前静脉流出道狭窄没有治疗时。在这种情况下，压力就施加到出血点，此时应迅速打开静脉流出道。

操作过程中有少于 10% 的栓子进入动脉系统。这些栓子（往往是动脉血栓塞头引起）进一步溶栓效果往往不佳，当栓塞后出现症状或是手部动脉供应受累时需行机械血栓切除术。确定栓子的位置后，导丝需越过动脉吻合口和血栓部位。阻塞球囊导管需从人工血管进入并越过血栓，并将血栓拉回到人工血管内。如果人工血管是通畅的，可以尝试"回流出血"的技术。人工血管必须首先是通畅的。球囊导管放入动脉流入道，略高于吻合口，在血液上游侧。充盈该球囊，患者活动手部约 1 分钟。抽瘪球囊后行动脉造影评估的结果。该技术成功的指征是将血栓未驱赶至动脉吻合口下方或进入人工血管内。

小的肺栓塞可在经皮取栓操作中出现。有症状的肺栓塞很罕见。然而，报道机械性血栓切除术后人工血管内全部的血栓负荷会被血液带入到肺动脉，造成致命性肺栓塞。

6. 围手术期治疗及随访　术后可不预防性使用抗血小板药物和抗生素。由于潜在的解剖病变在术中就已经处理，通路的压力梯度常可保持通路的血流，但是应该小心保护患者不发生低血压和血流动力学不稳定，避免在早期再次形成血栓，严格禁止在每次透析后过度压迫内瘘止血。

疗效评价标准：术后 AVG、AVF 可闻及血管震颤及杂音，复查超声恢复血流通畅，顺利行血液透析 1 次。

通路监测的频率和形式（透析时流量、静态压力、多普勒超声等）取决于透析通路中心及其可用的医疗资源。随访中不能忽略任何提示解剖病变的异常，对于这些异常，无论采取腔内治疗还是开放手术翻修，均应提前进行，以避免再次出现急性血栓形成，这对于通路资源有限的患者尤为重要。

7. 临床疗效　AVG 合并狭窄的血栓治疗较单纯非血栓性狭窄效果好。目前没有充分数据表明哪种血栓清除办法或设备更佳。对治疗人工血管透析通路血栓的 3 种方法的疗效相似，NKF-KDOQI 的临床成功率目标为 85%，一期的临床成功率（至少会经过一次透析）大于 90%。通常，整个操作过程的时间不到 2 小时。

不同的机械血栓切除器械报道的成功率似乎有相对可比性，它们都切除血凝块，其差异在很大程度上取决于术者的临床操作经验。器械之间技术成功率是相当的，与药物溶栓 1 个月、3 个月和 6 个月的一期通畅率也有可比性。

不论人工血管是通过 PSPMT、器械血栓切除或手术取栓及通路修复，人工血管透析通路血栓的长期一期通畅率相对比较差。对于酶溶栓，1 年的一期通畅率为 11%～26%，1 年的二期通畅率为 51%～69%。直接比较外科血管切除术和血管成形术的研究显示相似的通畅率。然而，再闭塞率在多次去除血栓操作、无论使用何种技术都相似，因此，连续的经皮治疗应尽可能长的维持每条人工血管通路的功用。即使人工血管很快复发血栓形成（2 个月内），应积极给予再次治疗，通常使用较大的血管成形球囊，或者偶尔在人工血管植入支架并没有明显的减低通畅率。

血管腔内治疗透析瘘是很有效的，消除瘘管血栓的技术成功率从 75% 到 100%。报道的一期通畅率在 3 个月和 6 个月分别为 36%～70% 和 18%～60%，6 个月的一期辅助通畅率为 60%～80%。消除瘘的血栓时可能会涉及多种操作方法，例如：溶栓、血栓抽吸术，机械血栓切除和血管成形术等。

（五）透析导管失功

导管失功是指不能获得或维持足够的血液透析所需的体外循环血流量。与国外不同，国内患者体型较西方患者明显偏小，导管流量低于 250~300ml/min 定义为导管失功。导管失功分为早期失功和晚期失功两种。早期失功是指置管后立刻发生的血流速度不达标，从未有效工作过。晚期导管失功是指在起始阶段导管可以有效提供理想的血流量，随后因为各种原因导致血流速度降低，其最常见的原因是血栓形成。

早期失功主要原因是导管位置不适合或置管术中技术问题，前者包括管尖方向错误、位置错误或导管误入奇静脉，后者如导管发生纽结。如果早期导管失功发生于更换导管时，导管误入原先存在的纤维鞘也是导管失功的原因之一。学者建议 X 线透视应强制性应用于所有慢性透析患者的血管置管术中，为防止导管回缩，导管尖端应在 X 线透视引导下插至心房内。

晚期导管失功的常见原因是部分或完全性血栓形成，导管周围纤维鞘形成。是 TCC 晚期功能不良主要原因之一。血管造影、血管内超声、CT、经食管超声心动图。经导管回撤造影是目前国际上普遍认可的诊断方法。纤维鞘的存在影响透析治疗效果，并会阻碍导管的拔除及更换新导管，又促进血栓形成与感染的发生。透析中心可以使用纤溶物质封管及经导管端口输注。KDOQI 指南建议可应用尿激酶和重组组织型纤维溶酶原激活剂经导管口持续输注。观察组织型纤溶酶原激活物（r-tPA）效果，r-tPA 2.5mg 稀释于 50ml 生理盐水，以 17ml/h 的速度经导管动静脉端输入，共 3 小时，r-tPA 总量 5mg，17 例患者成功 100%，90 天随访中约 76% 的患者持续通畅，无溶栓相关的并发症。Donati 等比较了不同剂量尿激酶（25 000IU、50 000IU、75 000IU、100 000IU）封导管动静脉端治疗导管血栓的效果，显示 100 000IU 封管效果最好，且无出血并发症。

1. 适应证 长期导管纤维鞘形成，引起导管失功或拔管困难。

2. 术前准备 6~9F 血管鞘，0.035in 导丝，圈套器、造影导管、球囊导管、压力泵等。

3. 介入治疗

（1）原位导管更换术：选择比原导管长度更长的导管，突破原有纤维鞘，实现导管尖端通畅的引血和回血。

（2）异位穿刺更换导管：部分学者认为如果不破坏或清除原有纤维鞘，会对新置入的导管产生影响，因此，最好重新穿刺以避开原有纤维鞘。多数选择对侧颈内静脉或股静脉置管。

（3）纤维鞘撕脱术：股静脉入路，插入 6~7F 血管鞘，送入套扣式导丝，颈下腔静脉入右心房进入上腔静脉，绕经导管套住后从导管两侧向下牵拉，剥离纤维鞘。报道经皮纤维鞘剥离术，手术成功率约达 95.6%，无手术相关并发症发生。

（4）导管内血栓切除术：将镍钛合金的亲水导丝中间折叠一环形，经导管端口送入导管，因为镍钛合金导丝环不会变形而损坏，通过导管尖端后因镍钛丝张力环而张开，来回牵拉破坏纤维鞘和管腔内血栓，然后收紧套圈，剥离导管尖端纤维鞘。

（5）经皮腔内球囊扩张血管成形术：经原导管回撤造影显像鞘管，沿原导管送入导丝后拔出原导管，沿着导丝送入球囊，将球囊放置于纤维鞘末端，将球囊压力加至额定爆破压破坏鞘管末端，再经导丝将新导管置入。

（6）导管腔内球囊扩张促进拔管：长期透析导管嵌顿发生仅为少数个案报道，在拔除或更换导管时导管嵌顿发生率约为 3%。引起嵌顿的危险因素包括累计留置时间、反复发生导管感染、导管位于左侧、血管内皮损伤、曾行起搏器或支架置入术及血管钙化。使用导管腔内球囊扩张法拔除嵌顿导管，该方法通过球囊扩张增加导管直径，松解包裹在导管周围的纤维蛋白鞘，最终顺利拔管。沿加硬导丝向透析导管管腔内置入耐高压球囊导管，采取边扩张，边推进的方法，用 20 个大气压连续扩张 2~3 次，直至球囊超过透析导管顶端后感到导管松动，该方法操作简单，安全有效。

4. 临床疗效 原位导管更换术、纤维鞘剥离术、经皮腔内球囊扩张血管成形术 3 种治疗效果对比，术后即刻技术成功率均为 100%，平均随访时间为 89 天 ±67 天（0～398 天），3 组累计导管通畅率无显著差异，认为应该充分评估各方式的利弊、技术熟练程度，不能过多倾向费用及患者和医生的意愿。PTA 换管导管血流量及尿素清除率明显优于单纯换管组，并且可解决伴随的中心静脉狭窄，或许还可尝试建立新的动静脉瘘。纤维鞘的形成是以血栓为基础的机化纤维化过程，防止纤维鞘形成最好的办法是直接抑制血栓形成。包括口服抗血栓药物（肝素封管加华法林口服可降低导管相关血栓发生率，部分研究可外加口服阿司匹林防止导管功能不良）、改善长期导管制造工艺（肝素涂层、抗菌涂层、导管尖端改变、仿生学技术等）。

（六）透析相关盗血综合征

通过血管造影以确定造成缺血的近端或远端动脉闭塞的情况。血管成形术可用于动静脉吻合口近端动脉狭窄。血管成形术可能会增加血液流向周围组织以减轻疼痛并促进溃疡愈合。在患者出现有症状的血管功能不全时需要手术治疗。在前臂人工血管，立即结扎桡动脉瘘口远端流出道静脉可终止窃血现象并改善流向手部的血流，同时可通过缩小吻合口的直径或创造新的动静脉瘘来改善。用钢圈栓塞桡动脉的瘘口远端的和外科功效相同。通过结扎人工血管瘘管减少盗血可能危及人工血管的通畅。在严重的情况下，必需拆除人工血管。

（七）静脉高压

透析通路静脉流出道的阻塞可能导致逆向、高压血流通过侧支静脉流出并导致静脉高压。这种情况在上臂 AVF 或 AVG 伴有中央静脉狭窄/闭塞时最常见。静脉高压症状包括：同侧上肢肿胀、胸壁肿胀、颜面部肿胀伴有青紫红斑，如果长期高静脉压，会出现皮肤色素沉着，同侧肢体、胸壁及颈部可见曲张静脉显露，动脉瘤样扩张在动静脉瘘中也可能发生。肿胀的肢体会引起疼痛和肢体功能损害，并可能导致缺血性溃疡。应在人工血管植入前评估患者是否已存在手臂水肿、侧支静脉怒张、锁骨下静脉导管或装有心脏起搏器或四肢外伤史等。影像检查采用多普勒超声、磁共振成像技术或静脉造影检查。如果静脉高压症状出现在人工血管移植之后，应行静脉造影术。如果有中央静脉狭窄或闭塞，推荐首先使用 PTA，在急性弹性回缩或 3 个月内复发狭窄建议支架置入。在许多情况下，血管成形术可以缓解肢体肿胀至少 3~6 个月，然后可以重复血管成形术治疗，该法可以延长通路的使用寿命。PTA 技术成功率高达 70%~90%，但是初级通畅率多变，为 23%~63%，累积通畅率 29%~100%。中性静脉狭窄可置入裸支架，由于移位、缩短、碎裂、刺激内膜增生、导致狭窄复发、反复介入干预维持通畅。中心静脉狭窄覆膜支架置入报道 12 个月初级通畅率、辅助通畅率、次级通畅率分别为 56%、86%、100%。支架置入术后需要持续维护，关注支架末端内膜增生。

（八）动脉瘤和假性动脉瘤

在人工血管移植或自体动静脉瘘中发现搏动性肿块而诊断为动脉瘤和假性动脉瘤。动脉瘤出现在透析时反复穿刺同一位点或静脉狭窄导致的静脉高压时。假性动脉瘤产生是由于重复穿刺人工血管导致该位置发生退行性变，并且发生在 2%~10% 的透析通路中。当这些假性动脉瘤变大后，它可能会影响人工血管的功能。

当埋置点皮肤破溃、迅速膨胀、大范围扩张、自发性出血或感染时必须行外科手术治疗。手术通常涉及切除假性动脉瘤和在病灶周围行内置或旁路移植术。覆膜支架已被用来治疗熟化的假性动脉瘤、退行性变的人工血管透析通路以及 AVF 中的动脉瘤（图 3-3-38）。在一项大宗系列研究中，Vesely 使用 Viabahn 覆膜支架植入治疗移植物相关的假性动脉瘤，报道 3 个月一期通畅率为 71%，6 个月为 20%。手术修补及覆膜支架治疗 AVG 假性动脉瘤一期通畅率相似（变异大，术后 12 个月平均 53%~57%）。目前尚无共识表明 AVG 置入覆膜支架是否可以安全穿刺，或何时进行穿刺。

（安天志 周 石）

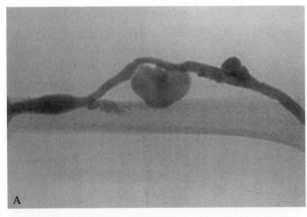

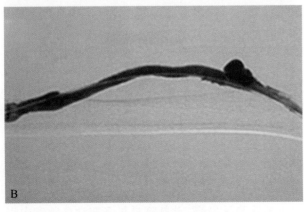

图 3-3-38 假性动脉瘤治疗
A. 血管造影可见人工血管假性动脉瘤；B. 植入 Flair 覆膜支架修复该病变

参 考 文 献

[1] Walter JF，Paaso BT，Cannon WB. Successful transcatheter embolic control of massive hematobilia secondary to liver biopsy[J]. Am J Roentgenol. 1976，127（5）：847-849.

[2] 郭伟，符伟国，陈忠．卢瑟福血管外科学[M]．7 版，北京：北京大学医学出版社．2012.

[3] Stanley JC，Thompson NW，Fry WJ. Splanchnic artery aneurysms[J]. Mayo Clinic Proceedings. 2007，82（4）：472-479.

[4] McDermott VG，Shlansky-Goldberg R，Cope C，et al. Endovacular manegement of splenic artery aneurysms and pseudo-aneurysms[J].Cardiovasc Intervent Radiol. 1994，17（4）：179-184.

[5] Cormier F，Ferry J，Artru B，et al. Dissecting aneurysms of the main trunk of the superior mesenteric artery[J]. Journal of Vascular Surgery. 1992，15（2）：424-430.

[6] 张萌帆，韩新巍，张凯，等．覆膜支架和密网支架在复杂内脏动脉瘤的治疗应用（附 12 例病例分析）[J]．临床放射学杂志．2015，34（2）：267-270.

[7] 苏浩波，顾建平，楼文胜，等．裸支架腔内血管重建术治疗孤立性肠系膜上动脉夹层动脉瘤[J]．介入放射学杂志，2011，20（12）：948-952.

[8] Henry M，Polydorou A，Frid N，et al. Treatment of renal artery aneurysm with the multilayer stent[J]. J Endovasc Ther. 2008，15（2）：231-236.

[9] Tulsyan N，Kashyap VS，Greenberg RK，et al.The

endovascular management of visceral artery aneurysms and pseudoaneurysms[J]. J Vase Surg. 2007, 45(2): 276-283.

[10] Venturini M, Marra P, Colarieti A, et al. Covered stenting and transcatheter embolization of splenic artery aneurysms in diabetic patients: A review of endovascular treatment of visceral artery aneurysms in the current era [J]. Pharmacol Res. 2018, 135: 127-135.

[11] Kayssi A, Al-Atassi T, Oreopoulos G, et al. Drug-eluting balloon angioplasty versus uncoated balloon angioplasty for peripheral arterial disease of the lower limbs[J]. Cochrane Database Syst Rev. 2016, 8(8): 105S-106S.

[12] Fukuda I, Chiyoya M, Taniguchi S, et al. Acute limb ischemia: contemporary approach[J]. Gen Thorac Cardiovasc Surg. 2015, 63(10): 540-548.

[13] Abdullah K, Bou Dargham B, Steinbrecher M, et al. Drug-Eluting Stents for Treatment of Peripheral Artery Disease[J]. Am J Cardiovasc Drugs. 2018, 18(3): 175-180.

[14] Debing E, Aerden D, Vanhulle A, et al. Paclitaxel-coated versus plain old balloon angioplasty for the treatment of infrainguinal arterial disease in diabetic patients: the Belgian diabetic IN.PACT Trial[J]. J Cardiovasc Surg (Torino), 2017, 58(4): 528-534.

[15] Wicky S, Pinto EG, Oklu R. Catheter-directed thrombolysis of arterial thrombosis[J]. Semin Thromb Hemost. 2013, 39(4): 441-445.

[16] Soderstrom M, Alback A, Biancari F, et al. Angiosome-targeted infrapopliteal endovascular revascularization for treatment of diabetic foot ulcers[J]. J Vasc Surg. 2013, 57(2): 427-435.

[17] Kaufman J A, Lee M J. Vascular and Interventional Radiology: The Requisites[M]. Philadelphia: Elsevier, 2014: 334-354.

[18] Gerhard-Herman MD, Gornik HL, Barrett C, et al. 2016 AHA/ACC Guideline on the Management of Patients With Lower Extremity Peripheral Artery Disease: A Report of the American College of Cardiology/American Heart Association Task Force on Clinical Practice Guidelines [J]. Circulation. 2017, 135(12): e726-e779.

[19] Criqui MH, Aboyans V. Epidemiology of peripheral artery disease[J]. Circ Res. 2015, 116(9): 1509-1526.

[20] Santistevan JR. Acute Limb Ischemia: An Emergency Medicine Approach[J]. Emerg Med Clin North Am. 2017, 35(4): 889-909.

[21] Oldenburg WA, Lau LL, Rodenberg TJ, et al., Acute mesenteric ischemia: a clinical review[J]. Archives of Internal Medicine, 2004. 164(10): 1054-1062.

[22] Sreenarasimhaiah J, Chronic mesenteric ischemia[J]. Best Practice & Research Clinical Gastroenterology, 2005, 19(2): 283-295.

[23] Wilkin, LR, Stone JR, Chronic mesenteric ischemia [J]. Techniques in Vascular & Interventional Radiology, 2015, 18(1): 31-37.

[24] 缺血性肠病诊治中国专家建议写作组, 老年人缺血性肠病诊治中国专家建议(2011)[J]. 中华老年医学杂志, 2011, 30(1): 1-6.

[25] 王玉琦, 重视肠系膜血管性疾病的诊治[J]. 中国实用外科杂志, 2006, 26(6): 401-404.

[26] Aakhus T, The value of angiography in superior mesenteric artery embolism[J]. Br J Radiol, 1966, 39 (468): 928-932.

[27] Furrer J, Grüntzig A, Kugelmeier J, et al., Treatment of abdominal angina with percutaneous dilatation of an arteria mesenterica superior stenosis. Preliminary communication[J]. Cardiovascular & Interventional Radiology, 1980, 3(1): 43-44.

[28] Pescatori M, Milito G, Fiorino M, et al., Complications and reinterventions after surgery for obstructed defecation [J]. International Journal of Colorectal Disease, 2009, 24 (8): 951-959.

[29] Cangemi JR, Picco MF, Intestinal ischemia in the elderly [J]. Gastroenterology Clinics of North America, 2009, 38(3): 527-540.

[30] Park WM, Gloviczki P, Cherry KJ Jr, et al., Contemporary management of acute mesenteric ischemia: Factors associated with survival[J]. Journal of Vascular Surgery, 2002, 35(3): 445-452.

[31] Brandt L, Boley S, Goldberg L, et al., Colitis in the elderly. A reappraisal[J]. American Journal of Gastroenterology, 1981, 76(3): 239-245.

[32] Akyildiz H, Akcan A, Oztürk A, et al., The correlation of the D-dimer test and biphasic computed tomography with mesenteric computed tomography angiography in the diagnosis of acute mesenteric ischemia[J]. American Journal of Surgery, 2009, 197(4): 429-433.

[33] Greenwal, DA, Brandt LJ, Reinus JF. Ischemic bowel disease in the elderly[J]. Gastroenterology Clinics of North America, 2001, 30(2): 445-473.

［34］ Park WM，Gloviczki P，Cherry KJ Jr，et al.，Contemporary management of acute mesenteric ischemia: Factors associated with survival［J］. Journal of Vascular Surgery，2002，35（3）：445-452.

［35］ Lefkovitz Z，Cappell MS，Lookstein R，et al.，Radiologic diagnosis and treatment of gastrointestinal hemorrhage and ischemia［J］. Medical Clinics of North America，2002，86（6）：1357-1399.

［36］ Furukawa A，Kanasaki S，Kono N，et al.，CT diagnosis of acute mesenteric ischemia from various causes［J］. American Journal of Roentgenology，2009. 192（2）：408-416.

［37］ Shih MC，Hagspiel KD，CTA and MRA in mesenteric ischemia: part 1，Role in diagnosis and differential diagnosis［J］. Ajr American Journal of Roentgenology，2007，188（2）：452-461.

［38］ Napoli A，Fleischmann D，Chan FP，et al.，Computed tomography angiography: state-of-the-art imaging using multidetector-row technology［J］. Journal of Computer Assisted Tomography，2004，. 28 Suppl 1: S32-S45.

［39］ Resch T，Lindh M，Dias N，et al.，Endovascular recanalisation in occlusive mesenteric ischemia-feasibility and early results［J］. European Journal of Vascular & Endovascular Surgery，2005，29（2）：199-203.

［40］ 杨正汉，冯逢，王霄英. 磁共振成像技术指南［M］. 北京：人民军医出版社，2007.

［41］ Mosele M，Cardin F，Inelmen EM，et al.，Ischemic colitis in the elderly: Predictors of the disease and prognostic factors to negative outcome［J］. Scandinavian Journal of Gastroenterology，2010. 45（4）：428-433.

［42］ 王茂强，王志军，刘凤永，等，腹腔动脉和肠系膜上动脉狭窄的介入治疗［J］. 中华外科杂志，2005. 43（17）：1132-1135.

［43］ Oldenburg WA，Lau LL，Rodenberg TJ，et al.，Acute mesenteric ischemia: a clinical review［J］. Archives of Internal Medicine，2004. 164（10）：1054-1062.

［44］ Schaefer PJ，Schaefer FK，Hinrichsen H，et al.，Stent placement with the monorail technique for treatment of mesenteric artery stenosis［J］. Journal of Vascular & Interventional Radiology，2006，17（4）：637-643.

［45］ Polk JD，Rael LT，Craun ML，et al.，Clinical utility of the cobalt-albumin binding assay in the diagnosis of intestinal ischemia［J］. Journal of Trauma & Acute Care Surgery，2008，64（1）：42-45.

［46］ Theodoropoulou A，Koutroubakis IE，Ischemic colitis: clinical practice in diagnosis and treatment［J］. World Journal of Gastroenterology，2008. 14（48）：7302-7308.

［47］ Maruyama Y，Yamauchi S，Imura H，et al.，Nonocclusive mesenteric ischemia after aortic surgery in a hemodialysis patient［J］. Ann Thorac Cardiovasc Surg，2008，14（2）：129-132.

［48］ Stamatakos M.，Stefanaki C，Mastrokalos D，et al.，Mesenteric ischemia: still a deadly puzzle for the medical community［J］. Tohoku Journal of Experimental Medicine，2008. 216（3）：197-204.

［49］ 刘玉玺，王凯，尹春辉，等，SolitaireAB 型支架治疗肠系膜上动脉栓塞［J］. 实用放射学杂志，2017. 33（8）：1273-1275.

［50］ 潘升权，殷世武，龙海灯，Angiojet 血栓抽吸系统在急性肠系膜上动脉栓塞治疗中的应用［J］. 中国动脉硬化杂志，2016. 24（7）：733-736.

［51］ 洪晓明，徐承义，宋丹，等，AngioJet Ultra 血栓清除系统在肠系膜上动脉栓塞中的应用二例［J］. 中国心血管杂志，2017. 22（3）：217-220.

［52］ 李选，缺血性肠病的介入治疗［J］. 中国实用外科杂志，2006. 26（6）：416-418.

［53］ 黄渊全，贾中芝，王祁，等，腔内导管抽栓或联合溶栓在肠系膜上动脉栓塞中的应用［J］. 中华胃肠外科杂志，2014，17（10）：1018-1021.

［54］ 吴清海，置管溶栓治疗急性肠系膜上动脉血栓栓塞［J］. 介入放射学杂志，2008. 17（2）：92-94.

［55］ 张精勇，种振岳，王默，等，血管腔内技术在肠系膜上动脉缺血疾病中的应用［J］. 血管与腔内血管外科杂志，2016. 2（2）：101-103.

［56］ Wichman HJ，Cwikiel W，Keussen，et al.，Interventional treatment of mesenteric venous occlusion［J］. Polish Journal of Radiology，2014，79：233-238.

［57］ 宋进华，何旭，楼文胜，等，AngioJet 在急性肠系膜上静脉 - 门静脉血栓治疗中的应用［J］. 中华医学杂志，2017，97（13）：991-995.

［58］ 侯国峰，卞策，朱广昌，等，急性肠系膜上静脉血栓形成置管溶栓治疗分析［J］. 河北医科大学学报，2017，38（11）：1275-1278.

［59］ 唐骁，郭大乔，陈斌，等，慢性肠系膜动脉缺血性疾病的腔内治疗体会［J］. 中华血管外科杂志，2016. 1（3）：160-163.

［60］ 常光其，陈逸钿，慢性肠系膜动脉缺血的治疗［J］. 中华血管外科杂志，2016. 1（3）：137-139.

[61] Atkins MD，Kwolek CJ，LaMuraglia GM，et al.，Surgical revascularization versus endovascular therapy for chronic mesenteric ischemia: a comparative experience[J]. Journal of Vascular Surgery, 2007. 45(6): 1162-1171.

[62] 董和平，魏立平，张勇，急性肠系膜上动脉血栓形成介入溶栓治疗 3 例[J]. 中国普通外科杂志，2003. 12(3): 232-233.

[63] 董嘉尧，朱桥华，周成宇，等，经导管接触溶栓治疗急性肠系膜上动脉血栓的疗效和安全性[J]. 实用医学杂志，2016. 32(7): 1142-1144.

[64] Hannawi B，Lam WW，Younis GA，Pressure Wire Used to Measure Gradient in Chronic Mesenteric Ischemia[J]. Texas Heart Institute Journal，2012. 39(5): 739-743.

[65] Aburahma AF，Campbell JE，Stone PA，et al.，Perioperative and late clinical outcomes of percutaneous transluminal stentings of the celiac and superior mesenteric arteries over the past decade[J]. Journal of Vascular Surgery, 2013. 57(4): 1052-1061.

[66] 杨宝钟，宋盛晗，邢彤，等，慢性肠系膜上动脉狭窄 / 闭塞的诊疗策略[J]. 中华胸心血管外科杂志，2013. 29(11): 663-666.

[67] 中华医学会外科学分会血管外科学组 . 深静脉血栓形成的诊断和治疗指南(第三版)[J]. 中华普通外科杂志，2017, 32(9): 807-812.

[68] Mazzolai L，Aboyans V，Ageno W，et al. Diagnosis and management of acute deep vein thrombosis: a joint consensus document from the European Society of Cardiology working groups of aorta and peripheral vascular diseases and pulmonary circulation and right ventricular function[J]. European heart journal. 2018，39(47): 4208-4218.

[69] Di Nisio M，van Es N，Büller HR. Deep vein thrombosis and pulmonary embolism[J]. The Lancet. 2016，388(10063): 3060-3073.

[70] Philip S. Wells MD，David R. et al. Evaluation of D-Dimer in the Diagnosis of Suspected Deep-Vein Thrombosis[J]. The NEW ENGLAND JOURNAL of MEDICINE. 2003，349(13): 1227-1235.

[71] Kearon C，Akl EA，Ornelas J，et al. Antithrombotic Therapy for VTE Disease: CHEST Guideline and Expert Panel Report[J]. Chest. 2016, 149(2): 315-352.

[72] Watson L，Broderick C，Armon MP. Thrombolysis for acute deep vein thrombosis[J]. Cochrane Database Syst Rev, 2014,(1): CD002783.

[73] 刘辉，承文龙，卢辉俊 . 导管溶栓与系统溶栓治疗急性下肢深静脉血栓形成的荟萃分析[J]. 中国血管外科杂志(电子版), 2016, 8(3): 183-187.

[74] 中国医师协会介入医师分会，中华医学会放射学分会介入专业委员会，中国静脉介入联盟 . 下肢深静脉血栓形成介入治疗规范的专家共识(第 2 版)[J]. 中华医学杂志 . 2018，98(23): 1813-1821.

[75] Enden T，Haig Y，Kløw N-E，et al. Long-term outcome after additional catheter-directed thrombolysis versus standard treatment for acute iliofemoral deep vein thrombosis (the CaVenT study): a randomised controlled trial[J]. The Lancet. 2012，379(9810): 31-38.

[76] Haig Y，Enden T，Grøtta O，et al. Post-thrombotic syndrome after catheter-directed thrombolysis for deep vein thrombosis (CaVenT): 5-year follow-up results of an open-label，randomised controlled trial[J]. The Lancet Haematology. 2016，3(2): e64-e71.

[77] Tichelaar VY，Brodin EE，Vik A，et al. A Retrospective Comparison of Ultrasound-Assisted Catheter-Directed Thrombolysis and Catheter-Directed Thrombolysis Alone for Treatment of Proximal Deep Vein Thrombosis[J]. Cardiovasc Intervent Radiol. 2016，39(8): 1115-1121.

[78] 《血管与腔内血管外科杂志》编辑部，下腔静脉疾病外科治疗专家协作组 . AngioJet 机械血栓清除术治疗急性下肢深静脉血栓形成的专家共识(2016 版)[J]. 血管与腔内血管外科杂志 . 2017，3(1): 555-558.

[79] Garcia MJ，Lookstein R，Malhotra R，et al. Endovascular Management of Deep Vein Thrombosis with Rheolytic Thrombectomy: Final Report of the Prospective Multicenter PEARL (Peripheral Use of AngioJet Rheolytic Thrombectomy with a Variety of Catheter Lengths) Registry[J]. J Vasc Interv Radiol. 2015，26(6): 777-785: quiz 786.

[80] Vedantham S，Goldhaber SZ，Julian JA，et al. Pharmacomechanical Catheter-Directed Thrombolysis for Deep-Vein Thrombosis[J]. New England Journal of Medicine. 2017，377(23): 2240-2252.

[81] 中华医学会放射学分会介入学组 . 下腔静脉滤器置入术和取出术规范的专家共识[J]. 介入放射学杂志 . 2011，20(5): 340-344.

[82] Duffett L，Carrier M. Inferior vena cava filters[J]. J Thromb Haemost. 2017，15(1): 3-12.

[83] Bikdeli B，Chatterjee S，Desai NR，et al. Inferior Vena Cava Filters to Prevent Pulmonary Embolism: Systematic

Review and Meta-Analysis[J]. J Am Coll Cardiol. 2017,
70(13): 1587-1597.

[84] Jia Z, Fuller TA, McKinney JM, et al. Utility of Retrievable Inferior Vena Cava Filters: A Systematic Literature Review and Analysis of the Reasons for Nonretrieval of Filters with Temporary Indications[J]. Cardiovasc Intervent Radiol. 2018, 41(5): 675-682.

[85] White RH, Brunson A, Romano PS, et al. Outcomes After Vena Cava Filter Use in Noncancer Patients With Acute Venous Thromboembolism: A Population-Based Study[J]. Circulation. 2016, 133(21): 2018-2029.

[86] Kalra M, Sen I, Gloviczki P. Endovenous and Operative Treatment of Superior Vena Cava Syndrome[J]. Surg Clin North Am. 2018, 98(2): 321-335.

[87] Straka C, Ying J, Kong FM, et al. Review of evolving etiologies, implications and treatment strategies for the superior vena cava syndrome[J]. Springerplus. 2016, 5 (1): 229.

[88] Sfyroeras GS, Antonopoulos CN, Mantas G, et al. A Review of Open and Endovascular Treatment of Superior Vena Cava Syndrome of Benign Aetiology[J]. Eur J Vasc Endovasc Surg. 2017, 53(2): 238-254.

[89] Simoff MJ, Lally B, Slade MG, et al. Symptom management in patients with lung cancer: Diagnosis and management of lung cancer, 3rd ed: American College of Chest Physicians evidence-based clinical practice guidelines[J]. Chest. 2013, 143(5 Suppl): e455S-e497S.

[90] Zhang J, Tang S, Hu C, et al. Femorally inserted central venous catheter in patients with superior vena cava obstruction: choice of the optimal exit site[J]. J Vasc Access. 2017, 18(1): 82-88.

[91] Mokry T, Bellemann N, Sommer CM, et al. Retrospective study in 23 patients of the self-expanding sinus-XL stent for treatment of malignant superior vena cava obstruction caused by non-small cell lung cancer[J]. J Vasc Interv Radiol. 2015, 26(3): 357-365.

[92] Haddad MM, Simmons B, McPhail IR, et al. Comparison of Covered Versus Uncovered Stents for Benign Superior Vena Cava (SVC) Obstruction[J]. Cardiovasc Intervent Radiol. 2018, 41(5): 712-717.

[93] Breault S, Doenz F, Jouannic AM, et al. Percutaneous endovascular management of chronic superior vena cava syndrome of benign causes: long-term follow-up[J]. Eur Radiol. 2017, 27(1): 97-104.

[94] Massara M, De Caridi G, Alberti A, et al. Symptomatic superior vena cava syndrome in hemodialysis patients: mid-term results of primary stenting[J]. Semin Vasc Surg. 2016, 29(4): 186-191.

[95] Harrison B, Hao F, Koney N, et al. Caval Thrombus Management: The Data, Where We Are, and How It Is Done[J]. Tech Vasc Interv Radiol. 2018, 21(2): 65-77.

[96] Lungren MP, Ward TJ, Patel MN, et al. Endovascular thrombolysis to salvage central venous access in children with catheter-associated upper extremity deep vein thrombosis: technique and initial results[J]. J Thromb Thrombolysis. 2015, 40(3): 274-279.

第四篇

呼吸系统

第一章　支气管肺癌

一、概述

支气管肺癌（bronchogenic carcinoma，BC）是指起源于气道或者肺实质的恶性肿瘤。在世界范围内肺癌居癌症发病率和死因之首。2018 年国家癌症中心发布的中国最新癌症数据显示，肺癌在我国癌症发病率、死亡率中排第 1 位。对于早期肺癌，外科切除是治愈的主要手段，但是由于各种原因，大约 80% 的肺癌无法通过手术切除治疗。对于无法手术切除的多数肺癌患者在传统的放化疗中获益有限，因此许多介入治疗的方法应运而生。

二、解剖

（一）正常肺部血液循环

正常肺血液循环根据其功能和来源分为两种血管系统。一种是组成肺循环的肺动脉和肺静脉系统，其主要功能是直接参与气体交换；另一种是属于体循环的支气管动脉和支气管静脉，其主要作用是供应各级支气管、脏层胸膜、肺血管壁、肺间质结构以及肺门与纵隔的淋巴结、食管中上段及肺动脉和主动脉壁的营养。支气管动脉和肺动脉，支气管静脉和肺静脉，肺动脉和肺静脉间通过支气管壁的毛细血管吻合，这些吻合对于侧支循环的建立有实际意义。

（二）肺癌供血动脉来源

肺癌的血供主要来自同侧支气管动脉，所以肺癌的动脉内灌注化疗 / 栓塞治疗应以支气管动脉为主。此外，肋间动脉、锁骨下动脉的分支、胸廓内动脉、甲状颈干、肋颈干、心包膈动脉、食管固有动脉有时也参与供血，尤其是肿瘤侵犯胸壁、纵隔等邻近部位和组织时应积极寻找其他供血动脉。

（三）支气管动脉的解剖

支气管动脉（bronchial artery，BA）变异较多，数量不恒定，大多于第 3～6 胸椎椎体高度直接发

自胸主动脉，多从胸主动脉侧壁、前侧壁和前壁发出，极少数从后壁发出，直径约为 1～2mm，通过肺门沿支气管进入肺。分支供应各级支气管、脏层胸膜、肺血管壁及肺间质结构，也分支到肺门淋巴结、食管中上段及纵隔结构。少数支气管动脉可异位开口于无名动脉、甲状颈干、锁骨下动脉、胸廓内动脉等。1970 年 Botenga 根据血管造影将支气管动脉分为 10 大类型（图 4-1-1）。支气管动脉和肋间动脉发自一共同干则称之为支肋共干，其意义在于脊髓动脉常发自肋间动脉，当支气管动脉造影、灌注化疗、栓塞治疗时易造成脊髓动脉损伤，以致造成瘫痪。此外，如果支肋共干段较短，并且与肋间动脉走行方向一致时，导管容易插入过深，超过支气管动脉开口进入肋间动脉，可造成找不到支气管动脉的假象。

三、病因

（一）吸烟

吸烟是肺癌最常见的危险因素，烟雾中含有多种致癌物质，主要是亚硝酸基化合物、多环芳香族化合物，大约 85% 的肺癌患者具有吸烟史。肺癌发生风险与每天吸烟的数量和吸烟的累积时间相关，吸烟达 20～30 包年（每天 1 包，持续 20～30 年）的人群发生肺癌的风险显著增加。另外，二手烟也会使肺癌的患病风险增加。吸烟还能和其他致肺癌因子如石棉、放射性物质等起协同作用。

（二）大气污染

工业发达国家肺癌的发病率高，城市比农村高，这与煤、石油等工业燃料燃烧后和沥青公路尘埃产生的含有苯并芘致癌烃等有害物质有关。

（三）职业因素

石棉是一种常见的职业性致癌物质，建筑业、石棉矿开采、绝缘材料加工等职业会接触石棉物质，被吸入的石棉纤维可附着并沉积在肺部，造成

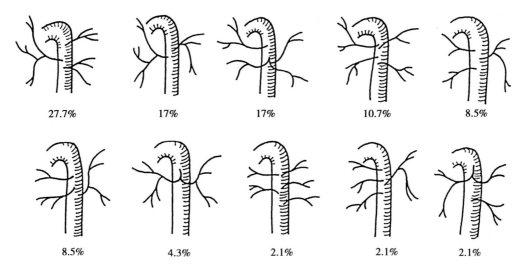

27.7%　　　17%　　　17%　　　10.7%　　　8.5%

8.5%　　　4.3%　　　2.1%　　　2.1%　　　2.1%

图 4-1-1　Botenga 支气管动脉分型及构成比

肺癌发病风险增高。从事冶金和开矿为主的职业人群的肺癌发病率也明显升高，这与长期接触铀、镭等放射性物质及其衍化物、致癌性碳氢化合物、砷、铬、镍、铜、煤焦油、二氯甲基醚、沥青、石油等物质有关。

（四）电离辐射

大剂量电离辐射可引起肺癌，进行放射性治疗或频繁的接受放射诊断检查会增加肺癌的患病风险。另外，室内建筑材料如花岗岩、砖砂、水泥及石膏之类，特别是含有放射性元素的天然石材，易释放出一种放射性的惰性气体——氡，也可导致肺癌发生。

（五）遗传易感等因素

肺癌的家族史、遗传易感性以及免疫功能降低等也在肺癌的发生中起重要作用。

四、病理

一般认为，绝大多数肺癌的组织发生于支气管黏膜上皮，少数起源于肺泡上皮和支气管的腺体。肺癌在生长过程中，一方面沿支气管壁浸润使管壁增厚并向邻近肺组织发展成为肺内肿块，另一方面向支气管腔内生长形成肿块，以致支气管狭窄或闭塞，从而造成阻塞性肺炎或阻塞性肺不张。癌细胞经淋巴道转移可致肺门、纵隔、锁骨上及腋下淋巴结肿大。经血道转移可到肝、脑、肾、肾上腺等器官及骨骼系统。临床上将发生于肺主支气管和叶支气管的肺癌称为中央型肺癌；发生于段及其以下支气管的肺癌称为周围型肺癌；发生在细支气管或肺泡壁呈弥漫性生长的肺癌称为弥漫型肺癌。

根据 2015 版 WHO 肺肿瘤分类，肺癌的组织学类型如下

1. **鳞状细胞癌**　鳞状细胞癌（squamous cell carcinoma，SCC）简称鳞癌，是肺癌中最多的一种癌，约占肺癌的 40%，大多数为男性，与吸烟有密切关系。包括角化、非角化和基底样亚型 3 个类型，组织学特点为角化和细胞间桥，免疫组化检测时大多数鳞癌 p40、p63 和 p53 蛋白家族染色阳性。

2. **腺癌**　腺癌（adenocarcinoma，AC）约占肺癌的 20%，女性相对多见，主要是周围型，但也有约 1/4 发生在中央部位。组织学特点为立方形或柱状形的细胞排列成腺泡或小腺体，部分腺体内可有黏液。免疫组化检测时细胞角蛋白 7、甲状腺转录因子 -1（TTF-1）染色为阳性，细胞角蛋白 20 呈阴性。根据组织学分类可以分为：腺癌癌前病变（包括不典型腺瘤性增生、原位腺癌）、微小浸润性腺癌（包括非黏液性、黏液性、黏液 / 非黏液混合性）、浸润性腺癌（包括附壁结构为主型、腺泡为主型、乳头为主型、微乳头为主型、实体伴黏液分泌型）、浸润癌变异型（包括浸润性黏液腺癌、胶样癌、胎儿性腺癌、肠型腺癌）。

3. **大细胞癌**　大细胞癌（large cell carcinoma，LCC）大约占肺癌的 9%，通常由大片恶性细胞组成，常伴有坏死，在光镜下看不到任何腺或鳞的分化特征，在手术切除的标本中才能诊断大细胞癌，且不能借助于免疫组化来辅助判断。

4. **腺鳞癌**　腺鳞癌（adenosquamous cell carcinoma，ACC）只占据所有肺癌的 0.6%~2.3%，当癌组织中同时含有腺癌和鳞癌成分，且每种成分至少占 10% 以上时才可诊断为腺鳞癌，该类型肺癌也是只能出现在手术切除的大标本病理报告中。

5. 肉瘤样癌 肉瘤样癌（sarcomatoid carcinoma, SC）分化差，镜下可见上皮性小管混合于黏液样梭形细胞间质中，小管内衬假复层无纤毛的柱状上皮；胞浆嗜酸或透明，常见核下或核上空泡，内含有糖原；小管有分支并可见鳞状化生或坏死灶；间质中常见核分裂象，也可见分化不成熟的软骨、骨和平滑肌。可分为 5 个类型：多形性癌、梭形细胞癌、巨细胞癌、癌肉瘤、肺母细胞瘤。

6. 神经内分泌癌 按照分化程度，神经内分泌癌（neuroendocrine carcinoma, NC）分为高、中、低分化，具体对应的肿瘤类型为类癌、不典型类癌、小细胞 / 大细胞神经内分泌癌。

7. 涎腺源性癌 涎腺源性癌（carcinoma of the salivary glands, CSG）来源于支气管黏膜腺体，与发生于涎腺内的相同类型癌一致，主要类型有腺样囊性癌、黏液表皮样癌、肌上皮癌、恶性多形性腺瘤。

五、临床表现

1. 肺癌早期可无明显症状，当病情发展到一定程度时，常出现刺激性干咳、痰中带血或血痰、胸痛、发热、气促等症状。当呼吸道症状超过 2 周，经治疗不能缓解，尤其是痰中带血、刺激性干咳或原有的呼吸道症状加重时，要高度警惕肺癌存在的可能性。

2. 当肺癌侵及周围组织或转移时，可出现以下症状：

（1）癌肿侵犯喉返神经，出现声音嘶哑。

（2）癌肿侵犯上腔静脉，出现面、颈部水肿等上腔静脉梗阻综合征表现。

（3）癌肿侵犯胸膜引起胸膜腔积液，往往为血性，大量积液可以引起气促。

（4）癌肿侵犯胸膜及胸壁，可以引起持续剧烈的胸痛。

（5）上叶尖部肺癌可侵入和压迫位于胸廓入口的器官组织，如第一肋骨、锁骨下动、静脉、臂丛神经、颈交感神经等，产生剧烈胸痛，上肢静脉怒张、水肿、臂痛和上肢运动障碍，同侧上眼睑下垂、瞳孔缩小、眼球内陷、面部无汗等颈交感神经综合征表现。

（6）发生脑转移时可出现头痛、恶心、呕吐、眩晕、视物不清、癫痫发作、精神错乱、性格改变和局灶性神经系统症状。

（7）发生骨转移时可出现持续固定部位的骨痛、血浆碱性磷酸酶或血钙升高。

（8）发生肝转移时可出现右上腹痛、肝大、厌食、碱性磷酸酶、谷草转氨酶、乳酸脱氢酶或胆红素升高。

（9）发生皮下转移时可在皮下触及结节。

（10）血行转移到其他器官可出现转移器官的相应症状。

（11）少数患者，由于肺癌产生内分泌物质及其他尚未了解的原因，在临床上出现多种非转移性的全身症状，也称副癌综合征。其中以骨、关节病和内分泌紊乱引起的综合征较为常见，主要有肺性骨关节病、库欣综合征、抗利尿激素分泌增多综合征、重症肌无力、男性乳房发育等。

六、辅助检查及诊断

（一）痰液细胞学检查

痰液细胞学检查是目前诊断肺癌简单方便的无创伤性诊断方法之一，在晨起咳痰前用清水漱口以减少口腔内食物残渣及上皮细胞，并咳去喉头积痰，连续三天留取清晨深咳后的痰液进行痰液细胞学涂片检查可以获得细胞学的诊断。

（二）血液学检查

1. 血液生化检查 对于原发性肺癌，目前无特异性血液生化检查。肺癌患者血浆碱性磷酸酶或血钙升高考虑骨转移的可能，血浆碱性磷酸酶、谷草转氨酶、乳酸脱氢酶或胆红素升高考虑肝转移的可能。

2. 血液肿瘤标志物检查

（1）癌胚抗原：目前血清中癌胚抗原（carcinoembryonic antigen, CEA）的检查主要用于判断肺癌预后以及对治疗过程的监测。

（2）神经特异性烯醇化酶（neurone specific enolase, NSE）：是小细胞肺癌首选标志物，用于小细胞肺癌的诊断和治疗反应监测。

（3）细胞角蛋白片段 19（cytokeratin-19 fragment, CYFRA21-1）：对肺鳞癌诊断的敏感性、特异性有一定参考意义。

（4）鳞状细胞癌抗原（squamous cell carcinoma antigen, SCC）：对肺鳞状细胞癌疗效监测和预后判断有一定价值。

（三）影像学检查

1. X 线片检查 通过 X 线片检查可以了解病灶的部位、大小，淋巴结是否增大，有无胸腔积液，可以发现支气管阻塞所致的局部肺气肿、肺不张或病灶邻近部位的浸润性病变或肺部炎变。

2. CT 检查 胸部 CT 平扫或增强扫描对肺癌的诊断已广泛应用于临床，可以清楚显示病灶的位置、数目、形态、大小、累及范围，可以识别肿大的淋巴结，也可大致区分良、恶性，尤其对肺癌的分期已是不可缺少的手段。

通过 CT 增强扫描，纵隔及肺门淋巴结与大血管易于区别；故确定肿瘤侵犯邻近器官，有无纵隔淋巴结转移，以及远处转移等，在临床治疗上起决定性作用。

3. 超声检查 主要用于发现腹部重要器官以及腹腔、腹膜后淋巴结有无转移，也用于锁骨上窝淋巴结的检查；对于邻近胸壁的肺内病变或胸壁病变，可鉴别其囊、实性及进行超声引导下穿刺活检；超声还常用于胸水抽取定位。

4. MRI 检查 由于流空效应，纵隔大血管中流动的血液在 MRI 上呈无信号，而纵隔内脂肪组织在加权图像上呈高信号，因此，纵隔内病变极易与大血管、脂肪鉴别。MRI 无电离辐射，不需要造影剂增强也能显示肿瘤与支气管、血管的关系。MRI 检查对肺癌的临床分期有一定价值，特别适用于判断脊柱、肋骨以及颅脑有无转移。

5. 骨扫描检查 当怀疑肺癌发生骨转移时，可对可疑部位进行骨扫描检查验证。

6. PET-CT 检查 PET-CT 可以提供有关组织代谢活动的信息，在诊断肺癌纵隔淋巴结转移时较 CT 的敏感性、特异性高，可以发现隐匿性转移灶。

（四）内镜检查

1. 纤维支气管镜检查 纤维支气管镜（简称纤支镜）检查技术是诊断肺癌常用的方法，可以从镜内直接观察到支气管腔内肿瘤的形态、管壁受侵犯的范围，还可进行纤支镜直视下刷检、活检以及支气管灌洗获取细胞学和组织学诊断，大约 90%～100% 的中央型肺癌可取得组织学确诊，对肺癌手术的选择有十分重要的参考价值。

2. 经纤维支气管镜肺穿刺活检（transbronchial lung biopsy，TBLB） 在 X 线透视导引下，穿刺针经支气管穿刺入肿块内进行活检，尤其对周围型肺癌的确诊有较大价值。穿刺后密切注意出血、气胸或纵隔积气等并发症，以便及时处理。

3. 经纤维支气管镜引导透壁穿刺纵隔淋巴结活检术和纤维超声支气管镜引导透壁淋巴结穿刺活检术 经纤维支气管镜引导透壁穿刺纵隔淋巴结活检术（transbronchial needle aspiration，TBNA）有助于肺癌 TNM 分期的精确 N_2 分期，如果诊断需要，可以通过 TBNA 对 CT 上最大短轴 ≥10mm 的淋巴结进行取样。纤维超声支气管镜引导透壁淋巴结穿刺活检术（EBUS-TBNA）更能就肺癌 N_1 和 N_2 的精确病理诊断提供安全可靠的支持。

4. 纵隔镜检查 纵隔镜检查是评估 N 分期的有效方法，是目前临床评价肺癌纵隔淋巴结状态的"金标准"。尽管 CT、MRI、PET-CT 能够对肺癌治疗前的 N 分期提供极有价值的证据，但仍然不能取代纵隔镜的诊断价值。

5. 胸腔镜检查 胸腔镜可以准确地进行肺癌诊断和分期，对于无法取得病理标本的早期肺癌，尤其是肺部微小结节病变行胸腔镜下病灶切除，即可以明确诊断。对于中晚期肺癌，胸腔镜下可以行淋巴结、胸膜和心包的活检，胸水及心包积液的细胞学检查，为制订全面治疗方案提供可靠依据。

（五）经皮肺穿刺活检

对性质不明确的肺内肿块，经皮肺穿刺活检（percutaneous lung biopsy，PTLB）技术是一种可获得细胞学或组织学诊断的方法，具有较大价值，详细内容请参考肺、纵隔病变经皮穿刺活检术部分。

（六）其他检查技术

1. 胸腔穿刺术 当胸水原因不清时，可以进行胸腔穿刺，以进一步获得细胞学诊断，有助于明确肺癌的分期。

2. 胸膜活检术 当胸水穿刺未发现细胞学阳性结果时，胸膜活检可以提高阳性检出率。

3. 浅表淋巴结活检术 对于肺部占位病变或已确诊为肺癌的患者，如果伴有浅表淋巴结肿大，可进行浅表淋巴结活检，以获得病理学诊断，进一步判断肺癌的分期，指导临床治疗。

（七）组织学诊断

组织病理学诊断是肺癌确诊和治疗的重要依据。活检确诊为肺癌时，应当进行规范化治疗。如因活检取材的限制，活检病理不能确定病理诊断时，建议重复活检或结合影像学检查进一步选择诊疗方案，必要时临床与病理科医师联合会诊确认病理诊断。

七、介入治疗

（一）治疗原理

1. 支气管动脉灌注化疗 支气管动脉灌注化疗（bronchial artery infusion chemotherapy，BAI）是

根据肺癌主要由支气管动脉供血这一循环特点而施行的区域性化疗方法。根据药物代谢动力学的研究结果，BAI 可明显提高肿瘤局部的药物浓度和延长肿瘤细胞与药物的接触时间，增强了化疗药物的抗肿瘤作用。灌注后化疗药物同样会沿血液循环至全身，因此也会起到一定程度的全身系统化疗作用。BAI 的疗效与肿瘤的供血、肿瘤的组织学类型、肿瘤的分期、肿瘤对抗癌药物的敏感性及用量、插管的技术水平及治疗次数等因素有关。一般认为，多血供型优于少血供型；靶血管单支优于多支供血；靶血管为支气管动脉灌注优于肋间动脉；中心型肺癌优于周围型肺癌；鳞癌优于腺癌，临床分期的早期优于晚期；联合用药优于单一用药；多次用药优于单次用药；肿块小者优于肿块大者。随着新型有效的抗癌药物的研发和用药方法的改进，这一方法已成为介入治疗领域中开展较为广泛的项目之一。

2. 支气管动脉栓塞治疗（bronchial arterial embolization，TAE） 早期肺癌栓塞治疗多采用明胶海绵等栓塞支气管动脉主干，该动脉栓塞后在短期内很难再通，从而影响再次的 BAI 治疗，因此临床上应用较少，主要应用在合并有大咯血的肺癌患者。20 世纪 80 年代后期，化疗栓塞开始用于治疗肺癌。其原理是把载有抗癌药物的微球、微囊或碘化油经供血动脉注入，微球、微囊或碘油微粒栓塞肿瘤毛细血管床或微小动脉，导致肿瘤组织缺血坏死；抗癌药物可以逐渐向周围组织缓慢释放，在肿瘤组织内可以较长时间保持较高的药物浓度。该技术的优点为具有栓塞和化疗的双重作用，可延长抗癌药物与的肿瘤组织作用时间，增强杀伤肿瘤的作用，减轻了化疗药物的全身毒副反应。

3. 射频消融 射频消融（radiofrequency ablation，RFA）是目前治疗实体瘤应用最广泛的消融技术，2007 年 12 月美国食品药品监督局（food and drug administration，FDA）批准了 RFA 可以用于肺部肿瘤的治疗。其原理是将射频电极穿刺入肿瘤组织中，在 $375\sim500kHz$ 的高频交变电流作用下，肿瘤组织内的离子随电流变化的方向产生振动，相互摩擦、碰撞而产生热生物学效应，局部温度可达 $60\sim120℃$，从而导致细胞发生凝固性坏死，同时可使肿瘤周围的血管组织凝固形成一个反应带，有利于防止肿瘤转移，治疗后的炎症反应、免疫反应可进一步杀灭残留肿瘤细胞。

4. 微波消融 微波消融（microwave ablation，MWA）一般采用 915MHz 或 2 450MHz 两种频率。在微波电磁场的作用下，肿瘤组织内的水分子、蛋白质分子等极性分子产生极高速振动，造成分子之间的相互碰撞、相互摩擦，在短时间内产生高达 $60\sim150℃$ 的高温，从而导致细胞凝固性坏死。由于辐射器将微波能集中在一定范围内，故而能有效地辐射到所需靶区，微波热辐射在肺内有更高的对流性和更低的热沉降效应。

5. 冷冻消融 氩 - 氦冷冻消融（cryoablation）是目前较成熟的冷冻消融治疗技术。其原理是通过焦耳 - 汤姆逊效应，高压氩气可以使靶组织冷却至 $-140℃$，氦气可使靶组织从 $-140℃$ 迅速上升至 $20\sim40℃$，通过这种温度梯度的变化可以导致：①靶组织蛋白质变性；②细胞内外渗透压改变和"结冰"效应造成细胞裂解；③微血管栓塞引起组织缺血坏死等。

6. 粒子植入 放射性 ^{125}I 粒子植入属于组织间植入近距离治疗范畴，是放射治疗的方法之一，主要通过影像引导技术将密封的放射源直接植入肿瘤病灶内，通过放射性核素持续释放射线对肿瘤细胞进行杀伤的一种治疗手段。放射性 ^{125}I 粒子能以 $27\sim35keV$ 能量发射出 γ 射线，半衰期为 60.2 天，有效辐射半径为 $10\sim17mm$。射线可使 DNA 大分子链或化学键断裂，同时可使机体内水分子电离，产生自由基，自由基与生物大分子相互作用，引起肿瘤细胞损伤，从而起到治疗肿瘤的目的。^{125}I 粒子植入治疗时具有靶区内剂量高、靶区外剂量低、周围正常组织器官损伤较小的特点。

（二）适应证与禁忌证

1. 支气管动脉灌注化疗适应证与禁忌证

（1）适应证

1）不能手术切除或不愿手术的肺癌患者。

2）肺癌切除术前、术后辅助治疗。

3）不能耐受全身放化疗的肺癌患者。

4）肺癌治疗后肿瘤残留、进展或复发者。

（2）禁忌证

1）对造影剂过敏。

2）严重凝血功能障碍且无法纠正。

3）严重骨髓抑制且无法纠正。

4）全身状况差（全身多发转移、严重感染、高热）、明显恶病质、重要脏器功能严重不全、严重贫血及营养代谢紊乱短期不能改善。

5）美国东部肿瘤协作组（eastern cooperative oncology group，ECOG）评分（表 4-1-1）>3 分。

表 4-1-1　ECOG 体力状况评分标准

评分	体力状况
0	活动能力完全正常,与起病前活动能力无任何差异
1	能自由走动及从事轻体力活动,包括一般家务或办公室工作,但不能从事较重的体力活动
2	能自由走动及生活自理,但已丧失工作能力,日间不少于一半时间可以起床活动
3	生活仅能部分自理,日间一半以上时间卧床或坐轮椅
4	卧床不起,生活不能自理
5	死亡

2. 栓塞治疗适应证与禁忌证

（1）适应证

1）肺癌合并大咯血者。

2）肺癌血供较丰富,导管进入供血动脉较深,该动脉与脊髓动脉无关联,且患者一般情况较好。

3）对多次灌注化疗不敏感者。

4）肿瘤存在多条供血动脉。

（2）禁忌证

1）对造影剂过敏。

2）导管不能固定于靶血管或靶血管与粗大肋间动脉共干而导管又不能超过其开口者。

3）血管造影出现了明显的动静脉分流。

4）严重凝血功能障碍且无法纠正。

5）严重骨髓抑制且无法纠正。

6）全身状况差（全身多发转移、严重感染、高热）、明显恶病质、重要脏器功能严重不全、严重贫血及营养代谢紊乱短期不能改善。

7）ECOG 体力状况评分 >3 分。

3. 消融治疗的适应证与禁忌证

（1）治愈性消融的适应证：治愈性消融（curative ablation）是指通过消融治疗,使局部肿瘤组织完全坏死,有可能达到治愈效果。①不能耐受手术切除或不愿手术的周围型肺癌患者;②其他局部治疗复发后的单发病灶;③肺癌术后或放化疗后肺内寡转移;④多原发肺癌,且双肺肿瘤数量≤3 个,肿瘤最大径≤3cm,且无其无部位的转移病灶。

（2）姑息性消融的适应证：姑息性消融（palliative ablation）的目的在于最大限度减轻肿瘤负荷、缓解肿瘤引起的症状、改善患者生活质量,对于达不到治愈性消融条件的患者,其适应证可以较治愈性消融适当放宽。如肿瘤最大径 >5cm 或单侧肺病灶数目 >3 个（双侧肺 >5 个）,可以进行多针、多点或多次治疗,或与其他治疗方法联合应用。

（3）消融禁忌证

1）严重凝血功能障碍且无法纠正（如凝血酶原时间 >18 秒,凝血酶原活动度 <40%、血小板 <50×10⁹/L）。

2）肿瘤邻近或包绕大血管或重要脏器,穿刺困难或因造影剂过敏或患者自身无法配合等原因造成进针路径选择困难者。

3）病灶周围感染性及放射性炎症没有很好控制者,穿刺部位皮肤感染、破溃。

4）严重的肺纤维化,尤其是药物性肺纤维化。

5）消融病灶同侧恶性胸腔积液没有很好控制者。

6）两肺弥漫性病灶,消融治疗无法改善病情,预期生存时间 <3 个月者。

7）全身状况差（全身多发转移、严重感染、高热）、明显恶病质、重要脏器功能严重不全、严重贫血及营养代谢紊乱短期不能改善。

8）ECOG 评分 >3 分。

9）植入心脏起搏器的患者不建议使用 RFA。

4. 粒子植入的适应证与禁忌证

（1）适应证

1）不能手术切除或不愿手术的肺癌患者。

2）不能耐受全身放化疗的肺癌患者。

3）肺癌治疗后肿瘤残留、进展或复发者。

4）肿瘤最大直径 <5cm,肿块大小是影响疗效的重要因素,肿瘤越大局部控制率越小。

（2）禁忌证

1）严重凝血功能障碍且无法纠正（凝血酶原时间 >18 秒,凝血酶原活动度 <40%,血小板 <50×10⁹/L）。

2）肿瘤邻近或包绕大血管或重要脏器,穿刺困难或因造影剂过敏或患者自身无法配合等原因造成进针路径选择困难者。

3）病灶周围感染性及放射性炎症没有很好控制者,穿刺部位皮肤感染、破溃。

4）严重的肺纤维化,尤其是药物性肺纤维化。

5）粒子植入病灶同侧恶性胸腔积液没有很好控制者。

6）两肺弥漫性病灶,粒子植入治疗无法改善病情,预期生存时间 <3 个月者。

7）全身状况差（全身多发转移、严重感染、高热）、明显恶病质、重要脏器功能严重不全、严重贫血及营养代谢紊乱短期不能改善。

8）ECOG 评分 >3 分。

（三）术前准备

1. 患者的评估及影像学检查　要通过认真复习病史、体格检查及近期的影像资料来评估患者的介入治疗的适应证。适应证的选择建议多学科（胸外科、肿瘤科、放疗科、介入科、影像科等）共同讨论做出决定。胸部增强 CT（2 周内）为治疗前评估的关键影像学检查，可以了解肿瘤的位置、大小、数目、形态及其与邻近重要脏器、血管、气管或支气管的关系。完善相关分期检查，必要时行 PET-CT 检查排除或发现远处转移。肺癌分期参考国际肺癌研究协会（International association for the study of lung cancer，IASLC）发布的第 8 版肺癌 TNM 分期（表4-1-2，表 4-1-3）。

表 4-1-2　IASLC 肺癌 TNM 分期（第 8 版）

TNM 分期	标准
T：原发肿瘤	
TX	原发肿瘤无法评估，或者通过痰细胞学或支气管灌洗发现癌细胞，但影像学及支气管镜无法发现
T0	无原发肿瘤的证据
Tis	原位癌
T1	肿瘤最大径≤3cm，由肺组织或脏层胸膜包绕，支气管镜下未见肿瘤侵犯叶支气管，未侵犯主支气管
T1a	肿瘤最大径≤1cm
T1b	1cm<肿瘤最大径≤2cm
T1c	2cm<肿瘤最大径≤3cm
T2	3cm<肿瘤最大径≤5cm，或具有以下任一特征：侵犯主支气管，但不侵犯隆突；侵及脏层胸膜；有阻塞性肺炎或者部分或全肺肺不张
T2a	3cm<肿瘤最大径≤4cm
T2b	4cm<肿瘤最大径≤5cm
T3	5cm<肿瘤最大径≤7cm，或在同一肺叶内有其他孤立癌结节，或直接侵犯以下任一部位：胸壁（包括壁层胸膜、肺上沟瘤）、膈神经、心包壁层
T4	肿瘤最大径>7cm，或在同侧不同肺叶内有其他孤立癌结节，或侵犯以下任何一部位：纵隔、膈肌、心脏、大血管、气管、喉返神经、食管、椎体、隆突
N：区域淋巴结	
NX	区域淋巴结无法评估
N0	无区域淋巴结转移
N1	同侧支气管周围和/或同侧肺门淋巴结以及肺内淋巴结有转移，包括原发灶直接侵犯所致

续表

TNM 分期	标准
N2	同侧纵隔内和/或隆突下淋巴结转移
N3	对侧纵隔、对侧肺门、同侧或对侧前斜角肌或锁骨上淋巴结转移
M：远处转移	
MX	远处转移无法评估
M0	无远处转移
M1	有远处转移
M1a	对侧肺叶内出现孤立癌结节，伴有胸膜结节或出现恶性胸膜或心包积液
M1b	远处器官单发转移灶
M1c	单个或多个器官多处转移

表 4-1-3　IASLC 肺癌 TNM 分期（第 8 版）

TNM 分期	T	N	M
隐匿癌	TX	N0	M0
0 期	Tis	N0	M0
Ⅰ期			
ⅠA1 期	T1a	N0	M0
ⅠA2 期	T1b	N0	M0
ⅠA3 期	T1c	N0	M0
ⅠB 期	T2a	N0	M0
Ⅱ期			
ⅡA 期	T2b	N0	M0
ⅡB 期	T1a～c	N1	M0
	T2a	N1	M0
	T2b	N1	M0
	T3	N0	M0
Ⅲ期			
ⅢA 期	T1a～c	N2	M0
	T2a～b	N2	M0
	T3	N1	M0
	T4	N0	M0
	T4	N1	M0
ⅢB 期	T1a～c	N3	M0
	T2a～b	N3	M0
	T3	N2	M0
	T4	N2	M0
ⅢC 期	T3	N3	M0
	T4	N3	M0
Ⅳ期			
ⅣA 期	任何 T	任何 N	M1a
	任何 T	任何 N	M1b
ⅣB 期	任何 T	任何 N	M1c

2. **制订治疗计划** 消融治疗前根据 CT 所示的肿瘤位置、大小、数目、形态以及与重要脏器、大血管、气管或支气管等组织结构的关系，确定体位和穿刺通路。粒子植入前将胸部 CT 图像导入放射治疗计划系统（radiotherapy treatment planning system，TPS），勾画临床靶体积（clinical target volume，CTV），通过治疗计划系统计算达到一定处方剂量即肿瘤周边匹配剂量（matched peripheral doses，MPD）条件下，所需要的粒子数和粒子活度。计划靶体积（planning target volume，PTV）包括 CTV 外放 1cm，同时勾画肿瘤周边危险器官（比如骨髓）。根据治疗计划得出了粒子数目和活度订购 ^{125}I 粒子。肿瘤与血管关系密切时，应行增强 CT 扫描。肿瘤伴有明显肺不张的情况下，推荐使用 MRI 或 PET-CT，便于标出靶区。应用剂量体积直方图和等剂量分布图进行剂量评估。

3. **各项实验室检查** 术前应进行血常规、凝血功能、血生化、感染标志物、肿瘤标记物、血型、心电图、心脏彩超（老年患者可选）等检查，对于合并基础肺疾病（慢性阻塞性肺疾病、肺气肿等）的患者，推荐进行肺功能检查，以评估患者的氧合能力和肺功能储备能力。

4. **病理检查** 术前行经皮病灶穿刺活检或者纤支镜检查以明确诊断。对具有影像学特性的磨玻璃样早期肺癌患者，可在患者及家属知情同意的前提下先消融后活检，以避免大咯血。

5. **药品及设备准备** 术前准备麻醉、镇痛、镇咳、止血、扩血管、升压、降压等治疗及抢救药品、设备。

6. **患者准备** ①患者及家属（受委托人）签署手术知情同意书；②局部麻醉前 4 小时禁食，全身麻醉前 12 小时禁食；③建立静脉通道；④消融或粒子植入治疗术前，在征得相关科室医师同意后，停止服用抗血小板、抗凝及活血药物 1 周以上，并复查血常规、凝血功能；⑤消融治疗或粒子植入治疗前训练患者于平静状态下屏气；⑥对患者进行术前心理疏导，以减轻患者焦虑紧张情绪。

（四）操作方法

1. **支气管动脉灌注化疗操作** 腹股沟区域消毒、铺巾，用 2% 利多卡因局部麻醉，采用 Seldinger 技术于股动脉穿刺插管。鉴于支气管动脉大多开口于 $T_5 \sim T_6$ 椎体高度胸主动脉，右侧支气管动脉开口方位大多位于右侧壁、右前壁、前壁，左侧支气管动脉大多开口于右前壁、前壁、左前壁及左侧壁，后

壁开口极少，故行右侧支气管动脉插管时，可先寻找主动脉右侧壁，然后寻找右前壁和前壁；行左侧支气管动脉插管可先从主动脉的右前壁开始寻找，然后寻找前壁、左前壁和左侧壁。可选用 Cobra 导管在该区域选择支气管动脉，如经反复寻找仍未找到支气管动脉，则应扩大寻找范围，在 $T_4 \sim T_8$ 椎体及主动脉弓的凸部，甚至锁骨下动脉等，以期找到异位开口的支气管动脉。若导管头端移动时出现挂钩现象，且不随动脉跳动，此时导管可能已进入支气管动脉开口部，最好使用非离子型造影剂，可以降低脊髓损伤的可能性，先试推注 $1 \sim 2ml$ 造影剂显示支气管动脉后，将导管固定，进行造影，观察病灶血管分布、粗细、肿瘤染色的程度、有无支气管动脉 - 肺动脉分流（B-P 分流）、是否有肋间动脉共干和食管的血管分支等。支气管动脉造影表现可以分为多血管型和少血管型两种，其中多血管型表现为：

（1）支气管动脉增粗、迂曲、分支增多常深入瘤体，可见血管受肿瘤侵蚀现象。

（2）肿瘤周边和瘤体内出现粗细不均，迂曲、蜿蜒网状或点状新生血管和小血窦。

（3）均匀或不均匀的肿瘤染色，出现葡萄串样的血管湖，约 85% 肺癌有此现象，被认为是造影剂"外漏"所致，是恶性肿瘤的特征性改变；如果瘤体只有部分染色提示不染色部分有其他动脉供血。

（4）支气管动脉向肺循环血液分流，即 B-P 分流，这是肺癌侵蚀破坏肺循环血管所致，表现为支气管动脉与肺循环交通呈放射状小动脉或粗大的肺静脉早期显影。而少血管型较为少见，主要表现为支气管动脉不增粗、管壁不规则、瘤内血管分支少而细，无肿瘤染色，中央区域无明显血管，部分分支闭塞。如果病灶血管分布少，应考虑有无第二条支气管动脉供血，甚至其他体循环的供血动脉，此时，应继续寻找其他供血动脉。如仅由一条动脉供血，药物全部由该动脉灌注，如为多条动脉供血则应视供血动脉比例分别灌注。BAI 所选用的抗癌药物与全身静脉化疗基本一致，可根据肿瘤病理类型进行选用肿瘤敏感药物，推荐作药物敏感试验，进行肿瘤细胞相关分子靶标检测，实现患者个体化用药治疗。一般来说，肺癌首选含铂的 $2 \sim 3$ 药联合方案，每种抗癌药物参照说明书并根据不同患者对药物的反应情况调整用药量，单独用 $50 \sim 100ml$ 生理盐水或葡萄糖溶液稀释，一次灌注液体总量不超过 300ml，推注时间每种药物不少于 5 分钟。可

选用的药物有:5-氟尿嘧啶、丝裂霉素、多柔比星、顺铂、卡铂、奈达铂、奥沙利铂、紫杉醇、依托泊苷、吉西他滨、长春瑞滨和伊立替康等。灌注过程中要经常透视,观察导管前端有无移位,如怀疑有移位,应手推造影剂确定,有导管脱出要重新插管。术毕,拔管并局部压迫约 10～15 分钟。术后注意患者穿刺部位有无出血和血肿,注意下肢皮肤颜色、温度的改变,有无下肢感觉、运动障碍,若发现异常应及时处理。

2. **支气管动脉栓塞** 先行选择性支气管动脉造影,观察病灶血管分布、粗细、肿瘤染色的程度、有无 B-P 分流、是否有肋间动脉共干和食管的血管分支等。如血管造影显示肿瘤血供丰富,且支气管动脉无肋间动脉共干和食管的血管分支、无 B-P 分流,可先在透视下经导管缓慢灌注碘化油与化疗

药乳剂栓塞肿瘤毛细血管床和微小动脉,然后采用明胶海绵或弹簧钢圈栓塞支气管动脉主干(图 4-1-2)。在肺癌伴有 B-P 分流时,可选用明胶海绵颗粒栓塞,待造影证实 B-P 分流消失后可进行后续治疗。如有较粗大的肋间动脉共干应将导管超过肋间动脉开口,可应用微导管进行超选,经导管缓慢灌注碘化油与化疗药乳剂,然后采用明胶海绵或弹簧钢圈栓塞支气管动脉主干;若导管口不能超过肋间动脉开口,不应进行栓塞治疗。如共干的肋间动脉细小,而支气管动脉相对较粗大者,如能行超选择插管,可按上述栓塞方法进行治疗;如超选择插管未成功,可单纯用明胶海绵小条或适当大小的颗粒谨慎栓塞,明胶海绵应在透视下用造影剂以适当的速度注入,推注力量过大明胶海绵会反流而造成异位栓塞,注射力量太小又容易阻塞导管;如单纯

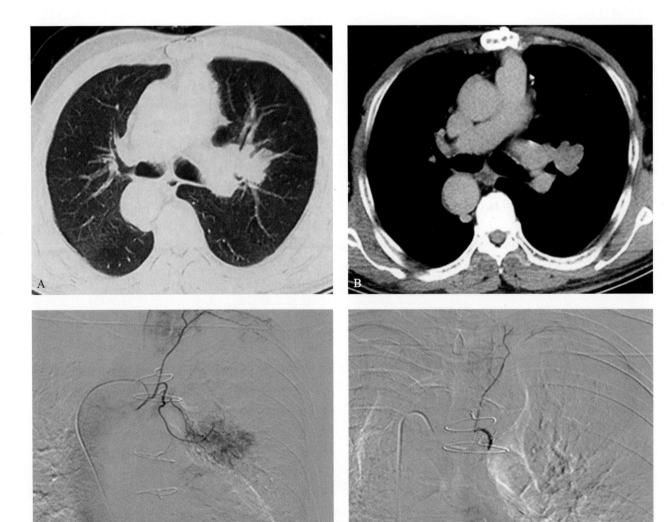

图 4-1-2 支气管动脉栓塞
A～D. CT 显示肿瘤位于左侧肺门处,支气管动脉造影可见肿瘤明显染色,超选择性化疗栓塞后造影显示肿瘤供血动脉及肿瘤染色完全消失

采用明胶海绵或弹簧钢圈，栓塞前可常规行 BAI。如为多支动脉供血，应分别进行栓塞。栓塞治疗时，应密切注意患者的反应，若患者出现背部疼痛时应立刻停止推注。栓塞剂的推注应缓慢，当造影剂在支气管动脉内流速明显减慢时应停止注射。随着栓塞材料的进步，也可以选用微球进行栓塞。虽然支气管动脉的栓塞治疗是一种有效的方法，但临床应用有一定的局限性：其一是栓塞治疗后由于支气管动脉的闭塞给以后的治疗带来障碍；其二是化疗栓塞的局部反应较重，疼痛明显，但支气管动脉栓塞治疗对于合并大咯血的患者应为最佳适应证。

3. 热消融操作 肿瘤热消融是利用热产生的生物学效应直接导致病灶组织中的肿瘤细胞发生不可逆损伤或凝固性坏死的一种介入微创治疗技术。热消融主要包括射频消融、微波消融，根据病灶消融是否完全可分为治愈性消融和姑息性消融。选择合适的热消融技术后，通常在 CT 引导下将热消融电极经皮穿刺至靶组织进行热消融（图 4-1-3）。

（1）参考术前 CT 图像，将患者以合适的体位置于 CT 扫描床上，以患者舒适和稳定为宜，必要时采用束缚带或真空负压垫固定。术前患者进行呼吸训练，建议采用平静呼吸状态下屏气。

（2）初步制订穿刺计划

1）穿刺点的体表定位：参考术前影像资料，将 CT 定位坐标尺纵向黏附在病灶所在区域的体表投影处，CT 扫描。

2）确定肿瘤病变区域（gross tumor region, GTR）：指影像学能界定的病变区域，即确定病灶的位置、数目、大小、形态以及与邻近器官、血管的关系。

3）选择穿刺路径：指从皮肤穿刺点到达病灶穿刺通道，此距离称为"靶皮距"。路径需满足穿刺点到达病灶有适当的距离（靶皮距 >2cm），病灶与邻近器官清晰可辨，能穿刺到病灶的最大截面，无骨骼、大血管、气管或其他重要组织结构阻挡。

4）分别测量进针角度以及皮肤穿刺点距离壁层胸膜和病灶的距离，必要时还需测量穿刺路径上

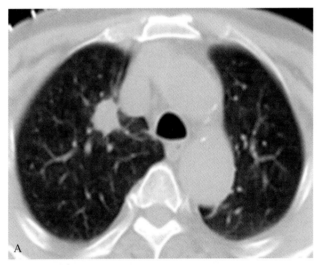

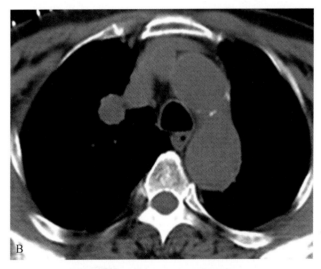

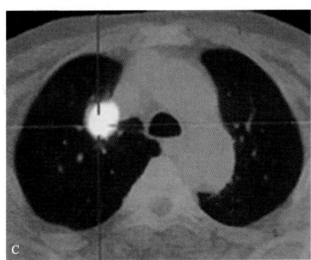

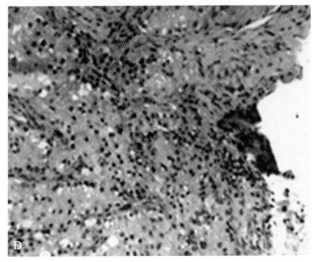

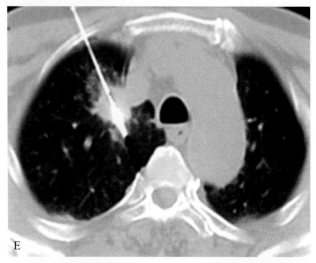

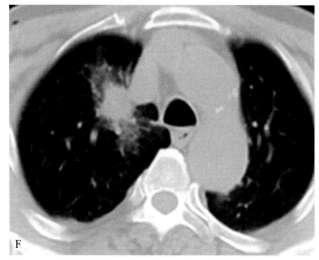

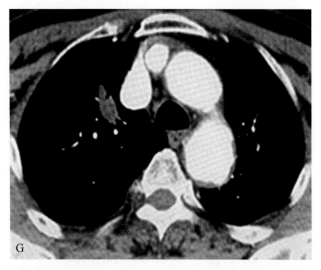

图 4-1-3 肿瘤热消融

A～G. 胸部 CT 显示右肺上叶类圆形结节，PET-CT 显示结节呈高代谢，组织病理提示腺癌，将微波消融针置于病灶内进行消融治疗，术后即刻 CT 扫描显示病变周围环形磨玻璃影，6 个月复查胸部增强 CT 显示病变缩小，无强化

距重要组织结构的距离。

5）一般选取较大肋间隙进行操作，便于适当调整穿刺方向。注意保护重要的非靶组织（如、心包、纵隔等）。必要时可采用消融的辅助技术，如人工液胸 / 气胸。

（3）根据手术部位进行消毒、铺巾，对患者实施全麻或者选用 2% 利多卡因局部逐层浸润麻醉，将注射器针头留置于体表，行 CT 扫描，以其为标记初步观察、模拟消融穿刺进针角度。

（4）尖刀片在进针点处破皮，在 CT 扫描监视下，将消融针按预设的穿刺路径逐步穿刺到达靶病灶，建议采用 3 步法：

1）对于胸壁较厚者在消融针穿刺至壁层胸膜未进入肺组织前或对于胸壁较薄者在消融针穿刺入少许肺组织后，行 CT 扫描观察进针角度及穿刺路径上的重要组织结构。

2）消融针穿刺接近靶病灶时，行 CT 扫描观察：进针角度、与邻近重要组织结构的关系及穿刺路径上是否有出血或气胸等并发症发生。

3）消融针穿刺入靶病灶后，行 CT 扫描（必要时可行三维重建）确认消融针在靶病灶内的位置及与周围重要组织结构的关系。在穿刺消融过程中如出现大量咯血或大量气胸应及时处理。

（5）根据肿瘤的大小和部位可采用多种模式进行靶组织热消融治疗：①单次单点完成消融治疗（如直径≤3cm 者）；②单次多点完成消融治疗（如直径3～5cm 者）；③多电极、单次多点或多次多点完成消融治疗（如直径 >5cm 者或姑息消融）。所使用的消融参数（温度、功率、时间、循环等）根据不同的设备进行不同选择。在消融过程中应用 CT 扫描监测消融针是否脱靶、是否需要调整消融针的深度和角度、是否达到了预定消融范围、是否出现术中并发症（如出血、气胸等）。消融过程需要监测心率、血压和血氧饱和度，同时要观察患者的呼吸、疼痛、咳嗽、咯血等情况，必要时应对症处理。

（6）即刻疗效评价：热消融过程中，由于热消融对肿瘤周围肺组织的损伤，在肿瘤周围可出现不透明高密度区，称为毛玻璃样影（ground-glass opacity，

GGO），此时的靶组织定义为消融后靶区（post-ablation target zone，PTZ）。消融过程结束时要再次 CT 扫描（范围要大，最好是全肺扫描）：①初步评价操作技术的成功情况；②观察消融边界（ablative margin）：如果要达到完全消融，PTZ 周围的 GGO 至少要大于消融前 GTR 边界 5mm，最好达到 10mm。对于姑息消融根据临床实际情况不必达到完全消融所要求的标准，甚至不要求消融边界；③观察是否有并发症的发生。如果患者血压、心率及血氧饱和度正常，无咯血、气促、胸闷、呼吸困难及其他症状，可以返回病房。

（7）消融结束后，行针道消融并缓慢拔出消融针，针道消融要避免损伤胸膜及皮肤。

（8）术后即刻行全肺 CT 扫描观察：是否有即刻并发症及初步判断疗效。在消融后如出现大量胸腔积血或积液、大量气胸等并发症应及时处理。

4. 冷冻消融操作　冷冻消融时需开启温毯机保持患者体温，按照病灶位置、数目、大小、形态选择冷冻探针的型号和数目：①多针组合适形冷冻采用 17G 冷冻探针，病灶最大径 <3cm 时，将 2～3 根探针穿刺置于病灶边缘，形成对称"夹击冷冻"；病灶最大径≥3cm 时，采用 4～6 根冷冻探针按照 1.5cm 距离立体排列，使"冰球"涵盖全部肿瘤体积。②粗针穿刺冷冻采用 17G 以上探针，根据病灶体积选择数量。对瘤体较大且靠近重要结构的肿瘤行姑息性减瘤冷冻时，一般采用 1～3 根冷冻探针，治疗原则是尽可能使"冰球"涵盖较多的瘤组织。穿刺步骤大致与热消融操作相同，以氩氦刀为例，将冷冻探针穿刺至靶病灶，治疗开始时氩气快速冷冻 10～20 分钟，氦气快速复温 2～5 分钟，并进行重复冷冻及复温，根据影像学显示"冰球"涵盖病灶情况决定是否增加冷冻时间，在体表穿刺点周围区域要注意保暖，避免皮肤冻伤。冷冻过程中需间隔 5 分钟行 CT 扫描以监测冷冻形成形态和涵盖病灶情况，并通过调整不同部位冷冻探针的功率形成适合病灶形态的"冰球"；当"冰球"边缘超过病灶 >1cm 时加热，使探针周围冰晶融化，拔出冷冻探针。

5. 粒子植入操作　粒子植入在 CT 引导下进行，常规层厚 5mm 扫描，确定肿瘤部位，并在体表标记。常规消毒、铺巾，麻醉后根据 TPS 治疗计划，选择相应肋间隙作为穿刺植入平面，并确定进针位置、角度和深度，无法避开骨骼阻挡者，可采用粒子植入辅助技术（包括骨打孔、人工气胸等），在 CT

的引导下将粒子针穿刺进入瘤灶预定位置。亦可平行进针，应用模板进行粒子植入。重复 CT 扫描提示粒子针穿刺到位后，根据 TPS 计划植入粒子。插植粒子针时，间距一般为 1～1.5cm，粒子针一次性插植完成或分层插植，进针至肿瘤远端边缘后，应用粒子植入器以等间距退针方式将粒子植入肿瘤。植入的粒子与大血管的距离应≥1cm，与脊髓的距离≥1cm。粒子植入过程中，及时进行 CT 扫描，确定已植入的粒子是否符合治疗计划，及时对治疗计划进行修正。植入完成后，进行全肺 CT 扫描，确定各层面植入的粒子分布及粒子数，如有粒子稀疏或遗漏，应立即补充植入，以满足术前治疗计划的剂量要求。同时观察有无气胸、出血等并发症，及时进行处理。将术后 CT 图像导入 TPS 进行剂量验证。

（五）术后处理

术后持续心电监护 12 小时以上，持续低流量吸氧。支气管动脉灌注化疗及栓塞治疗患者应卧床 24 小时，穿刺侧肢体制动 8～12 小时，注意检查穿刺处有无出血、肢体远端动脉搏动情况，皮肤颜色、温度情况，有无肢体感觉、运动障碍。及时补充液体，鼓励患者多饮水，以加速造影剂及化疗药物的排泄，保护肾功能。若出现疼痛、恶心、呕吐、发热等症状则对症处理。消融治疗的患者术后常规使用止血剂 1～3 天，碱化尿液，24～48 小时进行胸部 X 线片或 CT 检查，观察是否出现气胸、出血、胸腔积液等，并酌情对症处理。粒子植入患者手术部位应遮盖 0.15～0.25mm 铅当量的铅单，24～48 小时进行胸部 X 线片或 CT 检查，观察有无气胸、出血、胸腔积液或粒子移位。

（六）并发症

1. 常见不良反应

（1）抗肿瘤药物引起的毒副反应（如胃肠道反应、骨髓抑制、肝肾毒性及神经毒性等）。

（2）栓塞、消融后综合征：是由于坏死物质的吸收和炎性因子的释放引起。主要症状为疼痛、发热、乏力、全身不适、恶心、呕吐等，一般持续 3～5 天，少部分可能会持续 1～2 周，对症处理即可。

（3）咳嗽：消融术中出现咳嗽是十分常见的症状，剧烈的咳嗽可导致或加重气胸或皮下气肿，有时可使消融电极脱靶，有时加剧患者紧张甚至不能耐受消融。引起咳嗽的原因可能与消融时局部温度增高刺激肺泡、支气管内膜或胸膜所致，术后咳嗽是肿瘤组织坏死及其周围肺组织热损伤引起的炎症反应所致。预防：术前1小时口服可待因可减轻咳嗽反应，轻度的咳嗽不影响消融手术，剧烈咳嗽要停止消融手术或间断消融，术后咳嗽可适当给予止咳化痰药。

2. 脊髓损伤　脊髓损伤是支气管动脉造影、灌注化疗及栓塞治疗的严重并发症。患者常于术后2～3小时出现感觉或运动障碍、尿潴留、偏瘫或截瘫等症状。脊髓供血的特点为：①约90%血供来自肋间动脉分出的节段动脉，各节段的吻合支少；②胸段的根动脉，其吻合支更少，管径也最细，尤以第4胸椎段是脊髓相对缺血区；③由于主动脉位于脊髓左侧，因根动脉在胸腰段往往左侧多于右侧，故右侧易引起缺血；④腰₁段也是脊髓相对缺血区之一，脊髓前根动脉仅为单支，极少吻合支，若导管插入该动脉，则可阻断血流，导致缺血。脊髓损伤的原因可能与以下因素有关：①造影剂浓度过高且用量较大；②碘化油乳剂、化疗药微粒、小血栓等对脊髓根动脉的栓塞；③抗癌药物对脊髓的损伤。另外，因支气管动脉尤其是右侧，其主干往往与右侧3～5肋间动脉共干，后者与脊髓根动脉吻合，因此，右侧支气管动脉插管和化疗时相对容易发生脊髓损伤。预防措施：插管时动作应轻柔，在未详细明确血管的解剖前，避免盲目注入大剂量、高浓度的造影剂，避免使用离子型造影剂。造影剂浓度稀释至30%～40%，每次试探造影时造影剂注入2ml左右已足够。导管插入支气管动脉时间不宜太长，以免阻塞时间过久造成脊髓缺血。导管内随时注意用肝素盐水冲洗，以防血栓形成。必要时经导管注入适量利多卡因，明确支气管动脉与脊髓动脉无共干后才可行灌注化疗及栓塞治疗。造影若发现有脊髓动脉分支时不能给药，尽可能避开脊髓动脉分支，还应缓慢灌注抗癌药，每种药物以生理盐水或葡萄糖溶液稀释至50～100ml，一次灌注液体总量不超过300ml，推注时间每种药物不少于5分钟。在右侧支气管动脉及与肋间动脉共干的左支气管动脉灌注治疗后可静脉滴注低分子右旋糖酐250～500ml、地塞米松5～10ml、罂粟碱100ml以预防脊髓损伤。术中严密观察患者双下肢感觉、有无运动障碍和异常反射。当灌注时患者出现肢体发麻、背部剧痛应立即停止。一旦患者出现脊髓损伤症状，应联合神经内科采取积极治疗措施。一般轻度脊髓损伤患者（如单瘫、一侧下肢肌力下降等）经治疗2～3周后多可逐渐好转、恢复，截瘫患者较难康复。

3. 食管炎、食管 - 气管瘘　由于气管分叉以上一段食管的供血，主要来自支气管动脉分出的食管支，少数来自肋间动脉分支。右支气管动脉自胸主动脉发出，发出分支供血食管后，越过食管分布右侧支气管；而左支气管动脉发出的食管分支更多，为右侧的3倍。当抗癌药物从支气管动脉灌注时，部分药物同时进入食管动脉而分布在食管壁毛细血管，若灌注高浓度5-氟尿嘧啶、丝裂霉素及多柔比星等则易引起局部组织损伤、坏死、溃疡和穿孔。①食管炎：初次BAI后，患者自觉胸骨后烧灼痛，与饮食有关。处理方法为及时作钡剂食管造影检查，若是阴性也不能排除，给予流质饮食。症状重者，应采用胃管鼻饲营养，避免口腔进食进水，以免加重损伤，此外也可静滴抗生素和解痉止痛药，以防止炎症发展至溃疡，待症状好转后拔除胃管。②食管 - 气管瘘：在BAI后若患者出现食管炎的症状，经积极治疗后没有好转，突然出现饮水后呛咳剧烈，咳嗽增加，痰量增多，应考虑有食管 - 气管瘘。有时吞咽软食反而呛咳较轻，可能有小的食管气管瘘，液体易于通过小的瘘口进入支气管，应立刻作钡剂或泛影葡胺食管造影检查，明确瘘口的部位和大小，以及时处理。传统处理方法为行食管气管瘘修补术等外科手术治疗，近年来，可通过植入覆膜食管支架解决该并发症。

4. 气胸　气胸是消融治疗或粒子植入治疗后常见的并发症。少量气胸时，患者多无症状；大量气胸时，患者可出现憋气、呼吸困难等症状，氧饱和度下降。气胸量不超过30%时可不予处理，合并肺气肿的患者可行抽气治疗；气胸量大于30%以及持续性增长时，则需行穿刺置管胸腔闭式引流。如果患者经过胸腔闭式引流仍然有气体漏出，可以持续负压吸引、行胸膜固定术、气管镜下注入硬化剂、气管内置入阀门等。

5. 出血　出血是消融治疗或粒子植入治疗后常见的并发症，主要表现为咯血和血胸。咯血可以应用止血药物（垂体后叶素、血凝酶、氨甲苯酸、酚磺乙胺等）静推或静脉滴注处理，保守治疗无效者，可行介入栓塞治疗或剖胸探查。血胸的主要原因是在穿刺过程中损伤了肋间血管、胸廓内动脉、肺内血管，血液沿针道流入胸腔。如出血量较大（>500ml），应迅速补充血容量，行动脉造影明确责任血管，栓塞出血动脉。

6. 胸腔积液　多为反应性胸腔积液，部分患者可出现液气胸，一般观察或保守处理即可，中等或大量胸腔积液者可行置管引流。

7. 肺部感染 肺部感染患者常伴有基础的肺部疾患，肺部的感染和炎症会导致肺功能的急剧下降，甚至导致患者死亡。若术后 5 天体温仍然 >38.5℃，首先要考虑肺部感染，应行胸部 X 线片或行 CT 检查予以确认，并根据痰液、血液或脓液培养结果调整抗生素；如果发生肺部或胸腔脓肿可以置管引流并冲洗。

8. 空洞形成 空洞形成是肺部肿瘤热消融后的常见征象，可以视为术后的自然转归过程，但是也可能成为感染、出血等严重并发症的根源。肿瘤邻近胸壁、复发肿瘤和合并肺气肿的肿瘤，更易于出现空洞形成。大部分空洞没有症状，仅需观察不需处理。如果出现发热，应考虑空洞感染、脓肿形成。另外，要警惕曲霉菌感染。空洞引起的反复出血在保守治疗效果不佳时可以应用介入栓塞治疗。

9. 其他并发症 如皮下气肿、肺栓塞、脑梗死、空气栓塞、心包压塞、胸膜反应、肿瘤针道种植、肋间动脉损伤、神经损伤（臂丛、肋间、膈、喉返等神经）、支气管胸膜瘘、急性呼吸窘迫综合征、化疗药的神经毒性、局部皮肤坏死、非靶区热灼伤或冻伤、肋骨骨折、冷休克、放射性粒子移位、局部放射性肺炎、放射性肺纤维化等，需个别特殊处理。

（七）疗效评价

1. 支气管动脉灌注化疗、栓塞治疗、冷冻消融、粒子植入疗效评价

（1）术后局部疗效评估：肿瘤局部控制指标推荐使用改良的实体瘤疗效评价标准（modifield response evaluation criteria in solid tumors，mRECIST）（表 4-1-4），通过术后影像学检查测量肿瘤大小及肿瘤存活情况评价治疗效果，疗效评价分为完全缓解（complete response，CR）、部分缓解（partial response，PR）、稳定（stable disease，SD）和进展（progressive disease，PD），其中 CR+PR 为有效率（response rate，RR）。主要时间节点为术后即刻及术后 1 个月、3 个月、6 个月、12 个月复查 CT 或 MRI，必要时行 PET/CT 检查。

（2）临床疗效评估：在判断局部疗效的基础上，观察患者的临床症状、评估生活质量和精神状态改善情况等；参考 WHO 的中位生存期、无进展生存期、总生存期、局部复发率、远处转移率等评价标准，以患者死亡作为随访终点，定期随访并记录患者 1 年、2 年、3 年、5 年的生存情况。

表 4-1-4 实体瘤疗效评价标准

疗效	靶病灶	非靶病灶
CR	所有（非淋巴结的）靶病灶动脉期强化消失，并且治疗后所有原病理性淋巴结（包括靶病灶和非靶病灶）短径均小于 10mm	所有非靶病灶消失且肿瘤标记物水平正常，同时所有淋巴结的短径均在 10mm 以下
PR	所有靶病灶的长径总和减少≥30%	未提及
SD	变化介于 PR 和 PD 之间	介于 PR 和 PD 之间
PD	所有靶病灶的长径总和增加至少为 20%，并且长径总和增加的绝对值在 5mm 以上，或者是出现新的病灶	原有的非靶病灶有明确的进展，或者病灶数量增加

注：靶病灶：当存在多个可以测量的病灶时，按照病灶大小及可以重复测量的原则，每个脏器最多选取 2 个病灶，总共不超过 5 个病灶；非靶病灶：除靶病灶外的所有病灶，包括其他可以测量的病灶和不可以测量的病灶；把淋巴结短径 >15mm 定义为可测量的靶病灶；淋巴结短径 <10mm 定义为"非病理性淋巴结"，无需被记录或随访；10mm≤淋巴结短径 <15mm，定义为"非靶病灶"

2. 热消融疗效评价 术后前 3 个月，每个月复查一次胸部增强 CT。以后每 3 个月复查胸部增强 CT 或 PET-CT 和肿瘤标志物。主要观察局部病灶是否完全消融、肺内有无新发病灶、肺外转移以及并发症等。胸部增强 CT 是目前评价消融效果的标准方法，有条件的可使用 PET-CT，PET-CT/ 强化 CT 两者相结合可以更准确地判断消融后的疗效。

（1）术后影像学表现及疗效评估

1）CT 疗效评估

A. 影像学表现：热消融后由于消融区周围的出血、水肿、渗出、炎性细胞的浸润，PTZ 显著大于原肿瘤的 GTR，而这种影像学表现将持续 3～6 个月，因此传统的实体肿瘤疗效评价标准不适合用于热消融后局部疗效的评价。消融后强化 CT 扫描显示的变化规律为：消融后 1～3 个月内病灶增大，3 个月后病灶保持稳定或逐渐缩小。早期改变（1 周内）可分为 3 层：①第 1 层，病灶内可出现实性、蜂窝状或低密度泡影样改变；②第 2 层，围绕着消融肿瘤周边形成的 GGO，一般认为 GGO 应超出肿瘤边缘至少 5mm 方可达到肿瘤完全消融；③第 3 层（外层），在 GGO 外有一层密度稍高于 GGO 的反应带。这种典型的影像学改变称为："帽徽"（cockade）征象（此征象在消融后 24～48 小时更加明显）；中期（1 周～3 个月内）消融区可持续增大，GGO 消失，其周边可能出现环绕清晰锐利的强化环，称为"蛋壳"（egg shell）征象。对于靠近胸壁的肿瘤胸膜增厚也是十分常见的；后期（3 个月后）与基线（一般以消融后 4～6 周时的 CT 表现作为基线）比 PTZ 在 3 个月后病灶保持稳定，以后的 CT 随访过程中病灶区域有几种不同的演变模式：如缩小纤维化、空洞、结节、肺不张、消失、增大（可能复发、进展或增生纤维化）等。

B. 局部疗效评估：以消融后 4～6 周时的病灶为基线判断疗效。完全消融（出现下列表现任何一项）：病灶消失；完全形成空洞；病灶纤维化，可为瘢痕；实性结节缩小或无变化或增大，但 CT 增强扫描无强化征象和（或）PET-CT 肿瘤无代谢活性；肺不张，肺不张内的病灶 CT 增强扫描无强化征象和（或）PET-CT 肿瘤无代谢活性；不完全消融（出现下列表现任何一项）：空洞形成不全，有部分实性，且 CT 增强扫描有强化和（或）PET-CT 肿瘤有代谢活性；部分纤维化，病灶部分纤维化仍存有部分实性成分，且实性部分 CT 增强扫描有强化和（或）PET-CT 肿瘤有代谢活性；实性结节，大小无变化或增大，且伴 CT 增强扫描有强化征象和（或）PET-CT 肿瘤有代谢活性。

2）PET-CT 疗效评估：PET-CT 是目前判断消融后疗效最准确的手段之一，对于发现肿瘤残留、复发及远处转移是十分有益的。由于消融后的炎性反应，3 个月内行 PET-CT 检查发现局部肿瘤残留假阳性率较高，因此，在这个阶段行 PET-CT 检查除能发现远处转移和新发病灶外，对于判断是否有局部残留和进展意义有限。消融 3 个月后随着消融区域炎性反应的减轻或消退，PET-CT 能够比较客观地反映出消融后肿瘤的代谢活性。如果 PET-CT 检查消融后的 GTR 无代谢活性，说明肿瘤达到了完全消融。如果 PET-CT 检查消融后的 GTR 有代谢活性，说明肿瘤残留或进展，未达到完全消融。在 PET-CT 检查中有多种模式可体现出肿瘤的代谢活性。消融后出现肺门或纵隔淋巴结肿大是转移还是炎性反应有时十分难以确定，如果在消融后 3 个月肿大的淋巴结无代谢活性或代谢活性较前明显减低，则说明为炎性反应，反之则为转移。

（2）临床疗效评估：在判断局部疗效的基础上，观察患者的临床症状，评估生活质量和精神状态改善情况等；参考 WHO 的中位生存期、无进展生存期、总生存期、局部复发率、远处转移率等评价标准，以患者死亡作为随访终点，定期随访并记录患者 1 年、2 年、3 年、5 年的生存情况。技术成功和安全性评价至少随访 6 个月；初步临床疗效评价至少随访 1 年；中期临床疗效评价至少随访 3 年；长期临床疗效评价至少随访 5 年。

九、展望

关于肺部肿瘤的治疗，介入治疗是未来发展的方向之一，其具有创伤小、疗效明确、安全性高、患者恢复快、适应人群广等特点。目前介入治疗主要用于中晚期肺癌的非手术治疗，单独应用某种介入治疗方法对提高肺癌患者长期生存率价值仍然有限。因此，肺癌的治疗应根据患者的机体状况、肿瘤的病理组织学类型、分子分型、侵及范围（临床分期）和发展趋向，采取多学科综合治疗（multidisciplinary team，MDT）与个体化治疗相结合模式，有计划、合理地应用手术、化疗、放疗、介入治疗、分子靶向治疗、免疫治疗等治疗手段，以期达到根治或最大程度控制肿瘤进展，提高治愈率，改善患者的生活质量，延长患者生存时间的目的。但是，肺癌治疗时对于如何将这些方法更有效地相结合、弥补不同方法的不足，对多种治疗方法的研究和随访、合适的治疗时间和次数，如何在综合治疗中与其他手段相配合提高总体疗效等均有待进一步的临床研究。

（李晓光）

参 考 文 献

[1] Bray F，Ferlay J，Soerjomataram I，et al. Global Cancer Statistics 2018：GLOBOCAN Estimates of Incidence and Mortality Worldwide for 36 Cancers in 185 Countries[J]. CA Cancer J Clin，2018，68（6）：394-424.

[2] Wanqing C，Kexin S，Rongshou Z，et al. Cancer incidence and mortality in China，2014[J]. Chinese Journal of Cancer Research，2018，30（1）：1-12.

[3] Scott WJ，Howington J，Feigenberg S，et al. Treatment of non-small cell lung cancer stage I and stage Ⅱ：ACCP evidence-based clinical practice guidelines（2nd edition）[J]. Chest，2007，132（3 Suppl）：234S-242S.

[4] Travis WD，Brambilla E，Nicholson AG，et al. The 2015 World Health Organization Classification of Lung Tumors：Impact of Genetic，Clinical and Radiologic Advances Since the 2004 Classification[J]. J Thorac Oncol，2015，10（9）：1243-1260.

[5] Casal RF，Tam AL，Eapen GA. Radiofrequency ablation of lung tumors[J]. Clin Chest Med，2010，31（1）：151-163.

[6] Ahmed M，Solbiati L，Brace CL，et al. Image-guided

tumor ablation：standardization of terminology and reporting criteria--a 10-year update［J］. Radiology, 2014, 273（1）：241-260.

［7］ Knavel EM, Brace CL. Tumor ablation：common modalities and general practices［J］. Tech Vasc Interv Radiol, 2013, 16（4）：192-200.

［8］ de Baere T, Robinson JM, Rao P, et al. Radiofrequency ablation of lung metastases close to large vessels during vascular occlusion：preliminary experience［J］. J Vasc Interv Radiol, 2011, 22（6）：749-754.

［9］ Ward RC, Healey TT, Dupuy DE. Microwave ablation devices for interventional oncology［J］. Expert Rev Med Devices, 2013, 10（2）：225-238.

［10］ 范卫君, 叶欣. 肿瘤微波消融治疗学［M］. 北京：人民卫生出版社, 2012.

［11］ Abbas G, Pennathur A, Landreneau RJ, et al. Radiofrequency and microwave ablation of lung tumors［J］. J Surg Oncol, 2009, 100（8）：645-650.

［12］ Fan W, Li X, Zhang L, et al. Comparison of microwave ablation and multipolar radiofrequency ablation in vivo using two internally cooled probes［J］. AJR Am J Roentgenol, 2012, 198（1）：W46-W50.

［13］ Andreano A, Huang Y, Meloni MF, et al. Microwaves create larger ablations than radiofrequency when controlled for power in ex vivo tissue［J］. Med Phys, 2010, 37（6）：2967-2973.

［14］ Crocetti L, Bozzi E, Faviana P, et al. Thermal ablation of lung tissue：in vivo experimental comparison of microwave and radiofrequency［J］. Cardiovasc Intervent Radiol, 2010, 33（4）：818-827.

［15］ 肖越勇, 田锦林. 氩氦刀肿瘤消融治疗技术［M］. 第1版. 北京：人民军医出版社, 2010.

［16］ Wang H, Littrup PJ, Duan Y, et al. Thoracic masses treated with percutaneous cryotherapy：initial experience with more than 200 procedures［J］. Radiology, 2005, 235（1）：289-298.

［17］ de Freitas RM, Andrade CS, Caldas JG, et al. Image-Guided Cryoablation of the Spine in a Swine Model：Clinical, Radiological, and Pathological Findings with Light and Electron Microscopy［J］. Cardiovasc Intervent Radiol, 2015, 38（5）：1261-1270.

［18］ Hoffmann NE, Bischof JC. The cryobiology of cryosurgical injury［J］. Urology, 2002, 60（2 Suppl 1）：40-49.

［19］ Vogl TJ, Naguib NN, Lehnert T, et al. Radiofrequency, microwave and laser ablation of pulmonary neoplasms：clinical studies and technical considerations--review article［J］. Eur J Radiol, 2011, 77（2）：346-357.

［20］ Healey TT, March BT, Baird G, et al. Microwave Ablation for Lung Neoplasms：A Retrospective Analysis of Long-Term Results［J］. J Vasc Interv Radiol, 2017, 28（2）：206-211.

［21］ Dupuy DE. Image-guided thermal ablation of lung malignancies［J］. Radiology, 2011, 260（3）：633-655.

［22］ Pereira PL, Masala S. Standards of practice：guidelines for thermal ablation of primary and secondary lung tumors［J］. Cardiovasc Intervent Radiol, 2012, 35（2）：247-254.

［23］ Howington JA, Blum MG, Chang AC, et al. Treatment of stage I and II non-small cell lung cancer：Diagnosis and management of lung cancer, 3rd ed：American College of Chest Physicians evidence-based clinical practice guidelines［J］. Chest, 2013, 143（5 Suppl）：e278S-e313S.

［24］ Hess A, Palussiere J, Goyers JF, et al. Pulmonary radiofrequency ablation in patients with a single lung：feasibility, efficacy, and tolerance［J］. Radiology, 2011, 258（2）：635-642.

［25］ Modesto A, Giron J, Massabeau C, et al. Radiofrequency ablation for non-small-cell lung cancer in a single-lung patient：case report and review of the literature［J］. Lung Cancer, 2013, 80（3）：341-343.

［26］ Sofocleous CT, May B, Petre EN, et al. Pulmonary thermal ablation in patients with prior pneumonectomy［J］. AJR Am J Roentgenol, 2011, 196（5）：W606-W612.

［27］ Hu M, Zhi X, Zhang J. Radiofrequency ablation（RFA）for palliative treatment of painful non-small cell lung cancer（NSCLC）rib metastasis：Experience in 12 patients［J］. Thorac Cancer, 2015, 6（6）：761-764.

［28］ Smith SL, Jennings PE. Lung radiofrequency and microwave ablation：a review of indications, techniques and post-procedural imaging appearances［J］. Br J Radiol, 2015, 88（1046）：20140598.

［29］ Alexander ES, Dupuy DE. Lung cancer ablation：technologies and techniques［J］. Semin Intervent Radiol, 2013, 30（2）：141-150.

［30］ Liu BD, Zhi XY. Expert consensus on image-guided radiofrequency ablation of pulmonary tumors--2015 edition［J］. Chin Clin Oncol, 2015, 4（2）：27.

［31］ Skonieczki BD, Wells C, Wasser EJ, et al. Radiofrequency and microwave tumor ablation in patients with implanted cardiac devices: is it safe? [J]. Eur J Radiol, 2011, 79 (3): 343-346.

[32] Shim SS, Lee KS, Kim BT, et al. Non-small cell lung cancer: prospective comparison of integrated FDG PET/CT and CT alone for preoperative staging [J]. Radiology, 2005, 236 (3): 1011-1019.

[33] Ettinger DS, Wood DE, Akerley W, et al. Non-small cell lung cancer, version 1.2015 [J]. J Natl Compr Canc Netw, 2014, 12 (12): 1738-1761.

[34] Donington J, Ferguson M, Mazzone P, et al. American College of Chest Physicians and Society of Thoracic Surgeons consensus statement for evaluation and management for high-risk patients with stage I non-small cell lung cancer [J]. Chest, 2012, 142 (6): 1620-1635.

[35] Goldstraw P, Chansky K, Crowley J, et al. The IASLC Lung Cancer Staging Project: Proposals for Revision of the TNM Stage Groupings in the Forthcoming (Eighth) Edition of the TNM Classification for Lung Cancer [J]. J Thorac Oncol, 2016, 11 (1): 39-51.

[36] 王革芳. 经导管动脉灌注化疗药物应用原则——中国肿瘤介入专家共识 [J]. 介入放射学杂志, 2017, 26 (11): 963-970.

[37] 叶欣, 范卫君, 王徽, 等. 热消融治疗原发性和转移性肺部肿瘤专家共识 (2017 年版) [J]. 中国肺癌杂志, 2017, 20 (07): 433-445.

[38] Miyazaki M, Iguchi T, Takaki H, et al. Ablation protocols and ancillary procedures in tumor ablation therapy: consensus from Japanese experts [J]. Jpn J Radiol, 2016, 34 (9): 647-656.

[39] Hiraki T, Gobara H, Iguchi T, et al. Creation of an artificial hydromediastinum for radiofrequency ablation of lung tumor: a report of two cases [J]. J Vasc Interv Radiol, 2014, 25 (11): 1834-1837.

[40] Hasegawa T, Takaki H, Miyagi H, et al. Hyaluronic acid gel injection to prevent thermal injury of adjacent gastrointestinal tract during percutaneous liver radiofrequency ablation [J]. Cardiovasc Intervent Radiol, 2013, 36 (4): 1144-1146.

[41] Anderson EM, Lees WR, Gillams AR. Early indicators of treatment success after percutaneous radiofrequency of pulmonary tumors [J]. Cardiovasc Intervent Radiol, 2009, 32 (3): 478-483.

[42] 张福君, 王俊杰. 放射性 [125]I 粒子植入治疗肺恶性肿瘤山东专家共识 (2015, 济南) [J]. 山东医药, 2016, 56

(06): 1-3.

[43] Abu-Hijleh M, Blundin M. Emergency use of an endobronchial one-way valve in the management of severe air leak and massive subcutaneous emphysema [J]. Lung, 2010, 188 (3): 253-257.

[44] Alberti N, Frulio N, Trillaud H, et al. Pulmonary aspergilloma in a cavity formed after percutaneous radiofrequency ablation [J]. Cardiovasc Intervent Radiol, 2014, 37 (2): 537-540.

[45] Kim MN, Kim BK, Han KH, et al. Evolution from WHO to EASL and mRECIST for hepatocellular carcinoma: considerations for tumor response assessment [J]. Expert Rev Gastroenterol Hepatol, 2015, 9 (3): 335-348.

[46] Therasse P, Arbuck SG, Eisenhauer EA, et al. New guidelines to evaluate the response to treatment in solid tumors. European Organization for Research and Treatment of Cancer, National Cancer Institute of the United States, National Cancer Institute of Canada [J]. J Natl Cancer Inst, 2000, 92 (3): 205-216.

[47] Chheang S, Abtin F, Guteirrez A, et al. Imaging Features following Thermal Ablation of Lung Malignancies [J]. Semin Intervent Radiol, 2013, 30 (2): 157-168.

[48] Ye X, Fan W, Wang H, et al. Expert consensus workshop report: Guidelines for thermal ablation of primary and metastatic lung tumors (2018 edition) [J]. J Cancer Res Ther, 2018, 14 (4): 730-744.

[49] Lencioni R, Crocetti L, Cioni R, et al. Response to radiofrequency ablation of pulmonary tumours: a prospective, intention-to-treat, multicentre clinical trial (the RAPTURE study) [J]. Lancet Oncol, 2008, 9 (7): 621-628.

[50] Palussiere J, Marcet B, Descat E, et al. Lung tumors treated with percutaneous radiofrequency ablation: computed tomography imaging follow-up [J]. Cardiovasc Intervent Radiol, 2011, 34 (5): 989-997.

[51] Zaheer SN, Whitley JM, Thomas PA, et al. Would you bet on PET? Evaluation of the significance of positive PET scan results post-microwave ablation for non-small cell lung cancer [J]. J Med Imaging Radiat Oncol, 2015, 59 (6): 702-712.

[52] Singnurkar A, Solomon SB, Gonen M, et al. 18F-FDG PET/CT for the prediction and detection of local recurrence after radiofrequency ablation of malignant lung lesions [J]. J Nucl Med, 2010, 51 (12): 1833-1840.

第二章 咯 血

一、概述

喉以下呼吸道的出血，经口腔咯出称之为咯血（hemoptysis）。文献定义大咯血的范围从每24小时100到1 000ml不等，但由于肺泡内的出血量难以估计，因此多指24小时内咯血300~600ml。大咯血是危及生命的急症，保守治疗的死亡率可高达50%~100%。直至40年前，外科治疗一直被认为是治愈咯血的唯一方法，而大部分患者因肺功能储备较差或有伴发疾病而不适合外科手术，死亡率仍超40%。据统计，咯血的责任血管95%为支气管动脉等体循环动脉，仅在5%病例中源于肺动脉。支气管动脉栓塞术作为一种微创的治疗手段，已成为治疗急性大咯血或咯血复发的首选方法。肺动脉相关的咯血，如肺动脉瘤或血管畸形等，可参见肺动脉介入的章节。

二、解剖概要

支气管动脉的数目、起源和走行存在较大差异。一般左右支气管动脉各1~2支，少数人左右共有4~5支。60%~70%的支气管动脉位于胸$_5$椎体上缘至胸$_6$椎体下缘水平的降主动脉；约10%的支气管动脉起源于降主动脉其他层面或主动脉弓；约20%的支气管动脉异位起源于头臂干、锁骨下动脉、内乳动脉、甲状颈干、膈下动脉、冠状动脉、腹主动脉等。根据支气管动脉的行程分布，可分为左支气管动脉、右支气管动脉和共干支气管动脉。最常见的为右支气管动脉肋间干，起源于胸$_5$椎体上缘至胸$_6$椎体下缘水平降主动脉右侧壁，见于约80%患者；左支气管动脉多起源于主动脉前壁；共干支气管动脉并不少见，多起源于主动脉前壁，在右支气管动脉肋间干下方层面。

三、病因

肺部病变直接侵犯肺血管壁或肺血管本身的病变导致破裂可引起咯血，原因包括：肺部疾病，如肺部结核、曲霉菌感染、支气管扩张、支气管肺炎、肺部恶性肿瘤、慢性阻塞性肺疾病、肺脓肿、囊性纤维化、结节病、血管炎（Wegener肉芽肿等）等；心血管疾病，如肺动静脉畸形或动脉瘤、肺动脉栓塞、肺动脉高压、支气管动脉瘤或畸形、胸主动脉瘤破裂或夹层、主动脉支气管瘘等；其他还包括凝血功能障碍、医源性的抗凝、外伤等。

四、临床表现

共同表现为咳嗽、咯血，多呈间歇性。急性大咯血可从口鼻喷出，可发生气道阻塞而死亡，而长期的慢性咯血可引起贫血。一般认为，肺泡间隙内的出血量达400ml便可明显抑制气体的交换。除咯血症状外，还可伴有原发病的临床表现，如肺结核，可有低热、乏力、消瘦、盗汗等；支气管扩张症可伴有咳嗽、脓痰等。

五、介入治疗

（一）适应证

1. 急性大咯血，经内科治疗无效者。

2. 慢性反复咯血，经内科治疗无效者。

3. 经手术治疗后复发者。

4. 不明原因的咯血，反复发作者，可行支气管动脉造影以明确诊断并行栓塞治疗。

（二）禁忌证

1. 造影剂和麻醉剂过敏。

2. 有动脉插管禁忌者，如严重出血倾向、严重感染、主要脏器衰竭、全身一般情况差等，以及不能平卧者。

3. 导管不能固定于靶血管或靶血管与脊髓动脉交通而导管又不能超过脊髓动脉开口者。

（三）操作方法

常规经股动脉建立通道后，可选用5F Cobra

导管,也可选用 Simmons、Shepherd、Mikaelsson 或 Yashiro 等导管,至降主动脉水平。导管头端在胸₅～胸₆椎体水平,即左主支气管与主动脉交叉上下各一椎体范围内的主动脉各壁依次上下缓慢移动,当导管头有嵌顿感或挂钩感时推注 1～3ml 造影剂,判断是否为支气管动脉。支气管动脉沿中央气管走行,与肋间动脉的走行不同。当证实为支气管动脉后,行数字减影血管造影,了解支气管动脉的走行、分布、有无脊髓动脉分支和其他侧支交通。提示出血支气管动脉的征象有:①动脉增粗、扭曲,肺实质血管增多和实质染色;②支气管动脉 - 肺动脉瘘;③支气管动脉 - 肺静脉瘘;④支气管动脉瘤;⑤造影剂外渗。

一般根据支气管动脉与肺动静脉瘘口的大小,选择 300μm 以上(300～500μm 最为常用)的聚乙烯醇(PVA)颗粒进行栓塞(图 4-2-1),也可使用明

胶海绵颗粒,但易再通致咯血复发。透视下将在造影剂中混合均匀的颗粒缓慢经导管推注入血管,避免反流,直至血流速度明显减慢。为避免异位栓塞的发生,必要时可使用微导管。如发现大的支气管动脉 - 肺静脉瘘时可采用明胶海绵大颗粒或条进行栓塞。近期的文献也有使用 NBCA 的报道。单纯的近段钢圈栓塞,易导致复发,并增加下次栓塞的难度,因此并不推荐,可用于支气管动脉瘤等的栓塞。

(四)注意事项

推荐术前行胸部 CT 平扫和增强,范围从下颈部至上腹部,并行 CT 血管造影(CTA),对所有可能的责任血管予以预判和定位,可显著减少操作时间、确保治疗效果。插管时,如找不到支气管动脉,可考虑扩大寻找范围或者更换导管,并考虑有无迷走支气管动脉的可能,必要时可作升主动脉和降主动

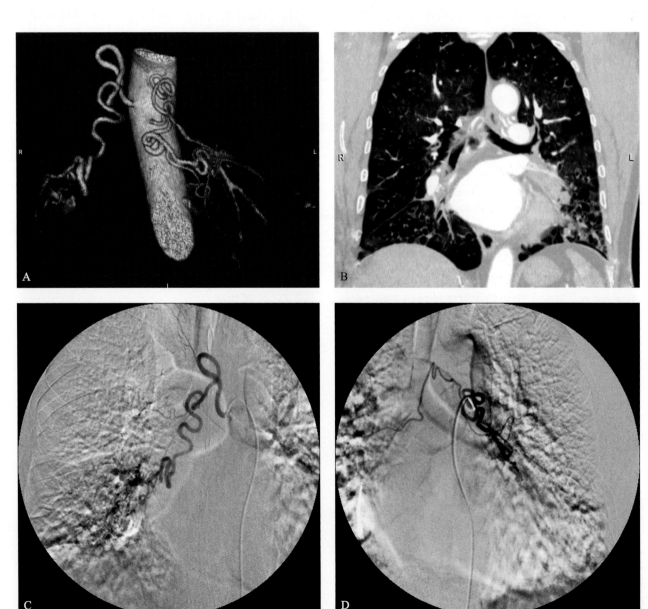

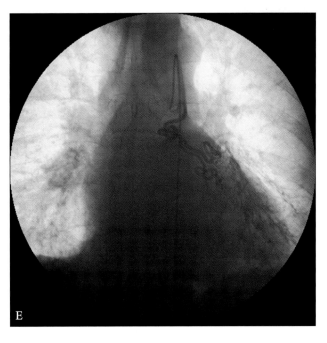

E

图4-2-1　支气管动脉 CTA 及 DSA 造影

A. COPD 患者，反复咯血，支气管动脉 CTA 显示多支增粗的支气管动脉；B. 冠状位 MPR 可见肺内多发片状毛玻璃密度及明显肺气肿；C～E. 分别为右侧、左右共干和左侧支气管动脉造影，可见支气管动脉明显迂曲增粗，远端可见肺实质血管增多、实质染色及支气管动脉-肺动脉瘘

脉造影。若已栓塞可能的责任支气管动脉后，也应考虑有无来自体循环的其他责任血管，并根据出血或病变部位的判断扩大寻找，如邻近的肋间动脉、内乳动脉、膈动脉、肋颈干及甲状颈干等。若造影未见明显支气管动脉或其他体循环血管异常，或经满意栓塞后仍未能控制咯血时，应考虑肺动脉源性出血的可能。

六、并发症的预防和处理

1. **脊髓损伤**　术后数小时内可出现双下肢无力甚至瘫痪，伴感觉障碍和尿潴留。原因主要是与支气管动脉共干的肋间动脉可发出根髓动脉，造影剂或细小颗粒致脊髓化学性或缺血性损伤。预防：①造影时应使用等渗非离子型造影剂；②仔细观察DSA 图像上有无供应脊髓的分支，呈典型的"发夹征"，出现脊髓供血分支时应使用微导管超选以避开，并避免反流。支气管动脉与肋间动脉共干时，原则上使用微导管避开肋间动脉。③栓塞剂直径不应过细。④插管操作时应轻柔，以免夹层或血栓形成。

2. **体循环误栓**　除近端反流外，栓塞剂可经支气管动脉-肺静脉瘘进入体循环而造成异位栓塞，严重时可造成颅内栓塞。应根据造影选择合适直径的栓塞剂，栓塞过程中可重复造影判断栓塞剂直径是否合适。

3. **气管支气管或食管坏死**　支气管动脉除供应支气管肺外，还供应气管、食管、横膈和纵隔的脏层胸膜、主动脉和肺动脉的血管滋养层、心肌等，过细的栓塞颗粒可引起组织坏死。

4. **介入一般并发症**　如暂时性动脉痉挛、穿刺点血肿或假性动脉瘤或动静脉瘘形成、导管动脉内折断、动脉内膜夹层、动脉粥样硬化斑块脱落、血管破裂、血栓和气栓、以及造影剂过敏或造影剂所致肾病等，均应严格细致地按照规范操作予以避免。

七、疗效评价

本章所指的疗效是针对咯血的治疗效果，复发可能与引起出血的原发疾病、栓塞剂种类及栓塞技术有关。文献报道经支气管动脉栓塞后73%～99%的患者能达到立刻止血的效果，复发率在10%～55.3%。术后1周或者1个月内的再次出血，一般是由于责任血管栓塞不彻底（再通）或潜在疾病的进展所致。对于早期复发，可寻找未完全栓塞的责任血管，再次行栓塞术；而晚期复发多由于原发病的进展所致。一组1 114例的慢性结核病患者的尸检结果发现，45例（4%）存在肺动脉瘤，其中38例因动脉瘤破裂而致死亡，因此对于体循环责任血管栓塞彻底的患者，应考虑肺动脉出血的可能。

（董伟华　孟小茜）

参 考 文 献

[1] Cody O'Dell M, Cill AE, Hawkins CM, et al. Bronchial Artery Embolization for the Treatment of Acute Hemoptysis [J]. Tech Vasc Interv Radiol, 2017, 20（4）: 263-265.

[2] Panda A, Bhalla AS, Goyal A, et al. Bronchial artery embolization in hemoptysis: a systematic review [J]. Diagn

Interv Radiol，2017，23（4）：307-317.

［3］Monroe EJ，Pierce DB，Ingraham CR，et al. An Interventionalist's Guide to Hemoptysis in Cystic Fibrosis［J］. RadioGraphics，2018，38（2）：624-641.

［4］Mine T，Matsumoto T，Hayashi T，et al. A Stepwise Embolization Strategy for a Bronchial Arterial Aneurysm：Proximal Coil and Distal Glue with the Optional Use of a Microballoon Occlusion System［J］. Cardiovasc Intervent Radiol，2018，41（8）：1267-1273.

［5］Parrot A，Tavolaro S，Voiriot G，et al. Management of severe hemoptysis［J］. Expert Rev Respir Med，2018，12（10）：817-829.

第三章　急性肺动脉栓塞

肺栓塞（pulmonary embolism，PE）是以各种栓子阻塞肺动脉系统为其发病原因的一组疾病或临床综合征的总称，是常见的心血管急症。据欧美国家的初步流行病学资料显示，其发病率高，病死率亦高，漏诊与误诊情况非常严重，其诊断与治疗越来越受到临床重视。

第一节　概　　述

根据肺动脉栓塞的栓子来源分为肺血栓栓塞（pulmonary thromboembolism，PTE）和非血栓肺栓塞（non-thrombotic pulmonary embolism，NTPE）。非血栓肺栓塞的栓子来源主要包括细胞（如脂肪细胞、造血细胞、羊膜细胞、滋养层细胞和肿瘤细胞）、细菌、真菌、寄生虫、异物和气体。非血栓肺栓塞的发生率远低于肺血栓栓塞，但由于缺乏特征性的临床表现，在胸痛的鉴别诊断中易被忽略而威胁生命。肺栓塞中最多见的栓子为血栓，也是本章重点讨论的内容。

静脉系统、右心附壁血栓脱落或肺动脉病变致血栓形成均可成为栓子栓塞肺动脉。静脉血栓常来自下肢或盆腔，偶尔来自腋窝、锁骨下静脉或上肢静脉，其中最主要的血栓来源于下肢深静脉，以致普遍认为肺栓塞实际是下肢深静脉血栓（deep venous thrombosis，DVT）形成的并发症。DVT 与 PE 是静脉血栓栓塞（venous thromboembolism，VTE）的不同临床表现。成人中有症状的 VTE 发生率为 1‰～2‰，在美国每年有 20 万～50 万患者诊断为肺栓塞。美国 DVT 和肺栓塞的发病率在心血管疾病中列于冠心病和高血压之后居第 3 位，是可预防的住院患者首要死因。肺栓塞是 VTE 最严重的临床表现，约 6% 的 PE 患者于 30 天内死亡，未经治疗的肺栓塞死亡率高达 30%。我国目前尚无明确的流行病学资料。

第二节　肺栓塞的相关解剖

一、静脉系统解剖特点

静脉是运送血液回心的血管，起端连于毛细血管，末端止于心房。静脉的特点使其更容易形成血栓：管径较相应动脉大，属支繁杂；血流缓慢，压力低，约占总血容量 80%；管壁内有静脉瓣（维持血液由浅至深，由远心向近心单向流动）；体循环静脉分浅静脉和深静脉；浅静脉（皮下静脉和伴行静脉）对寒冷能作出反应性收缩，病理情况下易形成血栓。静脉瓣是防止血液逆流，或改变血流方向的重要装置（图 4-3-1），其分布有一定规律：小静脉内一般无静脉瓣，中等静脉的静脉瓣较多，大静脉干很少有瓣膜。受重力影响，四肢静脉瓣多，下肢的静脉瓣多于上肢；头颈部和胸部的静脉只有少数静脉瓣，当胸内压或腹内压增高时（如呼气和排便），静脉瓣可

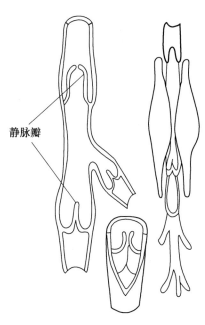

图 4-3-1　静脉瓣膜

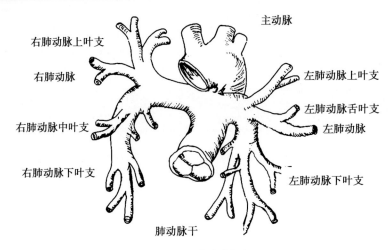

图 4-3-2　肺动脉解剖

防止血流逆流到头部静脉，减少头部淤血。腹部和盆部脏器的静脉一般无静脉瓣。

二、肺动脉的解剖特点

肺动脉（pulmonary artery，PA）位于心包内，系一粗短的动脉干。起自右心室，在升主动脉前方左后上方斜行，至主动脉弓下方分为左、右肺动脉。心脏四个空腔中的右心房接收上腔静脉和下腔静脉流回心脏的静脉血，经过心脏瓣膜进入右心室，再通过心脏跳动进入肺动脉。由于肺动脉连接着输送静脉血的右心室，所以，肺动脉虽然是动脉，但是它却输送静脉血。肺动脉入肺后，伴随支气管分支而分支，一般行走于相应支气管的背侧和下方，最终在肺泡壁形成稠密的毛细血管网，其血液与肺泡进行气体交换，使静脉性血变为动脉性血（图 4-3-2）。肺动脉的主要特点是：大多数（90% 以上）起于肺的纵隔面及叶间面；分支的分裂和合干频繁，形态变化多样，规律性较差。需要注意的是，左肺动脉紧邻左主支气管，在进行球囊扩张或支架植入时需要对左主支气管进行有效保护。

第三节　肺栓塞的病因与病理基础

一、病因及流行病学

急性 PTE 的病因与 VTE 相同，包括任何可以导致静脉血液淤滞、静脉系统内皮损伤和血液高凝状态的因素，以肢体活动受限最为常见。VTE 的危险因素包括原发性和继发性两类。原发性危险因素由遗传变异引起的易栓症，包括Ⅴ因子突变、蛋白 C 缺乏、蛋白 S 缺乏和抗凝血酶缺乏等，继发性危险因素是指后天获得的易发生 VTE 的多种病理生理异常。独立危险因素包括老年、手术、外伤、住院或养老院、伴或不伴化疗的恶性肿瘤、雌激素治疗、中心静脉插管或经静脉起搏器植入、浅静脉血栓形成、静脉曲张、伴下肢障碍的神经系统疾病等，而慢性肝脏疾病因凝血功能较差则危险性下降。人种因素可能是 PE 的独立因素，在美国的调查发现不同人种之间有较大差异，非洲后裔和白种人的患病率明显高于亚洲和太平洋岛国后裔以及印第安人和阿拉斯加原住民。性别因素在静脉血栓的发病率方面尚无明确结论，Nordstrom 等研究瑞典城市居民显示每年发病率为 1.6‰，男女发病率相等；Naess 等调查挪威人发现男女发病率分别为 1.28‰和 1.58‰，女性显著高于男性；而 Heit 等调查美国社区则发现男女发病率分别为 1.30‰和 1.10‰，男性高于女性。调查还发现 DVT 和 PE 的患病率与季节无关，但美国北方显著高于南方。

年龄因素虽然是独立危险因素，老年人的患病率增加，但并没有明确的年龄分界线，即使儿童也可罹患下肢静脉血栓和肺栓塞。有作者认为 40 岁以后每年长 10 岁，VTE 的发生率增加 1 倍。冠状动脉疾病和心功能衰竭的患者 PE 发生率增加，同样 VTE 的患者也增加了心肌梗死和休克的发生率，这种关联可能是因为此类疾病是由同样的危险因素介导的，如吸烟、肿瘤等。临床上对于存在危险因素、特别是同时存在多种危险因素的病例，应加强预防和及时识别 DVT 和 PTE 的意识。即使积极地应用较完备的技术手段寻找危险因素，临床上仍有相当比例的病例不能明确危险因素。

二、病理生理

静脉淤滞和内皮损伤可形成静脉血栓，高凝状态时更易发生。血栓游离后沿静脉系统进入肺动脉。特大的血栓可停留在主肺动脉分叉处形成"鞍状栓塞"，但大多数情况下栓塞的是肺动脉的二级以下分支。

肺栓塞的血流动力学改变与栓子大小、心肺功能储备及神经介质效应有关。发生急性肺栓塞时，栓子堵塞肺动脉，造成机械性肺毛细血管前动脉高压，肺血管床减少，肺循环阻力增加，肺动脉压力上升，右心室后负荷增加，心排血量下降。当右心室负荷严重增加时，可引起右心衰竭，血压下降。肺动脉压力升高程度与血管阻塞程度有关但非线性相关。由于肺血管床具备强大的储备能力，对于原无心肺功能异常的患者，肺血管截断面积堵塞30%～50%以上才出现肺动脉压升高。当肺血管阻塞30%左右时，肺动脉压力略有增加；阻塞50%以上，肺动脉压力骤然升高，心脏指数下降，右心室后负荷明显升高；而阻塞面积达85%以上，则可发生猝死。血流动力学失代偿不仅因为血流的机械性阻塞，还与血小板中的血清素、血浆中的凝血酶及组胺等体液调节有关。肺栓塞发生后，缺氧造成肺血管内皮受损，释放出大量收缩性物质，使肺血管收缩。栓子在肺血管内移动时，血小板活化脱颗粒，释放出大量血管活性物质，进一步使肺小动脉收缩，肺循环阻力增加。在无心肺基础疾病的情况下，肺动脉压可达到40mmHg，有基础疾病者肺动脉压可再增加一倍，在慢性肺栓塞肺动脉高压患者中，极端情况下肺动脉压可超过体动脉压。

栓塞部位肺血流减少，肺泡无效腔量增大；肺内血流重新分布，通气血流比例失调；右房压升高可引起未闭的卵圆孔开放，产生心内右向左分流；神经体液因素引起支气管痉挛；栓塞部位肺泡表面活性物质分泌减少；毛细血管通透性增高，间质和肺泡内液体增多或出血；肺泡萎陷，呼吸面积减小；肺顺应性下降，肺体积缩小并可出现肺不张。但由于肺组织同时接受肺动脉、支气管动脉和肺泡内气体三重氧供，故肺动脉阻塞时较少出现肺梗死。如存在基础心肺疾病或病情严重影响到肺组织的多重氧供，则可能导致肺梗死。

第四节　肺栓塞的临床表现与诊断

肺栓塞的临床症状没有特异性，但仍有一些典型的临床征象。呼吸困难、胸痛及咯血称为"肺梗死三联征"，但其典型发生率不足30%；其他症状和体征主要有呼吸困难（81%）、胸膜炎（73%）、咳嗽（60%）、烦躁不安或惊恐（59%）、呼吸急促>16次/min（86%）、心动过速>100次/min（43%）、发热>37.8℃（41%）、咯血（34%）等。小范围的肺栓塞（面积小于肺循环50%的肺栓塞）一般没有症状或仅有气促，活动后明显。首发症状有时是肺梗死引起的胸膜痛和咯血，而在没有心肺基础疾病的患者中，肺梗死的发生率仅为10%。

胸部X线不能单独诊断或排除肺栓塞，12%～24%胸片正常。其他虽多有异常表现，但特异性与敏感性均较差，主要用于鉴别肺炎、气胸、肋骨骨折和充血性心力衰竭。大面积肺栓塞胸片可出现心影扩大、肺动脉扩张、栓塞部位肺血量减少。心电图V1～V4的T波倒置、V1QR波形、经典的S I Q Ⅲ T Ⅲ征（即Ⅰ导联S波加深，Ⅲ导联出现Q/q波及T波倒置）、完全及不完全的右束支传导阻滞、肺型P波、电轴右偏、顺钟向转位等有助于PE的诊断（图4-3-3）。

动脉血气分析常表现为低氧血症、低碳酸血症、肺泡动脉血氧分压差增大，约20%经肺动脉造影证实的患者结果可以正常。大面积肺栓塞的患者中肌钙蛋白升高，可能与急性右心衰竭有关，主要用于急性肺栓塞危险程度的分层。脑钠肽在右心衰竭和其他原因引起的肺动脉高压中均可增高，对肺栓塞的诊断无特异性。D-二聚体是凝血酶及因子作用下的交联纤维蛋白经纤溶酶降解作用后的终末产物。它的生成或增高反映了凝血和纤溶系统的激活。D-二聚体的酶联免疫吸附剂测定和比浊法为定量方法，其敏感性高于93%，特异性为39%～55%（以500μg/L为标准），推荐用于肺栓塞的评估。D-二聚体的增高还与肿瘤、创伤、怀孕、手术及感染相关，所以其特异性较低。D-二聚体的测定应以临床为基础，临床怀疑肺栓塞而D-二聚体阴性者，3个月肺栓塞的发生率高于3%。有研究表明D-二聚体的定量与年龄密切相关，提出了年龄分层D-二聚体的定量标准，即大于50岁的中老年人应以年龄×10μg/L为标准，低于此标准即可排除肺栓塞。

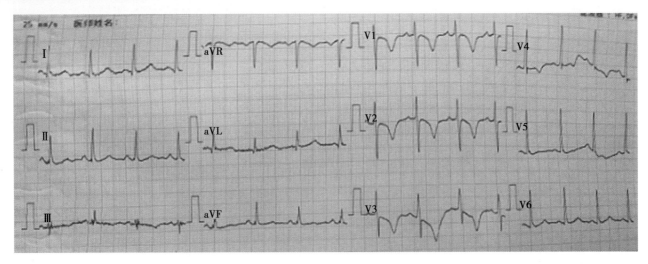

图 4-3-3 S I Q Ⅲ T Ⅲ、V1 ~ V4 的 T 波倒置

CT 肺动脉血管造影（computed tomographic pulmonary angiography，CTPA）的敏感性为 83%～100%，特异性为 96%，许多学者认为可以替代传统的肺动脉造影。CTPA 的另一个突出优点是可以同时发现其他病变，一项研究发现 7% 的 CTPA 阴性患者发现了需要紧急处理的其他疾病。尽管 CTPA 具有怀孕期不适合应用、造影剂的肾毒性及胸部的放射剂量增加等缺点，CTPA 已经成为肺栓塞的主要检查手段（图 4-3-4）。

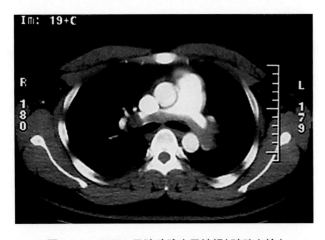

图 4-3-4 CTPA 示肺动脉充盈缺损（骑跨血栓）

核素肺通气 / 灌注（V/Q）扫描是 PTE 重要的诊断方法。典型征象是呈肺段分布的肺灌注缺损，并与通气显像不匹配。但是由于许多疾病可以同时影响患者的肺通气和血流状况，致使通气 / 灌注扫描在结果判定上较为复杂。一般可将扫描结果分为高度可能、正常或接近正常、非诊断性异常。其优点是有效放射剂量低，缺点是检查时间长、不能确诊率高。其他影像学方法包括超声、磁共振成像和肺动脉造影。超声的敏感性为 54%，特异性为 97%。超声主要用于：

1）最初的影像检查。

2）CTPA 阴性或不确定。

3）V/Q 扫描不能诊断。经胸超声心动图诊断的敏感性为 80%～97%，特异性为 88%～100%，但仅适用于中心型肺栓塞。磁共振检查的敏感性和特异性与 CTPA 相近，优点是造影剂更安全且没有电离辐射，缺点是检查时间长、费用高。另外，磁共振检查在段和亚段肺动脉以下敏感性显著下降。因此磁共振检查仅在怀疑中心型肺栓塞时作为常规检查。肺动脉造影长期以来被视为肺栓塞检查的"金标准"，然而 CTPA 可以更好地观察亚段肺动脉，并且肺动脉造影为侵袭性，耗时且并发症较多。

第五节 急性肺栓塞的常规治疗

肺栓塞诊断明确后，最重要的问题是立即确定：①患者单独抗凝能否满足需要；②患者有无血管再通指征，即患者是否能从溶栓治疗中获益、是否应用导管取栓术或外科取栓术；③患者是否需要置入下腔静脉滤器；④是否需要送入监护病房。

一、肺栓塞治疗的意义

肺栓塞的病死率很高，约 10% 或者更多的患者猝死，另有约 5% 的患者死于治疗开始阶段。据估计每年造成 50 000～200 000 名患者死亡，未经治疗死亡率为 15%～30%，积极治疗后死亡率为 3%～10%。此种比率可能被低估，因为这里面没包括病情太重而无法就诊的患者，而大多数的肺栓塞死亡发生在诊断后的 2.5 小时之内。国际合作肺栓塞登记（international cooperative pulmonary embolism registry，ICOPER）调查显示肺栓塞的 3 个月病死率约为 17.4%，急性肺栓塞管理策略与决定的试验（management strategies and determinants of outcome in acute pulmonary embolism trial，MAPPET）结果显示伴有血流动力学不稳定的住院患者的病死率高达 31%。与肺栓塞死亡率预后相关因素包括年龄超过 70 岁、恶性肿瘤、充血性心力衰竭、慢性阻塞性肺疾病、高血压、呼吸急促、右心室运动功能减弱。绝大多数肺栓塞是可以治疗的，虽然肺栓塞的血栓可部分甚至全部自行溶解或消失，但未经治疗的急性肺栓塞患者病死率很高，一旦确定诊断，即应进行积极治疗。大约 1/3 的患者留有部分残余症状，约 2% 的患者发展为肺动脉高压。

二、一般支持治疗

对高度疑诊或确诊 PTE 的患者，应进行严密监护，监测呼吸、心率、血压、静脉压、心电图及血气的变化，为防止栓子再次脱落，要求绝对卧床，保持大便通畅，避免用力；对于有焦虑和惊恐症状的患者应予安慰并可适当使用镇静剂；胸痛者可予止痛剂；对于有发热、咳嗽等症状者可给予相应的对症治疗。

三、呼吸、循环支持治疗

对有低氧血症的患者，采用经鼻导管或面罩吸氧。当合并严重的呼吸衰竭时，可使用无创性机械通气或经气管插管行机械通气。应避免做气管切开，以免在抗凝或溶栓过程中局部大量出血。对于出现右心功能不全、心排血量下降但血压尚正常的病例，可予具有一定肺血管扩张作用和正性肌力作用的多巴酚丁胺和多巴胺；若出现血压下降，可增大剂量或使用其他血管加压药物。因过大的液体负荷可能会加重右心室扩张并进而影响心排血量，对于液体负荷疗法需持审慎态度，一般所予负荷量限于 500ml 之内。

四、抗凝治疗

为 PTE 和 DVT 的基本治疗方法，可以有效地防止血栓再形成和复发，同时机体自身纤溶机制溶解已形成的血栓。目前临床上应用的抗凝药物主要有肠外的普通肝素、低分子肝素、磺达肝素和口服的阿派沙班、加比达群、利伐沙班、华法林等。对于合并低血压或休克的患者，应首先应用普通肝素。

没有血流动力学障碍的肺栓塞则可用低分子肝素或磺达肝素抗凝。一般认为，抗血小板药物的抗凝作用尚不能满足 PTE 或 DVT 的抗凝要求，但有研究表明，口服抗凝结束后继续应用阿司匹林较安慰剂治疗 DVT 和 / 或 PE 的风险可以下降 30%～35%，相当于服用口服抗凝剂的一半，但出血风险显著降低。抗凝治疗并不降低肺栓塞的直接病死率，但可减少再梗死所致的死亡，故需早期使用。临床疑诊 PTE 时，即可安排使用肝素或低分子肝素进行有效的抗凝治疗。

五、溶栓治疗

溶栓治疗可迅速溶解部分或全部血栓，使栓塞的肺动脉再通，恢复肺组织再灌注，减小肺动脉阻力，降低肺动脉压，改善右心室功能，减少严重 PTE 患者的病死率和复发率。溶栓治疗主要适用于高危 PTE 病例，对于中高危 PTE，即超声心动图显示右心室运动功能减退或临床上出现右心功能不全表现且肌钙蛋白和脑钠肽同时增高的病例，若无禁忌证可以进行溶栓；对于血流动力学稳定的病例不推荐进行溶栓。溶栓治疗宜高度个体化。超过 90% 的病例溶栓开始 36 小时内即有显著效果。溶栓的时间窗一般在 48 小时内开始效果最好，但出现症状 6～14 天的病例仍可获益，故对溶栓的时间窗规定不严格。溶栓治疗的主要并发症为出血。溶栓治疗的绝对禁忌证有：①活动性内出血；②近期自发性颅内出血。相对禁忌证有：①2 周内的大手术、分娩、器官活检或不能以压迫止血部位的血管穿刺；②2 个月内的缺血性卒中，10 天内的胃肠道出血，15 天内的严重创伤；③1 个月内的神经外科或眼科手术；难于控制的重度高血压；④近期曾行心肺复苏，血小板计数低于 $100 \times 10^9/L$，妊娠，细菌性心内膜炎；⑤严重肝肾功能不全，糖尿病出血性视网膜病变，出血性疾病等。对于高危 PTE，因其对生命的威胁极大，上述绝对禁忌证亦应被视为相对禁忌证。

常用的溶栓药物有尿激酶（UK）、链激酶（SK）和重组组织型纤溶酶原激活剂（rtPA）。三者溶栓效果相仿，临床上可根据条件选用。rtPA 可能对血栓有较快的溶解作用。

六、外科手术

主要术式为肺动脉血栓摘除术。对于高危的 PE 患者，若溶栓禁忌或溶栓失败，肺动脉取栓术是有价值的治疗手段，可剥脱肺动脉内膜至亚肺段水平。但手术有较大的风险,需要在体外循环、低温麻醉下进行,术中会因顽固性低氧血症、持续性肺动脉高压、心力衰竭、肺出血、再灌注肺损伤等原因而导致死亡。

第六节 肺栓塞的介入治疗

肺栓塞的介入治疗方法很多,包括经导管溶栓、碎栓、取栓、球囊扩张、支架等,虽然各种方法均有其自有的适应证与禁忌证,但究其本质上,肺栓塞的介入治疗目的即为血管再通,故其应用宜首先遵循血管再通的指征。

对肺栓塞介入治疗效果的评价,除临床体征及化验检查外,介入评价主要为有创肺动脉压监测和栓塞指数。1971年提出的 Miller 指数,也称为血管造影严重性指数(图4-3-5)。是利用血管造影对肺动脉栓塞程度和肺实质灌注程度的判定指标,右肺动脉有9支重要分支(上叶3支、中叶2支、下叶4支)。左肺动脉有7支重要分支(上叶2支、中叶2支、下叶3支)。任何一支有充盈缺损或缺失均计1分,因此,右侧最多9分,左侧7分。如果肺动脉近端有充盈缺损或缺失则计其远端所有分支的总分,这样如果右下肺动脉充盈缺损计4分,而右主肺动脉充盈缺损则计9分。肺动脉栓塞程度的最大分值为16分。另外,肺动脉栓塞对血流的影响:将每侧肺分为上、中、下三个肺野,每个肺野血流缺失计3分,血流严重减少计2分,血流轻度减少计1分,血流正常计0分,每侧最大9分、共18分。肺动脉栓塞程度和灌注程度总计最大34分。

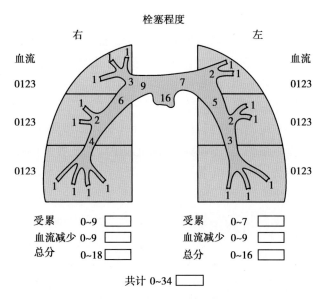

图4-3-5 Miller 指数示意图

另一种评分方法是适用于 CTPA 的 Mastora 评分,其将肺动脉分为5支纵隔区动脉,包括肺动脉干、左右主肺动脉及左右叶间动脉;6支叶动脉,包括右前动脉干、左上叶上支动脉、右中叶动脉、左上叶下支(舌支)动脉、左右下叶动脉;20支段肺动脉,包括左右上叶动脉分支各3支,右中和左舌叶动脉分支各2支,左右下叶动脉分支各5支。根据受累区域占血管的截面积分为1~5级(1,<25%;2,25%~49%;3,50%~74%;4,75%~99%;5,100%)。5支纵隔区动脉(范围0~25)、6支叶动脉(范围0~30)、20支段肺动脉(范围0~100)最高合计155分(图4-3-6)。

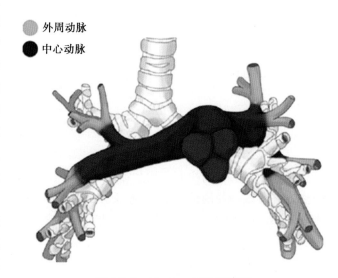

图4-3-6 Mastora 评分示意图

一、经导管溶栓治疗

经导管溶栓治疗(catheter-directed thrombolysis,CDT)是将溶栓药物通过导管直接溶栓的技术。因为大面积肺栓塞的主要致死机制为右心功能衰竭,早期使肺动脉血管再通、降低右心后负荷成为经导管溶栓的主要目的。抗凝治疗能够防止在血栓基础上形成新的血栓,但不能溶解已经存在的血栓。溶栓治疗可迅速溶解部分或全部血栓,恢复肺组织再灌注,减小肺动脉阻力,降低肺动脉压,改善右心室功能,减少严重 PTE 患者的病死率和复发率。

(一)适应证

1. 不能接受系统溶栓或者系统溶栓失败的具有血管再通指征的肺栓塞患者。

2. 有全身抗凝禁忌证的患者,如新近的腹部手术、孕妇、抗凝血药物严重过敏或特异性反应。

3. 系统溶栓无效或有显著出血风险的血流动

力学不稳定的高危肺栓塞患者的急救。

（二）禁忌证

1. 同系统性溶栓禁忌证。

2. 血流动力学不稳定的高危肺栓塞患者的急救时无绝对禁忌证。

（三）术前准备

1. 确定患者诊断明确，生命体征条件允许时应有 CTPA 检查。

2. 结合临床体征及化验指标完成危险分层，确认患者具有血管再通指征。

3. 生命体征监测，备好抢救车及除颤器，有条件的单位应备有呼吸机。

4. 经股和经颈血管介入常规准备。

（四）操作技术

经股静脉或颈静脉、锁骨下静脉置入造影导管至肺动脉，测压后行肺动脉造影评估血栓位置负荷。在导丝引导下置入溶栓导管，注射泵给予尿激酶或 rtPA 等溶栓药物，监测生命体征。术后测压并造影复查。术中、术后均应维持抗凝治疗，监测纤维蛋白原和凝血酶原时间。脉冲注射溶栓治疗（pulse-spray thrombolysis）是用机械冲击注射溶栓药物治疗血栓，常用方法为：①尿激酶 250 000IU/h 混合肝素 2 000IU 灌注 2 小时，随后尿激酶 100 000IU/h 灌注 12～24 小时。② rtPA 用量为 10mg 弹丸注入随后 20mg/h 超过 2 小时或 100mg 超过 7 小时。同时，术中、术后应持续肝素抗凝，1 000IU/h，保持凝血酶原时间为正常高限的 1.5～2.5 倍。同时需要每 4～6 小时监测纤维蛋白原，如果纤维蛋白原水平低于初始值的 30%～40%，则需要停止或减少溶栓药物。

溶栓导管为头端有瓣膜装置或者封闭导丝的多侧孔导管，头端瓣膜使导管既可由导丝引导又可在注入溶栓药物时封闭，侧孔部分两端有不透 X 线标记便于定位（图 4-3-7）。

（五）术后处理

1. 生命体征监测 24 小时。

2. 同其他静脉血管介入治疗后处理。

3. 继续一般支持治疗。

（六）并发症

出血是经导管溶栓的潜在并发症，但没有证据表明经导管直接溶栓出血风险高于系统溶栓。高浓度的药物集中作用在血栓内，可以减少溶栓药物的应用并相应降低出血风险。

（七）疗效评价

虽然很多数据证实了经导管溶栓的安全性和有效性，但没有证据证明经导管直接溶栓优于经静脉系统溶栓。有作者进行动物实验将肺动脉导管靠近血栓，并注入可视化药物，发现药物从导管内流出后会在肺动脉内形成涡流，药物并没有对血栓进行直接冲击，而是很快流入未栓塞的血管和对侧血管，很好地解释了肺动脉内给药并不优于静脉给药的现象。Akin 等应用 14 例经导管直接溶栓，其中 6 例有静脉溶栓禁忌证。高危肺栓塞 rtPA 用量平均 44mg，中危肺栓塞平均 25mg，所有患者术后平均肺动脉压下降，下降幅度 37%，其中 12 例右心功能减退并右心室扩张的患者，10 例恢复正常，2 例改善，仅 1 例出现穿刺部位出血并发症。而一项多中心研究对照了经静脉和经肺动脉给予 rtPA 的溶栓效果，未发现经肺动脉给药优于静脉给药。故此认为经导管肺动脉内局部注入 rtPA（低剂量）未显示比外周静脉溶栓有任何优势。这种给药方式可增加穿刺部位出血的风险，因此应尽量避免。然而，适合的溶栓方法也可以增加经导管溶栓的疗效。有报道认为虽然导管位于远离栓子的肺动脉近端，其溶栓不充分，但如果导管插入血栓内部则可将药理学作用最大化并有机械裂解血栓的作用，即超选择插管溶栓（superselective thrombolysis）（图 4-3-8）。

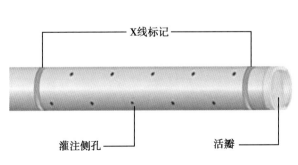

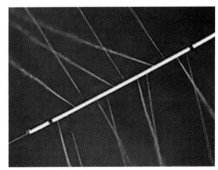

图 4-3-7　溶栓导管

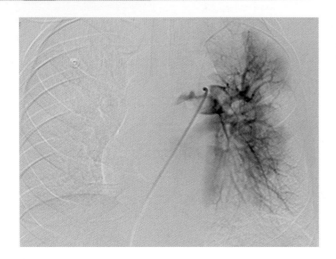

图 4-3-8 经导管溶栓治疗

导管插入血栓可以增加血栓与药物接触的表面积，进而增加溶栓的有效性并可减少溶栓药物剂量。另外，因为 rtPA 需要血栓边缘的纤溶酶原激活纤溶酶，所以导管直接插入血栓可以增加疗效。

（八）展望

目前，经导管直接溶栓已很少单独应用，主要在介入取栓、碎栓等手术中低剂量局部联合应用，也称药物 - 机械偶联经导管治疗（pharmaco-mechanical catheter-directed therapy）。药物 - 机械偶联经导管治疗对于有溶栓禁忌或者溶栓失败的急性肺栓塞的治疗有良好前景。虽然单纯经导管血栓清除对有溶栓绝对禁忌证的患者是一种较好的选择，但药物 - 机械偶联经导管治疗的临床成功率明显高于单纯经导管血栓清除（91.2%：82.8%，p=0.01）。

二、经导管碎栓治疗

经导管碎栓可以将较大栓子裂解成较小的栓子，便于经导管吸出。另外，血栓裂解后，表面积增大，可以更多地接触溶栓药物，增加疗效。血栓裂解后，还可以暴露更多的新鲜血栓，进而激活内源性尿激酶，促进血栓溶解。更重要的机制是，即使不立即吸出这些小的血栓，这些小血栓也会向肺动脉远端分支移动，进而减轻临床后果。因为远端血管的截面积是中心血管的 4 倍，远端血管的体积是中心血管的 2 倍，所以即使血栓的体积并没有减少，简单的碎栓术仍能使位于中心的血栓到达远端，进而改善肺的灌注并减低右心负荷（图 4-3-9）。但是，也有一种观点认为，理论上一个 $1cm^3$ 的球体，裂解成 1 000 个 $1mm^3$ 的小球，其截面积将从 $1cm^2$ 增加到 $10cm^2$，虽然栓塞部位进入远端，但阻塞面积要大得多，并增加血流动力学潜在风险。然

而，经导管碎栓术还是经过很多学者的尝试应用并产生了较好的临床效果。笔者在实际工作中注意到，肺栓塞通常并非像示意图中所示的完全阻塞（包括主干和分支），而通常是部分阻塞（图 4-3-10），肺动脉远端缺血但有血流，此时单纯应用碎栓术会适得其反，这就要求尽量使用血栓清除装置或结合溶栓治疗。

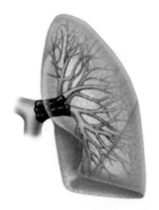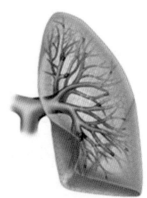

图 4-3-9 主干完全栓塞碎栓术机制示意图

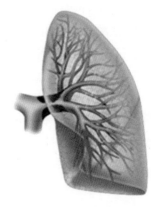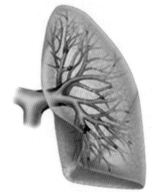

图 4-3-10 主干非完全阻塞碎栓术机制相反

三、球囊导管碎栓术

球囊导管碎栓术利用血管成形球囊挤碎血栓，快速恢复肺动脉血流，增加心排血量并降低肺动脉压（图 4-3-11）。球囊碎栓可以使血栓快速地裂解成小栓子并流向远端。对于新鲜血栓，也可以用乳胶球囊进行碎栓。球囊碎栓常用直径 6～16mm 的血管成形球囊，并联合经导管直接溶栓（尿激酶 80 000～100 000IU/h，8～12 小时），血管快速开通率可达 87.5%。球囊血管碎栓术操作简单，对于弹性较大的新鲜血栓可能由于血栓的弹性回缩导致碎栓失败。

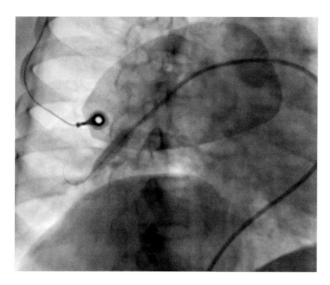

图 4-3-11 右下肺动脉球囊碎栓

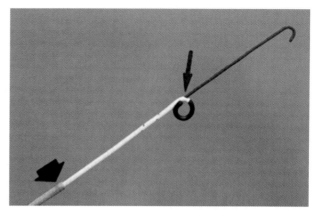

图 4-3-12 自制旋转猪尾导管

四、猪尾导管碎栓术

Brady 等在 1991 年首先利用动脉造影导管成功地对 3 例大面积肺栓塞伴低血压休克的患者进行碎栓治疗，其中 2 例应用多功能导管，1 例应用普通猪尾导管，均快速获得肺动脉灌注增加，血压升高，血氧分压升高。许多临床报告应用这种方法碎栓，使肺栓塞阻塞分级和血流动力学改善。旋转猪尾导管进行碎栓更为常见。将 5F 猪尾导管的第 2 个弯曲部的侧孔（或直型猪尾导管的侧孔）用 18G 穿刺针扩张后穿入 0.035in 导丝，形成自制的导管导丝组合（图 4-3-12）。先将 8F 长导管鞘置于肺动脉近端，进而将导管导丝组合一起经鞘管插入肺动脉，到达肺动脉血栓后，双向旋转猪尾导管使之以导丝为轴旋转，类似螺旋桨一样推进，搅碎血栓。标准的碎栓导管为可旋转猪尾导管，这种 105～115cm 长的 5F 导管在猪尾弯曲部近端有一个卵圆形侧孔并有不透 X 线标记，可通过 0.035in 导丝以便猪尾导管以导丝为轴旋转。猪尾近端有 10 个侧孔便于注入药物或进行造影检查（图 4-3-13）。可旋转猪尾导管经连接 Y 阀的 90cm 长 5.5F 柔软导管鞘进入肺动脉，当导丝超越血栓后，导管尾端可接低速电机进行旋转碎栓，而大多说情况下则手动双向旋转导管并进行前后推拉进行碎栓，因为手动旋转已经足以裂解血栓。可旋转猪尾导管主要用于较大的新鲜血栓，猪尾部的直径不同，12mm 直径导管主要用于主肺动脉的碎栓，8mm 直径导管则用于叶肺动脉，对更远端的栓子可用多功能导管碎栓，甚至用 J 形头导丝进行碎栓。在无法获得旋转猪尾导管时，可用指引导管配合普通猪尾导管形成支撑力，也可达到较好的碎栓效果（图 4-3-14）。

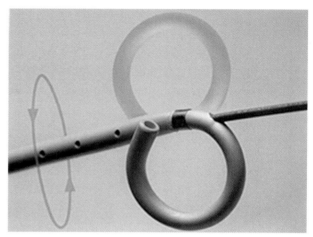

图 4-3-13 可旋转猪尾导管

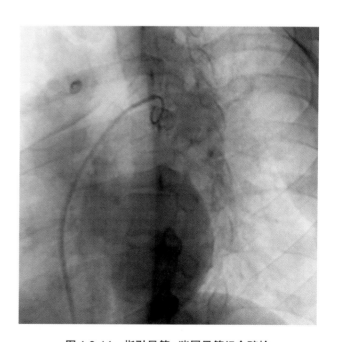

图 4-3-14 指引导管 - 猪尾导管组合碎栓

旋转猪尾导管碎栓是肺栓塞介入治疗中最常用的方法，据报道约占全球所有肺栓塞介入治疗的 69%，其中，53% 为单独使用，16% 结合其他介入治疗方法。旋转猪尾导管碎栓的优势是便于与其他介入方法联合应用,且非常便宜,并发症少。1998年 Schmitz-Rode应用于10例患者,成功率70%,并有临床改善和肺动脉压降低作用。猪尾导管碎栓最大的缺点是原先位于中心肺动脉但没有完全阻塞的大块血栓破碎后使远端原本通畅的较大分支完全阻塞或将远端血栓压实,造成肺动脉压升高,这时需要其他方法去除血栓。故此,此方法现多联合血栓抽吸术和/或溶栓术应用。

五、网篮导管碎栓术

Impeller Basket Device是一种快速经皮碎栓系统。由柔软导丝头端连接可高速旋转的叶轮并装置在7F导管内,释放后在叶轮外有自膨式金属网篮。应用时外接电动马达,叶轮转速可达10 000r/min。叶轮高速旋转产生涡流,将血栓吸入叶轮达到碎栓的目的,网篮的设计则是为了保护血管壁不被叶轮损伤(图4-3-15)。此种装置为肺栓塞设计并用于动物实验和极少数未报告的临床试验,可在10秒内将大块血栓裂解成非常细小的血栓,并且没有血管壁损伤的并发症,碎栓后游离血浆血红蛋白也未见增高,缺点是比较僵硬不便操作,另外在动物实验中发现主肺动脉碎栓后造成多发亚段的肺动脉栓塞。Thrombolizer是一种同轴导管设计,可经导丝引导,由一根8F的聚四氟乙烯外导管和一根5F的可旋转内导管组成。外导管头端有裂缝并可自膨胀至10mm直径,内部的可旋转导管打开网篮至5mm直径,内管独自旋转,转速可达10 000r/min,产生强大的涡流吸入并裂解血栓(图4-3-16)。

Modified Impeller Device的设计与Thrombolizer有些类似,同样可经导丝引导,由8F外管和5F内管组成,内管类似网篮,由马达提供动力,转速同样可达到10 000r/min,内管高速旋转将血栓吸入网篮并裂解。需要注意的是,这个网篮是为裂解血栓设

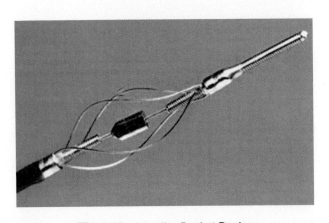

图4-3-15 Impeller Basket Device

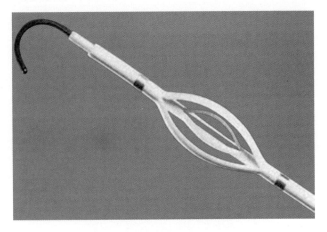

图4-3-16 Thrombolizer

计的,并不是为了保护血管壁,相反其可能刮擦血管壁并造成损伤(图4-3-17)。动物实验证实这两种导管均可裂解血栓并降低肺动脉压,但Thrombolizer导管有断裂的少量报告,同时也有经组织学证实的操作部位动脉和支气管出血。尚未见到用于人体的临床试验报道,对临床应用时机尚不清楚。

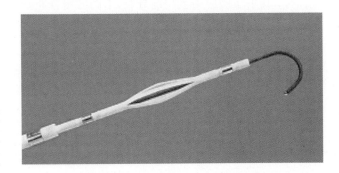

图4-3-17 Modified Impeller Device

Arrow-Trerotola Device是一种7F、90cm长,网篮直径9mm的低速可旋转自膨式网篮碎栓装置,转速为3 000r/min。它可以刮擦血管壁并裂解血栓。其头端为硅树脂制成,可以保护血管壁,减少穿孔。改良后的装置为5F、120cm长,可以应用0.035in导丝并配合8F导引导管使用,网篮为镍钛合金制成,直径9~15mm(图4-3-18)。组织学发现操作部位血管有中度损伤,但没有发现穿孔。有1例动物实验发现网篮变形缠绕,所有动物实验都有轻度出血,但全部位于小的分支动脉,长期随访未发现瘢痕形成。仅见1例临床报告应用于大面积肺栓塞,使用80cm长改良型装置,作者认为该装置很难进入分支进行碎栓治疗,虽然临床体征改善,但大部分血栓未能裂解,肺动脉压没有改善。其在陈旧或机化血栓中应用可能较其他装置有优势,但在人体血管中应用的安全性未经证实。

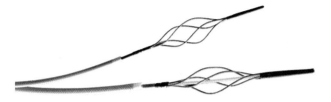

图 4-3-18　Arrow-Trerotola 装置

六、Kensey 机械碎栓术

Kensey 机械碎栓装置是第一种带有旋转马达的可弯曲的碎栓装置，导管部分为聚氨酯材料。该装置头端可在电机的驱动下以 5 000~10 000r/min 的速度高速旋转，有 5F 和 7F 两种规格。改进后的 Kensey 机械碎栓装置可以由导丝引导。该碎栓装置可用于新鲜和机化血栓，但并发症较多，主要有血管穿孔、血管内膜剥脱、造影剂外溢等。此装置最初设计是为了动脉粥样硬化的旋磨，并进行了肺栓塞碎栓的动物实验，但未有临床报道（图4-3-19）。

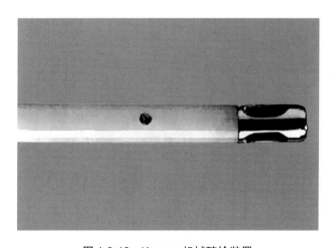

图 4-3-19　Kensey 机械碎栓装置

七、肺栓塞的经导管血栓清除术

经导管碎栓可以将较大栓子裂解成较小的栓子，虽可改善肺循环血流，但并没有减轻血栓负荷。应用介入技术将肺动脉内血栓取出，则可减轻肺动脉的血栓负荷，增加肺动脉循环血量，减少肺循环阻力，进而改善右心功能。血栓清除装置分为真空吸引和流体力学装置，很多取栓器械都是在将血栓碎裂的基础上再取出。

（一）经指引导管血栓清除术

经指引导管血栓清除术是最简便的取栓方法。应用 6~10F 的指引导管经股静脉或颈静脉入路插入肺动脉靠近血栓位置，并抵住血栓近端，然后用 20ml 或 50ml 注射器直接抽吸血栓。因指引导管壁薄，相应内腔较大，故可较容易抽出血栓（图 4-3-20）。但指引导管抽吸也有其自身的缺陷：①指引导管壁薄，在经过三尖瓣、主肺动脉、叶肺动脉等多个转弯（特别是左下肺动脉）后，管壁容易塌陷而致取栓失败。②指引导管头端必须抵住血栓方能将血栓抽出，在肺动脉远端导管不好操控。③血栓部分抽入导管后，必须将导管移出体外，将血栓推出后重新插管，如此反复，比较耗时。如连续抽吸，则会造成较大量的失血。

（二）经抽吸导管血栓清除术

血栓抽吸导管种类较多，如 Eliminate、Tsunamed、Thrombuster、Rebirth、ThromCat 等，一般为 4~6F 直径的大腔导管，结构类似，头端部分有一段导丝腔，用于快速交换。一般用于 1.0~1.5mm 直径的血管，如冠状动脉等。抽吸管腔直径所限，很少用于肺动脉进行局部血栓清除，仅在慢性肺栓塞机化碎栓后，明确血栓流向远端肺动脉时偶有应用（图 4-3-21）。

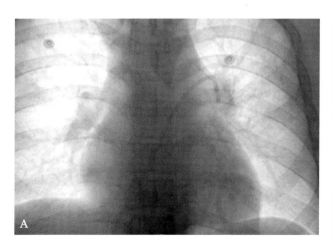

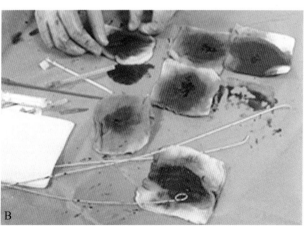

图 4-3-20　肺栓塞经导管血栓抽吸
A. 应用 9F 指引导管肺动脉内血栓抽吸；B. 抽吸出的血栓

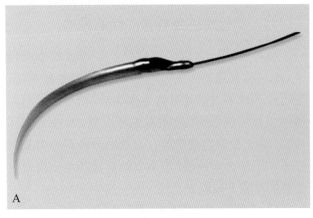

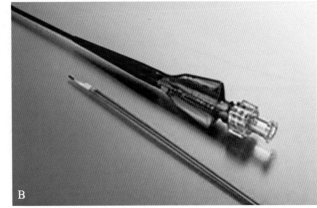

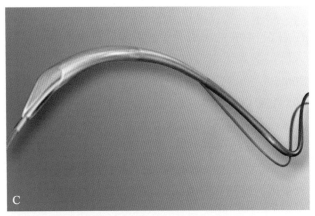

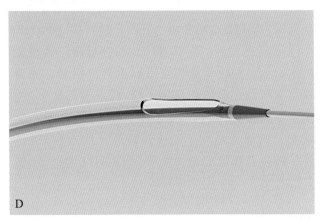

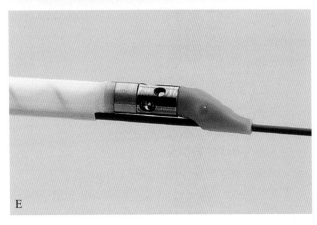

图 4-3-21　常用血栓抽吸导管
A.Eliminate 血栓抽吸导管；B.Thrombuster 血栓抽吸导
管；C.Rebirth 血栓抽吸导管；D.Tsunamed 血栓抽吸导管；
E.ThromCat 血栓抽吸导管

（三）Greenfield 血栓清除术

　　Greenfield 于 1969 年设计了最早用于治疗大面积肺栓塞的血栓清除装置，并应用比格犬进行了动物实验。Greenfield 血栓清除装置是应用 306 不锈钢制作的头端为 27mm 长、7mm 直径的杯口状装置，后端连接 8.5F 的双腔球囊导管，杯口状头端与输送导管成 30°角，需经静脉切开引入体内。到达血栓部位后，充盈球囊导管阻断肺动脉血流，用大的注射器进行血栓抽吸。实验证实该装置能够快速地清除血栓，使肺动脉压下降（图 4-3-22）。Greenfield 血栓清除装置后经过改进，设计成可塑性的杯口状装置，直径 5～7mm，可通过 10F 的导

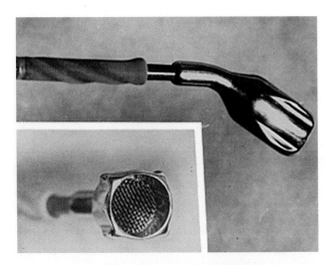

图 4-3-22　Greenfield 血栓清除装置

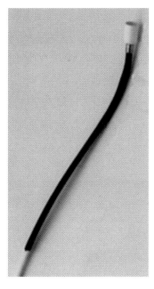
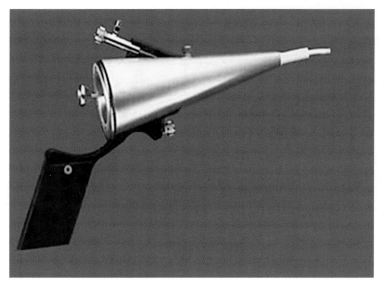

图 4-3-23　改进后的 Greenfield 血栓清除装置

管，可经股静脉或颈静脉插入。该装置可清除新鲜血栓，但不能清除陈旧性机化血栓（图 4-3-23）。Greenfield 本人应用该装置可清除约 76% 的肺动脉血栓，使肺动脉压下降，心排血量增加，但 30 天死亡率仍高达 30% 以上。然而，同样的器械，其他人应用却达不到同样的效果。同时，该装置需要反复多次进入肺动脉清除血栓，血栓碎裂后造成远端栓塞等问题仍使该方法难以推广。

（四）AngioVac 导管血栓清除术

　　AngioVac 血栓清除装置类似于 Greenfield 血栓清除装置的进一步改进，其导管头端可用球囊撑开形成杯口状，用于抽吸血栓。该装置还有一套类似于体外循环的过滤装置，包括漏斗过滤器、离心泵和标准的转流装置。在泵的作用下，杯口抽吸血栓并过滤后经另一路径回输至外周静脉。由于该装置很粗且头端的杯口设计，只能以静脉切开的方式置入，并在导丝的引导下进入肺动脉（图 4-3-24）。

（五）Rotarex 导管血栓清除术

　　Rotarex 导管由 3 部分组成：导管、电机和电子

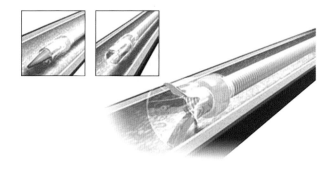

图 4-3-24　AngioVac 血栓清除装置

控制单元。在 8F 导管内有一个不锈钢制成的螺旋叶片固定在导丝上，导管头端为同轴的两个圆筒状结构，每个圆筒上均开有两个较大的窗口。外侧圆筒固定有螺旋状叶片，内侧圆筒固定在导丝上，两个圆筒相对旋转造成负压，使血栓进入窗口，并由螺旋状结构将吸入的血栓导管近端推出，可用于新鲜血栓和机化血栓（图 4-3-25）。动物实验证实该装置可用于 8mm 以上的血管，临床仅用于外周动脉，用于肺动脉还需较大的改进。

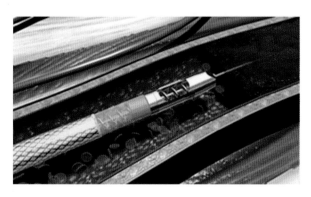
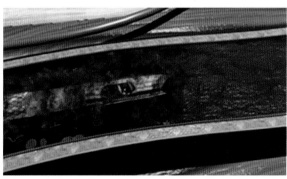

图 4-3-25　Rotarex 血栓清除装置

（六）Aspirex 导管血栓清除术

Aspirex 导管是利用电机驱动的螺旋在导管腔内旋转，旋转产生的低压将血栓吸入导管侧孔，且其螺旋状结构能将吸入的血栓向导管尾端输送并进入连接的回收装置（图 4-3-26）。

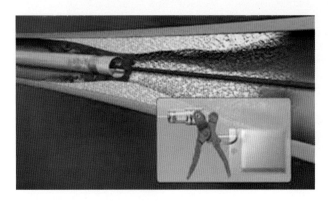

图 4-3-26　Aspirex 血栓清除装置

（七）Amplatz 血栓清除术

Amplatz 血栓清除装置是 8F 的聚氨酯导管，120cm 长，带有 3 个开窗的金属头。头端有高速旋转的涡轮，涡轮利用压缩空气或氮气驱动，转速可达 150 000r/min，并产生 $50lb/in^2$ 的压力使血栓抽吸入导管（图 4-3-27）。操作中要不断注入生理盐水给驱动系统降温。在肺动脉应用时，需要 10F 95cm 的指引导管引导。Amplatz 浸软血栓抽吸导管则是 9F 硬质双腔导管，导管头端有一较大的窗口，其内为 5 000r/min 的网篮，网篮高速旋转产生负压，将血栓吸入导管，主要用于新鲜血栓。该装置可经导丝引导，但仅限于较直的血管。动物实验中该装置可清除 60% 的肺栓塞，在肺动脉内不便操控和窗口方向不易定位限制了该器械的应用。

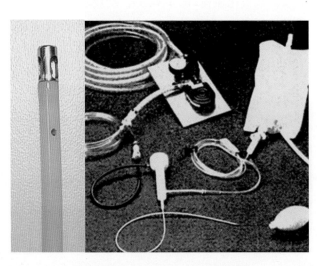

图 4-3-27　Amplatz 血栓清除装置

Helix 血栓清除导管则类似于 Amplatz 血栓清除装置，可用于人工瓣膜和透析动静脉瘘的部位，该装置是 75～120cm 长、7F 的聚氨酯导管，头端有一个金属的叶轮并连接驱动轴，转速 140 000r/min。同样需要 10F 指引导管引导，其清除血栓的主要并发症为溶血。改良后的 Helix 导管增加了溶栓药物和造影剂的注入孔（图 4-3-28）。

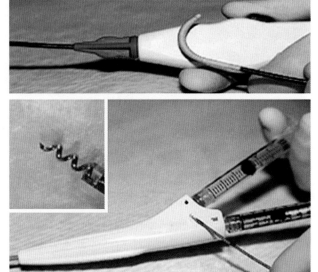

图 4-3-28　Helix 血栓清除装置

（八）Lang 经皮血栓清除术

Lang 血栓清除装置是由市售的导管组装而成，包括导引钢丝，其外套 93cm 长、6F 的导管，导管外套 90cm 长、14F 的抽吸导管及 14F 的可撕脱鞘，经 40cm、16F 的直鞘引入，导丝和 6F 导管均为了将 14F 的抽吸导管引入血栓部位，用大注射器抽吸血栓。该方法取栓需要多次反复插管，并且肺动脉远端无法清除。临床应用显示，该方法可快速降低肺动脉压、改善右心功能，但部分血栓进入肺动脉远端并机化（图 4-3-29）。

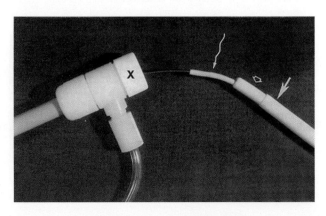

图 4-3-29　Lang 血栓清除装置

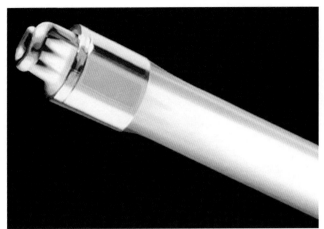
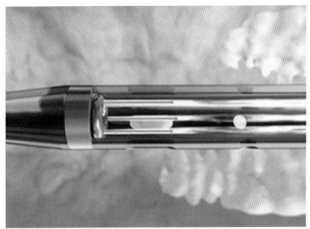

图 4-3-30　AngioJet 血栓清除装置

（九）流变溶解导管血栓清除术

流变溶解导管有较多种设计，但均是利用"文图里效应"（Venturi effect）。文图里效应指的是当管道中流动的气体或液体途中遇到突然收径的狭窄处时，流速会急剧加快，内部压力减小。所以文图里效应又称为"狭窄效应"或"漏斗效应"。AngioJet 导管是一种 4～6F 的双腔导管，头端有 3 个喷射高压水流的喷口，向导管回收腔内喷射高压生理盐水时产生压力梯度，使血栓发生碎裂并吸入回收腔。为便于操作，其后 AngioJet 的设计做了较大改动（图 4-3-30）。

Hydrolyser 导管也是一种双腔导管，7F 65cm 或 80cm 长，为直头导管。虽相对柔软，但通过三尖瓣和进入右肺动脉时仍较困难，可通过 0.025in 导丝引导。小的管腔以 180° 的方向向大的管腔喷射高压水流，并在导管侧孔的部位形成局部低压，使血栓裂解。大的管腔吸入裂解的血栓并用于其后的管腔冲洗。Hydrolyser 导管是为直径 5～9mm 的血管设计的，用在较粗的肺动脉时经常会在血栓中打出一个隧道，故此多用于肺动脉的分支（图 4-3-31）。应用时要旋转导管使侧孔朝向血栓的方向。受导管长度限制，在肺动脉应用时常经颈静脉途径。

Oasis 导管为三腔导管，一个用于通过导丝引导，一个用于喷射高压生理盐水，最大的管腔用于吸入低压造成的血栓碎片。Oasis 导管较短而且比较细，很少用于肺动脉血栓清除（图 4-3-32）。

AngioJet 导管、Hydrolyser 导管、Oasis 导管虽然结构稍有不同，但都是根据文图里效应设计的，因为喷射高压生理盐水的管腔需用耐高压的金属材料，此类导管一般比较细，适用于管腔较小的血管内的新鲜血栓。应用此类导管的问题，一是手术时间比较长，二是大量的生理盐水和血液混合后被吸

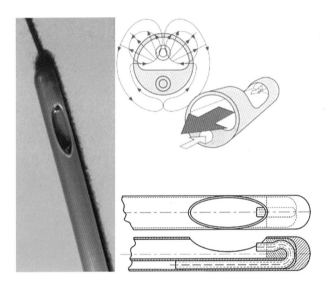

图 4-3-31　Hydrolyser 血栓清除装置

出，失血较多。

（十）肺栓塞的超声辅助导管溶栓术

肺栓塞的碎栓术、抽吸术等介入治疗均是物理方法的机械治疗，虽能快速使肺栓塞血管血运重建，但肺动脉内的细小栓子仍难以清除，这些残余的细小栓子成为患者远期慢性肺栓塞和慢性肺动脉高压的隐患，肺栓塞的介入治疗后进行溶栓治疗可以溶解肺动脉远端的细小栓子，肺动脉造影显示肺动脉灌注良好，被认为可降低慢性肺栓塞和肺动脉高压的发生率。超声辅助溶栓可以看作介入导管机械裂解和局部溶栓的联合应用。利用超声的能量可以使血栓产生裂隙并降低血栓的强度，也可以将血栓中的纤维震碎但不使血栓成为碎片。其作用是使溶栓剂较容易地进入血栓，增加溶栓效果并降低溶栓药剂量和缩短溶栓时间。EkoSonic 血管内超声震荡系统是使用高频（2.2GHz）、低能（0.5W/ 每个传感器）超声松解血栓斑块并使溶栓药深入血栓内，高

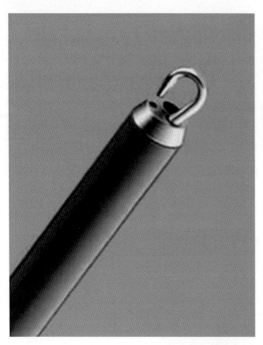
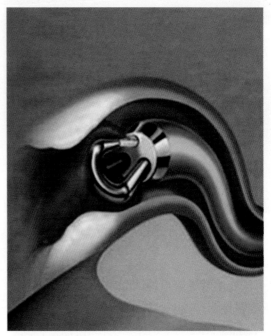

图 4-3-32　Oasis 血栓清除装置

频超声还能用于血栓机化的组织。该设备 5.2F 直径，头端可发射超声的导管长度为 6～50cm。可由 0.035in 导丝引导经 6F 鞘管进入血栓所在的管腔。导管的中间灯丝为一串间隔 10mm 的换能器。高频低能超声可降低超声的温热反应及血栓空洞化，导管仍然设计了一个用于注射生理盐水的管腔，以便给超声头端降温，一般应用生理盐水 45ml/h。第三个通道为多侧孔管腔，位于超声能量发射端，用于注入溶栓剂（图 4-3-33）。

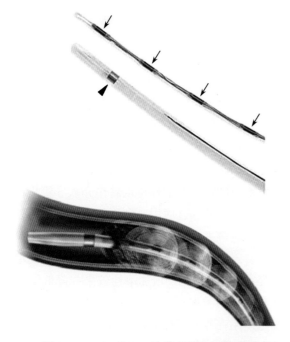

图 4-3-33　EkoSonic 血管内超声震荡系统

肺动脉的血运重建在高危肺栓塞和中危高风险肺栓塞的治疗中至关重要，大量报道显示及时的肺动脉血运重建可快速地改善右心功能，使血流动力学稳定。然而，系统性溶栓的不良反应事件和死亡率仍有争议。Jaff 等对 13 个随机对照研究进行了荟萃分析，认为系统溶栓与单纯肝素抗凝的肺栓塞复发率和死亡率无统计学差异，而 Wan 等的 5 个包含高危肺栓塞的研究结果认为，联合溶栓后肺栓塞的复发率和死亡率可从单纯肝素抗凝的 19% 降低至 9.4%，但联合系统性溶栓造成出血的发生率显著增加。经导管介入治疗肺栓塞可以快速重建肺栓塞血运，减轻肺栓塞症状并降低并发症，包括碎栓术和血栓清除术，但介入联合局部溶栓与否的对照研究报道很少。超声能量可使纤维蛋白的纤维断裂，给溶栓药创造更多的结合位点，进而增加溶栓的疗效；另外，超声的声冲流压力波能使溶栓药更容易进入血栓。研究表明，超声辅助溶栓可显著提高溶栓及疗效，并因此减少溶栓剂的剂量，减少出血并发症的发生。超声辅助溶栓虽有很好的疗效，但仍有很多限制其发展的因素，如操作时间长（15～24 小时），大多数医院没有设备或熟练的人员，费用很高，对于其肺栓塞的复发率、死亡率、慢性肺动脉高压的形成无长期随访数据支持等。

（十一）肺栓塞的支架成形术

抗凝、系统溶栓、经导管碎栓或取栓及外科手术，对危及生命的高危肺栓塞有较好的疗效，但各种方法均有其适应证、禁忌证，仍有部分患者有各种禁忌证或极度生命危险而无法接受治疗。在这种情况下，肺动脉支架置入可以快速地开通栓塞的肺动脉，重建血运，挽救患者生命。肺动脉支架常用于治疗先天性心脏病（如法洛四联症、左心发育不良综合征）及其他肺动脉狭窄，肺栓塞的支架成形术少见报道。Haskal 等对一例主肺动脉骑跨型高危肺栓塞合并肺源性心脏病、严重缺氧的术后患者，在经导管碎栓术联合溶栓治疗失败的情况下在双侧肺动脉干放置了自膨金属网状支架，下肺动脉及时得到血液灌注，临床指标迅速改善。Koizumi 等对一例双侧肺动脉干栓塞的患者进行溶栓治疗 20 小时后，因患者持续低血压（90/60mmHg）和肺动脉高压（30mmHg），且肺动脉造影与溶栓前无任何改变，在尝试了介入碎栓和 12F 鞘管抽吸血栓失败后，在肺动脉主干置入 10mm 直径、6cm 长的 Z 形金属支架，下肺动脉分支即得到灌注，体动脉压升至 170/90mmHg，肺动脉压降至 26mmHg。后续抗凝治疗随访 6 个月，患者无任何呼吸系统症状。

肺动脉支架有许多潜在的并发症，如穿孔、移位、血栓形成和内膜增生等，同时，肺动脉直径变化较大，直筒式的支架很难保证两端都能贴合肺动脉。因此，肺动脉支架均是在其他治疗尝试失败后进行的介入治疗。对于支架的选择，网状支架一般比较柔软，对血管刺激小，理论上释放容易并可减少肺动脉穿孔等并发症。但有作者认为，由于肺动脉支架无法适应急剧变小的直径，故此支架近端与肺动脉一般无法紧密贴合，而 Z 型支架对肺动脉血流的干扰优于网状支架。肺栓塞行肺动脉支架治疗的报道很少，支架的选择也没有定论。针对肺动脉支架的并发症及肺动脉直径的变化，Schmitz 等自制了直径 20mm、长 10cm 的网状支架，支架的近端膨大并连接一金属丝，可用 9.5F 的鞘管回收。在 9 只绵羊主干型肺栓塞模型上应用，取得了良好的实验效果，动物模型的心率、肺动脉压和体动脉压都有明显改善，但血氧饱和度无统计学意义，此支架未见用于临床的报道。

肺动脉支架治疗肺栓塞较其他方法更能快速地开通阻塞血管，恢复血液灌注，但因市场没有专门用于肺动脉的支架，临床应用较少，对其在肺动脉内的长期影响尚不清楚，现仅在高危肺栓塞患者其他血管再通方法禁忌或无效后进行。

（范 勇 刘 杨）

参 考 文 献

[1] 中华医学会呼吸病学分会，肺血栓栓塞症的诊断与治疗指南（草案）[J]. 中华结核和呼吸杂志，2001，24（5）：259-264.

[2] Martina Montagnana. Gianfranco Cervellin Massimo Franchini Giuseppe Lippi. Pathophysiology, clinics and diagnostics of non-thrombotic pulmonary embolism [J]. J Thromb Thrombolysis, 2011, 31:436-444.

[3] Heit JA. The epidemiology of venous thromboembolism in the community [J]. Arterioscler Thromb Vasc Biol, 2008, 28:370-372.

[4] Lapner ST, Kearon C. Diagnosis and management of pulmonary embolism [J]. Hospital Practice, 2013, 346（10）: f757.

[5] Naess IA, Christiansen SC, Romundstad P, et al. Incidence and mortality of venous thrombosis: a population-based study [J]. J Thromb Haemost, 2007, 5:692-699.

[6] Stein PD, Matta F. Acute pulmonary embolism [J]. Curr Probl Cardiol, 2010, 35（7）:314-376.

[7] Goldhaber SZ. Echocardiography in the management of pulmonary embolism [J]. Ann Intern Med, 2002, 136（9）: 691-700.

[8] Goldhaber SZ, Elliott CG. Acute pulmonary embolism. Part I: epidemiology, pathophysiology, and diagnosis [J]. Circulation, 2003, 108（22）: 2726-2729.

[9] Morrell MT, Dunnill MS. The post-mortem incidence of pulmonary embolism in a hospital population [J]. Br J Surg, 1968, 55:347-352.

[10] Coon WW. The spectrum of pulmonary embolism: twenty years later [J]. Arch Surg, 1976, 111（4）:398-402.

[11] Daniel KR, Courtney DM, Kline JA. Assessment of cardiac stress from massive pulmonary embolism with 12-lead ECG [J]. Chest, 2001, 120（2）:474-481.

[12] Kucher N, Goldhaber SZ. Cardiac biomarkers for risk stratification of patients with acute pulmonary embolism [J]. Circulation, 2003, 108（18）:2191-2194.

[13] Melanson SE, Laposata M, Camargo CA Jr, et al. Combination of D-dimer and amino-terminal pro-B-type natriuretic peptide testing for the evaluation of dyspneic patients with and without acute pulmonary embolism [J]. Arch Pathol Lab Med 2006, 130（9）:1326-1329.

[14] Runyon MS, Beam DM, King MC, et al. Comparison of the Simplify D-dimer assay performed at the bedside

with a laboratory-based quantitative D-dimer assay for the diagnosis of pulmonary embolism in a low prevalence emergency department population[J]. Emerg Med J, 2008, 25(2): 70-75.

[15] Bounameaux H. Contemporary management of pulmonary embolism: the answers to ten questions[J]. J Intern Med, 2010, 268(3): 218-231.

[16] Sostman HD, Stein PD, Gottschalk A, et al. Acute pulmonary embolism: sensitivity and specificity of ventilation-perfusion scintigraphy in PIOPED II study[J]. Radiology, 2008, 246(3): 941-946.

[17] Le Gal G, Righini M, Sanchez O, et al. A positive compression ultrasonography of the lower limb veins is highly predictive of pulmonary embolism on computed tomography in suspected patients[J]. Thromb Haemost, 2006, 95(6): 963-966.

[18] Pruszczyk P, Torbicki A, Pacho R, et al. Noninvasive diagnosis of suspected severe pulmonary embolism: transesophageal chocardiography vs spiral CT[J]. Chest, 1997, 112(3): 722-728.

[19] Stein PD, Chenevert TL, Fowler SE, et al, PIOPED III Investigators. Gadoliniumenhanced magnetic resonance angiography for acute pulmonary embolism: a multicenter prospective study (PIOPED III)[J]. Ann Intern Med, 2010, 152(7): 434-443.

[20] Jaff MR, McMurtry MS, Archer SL, Cushman M, Goldenberg N, Goldhaber SZ, et al. Management of massive and submassive pulmonary embolism, iliofemoral deep vein thrombosis, and chronic thromboembolic pulmonary hypertension: a scientific statement from the American Heart Association[J]. Circulation, 2011, 123: 1788-1830.

[21] Goldhaber SZ, Visani L, De Rosa M. Acute pulmonary embolism: clinical outcomes in the International Cooperative Pulmonary Embolism Registry (ICOPER)[J]. Lancet, 1999, 353: 1386-1389.

[22] Kearon C, Kahn SR, Agnelli G, et al. American College of Chest Physicians.Antithrombotic Therapy for Venous Thromboembolic Disease: American College of Chest Physicians Evidence-Based Clinical Practice Guidelines[J]. Chest, 2008, 133: 454S-545S.

[23] Kucher N. Catheter embolectomy for acute pulmonary embolism[J]. Chest, 2007, 132: 657-663.

[24] Konstantinides SV, Torbicki A, Agnelli G, et al. 2014 ESC Guidelines on the diagnosis andmanagement of acute pulmonary embolism[J]. European Heart Journal, 2014, 35: 3033-3080.

[25] Kuo WT, van den Bosch MAAJ, Hofmann LV, et al. Catheter-directed embolectomy, fragmentation, and thrombolysis forthe treatment of massive pulmonary-embolism after failure of systemicthrombolysis[J]. Chest, 2008, 134(2): 250-254.

[26] Miller GA, Sutton GC, Kerr IH, et al. Comparison of streptokinase and heparin in treatment of isolated acute massive pulmonary embolism[J]. Br Med J, 1971, 2(5763): 681-684.

[27] Mastora I, Remy-Jardin M, Masson P, et al. Severity of acute pulmonary embolism: evaluation of a new spiral CT angiographic score in correlation with echocardiographic data[J]. Eur Radiol, 2003, 13(1): 29-35.

[28] H Akin, M Al-Jabouri, Z Assi, et al. Catheter-Directed Thrombolysis for Patients with Massive and Submassive Pulmonary Embolism[J]. Journal of vascular surgery, 2012, 1(1): 109.

[29] Tajima H, Murakami R, KAwamata H, et al. Superselective local infusion therapy with tissue-plasminogen activator for acute massive pulmonary thromboembolism: preliminary clinical experience[J]. Nippon Acta Radiologica, 1995, 55(6): 423-424.

[30] N Saad. Aggressive management of pulmonary embolis[J]. Semin Intervent Radiol, 2012, 29(01): 52-56.

[31] Tajima H, Kumazaki T, Kawamata H, et al. Development of rotational digital angiography system—clinical value in acute pulmonary thromboembolism[J]. Computer methods and program in biomedicine, 2001, 66(1): 111-114.

[32] Goldhaber SZ. Percutaneous mechanical thrombectomy for acute pulmonaryembolism: a double-edged sword[J]. Chest, 2007, 132(2): 363-365.

[33] Kuo WT, Gould MK, Louie JD, et al. Catheterdirected therapy for the treatment of massive pulmonary embolism: systematic review and meta-analysis of modern techniques[J]. J Vasc Interv Radiol, 2009, 20(11): 1431-1440

[34] Zeni PT Jr, Blank BG, Peeler DW. Use of rheolytic thrombectomy intreatment of acute massive pulmonary embolism[J]. J Vasc IntervRadiol, 2003, 14(12): 1511-1515

［35］ Fava M，Loyola S，Flores P，et al. Mechanical fragmentation and pharmacologic thrombolysis in massive pulmonary embolism［J］. J Vasc Interv Radiol，1997，8（2）：261-266.

［36］ Girard P，Simonneau G. Catheter fragmentation of pulmonary emboli［J］. Chest，1999，115（6）：1759.

［37］ Kuo WT，Gould MK，Louie JD，et al. Catheter-directed therapy for the treatment of massive pulmonary embolism：systematic reviewand meta-analysis of modern techniques［J］. J Vasc Interv Radiol，2009，20（11）：1431-1440.

［38］ Todoran TM，Sobieszczyk P. Catheter-Based Therapies for Massive Pulmonary Embolism［J］. Progress in Cardiovascular Diseases，2010，52（5）：429-437.

［39］ Schmitz-Rode T，Günther RW. New device for percutaneous fragmentationof pulmonary emboli［J］. Radiology，1991，180（1）：135-137.

［40］ Brown DB，Cardella JF，Wilson RP，et al. Evaluation of amodified Arrow-Trerotola percutaneous thrombolytic device for treatmentof acute pulmonary embolus in a canine model［J］. J Vasc Interv Radiol，1999，10（6）：733-740.

［41］ Rocek M，Peregrin J，Velimsky T. Mechanical thrombectomy of massive pulmonary embolism using an Arrow Trerotola percutaneous thrombolyticdevice［J］. Eur Radio，1 1998，8（9）：1683-1685.

［42］ Stein PD，Sabbah HN，Basha MA，et al. Mechanical disruption of pulmonary emboli in dogs with a flexible rotatingtip catheter（Kensey catheter）［J］. Chest，1990，98（4）：994-998.

［43］ Greenfield LJ，Kimmell GO，Mccurdy WC. Transvenous removal of pulmonary emboli by vacuum-cup catheter technique［J］. Journal of surgical research，1969，9（6）：347-352.

［44］ Schmitt H-E，Jäger KA，Jacob AL，et al. A new rotational thrombectomy catheter：System design and first clinical experiences［J］. Cardiovasc Intervent Radiol，1999，22（6）：504-509.

［45］ Jaff MR，McMurtry MS，Archer SL，et al. Management of massive and submassive pulmonary embolism，iliofemoral deep vein thrombosis，and chronic thromboembolic pulmonary hypertension：a scientific statement from the American Heart Association［J］. Circulation 2011，123（16）：1788-1830.

［46］ Haskal ZJ，Soulen MC，Huetti EA，et al. Life-threatening pulmonary emboli and cor pulmonale：Treatment with percutaneous pulmonary artery stent placement［J］. Radiology，1994，191（2）：473-475.

［47］ Koizumi J，Kusano S，Akima T，et al. Emergent Z stent placement for treatment of cor pulmonale due to pulmonary emboli after failed lytic treatment：Technical considerations［J］. Cardiovasc Intervent Radiol 1998，21（3）：254-255.

第四章 肺动脉狭窄

肺动脉狭窄（pulmonary artery stenosis）是指右心室流出道梗阻性疾病，根据狭窄的部位可分为肺动脉瓣狭窄、漏斗部狭窄、主肺动脉及其分支狭窄。单纯右室流出道狭窄以肺动脉瓣狭窄最为多见，占本病的80%～90%。肺动脉分支狭窄可为单侧或双侧，其原因分为先天性和继发性。继发性肺动脉狭窄大多数是由于外科手术引起的，如先天性心脏病的手术治疗，肺移植术等，其他因素包括外在压迫如肺癌、纵隔肿瘤等和肺动脉本身病变如大动脉炎、慢性肺栓塞的残余狭窄等。先天性肺动脉狭窄更为常见，多数先天性肺动脉狭窄是先天性心脏病伴肺循环发育不良的结果，发生于约10%的先天性心脏病儿童。如Fallot四联症、肺动脉闭锁、William综合征、先天性左心发育不良综合征等。女性患者稍多于男性，据报道，约2%的病例是家族性发病。CT增强扫描可以明确血管阻塞的部位、程度及范围，血管造影是诊断肺动脉狭窄的"金标准"。重度肺动脉狭窄患者应接受治疗，即使患者具有良好的耐受性和无症状，因为如果不及时治疗可能出现危险并发症。经皮球囊肺动脉成形术及血管内肺动脉支架术是目前治疗单纯右心室流出道狭窄的首选方法。

第一节 先天性肺动脉瓣狭窄球囊成形术

一、概述

正常肺动脉瓣有3个完全分隔的半月瓣。肺动脉瓣狭窄可见完整的瓣叶及其交界结构，但交界处相互融合，瓣口位于中央或偏于旁侧。年幼时瓣膜柔软，活动度较好，收缩期呈"幕顶状"凸向肺动脉；随年龄增长，瓣膜增厚钙化明显，活动变差。临床上轻症患者可无症状，仅在体检时发现杂音。重症患者新生儿期或婴儿期即可出现症状，表现为不同程度的发绀及右心衰竭。中度以上狭窄患者，随年龄增长而逐渐出现乏力、胸痛、活动受限和轻度发绀。

1982年Kan等首先报道应用球囊扩张狭窄的肺动脉瓣，使瓣叶融合部撕裂，从而解除右室流出道的梗阻，称为经皮球囊肺动脉瓣成形术（percutaneous balloon pulmonary valvuloplasty，PBPV）。数十年来，通过对患者的随访、临床经验的积累以及对其适应证和方法学深入探讨，PBPV术已成为治疗单纯性肺动脉狭窄的首选方法。

二、适应证

典型肺动脉瓣狭窄，跨肺动脉瓣压力≥50mmHg为PBPV的绝对适应证；目前认为，跨肺动脉瓣压力≥35mmHg，右心室造影显示肺动脉扩张、出现射流征，心电图提示右心室增大，可为PBPV术的相对适应证。

三、介入治疗

（一）术前准备

术前需经体检、心电图、X线胸片及超声心动等检查，明确诊断，并估测狭窄的程度。化验室检查，符合手术条件。

（二）诊断性右心导管术及右心室造影

经右股静脉穿刺插管，将端孔或端侧孔导管送至右心室、肺动脉，分别测量并记录右心室压力、肺动脉压力及肺动脉至右心室连续压力。于右心房、右心室、肺动脉分别取血，进行血氧分析，检查是否存在分流。将猪尾管送至右心室，行坐观位或侧位右心室造影，观察肺动脉、瓣膜及瓣环的发育情况及有否继发性右心室流出道狭窄。测量肺动脉瓣环的直径（图4-4-1）。

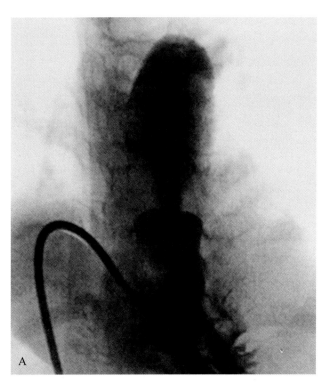
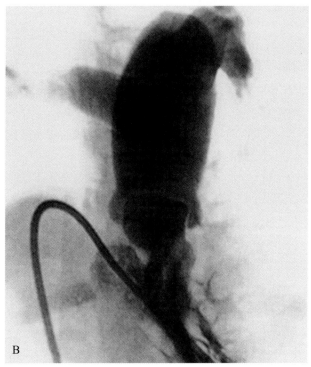

图 4-4-1　右心室造影
A.右心室正位造影,收缩期射流征,瓣膜增厚、开放受限,呈幕顶状; B.主肺动脉扩张

（三）球囊的选择

1. 球囊的直径　球囊直径与肺动脉瓣环直径比为 (1.2～1.4):1。

2. 球囊的长度　通常为 20mm、30mm 和40mm。球囊过长,其近端可能跨在三尖瓣上,扩张时可能损伤三尖瓣。球囊过短,扩张时可能不能很好地固定在狭窄的肺动脉瓣口部,所以要根据患儿的年龄选择适宜长度的球囊。

（四）球囊扩张的时间及次数

1. 时间　以最短的时间充盈球囊,使其腰凹迅速消失后快速吸瘪球囊,一般从扩张至吸瘪球囊时间应在 10 秒以内。

2. 次数　在成功扩张球囊,即有明显的球囊腰凹消失后,再扩张 1～2 次即可,过多次数的扩张不但无助于疗效的增加,还可能造成心脏的损伤。

（五）治疗过程

1. 将股静脉的血管鞘换成与球囊导管相匹配型号的血管鞘。

2. 将端孔导管送入左肺动脉远端,沿导管送入交换导丝 (0.035～0.038in,长度 260cm),撤出端孔导管。

3. 沿交换导丝送入选好的球囊导管,使球囊的腰部位于肺动脉瓣环处。用稀释的造影剂迅速充盈球囊,使其腰部快速消失后,立即吸瘪球囊（图 4-4-2）。通常可反复扩张 2～3 次,如效果不佳,可更换更

大直径的球囊或用双球囊进行扩张。

4. 球囊扩张后撤出球囊导管,重复右心导管检查及右心室造影,观察即时疗效,及有无并发症的出现。

5. 如患者肺动脉瓣环较大（如肺动脉瓣球直径 >20mm）,一侧股静脉不能送入适合直径的球囊导管时,可采用双球囊扩张（图 4-4-3）。球囊导管选择的标准通常为两个球囊直径的总和为肺动脉瓣环直径的 1.5 倍或略多。两个球囊导管的直径和长度应大致相同。经双侧股静脉分别送入两个球囊导管,使两个球囊导管处于同一水平,以稀释的造影剂同时扩张两个球囊,方法同单球囊扩张。

（六）疗效评价

1. 即时疗效　绝大多数患者 PBPV 术后跨肺动脉瓣压力降至 30mmHg 以下,部分患者存在压力差,可能与右心室流出道反应性痉挛有关,常在 6 个月后消失。

2. 长期疗效　PBPV 术即时疗效良好者,85% 远期效果良好,部分患者仍需再次 PBPV 术或外科手术治疗。

四、并发症及其防治

（一）心动过缓

当球囊充盈阻塞肺动脉瓣口时,可出现一过性

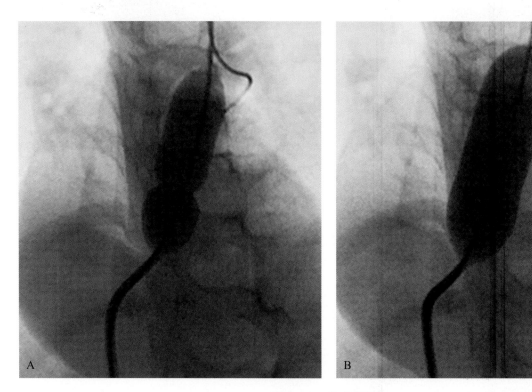

图 4-4-2 单球囊扩张

A.稀释造影剂充盈球囊,可见腰征,为狭窄瓣膜部位;B.球囊加压,腰征消失

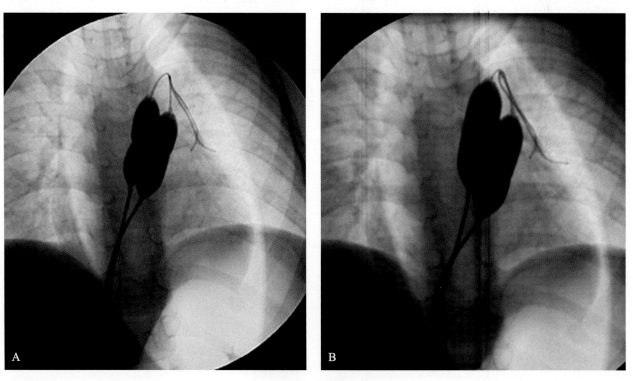

图 4-4-3 双球囊扩张

A.稀释造影剂同时充盈两个球囊,可见腰征,为狭窄瓣膜部位;B.球囊加压,腰征消失

心动过缓。一般抽瘪球囊后心率即可恢复，必要时可静脉给予阿托品。

（二）一过性右室流出道痉挛

为扩张球囊时，刺激右室流出道造成的痉挛，一般无需处理，于术后数天或数月恢复。操作时减少扩张次数，可防止右室流出道的过度痉挛。如果术后右室流出道痉挛较明显，可口服心得安治疗3～6个月。

（三）肺动脉瓣关闭不全

国内处各中心报道约在 4%～8% 之间，大多数为轻度关闭不全，且无血流动力学意义，无需外科手术治疗。

（四）三尖瓣关闭不全

为操作时损伤三尖瓣腱索所致，主要为球囊导管撤出时伤及三尖瓣及瓣下结构造成三尖瓣中、重度关闭不全。

第二节 先天性肺动脉狭窄血管内介入治疗

一、概述

先天性肺动脉狭窄可分为主肺动脉狭窄；左右肺动脉分叉处狭窄；一侧或双侧肺动脉狭窄；肺内动脉及其分支狭窄。严重或多发的肺动脉分支狭窄可造成右心室压力及狭窄近端肺动脉压力增高，病变远端肺灌注血流减少，如不及时治疗，可导致肺动脉分支的完全阻塞。

1983 年 Lock 等首先对肺动脉分支狭窄进行球囊血管成形术治疗。由于这些病变部位外科手术难以到达，目前此类疾病的治疗主要以介入治疗为主，其成功率为 63%～80%。多部位的肺动脉分支及小分支狭窄的解除，也有利于狭窄远端分支发育。

球囊血管成形术虽可改善右室流出道梗阻和肺动脉分支狭窄，但对长段肺动脉分支狭窄及多发性周围肺动脉狭窄疗效欠佳，同时，球囊血管成形术有一定的再狭窄发生，因此，于 1989 年第一例血管内支架术成功地应用于肺动脉分支狭窄的患儿，目前，血管内支架术已成为球囊血管成形术疗效不明显的最好的补充治疗方法。

二、适应证

1. 肺动脉分支狭窄直径≤8mm，并合并以下任意一项者：右心室收缩压/主动脉收缩压≥50%；右心室收缩压≥50mmHg；肺核素扫描示肺灌注减少。

2. 跨狭窄压差 >20mmHg。

3. 球囊扩张后效果不佳或再狭窄患者，可行内支架置入术。

三、介入治疗

（一）术前准备

包括病史、体检及所有的辅助检查。球囊扩张前可通过肺同位素扫描观察肺血流灌注情况。

（二）诊断性右心导管术及肺动脉造影

经右股动、静脉分别插管测定右心房、右心室压力，肺动脉压/主动脉压比值，记录跨狭窄压差。行选择性肺动脉造影，确定狭窄部位，测量狭窄的长度及直径。

（三）球囊导管或支架的选择

1. **球囊的选择** 球囊直径一般为狭窄直径的3～4 倍（婴幼儿可选用 4 倍于狭窄直径的球囊，年长儿或成人可选用 3 倍于狭窄直径的球囊），但需小于 2 倍正常远端肺动脉的直径。球囊长度需根据病变的位置和长度决定，一般为 20～40mm。目前使用的为 Palmaz 球扩支架。

2. **常用两种规格** 中型支架，未扩张时直径为2.5mm，长度分别为 10mm、15mm 和 20mm，最大扩张直径可达 12mm。大型支架，未扩张时直径为3.4mm，长度分别为 12mm、18mm 和 30mm，最大扩张直径为 18mm。前者用于期望扩张直径 10mm以内的病变，后者用于期望扩张直径 10mm 以上的病变。

（四）治疗过程

1. 通过端孔导管将交换导丝通过狭窄部位，到达肺动脉远端，进入下叶肺最大的肺动脉分支。

2. 沿交换导丝送入适宜的球囊导管，使球囊导管的中部到达血管狭窄部位。

3. 用稀释造影剂充盈球囊进行扩张至球囊的腰凹消失。一般压力为 3～9atm，扩张持续时间视病变部位而不同。对于近端病变，应尽量缩短扩张时间，一般为 5～10s，远端病变可适当延长扩张时间，以改善疗效。

对于一侧多发肺动脉分支狭窄者，一次手术可扩张多处狭窄，扩张顺序为先远后近。对于双侧肺动脉狭窄者，为预防肺水肿的发生，一次手术只扩张一侧肺动脉的分支。

4. 如需置入支架，则将适宜的支架沿交换导丝送至狭窄部位，定位准确后充盈球囊使支架扩张，固定于狭窄部位,然后吸瘪并撤出球囊。

5. 球囊扩张或支架置入术后,行右心导管检查及选择性肺动脉造影,评价手术效果。

(五)支架植入后的抗凝治疗

支架置入术后需静脉给予肝素 24 小时,剂量为 $20U/(kg \cdot h)$(每小时最大量不超过 1 000U)。以后口服阿司匹林 6 个月,剂量为 $3 \sim 5mg/(kg \cdot d)$。

(六)疗效评价

Zeevi 等对肺动脉分支狭窄球囊血管成形术成功的评价标准为:狭窄部位直径术后较术前增加 $\geq 50\%$;或跨狭窄部收缩压较术前降低 $\geq 50\%$。Worms 等认为手术的成功标准为:狭窄部位直径术后较术前增加 $\geq 40\%$;跨狭窄段压差和右心室压/主动脉压下降 $\geq 20\%$;右心室压 $\leq 50mmHg$;核素扫描肺血流灌注明显增加 20% 以上。依照以上标准,球囊扩张 55% 能获得成功。

较单纯球囊血管成型术,支架置入术成功率可高达 90% 以上。Fogelman 等报道,支架置入术后,狭窄段内径平均增加(109 ± 79)%,跨狭窄段压差平均下降(74 ± 26)%。右心室压/主动脉压平均下降(25 ± 18.9)%。目前缺乏较多样本的中远期随访。有研究显示血管内支架再狭窄的发生主要与手术导致的血管内皮损伤、血管内皮过度增生、抗凝药物使用不当等因素有关。另外,由于儿童的生长发育,可造成支架的相对狭窄,同时,研究也显示,支架的再扩张是安全有效的。

四、并发症及其防治

(一)球囊血管成形术

1. 主要并发症为肺动脉分支的撕裂或破裂、动脉瘤、心律失常、肺水肿等,其中肺血管的并发症是致死的主要原因。

2. 为减少血管并发症,操作要轻柔严密;选择球囊要适宜,直径应小于狭窄远端正常动脉直径的 2.5 倍;交换导丝应尽可能伸入狭窄远端最大的肺动脉分支;同侧多发肺动脉分支狭窄时,避免球囊导管再次进入扩张后的动脉。术后一般要监护 12 小时。

(二)血管内支架置入术

1. 可能出现支架断裂、支架移位、血管的再狭窄、血栓及动脉瘤的形成、肺动脉破裂、肺水肿等并发症。

2. 为减少并发症,应仔细了解狭窄周围的结构,综合分析选择合适的支架。扩张球囊时,避免采用过高的压力过度扩张。术后合理应用抗凝剂,将大大减少并发症的发生。

（刘 杨 范 勇）

参 考 文 献

[1] 周爱卿. 心导管术—先天性心脏病的诊断与治疗[M]. 山东:山东科学技术出版社,1997.

[2] Zeevi B, Berant M, Blieden LG. Midterm clinical impact versus procedural success of balloon angioplasty for pulmonary artery stenosis[J]. Pediatr Cardiol, 1997, 18 (2): 101-106.

[3] Chau AK, Leung MP. Management of branch pulmonary artery stenosis: balloon angioplasty of endovascular stenting[J]. Clin Exp Pharmacol Physiol, 1997, 24(12): 960-962.

[4] Rao PS, Galal O, Patnana M, et al. Results of three to 10 year follow up of balloon diatation of the pulmonary valve [J]. Heart, 1998, 80: 591-595.

[5] Rome JJ. Balloon pulmonary valvuloplasty[J]. Pediatric Cardiology, 1998, 19(1): 18-24.

[6] Jarrar M, Bethout F, Farhat MB, et al. Long-term invasive and noninvasive results of percutaneous balloon pulmonary valvuloplasty in children, adolescents, and adults[J]. Am Heart J, 1999, 138(5 Pt 1): 950-954.

[7] Gupta D, Saxena A, Kothari SS, et al. Factors influencing latge course of residula valvular and infundibular gradients following pulmonary valve balloon dilatation[J]. Int J Cardiol, 2001, 79(2-3): 143-149.

[8] Rosales AM, Lock JE, Perry SB, et al. Interventional catheterization management of perioperative peripheral pulmonary stenosis: balloon angioplasty or endovascular stenting[J]. Catheter Cardiovasc Interv, 2002, 56(2): 272-277.

[9] Schneider MB, Zartner P, Duveneck K, et al. Various reasons for repeat dilatation of stented pulmonary arteries in paediatric patients[J]. Heart, 2002, 88(5): 505-509.

[10] Duke C, Rosenthal E, Qureshi SA. The efficacy and safety of stent redilatation in congenital heart disease[J]. Heart, 2003, 89(8): 905-912.

[11] 凌坚,谢若兰,徐立,等. 经皮肺动脉瓣球囊成形术经验及中远期疗效分析[J]. 中华心血管病杂志, 2003, 31 (5): 323-325.

[12] Trivedi KR, Benson LN. Interventional strategies in the management of peripheral pulmonary artery stenosis[J].

J Interv Cardiol, 2003, 16(2): 171-188.

[13] Sharieff S, Shah-e-Zaman K, Faruqui AM. Short- and intermediate-term follow-up results of percutaneous transluminal balloon valvuloplasty in adolescents and young adults with congenital pulmonary valve stenosis[J]. J Invasive Cardiol, 2003, 15(9): 484-487.

[14] Nagm AM, Moore JW. Balloon sizing of pulmonary branch stenosis: a useful method to guide stent implantation[J]. J Invasive Cardiol, 2003, 15(8): 437-

438.

[15] Lee ML, Wang JK. Percutaneous transluminal pulmonary valvuloplasty for severe to cirtical valvular pulmonary stenosis in neonates and infants[J]. Acta Paediatr Taiwan, 2004, 45(4): 224-228.

[16] Sugiyama H, Veldtman GR, Norgard G, et al. Bladed balloon angioplasty for peripheral pulmonary artery stenosis[J]. Catheter Cardiovasc Interv, 2004, 62(1): 71-77.

第五章　肺动静脉畸形

一、概述

肺动静脉畸形（pulmonary arteriovenous malformation，PAVM）是指病变区肺血管扩大迂曲，或形成海绵状血管瘤，肺动脉血液直接流入肺静脉，形成短路。有先天与后天之分，可单独存在，也可是遗传性出血性毛细血管扩张症（hereditary hemorrhagic telangiectasia，HHT，也称为Osler-Weber-Rendu综合征）的一部分。文献报道其命名较多，如肺动静脉瘘（pulmonary arteriovenous fistula，PAVF）、肺动静脉瘤、肺血管扩张症、毛细血管扩张症伴肺动脉瘤。虽然PAVM并不常见，但在常见肺部问题（包括低氧血症、肺结节及咯血）的鉴别诊断中，是一个重要的考虑。

二、解剖

PAVM是肺动脉及静脉间的异常交通，其缺乏肺动脉与静脉循环之间本应存在的正常毛细血管成分。肉眼下PAVM表现为一个大的单囊或多分叶囊、一个血管通道扩张的丛状肿块，或动静脉之间一个扩张且迂曲的直接吻合。在约95%的病例中，PAVM由肺动脉供血，且通常回流至肺静脉；但其偶尔可能由体循环动脉（即支气管动脉）供血和/或回流至左心房或下腔静脉。当PAVM由体循环动脉供血时，HHT通常不是PAVM的病因。

三、病因

PAVM约80%为先天性，多数先天性PAVM会伴发HHT，目前还不清楚PAVM的确切病因，但人们已提出了许多PAVM病因，包括：在血管发育过程中，转化生长因子β的信号传递异常，可能涉及内皮因子或活化素受体样激酶1；可使薄壁毛细血管囊扩张的终末动脉袢的缺陷；在胎儿发育期间，分隔动脉及静脉丛的血管间隔不完全吸收；在胎儿发育期间，毛细血管发育失败，随后出现较小血管丛优势支的进行性扩张、形成多腔囊和中间血管壁破裂；以及包含单一动静脉连接但没有中间血管丛的许多小PAVM的发生。PAVM也可由后天性病变引起，如肝硬化、外伤、手术、二尖瓣狭窄、结核病、血吸虫病、转移性甲状腺癌、范科尼氏综合征等。此外，怀孕可以导致PAVM的生长速度加快，引发相关的并发症。

四、病理

PAVM好发于两肺的下叶，在组织学上，PAVM通常是薄壁、包含单层内皮细胞和含量不等的结缔组织间质，偶尔可见钙化和附壁血栓。PAVM在病理上可分为两型，即囊型和弥漫型。前者瘘管部形成迂曲的团状血管瘤囊，瘤壁厚薄不均，又分为单纯型和复杂型。单纯型为1支供血肺动脉与1支引流肺静脉直接沟通，瘤囊无分隔；复杂型为2支以上的供血肺动脉与引流肺静脉直接沟通，囊腔常有分隔。弥漫型可局限于一个肺叶或遍及两肺，动静脉之间仅有多数细小瘘管相连，而无瘤囊形成。其中80%～95%的PAVM是单纯型的。约95%的PAVM由肺动脉供血，其余的由体循环动脉或两者同时供血。参与体循环供血的动脉包括胸主动脉，乳内动脉、肋间动脉、冠状动脉等异常分支。小的微血管PAVM（即毛细血管扩张）是最常见的复杂型PAVM。肺动静脉的异常结构在出生后早期常处于潜伏状态，而后在肺动脉压力作用下病变逐渐发展扩大，瘤壁也会发生相应的继发退形性改变。如遇胸部外伤、菲薄变性的囊瘘易破裂，导致大出血、血胸或大咯血，继而形成局限性含铁血黄素沉着症。

五、病理生理

PAVM一般不影响心脏的血流动力学、心输出量、心脏指数及肺毛细血管楔入压等多在正常范围，故心率、血压、心电图大多正常。部分肺动脉血未经肺泡进行气体交换，直接进入肺静脉，回至左心，并进入体循环，形成病理性动静脉分流，血流动力学上属于心外右向左分流，使 PAVM 的血氧饱和度有不同程度的下降。由于正常动静脉血间的氧分压达 50mmHg，而二氧化碳分压仅 6mmHg，所以动静脉分流时静脉血进入动脉系后，混合血中氧分压下降程度大于二氧化碳分压升高的程度。而且由于氧气和二氧化碳解离曲线的不同，机体对缺氧和二氧化碳潴留产生不同的代偿效果。缺氧反射性地引起呼吸加深加快，但流经通气肺泡的毛细血管内的血液已达到很高的氧饱和度，血氧气含量不会再明显增加。而二氧化碳解离曲线则在生理范围内基本上呈直线式，故通气增加后就可排出更多的二氧化碳。此外，由于二氧化碳分子经肺泡膜弥散较氧气大 20 倍，因此，PAVM 患者的动脉血二氧化碳分压可以正常，甚至有所下降。微小的 PAVM 造成的二氧化碳分压轻微下降，临床上不易测出。大的 PAVM 使氧分压明显下降，并常继发红细胞增多症，因此，虽然氧分压及饱和度低于正常，而血氧含量仍可正常或接近正常。

六、临床表现

PAVM 的临床症状主要与分流量有关，分流量小者可无任何症状；分流量大者可出现呼吸困难、气促、平卧呼吸、平卧呼吸或直立性低氧血症、发绀、杵状指、动脉血氧饱和度下降，甚至出现脑缺氧表现。畸形血管破裂可出现咯血、血胸等。胸膜或支气管内受累可出现胸痛、咳嗽。伴有其他部位的血管病变可出现相应的临床症状，比如 HHT 常表现为鼻出血、皮肤黏膜毛细血管扩张表现和胃肠道毛细血管扩张导致的胃肠出血。最常见的神经系统并发症是脑卒中和脑脓肿，患者也可出现癫痫发作、偏头痛、出血、头痛、头晕、晕厥、复视和耳鸣等症状。听诊病变区可听到收缩期杂音或双期连续性杂音。

七、辅助检查及诊断

（一）胸部 X 线片

胸部 X 线片表现为肺野边缘单个或多个高密度影，形态有肿块状、结节状、葡萄状或不规则状，边界较清楚，密度均匀，伴线状平行阴影，其代表血管（供血动脉和引流静脉）。

（二）经胸壁造影超声心动图

对于疑似 PAVM 的患者，经胸壁造影超声心动

图（transthoracic contrast echocardiography，TTCE）是评估右向左分流的首选初始检查，其诊断 PAVM 所致分流的敏感性几乎为 100%。检查时从外周静脉注射 10～20ml 振荡过的生理盐水或碳酸氢钠（此时可产生小气泡），并同时应用二维超声心动图对右心房及左心房进行成像。正常情况下在注射后不久就可在右心房看见小气泡，小气泡会完全被阻止在肺毛细血管中，不会进入左心房。但是，当有 PAVM 存在时左心房内会很快出现气泡，这对判断心外右向左分流非常有用。在右向左分流的情况下，通过计算左心房和右心房首次出现造影剂之间经过了几个心动周期，有助于在解剖学上定位分流；如果观察到微气泡，则计算微气泡个数以便对分流程度进行分级。

（三）放射性核素灌注扫描

放射性核素灌注肺扫描是诊断 PAVM 的一种敏感性很高的方法，能确定病变的部位和范围，能发现右向左分流，并能测定分流分数。检查时，在外周静脉注射锝 -99m（^{99m}Tc）标记的聚合白蛋白。在健康人群中，这些微粒不能通过肺毛细血管。然而，当 PAVM 存在时，放射性标记微粒可经肺脏随血流聚集到脑和肾等器官。将肾脏摄取量化为注射总剂量的百分比，可计算分流分数。

（四）胸部 CT

典型的 PAVM 在 CT 平扫时可见中等密度的圆形、椭圆形或分叶多囊状影，CT 值与血管一致，明显者可见与其相连的迂曲、扩张的血管影。CT 增强扫描可见病灶迅速强化，同时会观察到供血、引流的肺动、静脉，肺动脉从肺门发出，肺静脉朝向左心房。多发或弥漫型 PAVM 主要表现为众多小结节网状结构，CT 增强扫描可见增强和扩张的血管影，但很难看到动、静脉的连通。

（五）胸部 MRI

MRI 是一种无创的检查方法，但诊断敏感性和特异性不如 CT。由于含气肺组织的影响，对位于肺外围部分的 PAVM 诊断会受到限制，较大的瘤囊由于血液流空效应可表现为低信号的囊状结构。MR 血管成像可以观察到血管结构，对区分单纯型和复杂型 PAVM 有重要价值，但对弥漫型 PAVM 的诊断价值有限。

（六）肺动脉造影

DSA 下肺动脉造影可以明确 PAVM 的部位、形态、大小、数目、累及的范围及程度，是目前诊断 PAVM 的"金标准"。典型表现包括一支通向动静脉异常交通的供血动脉和一条引流肺静脉。

八、介入治疗

（一）治疗原理

通过导管引导将栓塞性物质置入 PAVM 的供血动脉直至血流停止，阻断肺静脉与肺动脉间的异常交通，恢复正常肺部血液循环。

（二）适应证与禁忌证

1. **适应证** 并非所有的 PAVM 都需要立即干预，做出干预决策前必须权衡 PAVM 并发症的风险（如脑卒中、脑脓肿）和治疗（通常为经皮经导管栓塞术）所致并发症的风险。

（1）对于有单发或多发 PAVM、CT 显示供血动脉直径（feeding artery diameter, FAD）>2mm，无论有无症状，都应在 DSA 下行肺动脉造影。在肺动脉造影时，栓塞的目标包括 FAD≥3mm 的 PAVM 及较小的 PAVM（如果技术上可行的话），因为较小的 PAVM 随着时间有增大倾向或出现症状。

（2）有症状的 PAVM 应被作为栓塞的目标，无论 FAD 的大小。症状可包括低氧血症、反常栓塞（如脑卒中或脑脓肿）和咯血。

（3）FAD<2mm 的无症状 PAVM 通过 CT 随访，通常每 3～5 年 1 次。对进行性增大的 PAVM 或在随访过程中出现症状的 PAVM，应考虑栓塞治疗。

2. **禁忌证**

（1）有血管造影禁忌者。

（2）肺部感染未控制者是相对禁忌者。

（三）术前准备

术前准备同其他动脉造影相同，另外还应测量动脉血氧饱和度，以备术后对比。

（四）操作技术

腹股沟区域消毒、铺巾，用 2% 利多卡因局部麻醉，于右侧股静脉穿刺插管。在心电监护下，引入 5F 导管经过右心室进入肺动脉，做选择性及超选择性肺动脉造影。分别行正位、斜位造影，明确病变的部位、大小、数目、供血动脉的直径及引流静脉的情况。另外还应明确肺动静脉畸形的类型，是单纯型还是复杂型。复杂型要对每一病变血管逐一栓塞。常用的栓塞材料有弹簧圈、Amplatzer 血管塞、PVA 颗粒、明胶海绵、组织黏合剂等。明确靶血管后，将导管超选至靶血管，根据所测定的靶血管直径选择 1.2～1.5 倍大小的弹簧圈。选择合适的栓子非常重要，太大的弹簧圈因不能卷曲，在局部不易形成血栓而起不到栓塞作用；太小的弹簧圈可能会通过瘘口而导致体循环的误栓。弹簧圈可在透视下直接用导丝向导管内推送，当其完全脱出导管时，会自动卷曲。在使用弹簧圈栓塞时，可先放一个直径较大的，当安全锚定后，可再投放较小的弹簧圈，使之建立网巢样结构，以加强栓塞效果。应用 Amplatzer 血管塞时应先将血管塞送入靶血管，定位准确后释放。栓塞后应做肺动脉造影以观察靶血管栓塞的效果，必要时可再继续栓塞，直至栓塞效果满意（图 4-5-1）。以上几种栓塞材料可联合应用，以增强栓塞效果。对于小的血管畸形或瘘，除可以用小的弹簧圈栓塞外，还可以用 PVA 颗粒、明胶海绵或组织黏合剂等进行栓塞。对于弥漫性 PAVM，可分期对畸形血管逐一栓塞。

（五）术后处理

术后持续心电监护 12 小时以上，持续低流量吸氧。患者应卧床 24 小时，穿刺侧肢体制动 8～12 小时，注意检查穿刺处有无出血、肢体远端动脉搏动情况，皮肤颜色、温度情况。术后应常规水化、鼓励患者多饮水，以加速造影剂的排泄，保护肾功能。若出现疼痛、恶心、呕吐、发热等症状则对症处理。

（六）并发症

1. **胸痛** 栓塞了正常肺动脉分支后会造成肺梗死，进而出现自限性胸膜炎性胸痛，发生于 5%～13% 的患者。胸膜炎性胸痛患者通常应用短疗程的非甾体抗炎药即可缓解，但偶尔较持久的疼痛则需要一个疗程的泼尼松治疗。

2. **误栓** 栓子脱落或通过瘘口进入体循环，造成正常血管栓塞，重在预防。栓塞前选择适当大小的栓子以及导管超选择是否成功对预防误栓至关重要。如发现栓子进入肺静脉，流向左心房时，可立即让患者坐起，用手压迫两侧颈总动脉，以减少栓子进入脑血管的机会。

3. **其他** 脑卒中、短暂性脑缺血发作、空气栓塞、弹簧圈或血管塞的远端移行、肺动脉高压或既往肺动脉高压恶化、股静脉炎症等。

（七）疗效评价

栓塞成功后，取股动脉血测定其血氧饱和度与栓塞前比较。动脉血氧饱和度的提高，气急改善、消失，发绀减轻或消失是评价栓塞是否成功的重要标志。

（八）展望

虽然 PAVM 的栓塞是一种安全的方法，根据既往观察性研究的结果显示栓塞治疗后可以改善患者症状、降低死亡率，但是由于 PAVM 发病率低，对于 PAVM 的栓塞治疗，目前尚缺乏随机对照试验的证据。

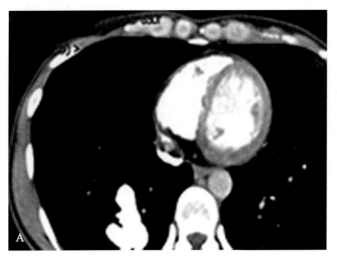

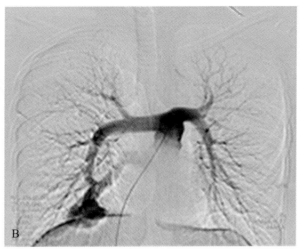

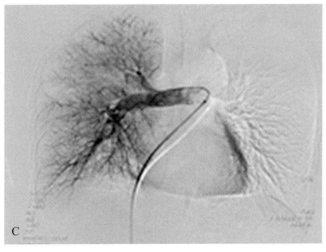

图 4-5-1 PAVM 血管栓塞

A，B. 胸部增强 CT 及 DSA 造影显示右肺下叶肺动静脉畸形；C. 弹簧圈栓塞后造影显示栓塞满意、畸形血管未见显影

（李晓光）

参 考 文 献

[1] Sloan RD, Cooley RN. Congenital pulmonary arteriovenous aneurysm[J]. Am J Roentgenol Radium Ther Nucl Med, 1953, 70(2): 183-210.

[2] Bosher LJ, Blake DA, Byrd BR. An analysis of the pathologic anatomy of pulmonary arteriovenous aneurysms with particular reference to the applicability of local excision[J]. Surgery, 1959, 45(1): 91-104.

[3] Gossage JR, Kanj G. Pulmonary arteriovenous malformations. A state of the art review[J]. Am J Respir Crit Care Med, 1998, 158(2): 643-661.

[4] Wong HH, Chan RP, Klatt R, et al. Idiopathic pulmonary arteriovenous malformations: clinical and imaging characteristics[J]. Eur Respir J, 2011, 38(2): 368-375.

[5] Pugash RA. Pulmonary arteriovenous malformations: overview and transcatheter embolotherapy[J]. Can Assoc Radiol J, 2001, 52(2): 92-102, 74-76.

[6] Hales M R. Multiple small arteriovenous fistulae of the lungs[J]. Am J Pathol, 1956, 32(5): 927-943.

[7] Faughnan ME, Palda VA, Garcia-Tsao G, et al. International guidelines for the diagnosis and management of hereditary haemorrhagic telangiectasia[J]. J Med Genet, 2011, 48(2): 73-87.

[8] Mager JJ, Overtoom TT, Blauw H, et al. Embolotherapy of pulmonary arteriovenous malformations: long-term results in 112 patients[J]. J Vasc Interv Radiol, 2004, 15(5): 451-456.

[9] Cottin V, Plauchu H, Bayle J Y, et al. Pulmonary arteriovenous malformations in patients with hereditary hemorrhagic telangiectasia[J]. Am J Respir Crit Care Med, 2004, 169(9): 994-1000.

[10] Hart J L, Aldin Z, Braude P, et al. Embolization of pulmonary arteriovenous malformations using the Amplatzer vascular plug: successful treatment of 69 consecutive patients[J]. Eur Radiol, 2010, 20(11): 2663-2670.

[11] Hsu CC, Kwan GN, Thompson SA, et al. Embolisation for pulmonary arteriovenous malformation[J]. Cochrane Database Syst Rev, 2012, 15(8): CD008017.

第六章 肺隔离症

第一节 肺隔离症的临床特点

一、概述

肺隔离症（pulmonary sequestration，PS）又称为支气管肺隔离症（bronchopulmonary sequestration，BS），命名于 1987 年扩展为"肺隔离症及相关先天性支气管肺血管畸形"，是一种罕见的下呼吸道先天畸形。该组织由胚胎的前原肠、额外发育的支气管肺芽接受来自体循环的动脉血液供应（多单支血供，也可多支血供，来源于胸主动脉（约占 73%）或腹主动脉而形成的无功能的与气管支气管树无正常连通的肺组织团块构成，无功能肺组织团块，隔离肺组织与正常肺组织分离，此异常病变由正常肺组织构成，包括气道和肺泡成分。本病于 1861 年，Rokitansky 首次报道了肺隔离症病例，1946 年 Pryce 正式命名。根据解剖结构特点，肺隔离症可分为：①叶内型肺隔离症（intralobar pulmonary sequestration，ILS）也被称为肺内型隔离症，病变位于正常肺叶内，缺乏属于自身的脏胸膜，部分肺静脉连接异常，血液回流入下肺静脉。②叶外型肺隔离症（extralobar pulmonary sequestration，ELS）也被称为肺外型隔离症，团块位于正常肺组织外，具有属于自身的脏胸膜，血液回流入下叶静脉、半奇静脉、奇静脉、下腔静脉、锁骨下静脉和门静脉。③支气管肺 - 前肠畸形（bronchopulmonary-foregut malformation，BPFM），隔离症的一种罕见的变异型，在该病变中隔离肺组织与胃肠道相通，这种情况可发生在 ILS 或者 ELS。

二、病因与发病机制

虽然有学者认为部分肺隔离症是后天获得性的，如 1959 年的 Gepeur 和 1984 年的 Stocker 提出

肺隔离症可能是由于局部感染引起，但多数学者仍支持先天发育异常。新生儿的肺先天畸形发生率约为 0.15%～1.7%，肺隔离症比较罕见，Savic 统计在肺先天性畸形中占 0.5%～6.45%，叶内型占 75%～86%，叶内型双侧下叶发生率无明显区别，而叶外型以左下叶最常见，约占 80%，多数位于后基底段。叶内型多无伴随畸形，叶外型约 50% 伴有心脏、膈肌的先天畸形。叶内型男女发生概率相同，而叶外型男女比例约为 4:1。

关于 PS 的病因有诸多学说，包括过度生长学说、辅助肺芽学说、肺动脉供血不足学说、下胸部发育异常学说等，目前多支持 Pryce 的牵引学说。即当肺组织发生脱离时，由于某种原因本该衰退吸收的与背主动脉相连的原肠、肺芽周围的内脏毛细血管吸收不全发生血管残存时，就成为主动脉的异常分支动脉，牵引一部分胚胎肺组织，形成隔离肺，在胚胎肺组织与原肠发生脱离时受到牵引，则形成 ILS；在脱离之后受到牵引，则形成 ELS。

三、诊断

叶内型肺隔离症常在婴儿或儿童期诊断，而叶外型多在 20 岁以后诊断，很少在 50 岁以上的年龄组发现。约 30% 的肺隔离症为偶然发现。本病诊断主要依靠影像学检查，其中胸部增强 CT 是肺隔离症的主要影像诊断方法，且需要与肺囊肿、肺脓肿、支气管扩张、肺癌等病症相鉴别。

（一）临床表现

叶内型因有正常或病理性支气管通道，易发生复发性肺炎、呼吸窘迫、喘鸣、胸痛、胸膜炎、咯血等，而叶外型则无明显症状或以局部压迫为主。

（二）影像学表现

X 线片表现为肺下叶肿块影，可为圆形、卵圆形或三角形分叶状团块影，合并感染后可形成单发、多发含气囊肿或气液平面，肿块无法完全吸收。胸

部增强 CT 具有较高的诊断价值，结合 MSCT 采用多平面重组（MPR）、最大密度投影（MIP）、容积重建（VR）等多种方法显示病变，表现为含有气体和液体的囊肿或软组织肿块、围绕囊肿或肿块周围的肺气肿改变及局限性多气管征，病变周围肺组织还可伴有支气管扩张，肺组织实变等。发现异常的供血动脉分支是诊断肺隔离症的关键（图 4-6-1）。胸部 MRI 借助造影剂还可以有效显示隔离肺的供血动脉及引流静脉，在鉴别 ILS 和 ELS 两型方面具有突出的优势。DSA 检查：是本病诊断的"金标准"，直观显示病变部位的异常供血动脉的起源、数量及形态，而且可以通过肺叶染色判断肺动脉分布情况。肺隔离症需要与异常体动脉供应左下肺、肺脓肿、肺囊肿、错构瘤、神经源性肿瘤等鉴别。

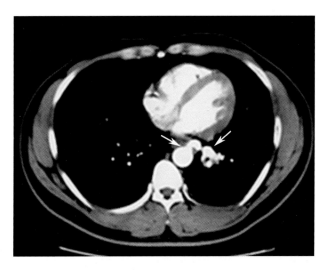

图 4-6-1　箭示源自降主动脉的粗大血供

四、治疗原则

肺隔离症主要采用介入栓塞治疗或外科手术治疗。

第二节　肺隔离症的介入治疗

一、概述

传统的治疗方法是隔离肺切除术或肺叶切除术，但创伤大，并发症较多，特别是供血动脉直径粗，肌层薄，弹力纤维发育差，病变组织与周围发生粘连，剥离时易破碎而导致大出血，引发不良后果。1993 年 Rothman 等首先报道成功经血管栓塞治疗的 4 例叶外型肺隔离症。介入血管内栓塞治疗已成为肺隔离症的首选治疗方法之一。介入治疗特别适

合不易外科手术的肺隔离症，如膈肌内肺隔离症，外科手术通常不易决定是经胸还是经腹，且手术过程复杂。

肺隔离症约 73% 的供血直接来自降主动脉，体动脉包括肋间动脉、胸廓内动脉、主动脉弓、无名动脉、内乳动脉、锁骨下动脉、胃左动脉、冠状动脉、肠系膜上动脉、腹腔干、膈动脉或肾动脉等发出的分支。血管内栓塞可以使供血动脉内形成血栓，阻断血流，造成供血动脉萎缩，导致隔离肺组织梗死而最终纤维化并挛缩。

二、适应证

1. 反复发生感染、咯血等症状，内科治疗无效者。

2. 虽无临床症状，但希望得到治疗者。

三、禁忌证

1. 无绝对禁忌证。

2. 相对禁忌证

（1）有经血管介入及造影剂使用禁忌证者。

（2）供血动脉过度纤细、迂曲，难以进行有效的栓塞。

四、介入术前准备

1. 术前根据影像学检查明确肺隔离症的部位，供血动脉情况。

2. 经动脉血管栓塞术常规准备。

五、操作技术

1. 采用 Seldinger 技术经股动脉入路，插入 5F 猪尾导管至主动脉弓水平，行主动脉造影，了解异常供血动脉起源、位置、数量、走行等，了解隔离肺的静脉引流情况。如未发现供血动脉，则需要行肺动脉造影（图 4-6-2～图 4-6-4）。

2. 选择性插管至供血动脉，并造影确认。造影可表现为供血动脉增粗扩张、分支增多、呈丛状、网状分布、动脉静脉分流等。

3. 使用微导管超选择插管至分支动脉，逐一进行栓塞治疗，栓塞材料包括金属弹簧圈、聚乙烯醇（PVA）颗粒、明胶海绵颗粒、无水乙醇、NBCA 胶（n-butyl cyanoacrylate）等。目前，PVA 颗粒联合弹簧圈是大多数学者推荐的方法，首先采用 PVA 颗粒栓塞供血动脉远端，再使用弹簧圈栓塞供血动脉近端，达到永久栓塞的目的（图 4-6-5，图 4-6-6）。

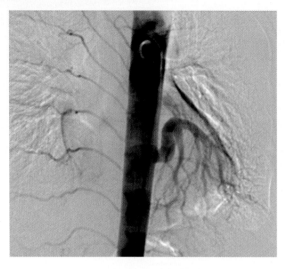

图 4-6-2 主动脉造影

见降主动脉异常粗大血管供应左下肺

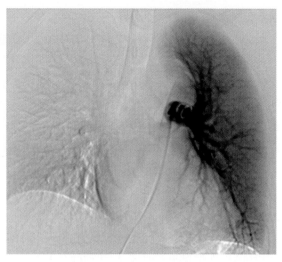

图 4-6-3 左肺动脉造影

见左下叶部分肺染色缺失

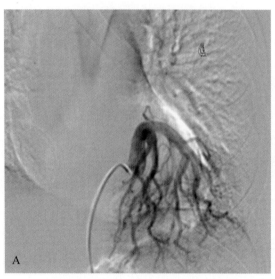

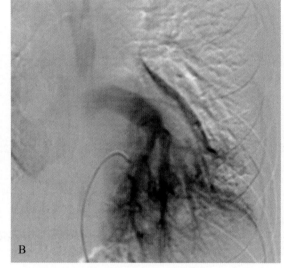

图 4-6-4 选择性造影

A.供血动脉供应左下肺；B.左下肺静脉引流

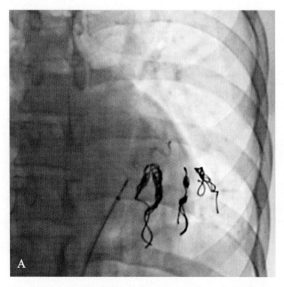

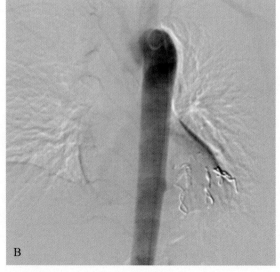

图 4-6-5 栓塞示意图

A.供血动脉弹簧圈及血管塞栓塞；B.造影复查

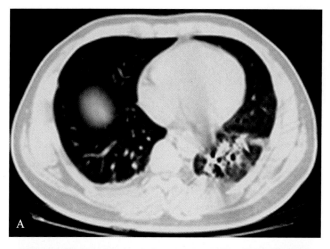

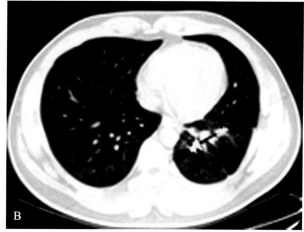

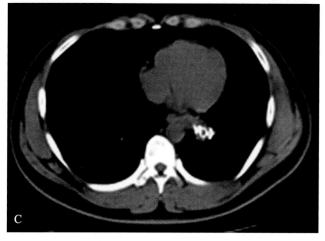

图 4-6-6　术后复查

A. 术后 3 天复查示隔离肺炎性反应；B. 1 个月复查炎性阴影消失；C. 供血动脉内血管塞

4. 栓塞术后常规处理。

六、介入相关并发症及其处理

严重并发症较少见。可有局部疼痛、发热，经对症处理一般 3～5 天内缓解；为避免发生隔离肺栓塞后感染，可在术中经供血动脉灌注抗生素。

七、疗效评价

肺隔离症介入治疗与外科手术治疗相比，具有创伤小，见效快，近期疗效显著等特点，已经成为肺隔离症的一种新的、有效的治疗方法，但因此病少见，尚缺乏大宗病例报道，远期疗效仍需进一步观察。一般隔离肺的血液供应来源多为单支且较明确，术后复发少见，但仍需加强随访，如有复发可重复介入治疗。

（范　勇　刘　杨）

参 考 文 献

[1] Landing BH, Dixon LG. Congenital malformations and genetic disorders of the respiratory tract（larynx, trachea, bronchi, and lungs）[J]. Am Rev Respir Dis, 1979, 120

（1）: 151-185.

[2] Stocker JT, Drake RM, Madewell JE. Cystic and congenital lung disease in the newborn[J]. Perspect Pediatr Pathol, 1978, 4: 93-154.

[3] Rothman A, Tong AD. Percutaneous coil embolization of superfluous vascular connections in patients with congenital heart disease[J]. Am Heart J, 1993, 126（1）: 206-213.

[4] Halkic N, Cuenoud PF, Corthesy ME, Ksontini R, Boumghar M. Pulmonary sequestration: a review of 26 cases[J]. European Journal of Cardio-thoracic Surgery, 1998, 14（2）: 127-133.

[5] Ellis J, Brahmbhatt S, Desmond D, et al. Coil embolization of intralobar pulmonary sequestration - an alternative to surgery: a case report[J]. Journal of Medical Case Reports, 2018, 12（1）: 375.

[6] Nijagal A, Jelin E, Feldstein VA, et al. The diagnosis and management of intradiaphragmatic extralobar pulmonary sequestrations: a report of 4 cases[J]. Journal of Pediatric Surgery, 2012, 47（8）: 1501-1505.

[7] Fukui T, Hakiri S, Yokoi Y. Extralobar pulmonary sequestration in the middle mediastinum[J]. Gen Thorac

Cardiovasc Surg，2017，65（8）：481-483.

[8] Van Raemdonck D，De Boeek K，Devlieger H，et al. Pulmonary sequestration：a comparison between pediatric and adult patients[J]. Eur J Cardiothorac Surg，2001，19（4）：388-395.

[9] 李晓俊，李瀚，李素云，等.成人肺隔离症诊断研究进展[J].罕少疾病杂志，2016，23（5）：61-64.

[10] 李赵鹏，曹景勤，李辉，等.经导管弹簧圈栓塞治疗叶内型肺隔离症[J].介入放射学杂志，2012，21（9）：735-737.

[11] 杨培金，郭新会，刘士超，等.经动脉栓塞治疗新生儿肺隔离症16例[J].介入放射学杂志，2013，22（12）：1042-1045.

[12] 申东峰，李培永，李鹏.肺隔离症介入栓塞治疗一例[J].实用医学影像杂志，2017，18（3）：271-272.

[13] 梁欣，李卉，张国滨，等.CT血管造影与DSA诊断肺隔离症的对比研究[J].介入放射学杂志，2012，21（10）：816-820.

[14] 郭建伟，肖恩华.肺隔离症影像诊断与介入治疗[J].国际医学放射学杂志，2017，40（3）：294-297.

[15] 贾慧敏.小儿肺隔离症的病因与解剖学研究进展[J].临床小儿外科杂志，2018，17（5）：325-327.

[16] 柏明军，覃杰，黄邵洪，等.异常体动脉供血左肺下叶与左下肺隔离症的CT表现对比分析[J].中国CT和MRI杂志，2014，12（5）：43-46.

第七章 气道狭窄及气道瘘

气道支架植入是目前治疗气管和支气管狭窄以及食管气道瘘的主要方法之一,于 1965 年由 Montogomery 等最早应用于临床。由于其操作简便、安全而有效,近年来已广泛应用于临床。

气管、支气管狭窄的原因有多种,最常见的是原发性或转移性肺部肿瘤侵犯或压迫气道所引起。肺外气道旁的病灶,如原发性纵隔肿瘤、食管肿瘤、甲状腺肿瘤及肿大的淋巴结也可压迫、侵犯和阻塞气道造成通气障碍,严重时如不及时处理可危及生命。多数气道狭窄患者在出现气道阻塞症状时已失去手术治疗机会,在过去只能采用气管切开或经口腔气管插管维持通气,严重影响了患者的生活质量,而且上述治疗方法均不适用于气管远端狭窄或支气管狭窄。此类患者目前多采用支架植入的方式治疗。

消化道气道瘘是严重威胁患者生命的一种疾病,由于食管与气道毗邻,食管或气道疾病均有可能累及彼此,并在两者间形成瘘管。常见病因包括食管、气道肿瘤以及食管、气道医源性损伤(如放化疗或外科手术后)。其中食管切除术后原食管为胸腔胃所替代,胸腔胃亦与气道毗邻,吻合口缺血、损伤或溃疡可导致胸腔胃和气道相通。由于食管或胸腔胃的内容物可经瘘口直接进入患者气道,因而患者会出现严重的吸入性肺炎,即便放置胃肠减压管,反流的消化液仍会进入肺部引起炎症。此类肺炎迁延不愈,严重者可导致菌血症和败血症,患者的死亡率很高。因而,一旦患者出现消化道气道瘘,需及时将瘘口封闭。由于多数食管气道瘘患者的一般情况较差,且处于肿瘤晚期,无法耐受外科手术,因而创伤较小的气道支架植入成为挽救患者生命的首选治疗手段。

一、临床症状

1. 气道狭窄 气道狭窄程度与患者临床症状间的关系目前仍不明确,一般认为气道狭窄超过 50% 后才出现临床症状。早期症状轻微,可表现为咳嗽、气促和活动后呼吸困难,这些症状往往被患者所忽视,或易与其他呼吸系统疾病所混淆,如流感、哮喘或慢性阻塞性肺炎,因而极易漏诊。随着狭窄程度的加重,患者出现在静息状态下呼吸困难、咯血、阻塞性肺炎甚至窒息。

2. 消化道气道瘘 患者症状和体征明显,表现为吞咽、饮水或进食后呛咳,由于反复吸入性肺炎,患者常有寒战、发热、严重咳嗽和咳脓痰,两肺常可闻及湿啰音和痰鸣音,白细胞总数和中性粒细胞升高。

二、气道狭窄的分类

气道狭窄可根据病变部位和侵犯范围分为腔内型、腔外型和混合型 3 种(图 4-7-1)。

三、检查方法

(一)胸片

由于胸骨、胸椎和纵隔的遮挡,胸片上气道结构往往不能得到全程清晰显示,其敏感性远低于胸部 CT 检查,因而不适用于气道狭窄患者的病因筛查。然而,胸片具有操作简便,可进行床旁摄片的优点,因而适用于患者术后的简易评估和随访。而且部分气道狭窄患者由于缺氧,长期保持端坐呼吸体位,无法平卧行 CT 检查,胸片则可作为替代检查手段。

(二)CT 检查

CT 是评估气道狭窄首选的影像学检查方法,可对气道狭窄的部位、类型、程度、长度、病灶与周围组织的关系进行评估,并对后继的治疗进行指导。并可通过多平面重建和 3D 重建,精准测量气道和狭窄段的直径和长度,气管分叉处的角度,为气道支架的选择提供依据。同时 CT 仿真气管镜可显示

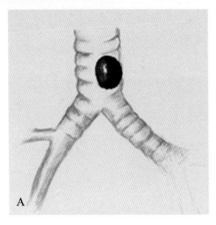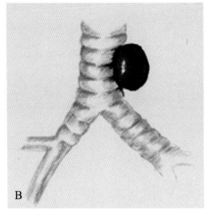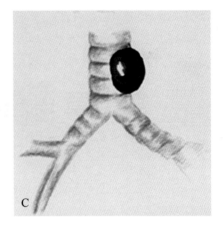

图 4-7-1　气道狭窄分型

A. 腔内型：首选局部治疗，如激光消融、冷冻消融、近距离放疗和光动力治疗等。如疗效较差或预防肿瘤复发而导致气管或支气管腔再狭窄，则可考虑行气道支架植入；B. 腔外型：首选外科切除原发病灶，当无手术指征时可考虑行气道支架植入治疗；C. 混合型：处置方式同腔内型

狭窄远端的气道情况，克服了因气道狭窄或闭塞导致气管镜无法通过的限制。在 CT 评估过程中需注意，由于气道内黏液和血块的影响，CT 对气道狭窄程度可能会过度评估。

（三）呼吸功能测定

通过呼吸功能测定可评估气道狭窄所造成的气流限制。与外周气道疾病不同，气道狭窄早期 1 秒用力呼气量（FEV1）或肺活量（VC）常无明显变化，但吸气和呼气峰值流量（PIF、PEF）可出现下降。虽然呼吸功能测定对气道狭窄检测的敏感性较差，且容易被患者原有的肺部疾病所干扰，但由于其简单易行，可重复性较高，因而可作为气道狭窄患者治疗后疗效评估的手段之一。

（四）气管镜检查

可直接观察气道狭窄部位，评估其狭窄程度和病变类型，并能明确腔内病灶范围，将其和出血、痰液及坏死组织进行鉴别。其最大优势是可通过活检明确疾病病理，是诊断气道狭窄的"金标准"。但气管镜下活检属于有创性检查，操作过程中所引起的水肿和出血可加重气道阻塞，甚至引起患者窒息。同时气管镜检查过程中应慎用镇静药物，特别是肌松药物，这类药物可降低呼吸肌张力，加重患者气道狭窄症状。

四、支架植入的适应证

1. 无手术治疗指征的恶性肿瘤所引起气管、支气管狭窄或阻塞。

2. 良性疾病（如支气管结核、气管软化、术后瘢痕等）导致气管、支气管狭窄。

3. 肺移植后气道吻合口狭窄。

五、气道支架的种类和选择

（一）气道支架的种类

大体上可分为硅酮支架和金属支架两种，其各自特点见表 4-7-1。后者根据是否覆膜可细分为裸支架和覆膜支架两种，根据制造工艺可分为编织型和激光雕刻两种。

表 4-7-1　硅酮支架和金属支架比较

材料	硅酮	镍钛合金
引导方式	气管镜	气管镜和 / 或 DSA
顺应性	较低	较高
内径 / 外径比	低	高
贴壁	较差	较好
肉芽肿	少	多
回收	易	较难

（二）气道支架直径和长度的选择

1. 术前行胸部 CT 检查，明确气道狭窄原因和狭窄段周围的解剖结构。扫描范围包括患者鼻咽部至两肺底，扫描层厚和层距均为 5mm，并重建至 1mm 层厚和层距，建议行 CT 仿真气管镜重建和多平面重建。

2. 在多平面重建图像上垂直气道长轴测量气道管径，分别测量狭窄段和狭窄段近远端 5mm 处的气道直径。对于"Y"形支架还需测量对侧主支气管和气管的管径，以及气管隆嵴的夹角。

3. 支架的直径应超过目标气道的直径 10%～20%，以确保支架在气道内充分贴壁，且不易发生移动。支架长度方面应使支架的两端至少超过狭窄段近远端各 5mm。对于食管气道瘘患者，支架长度应覆盖瘘口。

4. 如支架有覆盖叶支气管开口的风险时，则应通过"开窗"的方式予以保留。

六、气道支架植入技术和方法

1. 硅酮支架通过硬质气管镜放置，本文从略。金属支架常需通过气管镜联合 DSA 放置。

2. 术前准备　患者术前禁食 12 小时，咳痰且痰液较黏稠者应在术前行雾化吸入，气道狭窄伴感染患者应在术前 3 日起应用抗生素。

3. 麻醉准备　气道支架植入建议在全身麻醉下进行，并根据支架输送器的直径选择气管插管的型号，如使用较粗的"Y"形支架，则可选择经喉罩通气。

4. 支架植入操作方法　经气管插管或喉罩置入超滑导丝，如行气管支架时将导丝置入任意一侧支气管远端，如行支气管支架时将导丝置入患侧支气管远端，如行"Y"形支架时将导丝分别置入双侧支气管远端。在导丝引导下置入导管，交换超硬导丝并退出导管。经过超硬导丝置入气道支架输送器，将输送器末端置于气道狭窄段远端，确认气道狭窄段或气道瘘口位置和输送器末端位置无误后，缓慢后拽输送器外鞘并释放支架。"Y"形支架释放前，应多角度观察支架分叉处与气管隆嵴是否完全贴合，避免因支架轴向的旋转导致移位，如未完全贴合则需旋转输送器，直至支架完全到位。"Y"形支架释放时应先释放支架双侧远端，待支气管内支架膨胀完全后再释放支架主体，避免因远端支架膨胀不全而导致后期支架移位。对于狭窄程度较重的患者，可在支架植入前行球囊扩张。

5. 支架释放后即刻，经气管插管或喉罩置入气管镜，评估气道和支架通畅情况，如患者分泌物或出血较多，则经气管镜吸除或行腔内止血。

6. 术后应密切观察气道支架植入后患者的症状和体征，特别是患者的氧饱和度水平，如部分患者在支架植入后咳嗽症状较重，为避免支架发生移位，可应用止咳药物。如患者痰液较多且较稠厚，则应注重排痰、吸痰和雾化吸入等护理。如患者出现胸闷和气促加重症状时，应立即拍摄床旁胸片排除术后支架移位、气胸可能，如无以上两者并发症则要考虑气道被分泌物或出血阻塞的可能，可通过吸痰管吸除，必要时行气管镜检查和治疗（图 4-7-2）。

七、疗效评估

（一）症状评估

评估患者的静息和活动后的胸腔、气促的程度是否改善。多数情况下气道支架植入后，可即刻解除气道狭窄，恢复正常通气，改善缺氧症状。对于一些发展迅速的气道狭窄或阻塞，气道内支架植入可作为一种即刻恢复通气的急救措施。

（二）呼吸功能评估

主要评估气道狭窄早期 1 秒用力呼气量（FEV1）、肺活量（VC）、吸气和呼气峰值流量（PIF、PEF）。

（三）影像学评估

术后次日应行胸部摄片，已评估气道支架是否出现移位，有条件者可行胸部 CT 平扫和重建，评估气道支架是否覆盖气道狭窄段以及管腔的通畅程度，治疗后气道管径恢复至正常管径的 50% 时认为达到治疗的目的。术后 1 个月建议再次行胸片检查，明确支架位置和阻塞性肺炎是否得到控制。如患者在支架植入后再次出现气道通气障碍，应行胸部 CT 检查，明确支架内是否有肿瘤长入或肉芽组织增生。

（四）内镜评估

对于气道狭窄患者，术后应行支气管镜检查，评估气道是否再通以及是否有黏液栓塞、肿瘤或肉芽组织增生，当出现支架再狭窄时可通过内镜下消融治疗，必要时可再植入支架。对于消化道气道瘘患者，术后应行支气管镜和消化道内镜检查，明确瘘口是否完全被支架所封闭，对于无恶性肿瘤依据的消化道气道瘘患者应每月行内镜检查，评估肉芽组织增生情况和瘘口是否修复，如支架口有较多肉芽组织增生或患者的瘘口已修复则应尽快取出气道支架。

八、并发症

气道支架植入的并发症并非罕见，其发生率在 20% 左右。

（一）支架移位

"Y"形支架移位风险低于常规管状支架，而覆膜金属支架移位的风险高于裸支架和硅酮支架，一旦支架出现移位并阻塞患者气道，其胸闷、气促等低氧血症症状可再次加重。支架移位通过胸片检查即可发现，并可通过气管镜取出。

（二）胸部疼痛

支架植入后 1～2 周，患者可能出现胸部疼痛症

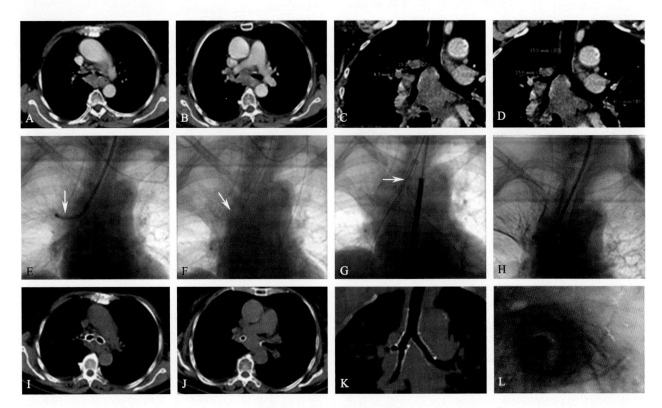

图 4-7-2　气道支架植入过程

A、B. 增强 CT 提示食管癌伴纵隔淋巴结转移，双侧主支气管和右中间干支气管狭窄；C、D. CT 多平面重建显示气道狭窄的部位和范围，分别测量狭窄段的长度以及近远端气道管径，根据测量结果确定气道支架尺寸；E. 操作在支气管镜和 DSA 引导下进行，支气管镜明确狭窄或瘘口位置，以及各支气管开口位置。箭头：支气管镜远端位于右肺上叶支气管内；F. 经过导丝导管置入小隆突处支架，支架远端分布位于右肺上叶支气管和右中间干支气管内，近端位于右主支气管。箭头：气道支架；G. 经过导丝导管置入隆突处支架，支架远端分别位于双侧主支气管内，近端位于气管内。箭头：气道支架；H. 支架释放后置入支气管镜，明确气道狭窄段以及支架各开口是否通畅；I、J. 术后 CT 显示双侧主支气管、右肺上叶和中间干支气管内支架通畅；K. CT 多平面重建显示气道支架位置和形态符合术前设计；L. 术后气管镜检查示支架通畅，管腔无狭窄

状，可予以止痛药物对症处理。

（三）气胸

症状轻微或少量气胸无需特殊处理，张力性气胸需胸腔闭式引流。

（四）肺部感染

很多患者在支架植入术前便存在阻塞性肺炎。与支架植入相关的肺炎一般在支架植入后 1 个月出现，这部分患者多数需要住院治疗。

（五）支架再狭窄

支架周围肉芽组织增生或周围肿瘤进展可导致气道腔再度狭窄，通过气管镜腔内消融治疗可在一定程度上延长支架的通畅时间，对于恶性肿瘤进展较迅速的患者，可考虑在气道狭窄段再次植入支架。

九、气道支架的展望

（一）载药气道支架

载药支架已应用于血管狭窄患者的治疗，具有延长支架通畅时间，减少再狭窄的作用。但在气道支架方面，其临床研究尚在起步阶段，其作用机制是通过支架缓慢释放细胞毒性药物抑制上皮细胞或肿瘤细胞的生长。这类药物主要包括：铂类、紫杉醇、氟尿苷和氟尿嘧啶、丝裂霉素、多西环素等。

（二）可降解气道支架

对于气道良性狭窄来说，支架植入是临时性的，待患者原发病变或症状解除后需将支架取出，但由于支架周围肉芽组织增生可能会导致支架难以取出，可降解气道支架则可能解决此问题。

（三）3D 打印气道模型辅助支架设计和 3D 打印气道支架

目前气道支架多为固定尺寸，而患者的气道管径不一，前后径和左右径不一致，形态上也存在一定差异。特别是"Y"形支架还需考虑患者双侧主支气管的尺寸和气管分叉的角度。因而目前常规的气道支架无法与患者的气道完全贴合。目前的 3D 打

印技术可等比例再现患者的气管树，在此模型上可准确测量气道各径线上的管径以及分叉处的角度，根据不同个体设计出不同形态大小的气道支架，实现个体化气道支架植入。更为临床所向往者，是通过3D打印技术根据患者的影像学资料直接打印出符合个体化要求的气道支架框架，减少人为测量所带来的偏差。

（王忠敏　李超杰）

参 考 文 献

[1] Flannery A, Daneshvar C, Dutau H, et al. The Art of Rigid Bronchoscopy and Airway Stenting[J]. Clin Chest Med, 2018; 39(1): 149-167.

[2] Mudambi L, Miller R, Eapen GA. Malignant central airway obstruction[J]. J Thorac Dis, 2017, 9(Suppl 10): S1087-S110.

[3] Ayub A, Al-Ayoubi AM, Bhora FY. Stents for airway strictures: selection and results[J]. J Thorac Dis, 2017, 9(Suppl 2): S116-S121.

[4] Murgu SD, Egressy K, Laxmanan B, et al. Central Airway Obstruction: Benign Strictures, Tracheobronchomalacia, and Malignancy-related Obstruction[J]. Chest, 2016, 150(2): 426-441.

[5] Miyazawa T, Nobuyama S, Nishine H, et al. Choke point physiology in airway stenting: A case presentation and discussion[J]. Respir Investig, 2016, 54(4): 237-240.

[6] Hohenforst-Schmidt W, Zarogoulidis P, Pitsiou G, et al. Drug Eluting Stents for Malignant Airway Obstruction: A Critical Review of the Literature[J]. J Cancer, 2016, 7(4): 377-390.

[7] Herth FJ, Eberhardt R. Airway stent: what is new and what should be discarded[J]. Curr Opin Pulm Med, 2016, 22(3): 252-256.

[8] Gnagi SH, White DR. Beyond dilation: current concepts in endoscopic airway stenting and reconstruction[J]. Curr Opin Otolaryngol Head Neck Surg, 2016, 24(6): 516-521.

[9] Ji F, Nie P, Yi F, et al. Management of esophageal stenting-associated esophagotracheal fistula, tracheal stenosis and tracheal rupture: a case report and review of the literature[J]. Int J Clin Exp Pathol, 2015, 8(8): 9332-9336.

[10] Fortin M, MacEachern P, Hergott CA, Chee A, Dumoulin E, Tremblay A. Self-expandable metallic stents in nonmalignant large airway disease[J]. Can Respir J, 2015, 22(4): 235-236.

[11] Dutau H, Musani AI, Laroumagne S, et al. Biodegradable Airway Stents - Bench to Bedside: A Comprehensive Review[J]. Respiration, 2015, 90(6): 512-521.

[12] Godoy MC, Saldana DA, Rao PP, Vlahos I, et al. Multidetector CT evaluation of airway stents: what the radiologist should know[J]. Radiographics, 2014, 34(7): 1793-1806.

[13] Dutau H, Musani AI, Plojoux J, et al. The use of self-expandable metallic stents in the airways in the adult population[J]. Expert Rev Respir Med, 2014, 8(2): 179-190.

[14] Nair A, Godoy MC, Holden EL, et al. Multidetector CT and postprocessing in planning and assisting in minimally invasive bronchoscopic airway interventions[J]. Radiographics, 2012, 32(5): E201-E232.

[15] Kim JH, Shin JH, Song HY, et al. Esophagorespiratory fistula without stricture: palliative treatment with a barbed covered metallic stent in the central airway[J]. J Vasc Interv Radiol, 2011, 22(1): 84-88.

[16] Shin JH, Kim JH, Song HY. Interventional management of esophagorespiratory fistula[J]. Korean J Radiol, 2010, 11(2): 133-40.

[17] Lee P, Kupeli E, Mehta AC. Airway stents[J]. Clin Chest Med, 2010, 31(1): 141-150.

[18] Doyle DJ, Abdelmalak B, Machuzak M, et al. Anesthesia and airway management for removing pulmonary self-expanding metallic stents[J]. J Clin Anesth, 2009, 21(7): 529-532.

[19] Agrafiotis M, Siempos II, Falagas ME. Infections related to airway stenting: a systematic review[J]. Respiration, 2009, 78(1): 69-74.

[20] Folch E, Mehta AC. Airway interventions in the tracheobronchial tree[J]. Semin Respir Crit Care Med, 2008, 29(4): 441-452.

[21] Finlayson GN, Brodsky JB. Anesthetic considerations for airway stenting in adult patients[J]. Anesthesiol Clin, 2008, 26(2): 281-291.

[22] Chin CS, Litle V, Yun J, et al. Airway stents[J]. Ann Thorac Surg, 2008, 85(2): S792-S796.

[23] Lund ME, Garland R, Ernst A. Airway stenting: Applications and practice management considerations[J]. Chest, 2007, 131(2): 579-587.

[24] Saito Y, Imamura H. Airway stenting[J]. Surg Today, 2005, 35(4): 265-270.

［25］Lee KS，Lunn W，Feller-Kopman D，et al. Multislice CT evaluation of airway stents［J］. J Thorac Imaging，2005，20（2）：81-88.

［26］Zakaluzny SA，Lane JD，Mair EA. Complications of tracheobronchial airway stents［J］. Otolaryngol Head Neck Surg，2003，128（4）：478-488.

［27］Freitag L，Tekolf E，Steveling H，et al. Management of malignant esophagotracheal fistulas with airway stenting and double stenting［J］. Chest，1996，110（5）：1155-1160.

第八章　肺、纵隔病变经皮穿刺活检术

一、概述

目前的影像学检测方法对多数肺部病变具有较高的诊断价值，经皮穿刺活检的目的在于明确不典型病变的性质，对于肺内的小结节性病变、肺磨玻璃样变（ground-glass opacity，GGO），常因缺乏足够的影像学特征而定性诊断困难，经皮肺穿刺活检是一种确诊率极高，且安全性较高的诊断方法。随着循证医学的发展，治疗前取得病理学诊断变得越来越重要。近年来，多数学者主张即便对于影像表现典型的病灶也应尽可能获得组织学诊断，从而制订更加周密的治疗方案。

在组织胚胎学上，纵隔内具有内、中、外3个胚层起源的器官，分属于不同系统，纵隔病变组织学类型复杂，治疗方法各异，而大部分纵隔病变的临床及影像学表现也不典型。因此，纵隔病变经皮穿刺活检对于明确诊断、指导临床治疗具有重要意义。

二、解剖

肺位于胸腔内，纵隔两侧，左右各一，膈肌的上方。右肺因受肝脏位置的影响，较宽短。左肺因受心脏偏向左侧的影响，较狭长。肺大致呈圆锥形，具有一尖、一底、两面和三缘，肺表面覆以浆膜，为胸膜脏层。肺尖呈钝圆形，向上经胸廓上口突至颈根部，高出锁骨内侧1/3段上方2~3cm。肺底位于膈上面，称膈面，向上方凹陷，与膈的穹窿相一致。外侧面圆凸而广阔，朝向外侧，邻接肋和肋间隙，又称肋面。内侧面邻贴纵隔，亦称纵隔面。此面中部有一凹陷，称肺门，是主支气管、肺动脉、肺静脉、淋巴管和神经等出入肺的部位。这些出入肺门的结构，被结缔组织包绕在一起，构成肺根。肺根内诸结构的排列自前向后依次为肺静脉、肺动脉和支气管。自上而下，左肺根内依次为肺动脉、支气管及肺静脉；右肺根内依次为支气管、肺动脉及肺静脉。

肺门附近有肺门淋巴结。肺的前缘薄锐，右肺前缘近于垂直，左肺前缘下部有左肺心切迹，心切迹下方的舌状突出部分，称左肺小舌。左肺被自后上方斜向前下方的斜裂分为上、下2个叶。右肺除有斜裂外，还有一条近于水平方向的水平裂，将右肺分为上、中、下3个叶。左、右主支气管入肺门后分出肺叶支气管，进入肺叶。肺叶支气管在各肺叶内再分为肺段支气管，并在肺内反复分支，呈树枝状，称支气管树。每一肺段支气管及其分支和它所属的肺组织共同构成一个支气管肺段（bronchopulmonary segments），简称肺段。肺段呈圆锥形，其尖朝向肺门，底朝向肺表面。各肺段有其固有位置，相邻肺段间仅以薄层结缔组织隔开。

每一肺段都有自己的动脉和支气管，相邻两个肺段共用一条静脉。其中右肺支气管分为上叶支气管、中叶支气管和下叶支气管。右上叶支气管分为尖、后、前3个肺段支气管；右中叶支气管分为内侧支和外侧支；右下叶支气管分为背支和内、前、外、后4个基底支。左支气管较右支气管细而长，分上、下两叶支气管。左上叶支气管又分两支：上支再分为尖后段和前段；下支（又称为舌支）再分为上舌段和下舌段。左下叶支气管分为内前、外、后3个基底支。

纵隔是左右纵隔胸膜之间的器官、结构和结缔组织的总称。纵隔呈矢状位，位于胸腔正中偏左，上窄下宽，前短后长。纵隔的前界为胸骨，后界为脊柱，两侧为纵隔胸膜，上界为胸廓上口，下界为膈肌。为了便于诊断和治疗，常采用九分法，即前纵隔：位于气管、升主动脉及心脏的前缘，呈倒置的狭长的三角区域；中纵隔：相当于气管、主动脉弓、肺门和心脏的范围；后纵隔：食管前缘以后的区域；上纵隔：胸骨角至第4胸椎体下缘的水平线以上；下纵隔：第4前肋端至第8胸椎下缘的水平线以下；中纵隔：位于上下纵隔之间。

三、介入操作

（一）肺部病变经皮穿刺活检适应证与禁忌证

1. 适应证

（1）需明确性质的孤立结节或肿块、多发结节或肿块、肺实变等。

（2）肺内多发结节，需要确定原发或转移性。

（3）怀疑恶性的磨玻璃结节。

（4）已知恶性病变但需明确组织学类型或分子病理学类型，为治疗方案制订做准备。

（5）疾病进展或复发后局部组织学或分子病理学类型再评估。

（6）肺内良性病变的诊断。

（7）活检失败或阴性的肺部病变。

2. 禁忌证

（1）绝对禁忌证

1）严重恶病质、严重心肺功能不全者（如严重肺动脉高压、呼吸或循环系统功能衰竭、严重缺氧者）。

2）严重凝血功能障碍且无法纠正（抗凝治疗和/或抗凝药物服用者应在穿刺活检前停用1周以上）。

3）疑为血管性病变（如动静脉畸形、动脉瘤等）。

4）肺内某些寄生虫病（如肺包虫病、棘球蚴病）。

5）患者不能合作（如咳嗽不能控制、严重的呃逆、意识障碍、癫痫发作等）。

（2）相对禁忌证

1）解剖学或功能上的孤立肺。

2）穿刺路径上有明显的感染性病变。

3）肺大疱、慢性阻塞性肺疾病、肺气肿、肺纤维化、一侧全肺切除者。

4）机械通气患者。

（二）纵隔病变经皮穿刺活检适应证与禁忌证

1. 适应证

（1）纵隔良恶性病变的鉴别诊断。

（2）心包病变的定性诊断。

（3）纵隔病变需明确病理学类型，为治疗做准备。

（4）不明原因的纵隔淋巴结肿大。

2. 禁忌证

（1）严重恶病质、严重心肺功能不全者（如严重肺动脉高压、呼吸或循环系统功能衰竭、严重缺氧者）。

（2）严重凝血功能障碍且无法纠正（抗凝治疗

和/或抗凝药物服用者应在穿刺活检前停用1周以上）。

（3）疑为纵隔内血管性病变者。

四、术前准备

（一）患者的评估及影像学检查

术前详细询问患者病史、用药史、过敏史等，并进行体格检查，注意患者心肺功能、配合能力（如屏气呼吸、制动能力）。术前需进行胸部增强CT扫描或增强MRI检查明确病灶部位、数目、大小、形态及其与周围脏器、血管和神经的关系，设计穿刺入路。

（二）制订活检计划

术前参考患者影像学资料，并根据病灶部位、大小、解剖学关系、影像引导方式及工作经验制订活检方案。存在相对禁忌证或病情特殊情况下，建议多学科专家参与讨论。穿刺路径设计应尽量避开肋下缘，防止损伤肋间神经、肋间动脉，同时避开重要脏器、大血管、肺大疱、气管和叶间裂，尽可能使病变与胸膜穿刺点间的距离最短，尽可能减少经过正常肺组织。

（三）各项实验室检查

所有患者术前推荐进行血常规、凝血功能、血生化、感染标志物、血型、心电图等检查。对于合并基础肺疾患（慢性阻塞性肺疾病、肺气肿等），推荐进行肺功能检查，以评估患者的氧合能力和肺功能储备能力。

（四）药品及设备准备

术前准备麻醉、镇痛、镇咳、止血、扩血管、升压、降压等治疗及抢救药品、设备。

（五）患者准备

1. 患者及家属（受委托人）签署手术知情同意书。

2. 穿刺活检前，在征得相关科室医师同意后，建议停用抗凝和抗血小板药物，并复查血常规、凝血功能，具体如下：术前1周将华法林改为低分子肝素，术前24小时停用低分子肝素；阿司匹林和氯吡格雷术前至少停药1周；复查血小板计数 $>50\times10^9$/L、INR<1.5可行活检操作。

3. 对使用抗血管生成类药物的患者进行活检时，建议按照药物体内清除半衰期酌情停药，如贝伐珠单抗，建议术前停用6周。

4. 术前应常规建立静脉通道。

5. 训练患者平静呼吸及术中呼吸配合。

6. 术前建议给予患者心理疏导和宣教，以减轻患者焦虑紧张情绪。

五、穿刺活检步骤

（一）选择体位、穿刺点

根据 CT 图像上病灶的位置选择穿刺体位，肺部病变活检时一般选择仰卧位或俯卧位，少用侧卧位或斜位；纵隔病变活检时，前、中纵隔的病变多采用仰卧位，后纵隔的病变多采用俯卧位。将 CT 定位坐标尺纵向黏附在病灶所在区域的体表投影处，先行定位扫描，必要时做薄层扫描，在屏幕上选取最佳穿刺点、设计穿刺路径，并测量穿刺点到病灶的距离、角度，记录扫描床的位置。肺部病变穿刺路径设计应在尽量避开肋下缘，防止损伤肋间神经、肋间动脉，同时避开重要脏器、大血管、肺大疱、气管和叶间裂，尽可能使病变与胸膜穿刺点间的距离最短，尽可能减少经过正常肺组织。前纵隔病变可采用胸骨旁进针和经胸骨穿刺路径，因后者患者痛苦较大且穿刺难度较大，实际工作中较少采用。经胸骨旁穿刺应注意避开内乳动脉（内乳动脉沿胸骨侧缘外 1.5～2.5cm 的胸壁内表面下行），易被穿破发生纵隔出血。中纵隔病变可采用前胸壁或侧胸壁路径进针，虽然针道通过较长的肺组织，但可以避免穿刺针损伤上腔静脉、奇静脉及肺动脉大分支。后纵隔病变采用椎旁后入路。将扫描床移动至选定的位置，打开机架激光定位线，用有色笔标记穿刺点，退出扫描床。

（二）局部麻醉

对穿刺部位进行常规消毒、铺无菌巾，用 2% 利多卡因溶液逐层浸润麻醉，根据患者反应、麻醉效果及进针深度，适时调整麻醉剂量，留置麻醉用针头进行扫描，观察穿刺点位置、角度。

（三）穿刺及获取标本

以 CT 引导下穿刺活检为例，建议采用分步进针法。肺部病变穿刺时，根据 CT 定位和麻醉针头方向，先将带芯套管穿刺针按预定穿刺路径向病灶方向穿刺，穿刺至壁层胸膜外进行局麻，再将穿刺针置于肺组织内，扫描确认。如果穿刺针方向和角度需要调整，最好在胸壁内进行，穿入肺组织后调整穿刺针会增加气胸的发生率；如果进针路径正确，则可将穿刺针直接穿刺到病灶（图 4-8-1）。再次 CT 扫描，以明确穿刺针是否位于病灶内，针尖应位于肿块的实质部分，避免穿刺病灶钙化、液化坏死部分。拔出针芯，插入活检枪进行多方位多次取材，

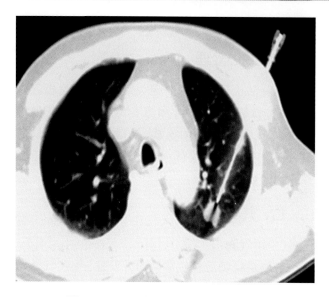

图 4-8-1 CT 引导下肺部肿块穿刺活检

将组织条放入 10% 甲醛溶液内固定。当出现气胸或血胸时，可以利用同轴通道抽吸积气或积血、注射药物等，有助于即刻处理并发症。

纵隔病变穿刺时，根据 CT 定位和麻醉针头方向，将套管针插入胸壁软组织中，确认穿刺深度后，将套管针送入病灶（图 4-8-2），再次 CT 扫描，以明确穿刺针是否位于病灶内，针尖应位于肿块的实质部分，避免穿刺病灶钙化、液化坏死部分。拔出针芯，插入活检枪进行多方位多次取材，将组织条放入 10% 甲醛溶液内固定。

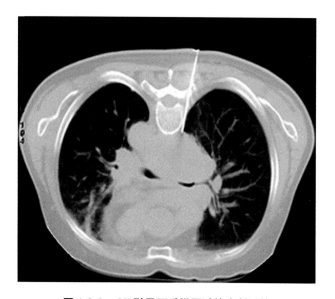

图 4-8-2 CT 引导下后纵隔肿块穿刺活检

（四）活检后处理

活检后可以经套管针注入明胶海绵糊、生物胶等封堵穿刺道，减少活检后出血、气胸的风险。拔除穿刺针后，建议即刻行全胸部 CT 扫描，观察有无

气胸、出血及其他并发症，局部按压包扎。

六、术后处理

穿刺活检后应卧床休息，少活动，监测患者生命体征、血氧饱和度等，嘱患者尽可能避免任何增加胸腔压力的活动，如咳嗽、说话等。建议活检后24小时内完善胸片检查，病情有变化者及时复查胸片或胸部CT。

七、并发症

（一）气胸

气胸是穿刺活检后常见的并发症，导致气胸发生率、胸腔置管引流率增高的因素包括：患者体型高瘦、高龄、吸烟、基础肺部疾病（如肺气肿或慢性阻塞性肺疾病）、病灶位置较深、病灶直径小、穿刺针与胸膜切面不垂直、多次经胸膜穿刺、穿刺路径跨肺间裂或肺大疱、手术时间长等。气胸多在术后1小时内发生，部分患者术后出现迟发性气胸（24小时以上）。少量气胸、无症状和稳定性气胸无需特殊治疗。气胸超过30%或气胸范围持续增大或患者出现严重临床症状，应置管抽吸或行胸腔闭式引流。如果气胸治疗效果欠佳，可能出现皮下气肿。

（二）出血和咯血

出血（伴或不伴咯血）是穿刺活检后另一常见并发症，通常具有自限性，但也有肺内大出血导致死亡的病例报道。导致肺内出血风险增高的因素包括：病灶距胸膜的距离、活检次数、活检针类型（切割针活检）、病灶位于纵隔内或心脏纵隔旁、富血供病变、靠近扩张的支气管动脉分支（慢性空洞性疾病）、凝血功能较差、肺动脉高压等。少量咯血、肺实质内出血、针道出血以及少量血胸等不需特殊处理，可以自行吸收。咯血量较大时，建议患者患侧卧位（穿刺侧朝下），防止血被吸入健侧支气管，注意保持气道通畅，必要时行气管插管，可采用止血药物、输血等处理。血胸量大时则推荐胸腔置管引流。出血量大、持续出血时，应迅速补充血容量，行动脉造影明确责任血管，栓塞出血动脉。

（三）胸膜反应

胸膜反应是指胸膜腔穿刺过程中患者出现连续咳嗽、头晕、胸闷、面色苍白、大汗、甚至晕厥等一系列表现，可能与迷走神经反射有关。导致胸膜反应发生的可能因素包括患者体型偏瘦、情绪紧张、基础血糖偏低、多次经胸膜穿刺等。大多数患者症状轻微，可自行缓解，无需处理；严重者可出现大汗、

血压进行性下降，甚至休克、晕厥，应立即停止操作，及时给予肾上腺素或葡萄糖溶液对症处理，同时予以吸氧，并注意保暖、监测生命体征，注意预防休克。

（四）系统性空气栓塞

系统性空气栓塞分为静脉系统性空气栓塞和动脉系统性空气栓塞。其中静脉系统性空气栓塞多无明显症状，而动脉系统性空气栓塞则为肺穿刺活检最严重的并发症，可引起休克、心脏停搏、偏瘫等严重后果。虽然罕见，但因其可导致致命性的临床后果，应当引起术者的高度重视。目前认为动脉系统性空气栓塞发生的机制为空气沿同轴套管直接进入肺静脉或穿刺损伤造成医源性支气管/肺泡-肺静脉瘘，气体进入肺静脉进而回流至左心，通过体循环进入到冠状动脉、颅内动脉等血管。发生诱因包括：穿刺活检空洞性病变或血管炎性病变（如磨玻璃影）、咳嗽、正压通气等。如进入左心腔的空气量较少，对血流动力学无明显影响，患者可以没有症状，发生冠状动脉空气栓塞时可以表现为短暂性意识丧失和心肌缺血的心电图表现，颅内动脉空气栓塞则可以导致癫痫发作或意识丧失。CT扫描可以在栓塞器官或血管内看到气体征象，这也是诊断空气栓塞的客观依据。因此，迅速识别空气栓塞并且立即实施治疗十分重要，部分患者的预后可以得到改善。一旦怀疑空气栓塞，应立即撤针，患者应被置于头低脚高位，如果左心腔内气体量较多，应将患者置于右侧卧位，此时左心房位置高于左心室，可防止气体通过位于左心室底部的流出道进入体循环从而引起上述严重并发症。同时，密切监测生命体征，积极给予面罩吸氧及其他抢救措施。如发生颅内动脉空气栓塞，条件允许时，可转运至高压氧舱接受治疗。预防措施包括：①谨慎选择空洞性病灶、血管炎性病灶等类型的病灶进行穿刺活检；②避免直立体位进行穿刺活检；③避免正压通气状态下进行穿刺活检；④避免同轴套管长时间暴露于空气中，注意随时插入针芯；⑤术中减少出血等医源性损伤，如反复穿刺等；⑥术中减少咳嗽、深呼吸、说话等行为。

（五）其他

针道种植转移非常罕见，同轴技术可以减少针道种植转移。其他罕见并发症还包括心包压塞、肋间动脉假性动脉瘤、房颤、心脏停搏、胸部感染、血管迷走神经反应、胸膜转移等。

（李晓光）

参 考 文 献

[1] Wu CC, Maher MM, Shepard JA. CT-guided percutaneous needle biopsy of the chest: preprocedural evaluation and technique[J]. AJR Am J Roentgenol, 2011, 196(5): W511-W514.

[2] Lal H, Neyaz Z, Nath A, et al. CT-guided percutaneous biopsy of intrathoracic lesions[J]. Korean J Radiol, 2012, 13(2): 210-226.

[3] Ahrar K, Wallace M, Javadi S, et al. Mediastinal, hilar, and pleural image-guided biopsy: current practice and techniques[J]. Semin Respir Crit Care Med, 2008, 29(4): 350-360.

[4] Wu CC, Maher MM, Shepard JA. Complications of CT-guided percutaneous needle biopsy of the chest: prevention and management[J]. AJR Am J Roentgenol, 2011, 196(6): W678-W682.

[5] Lim WH, Park CM, Yoon SH, et al. Time-dependent analysis of incidence, risk factors and clinical significance of pneumothorax after percutaneous lung biopsy[J]. Eur Radiol, 2018, 28(3): 1328-1337.

[6] Ishii H, Hiraki T, Gobara H, et al. Risk factors for systemic air embolism as a complication of percutaneous CT-guided lung biopsy: multicenter case-control study[J]. Cardiovasc Intervent Radiol, 2014, 37(5): 1312-1320.

第五篇

消化系统——消化道

第一章　食　管　癌

一、概述

食管癌（esophageal carcinoma）是最常见的恶性肿瘤之一，居癌症死亡率的第 6 位。食管癌有两种组织学类型：食管腺癌和食管鳞癌，其中食管鳞癌更为常见，约占全部食管癌的 87%；临床表现为轻重不同的吞咽困难症状。中国食管癌的发病率和死亡率呈下降趋势，但发病人数和死亡人数仍占全世界一半以上，每年超过 20 万人死于食管癌。目前食管癌的治疗方法主要有：外科手术治疗、放化疗、选择性食管动脉灌注化疗、食管支架置入、碘 125 粒子食管支架置入等方法。

二、解剖

食管入口距上门齿约 15cm，食管胃交接部（贲门口）距上门齿约 40cm，食管全长约 25cm，食管癌可发生在其任何部位，在临床上根据病变位置将其分为数段，以便于治疗时依据肿瘤位置和解剖特点来选择合适的治疗方式。自 1940 年吴英恺首次成功切除胸内食管癌后，国内开始沿用上、中、下 3 段的食管分段方法。目前采用国际抗癌联盟食管分段标准：颈段自环状软骨到胸腔入口（下界胸骨上切迹）。胸内分 3 段：胸上段从胸腔入口到气管分叉（上界距门齿 24cm）；胸中段为将气管分叉到食管胃交界部全长二等分之上半部（下界距门齿 32cm）；胸下段为上述二等分之下半部（下界距门齿 40cm）。

三、病因与病理生理

食管癌系指由食管鳞状上皮或腺上皮的异常增生所形成的恶性病变。其发病因素包括：①亚硝胺化合物；②真菌、病毒感染；③生活、饮食习惯，如吸烟饮酒、饮食过烫；④营养因素，但非主要因素；⑤遗传易感性；⑥肥胖和胃食管反流病，被认为是食管癌发病的高危因素；⑦社会心理因素。

食管癌起源于食管黏膜上皮，癌细胞逐渐增多侵及肌层，并沿食管向上下、全周及管腔内外方向发展，出现不同程度的食管阻塞。其发展一般经过上皮不典型增生、原位癌、浸润癌等阶段，晚期癌肿穿透食管壁、侵入纵隔或心包。食管癌主要经淋巴转移，血行转移发生较晚。

四、临床表现

食管癌最常见症状为吞咽困难，或吞咽时食管内有异物感，早期食管癌症状有时可自行消失且反复出现。随着疾病进展，吞咽困难症状会进行性加重。晚期患者会因为长期的进食困难，导致营养不良、消瘦，或因肿瘤溃疡慢性失血导致贫血。

五、诊断

（一）食管造影检查

可疑食管癌患者影像学诊断的首选，应尽可能采用低张双对比方法。对隐伏型等早期食管癌无明确食管造影阳性征象者应进行食管镜检查，对食管造影提示有外侵可能者应进行胸部 CT 检查。

（二）CT 检查

胸部 CT 检查目前主要用于食管癌临床分期、确定治疗方案和治疗后随访，增强扫描有利于提高诊断准确率；CT 能够观察肿瘤外侵范围，T 分期的准确率较高，可以帮助临床判断肿瘤切除性及制订放疗计划；对有远处转移者，可以避免不必要的探查术。

（三）超声检查

主要用于发现腹部脏器、腹部及颈部淋巴结有无转移。

（四）MRI 和 PET-CT

均不作为常规应用，需要时进一步检查。MRI 和 PET-CT 有助于鉴别放化疗后肿瘤未控、复发和瘢痕组织；PET 检查还能发现胸部以外更多的远处转移。

（五）内镜检查

食管癌诊断中最重要的手段之一，对于食管癌的定性定位诊断和手术方案的选择有重要的作用。对拟行手术治疗的患者必需的常规检查项目。

六、治疗

（一）治疗概述

根治性手术切除始终是食管癌的主要治疗方法。近30年来，我国在食管癌早期诊断、外科手术和综合治疗等方面取得了令世人瞩目的成绩，但其远期疗效长期处于平台期，可切除的食管癌患者平均5年生存率徘徊在30%左右。不可切除食管癌的治疗方法包括综合治疗、姑息治疗和最佳支持治疗，其目标是对于任何分期的食管癌患者均缓解其临床症状、延长较高生存质量下的生存期。目前根治性放化疗仍然是不可切除食管癌最为有效的治疗方法之一。根治性放化疗虽能使15%～33%的患者达到完全缓解，中位生存时间接近10个月，但其存在的主要问题是超过40%的患者不能耐受。

（二）介入治疗

1. 选择性食管动脉灌注化疗

（1）介入治疗简史：1973年，Shinohara等开始进行食管癌患者的食管动脉造影研究，1975年，日本学者Tanohata等开始经食管动脉灌注化疗药物治疗食管癌，并获得成功。1983年，Maruta等研究了博来霉素食管动脉灌注治疗食管癌后组织学变化，发现经食管动脉灌注化疗后可导致肿瘤边缘组织细胞退变和坏死，伴有炎细胞和异物巨细胞浸润，以及纤维化。2003年宋太民等在中华放射学杂志上发表了"经选择性动脉插管灌注化学药物治疗中晚期食管癌"的研究结果，近期总有效率（完全缓解＋部分缓解）达到了81.7%，临床疗效显著。由于食管供血动脉解剖的特殊性，给食管癌的动脉插管灌注化疗带来一定困难。因此，与其他器官恶性肿瘤相比较，食管癌动脉灌注治疗的研究与应用较少。

（2）适应证与禁忌证

1）适应证

A. 病理检查确诊。

B. 不能手术或放疗者，行动脉灌注化疗使肿瘤缩小或局限化后再行手术或放疗。

C. 手术后有癌残留及手术、放疗后局部复发者。

D. 在放疗的同时进行动脉灌注化疗，可获协同及放疗增敏之效。

E. 动脉灌注化疗可与全身化疗合并应用。

F. 70岁以下，无明显动脉硬化及高血压和心脏疾病者。

G. 肝、肾、心、肺、骨髓及凝血功能正常者。

2）禁忌证

A. 严重的全身性感染。

B. 严重的肝、肾功能障碍。

C. 凝血功能障碍。

D. 冠心病、高血压、心律不齐等为药物灌注治疗的相对禁忌证。

（3）技术与方法

1）设备、器械和药物：对食管癌的血管造影检查和介入治疗，应在具有完备的血管造影设备的条件下进行。血管造影装置推荐使用数字减影血管造影机（DSA，配备高压注射器）。

食管癌的血供主要来源于呈节段分布的甲状腺下动脉、支气管动脉食管支、食管固有动脉、左膈下动脉和胃左动脉，插管时应根据肿瘤所在的部位不同，选择适合供血动脉插管的导管类型。一般选用4F或5F与靶动脉开口方向相适宜的导管易获得成功。

颈段食管供血动脉主要来自甲状腺下动脉，甲状颈干插管造影，可选择Headhunter导管或Cobra导管；胸上段和胸中段食管动脉血供来源于支气管动脉和食管固有动脉，可选择Cobra导管、RLG导管和Hook导管。胸下段食管及食管胃交界区的动脉供血来源常见的有食管固有动脉、胃左动脉和左膈下动脉，导管可选择Cobra、RLG等。食管动脉网供血动脉来源于多支动脉，其供血动脉与脊髓动脉吻合支较为常见，配合使用同轴微导管可实现超选择性插管至靶血管，降低药物所致脊髓损伤的风险。

药物准备包括造影剂和化疗药物，造影剂须选用等渗的非离子型造影剂，以减轻造影剂反应。化疗药物的选择应遵循以下原则：①选择肿瘤敏感药物；②药物原型有效；③优先选择浓度依赖型药物；④联合应用不同作用机制药物；⑤尽量避免药物毒性作用相同，或对同一脏器毒性累加的药物；⑥不得应用相互拮抗或相互发生不良化学反应的药物、溶剂配伍；⑦严格执行特殊药物使用说明；⑧动脉灌注化疗的药物剂量，常参照全身静脉化疗而定，首次使用在药物总剂量上建议较静脉化疗患者体表面积所需总剂量减少20%～25%；再次治疗剂量，根据上次治疗毒性反应及疗效作调整。食管癌常用顺铂（Cisplatin，DDP）为基础的联合用药方案。化疗药物的用量按体表面积计算，如顺铂剂量一般为100mg/m²，可根据患者的一般状况适当增减。

2）造影方法：局部麻醉后，采用 Seldinger 技术，经皮股动脉穿刺置入导管鞘至股动脉内。下一步即可插入导管，在透视监视下进行选择性食管动脉插管和血管造影术。

依肿瘤所在部位高低分别选择相应节段的供血靶动脉。颈段行双侧甲状颈干动脉插管，胸段选择双侧支气管动脉和食管固有动脉，胸上段主动脉弓处肿瘤同时行锁骨下动脉、甲状腺下动脉插管，胸下段近膈处食管癌则同时行左膈下动脉和胃左动脉插管（图 5-1-1）。

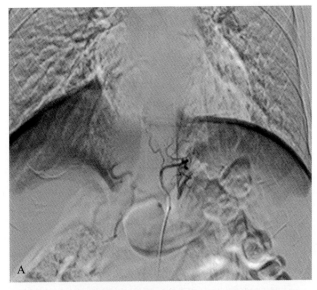
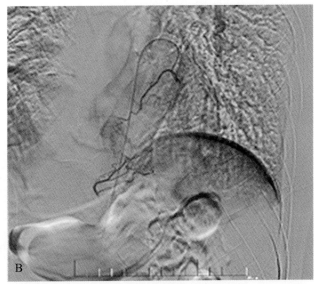
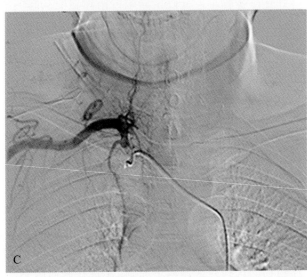
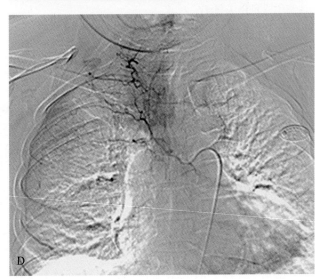
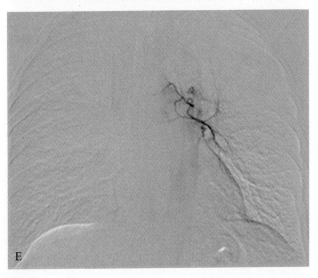

图 5-1-1　食管癌动脉造影表现

A、B. 食管胸下段 - 食管胃交界部癌（鳞状细胞癌）选择性插管造影显示肿瘤供血动脉来自胃左动脉（A）和食管固有动脉（B），食管固有动脉造影时可见食管固有动脉和胃左动脉经过吻合支相通。食管胸下段至贲门可见肿瘤染色；C～E. 颈段食管鳞癌，造影显示肿瘤动脉血管来自甲状颈干（C）和肋间动脉（D）。胸中段食管癌，DSA 造影显示肿瘤供血动脉来自左侧支气管动脉（E）

每支靶血管造影时的造影剂注射流率一般设定为 1～2ml/s，注射时间 4～6 秒。能够使大于 0.3mm 的血管显影，直观显示食管癌的肿瘤染色部位和范围，以及发现淋巴结及肺转移病灶，为病变的定性和定位诊断提供直接和明确的依据。肿瘤血管代偿性增粗使超选择供血动脉化学药物应用成为可能。DSA 检查是食管癌介入治疗的基础，也是提高介入治疗疗效和有效预防并发症的重要保证。

3）药物灌注治疗：食管癌动脉灌注用药方案依据食管癌诊治指南做出选择。DDP+5-Fu（顺铂加氟尿嘧啶）是食管鳞癌最常用的化疗方案，其他可选择的有：DDP+TXT（顺铂加多西紫杉醇）DDP+PTX（顺铂加紫杉醇）Oxaliplatin+5-Fu（奥沙利铂加氟尿嘧啶）。对于食管腺癌，常用的方案是：ECF 方案（表多柔比星加顺铂加氟尿嘧啶）。

化疗药物的用量按体表面积计算，如顺铂剂量一般为 $100mg/m^2$，可根据患者的一般状况适当增减。在灌注化疗药物前应根据食管肿瘤所在位置、靶血管支数，将化疗药物平均分配至每支靶血管，药物配制时应注意配伍禁忌。将联合用药方案中的不同化疗药物单独配制，分别经导管缓慢注入肿瘤靶血管。每种化疗药物注射时间应维持在 10 分钟以上。在应用大剂量顺铂时，应经静脉快速滴注解毒药物硫代硫酸钠（sodium thiosulfate，STS）以减轻肾毒性。术前 1 天至术后 5 天内常规给予镇吐、水化、利尿、保肝和对症治疗。食管癌灌注化疗需重复治疗，两次治疗间隔应按照内科化疗周期进行安排。如首次灌注化疗后出现 3～4 度不良反应，再次治疗时应将化疗药物剂量适当下调以减轻毒副作用。

4）疗效评价：在治疗前进行 CT、食管钡餐 X 线造影、食管内镜检查，观察肿瘤的形态、大小、范围等。末次治疗 4 周后复查的 CT、钡剂 X 线检查、食管镜检查资料，与首次治疗前所见进行比较，参照卫生部规定的食管癌药物治疗疗效标准，结合世界卫生组织（WHO）抗肿瘤药物客观疗效评定标准，将食管癌的近期疗效按完全缓解（CR）、部分缓解（PR）、稳定（SD）、进展（PD）等级判定。CR：X 线食管钡餐造影 X 线征消失，食管恢复正常。体检无肿瘤存在征象，疗效持续超过 1 个月；X 线食管钡餐造影及体检可测量肿瘤缩小 50% 以上，无新病灶出现，持续超过 1 个月；PR：X 线食管钡餐造影及体检可测量肿瘤缩小不足 50%，肿瘤增大不足

25%，持续超过 1 个月；PD：X 线食管钡餐造影及体检可测量肿瘤增大 25% 以上，或有新病灶出现。以 CR+PR 为有效。

经食管动脉插管灌注化疗后，其临床症状缓解迅速而明显，多数患者在接受治疗的 5～7 天后，吞咽困难即可得到明显改善。X 线钡餐检查可见肿块缩小，管腔相对增宽，食管壁及黏膜变光整等。食管癌动脉灌注化疗的总有效率 63.6%～87.8%，随访 1 年、2 年、3 年生存率分别达 87.5%、39.4% 和 20.2%（图 5-1-2）。

5）并发症及其处理：常见副作用有化疗药所致消化道反应和骨髓移植，表现为恶心、呕吐，白细胞、血小板下降。可给予 5- 羟色胺受体阻滞剂镇吐对症治疗。骨髓移植可给予粒细胞集落刺激因子升白细胞，白介素 -11 促进血小板再生。

严重并发症较为少见，包括以下 3 种：

A. 脊髓损伤致截瘫：发生率约 0.4%。胸段脊髓约有 90% 的血供来源于肋间动脉的脊髓支，而且各段的吻合支少，是脊髓的相对缺血区。中段食管癌动脉多来源于支气管动脉，右侧支气管动脉与肋间动脉共干较为常见，动脉灌注化疗时肋间动脉多难避开，少部分患者肋间动脉亦参与肿瘤血供，并于肋间动脉灌注化疗药物。高浓度的造影剂及化疗药物是引起脊髓损伤的重要原因。

B. 食管穿孔：发生率约 0.5%。高浓度化疗药物的细胞毒性作用，化疗药物引起血管内皮细胞损伤造成血管狭窄和闭塞，特别是终末小动脉的狭窄和闭塞，肿瘤经治疗后迅速缩小或组织坏死脱落，而周围正常组织因化学性炎症及供血不足来不及修复等因素均可引起食管癌坏死后穿孔。

C. 坏死性食管炎：发生率约 0.8%。动脉灌注化疗后正常食管段（包括治疗后恢复正常的肿瘤段食管）坏死引起穿孔者称为坏死性食管炎。由于食管固有动脉多较纤细，分支呈网状改变，超选择插管避开正常食管的供血血管几乎不可能，因此食管固有动脉灌注化疗后不可避免的有大量化疗药物进入正常食管组织内，造成正常组织化学性炎症改变，严重者可发生坏死。

食管癌动脉灌注化疗严重并发症少见，但后果严重，应予以足够重视。特别是对高龄、免疫低下、多次治疗、病变长于 5cm、有食管穿孔前征象者，选择药物及剂量要慎重，对刺激性大、发泡剂类抗癌药，动脉灌注时要充分稀释，注射药物时要缓慢。灌注治疗前可给予活血化瘀、改善微循环的血管活

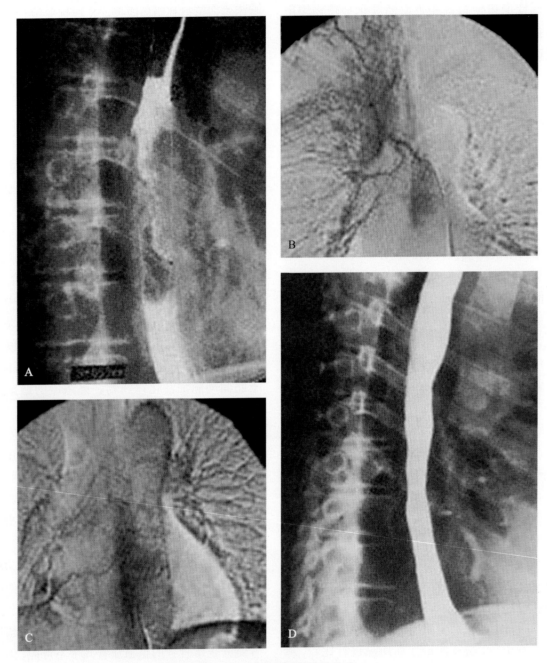

图 5-1-2 食管癌动脉灌注化疗

A. 胸中段食管癌，蕈伞型，治疗前 X 线钡剂造影所见，食管胸中段管腔不规则狭窄，食管充盈缺损；B、C. 肿瘤供血动脉为食管固有动脉、右支气管动脉，瘤灶内新生肿瘤血管丰富，肿瘤染色明显；D. 动脉灌注化疗 3 次后复查，病变完全缓解，管腔扩张良好，管壁变光滑

性药物等。如出现坏死性食管炎或食管穿孔应立即禁食，并置入食管覆膜支架。

2. 食管支架置入治疗

（1）概述：大多数不可切除食管癌的治疗焦点在于恶性吞咽困难和食管气管瘘。Leroy d' Etiolles 在 1845 年使用脱钙象牙制造了第一个食管内假体。随后在 1885 年 Charters J. Symonds 制造了第一个金属食管假体。发展到目前以镍钛记忆合金为材料制作的各种类型的食管支架。最常用的使金属自膨式支架。市面上支架类型较多，包括食管网状支架、高强度金属支架，带或不带抗反流远端瓣膜的支架等。食管支架植入已成为恶性食管狭窄患者的主要治疗措施，约 90% 的病例可借此缓解吞咽困难症状。

（2）适应证及禁忌证

1）适应证

A. 恶性食管梗阻。

B. 气管食管瘘。

C. 纵隔内原发或继发肿瘤导致的食管受压。

D. 食管穿孔，多是医源性，直接的内镜损伤或者狭窄扩张后损伤。

E. 有症状的恶性胃食管吻合口漏。

F. 肿瘤术后吻合口复发。

G. 不适合手术和球囊扩张的良性狭窄。

2）禁忌证：食管支架置入无绝对禁忌证，相对禁忌证如下：

A. 凝血功能异常，推荐 INR>1.5 和血小板<50 000。

B. 近期的高剂量放疗和化疗（3～6 周）史。

C. 预期生存期有限的严重患者。

D. 腹膜种植导致的胃和 / 或小肠梗阻性损伤。

E. 食管插管可能导致恶化的气管严重受压。

F. 靠近声带的极高位狭窄。

（3）支架置入技术操作：预先食管造影确定狭窄部位和长度，选择适宜支架。在介入室中使用透视引导下进行。患者取仰卧位于透视床上。使用利多卡因麻醉，导管经口进入食管。使用单弯导管和标准或亲水导丝通过狭窄部位。经导管注入造影剂造影，再次确定狭窄部位并做体表标记。使用 180cm 或 260cm 的硬导丝进入胃部或十二指肠近端。适当大小和长度的支架有助于输送系统通过狭

窄部分，并且可以防止移位，支架略高于狭窄部分。食管支架的选择应该使超过狭窄部位上下，至少覆盖 2cm 的正常食管。长段的狭窄需要多个支架时，需重叠部分超过 1/3。支架释放后，可嘱患者吞服造影剂性食管造影观察支架位置，支架开放情况，造影剂是否有外溢。支架刚刚植入后即时造影支架未必能完全膨胀，由于食管支架多为镍钛合金支架，在金属记忆功能的作用下，支架植入后仍可能继续膨胀，多数可于支架植入后 2～3 天完全膨胀而无需球囊扩张（图 5-1-3）。术后第 2～3 天推荐做食管造影确认支架是否充分展开，支架有无移位，管腔是否通畅，如为食管气管瘘或食管纵隔瘘患者食管支架植入后造影应注意观察是否有造影剂外溢情况，判断瘘口封闭是否彻底。复查造影后支架仍膨胀不良，患者吞咽困难症状缓解不明显时，可行球囊扩张，但扩张程度需要加以控制，球囊直径应控制在 12mm 以下为宜，有助于降低食管支架移位或脱落的风险。颈段食管病变支架植入会引起患者不适，甚至水和食物误吸入肺。食管狭窄上缘距离食管上括约肌不足 3cm，食管支架植入具有一定的危险性。上段食管狭窄时使用超柔韧食管支架更加稳妥一些。食管支架植入时需注意，支架上缘不可跨越食管上括约肌（C_5～C_6 水平），食管支架上缘跨越食管上括约肌不仅不能缓解患者的吞咽困难症状，还会引起吞咽反流，误吸入肺部。对于重度高张力狭窄，可在支架植入前先行球囊扩张，但扩张程度不超过 12mm，以降低食管支架移位，食管穿孔等并发症发生率（图 5-1-3）。

（4）并发症及其处理

1）术中并发症及其处理：穿孔、误吸、出血、支架移位和疼痛。术中注意小心操作，准确定位后再释放支架；术中及时吸痰防止误吸；疼痛以及出血可予以药物止血以及止痛治疗。穿孔处理同上述。

2）术后并发症及其处理：穿孔、出血、支架移位、疼痛 / 异物感、肿瘤支架内生长、大块食物导致的支架梗阻、反流、食管炎、黏膜溃疡和瘘。术后注意监测患者生命体征，必要时继续予以止血、止痛治疗以及内科治疗。肿瘤支架内生长或瘘可再次植入覆膜支架。支架内梗阻可通过内镜解除梗阻。

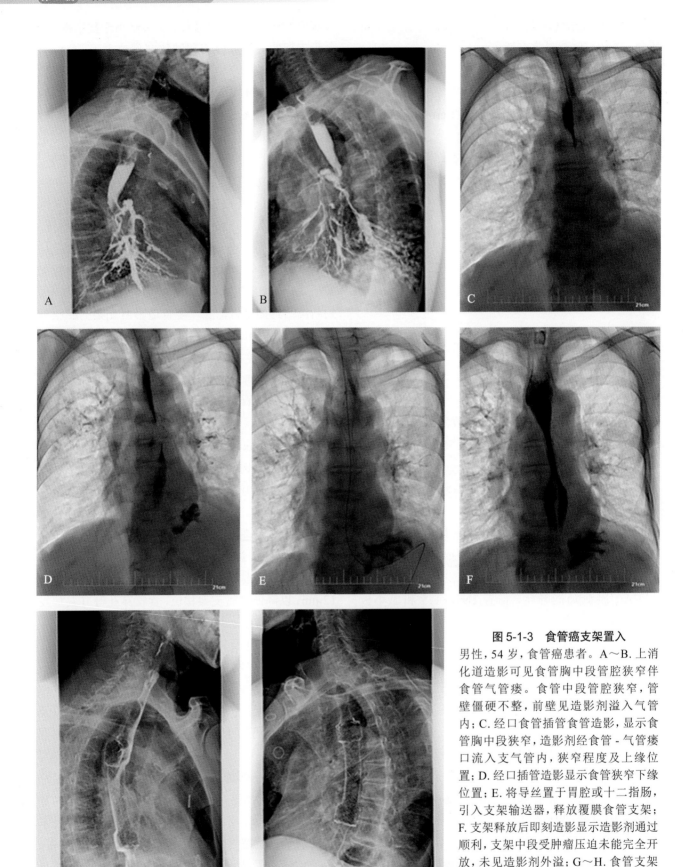

图 5-1-3　食管癌支架置入

男性，54岁，食管癌患者。A～B. 上消化道造影可见食管胸中段管腔狭窄伴食管气管瘘。食管中段管腔狭窄，管壁见造影剂溢入气管内；C. 经口食管插管食管造影，显示食管胸中段狭窄，造影剂经食管 - 气管瘘口流入支气管内，狭窄程度及上缘位置；D. 经口插管造影显示食管狭窄下缘位置；E. 将导丝置于胃腔或十二指肠，引入支架输送器，释放覆膜食管支架；F. 支架释放后即刻造影显示造影剂通过顺利，支架中段受肿瘤压迫未能完全开放，未见造影剂外溢；G～H. 食管支架植入术后3天复查上消化道造影提示：支架开放良好，造影剂通过支架顺利，造影剂外溢征象

（黎海亮）

参 考 文 献

[1] Murphy G，Mccormack V，Abedi-Ardekani B，et al. International cancer seminars: a focus on esophageal squamous cell carcinoma[J]. Ann Oncol, 2017, 28(9): 2086-2093.

[2] 中国抗癌协会食管癌专业委员会. 食管癌规范化诊治指南[M].2 版. 北京: 中国协和医科大学出版社, 2013: 1-171.

[3] 方一凡，耿庆. 精准医学时代食管癌研究现状及展望[J]. 世界华人消化杂志, 2017, 25(32): 2829-2837.

[4] 张天宝，侯鹏高. 食管癌病因学研究进展[J]. 四川解剖学杂志, 2015, 23(03): 28-30.

[5] 苏明涛，曾维英，徐建芳. 金属内支架治疗食管恶性狭窄并发症的分析[J]. 肿瘤防治杂志, 2005, 12(12): 943-944.

[6] Shinohara S，Tanohata S，Makino M，et al. [Esophageal angiography in esophageal cancer][J]. Rinsho Hoshasen, 1973, 18(3): 165-172.

[7] Maruta K，Sato E，Nishi M，et al. Effect of arterial infusion of bleomycin on esophageal carcinoma—an evaluation by nuclear cytophotometry[J]. Jpn J Clin Oncol, 1983, 13(4): 683-691.

[8] 宋太民，李天晓，张耀勇，等. 选择性动脉插管灌注化学药物治疗中晚期食管癌[J]. 中华放射学杂志, 2003, 37(01): 37-42.

[9] 王革芳. 经导管动脉灌注疗药物应用原则——中国肿瘤介入专家共识[J]. 介入放射学杂志, 2017, 26(11): 963-970.

[10] 马会军，宋太民，张耀勇，李等. 食管癌血供的 DSA 研究和介入治疗的临床价值[J]. 中国介入影像与治疗学, 2006, 3(04): 263-266.

[11] 张耀勇，宋太民，郭宏强，等. 食管癌动脉灌注化疗后严重并发症的预防和治疗[J]. 介入放射学杂志, 2004, 13(05): 417-420.

[12] 刘爱军，王学智，祁振国. 中晚期食管癌术前选择性动脉灌注化疗的临床观察[J]. 实用肿瘤学杂志, 2006, 20(02): 90-92.

[13] Sabharwal T，Morales JP，Irani FG，et al. Quality improvement guidelines for placement of esophageal stents[J]. Cardiovasc Intervent Radiol, 2005, 28(3): 284-288.

[14] 崔进国，梁志会，周桂芬，等. 中晚期食管癌的介入治疗[J]. 中国介入影像与治疗学, 2006, 3(02): 92-95.

[15] Therasse E，Oliva VL，Lafontaine E，et al. Balloon dilation and stent placement for esophageal lesions: indications, methods, and results[J]. Radiographics, 2003, 23(1): 89-105.

第二章　食管良性狭窄

一、概述

食管良性狭窄是指食管各种良性疾病（肿瘤除外）或并发症所引起的食管管腔狭窄。主要表现为吞咽困难，影响进食。常见的病因有食管黏膜因炎症破坏或化学药品腐蚀，修复后形成瘢痕而导致的狭窄。食管良性狭窄有先天性和后天性之分：前者极为罕见，多为一段食管局限性增厚狭窄，或是食管黏膜有环状、瓣状隔膜；后者以瘢痕性狭窄最为多见。食管良性狭窄又可分为单纯性和复杂性狭窄两类：前者狭窄局限，长度短，管腔无迂曲，常规胃镜通过顺利；而后者狭窄段长（>2cm），管腔迂曲，常规胃镜不易通过。

二、病因与病理生理

（一）先天性狭窄病因

先天性狭窄是食管胚胎发育过程中，气管、食管隔膜基底部或食管侧嵴中胚叶成分过度增生的结果，多发生在气管分叉以下位置。

贲门失弛缓症又称贲门痉挛、巨食管，是由于食管贲门部的神经肌肉功障碍所致的食管功能障碍引起食管下端括约肌弛缓不全，食物无法顺利通过而滞留，从而逐渐使食管张力、蠕动减低及食管扩张的一种疾病。其主要特征是食管缺乏蠕动，食管下端括约肌（LES）高压和对吞咽动作的松弛反应减弱。

（二）后天性狭窄常见原因

1. 损伤性食管狭窄　最常见的原因是吞咽腐蚀剂（强碱或强酸）引起化学性腐蚀伤，愈后形成瘢痕性狭窄。此外，食管异物（假牙、锐骨）或医源性（器械检查或治疗、放射线照射治疗）损伤虽较前者少见，但也时有发生。

腐蚀剂在吞咽过程中，对口、咽、食管和胃造成分布不同、深浅不等的灼伤，但病理变化主要与所吞腐蚀剂的浓度、剂量、停留接触食管时间的长短等因素密切相关。灼伤程度可自食管黏膜充血水肿、上皮脱落直至深达肌层，出现溃疡甚至累及食管全层，导致穿孔不等。瘢痕形成期多在伤后3周左右开始，逐渐加重，经数周至数月达到最严重阶段。

一般在伤后6个月，狭窄部位稳定不再变化。损伤性瘢痕狭窄的范围有的呈节段性，有的比较广泛波及食管全长。狭窄部的食管组织失去正常的分层结构，由增厚的纤维组织所代替，称为瘢痕性硬管。管腔高度狭窄，在狭窄部的口腔端食管有不同程度的扩张和管壁增厚。特别在腐蚀剂灼伤后的狭窄，因慢性炎症反应致食管与周围组织粘连紧密，手术分离困难。食管异物或医源性损伤所致食管瘢痕性狭窄，多局限于某一节段，病情较轻。狭窄病变病程久，后可并发癌变，应提高警惕，必要时作内镜刷片及活组织检查，排除恶变。

2. 食管炎（消化性、反流性）性食管狭窄　食管黏膜经常受酸和胆汁反流的刺激，可发生黏膜溃疡、炎症，甚至形成肉芽、瘢痕，收缩引起狭窄。

反流性食管炎的形成决定于两个因素：

（1）胃液和胰胆液反流入食管的次数和量较多。

（2）食管运动活力降低，迅速将反流无排空、防止其与黏膜长时间接触的功能低下。本症常与食管裂孔疝并存，或发生于贲门手术后，其括约肌生理功能遭到破坏（如贲门成形术或食管胃吻合术后）。狭窄多发生于食管下段，但可向上延伸。

3. 术后食管狭窄

（1）食管外科手术部位可发生不同类型的狭窄。有的是因缝线反应或吻合技术的特点，造成吻合口局部大量肉芽组织，纤维化后挛缩形成狭窄；有的是在食管手术时已有慢性炎症或术后并发反流性食管炎所引起。

（2）内镜下黏膜切除术后狭窄：食管早期肿瘤内镜下微创治疗后的瘢痕性狭窄。

4. **外压性食管狭窄** 如肺及纵隔肿瘤、动脉瘤、甲状腺肿等压迫所致。

三、临床特点

先天性食管狭窄的特征表现是进餐后的食物反流，摄取半固体或固体食物时症状更加明显。反流物中主要为唾液和消化不良的乳汁或食物，并无酸味亦不含胆汁。反流食物进入气管，患者可出现呛咳或发绀。有些年长儿，由于近端食管异常扩大，成为存有食物的囊袋，可以压迫气管或支气管，产生喘息。查体：无特殊病理体征，有些患者可有营养不良或贫血。食管良性狭窄临床所指食管良性狭窄据大部分为后天性、且以瘢痕性狭窄最为多见。

食管良性狭窄是一种难治的易复发的疾病，轻者表现为进食有异物感或食物滞留感，严重者表现为吞咽困难，甚至饮水困难，食物反流，进而出现脱水、无力、消瘦、以及低蛋白血症引起的周身性水肿等营养不良的表现，严重而长期的吞咽困难导致的营养不良甚至恶病质，危及患者生命。

（一）临床表现及症状

1. **吞咽困难** 初期常可因食管炎引起继发性食管痉挛而出现间歇性咽下困难；后期则可由于食管瘢痕形成狭窄，烧灼感和烧灼痛逐渐减轻而为永久性咽下困难所替代，进食固体食物时可在剑突处引起堵塞感或疼痛。

2. **胸骨后烧灼感或疼痛** 食管炎性狭窄常见症状，症状多在食后1小时左右发生。半卧位，躯体前屈或剧烈运动可诱发，在服制酸剂后多可消失，而过热、过酸食物则可使之加重。胃酸缺乏者，烧灼感主要由胆汁反流所致，则服制酸剂的效果不著。烧灼感的严重程度不一定与病变的轻重一致。严重食管炎尤其在瘢痕形成者，可无或仅有轻微烧灼感。

3. **胃、食管反流** 每于餐后、躯体前屈或夜间卧床睡觉时，有酸性液体或食物从胃、食管反流至咽部或口腔。此症状多在胸骨后烧灼感或烧灼痛发生前出现。

4. **出血及贫血** 严重食管炎者可出现食管黏膜糜烂而致出血，多为慢性少量出血。长期或大量出血均可导致缺铁性贫血。

5. 贲门失弛缓症患者因食物反流误吸入气管而引起咳嗽、肺部感染等症状。

（二）实验室检查

必要时食管镜下取食管黏膜活体组织进行病理学检查，以辅助诊断。

（三）辅助检查

食管功能检查，包括食管测压、酸反流试验、酸廓清试验以及24小时的食管腔内pH监测，对确定诊断、分析其严重程度以及决定有无手术指征等有帮助。

1. **食管酸灌注试验（acid perfusion test）** 患者取坐位，经鼻腔放置胃管；当管端达30～35cm时，先滴入生理盐水，每分钟约10ml，共15分钟。如患者无特殊不适，换用0.1mol/L盐酸，以同样滴速滴注30分钟，在滴酸过程中，出现胸骨后痛或烧灼感者为阳性反应，且多于滴酸的最初1分钟内出现。如重复2次均出现阳性反应，并可由滴入生理盐水缓解者，可判断有酸GER，试验的敏感性和特异性约80%。

2. **食管腔内pH测定** 将腔内pH电极逐渐拉入食管内，并置于LES之上约5cm处。正常情况下，胃内pH甚低。此时嘱患者取仰卧位并作增加腹痛部压力的动作，如闭口、捂鼻、深呼气或屈腿，并用力擤鼻涕3～4次。如食管内pH下降至4次下，说明有GER存在。亦可于胃腔内注入0.1mol/L盐酸300ml，注入盐酸前及注入15分钟后，分别嘱患者仰卧并作增加腹压动作。有GER者，则注入盐酸后食管腔内pH明显下降。近年来，24小时食管pH监测已成为测定有无酸性GER的标准，测定包括食管内pH<4的百分比，卧位和立位时pH<4的百分比，pH<4的次数，pH<4持续5分钟以上的次数以及最长持续时间等指标。我国正常24小时食管pH监测pH<4的时间在6%以下，持续5分钟以上的次数≤3次，反流最长持续时间为18分钟。这些参数能帮助确定有无酸反流，并有助于阐明胸痛及肺部疾病与酸反流的关系。

3. **食管腔内压力测定** 通常采用充满水的连续灌注导管系统测定食管腔内压力，以估计LES和食管的功能。测压时，先将压导管插入胃内，后以0.5～1.0cm/min的速度抽出导管，并测食管内压力。正常人静止时LES压力为2～4kPa（15～30mmHg），或LES压力与胃腔内压力比值>1。当静止时LES压力<0.8kPa（6mmHg），或两者比例<1，则提示LES功能不全，或有GER存在。

4. **胃-食管闪烁显像** 此法可估计胃-食管的反流量。在患者腹部缚上充气腹带，空腹口服含有

300μCi ^{99m}Tc-Sc 的酸化橘子汁溶液 300ml（内含橘子汁 150ml 和 0.1mol/L HCl 150ml），并再饮冷开水 15～30ml，以清除食管内残留试液，直立显像。正常人 10～15 分钟后胃以上部位无放射性存在，否则则表示有 GER 存在。此法的敏感性与特异性约 90%。

四、影像检查技术与优选

X 线食管钡餐检查为首选常用检查及筛选方法。对于外压性食管狭窄需进行 CT 增强检查，明确狭窄原因。

五、影像学表现及诊断要点

（一）损伤性食管狭窄

X 线食管钡餐表现：食管狭窄可分两型。①长段型：狭窄发生于食管中下段，长约数厘米。狭窄边缘欠光滑，狭窄段以上食管扩张，钡剂下行缓慢，可见逆蠕动。本型临床症状出现较早，与反流性食管炎相似，X 线难以鉴别。②短段型：常发生于食管中、下段交界处，狭窄段长约数毫米至 1cm，边缘光滑，黏膜规则。狭窄段以上食管轻度扩张，钡剂下行尚可，狭窄远段食管形态正常。有时于狭窄之上易发生异物或食物块存留。狭窄段不能扩张。本病常合并吸入性肺炎，钡餐检查时要常规胸透。

化学腐蚀剂灼伤引起的狭窄一般呈现边缘不规则、管腔粗细不匀的长段狭窄。其他原因引起者多较局限，呈节段性或环状狭窄。高度狭窄的病例常不能了解狭窄的全段情况及远端食管状况。

食管镜检查除可了解狭窄的部位及程度外，还可排除恶变，但多半不能通过狭窄了解远端情况。

（二）食管炎性食管狭窄

X 线吞钡检查可观察狭窄的部位、长度、食管壁的动力状况和利用体位看反流现象。

食管镜检查可确诊有无食管炎、溃疡、狭窄以及排除恶变。

（三）术后食管狭窄

内镜下黏膜切除术后性狭窄与食管炎（反流性、消化性）性的食管狭窄表现相似；外科术后吻合口狭窄 X 线钡餐显示吻合口内径 <1cm，扩张受限。

（四）外压性食管狭窄

X 线吞钡检查表现为：狭窄部位的食管为半圆形或半卵圆形或梭形充盈缺损，黏膜及蠕动正常，部分患者利用窄窗可以看到纵隔肿块影。

CT 增强检查可以明确发现肺及纵隔肿瘤、动脉瘤、甲状腺肿。

（五）贲门失迟缓症

位于食管下端及贲门，有间断性开放，钡剂可呈喷射状进入胃内，近段食管明显扩张、黏膜未见破坏，管壁蠕动存在。

六、鉴别诊断

X 线检查是诊断本病的主要依据，其影像需与以下疾病鉴别：

（一）食管结核

比较少见，一般为继发性，如为增殖性病变或形成结核瘤，则可导致不同程度的阻塞感、吞咽困难或疼痛。病程进展慢，青壮年患者较多，平均发病年龄小于食管癌。常有结核病史，OT 试验阳性，有结核中毒症状，内镜活检有助于鉴别。食管造影有 3 种表现：①食管腔内充盈缺损及溃疡，病变段管腔稍窄，管壁稍僵硬，龛影较大而明显，龛影边缘不整，周围充盈缺损不明显。②食管一侧壁充盈缺损，为食管周围的纵隔淋巴结结核形成的肿块压迫食管腔，并侵及食管壁所致。③食管瘘管形成。表现为食管壁小的突出的钡影，像一小龛影，周围无充盈缺损。为纵隔淋巴结结核，并发淋巴结食管瘘。最后有赖于食管细胞学或食管镜检查而确定诊断。

（二）食管炎

食管裂孔疝并发反流性食管炎，有类似早期食管癌的刺痛或灼痛，X 线检查黏膜纹理粗乱，食管下段管腔轻度狭窄，有钡剂潴留现象，部分病例可见黏膜龛影。对不易肯定的病例，应进行食管细胞学或食管镜检查。

缺铁性假性食管炎：本病多见于女性，除咽下困难外，尚有小细胞低色素性贫血、舌炎、胃酸缺乏和反甲等征。补铁剂治疗后，症状较快改善。

食管良性狭窄：多有吞酸、碱化学灼伤史，X 线可见食管狭窄，黏膜皱褶消失，管壁僵硬，狭窄与正常食管段逐渐过渡。临床上要警惕在长期炎症基础上发生癌变的可能。

（三）食管恶性肿瘤狭窄

钡餐造影可见食管腔内不规则充盈缺损、黏膜破坏、管腔明显狭窄，局部食管壁僵硬、蠕动消失。

七、治疗

（一）常规治疗

外科手术切开肌层，微创治疗：内镜下狭窄切开术、内镜下药物注射及内镜下细胞移植。

（二）介入治疗

目前食管良性狭窄的介入治疗包括食管扩张术、支架置入术，内镜微创治疗：内镜下狭窄切开术、内镜下药物注射及内镜下细胞移植。

1. 治疗原理　通过外力撕裂狭窄段食管黏膜及黏膜下肌层（主要是瘢痕组织），使狭窄段食管管壁重新塑形，保证狭窄段食管通畅，达到缓解或解除临床吞咽困难症状。

2. 适应证与禁忌证

（1）适应证

1）食管瘢痕性狭窄：①包括误服强酸、强碱或其他腐蚀剂后引起的化学性烧伤所致瘢痕狭窄；②反流性食管炎引起的瘢痕狭窄；③放射治疗后狭窄和食管异物或外伤后的局限性狭窄。

2）术后的吻合口狭窄：包括食管-食管、食管-胃吻合口狭窄、食管-空肠或结肠代食管的吻合口狭窄等。

3）内镜下黏膜切除术后狭窄。

4）先天性食管狭窄：如食管蹼等。

5）贲门失弛缓症。

（2）禁忌证

1）食管灼伤后的急性炎症期。在此时期进行扩张治疗，导丝和导管向前推进时，均有可能造成管壁穿孔的危险。一般说来，在灼伤后仍能进流食的患者，可在3～4个月后试行扩张治疗。如灼伤情况严重而不能进流食者，可先行胃造瘘术，3个月后或更长时间后再试行扩张治疗。

2）食管术后3日内患者。此类患者有吻合口炎症或水肿存在，行扩张治疗极易导致吻合口瘘。

3）短期内进行或将进行放疗治疗的患者。

4）存在较深在的穿透性溃疡的食管狭窄的患者。

5）严重心功能不全，肝肾功能衰竭等。

3. 术前准备

（1）术前应向患者及家属说明扩张治疗的感觉和效果，取得患者的配合，解除患者的顾虑。

（2）第一次扩张前一天要钡餐透视并摄片，以了解狭窄的部位和程度。

（3）术前4小时禁食禁水，以免术中发生呕吐而误吸入呼吸道内，对于狭窄段上方食管显著扩张的患者，此时间应相应延长，必要时将食物残渣抽吸干净。

（4）术前10分钟可肌注盐酸山莨菪碱（654-2）10mg，可以减少口腔、消化道分泌，便于操作和防止分泌物反流而呛入气道内。

（5）对于不能很好配合的小儿患者，可于术前用镇静药物或静脉麻醉，术中应准备好吸引器，注意随时清除口腔内的分泌物，以防引起窒息。对精神紧张或疼痛严重的患者，可于术前适当应用镇静药或止痛药。

4. 相关器材和药品

（1）相关器材

1）导管和导丝是食管狭窄扩张术的主要器械。扩张术前应根据病情选择最合适的导管，包括所选导管长度和管径、球囊长度和球囊膨胀后的直径及球囊前端至导管尖端的长度等。这些是扩张时送管是否顺利的关键。导管基本可分为两类：一种是PTA时所用的Gruntzig导管，有各种规格。另一种是由Owman和Lunderguist所设计，由Cook公司生产的专门用于上消化道狭窄扩张术的球囊导管。目前，亦有其他公司的各种规格的球囊扩张导管及针对不同疾病所生产的专用球囊导管，如直径30～40mm的贲门失弛缓症专用球囊导管等。所选择的导丝要与所选球囊导管相匹配。

2）麻药喷雾器，作咽部麻醉用。高位狭窄患者慎用，以免咽部反射消失，致使分泌物逆流入气道。

3）送导丝用的导管，选用直头或多种微带弯曲头的导管即可。

4）10～20ml注射器，为抽送造影剂至球囊内加压用。

5）三通开关，连接导管和注射器用。

6）开口器，可防止患者咬破导管。

7）接受呕吐物的容器和棉垫，供操作过程中患者呕吐时使用。

8）有影像增强的床旁电视监视和摄点片装置的X线机。一般用胃肠X线机或血管造影机均可。

（2）药物准备

1）1%丁卡因或1%达克罗宁，喷雾麻醉用药。

2）654-2，术前用药。

3）镇静药和止疼药。

4）抗感染药物的应用视病情而定。

5. 操作技术

（1）食管扩张术

1）探条扩张术

A. 狭窄程度术前评估：Ⅰ度：管腔直径≥9mm，Ⅱ度：管腔直径6～9mm，Ⅲ管腔直径≤6mm。

B. 咽部麻醉15～30分钟后，患者右前斜侧仰卧于X线检查台上，准备手术。

C. 患者张口，置入开口器，将选用的导管经口腔送入食管内，经推送造影剂证实后，将导丝插入，将带导丝的导管向远端推送，通过狭窄部位后，助手固定导丝，退出导管。

D. 根据狭窄口大小选择起始探条大小，Ⅲ度狭窄从 5mm 开始，Ⅱ度狭窄从 7mm 开始，Ⅰ度狭窄从 9mm 开始。每根探条要通过狭窄处 10cm 以上，放置时间 3～5min，分别以 5mm、7mm、9mm、11mm 逐级进行扩张。

E. 最后 1 根探条也根据狭窄口大小选择，Ⅲ度狭窄选 9mm 结束，Ⅱ度狭窄选 9mm 或 11mm 结束，Ⅰ度狭窄选 11mm 结束。

F. 注意事项：①一定要逐级更换探条，绝对避免跳跃式增加扩张器直径；②术中动作要轻柔，不能粗暴，不能用力过大；③探条留置食管中应不少于 3～5 分钟；④术中重点观察有无大量出血、疼痛程度、有无穿孔、感染、心血管意外等。

G. 术后处理　留院观察 0.5 小时。禁食 2～4 小时后开始进流质或半流质饮食 1～2 天，2 天后可正常饮食；口服庆大霉素针剂 8 万 U 加铝碳酸镁胶浆 10ml，每天 3 次，共 2～3 天。禁止过硬、过热、过冷、麻辣饮食及烟酒。

2）球囊扩张术

A. 术前准备：食管造影剂点片，了解狭窄情况，准备相应器械及球囊导管。

B. 2% 利多卡因行咽喉表面麻醉，咽部麻醉 15～30 分钟后，患者右前斜侧仰卧于 X 线检查台上，准备手术。

C. 患者张口，置入开口器，于 X 线电视监视下将选用的超滑导丝经口腔送入食管及胃腔内，5F 导管经导丝进入胃腔、退出导丝、注入造影剂证实导管远端位于胃腔后，边推造影剂边退导管，定位狭窄段后，更换硬导丝，退出导管，助手固定导丝。

D. 在 X 线电视监视下，将选好的合适规格球囊导管通过硬导丝的引导送入食管，并设法使其跨越狭窄段，将球囊固定于狭窄处。

E. 用注射器向球囊内注入稀释的泛影葡胺，在电视监视下，适当加压，使球囊逐渐膨胀，此时可见到因狭窄所致的球囊压迹由深逐渐变浅。当患者感到疼痛明显，加压遇到很大阻力时，即应停止加压并关闭三通，维持 5～8 分钟左右，再打开三通，抽出球囊内的造影剂。减压 3～5 分钟后，再注入造影剂，重复前一步骤，共 3 次左右。扩张时，无需测定球囊内压力，只要掌握好适应证，选择的球囊导管

合适，吻合口无炎症水肿，食管灼伤后已超过急性炎症和组织坏死期，就不会因球囊膨胀而造成破裂或穿孔。在狭窄严重或吻合口通道屈曲的病例，当导管导丝送入有阻力时，绝对不可暴力操作，否则可发生穿孔。对狭窄严重的病例，常需从较小的球囊导管开始，逐渐加大，循序渐进地扩张，直至合适大小。

F. 操作完毕后，打开三通可将球囊导管上下轻轻移动，如活动良好证明狭窄已基本解除，再取出球囊导管及导丝。

G. 患者稍休息后，吞钡或泛影葡胺摄片了解扩张后的狭窄部位情况，有无食管破裂及黏膜下血肿（图 5-2-1）。

H. 术后处理：2 小时后进食，先进流质或半流质，1 天后进食软食，2 天后正常饮食。饮食原则：少食多餐，易消化、高营养。术后常规应用抗生素，抗酸保护胃黏膜药物等对症治疗 3～5 天。

3）自我扩张术：自我扩张是一种患者在家里自己进行的扩张，使用 Maloney 扩张器对狭窄进行扩张。对患者的身体条件不能耐受手术的顽固性狭窄，需要多次住院进行扩张术，此时自我探条扩张可成为患者的另一种选择。患者先内镜下行探条或球囊扩张，选择合适直径的扩张器后进行自我扩张。Dzeletovic 等人通过随访对 11 名患者进行生活质量的评估，大约 75% 的患者可以得到长期缓解，没有严重的并发症，而很好地预先培训以及告知相关注意事项可减少并发症的发生、缓解患者的紧张焦虑。

（2）支架置入术：目前应用于食管良性狭窄的支架主要是可回收自膨式金属或塑料支架、生物降解支架以及药物洗脱支架和防移位支架。关于最佳支架的选择尚无定论，与患者的经济能力、狭窄类型、狭窄原因以及操者技术等因素有关。

支架放置前球囊扩张同上。球囊扩张成功后，经导管插入交换导丝，然后撤出球囊导管。沿交换导丝送入支架输送器，支架中央定位标记位于狭窄段中间、然后缓慢释放支架。若支架展开不充分，可用球囊扩张支架，使其紧贴食管壁（图 5-2-2，图 5-2-3）。

注意事项：球囊直径应比将要置入的支架直径小 2～3mm，狭窄较轻的患者可不用球囊扩张。

（3）内镜下狭窄切开术：内镜下狭窄切开术是在内镜下使用针形刀、IT 刀、内镜剪刀切开瘢痕、纤维组织，以达到扩张狭窄的作用。吻合口狭窄等难治性狭窄需要反复通过扩张术来缓解患者的症状，

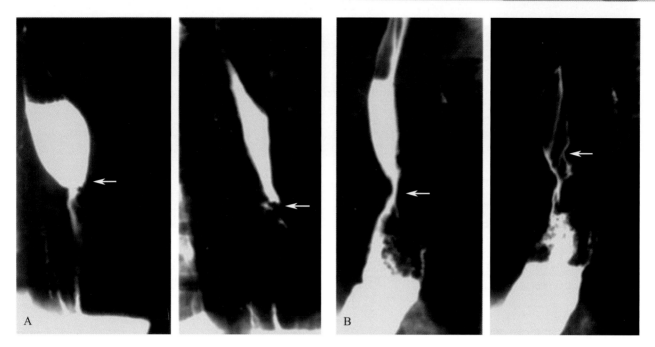

图 5-2-1 食管术后吻合口狭窄扩张治疗

A.扩张术前食管造影检查（双斜位）示吻合口高度狭窄，狭窄近端明显扩张、造影剂滞留；B.经球囊扩张治疗后狭窄基本消失，造影剂通过顺利

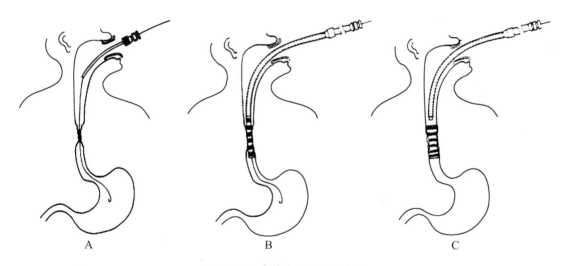

图 5-2-2 食管内支架置入步骤

A.经口将导丝送入食管并越过狭窄段达到胃腔；B.对食管狭窄段行球囊扩张后，沿导丝送入支架输送器；
C.准确定位后，将支架释放

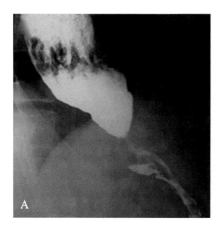 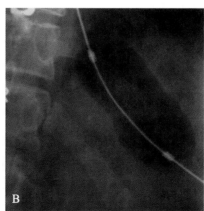 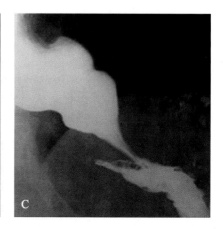

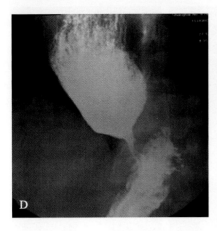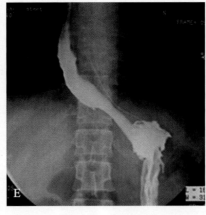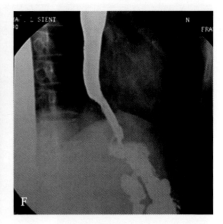

图 5-2-3 贲门失弛缓症支架置入治疗
A. 食管造影示贲门部呈线样表现,食管下端呈"鸟嘴状"改变,近段食管扩张;B. 球囊扩张(球囊内充气)可见轻度"束腰征";
C、D. 球囊扩张后再次造影,贲门部较 A 图扩张;E. 支架置入后造影示贲门通畅;F. 随访 6 个月后食管造影示贲门通畅

内镜下狭窄切开术成为患者的另一种选择。

(4)内镜下药物注射治疗:食管狭窄主要是由于胶原沉积导致瘢痕增生,因此一些可以抑制胶原形成的药物应用于食管狭窄的治疗,如类固醇激素、丝裂霉素、维生素 E 以及维生素 A 等,目前被临床认可的主要是类固醇激素以及丝裂霉素,可通过与内镜下扩张联合来提高疗效,并可减少扩张次数以及并发症。

1)类固醇激素:类固醇激素最初应用于治疗烧伤的瘢痕增生,主要通过抑制细胞有丝分裂和 DNA合成,从而抑制瘢痕组织内纤维细胞增生,减少胶原合成,增加胶原酶的活性,加快胶原降解,同时可以抑制肉芽组织增生,防止粘连及瘢痕形成。胶原沉积被认为在食管狭窄中发挥着重要的作用,因此,理论上类固醇激素可用于食管良性狭窄。

2)丝裂霉素:丝裂霉素是由链霉菌产生的广谱抗肿瘤抗生素,其作用原理是抑制 DNA 的合成,并通过抑制 RNA 的合成来抑制成纤维细胞中胶原合成,多应用在眼科手术或呼吸道狭窄后,用以预防操作后纤维增生。扩张术后在局部使用丝裂霉素可有效预防狭窄的再形成,而成为食管良性狭窄治疗的另一种选择。由于丝裂霉素会引起狭窄周围正常组织损伤,而新技术也就应运而生,应用纱布蘸取丝裂霉素作用于局部,或者使用带有微孔的球囊内充入丝裂霉素,让其直接渗透作用于局部,可减少对周围正常组织的损伤。

外压性食管狭窄:一般仅需针对原发病灶进行治疗就可解除压迫,但如患者体质较差,不能耐受针对原发病灶的手术或放射治疗,可考虑先行置入可回收食管支架,待原发病治疗结束后可再考虑取

出食管支架。相比而言,介入治疗能即时解除食管狭窄,其费用低、无创伤、痛苦小、风险低、见效快,能够迅速解决患者饮食问题,迅速消除症状,提高免疫力,恢复体质。同时亦能针对恶性病灶进行治疗,解决了手术治疗创伤大、放化疗全身毒副作用严重等弊病,已越来越广泛地被广大患者所接受。

胃造瘘术多作为短期改善营养或经造口引线、逆向扩张食管等治疗的辅助方法。

6. 并发症

(1)食管血肿:有时食管被动扩张可造成食管黏膜下血管破裂,形成血肿。患者主要表现为胸骨后疼痛,扩张治疗后仍不能缓解。较大的黏膜血肿可形成食管局部外压性改变。食管内镜超声可以确诊。无需特殊处理,必要时给予止痛药即可。

(2)反流性食管炎:多发生在术后吻合口狭窄,贲门失弛缓症的狭窄扩张术后。由于正常的食管防反流机制被破坏,常导致下方消化道的消化液反流,形成反流性食管炎。其表现为较长时间的胸骨后疼痛,严重者可发生食管溃疡,反过来又可成为引发狭窄的原因。故扩张时应掌握度的概念,因人而异,尽量避免过度扩张。治疗以内科药物为主,如抗酸剂等。

(3)食管穿孔:这是上消化道狭窄扩张中最值得注意的问题。正常食管可承受 280mmHg 的压力,而有狭窄病变的食管壁承受能力要有所下降。扩张时最大压力可达到 300mmHg,远远大于这一阈值。所以关于上消化道狭窄扩张的文献报道中大约有 8% 的食管穿孔的发生率。因此,应特别注意对该并发症进行有效的预防和处理。

1)它的诱发因素主要为适应证选择不当。如

术后的吻合口存在炎症水肿,食管灼伤后仍处于组织坏死期。此时的球囊膨胀可能加重局部的炎性反应,而引起食管的破裂穿孔。所以应尽量避开术后2～3周这一敏感时期。虽然 Goldthorn 等报道于术后2～3周行扩张无破裂,但对于这一问题仍须慎重。食管穿孔的另一人为因素为暴力操作。狭窄附近扭曲、溃疡是穿孔的好发因素,应注意选择合适的球囊导管。由小至大逐步扩张。比较严重的狭窄应该实行分阶段扩张,每次扩张期间隔1～2周,文献一致认为这样可降低穿孔的发生率。

2)食管狭窄扩张术后必须检查是否存在食管穿孔。用水溶性造影剂如泛影葡胺并发症少,但有可能漏诊;用硫酸钡显影清楚,但容易引致炎性反应及异物肉芽肿。医师可根据情况酌情选择。

3)如果发现存在食管穿孔,患者应予禁食/抗感染治疗。目前对于是否应进行手术干预说法不一,但公认在下列情况下可进行保守治疗:①食管穿孔处造影剂外渗局限,并且食管的自然引流通道通畅。②没有胸膜感染的征象。③患者无明显的自觉症状。④临床无败血症的征象。一旦发现患者一般情况恶化,有纵隔炎的可能,应立即手术处理。

7. 疗效评价

(1)食管扩张术

1)探条扩张:目前应用最为广泛的探条是沙氏探条,是由 Piotet 所在部门于20世纪80年代研制,方法是根据狭窄程度选择合适的探条直径,由小到大逐级扩张。球囊扩张和探条扩张的主要的区别在于球囊扩张受力均匀,而探条扩张时会产生一定的剪切力,关于此剪切力是否会造成食管损伤,目前并无统一意见。金爱农报道探条适度扩张治疗放疗后食管良性狭窄36例(2005.12—2012.12),患者经2～15次扩张治疗后均能达到正常进食及治愈目的,未出现大量出血、穿孔及心血管并发症等。熊发全报道内镜下探条扩张治疗食管良性狭窄48例(2015.3—2016.10),总有效率为95.83%,术后吞咽障碍评分明显降低,术后并发症发生率4.17%:食管穿孔2例。李书香等比较研究了内镜下切开术联合探条扩张与单纯扩张法的治疗效果,共入组150例病例(2014.7—2016.7),联合组总有效率明显高于单纯组:96%vs84%,持续症状缓解时间明显变长:173.35天 vs.101.33天,再次扩张治疗间隔时间明显延长:189.23d 天 vs.107.92天,无明显并发症发生,联合疗法效果显著、提高患者生活质量。研究发现,溃疡性狭窄通常比较短、对称,沙氏探条扩张治疗

效果较好,而对于腐蚀性的狭窄、术后吻合口狭窄、放射性狭窄探条扩张疗效相对较差,需要反复多次的扩张。

2)球囊扩张:球囊扩张过程中操作者可直观地看到扩张过程,直观的视野可减少并发症的发生。由于球囊扩张时压力垂直作用于食管壁,相较于探条扩张可减少对于食管壁的纵向压力,减少了食管的损伤,降低了穿孔的可能性;另一方面,球囊扩张直径比探条扩张要大,可将狭窄扩张至较理想的直径。但是球囊扩张的效果可能并不佳,需要再次扩张的比例大于探条扩张,术后缓解时间也短于探条扩张。

2013年 Hagel 等回顾性分析2002年1月—2011年12月368例食管狭窄内镜下扩张(1 479次),共发生8例穿孔事件,其中1例死亡,均发生在探条扩张组,总穿孔率为0.54%(8/1 479),食管良性狭窄的穿孔率为0.3%(3/912),结果表明虽然穿孔率低,但球囊扩张相对于探条扩张更加安全,其可能原因之一是探条扩张的剪切力更易引起食管损伤。目前大多数文献认为两者对于食管良性狭窄均是安全有效的,并且在经济角度上,探条扩张由于可重复使用,略优于球囊扩张,两者的疗效及安全性尚需要更大规模、更长时程的研究。

3)自我扩张术:Dzeletovic 等人通过随访对11名患者进行生活质量的评估,大约75%的患者可以得到长期缓解,没有严重的并发症,而很好地预先培训以及告知相关注意事项可减少并发症的发生、缓解患者的紧张焦虑。

(2)支架置入术

1)可回收覆膜金属支架:可回收覆膜金属支架可分为全覆膜和部分覆膜金属支架。早期覆膜金属支架普遍被认为具有较好的疗效。但 Seven 等对1995 2012年252例食管狭窄金属支架置入(321枚)进行追踪调查,结果显示金属支架对于恶性食管狭窄的疗效优于良性食管狭窄,其中顽固性食管狭窄的有效率仅为53%(8/15),22%(56/252)患者发生并发症,其中支架移位最常见(19%,61/321),并且对比了全覆膜和部分覆膜金属支架,部分覆膜金属支架易刺激肉芽组织增生,使得取出困难,易发生再狭窄,而全覆膜金属支架则支架移位发生率相对较高。支架移位与组织增生是一对相互矛盾的并发症,两者如何平衡和避免是金属支架置入需要考虑的问题。

2)可回收塑料支架:可回收塑料支架的提出

主要是为了减少金属支架置入后的组织增生，进而减少再狭窄的发生，其中以 Polyflex 支架为典型代表。Polyflex 支架可有效缓解狭窄症状，减少扩张次数，并且易于取出，可显著改善患者生活质量，因此 Polyflex 支架获得了美国 FDA 认可，一度被认为是可回收金属支架的替代支架，然而后来陆续有许多研究表明可回收塑料支架的移位发生率高，长期疗效欠佳。2008 年 Holm 等对 2002—2006 年置入可回收塑料支架（Polyflex 支架，共 83 枚）的 29 例食管良性狭窄进行回顾性分析，结果显示其症状缓解率仅为 17%（5/29），而支架移位发生率高达 63.9%（53/83）。2010 年，有学者报道 2005—2006 年 13 例顽固性食管良性狭窄可回收塑料支架置入情况，症状缓解率为 23%（3/13），支架移位率为 30%（7/23），并且发生 1 例食管上皮过度增生，同样的事件可见于 2004 年 Repici 等的报道。这些事件违背了塑料支架设计的初衷。塑料支架相较于金属支架，其价格便宜，可减少局部组织反应，但目前和金属支架一样均面临着支架移位以及长期疗效的挑战，针对这两个问题的改进措施以及研究仍需要进行。

3）生物降解支架：由于近几年有关可回收覆膜塑料支架的研究表明，其远期疗效有限，易发生移位，且需要再次行内镜下取出，给患者带来了二次痛苦，生物降解食管支架最先由 Fry 等于 1997 年提出，聚乳酸化合物（PLA）制成的可降解支架治疗食管狭窄，由于 PLA 的降解速度慢，支架放置后 3 个月可基本吸收，6 个月可完全降解吸收，是目前临床上应用广泛的可降解生物支架，可降解生物支架放置后不需取出，其穿孔、出血、支架移位等并发症明显低于金属支架，逐渐成为治疗食管良性狭窄的另一选择。2010 年，Repici 等报道 21 例顽固性食管良性狭窄置入生物降解支架的情况，平均随访时间 53 周（25～88 周），随访结束后总的症状缓解率为 45%（9/20，1 例死亡，与支架无关），吞咽困难分数明显降低（中位数术前 3 分，术后 1 分，$p < 0.01$）。近期有研究对比生物降解支架与可回收全覆膜金属支架以及可回收塑料支架。Canena 等报道 30 例难治性食管狭窄，显示生物降解支架和可回收全覆膜金属支架分别可使 30%（3/10）和 40%（4/10）的患者得到缓解，而可回收塑料支架的缓解率则相对较低（10%，1/10）。van Halsema 等对 2000 年 1 月—2014 年 7 月已发表的关于自膨式支架对食管良性疾病治疗效果的文献进行汇总分析，其中包括难治性狭窄 232 例，85 例全覆膜自膨式金属支架、77 例生物降解支

架以及 70 例自膨式塑料支架，结果显示总的治疗成功率为 24.2%（56/231），其中全覆膜金属支架为 14.1%（12/85），生物降解支架为 32.9%（25/76），自膨式塑料支架为 27.1%（19/70），总的并发症发生率为 33.3%（77/231）。虽然这 2 个研究结果分别在可回收金属支架和塑料支架上有差异，但可看出生物降解支架的疗效更佳。

生物降解支架的优点是不必取出，减少了患者的痛苦，置入后平均 4～5 周开始降解，2～3 个月完全降解，但成本较高，有的患者在支架生物降解后仍不能缓解。Hirdes 等对 28 例食管良性狭窄进行单次和序贯生物降解支架置入的对比研究，结果显示序贯生物降解支架可减少后续的扩张次数，但序贯放置生物降解支架的并发症也较高。

4）药物洗脱支架与防移位支架：支架置入的主要问题集中在再狭窄以及支架移位上，为了解决这两个问题，药物洗脱支架以及防移位支架被提出。药物洗脱支架主要用于心血管系统，常用药物有紫杉醇、氟尿嘧啶、吉西他滨等，随后药物洗脱支架应用于消化系统，以胆道狭窄为主。目前食管狭窄中药物洗脱支架的研究主要集中在动物实验中，药物主要是紫杉醇、氟尿嘧啶、普卡霉素，其中以紫杉醇最具代表性。紫杉醇具有抑制细胞增殖、抑制血管生成及促凋亡的特性，可减少支架局部组织反应，防止再狭窄的发生，且便于支架取出。2013 年，Kim 等报道一项兔模型中 IN-1233 洗脱支架与传统金属支架的对照研究，实验组 IN-1233 洗脱支架相较于传统金属支架，肉芽组织区域所占百分比、上皮层数以及黏膜下纤维化厚度均明显降低。IN-1233 是活化素受体样激酶 5（activin receptor-like kinase 5，ALK5）抑制剂，可抑制纤维过度增生，该结果提示 IN-1233 可作为药物洗脱支架中药物的另一选择。目前，关于药物洗脱支架在食管狭窄中应用的报道十分有限，且多为动物实验，从动物到人体尚需更多的研究，但基于其在心血管系统的良好应用，相信它在消化系统中也会有良好的应用前景。

目前防移位支架主要是通过对支架形状的设计以及支架固定技术的改进来达到防止支架移位的效果，前者涉及支架直径、双层结构、突起结构等，后者则可在支架近端设计弹片固定于食管壁或者丝线悬挂于患者鼻子上。但无论是药物洗脱支架还是防移位支架，虽然有着良好的应用前景，但仍需要进一步的临床研究证实。

（3）内镜下狭窄切开术：Michelle C. Beilstein

报道了一例内镜下剪刀剪开狭窄的患者，术后取得了很好的疗效，4周复查胃镜，狭窄直径较术前明显增大，患者吞咽的症状获得了长时间的缓解。Manabu Muto的研究表明，电刀切开术比球囊扩张术具有更高的通畅率，对吞咽困难症状缓解时间更长，同时出血、穿孔等并发症明显降低。良性狭窄辐射状的切开可以保证切口间分隔开，减少无意的损伤。内镜下电切术治疗短的难治性的吻合口狭窄可取得满意的效果，长的狭窄则需要多次切开，容易引起吻合口瘘、感染，以及胃的上部缺血等并发症。以上研究说明内镜下狭窄切开术是治疗食管狭窄的有效方法，尤其是对于吻合口狭窄等难治性良性狭窄具有很好的疗效。

（4）内镜下药物注射治疗

1）类固醇激素：Kochhar等回顾性分析71例食管良性狭窄局部注射曲安奈德（40mg/ml，共2.0ml，分4次注射）的疗效，结果显示激素应用前后平均每月扩张次数由1.24降至0.5，43.7%（31/71）最大扩张直径增加（平均13.49mm vs.14.8mm）。内镜下类固醇激素注射作为内镜下扩张的辅助治疗可增加治疗效果，延长症状缓解时间，并可减少内镜下扩张的次数，理论上其并发症可能有食管穿孔、胸腔积液、纵隔炎以及真菌感染等，但目前已有的报道尚未出现明显的并发症。

2013年Hirdes等的报道否定了激素的疗效，Hirdes等对60例食管吻合口狭窄进行多中心、双盲调查，结果显示实验组（曲安奈德40mg/ml，n=29）与对照组（生理盐水，n=31）相比，症状缓解率（45% vs. 36%，p=0.46）、持续时间（中位数108天 vs.42天）以及扩张次数（中位数3次 vs. 2次，p=4.2丝裂霉素0.36）并无统计学意义。目前关于激素的疗效尚存在着争议，并且关于其用量、浓度、频次并无统一的标准，需要更进一步的研究以明确激素的疗效以及标化激素的使用。此外，理论上激素的使用具有穿孔、纵隔炎等并发症，需要更大规模及长时程的随访研究来明确。

2）丝裂霉素：2007年Rosseneu等对16例不同原因的食管狭窄进行丝裂霉素（0.1～0.3mg/ml）局部治疗，结果显示丝裂霉素的症状完全缓解率为62.5%（10/16），部分缓解率为18.7%（3/16），未观察到副作用，进一步肯定了丝裂霉素在食管狭窄中的治疗价值，并且这是长达5年的随访，也肯定了丝裂霉素的长期疗效。此后陆续有研究报道丝裂霉素对治疗难治性食管狭窄有效。但关于丝裂霉素的使用浓度、时间并无统一标准，目前研究主要认为丝裂霉素的有效浓度是0.1～0.4mg/ml，其中以0.4mg/ml最为常用，应用时间为5～10分钟，亦有研究丝裂霉素应用时间为2分钟。丝裂霉素的并发症主要包括恶心、呕吐以及正常组织溃疡、坏死、增生不良等，这些大多发生在丝裂霉素浓度过高或误注入体循环系统时，但发生率较低。

八、展望

食管良性狭窄的微创内镜下治疗和介入治疗是发展趋势，微创下内镜治疗的方式方法以及注射的药物及相关细胞是研究的方向，介入治疗目前主要研究方向是支架方面，最新的研究是研究可降解的生物支架以及载药金属支架和载药可降解生物支架，目前这些研究大部分处于基础研究及动物实验阶段，离临床实验及应用有一定距离，需要加快研发进度，争取早日应用于临床、服务于患者。

（程英升）

参 考 文 献

[1] 钱云，范志宁.食管良性狭窄的内镜治疗进展[J].中国医疗器械信息，2012，18（10）：17-21.

[2] 王敏，张银，范志宁.食管良性狭窄内镜下治疗的研究进展[J].中国微创外科杂志，2016，16（4）：365-369.

[3] 杨凯，朱悦琦，程英升.食管良性狭窄药物镁合金可降解支架研究现状及展望[J].介入放射学杂志，2015，24（5）：452-456

[4] 周少毅，张靖.透视下球囊扩张术治疗婴幼儿食管良性狭窄的临床疗效分析[J].中华介入放射学电子杂志，2018，6（3）：247-251.

[5] 熊全发.内镜下探条扩张术治疗食管良性狭窄的疗效探讨[J].当代医药论丛，2017，15（19）：47-48.

[6] 杨上文，周桃梅，练庆武.儿童食管良性狭窄内镜下扩张疗效研究[J].中国内镜杂志，2017，23（8）：51-54.

[7] 李书香，王艳红，李增魁，等.内镜下切开术联合探条扩张术与单纯扩张法在食管良性狭窄治疗效果比较[J].中国中西医结合消化杂志，2017，25（7）：540-542.

[8] 梁飞飞，汪银莹，李静如，等.内镜下扩张联合局部注射曲安奈德治疗食管良性吻合口狭窄的应用研究[J].蚌埠医学院学报，2017，42（5）：659-661.

[9] 邱敏霞，赵心恺，陈文妹，等.内镜下环周切开术治疗食管吻合口良性狭窄临床疗效观察[J].中华胃肠内镜电子杂志，2017，4（2）：61-63.

[10] 赵敏，申娜宁，艾静，等.食管胃切除术后良性吻合口

狭窄内镜治疗的进展[J].胃肠病学,2017,22(4):253-256.

[11] Yano T, Yoda Y, Nomura S, et al. Prospective trial of biodegradable stents for refractory benign esophageal strictures after curative treatment of esophageal cancer[J]. Gastrointest Endosc, 2017, 86(3): 492-499.

[12] van Halsema EE, 't Hoen CA, de Koning PS, et al. Self-dilation for therapy-resistant benign esophageal strictures: towards a systematic approach[J]. Surg Endosc, 2018, 32(7): 3200-3207.

[13] 李海英.内镜下切开术联合支架置入治疗难治性食管良性狭窄的临床应用[J].中国医疗器械信息,中国医疗器械信息,2016,22(4):71-72.

[14] 木尼拉买买提,李紫琼,高峰.难治性食管良性狭窄患者行食管支架治疗效果分析[J].吉林医学,2016,37(1):73-74.

[15] 刘文苏,赵峰.食管支架成形术治疗食管良性狭窄的研究进展[J].中国处方药,2015,13(6):34-35.

[16] 殷德荣,余涛,杨冬英,等.胃镜下间歇、多次扩张治疗食管良性狭窄30例研究[J].陕西医学杂志,2015,44(5):585-587.

[17] 刘云杰,袁月,童珂雅,等.以支架为载体的TRADD基因慢病毒转染对食管良性狭窄的抑制作用[J].第三军医大学学报,2015,37(18):1806-1812.

[18] 杨小芳.高位食管良性狭窄可控制扩张半径水囊导管扩张的临床研究[J].中国药物与临床,2014,14(6):789-791.

[19] 金爱农.探条适度扩张治疗放射性食管良性狭窄36例[J].现代医药卫生,2014,30(5):717-718.

[20] Dzeletovic I, Fleischer DE, Crowell MD, et al. Self-dilation as a treatment for resistant benign esophageal strictures: outcome, technique, and quality of life assessment[J]. Dig Dis Sci, 2011, 56(2): 435-440.

[21] Dzeletovic I, Fleischer DE. Self-dilation for resistant, benign esophageal strictures[J]. Am J Gastroenterol, 2010, 105(10): 2142-2143.

[22] Piotet E, Escher A, Monnier P. Esophageal and pharyngeal strictures: report on 1 862 endoscopic dilatations using the Savary-Gilliard technique[J]. Eur Arch Otorhinolaryngol, 2008. 265(3): 357-364.

[23] Hagel AF, Naegel A, Dauth W, et al. Perforation during esophageal dilatation: a 10-year experience[J]. J Gastrointestin Liver Dis, 2013, 22(4): 385-389.

[24] 许剑,刘文,周会新,等.全覆膜可回收支架在常见食

管狭窄病变中的临床应用[J].医学临床研究,2012,29(3):483-485.

[25] Seven G, Irani S, Ross AS, et al. Partially versus fully covered self-expanding metal stents for benign and malignant esophageal conditions: a single center experience[J].Surg Endosc, 2013, 27(6): 2185-2192.

[26] Holm AN, de la Mora Levy JG, Gostout CJ, et al.Self-expanding plastic stents in treatment of benign esophageal conditions[J].Gastrointest Endosc, 2008, 67(1): 20-25.

[27] Ham YH, Kim GH. Plastic and biodegradable stents for complex and refractory benign esophageal strictures[J]. Clin Endosc, 2014, 47(4): 295-300.

[28] Repici A, Vleggaar FP, Hassan C, et al.Efficacy and safety of biodegradable stents for refractory benign esophageal strictures: the BEST (Biodegradable Esophageal Stent) study[J]. Gastrointest Endosc, 2010, 72(5): 927-934.

[29] Bakken JC, Wong Kee Song LM, de Groen PC, et al. Use of a fully covered self-expandable metal stent for the treatment of benign esophageal diseases[J]. Gastrointest Endosc, 2010, 72(4): 712-720.

[30] Oh YS, Kochman ML, Ahmad NA, et al.Clinical outcomes after self expanding plastic stent placement for refractory benign esophageal strictures[J].Dig Dis Sci, 2010, 55(5): 1344-1348.

[31] Canena JM, Liberato MJ, Rio-Tinto RA, et al. A comparison of the temporary placement of 3 different self-expanding stents for the treatment of refractory benign esophageal strictures: a prospective multicentre study[J]. BMC Gastroenterol, 2012, 12(1): 70.

[32] van Halsema EE, van Hooft JE. Clinical outcomes of self-expandable stent placement for benign esophageal diseases: a pooled analysis of the literature[J].World J Gastrointest Endosc, 2015, 7(2): 135-153.

[33] Hirdes MM, Siersema PD, van Boeckel PG, et al. Single and sequential biodegradable stent placement for refractory benign esophageal strictures: a prospective follow-up study[J]. Endoscopy, 2012, 44(7): 649-654.

[34] Committee AT, Tokar JL, Banerjee S, et al.Drug-eluting biodegradable stents[J].Gastrointest Endosc, 2011, 74(5): 954-958.

[35] 张银,范志宁.药物洗脱支架应用于消化道狭窄的研究进展[J].中华消化内镜杂志,2013,30(6):359-360.

[36] Kim EY, Song HY, Kim JH, et al.IN-1233-eluting

covered metallic stent to prevent hyperplasia: experimental study in a rabbit esophageal model[J]. Radiology, 2013, 267(2): 396-404.

[37] Martins BC, Retes FA, Medrado BF, et al. Endoscopic management and prevention of migrated esophageal stents [J].World J Gastrointest Endosc, 2014, 6(2): 49-54.

[38] Hirdes MM, van Hooft JE, Koornstra JJ, et al. Endoscopic corticosteroid injections do not reduce dysphagia after endoscopic dilation therapy in patients with benign esophagogastric anastomotic strictures[J]. Clin Gastroenterol Hepatol, 2013, 11(7): 795-801.

[39] Nagaich N, Nijhawan S, Katiyar P, et al. Mitomycin-C: 'a ray of hope' in refractory corrosive esophageal strictures [J].Dis Esophagus, 2014, 27(3): 203-205.

[40] El-Asmar KM, Hassan MA, Abdelkader HM, et al.Topical mitomycin C application is effective in management of localized caustic esophageal stricture: a double-blinded, randomized, placebocontrolled trial[J].J Pediatr Surg, 2013, 48(7): 1621-1627.

第三章 胃肠道恶性肿瘤

第一节 胃 癌

一、概述

胃癌（gastric carcinoma）是胃最常见的恶性肿瘤，其起源于胃黏膜上皮，据统计在我国胃癌的发病例数居所有恶性肿瘤的第 2 位，居于消化道肿瘤的首位，好发年龄在 50 岁以上，男女发病比率约为 2∶1。我国的西北与东部沿海地区胃癌发病率明显高于南方地区。胃癌可发生于胃的任何部位，其中半数以上发生于胃窦部，胃大弯、胃小弯及前后壁均可受累。绝大多数胃癌属于腺癌，早期无明显症状，或仅有些非特异性症状，如上腹不适、嗳气等，常易被忽略，因此，目前我国胃癌的早期诊断率仍较低。贲门胃底癌易侵及食管下端，胃窦癌可向十二指肠浸润（本文中所指胃癌包括贲门癌和胃窦癌）。

二、解剖

胃位于食管和十二指肠之间，上端与食管相连的入口部位称贲门，距离门齿约 40cm，下端与十二指肠相连接的出口为幽门。胃壁从外向内分为浆膜层、肌层、黏膜下层和黏膜层。胃壁肌层外层是沿长轴分布的纵行肌层，内层由环状走向的肌层构成。胃黏膜层由黏膜上皮、固有膜和黏膜肌构成。黏膜层含大量胃腺，分布在胃底和胃体，约占全胃面积的 2/3 的胃腺为泌酸腺。胃腺由功能不同的细胞组成，分泌胃酸、电解质、蛋白酶原和黏液等。

胃具有运动和分泌两大功能，通过其接纳、储藏食物，将食物与胃液研磨、搅拌、混匀，初步消化，形成食糜并逐步分次排入十二指肠为其主要的生理功能。此外，胃黏膜还有吸收某些物质的功能。

三、病因与病理生理

胃癌发病有明显的地域性差别，我国的西北与东部沿海地区胃癌发病率明显高于南方地区。长期食用熏烤、盐腌食品的人群中胃远端癌发病率高，与食品中亚硝酸盐、真菌毒素、多环芳烃化合物等致癌物或前致癌物含量高有关；食物中缺乏新鲜蔬菜与水果与发病也有一定关系。吸烟者的胃癌发病危险较不吸烟者高约 50%。幽门螺杆菌感染也是引发胃癌的主要因素之一。我国胃癌高发区成人 Hp 感染率在 60% 以上，比低发区 13%～30% 的 Hp 感染率明显要高。控制 Hp 感染在胃癌防治中的作用已受到高度重视。

癌前病变是指一些使胃癌发病危险性增高的良性胃疾病和病理改变。易发生胃癌的胃疾病包括胃息肉、慢性萎缩性胃炎及胃部分切除后的残胃，这些病变都可能伴有不同程度的慢性炎症过程、胃黏膜肠上皮化生或非典型增生，时间长久有可能转变为癌。胃癌仅限于黏膜或黏膜下层者，不论病灶大小或有无淋巴结转移，均为早期胃癌。癌灶直径小于 10mm 者称为小胃癌，小于 5mm 者称为微小胃癌。癌组织超出黏膜下层侵入胃壁肌层为中期胃癌；病变达浆膜下层或是超出浆膜向外浸润至邻近脏器或有转移为晚期胃癌，易扩散至网膜、结肠、肝、脾、胰腺等邻近器官，而胃癌常见远处转移器官有肝、肺、胰、骨骼等，以肝转移为多。

此外，遗传与分子生物学研究表明，与胃癌患者有血缘关系的亲属的胃癌发病率较对照组高约 4 倍。许多证据表明胃癌的发生与癌基因及抑癌基因的异常是相关的，而胃癌的侵袭性和转移也与基因的异常表达密切相关。

四、临床表现

早期胃癌多数患者无明显症状，少数人有恶心、呕吐或是类似溃疡病的上消化道症状，无特异性。因此，早期胃癌诊断率低。

疼痛与体重减轻是进展期胃癌最常见的临床症

状。患者常有较为明确的上消化道症状，如上腹不适、进食后饱胀，随着病情进展上腹疼痛加重，食欲下降、乏力、消瘦，部分患者有恶心、呕吐。另外，根据肿瘤的部位不同，也有其特殊表现。贲门胃底癌可有胸骨后疼痛和进行性吞咽困难；幽门附近的胃癌有幽门梗阻表现；肿瘤破坏血管后可有呕血、黑便等消化道出血症状。腹部持续疼痛常提示肿瘤进展超出胃壁。大约10%的患者有胃癌扩散的症状和体征，如锁骨上淋巴结肿大、腹水、黄疸、腹部包块、直肠前凹扪及肿块等。晚期胃癌患者常可出现贫血、消瘦、营养不良甚至恶病质等表现。

五、诊断

目前临床上常用于诊断胃癌的检查主要有以下6种。

（一）X线钡餐检查

目前仍为诊断胃癌的常用方法。常采用气钡双重造影，通过黏膜相和充盈相的观察做出诊断。早期胃癌的主要改变为黏膜相异常，进展期胃癌的形态与胃癌大体分型基本一致。

（二）纤维胃镜检查

可直接观察胃黏膜病变的部位和范围，并可获取病变组织作病理学检查，是诊断胃癌的最有效方法，采用带超声探头的纤维胃镜，对病变区域进行超声探测成像，有助于了解肿瘤浸润深度以及周围脏器和淋巴结有无侵犯和转移。

（三）腹部超声

可评价胃癌局部淋巴结转移情况及邻近脏器（特别是肝、胰）受浸润的情况。可作为术前分期的初步检查方法。此外，经腹超声检查可了解患者腹腔、盆腔有无转移。

（四）螺旋CT以及MRI

多排螺旋CT扫描结合三维立体重建和模拟内腔镜技术，是一种新型无创检查手段，有助于胃癌的诊断和术前临床分期。MRI也可协助做出对胃壁侵袭程度的判断，有助于术前TNM分期的评估。

（五）PET-CT

采用正电子发射成像技术（PET）可以判断淋巴结与远处转移病灶情况，准确性较高，但不推荐常规使用。对常规影像学检查无法明确的转移性病灶，可酌情使用。

（六）肿瘤标记物

血清CEA、CA50、CA72-4、CA19-9等肿瘤相关抗原可升高，但敏感性和特异性均不高，有助于判别肿瘤的预后及疗效。

由于早期胃癌无特异性症状，患者的就诊率低，加上缺乏有效便利的普查筛选手段，目前国内早期胃癌占胃癌住院患者的比例还不到10%。为提高早期胃癌诊断率，对有胃癌家族史或原有胃病史的人群定期检查。对40岁以上有上消化道症状而无胆道疾病者，原因不明的消化道慢性失血者，短期内体重明显减轻、食欲不振者应作胃部相关检查，以防漏诊胃癌。

六、治疗

（一）手术治疗

根据病变分期可分为根治术和姑息性胃切除术。晚期胃癌患者容易出现胃入口或出口梗阻，引起进行性吞咽困难或胃潴留，导致食物和胃液通过受阻，因患者体质差，不能行外科手术治疗，而且术后会带来一系列并发症。

（二）化学治疗

分为姑息化疗、辅助化疗和新辅助化疗，应当严格掌握临床适应证，并在肿瘤内科医生的指导下施行。近年来，为了提高疗效，减少并发症，化疗方案不断得到改进，化疗包括多柔比星（ADM）、顺铂（DDP）、5-氟尿嘧啶（5-Fu）等，中位存活期为7.5～12个月。但是，常规全身静脉化疗药物，不良反应较大、疗程时间长、临床疗效有限。全身化疗有效率仅为20%～50%，而且不良反应大。

（三）放射治疗

主要包括行术前或术后辅助治疗、姑息治疗和改善生活质量。

（四）靶向治疗及免疫治疗

新兴疗法，多与手术、化疗联合应用，有广阔的前景。

（五）中医药治疗及对症支持治疗

减轻患者痛苦，改善生活质量，延长生存期。

（六）介入治疗

在临床工作中，针对胃癌的介入治疗最经常采用的、最主要的治疗方式是动脉灌注化疗。胃虽然为空腔脏器，但其血供丰富，且各主要血管间相互交通，因此选择合适的栓塞剂对其进行精确的动脉栓塞是安全有效的。而针对胃癌合并出现梗阻、肝、肺等远处转移的患者，同样也可以采取介入治疗中的支架置入、消融治疗、碘125粒子植入治疗或瘤体内注药等方式对转移灶进行治疗。介入治疗具有创伤小、恢复快、可重复性强等优点，对于不能手术的中晚期患者或年老体弱不能耐受手术的患者,都可以考虑对其进行介入治疗。

1. 胃部动脉解剖 胃的动脉血供丰富。供血动脉主要是腹腔动脉的分支,腹腔动脉分出胃左动脉、肝总动脉以及脾动脉 3 条主要分支:肝总动脉分出胃右动脉、胃网膜右动脉、幽门下动脉;脾动脉分出胃网膜左动脉、胃后动脉、胃短动脉;胃左动脉单独自腹腔动脉发出。另外,左膈下动脉发出的食管贲门支也参与了胃部的血液供应(图 5-3-1)。

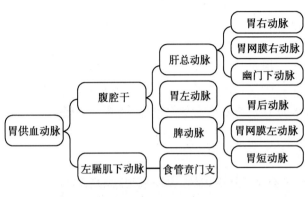

图 5-3-1　胃部的血液供应

2. 介入治疗简史 Goldman 等最早报导了胃癌的动脉介入治疗,Shchepotin 等在研究选择性动脉介入化疗、保守治疗、静脉化疗这 3 种方法的疗效时发现,与其他两组比较,选择性动脉介入化疗组能明显提高患者的生存率。动脉灌注化疗时化疗药物能从最短距离直达病灶,减少了药物的无效代谢,注射完后立即进行栓塞,不仅可大部分切断肿瘤的血液供应,而且可以使抗肿瘤药物滞留在病灶内,增加肿瘤局部的药物浓度,更加有效地杀灭、抑制肿瘤细胞。选择性胃左动脉灌注化疗及栓塞治疗中晚期贲门胃底癌疗效显著,可以明显提高患者生存质量并延长生存期。动脉灌注化疗加栓塞微球栓塞术治疗贲门癌可较单纯灌注化疗术更快地缩小肿瘤、快速缓解吞咽困难等症状,提高患者近期生存率,改善生活质量,是一种有效的治疗方法。

3. 介入治疗机制 化疗药物对肿瘤细胞的杀伤作用具有浓度依赖性,因此选择性或超选择性动脉化疗灌注能提高化疗药物的局部浓度,可增强抗肿瘤效果。此外,动脉灌注化疗术经由供血动脉给药,药物首先进入靶器官,使药物的药物代谢动力学特点较静脉给药有了较大的改变。由于减少了首过效应的影响,经局部动脉给药的靶器官在此时相的药物分布量较静脉给药方式多,同时降低全身毒副作用,这就是动脉灌注化疗的优势所在。动脉栓

塞治疗是经选择性导管内向肿瘤供血的相关动脉分支内注入栓塞剂,可直接阻断肿瘤血供,使靶细胞缺血坏死,经局部动脉内灌注和栓塞可提高患者生存质量、延长生存期。中晚期胃癌细胞容易侵蚀血管,常常合并黑便和贫血,超选择动脉栓塞可使破裂的血管闭塞,使出血停止或减少。选择性动脉栓塞及药物灌注止血安全有效,也有助于择期手术和并发症处理。

4. 适应证及禁忌证

(1) 适应证

1) 病理证实不能手术或不愿手术治疗的胃癌患者。

2) 手术切除术后复发的胃癌患者。

3) 化、放疗疗效不佳的胃癌患者。

4) Kamofsky 评分≥70 分。

5) 无严重凝血功能障碍。

6) 无严重肝、肾疾病。

(2) 禁忌证

1) 严重凝血功能障碍。

2) 严重肝、肾功能障碍。

3) 无法纠正的恶病质。

4) 合并严重心、肺等疾病。

5. 介入治疗过程

(1) 治疗设备及器械:①平板 DSA;②高压注射器;③5F 或 6F 血管鞘;④5.0F 肝动脉造影导管、2.7F 微导管;⑤碘比醇等非离子造影剂,注射剂量和流速:5.0F 造影导管 25ml,4~5ml/s;2.7F 微导管 5ml,1.5ml/s。

(2) 治疗前准备

1) 行上消化道造影检查提示贲门区充盈缺损,造影剂通过受阻(图 5-3-2)。

2) 上腹部 CT 检查,了解肿瘤范围及转移情况(图 5-3-3)。

3) 术前行超声内镜检查,了解肿瘤侵及胃壁范围(图 5-3-4)。

4) 肝肾功、血常规及凝血功能等检查。

5) 术前 30 分钟给与止吐药物预防消化道反应。

(3) 治疗方法:患者仰卧于 DSA 手术台上,常规消毒铺巾,2% 利多卡因 5ml 麻醉右侧股动脉穿刺点,采用 Seldinger 技术穿刺股动脉,穿刺成功后,送入血管内造影导管,于主动脉弓成形后,将导管选入腹腔干动脉行 DSA 造影后,分别超选至肝总动脉和胃左动脉造影(可按癌肿部位选择性插管并造影,

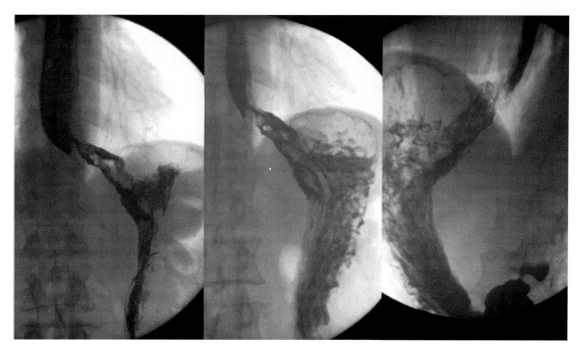

图 5-3-2 上消化道造影检查提示贲门区充盈缺损,造影剂通过受阻

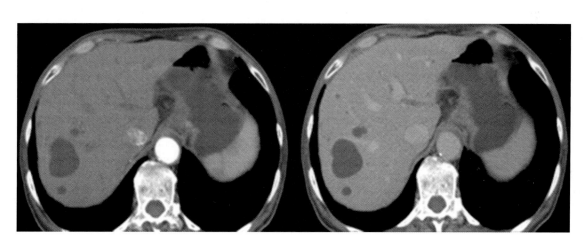

图 5-3-3 上腹部 CT 检查显示贲门部胃壁明显增厚,肝内多发囊肿

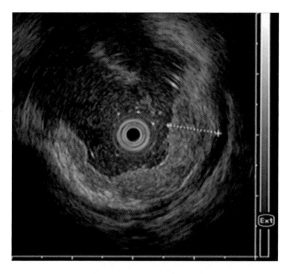

图 5-3-4 超声内镜显示肿瘤侵及胃壁范围

必要时应用微导管超选择插管造影。如贲门部癌可选择胃左动脉、胃右动脉、胃网膜左动脉、膈动脉、肝左动脉、食管固有动脉等;胃体小弯侧癌可选择胃左动脉、胃右动脉;胃体大弯侧癌可选择胃网膜左动脉、胃网膜右动脉;胃窦部癌可选择胃右动脉、胃网膜右动脉等),将导管超选至胃癌肿瘤供血动脉内,将化疗药物稀释后缓缓注入行动脉灌注化疗术,将栓塞剂与造影剂混合后缓缓注入行动脉栓塞术,栓塞至肿瘤供血动脉流速明显减慢或停滞(图 5-3-5)。复查 CT 提示贲门肿瘤好转(图 5-3-6),上消化造影示造影剂通过贲门顺利(图 5-3-7),超声内镜检查示贲门壁变薄(图 5-3-8)。

(4)化疗药物选择:目前胃癌的动脉化疗方案尚无统一的标准,我国常用的化疗药物为铂类

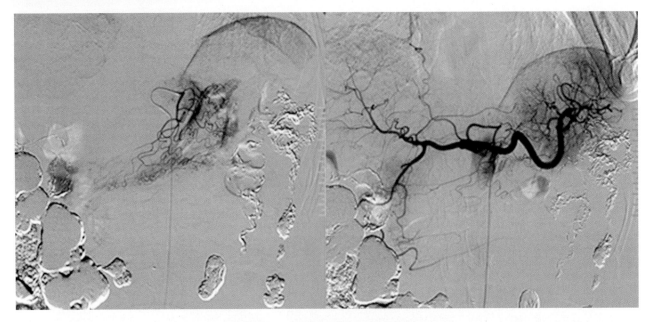

图 5-3-5 胃左动脉癌栓塞前及栓塞后

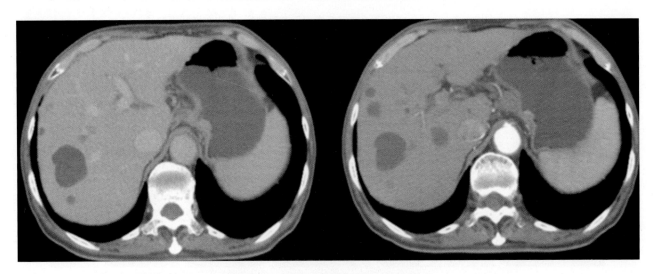

图 5-3-6 复查 CT 提示贲门壁增厚好转

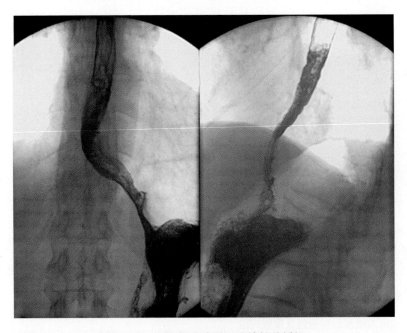

图 5-3-7 上消化道造影示病情较前缓解

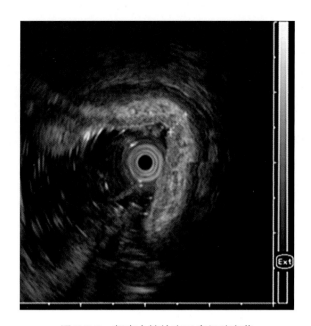

图 5-3-8　超声内镜检查示贲门壁变薄

（顺铂、奥沙利铂）加氟尿嘧啶或多柔比星，也采用 XELOX 方案（氟尿嘧啶和奥沙利铂）。在欧洲和北美胃癌患者的 5 年生存率大约只有 20%，而使用了 ECF（表柔比星 + 顺铂 + 氟尿嘧啶）方案的辅助化疗可以使手术患者的 5 年总生存率提高至 36% 左右。多西他赛在胃癌化疗中的作用已经被证实，而以多西他赛、奥沙利铂和氟尿嘧啶 / 亚叶酸（FLOT 方案）的临床研究也已经取得了初步良好疗效。药物剂量需根据肿瘤供血动脉的特点而定，一般比静脉剂量偏少。

（5）栓塞剂选择

1）碘化油：为液态栓塞剂。碘化油可能通过细小动脉进入周边血管，过度的末梢栓塞可导致肿瘤坏死过快及大溃疡的形成，出现大出血、甚至死亡。另外，由于血流冲刷可出现碘化油流失，降低疗效。

2）明胶海绵颗粒：为固体栓塞剂，系短暂性栓塞剂，但是其大小不宜控制、容易堵塞导管、容易再通，疗效欠佳。

3）栓塞微球或者 PVA：为新型栓塞剂，具有可塑性，加压后注射可进入末梢血管中，更接近于末梢栓塞。如果直径小于 100μm 则容易出现出血及穿孔，如果直径大于 500μm 则无法达到末梢栓塞取得良好疗效，因此，宜选择 300～500μm 直径的栓塞微球或者 PVA，不仅可有效的阻塞肿瘤血管，而且不易出现出血、穿孔及肿瘤血供恢复。根据笔者经验，常规推荐 300～500μm 的栓塞微球或者 PVA。

4）载药微球：因其可以携带化疗药物使其缓慢

释放，同时阻断了肿瘤血供，加速肿瘤坏死，可能会取得更好的疗效，但其具体效果尚需进一步研究和临床验证。

（6）介入治疗后处理

1）加压止血包扎后检查穿刺肢体末端动脉搏动等情况。

2）患者平躺卧床、下肢制动至少 8 小时。

3）术后注意患者生命体征的变化，对症处理治疗后出现的发热、疼痛等症状。

4）对于化疗者，术后应适当输液，止吐治疗。术后反应大影响进食者需补充脂肪乳、白蛋白等营养物质。

5）术后应用雷尼替丁或质子泵抑制剂预防溃疡、穿孔等并发症。

6）术后注意肝、肾功能的变化，积极保肝、支持治疗；水化、利尿，预防肾功能衰竭。

7）行留置导管者用肝素盐水冲洗导管，防止血栓阻塞。

8）提倡 TAI 和 / 或 TAE 间隔时间：可以按照所采用的化疗方案进行，3～4 周 1 次，如果介入治疗需要 3 次以上，可根据胃肠造影、胃镜和 CT 随访病灶改变情况决定具体重复治疗时间。

（7）介入并发症及防治

1）胃痉挛：为胃部血管受刺激后暂时性收缩、闭塞引起，表现为胃部疼痛，伴恶心、呕吐，可动脉推注血管扩张剂，灌注化疗药物时应缓慢、匀速。

2）恶心、呕吐：为化疗药物常见不良反应，可术前给与止吐药物预防，术后给与甲氧氯普胺（胃复安）针、托烷司琼针等止吐药物。

3）胃穿孔：为严重并发症，较少见。

（8）疗效评价

1）肿瘤病灶的改变：可根据实体瘤疗效评价标准或 RECIST 疗效评价标准按完全缓解（CR）、部分缓解（PR）、稳定（SD）、进展（PD）等级判定。但是由于胃为空腔器官，故应当强调通过螺旋 CT 或 MRI 观察胃壁厚度、肿瘤边界的清晰度、胃浆膜层脂肪线等的表现，内镜下胃壁厚度以及消化道造影评估管腔内的情况。

2）临床症状的改善：如胃癌伴有的消化道出血经动脉栓塞后出血症状可有明显改善，大便潜血逐步转阴、血红蛋白下降得到缓解。贲门癌合并吞咽困难症状，可评估治疗前后吞咽困难程度有无改善。

3）肿瘤相关性抗原实验室检查：患者介入治疗前及介入治疗后应当监测 CEA 及 CA724、CA19-9

等肿瘤相关性抗原。尤其是 CEA 是胃癌独立性预后因素,对于评估病灶是否得以控制以及选择再次介入治疗时机均有重要意义。

4)副反应评估:应参照 WHO 毒性反应分级标准,进展期胃癌介入治疗的副反应主要有化学性/栓塞性胃炎甚至胃穿孔导致的腹膜炎/栓塞后综合征(包括腹痛、呕血、黑便、腹水大量增多)、骨髓抑制等。

5)健康相关生命质量分析:随着临床医学的发展,生物医学模式已向生物-心理-社会医学模式转变,仅以生存时间来作为疗效的判定的指标存在很大的局限性,现已越来越多地采用健康相关生命质量作为评价疗效的指标。介入治疗固有的微创性使其在此方面的判定中是有优势的。

(七)胃癌肝转移的血管介入治疗

由于胃癌肝转移具有跨叶多发、弥漫分布及常伴有腹膜转移等特点,仅有 10%～20% 的肝转移患者能够接受根治性切除。对同时性胃癌肝转移患者给予肝动脉化疗栓塞联合全身化疗后行胃癌 D2 根治术或单纯化疗,其中位生存时间相对于单纯化疗也有明显延长。对胃癌肝转移的患者,治疗包括全身化疗、射频消融、肝动脉化疗栓塞、门静脉栓塞术等手段都应该积极尝试。

相对于全身化疗,介入化疗具有以下优点:①利用细胞毒性药物的首过效应,增加肝转移灶局部药物浓度而更有效地杀伤肿瘤细胞;②化疗药物通过血液循环到达全身,起到全身化疗的作用;③降低外周最大血药浓度和浓度-时间曲线下面积,减轻全身不良反应。TACE 也可以增强血流,提高肝转移灶的局部控制率。胃癌肝转移患者行TACE 治疗的反应率可达 62.5%,中位生存期据报道可达 8.0～16.5 个月,与肝转移癌血供丰富与否有直接关系。有学者报道使用新型可降解淀粉微球经动脉栓塞,患者中位生存时间达 36.1 个月,但病例数少,需进一步探索。

1. 适应证
(1)无法手术切除的胃癌肝转移。
(2)Kamofsky 评分≥70 分。
(3)无严重凝血功能障碍。
(4)无严重肝、肾疾病。

2. 禁忌证
(1)严重凝血功能障碍。
(2)严重肝、肾功能障碍。
(3)无法纠正的恶病质。

(4)合并严重心、肺等疾病。

3. 术前准备
(1)治疗设备及器械:①平板 DSA;②高压注射器;③5F 或 6F 血管鞘;④5.0F 肝动脉造影导管、2.7F 微导管;⑤碘比醇等非离子造影剂,注射剂量和流速:5.0F 造影导管 25ml,4～5ml/s;2.7F 微导管 5ml,1.5ml/s。

(2)患者准备:①介入前 6 小时禁食;②会阴部备皮;③呼吸训练;④必要时给予镇静剂。

4. 治疗过程 患者取仰卧位,并用专用带固定,在腿、背部放置支撑物,固定身体,采用 Seldinger 技术经股动脉先送入血管内造影导管至主动脉弓成形后,将导管分别选入肠系膜上动脉和腹腔干动脉造影,明确正常肝脏和肝内转移瘤的供血动脉,再沿血管内造影导管送入 2.7F 微导管,将微导管超选择性插管至肿瘤供血动脉,连接高压注射器行常规正位数字减影血管造影(DSA)证实后,将化疗药物及栓塞剂缓缓注入行 TACE 治疗(图 5-3-9)。治疗后复查 CT 提示肝转移瘤碘油沉积良好,肝转移瘤逐渐缩小(图 5-3-10)。

5. 并发症及防治 TACE 后相关并发症大多为Ⅰ～Ⅱ级,很少发生Ⅲ级及以上并发症。

(1)发热:为常见并发症,部分患者出现寒战、高热。一般认为发热为 TACE 后肿瘤坏死引起,也可能与栓塞剂和造影剂有关,给予退热治疗 3～5 天可消退。如出现寒战、高热,并持续 2 周以上,则考虑合并感染,需给予抗生素治疗。

(2)肝区疼痛:为常见并发症,由动脉栓塞后导致肿瘤及周围肝组织缺血坏死引起。疼痛的程度与肿瘤的血供情况和栓塞情况有关,乏血供肿瘤少量栓塞剂即可导致剧烈疼痛,栓塞程度越广疼痛就越明显;疼痛可即刻出现,也可 1～2 小时后出现,一般持续 3～5 天。轻度疼痛可不行特殊处理,中度或重度疼痛,需给予口服或肌注镇痛药物,剧烈疼痛可给予吗啡或哌替啶镇痛。

(3)恶心、呕吐:为常见并发症。主要是由化疗药物和动脉栓塞引起,如肿瘤靠近膈肌,TACE 后刺激膈肌、膈神经,可出现呃逆,可给予止吐药物或足三里穴位封闭治疗。

(4)肝损伤:表现为不同程度的谷丙转氨酶(ALT)和谷草转氨酶(AST)及总胆红素(TBIL)升高,为正常肝组织供血血管栓塞后肝细胞受损变性引起,也可能与肿瘤细胞坏死崩解有关,多次 TACE 治疗的患者肝损伤概率较大。可逆性肝损伤可给予

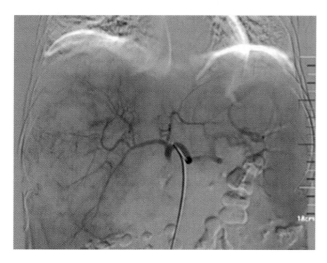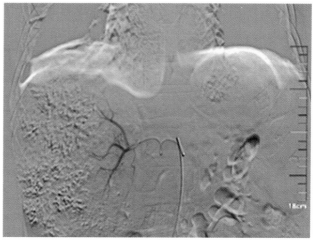

图 5-3-9　肝内转移瘤动脉癌栓塞前及栓塞后

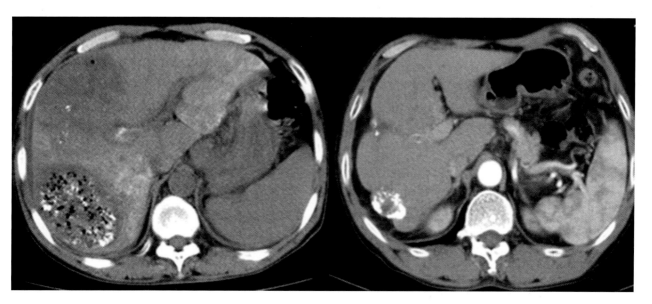

图 5-3-10　治疗后 1 个月及 6 个月复查 CT 提示肝转移瘤碘油沉积良好并逐渐缩小

保肝、降酶药物，肝功可逐渐恢复。急性肝衰竭与肝储备功能差有关，对于术前肝功能异常、肝储备功能差的患者，应先给予保肝治疗。

（5）胆囊炎：与移位栓塞胆囊动脉有关。主要表现为腹痛、发热，检查提示胆囊增大、胆囊壁水肿增厚，查体 Murphy 征阳性。可给予消炎利胆、解痉止痛治疗，极少出现胆囊穿孔。

6. 疗效　在治疗前进行 CT、上消化道造影、内镜检查，观察肿瘤的形态、大小、范围等。末次治疗 4 周后复查的 CT、上消化道造影等，与前次所见进行比较。经动脉灌注化疗及栓塞治疗后，其临床症状缓解迅速而明显，尤其是贲门部肿瘤，多数患者在接受治疗的 3～5 天后，吞咽困难即可得到明显改善。上消化道造影检查可见肿块缩小，管腔相对增宽，胃黏膜变光整等。

对肝转移瘤的疗效评价则依照 mRECIST 标准，主要包括以下几项：①完全缓解：所有靶病灶活性区域消失，无新病灶出现，且肿瘤标志物正常，至少维持 4 周。②部分缓解：靶病灶活性区域最大径之和减少≥30%，至少维持 4 周。③肿瘤稳定：靶病灶活性区域最大径之和缩小未达到部分缓解，或增大未达到肿瘤进展。④肿瘤进展：靶病灶活性区域最大径之和至少增加 20%，或者出现新病灶。

7. 展望　介入治疗胃癌有其确切的疗效，所以在治疗过程中，必须更新观念，必须认识到介入治疗在这一领域的重要性，尤其是术前术后的全身静脉化疗在相当多的病例中是有可能被介入治疗所取代的。由于该治疗方法能在清除肿瘤的同时，减少对患者的创伤，把保护患者机体功能作为选择治疗方法的重要考虑因素之一。且患者并发症少、痛苦小、恢复快。高龄肿瘤患者及中晚期肿瘤患者，可以得到更加精准、规范、安全、有效和经济的治疗。同时有相当多的不能外科切除的患者经过介入治疗后改善生活质量延长了生存期。尽管国内在介入治疗胃癌这一领域已取得了一些成绩，但现有的临床科研多为回顾性的治疗总结，缺乏较大规模的随机、对照、双盲临床试验，同时介入治疗还缺乏规范性，仍有许多问题需要解决。

除了挑战我们也面临着很多机遇，如应用载药微球或放射性核素微球进行肿瘤栓塞，以及介入治疗联合新型化疗药物或靶向药物的协同治疗等领域都值得我们去探索、去研究。随着近年来医学技术的进步，更多新技术、新材料的面世都将为我们介入治疗创造无限可能。期待介入同道们共同努力以进一步提高介入治疗的疗效，进一步提高介入治疗胃癌领域的影响力。

（黎海亮）

第二节　原发性十二指肠癌

一、概述

原发性十二指肠癌是指原发于十二指肠黏膜的癌肿，不包括 Vater 壶腹、胆总管下端以及胰头部的肿瘤。其发病率很低，临床上较少见，发病率约占整个消化道肿瘤的 0.3%，占小肠恶性肿瘤的 30%～45%。本病多为 3 个部位即十二指肠乳头周围、乳头上、下区。其中十二指肠乳头周围发病率最高，乳头上、下区发生率较低。乳头周围癌病理类型多为浸润溃疡型和息肉型，其临床表现主要为梗阻性黄疸、间断上腹部隐痛不适和肠梗阻。乳头上部癌病理多表现为息肉型，大的菜花状肿块阻塞十二指肠肠腔，其临床多表现为消化道出血和肠梗阻；乳头下部癌病理类型多为缩窄型，肿瘤环绕肠壁呈环形生长，临床上以肠梗阻为主要表现。

二、解剖

十二指肠，是人体介于胃与空肠之间的一个器官，起于胃幽门，止于十二指肠悬韧带。十二指肠由近至远分为 4 部分：①球部，长 4～5cm，属于腹膜间位组织，较活动，是十二指肠溃疡的好发部位。②降部，长 7～9cm，垂直下行，系腹膜外位，位置固定。距幽门 8～10cm 的降部内侧有胆总管和胰管开

口于此；局部黏膜皱褶突起，成为十二指肠乳头，是寻找胆、胰管开口的标志。③水平部，长约 10cm，向左呈水平走向，属于腹膜外位，位置固定。肠系膜上动脉和静脉在其前方跨行，如动脉血管下行夹角过小，可形成对十二指肠水平部的压迫，引起梗阻，称为"肠系膜上动脉综合征"。④升部，长 3～5cm，先上行，然后急转向下、向前，连接空肠起始部，其向上部分是由于固定于腹膜后的 Treitz 韧带牵吊，位置固定，是十二指肠和空肠的分界标志。

十二指肠围绕胰头和部分胰体，血供来源于胰十二指肠上动脉和十二指肠下动脉。前者由胃十二指肠动脉发出，后者始于肠系膜上动脉。脾动脉紧贴胰腺上缘行走，并分出若干走向胰腺的分支，上述血管在胰腺前后形成动脉弓。

三、病因与病理生理

目前，对十二指肠腺癌的病因不甚清楚。胆汁和胰液分泌的某些物质，如石胆酸等二级胆酸可能是致癌原，对肿瘤的形成起促进作用。

四、临床表现

十二指肠癌早期无明显症状，诊断困难，一旦发现多为中晚期，故容易延误手术治疗时机，治疗疗效差。因此早期诊断的关键是提高对本病的认识，对于大于 40 岁的患者，出现上腹部不适、体重下降以及不明原因的贫血、梗阻性黄疸时，都应该想到本病的可能。

主要的临床表现有：疼痛、厌食、恶心、呕吐、贫血、出血、黄疸、体重减轻及腹部包块。

五、诊断

（一）十二指肠纤维内镜检查

其诊断主要依靠纤维十二指肠镜及低张十二指肠造影，尤其是十二指肠造影检查对乳头下部肿瘤的发现具有决定性意义。

（二）CT、B 超

在部分病例中，CT、B 超检查不但可以发现十二指肠壁增厚来提示本病，还可以用于术前通过判断肝十二指肠韧带、肝门区及肝内有无转移灶来明确病程的早晚。

（三）磁共振胆胰管成像

对于十二指肠乳头部癌，可首选磁共振胆胰管成像（MRCP），若胆管末端呈"鸟嘴"样改变，则高度怀疑本病。

（四）大便潜血实验

以溃疡为主的病变，大便潜血可为阳性。

（五）选择性腹腔动脉和肠系膜上动脉

对于上述检查仍不能确诊者，行选择性腹腔动脉和肠系膜上动脉有助于诊断。

（六）疾病分期

本病临床可分为：第Ⅰ期，肿瘤局限于十二指肠壁；第Ⅱ期，肿瘤已穿透十二指肠壁；第Ⅲ期，肿瘤有区域淋巴结转移；第Ⅳ期，肿瘤有远处转移。

六、治疗

（一）手术治疗

为十二指肠癌的首选方法，分为根治性切除术、局部切除术及姑息性手术。

（二）化学治疗和放射治疗

应当严格掌握临床适应证，并在专科医生的指导下施行。

（三）靶向治疗及免疫治疗

新兴疗法，多与手术、化疗联合应用。

（四）中医药治疗及对症支持治疗

减轻患者痛苦，改善生活质量，延长生存期。

（五）介入治疗

十二指肠癌患者往往在发现时便已是晚期，几乎失去根治性手术的机会，并伴有其他脏器的转移病灶。常常导致患者进食困难，全身状况和生活质量明显降低，由于肿瘤消耗等原因，全身情况较差，难以耐受全身化疗。对于这类患者可以采用肿瘤供血动脉化疗灌注的姑息性治疗方法，通过高选择性肿瘤滋养血管的动脉内灌注化疗，可以达到区域性肿瘤治疗的目的，提高患者生活质量，延长生命的效果。

动脉化疗灌注和动脉化疗栓塞：动脉灌注化疗术可将几种最有效的抗癌药搭配在一起，通过导管技术找到肿瘤的供养动脉，把抗癌药直接注入肿瘤组织。这种疗法主要有两大优势：一方面将高浓度的药物直接作用于局部，发挥最大的抗肿瘤作用，对全身毒副作用小，使绝大部分患者能接受治疗；另一方面，将肿瘤的供血血管阻塞，使肿瘤失去血供饿死。这种技术特别适用于一些失去手术机会或不宜手术的肝、肺、胃、肾、盆腔、骨与软组织恶性肿瘤。

注意：由于十二指肠的特殊性，一般不建议进行化疗栓塞治疗，如果存在出血或单纯化疗灌注疗效不佳的患者，可考虑进行化疗灌注加栓塞治疗，

但建议使用明胶海绵等短暂性栓塞剂，避免出现肠穿孔等严重并发症。

1. 适应证与禁忌证

（1）适应证

1）经十二指肠纤维内镜检查确诊为十二指肠癌。

2）不能或不愿行手术切除的患者。

3）ECOG评分≤2分。

（2）禁忌证：与胃癌类似。

1）预期生存期小于3个月。

2）严重肝肾功能障碍。

3）不可纠正的凝血功能障碍及严重血象异常，有严重出血倾向者。

4）顽固性大量腹水、恶病质。

5）活动性感染。

6）严重的肝肾心肺脑等主要脏器功能衰竭。

7）意识障碍或不能配合治疗的患者。

2. 术前准备

（1）术前完善：血常规、粪常规、肝肾功能、电解质、凝血功能、传染病（乙肝、丙肝、梅毒、艾滋病等）、肿瘤标志物、心电图、十二指肠显微内镜检查、CT及B超，MRCP等检查；

（2）训练床上大小便并练习短时间闭气。

（3）术前控制血压、血糖（部分有高血压病史者）。

（4）术前禁食（4小时）。

（5）手术区和穿刺部位备皮。

（6）术前患者建立静脉留置通道。

（7）签署手术知情同意书。

3. 操作技术

（1）器械准备

1）6F血管鞘1套。

2）导管：RH型肝动脉导管、胃左动脉导管或多功能的眼镜蛇导管及微导管等。

3）导丝：与导管相配套的导丝。

4）化疗药物。

5）利多卡因注射液、肝素盐水以及纱布等手术必需品。

（2）操作方法：采用Seldinger技术行股动脉穿刺，由导引导丝导入血管并经鞘管插入RH导管，将导管插入腹腔动脉主干。选择性插入胃十二指肠动脉等肿瘤供血动脉，分别行血造影观察肿瘤供血情况，明确肿瘤异常血管分支后灌注化疗药物。

根据采用的化疗方案首次介入化疗后间隔3～

4 周行第 2 次治疗，再间隔 3～5 周行第 3 次治疗以后间隔时间延长至 6～24 周。常用灌注化疗药物为：吡柔比星 40～60mg、羟喜树碱 10～1mg 及氟尿嘧啶 500～1 000mg 联合用药。

4. 术后处理 十二指肠癌动脉化疗灌注术后处理同肝、贲门、胃术后处理类似：

（1）对股动脉穿刺点进行加压包扎，松紧度以能摸到肢体末端动脉搏动为宜，交代患者保持肢体 12 小时处于伸直状态。

（2）术后密切关注患者生命体征的变化，对于出现的化疗后反应，如恶心、呕吐等，给予对症治疗。

（3）术后反应大影响进食者需补充脂肪乳、白蛋白等营养物质。

（4）术后注意肝、肾功能的变化，积极保肝、支持治疗；水化、利尿，预防肾功能衰竭。

5. 并发症 十二指肠癌动脉化疗灌注由于并不进行栓塞，其严重的并发症发生率较低，常见的不良反应包括：少数患者出现化疗后对化疗药物的反应如恶心、呕吐。给予对症治疗后患者均得到缓解。

6. 疗效评价 经胃十二指肠动脉等局部行化疗药物灌注，使肿瘤组织局部药物浓度增高。由于药物浓度与杀伤癌细胞的数目呈正相关。因而被杀伤的癌细胞数目增多。对引起十二指肠恶性肿瘤的控制可起到一定的治疗作用。同时对于十二指肠恶性肿瘤合并梗阻的患者，在肿瘤得到控制后，其梗阻程度也得到改善，提高了患者的生存质量。

第三节 结直肠癌

一、概述

结直肠癌是胃肠道常见的恶性肿瘤，我国的发病年龄趋于老年化，高发年龄段为 41～64 岁，男女之比约为 1.65:1。近 20 年来，城市大肠癌的发病率明显上升，且有结肠癌多于直肠癌的趋势。大肠癌的发病与生活方式、遗传、大肠腺瘤等关系密切。

二、解剖

（一）结肠

结肠成人全长平均约 150cm，包括盲肠、升结肠、横结肠、降结肠和乙状结肠，下接直肠。盲肠以回盲瓣为界与回肠相接，盲肠为腹膜内位器官，故

有一定的活动度，在成人长约 6cm。升结肠与横结肠延续段称为结肠肝曲，横结肠与降结肠延续段称为结肠脾曲，肝曲和脾曲是结肠相对固定的部位。升结肠和降结肠为腹膜间位器官，前面及两侧有腹膜遮盖，后面以疏松结缔组织与腹后壁相贴，故其后壁穿孔时可引起严重的腹膜后感染。横结肠和乙状结肠为腹膜内位器官，完全为腹膜包裹，是结肠活动度较大的部分，结肠的肠壁分为浆膜层、肌层、黏膜下层和黏膜层。

（二）直肠

直肠位于盆腔的后部，上接乙状结肠，沿骶骨、尾骨前面下行，至尾骨平面穿过盆膈与肛管相连。上部直肠与结肠粗细相同，下部扩大成直肠壶腹，是暂存粪便的部位。直肠长 12～15cm，以腹膜返折为界分为上段直肠和下段直肠。上段直肠的前面和两侧有腹膜覆盖，前面的腹膜返折成直肠膀胱陷凹或直肠子宫陷凹。下段直肠全部位于腹膜外。男性直肠下段的前方借直肠膀胱隔与膀胱底、前列腺、精囊腺、输精管壶腹及输尿管盆段相邻。女性直肠下段借直肠阴道隔与阴道后壁相邻。直肠后方是骶骨、尾骨和梨状肌。临床工作中，亦有将直肠与肛缘距离分为上（10cm 以上）、中、下段，直肠齿状线上 5cm、10cm、15cm，分别称为下段直肠、中段直肠、上段直肠。

三、病因与病理生理

半数以上大肠癌来自腺瘤癌变，是一个多步骤、多阶段及多基因参与的细胞遗传性疾病。从腺瘤到癌的演变过程约经历 10～15 年，在此癌变过程中，遗传突变包括癌基因（*KRAS*、*MYC*、*EGFR*）激活、抑癌基因（*APC*、*DCC*、*P53*）失活、错配修复基因（*MLH1*、*MSH2*、*PMS1*、*PMS2*）突变及基因（*PTGS2*、*CD44*）过度表达。*APC* 基因失活致杂合性缺失，APC/β-catenin 通路启动促成腺瘤进程；错配修复基因突变致基因不稳定，可出现遗传性非息肉病结肠癌，称之为林奇综合征（Lynch syndrome）。大肠癌的相关高危因素包括：过多的动物脂肪及动物蛋白饮食，缺乏新鲜蔬菜及纤维素食品，缺乏适度的体力活动。遗传易感性在大肠癌的发病中也具有重要地位，如遗传性非息肉性结肠癌的错配修复基因突变携带者的家族成员，应视为结肠癌的高危人群。有些病如家族性肠息肉病，已被公认为癌前期病变。结肠腺瘤、溃疡性结肠炎以及结肠血吸虫病肉芽肿与结肠癌的发生有较密切的关系。

大肠癌主要经淋巴转移，首先到结肠壁和结肠旁淋巴结，再到肠系膜血管周围和肠系膜血管根部淋巴结。血行转移多见于肝，其次为肺、骨等。大肠癌也可直接浸润到邻近器官。如乙状结肠癌常侵犯膀胱、子宫、输尿管。横结肠癌可侵犯胃壁，甚至形成内瘘。脱落的癌细胞也可在腹膜种植转移。

四、临床表现

（一）结肠癌

早期常无特殊症状，发展后主要有下列症状：

1. 排便习惯与粪便性状的改变常为最早出现的症状。多表现为排便次数增加、腹泻、便秘、粪便中带血、脓液或黏液。

2. 腹痛也是早期症状之一，常为定位不确切的持续性隐痛，或仅为腹部不适或腹胀感，出现肠梗阻时则腹痛加重或为阵发性绞痛。

3. 腹部肿块多为瘤体本身，有时可能为梗阻近侧肠腔内的积粪。肿块大多坚硬，呈结节状。如为横结肠和乙状结肠癌可有一定活动度。如癌肿穿透并发感染，肿块固定，且可有明显压痛。

4. 肠梗阻症状一般属结肠癌的中晚期症状，多表现为慢性低位不完全肠梗阻，主要表现是腹胀和便秘，腹部腹痛或阵发性绞痛。当发生完全梗阻时，症状加剧。左侧结肠癌有时可以急性完全性结肠梗阻为首发症状。

5. 全身症状由于慢性失血、癌肿溃烂、感染、毒素吸收等，患者可出现贫血、消瘦、乏力、低热等。病程晚期可出现肝大、黄疸、水肿、腹水、直肠前凹肿块、锁骨上淋巴结肿大及恶病质等。

由于癌肿病理类型和部位的不同，临床表现也有区别。一般右侧结肠癌以全身症状、贫血、腹部肿块为主要表现，左侧结肠癌以肠梗阻、便秘、腹泻、便血等症状为显著。

（二）直肠癌

1. **直肠刺激症状** 便意频繁，排便习惯改变；便前肛门有下坠感、里急后重、排便不尽感，晚期有下腹痛。

2. **肠腔狭窄症状** 癌肿侵犯致肠管狭窄，初时大便变细，当造成肠管部分梗阻后，有腹痛、腹胀、肠鸣音亢进等不全性肠梗阻表现。

3. **癌肿破溃感染症状** 大便表面带血及黏液，甚至有脓血便。

症状出现的频率依次为便血 80%～90%、便频

60%～70%、便细约 40%、黏液便约 35%、肛门痛约 20%、里急后重约 20%、便秘约 10%。

癌肿侵犯前列腺、膀胱，可出现尿频、尿痛、血尿。侵犯骶前神经可出现骶尾部剧烈持续性疼痛。晚期出现肝转移时可有腹水、肝大、黄疸、贫血、消瘦、水肿等。

五、诊断

（一）结肠癌的诊断

早期症状多不明显，易被忽视。凡 40 岁以上有以下任一表现者应列为高危人群：①I 级亲属有结直肠癌病史者；②有癌症史或肠道腺瘤或息肉史；③大便隐血试验阳性者；④以下 3 种表现具两项以上者：黏液血便、慢性腹泻、慢性便秘、慢性阑尾炎史及精神创伤史。对此组高危人群，行纤维结肠镜检查或 X 线钡剂灌肠或气钡双重对比造影检查，不难明确诊断。超声和 CT 扫描检查对了解腹部肿块和肿大淋巴结，发现肝内有无转移等均有帮助。血清癌胚抗原（CEA）值约 45% 的结肠癌患者升高，用于术后判断预后和复发，更有价值。

（二）直肠癌的诊断

根据病史、体检、影像学和内镜检查不难作出临床诊断，准确率亦可达 95% 以上。但多数病例常有不同程度的延误诊断，其中有患者对便血、大便习惯改变等症状不够重视，亦有医生警惕性不高的原因。

（三）大便潜血检查

此为大规模普查或对高危人群作为结、直肠癌的初筛手段。阳性者再作进一步检查。无症状阳性者的癌肿发现率在 1% 以上。

（四）直肠指诊

是诊断直肠癌最重要的方法，由于中国人直肠癌约 70% 为低位直肠癌，能在直肠指诊时触及、因此凡遇患者有便血、大便习惯改变、大便变形等症状，均应行直肠指诊，指诊可查出癌肿的部位，距肛缘的距离，癌肿的大小、范围、固定程度、与周围脏器的关系等。

（五）内镜检查

包括肛门镜、乙状结肠镜和纤维结肠镜检查。门诊常规检查时可用肛门镜或乙状结肠镜检查，操作方便、不需肠道准备。已明确直肠癌在手术治疗前必须行纤维结肠镜检查，因为结、直肠癌有 5%～10% 为多发癌。内镜检查不仅可在直视下观察，还可取组织进行病理检查。

（六）影像学检查

1. **钡剂灌肠检查** 是结肠癌的重要检查方法，对直肠癌的诊断意义不大，用以排除结、直肠多发癌和息肉病。

2. **腔内超声检查** 卫生部《结直肠癌诊疗规范（2010年版）》（以下简称《规范》）中提出，对中低位直肠癌推荐进行腔内超声检查以检测癌肿浸润肠壁的深度及有无侵犯邻近脏器，可在术前对直肠癌的局部浸润程度进行评估。

3. **MRI检查** 《规范》推荐在中低位直肠癌进行MRI检查，以评估肿瘤在肠壁内的浸润深度，对中低位直肠癌的诊断及术前分期有重要价值。

4. **CT检查** 可以了解直肠癌盆腔内扩散情况，有无侵犯膀胱、子宫及盆壁，是术前常用的检查方法。腹部CT扫描可检查有无肝转移癌及腹主动脉旁淋巴结肿大。

5. **PET-CT检查** 针对病程较长、肿瘤固定的患者，为排除远处转移及评价手术价值时，有条件者可进行PET-CT检查。

6. **腹部超声检查** 由于结、直肠癌手术时有10%～15%同时存在肝转移，所以腹部超声或CT检查应列为常规。

（七）肿瘤标记物

目前公认的在结直肠癌诊断和术后监测有意义的肿瘤标记物是癌胚抗原（CEA）和CA19-9。但认为CEA缺乏对早期结、直肠癌的诊断价值，且仅有约45%患者升高。大量的统计资料表明结、直肠癌患者的血清CEA水平与肿瘤分期呈正相关关系，I、II、III、IV期患者的血清CEA阳性率依次分别为25%、45%、75%和85%左右，CEA主要用于预测直肠癌的预后和监测复发。CA19-9的临床意义与CEA相似。

（八）其他检查

低位直肠癌伴有腹股沟淋巴结肿大时，应行淋巴结活检。癌肿位于直肠前壁的女性患者应作阴道检查及双合诊检查。男性患者有泌尿系症状时应行膀胱镜检查。

六、治疗

（一）手术切除

1. **结肠癌根治性手术** 切除范围须包括癌肿所在肠袢及其系膜和区域淋巴结。①右半结肠切除术适用于盲肠、升结肠、结肠肝曲的癌肿。②横结肠切除术：适用于横结肠癌。③左半结肠切除术：

适用于结肠脾曲和降结肠癌。④乙状结肠癌的根治切除术。

2. **结肠癌并发急性肠梗阻的手术** 行胃肠减压、纠正水和电解质紊乱后早期施行手术。右侧结肠癌作右半结肠切除一期回肠结肠吻合术。如患者情况不许可先作盲肠造口解除梗阻，二期手术行根治性切除。如癌肿不能切除，可行回肠横结肠侧侧吻合，左侧结肠癌并发急性肠梗阻时，也可手术切除，一期吻合，或近端造口、远端封闭。如肿物不能切除，可在梗阻部位的近侧作横结肠造口。术后行辅助治疗，待肿瘤缩小降期后，再行二期手术行根治性切除。对肿瘤不能切除者，则行姑息性结肠造口。

3. **直肠癌** 切除包括癌肿、足够的两端肠段、已侵犯的邻近器官的全部或部分、四周可能被浸润的组织及全直肠系膜。如不能进行根治性切除时，亦应进行姑息性切除，使症状得到缓解。如伴发能切除的肝转移癌应同时切除肝转移癌。

（1）局部切除术：适用于早期瘤体小、T_1、分化程度高的直肠癌。手术方式主要有：①经肛局部切除术；②骶后径路局部切除术。

（2）腹会阴联合直肠癌根治术（Miles手术）。

（3）经腹直肠癌切除术（直肠低位前切除术、Dixon手术）。

（4）经腹直肠癌切除、近端造口、远端封闭手术（Hartmann）。直肠癌侵犯子宫内，可一并切除子宫，称为后盆腔脏器清扫；直肠癌侵犯膀胱，行直肠和膀胱（男性）或直肠、子宫和膀胱（女性）切除时，称为全盆腔清扫。施行直肠癌根治术的同时，要充分考虑患者的生活质量，术中尽量保护排尿功能和性功能，当晚期直肠癌患者发生排便困难或肠梗阻时，可行乙状结肠双腔造口。

（二）放射治疗

放射治疗作为手术切除的辅助疗法有提高疗效的作用。术前的放疗可以提高手术切除率，降低患者的术后局部复发率。术后放疗仅适用于局部晚期患者、T3直肠癌且术前未经放疗和术后局部复发的患者。

（三）化疗

结直肠癌的辅助化疗均以氟尿嘧啶为基础用药。给药途径有静脉给药、局部缓释颗粒、术后腹腔置管灌注给药及温热灌注化疗等，以静脉化疗为主。目前一线联合化疗药物的组成主要有3个方案：①FOLFOX6方案，奥沙利铂100mg//m²，亚叶酸钙(CF)200mg/m²，化疗第1天静脉滴注，随后氟尿嘧啶(2.4～3.6)g/m²持续48小时滴注，每两周重复，共10～12疗程；②XELOX方案，为奥沙利铂和Xeloda的联合用药；③MAYO方案，是氟尿嘧啶和CF的配伍。经多中心大样本的临床研究，辅助化疗能提高Ⅱ～Ⅲ期结、直肠癌的5年生存率。

（四）新辅助放化疗

T3、T4直肠癌行新辅助放化疗得到众多医疗中心的认同。直肠癌在术前行直线加速器适型放疗每次2Gy，5次/周，总剂量46Gy，同时辅以氟尿嘧啶为基础的化疗，如FOLFOX6方案、MAYO方案2～3个月，术后再辅以化疗。术前放化疗能使直肠癌体积缩小、达到降期作用，从而提高手术切除率及降低局部复发率。多中心、随机、大样本资料显示新辅助放化疗对直肠癌的治疗是有益的。大量文献报道，新辅助化疗也可使肿瘤降期，提高手术切除率。对目前尚无条件行放射治疗的地区，可慎重选择使用。强烈推荐在Ⅲ、Ⅳ期结、直肠癌患者中应用辅助化疗、新辅助化疗；而在中低位、中晚期直肠癌建议新辅助放化疗，大多数文献报道在Ⅱ期患者中也可获益，Ⅰ期结、直肠癌患者不建议使用辅助化疗。

（五）其他治疗

目前对直肠癌的治疗正进行着非常广泛的研究，如基因治疗、靶向治疗、免疫治疗等。靶向治疗已显现出较好的临床效果。如*KRAS*基因野生型患者，应用西妥昔单抗可增加化疗效果、低位直肠癌形成肠腔狭窄且不能手术者，可用电灼、液氮冷冻和激光凝固、烧灼等局部治疗或放置金属支架，以改善症状。肛管癌多为鳞癌，是Miles手术的适应证。施行根治术时，若腹股沟淋巴结已证实有转移，须同时清扫已转移的两侧腹股沟淋巴结。如无转移，术后亦应在双侧腹股沟区施行预防性放疗。最近大量文献报道，肛管癌局部切除联合放化疗可达到与Miles手术相同的治疗效果。

（六）介入治疗

1. 结直肠癌动脉灌注化疗

（1）治疗原理（动脉灌注化疗的原理）：肿瘤生长所需血供主要来自于动脉，介入治疗可通过导管技术超选择插管至肿瘤的供血动脉：把抗癌药物直接注入肿瘤组织或瘤床，使肿瘤局部药物浓度高，疗效增加。与栓塞剂合用还可使药物滞留在瘤床，起到缓释作用，全身不良反应小。在供血动脉内直接灌注，能克服部分静脉化疗无法通过的生理屏障。

按照动脉灌注化疗的技术分类：一次性(术中冲击性)注射，长期性(留置导管或埋泵，间断或持续性)注射。

（2）动脉灌注化疗的特点

1）属于全身化疗：因药物的首过效应增加了局部细胞毒性，但多数药物在局部代谢和吸收的剂量其实仍只占全量的较少部分，而大部分未被吸收的化疗药物随即顺血液循环进入体循环，又起到全身化疗作用。

2）类同于静脉化疗：直接性系统化疗。

3）不同于静脉化疗：因此可以减量而降低毒副反应。

4）给药途径：动脉(标示性)。

5）药物进入病变区的次序：先局部，后全身。

6）首过效应：首次进入局部的药物剂量和浓度显著提高。

（3）动脉灌注化疗的缺点：

1）动脉灌注化疗属于有创操作。

2）动脉灌注化疗与常规化疗一样，也会产生心、肺、肝、肾等脏器功能损伤，以及消化道反应、骨髓抑制、发热、出血、感染、过敏性休克等不良反应。

3）动脉灌注化疗多为一次性较高剂量药物使用，故从肿瘤生物学特性、患者的实际情况以及一些药物时效性等方面考虑，治疗的全面性有时不足。例如，FOFOX方案氟尿嘧啶的使用。因此，TAI可作为系统化疗的一部分，与静脉或口服等其他全身性化疗方式相结合来施行。

（4）适应证与禁忌证

1）适应证：①侵及邻近组织或伴肝脏、肺脏等转移者。②年龄较大、体质较差，无法手术者；③不愿行手术者。

2）禁忌证：①恶病质，ECOG评分>3分，KPS评分<70分，预期生存时间少于2个月。②心、肺、肝、肾等重要脏器功能衰竭者。③严重骨髓抑制且无法纠正者。④未控制的严重感染。⑤严重的凝血功能障碍且无法纠正者。⑥妊娠或哺乳期妇女。⑦灌注区域有对化疗敏感的正常组织和器官，如脊髓。⑧大量腹水。⑨对造影剂过敏者。

（5）术前准备

1）完善术前检查，抽血检测：血常规、电解质、肝肾功能、凝血四项、心电图、影像学基线评估；肠镜、腹部增强CT或MRI。

2）确定动脉灌注化疗药物方案：化疗药物有氟尿嘧啶、亚叶酸、奥沙利铂、伊立替康、雷替曲塞。化疗方案包括 FOLFIRI/FOLFOX/CapeOX/FOLFOXIRI/FLOX。

3）介入穿刺点备皮（右侧或双侧腹股沟区），准备好造影剂、利多卡因、肝素钠等介入用药。做好患者及家属术前沟通及心理疏导。

（6）操作技术（肠系膜上动脉、肠系膜下动脉、直肠上动脉）

1）插管技术：采用 Seldinger 技术经股动脉插管至肠系膜上动脉、肠系膜下动脉或直肠上动脉及两侧髂动脉，进一步可按癌肿部位选择性插管。如回盲部癌选择回结肠动脉，升结肠癌选择右结肠动脉，横结肠癌选择结肠中动脉，降结肠癌选择左结肠动脉，乙状结肠癌选择乙状结肠动脉，直肠癌选择直肠上动脉，直肠下段及肛管癌选择双侧髂内动脉及直肠上动脉。当直肠癌肿位于肠壁右侧时，选用右侧髂内动脉；肿瘤位于肠壁左侧者，选用左侧髂内动脉；肿瘤位于直肠前、后壁或侵及肠壁一周者，选用双侧髂内动脉。若不易找到以上血管，则右半结肠选肠系膜上动脉，左半结肠选肠系膜下动脉。

2）动脉灌注化疗：经导管灌注部分化疗药物，或术后留置动脉导管并经动脉导管泵入化疗药物（化疗方案根据患者情况及前期化疗方案进行制订）（图5-3-11）。

3）动脉化疗栓塞：经导管依据术中情况（如肿瘤大小及血供丰富程度）透视下混合适量的造影剂注入不同量的明胶海绵微粒行动脉栓塞。对结直肠癌是否行动脉化疗栓塞一定要慎重。结直肠肠壁血

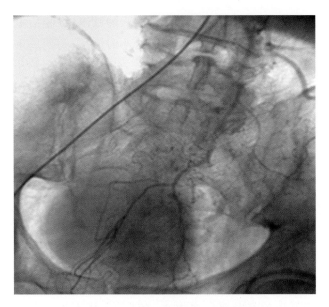

图5-3-11 直肠癌的动脉灌注化疗

供没有胃壁血供丰富，且肠壁较薄，极易造成栓塞后肠壁坏死穿孔。行结直肠癌动脉化疗栓塞时一定要应用微导管技术超选择入肿瘤的供血血管内，以尽可能减少栓塞对正常肠管的影响（图5-3-12）。

（7）术后处理：应用保肝解毒、营养支持治疗，观察患者不良反应并做相应的对症治疗。

（8）并发症：动脉灌注术后反应轻：术后反应主要为恶心、呕吐、发热、疼痛、骨髓抑制等。动脉化疗栓塞治疗中，要避免出血、穿孔等严重并发症的发生。

（9）疗效评价：建议用 MRI 平扫＋动态增强扫描、增强 CT 或 PET-CT 对比治疗前后影像学变化评

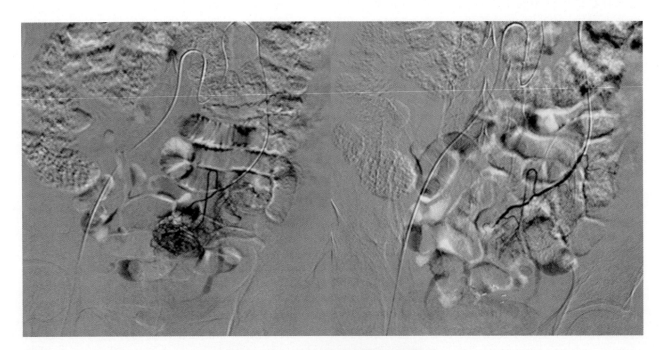

图5-3-12 乙状结肠癌栓塞前及栓塞后

价介入治疗效果。可选择肠镜检查评估

2. 肠癌肝转移的介入治疗

（1）肝脏是结直肠癌常见的转移器官。研究表明，对于≤5个的肝转移灶，如可外科切除或微创消融治疗，患者生存期可明显延长。而临床实际中，肝转移瘤有机会得到外科切除的患者仅占全部患者的约20%。随着微创介入治疗学科的发展，以经皮穿刺射频消融为代表的微创介入技术广泛应用于临床，使患者无须开刀，肝内病灶即可得到根除。

（2）治疗原理：对于肝多发转移病灶，行肝动脉化疗栓塞（详见前一节）。对于肝寡转移（≤5个的肝转移灶），首先经肝动脉插管造影及CTA、CTAP确定肝内病灶数量及具体位置，经动脉灌注化疗提升病灶内药物浓度，加强化疗疗效，经动脉栓塞碘油标记转移瘤位置。随后全麻下经皮穿刺射频消融，彻底根除肝转移瘤。

1）CT肝血管造影（CT hepatic angiography，CTHA）肝转移癌的血供表现：部分富血供的转移灶可见邻近肝动脉扩张、增多，癌灶内见迂曲和不规则的肿瘤新生血管。少血供的转移灶血管受压弯曲伸展，肝实质相见肝内多发充盈缺损，肿瘤边缘明显强化（图5-3-13）。

2）经系膜上动脉CT门静脉血管造影（CT arterial portography，CTAP）肝转移癌的血供表现：门静脉期显示病灶无供给血管，较大的转移灶周围门静脉受压移位。肝实质期病灶呈边缘光滑的缺损影。个别转移灶内可见门静脉小分支血管残端，但动态增强扫描转移灶无强化（图5-3-14）。

3）碘油CT：利用C臂CT（C-arm computed tomography）成像技术，在经动脉碘油栓塞后获得横断面、矢状面、冠状面断层类CT图像，判断肿瘤病灶内碘油沉积情况。我们在肠癌肝转移瘤射频消融术前对患者行碘油CT，对比观察碘油栓塞前的影像学资料，确保碘油将转移灶轮廓标记清晰，以便在CT引导下射频消融术中更好地判断消融坏死区域（图5-3-15）。

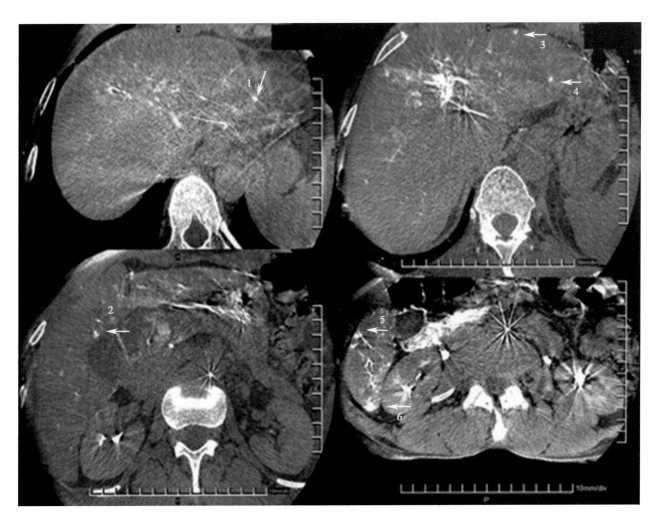

图5-3-13 CTHA肝动脉插管DSA造影并C臂CT扫描
动脉期（CTHA）显示肝内多发强化灶（白箭头），明确有6个强化结节

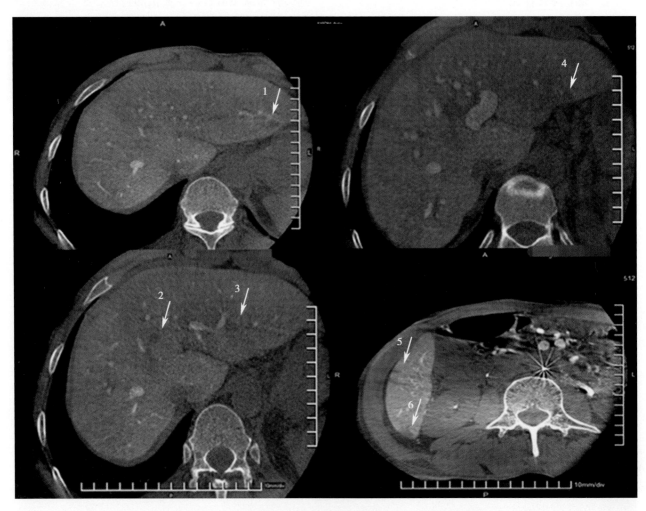

图5-3-14　插管肠系膜上动脉行间接门脉造影并C臂CT扫描
显示肝内低密度灶为6个

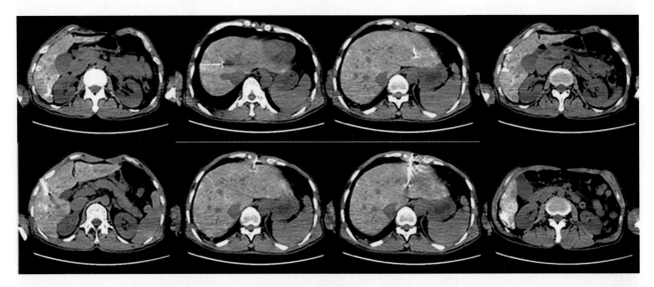

图5-3-15　最后由碘油标记后
扫描CT平扫确定肝内8个转移灶,之后8个活性病灶全部被射频消融治疗

（3）适应证与禁忌证

1）适应证：中国结直肠癌肝转移诊断和综合治疗指南（2018 版）推荐在以下情况考虑射频消融：①一般情况不适宜或不愿意接受手术治疗的可切除结直肠癌肝转移患者；②预计术后余肝体积过小时，可先切除部分较大的肝转移灶，对剩余最大径 <3cm 的转移灶进行射频消融。③肝转移灶最大径 <3cm 且一次最多消融 5 枚。

2）禁忌证：①肿瘤巨大，或者弥漫型；②伴有脉管癌栓或者邻近器官侵犯；③肝功能 Child-Pugh C，经护肝治疗无法改善者；④治疗前 1 个月内有食管（胃底）静脉曲张破裂出血；⑤不可纠正的凝血功能障碍及严重血象异常，有严重出血倾向者；⑥顽固性大量腹水，恶病质；⑦活动性感染尤其是胆道系统炎症等；⑧严重的肝肾心肺脑等主要脏器功能衰竭；⑨意识障碍或不能配合治疗的患者。第一肝门区肿瘤为相对禁忌证；肿瘤紧贴胆囊、胃肠、膈肌或突出于肝包膜为经皮穿刺路径的相对禁忌证；伴有肝外转移的病灶不应视为禁忌，仍然可以采用射频消融治疗控制肝内病灶情况。

（4）术前准备

1）治疗前准备：血常规、生化常规、凝血功能、肿瘤标志物、心电图、胸部 CT、超声检查，必要时进行心肺功能检查。

2）肝脏多期增强 CT/MRI 等评价肿瘤情况，选择合理的引导方式和消融治疗仪器。

3）明确诊断，必要时行穿刺活检。

4）术前禁食（8 小时），讲解训练床上大小便。

5）术前降压（部分有高血压病史者）。

6）手术区和穿刺部位备皮。

7）术前患者建立静脉留置通道。

8）射频消融仪器的准备：治疗前先检查射频消融治疗仪器，C 壁 CT 等是否处于工作状态、能否正常工作、电极或线路是否准备好等。

9）签署手术知情同意书：手术治疗前每位患者签署知情同意书，告知手术过程、风险及预后可能，充分知情同意。

（5）操作技术

1）造影并碘油标记：DSA 造影、CTA、CTAP、碘油标记 CT。首先，患者局部麻醉，股动脉穿刺，RH 导管插管至腹腔动脉，超选插管入肝动脉，后行 CTA 及 DSA 造影，明确肝内实性占位性质，随后插管至肠系膜上动动脉内行 CTAP 检查，确定肿瘤位置。

碘油标记。应用同轴套管技术用微导管插管超选插管至各转移灶供血靶动脉处，将碘化油经微导管注入肿瘤动脉血管中，均匀栓塞。栓塞完成后，行 C 臂 CT 扫描。对比观察碘油栓塞前的影像学资料，确保碘油将转移灶轮廓标记清晰。拔出血管鞘，穿刺点止血。

2）射频消融术：肝寡转移瘤射频消融治疗可以经皮、经腹腔镜或开腹术中进行。本章只介绍经皮途径的手术步骤：①详细阅读增强 CT 及碘油标记 CT 等影像资料，明确肝脏病灶情况，制订合理的进针路径。②麻醉方案应视情况选择穿刺点局部麻醉、全身麻醉等镇痛麻醉方式。③手术区域常规消毒、铺巾。④再次 CT 扫描，确定进针点、进针角度方案。尽量选择先经过部分正常肝脏，再进入肿瘤。⑤尽量选择肋间进针，穿刺应准确定位，避免反复多次穿刺，导致肿瘤种植、损伤邻近组织或肿瘤破裂出血等；如果进针过深，不应直接将电极针退回，而是应该在原位消融后，再退针重新定位，避免肿瘤种植；一般情况下，应先消融较深部位肿瘤，再消融较浅部位肿瘤。⑥为了降低 RFA 术后局部肿瘤复发率，每个肿瘤必须有 1cm 厚的无肿瘤边缘。可多针叠加消融。

（6）并发症：据文献报道，射频消融治疗肝寡转移瘤具有很高的安全性。文献报道：病死率为 0～1%，并发症发生率为 0～12%。轻微并发症发生率约为 4.7%，主要有发热、疼痛、皮肤浅Ⅱ烧伤、少量胸腔积液、少量气胸等；严重并发症发生率约为 2.2%，主要有感染、消化道出血、腹腔内出血、肿瘤种植、肝功能衰竭、肠穿孔等。充分术前准备、严格操作规范、准确定位和减少消融次数是减少并发症发生率的重要方法。

1）消融后综合征：主要表现为发热、疼痛等，少见的有血尿、寒战等，具体原因不明。处理主要是术后加强监护、输液、止痛、对症处理，定期检测肝肾功能。

2）感染：主要有肝脓肿、穿刺点感染等。预防：严格无菌操作，术后可应用抗生素预防感染。

3）消化道出血：主要原因是食管下段静脉曲张出血或者应激性溃疡出血。预防和治疗：伴有严重门静脉高压的患者，术前先行处理门静脉高压；术后常规使用制酸剂，预防应激性溃疡出血。出血后治疗：检测生命体征，禁食，积极扩容、输液、止血、输血、制酸、升压等，必要时内镜下止血。

4）腹腔内出血：临床表现取决于出血量。少量出血无明显症状。出血量大时，常有腹胀、腹痛，严重时有冷汗，血压下降及休克症状。原因主要是肿瘤较为表浅，穿刺后肿瘤破裂；或者患者凝血功能差，肝脏穿刺点出血。①预防：严格掌握适应证，对于肝硬化凝血功能差的患者，纠正后再治疗；对于表浅病灶，最好采用腹腔镜下或者开腹直视下进行，经皮射频治疗时，尽量减少穿刺次数，针道消融，消融结束后应再次超声或者 CT 扫描，排除有无肿瘤破裂、出血等表现。②治疗：检测生命体征，积极扩容、输液、止血、输血、升压等，必要时手术探查止血。

5）肿瘤种植：主要为反复多次穿刺造成。预防：穿刺应准确定位，避免反复多次穿刺；如果进针过深，不应直接将电极针退回，而是应该在原位消融后，再退针重新定位。

6）肝功能衰竭：主要原因是治疗前肝硬化程度重，肝功能差；或者发生严重并发症（如感染、出血等）。预防和治疗：严格掌握适应证，肝功能 Child-Pugh C 级、大量腹水、严重黄疸等病例均为禁忌证；术后注意预防其他并发症的发生，预防感染，积极护肝治疗。

7）邻近脏器损伤：肿瘤邻近胆囊、胃肠、胆管、膈肌等或位于第一肝门区、肝包膜下等部位时，进行经皮穿刺路径下消融治疗容易对邻近脏器或脉管造成热损伤。对于这些部位的肿瘤，应该尽可能采用腹腔镜下或者开腹手术直视下射频消融治疗，对邻近的脏器进行隔离保护。

（7）疗效评价：介入术后 1 个月肿瘤标记物联合影像学检查如 MRI 平扫＋动态增强评价疗效，参照 mRECIST 标准。

3. 肠癌术后盆腔复发的介入治疗

（1）治疗原理：大肠癌治疗难点之一在于患者外科术后或放化疗后的肿瘤复发和淋巴结转移。由于盆腔区域内消化、泌尿、生殖、神经四大系统分布错综复杂，肿瘤一旦复发或转移将很难再有二次手术机会；而盆腔区域在接受过足量放疗后，正常组织对射线的最大耐受量将限制患者不能接受二次放疗；化疗或靶向等全身治疗方法常不能快速地控制肿瘤生长。介入技术可以通过穿刺技术做该区域肿瘤的放射性粒子植入，并可对实体瘤区域进行消融治疗，配合全身治疗可迅速而有效的控制肿瘤生长，提高肿瘤治疗效果（图 5-3-16）。

（2）放射性粒子植入：粒子植入是应用经皮穿刺技术，在影像设备的引导下，将粒子植入针直接经皮刺入瘤体内，随后将放射性碘 125 粒子按照术前计划依次植入，通过粒子持续的近距离照射，进而杀灭肿瘤的微创治疗方法。碘 125 粒子特性：放射性碘 125 粒子为 0.8mm×4.5mm 圆柱体，外壳用钛合金，半衰期 I_2=59.6 天，可提供 200 天持续照射，释放 γ 射线，永久植入人体，组织穿透距离约为 1.7cm，可局部"适形"连续照射肿瘤。通过粒子的近距离照射实现肿瘤的精准放疗，而且不损伤周围正常组织，可迅速提高肿瘤的局部控制率（图 5-3-17）。

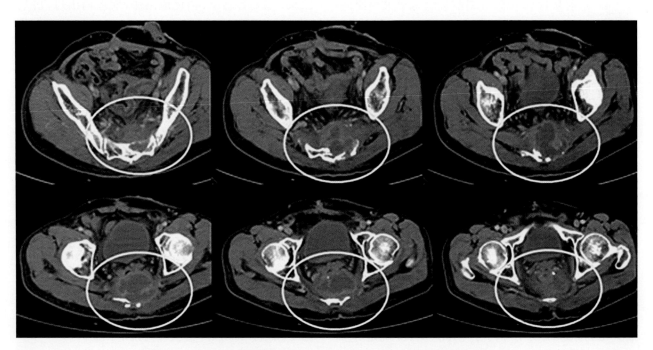

图 5-3-16　患者直肠癌术后放化疗后 9 个月出现盆腔复发（圈内为病灶）

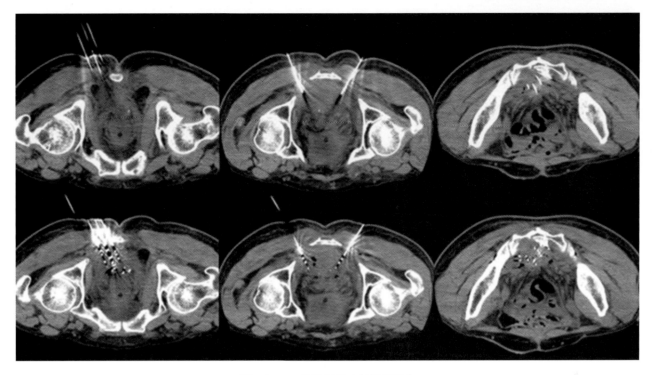

图 5-3-17　盆腔复发病灶粒子植入

（3）射频消融（RFA）是在影像引导下（通常用 CT）将射频电极针精确穿刺至肿瘤靶区，电极针周围组织内的离子在交替电流的激发下发生高频震荡，相互摩擦产热，热量的沉积导致肿瘤细胞发生凝固性坏死，从而达到毁损肿瘤的目的。盆腔肿瘤的射频消融不同于胸腹部的肿瘤，因为盆腔外有骨盆保护，内有肠管、泌尿生殖系统、血管、神经走行，结构较胸腹部更加复杂。治疗肿瘤的同时，要确保不损伤正常内脏及脉管神经，否则会造成内脏瘘、神经受损并相关功能丧失。肠癌盆腔复发消融策略：

1）术前明确肿瘤与周围正常组织的解剖位置，明确神经走行路线。

2）对于危险区域放射性碘 125 粒子植入治疗。

3）对消融安全区域行精确射频消融（图 5-3-18，图 5-3-19）。

（4）适应证与禁忌证

1）适应证：①适用于不能手术或再次放疗的肿瘤患者；②适用于肿瘤寡转移的患者；③联合射频消融等技术的综合介入治疗，使肿瘤有机会得到完

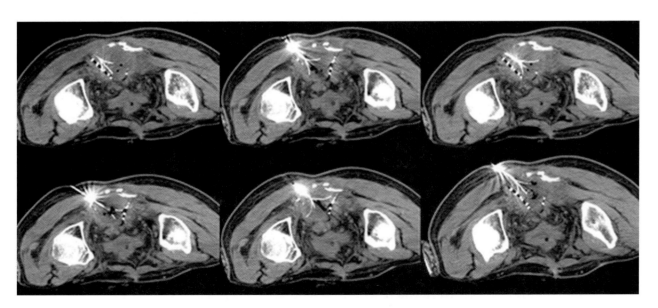

图 5-3-18　全麻下对肿瘤内部区域行射频消融治疗

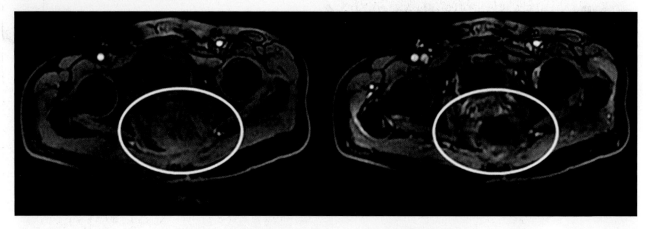

图 5-3-19　治疗后 5 个月复查 MRI 病灶区域缩小且无活性

全灭活。

2）禁忌证：患者一般身体状况卡氏评分低于 70 分。无进针路径。有穿刺禁忌证。患者预计生存期小于 3 个月。

（5）术前准备

1）治疗前完善检查：血常规、生化常规、凝血功能、肿瘤标志物、心电图、胸部 CT、超声检查，必要时进行心肺功能检查。

2）超声、CT/MRI 等评价肿瘤情况，选择合理的引导方式和消融治疗仪器。

3）明确诊断，必要时行穿刺活检。

4）术前禁食（8 小时），讲解训练床上大小便。

5）术前降压（部分有高血压病史者）。

6）手术区和穿刺部位备皮。

7）术前患者建立静脉留置通道。

8）射频消融仪器及消融针的准备：治疗前先检查射频消融治疗仪器，CBCT 等是否处于工作状态、能否正常工作、电极或线路是否准备好等。

9）放射性粒子 ^{125}I 及粒子植入针的准备。

10）签署手术知情同意书：手术治疗前每位患者签署知情同意书，告知手术过程、风险及预后可能，充分知情同意。

（6）介入操作：介入治疗需要用放射性粒子植入控制相对危险区域，消融治疗相对安全部位。

1）详细阅读增强 CT、MRI 等影像资料，明确病灶情况，制订合理的消融及粒子植入的进针路径和布针方案。

2）麻醉方案选择静脉全身麻醉作为镇痛麻醉方式。

3）手术区域常规消毒、铺巾。

4）再次 CT 扫描，确定消融及粒子植入的进针点、进针角度和布针方案。按照设计好的粒子植入

进针路径进针并 CT 扫描确认无误后，经粒子植入针放入放射性粒子。

5）经皮穿刺射频消融针布针。对于较大的病灶，调整射频针位置进行分层多点叠合热毁损。治疗结束出针时实施针道凝血，以防止术后针道出血或肿瘤种植。

（7）并发症

1）放射性粒子植入治疗的主要并发症包括穿刺相关和放射性损伤相关并发症：

① 穿刺相关主要并发症包括与穿刺相关的感染、出血、神经损伤。神经损伤发生多见于坐骨神经等周围神经干区域肿瘤放射性粒子植入病例。

② 放射性粒子植入治疗可能造成粒子植入区域及周围小范围组织放射性损伤，主要包括皮肤溃疡、放射性膀胱炎、放射性肠炎。需注意粒子植入与周围正常结构关系，防止放射性炎症及穿孔可能。

2）RFA 并发症及其处理

①出血（原因：损伤血管，对策：术前增强 CT 或 MRI，明确血管与肿瘤关系）。②毗邻的脏器热损伤、坏死、穿孔形成瘘管（注意消融参数设置，明确消融范围）。③大小便失禁（原因：相应支配肌肉及神经功能受损，对策：明确安全消融范围）。④神经损伤：坐骨神经损伤最常见（术前明确坐骨神经走行注意保护，可用粒子补充）。

（8）疗效评价：实体瘤疗效评价 mRECIST 标准主要包括以下几项：

1）完全缓解：所有靶病灶活性区域消失，无新病灶出现，且肿瘤标志物正常，至少维持 4 周。

2）部分缓解：靶病灶活性区域最大径之和减少 ≥30%，至少维持 4 周。

3）肿瘤稳定：靶病灶活性区域最大径之和缩小

未达到部分缓解，或增大未达到肿瘤进展。

4）肿瘤进展：靶病灶活性区域最大径之和至少增加20%，或者出现新病灶。

放射性粒子植入治疗随访的国际标准：治疗后半年内每2个月1次，治疗后半年至2年内每3个月1次，治疗后2年到5年每半年1次，5年后每年1次。

（9）展望：介入治疗可使肠癌降级，变为可切除。介入治疗肝寡转移及盆腔转移瘤提高局部控制率，联合化疗及靶向治疗患者得到更多获益。

（黎海亮）

参 考 文 献

[1] 陈孝平、汪建平、赵继宗 . 外科学［M］. 9 版 . 北京：人民卫生出版社，2018：387-393.

[2] 中国结直肠癌肝转移诊断和综合治疗指南（2018 版）［J］. 中华消化外科杂志，2018，17（6）：527-539.

[3] 刘卫东，郭建军，曲桂莲 . 血管内介入治疗肝癌中 C 臂 CT 的应用［J］. 介入放射学杂志，2010，19（7）：563-565.

[4] 胡鸿涛，郭晨阳，黎海亮，等 . 左锁骨下动脉双管同时置入治疗直肠癌肝转移疗效观察［J］. 中国肿瘤临床与康复，2009，16（5）：434-436.

[5] Gillams A，Goldberg N，Ahmed M，et al. Thermal ablation of colorectal liver metastases：a position paper by an international panel of ablation experts［J］. Eur Radiol，2015，25（12）：3438-3454.

[6] El-Serag HB，Marrero JA，Rudolph L，et al. Diagnosis and treatment of hepatocellular carcinoma ［J］. Gastroenterology，2008，134（6）：1752-1763

[7] 宗登伟，郭晨阳，黎海亮，等 . 经左锁骨下动脉留置导管肝动脉化疗栓塞加灌注治疗结直肠癌肝转移疗效观察［J］. 当代医学，2010，16（5）：34-36.

[8] Lee BC，Lee HG，Park IJ，et al. The role of radiofrequency ablation for treatment of metachronous isolated hepatic metastasis from colorectal cancer［J］. Medicine（Baltimore），2016，95（39）：e4999

[9] 肖金成，黎海亮，许玉成，等 . 选择性动脉化疗灌注联合微量泵输注治疗大肠癌［J］. 大肠肛门病外科杂志，2002，8（2）：85-86.

[10] Bonomo G，Pedicini V，Monfardini L，et al. Bland embolization in patients with unresectable hepatocellular carcinoma using precise，tightly size-calibrated，anti-inflammatory microparticles：first clinical experience and one-year follow-up［J］. Cardiovasc Intervent Radiol，2010，33（3）：552-559.

[11] 姚全军，黎海亮，郭晨阳，等 . CT 引导微波治疗难治性结直肠癌肝转移的临床研究［J］. 实用医学杂志，2012，28（15）：2565-2567.

[12] 陈万青，郑荣寿，张思维，等 . 2012 年中国恶性肿瘤发病和死亡分析［J］. 中国肿瘤，2016，25（1）：1-8.

[13] 徐飚，王建明 . 胃癌流行病学研究［J］. 中华肿瘤防治杂志，2006，13（1）：（1-1）-（1-7）.

[14] 中华人民共和国国家卫生和计划生育委员会 . 胃癌规范化诊疗指南（试行）［J］. 中国医学前沿杂志（电子版），2013，（8）：56-63.

[15] Ernberg A，Kumagai K，Analatos A，et al. The added value of partial stomach—partitioning to a conventional gastrojejunostomy in the treatment of gastric outlet obstruction［J］. J Gastrointest Surg，2015，19（6）：1029-1035.

[16] 宋从旺，朱剑敏，刘德林 . 进展期胃癌 50 例术中化疗效果分析［J］. 中华实验外科杂志，2007，24（7）：863-864.

[17] Goldman ML，Land WC，Bradley EL，et al. Transcatheter therapeutic emlmlizafion in the management of massive upper gastrointestinal bleeding［J］. Radiology，1976，120（3）：513-521.

[18] Shchepotin IB，Chorny V，Hanfelt J，et al. Palliative superselective intra-arterial chemotherapy for advanced nonresectable gastric cancer ［J］. J Gastrointest Surg，1999，3（4）：426-431.

[19] 李海青，赵建青，郭淑娟，等 . 贲门癌灌注化疗及栓塞的个体化治疗临床分析［J］. 中华介入放射学电子杂志，2014，2（1）：8-10.

[20] 彭建国，洪澜，程军林 . 胃底贲门癌胃左动脉灌注化疗及免疫栓塞治疗的价值［J］. 中华现代影像学杂志，2005，2（10）：933-934.

[21] 胡鸿涛，黎海亮，郭晨阳，等 . 动脉灌注化疗加栓塞微球栓塞治疗中晚期贲门癌的近期疗效观察［J］. 中华放射学杂志，2013，47（2）：1115-1119.

[22] 朱明德，张子敬，季洪胜 . 进展期胃癌介入治疗疗效分析［J］. 介入放射学杂志，2008，17（2）：136-139.

[23] 李家平，谭国胜，黄勇慧，等 . 数字减影血管造影与介入治疗在胃肠道动脉性出血中的应用价值［J］. 中华胃肠外科杂志，2009，12（3）：252-256.

[24] 郑琳，黎海亮，郭晨阳，等 . FOLFOX 方案肝动脉化疗栓塞并留管灌注联合替吉奥治疗胃癌术后肝转移的临床疗效评价［J］. 疑难病杂志，2013，12（2）：117-119.

[25] Cunningham D，Allum WH，Stenning SP，et al.

Perioperative chemotherapy versus surgery alone for resectable gastroesophageal cancer[J].N Engl J Med，2006，355(1)：11-20.

[26] 郭锰.胃左动脉灌注化疗/栓塞治疗47例晚期贲门癌的临床分析[J].重庆医学，2012，41(3)：284-286.

[27] 宗登伟，郭晨阳，黎海亮，等.肝动脉化疗栓塞加灌注治疗胃癌肝转移疗效评价[J].河北医药，2011，33(15)：2301-2303.

[28] 颜志平，王平.进展期胃癌介入治疗的疗效评价[J].中国肿瘤，2002，11(1)：36-39.

[29] Kodera Y，Fujitani K，Fukushima N，et al.Surgical resection of hepatic metastasis from gastric cancer：a review and new recommendation in the Japanese gastric cancer treatment guidelines[J].Gastric Cancer，2014，17(2)：206-212.

[30] Liu SF，Lu CR，Cheng HD，et al. Comparison of Therapeutic Efficacy between Gastrectomy with Transarterial Chemoembolization Plus Systemic Chemotherapy and Systemic Chemotherapy Alone in Gastric Cancer with Synchronous Liver Metastasis [J]. Chin Med J(Engl)，2015，128(16)：2194-2201.

[31] 陈凛，马连港，郗洪庆.不可切除胃癌的转化治疗[J].中华外科杂志，2016，54(3)：169-171.

[32] 陈凛，郗洪庆，申伟松.积极开展对胃癌肝转移的多学科团队综合治疗[J].中华胃肠外科杂志，2014，17(2)：101-104.

[33] Hirasawa T，Asahara S，Fujisaki S，et al. Transcatheter arterial chemoembolization（TACE）using degradable starch microspheres（DSM）for metastatic liver tumors in patients with gastric cancer [J]. Nihon Shokakibyo Gakkai Zasshi，2008，105(3)：367-372.

[34] 郑黎，朱晓黎，沈健，等.肝动脉栓塞化疗联合静脉化疗在胃癌肝转移中的疗效分析[J].苏州大学学报（医学版），2010，30(3)：570-572.

[35] 刘鹏，朱旭，杨仁杰，等.72例胃癌肝转移化疗后进展的介入治疗的回顾性分析[J].介入放射学杂志，2013，22(9)：742-746.

[36] Bang YJ，Kim YW，Yang HK，et al. Adjuvant capecitabine and oxaliplatin for gastric cancer after D2 gastrectomy（CLASSIC）：a phase 3 open-label，randomised controlled trial [J]. Lancet，2012，379(9813)：315-321.

[37] Spies JB，Allison S，Flick P，et al. Polyvinyl alcohol particles and tris-acryl gelatin microspheres for uterine artery embolization for leiomyomas：results of a randomized comparative study [J]. J Vasc Interv Radiol，2004，15(8)：793-800.

[38] 杜晓辉，李荣，宋少柏，等.原发性十二指肠癌101例的诊断与治疗[J].中华胃肠外科杂志，2003，6(4)：217-219.

[39] 王忠敏，陈克敏，贡桔，等.胃、十二指肠恶性梗阻双介入治疗的临床应用[J].癌症，2007，26(10)：1107-1111.

[40] 曹军，刘洪强，何阳，等.金属支架置入结合动脉灌注化疗治疗胃、十二指肠恶性梗阻[J].介入放射学杂志，2011，20(12)：996-999.

第四章　胃肠道梗阻及瘘

第一节　梗阻性胃肠道疾病

一、概述

胃肠道梗阻是指任何原因引起的胃肠道通过障碍，从而导致的胃肠道和全身的病理变化。大多数是临床急症，会引起严重的全身反应，危急时甚至可能影响生命安全，需要及时诊断、积极治疗。胃肠道病因较为复杂，主要原因为机械性、动力性和血运性。

二、病因与病理生理

主要有机械性（器质性）、动力性（功能性）、和血运性肠梗阻。

1. 机械性梗阻是由胃肠道本身病变、胃肠道腔外压迫和腔内异物阻塞等情况阻塞胃肠道。又分为先天性和后天性。先天性发育畸形如胃肠道闭锁、胃肠道狭窄、胃肠道旋转不良、环状胰腺、疝气嵌顿等，后天性主要有肠套叠，蛔虫团堵塞、肠扭转、肿瘤压迫、炎症或术后肠粘连等。

胃肠道本身病变可细分为：先天性、炎症性、肿瘤、肠套叠等；腔外压迫包括：疝、粘连、先天性条索、扭转、肿块压迫；腔内异物包括：食入异物、胆石、粪石或粪便、钡剂、寄生虫。

2. 动力性梗阻是由于胃肠道蠕动功能不良使腔内内容物不能正常传递运送。常见于各种重症肺炎、败血症、肠炎所致的中毒性肠麻痹或低血钾引起的麻痹性肠梗阻；或是因肠道神经发育不正常引起的先天生巨结肠、幽门肥厚性梗阻等；由神经肌肉紊乱引起的，主要原因有：麻痹性、节段神经缺损、血管闭塞，如渐冻人。

3. 胃梗阻的主要原因有幽门及十二指肠病变所致，幽门部病变主要有胃小弯及幽门肿瘤、幽门溃疡、幽门痉挛、炎症水肿等。十二指肠病变主要有肿瘤、胆石嵌顿、食物嵌顿、寄生虫、环状胰腺等。

三、临床表现

除原发疾病的特有表现外，肠梗阻共同的表现是阵发性腹部绞痛、呕吐、腹胀和肛门不排气排便。

（一）突然腹痛，绞痛

阵发性腹痛常常突然发生，机械性肠梗阻绞痛剧烈。腹痛是肠道梗阻的常见症状表现之一，发病的时候会有一种气体在腹内窜行的感觉。小儿腹壁薄，腹痛发作时腹部常可见到鼓起的肠型和蠕动波。麻痹性肠梗阻没有绞痛，只有高度腹胀时可有持续胀痛，也见不到肠型，听不到肠鸣音。

（二）呕吐，腹胀

呕吐同样是肠道梗阻的常见症状表现之一，它的频率和呕吐量随梗阻的部位不同而不同。如果梗阻部位高，呕吐出现早而频繁，吐出胃液和胆汁，仅上腹胀或无腹胀。如梗阻部位低，则呕吐出现晚，吐出粪汁样液，且腹胀明显，麻痹性肠梗早期大多不吐，晚期可吐出粪便样物，腹胀明显。

（三）肛门不排便、不排气

这是肠道完全梗阻的表现，但在梗阻早期，梗阻远端肠道里存留的粪便和气体仍可排出，不要误认为没有梗阻。肠绞窄时可以有血性液体排出。除以上表现外，还有全身中毒症状，比如嗜睡、苍白、脱水等症状，一般肠绞窄6～8小时就可发生肠环死，常伴中毒性休克，病情十分凶险。

体检一般呈急性痛苦面容，早期生命体征一般变化不大。晚期可出现体温升高、呼吸急促、血压下降、脉搏增快等表现。

腹部体征可出现肠型、蠕动波、腹部有压痛，出现绞窄后可有反跳痛及肌紧张。部分患者腹部可触及包块。绞窄性肠梗阻可出现腹水，叩诊可听到移动性浊音。听诊：机械性肠梗阻可出现肠鸣音亢进和气过水音。绞窄性肠梗阻肠鸣音减弱或消失。

四、影像检查技术与优选

胃肠道梗阻的检查技术主要为 X 线片及 CT 检查。影像学检查的目的：是否有梗阻、梗阻原因、梗阻部位、梗阻程度。

该类患者往往都是急诊腹痛就诊，首要方法是腹部立位平片检查，了解有无胃肠道梗阻；如为胃肠道梗阻，需进一步行 CT 平扫或增强检查，结合多平面重建等 CT 后处理技术明确具体病因。

五、影像学表现

胃肠道梗阻的诊断首先要是要明确梗阻的病因：机械性还是动力性，然后再具体寻找原因，病因不同治疗方法迥异。

（一）X 线片（腹部立位平片）

胃梗阻 X 线片表现为胃腔明显扩张积气积液伴气液平，十二指肠梗阻 X 线片表现为双泡征（胃泡和十二指肠球），除胃腔梗阻表现外，可见十二指肠球和或十二指肠近段扩张积气积液。单纯性小肠梗阻典型表现是阶梯状液平、弓形肠袢、弹簧圈样大跨度肠袢。绞窄性小肠梗阻还可见：假肿瘤征、咖啡豆征、小跨度蜷曲肠袢、小肠内长液平征，空回肠换位征。鱼肋征：空肠梗阻的重要 X 线征象。在扩大的空肠肠腔内见到密集排列的线条状或弧线状皱襞，形似鱼肋骨样。多在上腹部或左上腹。结肠梗阻还可见梗阻近端结肠扩张、积气及大的气液平。

高位梗阻：充气肠曲位置高，液平少，肠管内皱襞显著（即弹簧状明显）；低位梗阻：充气肠曲多，液平多，布满全腹。

（二）CT 表现

1. 定位片示 弹簧圈样大跨度肠袢、全腹由下往上层层平行排列或者可见鱼肋征、多在上腹部或左上腹。

2. 平扫示 梗阻近端的胃肠明显积液、积气和扩张。可明确梗阻部位。

3. 幽门梗阻 可见胃窦幽门壁规则或不规则增厚、强化，胃腔明显扩张积气、积液，远端肠管正常。

4. 十二指肠梗阻病变 可见局部十二指肠壁增厚强化，近端十二指肠及为扩张积气、积液，远端肠管正常。

5. 小肠狭窄或肿瘤 局部小肠壁对称性环形增厚或不规则增厚，增强后不规则强化；肠扭转时呈鸟嘴样改变；肠系膜密度增高、模糊、呈云雾状，腹水形成。

6. 结肠狭窄或肿瘤 局部结肠壁对称性环形增厚或不规则增厚，增强后不规则强化。部分病变周围可见肿大淋巴结。

六、治疗

常规治疗为胃肠减压，外科手术治疗，将梗阻部位病变肠管切除，或者行直肠恶性梗阻的近段结肠造瘘术。介入治疗的主要方法有腔道造瘘术和支架置入术，治疗原理为梗阻部位的再通或者梗阻部位近段的造瘘。

（一）腔道造瘘术

1. 经皮胃造瘘术 对于长期无法进食的患者，营养问题成了不可忽视的一环，临床上可通过胃肠道或胃肠道外（静脉）给予营养，但有些病例因为吞咽障碍或食管狭窄、阻塞导致食物不能到达远端功能正常的胃肠道，此时可通过鼻饲或者胃造瘘营养。鼻饲可解决短时期的营养问题，而长期的营养问题应考虑胃造瘘术。

1837 年首次报道了外科胃造瘘术的方法，但外科方法的并发症、危险性和死亡率都很高，特别是对一般情况很差的患者，这种方法不安全。此后发展了创伤较小的方法，如经皮胃镜引导下的胃造瘘术（PEG）和透视引导下的经皮胃造瘘术，具有低费用、并发症较少和死亡率低等优点。腹腔镜下的胃造瘘术最近也有报道。

（1）适应证和禁忌证：当解剖或功能上病变导致严重的吞咽障碍时，胃造瘘是提供胃肠道营养的理想方法。此外，胃造瘘也是腹部外科手术和慢性肠梗阻有效的胃肠道减压方法。近年来，一些传统的胃造瘘术适应证的概念有所改变，如对于食管梗阻的患者，可以运用食管支架而不是胃造瘘术治疗。目前认为胃造瘘术的相对禁忌证有以下 3 个：出血性体质；因巨大肝脏或间位结肠而不能建立经皮至胃的穿刺通道；胃壁全层肿瘤浸润导致胃腔无法用气体扩张。事实上经皮胃造瘘术仅有一个绝对的禁忌证，就是弥漫生长的肿瘤所造成的革囊胃，这种胃壁收缩功能丧失，导致术中术后出血概率增加，但是有些作者认为，即使在这种情况下胃造瘘术也可以成功进行。大多数作者认为对于胃癌患者只要能找到一个合适的入路，就可以行经皮胃造瘘术，术前 CT 扫描对选择入路很有帮助。

（2）操作技术：术前准备包括纠正患者的凝血

状态，B 超扫描定位肝左叶并在皮肤上标志肝脏的下届，建立静脉通道，以便给予镇静药或麻醉药。此外，须放置鼻胃管（NG 管）作为吹胀胃泡的通道。最好在术前一晚放置鼻胃管并充分清洁胃腔，避免手术时胃内容物漏入腹腔。如果患者食管梗阻严重，NG 管较难通过，也可用多用途导管（Cordis、Miami、FL）和导丝，在透视引导下放置。所用导丝前端部分必须柔软可弯曲，减少操作对食管壁和胃黏膜的损伤。患者的胃腔经空气充分扩张后会将结肠袢推向下方，且使胃壁与腹壁更为接近，此时正侧位透视观察胃泡，了解胃壁的厚度。胃造瘘套件见图 5-4-1。

穿刺点应在透视下选定，其位置必须满足 3 点要求：胃体水平之上、肋弓之下、横结肠水平之上。穿刺的方向可与腹壁垂直，但为长远计，建议斜穿向胃窦方向，以便日后将胃造瘘管换成胃 - 空场造瘘管。确定了经皮到胃腔的路径后，标记穿刺点，皮肤常规消毒铺巾。穿刺点采用局麻，深达腹膜表面（皮肤到胃前壁的距离为 4～5cm），在穿刺点做 5mm 切口，并用血管钳钝性扩开浅筋膜。穿刺针用 16G 粗的针芯，外被 Teflon 材料制成的外鞘，经上述路径穿入胃腔。穿刺动作要迅速，以避免胃壁被穿

刺针推离腹壁。穿刺是否能安全完成取决于以下两点：①穿刺部位选点正确；②胃腔必须充分膨胀，使胃壁贴住腹壁。

接着沿导丝送入 12～14F 的剥除式鞘组，在鞘组的扩张器退出后，造瘘管经导丝通过鞘组送入胃腔，造瘘管送达后导丝就可以退出，然后剥掉套住导管的鞘。剥除式鞘组在皮肤和胃腔之间建立可靠的通道，使得柔软的胃造瘘管可以顺利通过腹壁胃壁到达胃腔，同时也尽可能避免送管时胃壁被推离腹壁。

经皮放置造瘘管之前也可用 Brown 等创立的方法把穿刺部位的胃壁固定于腹壁上：胃被充气膨胀以后，用预装了 Cope 固定锚的 17 号针穿刺胃，针尖到达胃腔之后注入适量造影剂以确认穿刺准确。固定锚经由导丝推入胃腔，拔出穿刺针之后，向外拉紧固定锚将胃壁固定在腹壁上。通常使用 2～3个固定锚，将固定锚的后端缝线缝在皮肤上，2 周后即能使胃壁和腹壁粘连。

胃壁固定之后，再用 17 号针穿刺，再经由穿刺针送入 0.035in 导丝，扩张路径后再送入造瘘管，有如下选择：Wilms-Oglesby 胃造瘘或胃 - 空肠造瘘管；Carey-Alzate-Coom 管；MIC 胃造瘘钮和 MIC 胃

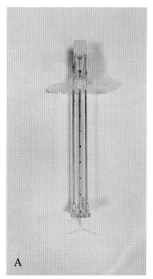
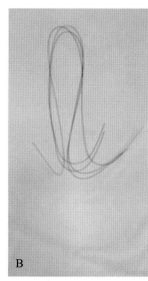
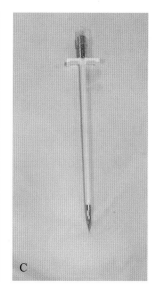
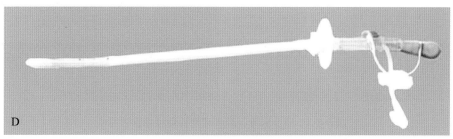

图 5-4-1　胃造瘘套件
A. 胃壁固定器；B. 固定线；C. 穿刺针；D. 胃造瘘管

造瘘管。后 3 种造瘘管的好处是有 3 个管腔,一个用来抽吸胃内容物,一个用于注入营养物,另一个用于本身的固定气囊充气。导管放置之后注入少量造影剂,正侧位照片确认导管已经就位后,就可以将造瘘管通过其特制的固定碟缝在皮肤上固定。术后必须注意有无腹膜炎发生。这种操作出现气腹较常见,24~72 小时可以吸收。术后当天即可注入流质营养。胃空肠造瘘管放置后,可尽早开始经肠道营养(图 5-4-2)。

2. **胃 - 空肠造瘘术** 胃 - 空肠造瘘术与单独胃造瘘术在应用指征和操作技术方面有所不同。胃 - 空肠造瘘术用于解决临床或放射学确诊的胃 - 食管反流和吸入性肺炎患者的经肠道营养问题。

就操作技术而言,胃 - 空肠造瘘管的放置与单纯胃造瘘基本一致。操作时一个值得一提的技巧是将穿刺方向斜向幽门部位,此举有助于将造瘘管经胃腔送入空肠。导丝先经过一条多用途血管造影导管,被送入十二指肠空肠袢,随即推入导管,然后换入一条硬导丝(可选用 Medi-tech),再退出导管,这时硬导丝头已通过蔡式韧带位置,经硬导丝推入鞘组。接下来送入造瘘管:以往常用 2F、100cm 长的 Carey-Alzate-Coons 胃 - 空肠造瘘管经鞘组放入。但这种管的内径小,很多病例不久又要换管。因此,现较多采用 MIC 的胃 - 空肠造瘘管。它是一种 16~18F 的三腔硅胶管:一个管腔用来为固定气囊充气,另一个管腔用来抽吸,第 3 个管腔用来营养。也可用 Ring-Mclean 肠道营养管,这种造瘘管用于无需胃腔抽吸的患者,放置时可通过导尿管(foley

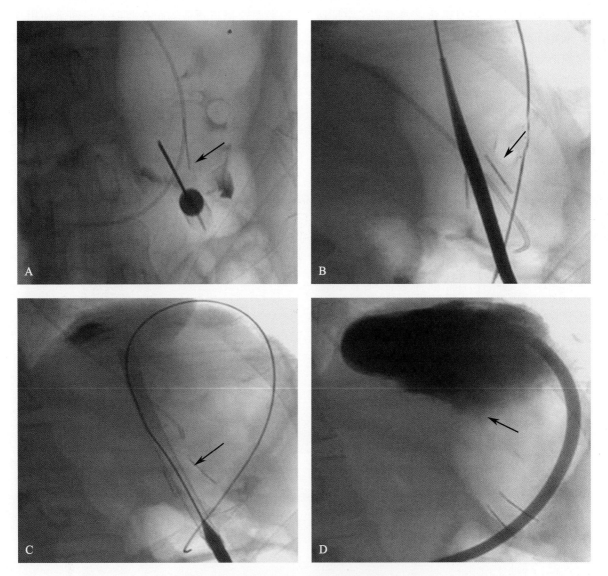

图 5-4-2 透视引导下经皮穿刺胃造瘘操作过程

A. 经血管性导管注入气体扩张胃腔后,穿刺针向胃体中央附近穿刺入胃腔内(箭头);B.2 枚锚型固定器组成平行分布,两者间距 2cm 左右,其中心将穿刺针刺入胃腔(箭头);C. 交换硬导丝后,逐级扩张穿刺道(箭头);D. 置入饲养管,注入造影剂,确认饲养管在胃内位置(箭头)

catheter)送入肠道。

一些食管梗阻的患者，鼻胃管无法通过，食管支架也无法放置，对于这些病例，只要胃腔里有少许气体，就可用 21 号 Chiba 针经皮对胃腔穿刺，然后通过这支细针吹胀胃腔。如果在透视下仍然看不到胃泡，则要行 CT 扫描定位确认入针位置。有些病例穿刺时必须避开胃肿瘤，CT 也是确定入路的理想选择。对于有腹水、肝大或间位肠管的患者，CT 是首选的影像学定位方法，能准确地选择理想的穿刺部位（图 5-4-3）。

（二）胃、十二指肠、近段小肠支架置入术

胃、十二指肠内支架置入术是指应用内支架置入技术对狭窄或阻塞的胃、十二指肠段进行扩张疏通，使通道再建立的一种治疗方法。胃、十二指肠狭窄或梗阻以恶性病变居多，是胃、十二指肠以及周围脏器恶性肿瘤浸润、压迫所引起的常见并发症。由于其直接引起进食障碍，产生恶心、呕吐等

症状，因而严重影响了患者的生活质量，甚至使患者加速死亡。胃、十二指肠内支架置入术能以非外科手术的方法应用微创技术使狭窄阻塞的胃、十二指肠再通，具有创伤微小、见效迅速、临床效果好、可重复操作等特点，因而易被医患双方所接受。

1. 适应证与禁忌证

（1）适应证：胃、十二指肠内支架置入术主要适用于恶性肿瘤浸润压迫引起的胃、十二指肠管腔狭窄或闭塞和胃肠吻合及胃肠造瘘口肿瘤浸润复发者，也适用于部分良性的狭窄如手术后的胃、十二指肠吻合口瘢痕挛缩等。

（2）禁忌证

1）门静脉高压所致食管、胃底静脉曲张出血期。

2）有严重的出血倾向者。

3）严重心肺功能衰竭者。

4）广泛的肠粘连并发多出小肠梗阻。

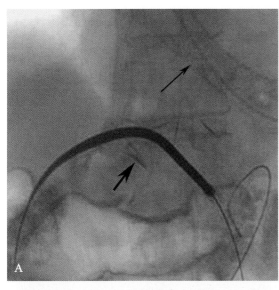

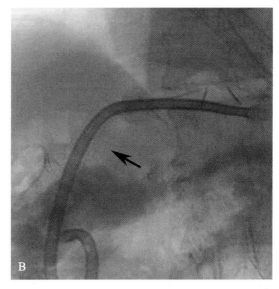

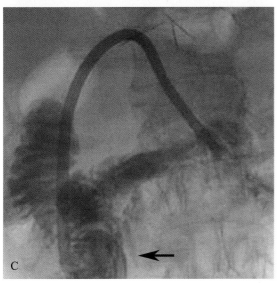

图 5-4-3　食管下段癌金属支架植入后 6 个月出现再狭窄，施行透视引导下胃空肠造瘘术

A. 食管下段金属内支架再狭窄，支架内穿过血管性导管（细箭头）进行胃扩张，经穿刺后交换硬导丝（粗箭头），逐级扩张穿刺道；B. 经硬导丝顺利置入饲养管（粗箭头）；C. 置入饲养管，注入造影剂，确认饲养管在十二指肠水平段内位置（粗箭头）

2. 介入治疗技术

（1）术前准备

1）造影定位：胃、十二指肠狭窄或梗阻的诊断主要依赖胃肠造影证实。

2）胃镜检查：了解胃内有无病变，观察有无食管、胃底静脉曲张及程度。

3）术前谈话：耐心解释治疗过程，消除患者紧张情绪和恐惧心理，使其更好地配合内支架置入操作。

4）胃肠准备：术前禁食 6 小时，留置胃管，操作前抽取胃液。

（2）器材准备：

1）内支架：目前国内外应用于胃、十二指肠的内支架主要有"Z"形金属支架及网状金属支架两种。

2）输送器：理想的十二指肠输送器必须同时具有良好的柔韧性，目前临床应用的十二指肠支架输送器主要有两种，分别为导鞘型插送器和套管型插送器。

3）导丝、导管：超滑超长导丝、软头超硬导丝、猎人头导管、双腔造影导管、长交换导管，以及球囊扩张导管。

4）其他辅助器材：胃镜、牙托等。

（3）方法步骤：

1）在 X 线监视下经口吞入超滑导丝并向下插入胃内，引入猎人头递送导管沿胃体大弯插至幽门部，旋转导管使远端弧钩翻入幽门进入十二指肠，以导管为支撑进一步送入超滑导丝使之超过十二指肠狭窄段，并尽可能深入小肠。

2）经超滑导丝引入长交换导管并尽可能将导管远端深入空肠，保留导管退出超滑导丝，将软头硬导丝插入长交换导管，直至导丝软头超出导管，缓慢撤出交换导管。

3）经硬导丝引入双腔导管至狭窄段，经导管外腔注入含碘造影剂以显示狭窄段。

4）将长输送导鞘沿硬导丝引入，使鞘管远端越过狭窄段。

5）支架置入后退出输送器保留导丝，口服造影剂观察狭窄段成形及流通情况（图 5-4-4，图 5-4-5）。

（4）术后：胃、十二指肠、近段小肠内支架置入术操作较安全，一般不需要做特殊处理。可及时口服庆大霉素针剂 16 万单位局部消炎，口服凝血酶 6 000～8 000 单位防止出血。

（三）结肠、直肠支架置入术

经肛门结肠、直肠内支架置入术是指应用内支架置入系统将金属支架经肛门逆行输送并置入结肠或直肠，使因病狭窄或阻塞的结直肠肠腔扩张疏通或使结直肠与体腔间一场通道闭塞的一种治疗方法。

1. 适应证与禁忌证

（1）适应证

1）恶性肿瘤浸润压迫引起结肠、直肠狭窄或阻塞。

2）结肠、直肠瘘。

3）外科手术后结直肠吻合口狭窄。

4）也可将放置内支架作为外科手术前过渡期的应急治疗。

（2）禁忌证：无绝对禁忌证，对以下情况应谨慎对待。

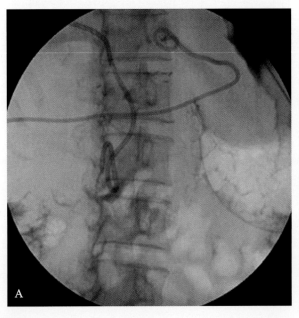

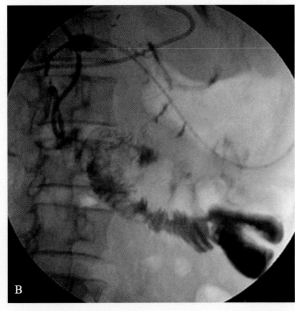

A

B

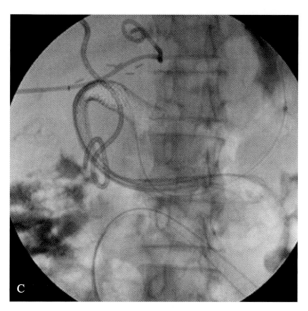
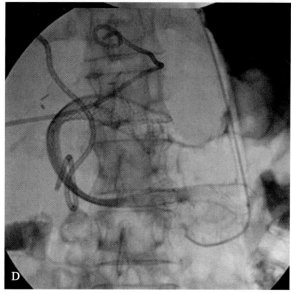

图 5-4-4 胃窦梗阻支架置入术
A. 造影示胃窦梗阻，胃腔积气扩张；B. 经过导管造影示远段十二指肠及近段小肠显影；C，D. 十二指肠支架置入后支架扩张良好、造影剂通畅，远段肠管显影

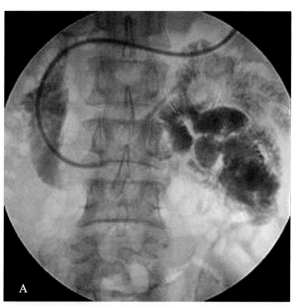
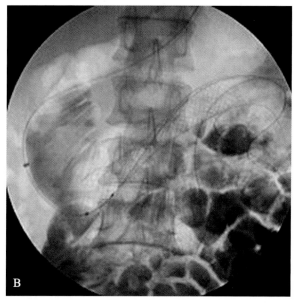

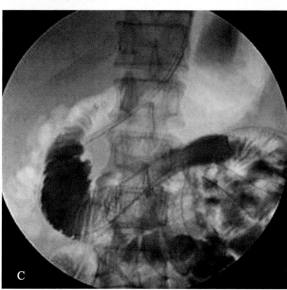

图 5-4-5 小肠梗阻结肠支架置入术
A. 经导管造影示十二指肠远段（屈氏韧带）狭窄；B. 小肠支架定位；C. 小肠支架释放后造影示狭窄段扩张、通畅

1）重度内痔或肛周静脉曲张出血期。

2）急性炎症、溃疡性结肠炎出血期。

3）严重出血倾向或凝血功能衰竭者。

4）严重心肺功能衰竭者。

5）疑有小肠广泛粘连梗阻。

2. 介入治疗技术

（1）术前准备

1）常规检查：普通 X 线检查、灌肠造影检查：了解肠道梗阻性质、程度和梗阻部位；其他影像学检查：利用 CT、B 超等检查手段了解病变部位和周围情况、有无腹水及腹水量等。

2）肠道准备：术前 3 天起限食流质、大量饮水并清洁灌肠每日 1 次。

3）对症处理：包括营养支持、纠正水、电解质平衡，肿瘤病因治疗，腹腔减压以及冲洗和消毒窦道等。

（2）器材准备

1）内支架：结肠支架管径应远较上消化道支架管径大，用于降结肠、乙状结肠及直肠的支架管径为 25～30mm，用于横结肠支架管径 20～22mm。

2）输送器：高位结肠支架的输送要求相似于经口放置十二指肠支架。降结肠及以下肠段输送器管径应增加。

（3）方法步骤：可直接用导管经肛门送入导丝或经直肠镜插入导丝，经替换硬导丝，并进行狭窄段造影了解情况后，即可引入输送器放置支架。

1）将超滑导丝传入猎人头导管，在 X 线监视下经肛门插入导管导丝，旋转导管使导管顺乙状结肠弯曲肠管深入，利用导丝导管相互交替使导丝进一步深入直至通过狭窄段。

2）造影定位及预扩张经硬导丝引入双腔导管或球囊导管行狭窄段造影，观察狭窄段情况。

3）引入插送器释放支架，基本操作方法同十二指肠支架安置法（图 5-4-6）。

（4）术后：术后观察 1～2 小时，给予抗炎止血等治疗，观察 2 小时无异常即可准予进食流质，以后循序进食固体食物。

七、疗效评价

赵光龙探讨支架置入术后择期腹腔镜治疗结直肠癌伴肠梗阻的疗效（45 例）。研究表明，支架置入后择期腹腔镜治疗结直肠癌手术时间、术中出血量、术后肛门排气时间、住院时间及淋巴结清扫数目均明显优于直接腹腔镜手术；支架术后并发症发生率为 2.22%、明显低于直接手术组 17.78%。说明支架置入术后择期腹腔镜治疗结直肠癌伴肠梗阻与单纯腹腔镜治疗比较，效果显著，能有效减少并发症，术后恢复时间短，安全可靠。李洁探讨腹腔镜并支架置入（LS-SP）治疗结直肠癌并肠梗阻的临床效果（82 例），结果表明结直肠癌并肠梗阻患者采用 LS-SP 治疗，创伤小，术后并发症少，且恢复快，临床应用价值高。段雪辉等探讨结直肠金属支架置入术对左半结肠癌所致肠梗阻的治疗效果（30 例），结果支架组患者治疗有效率 96.67%，显著高于手术组患者治疗有效率 76.67%；患者并发症发生率 3.33%，显著低于手术组患者并发症发生率 26.7%。对左半结肠癌所致肠梗阻患者采用结直肠金属支架置入术治疗能够明显缓解症状，且安全性较高。邓科平等研究梗阻性左侧大肠癌患者 16 例，梗阻发生后均予以结肠镜下肠道支架置入解除梗阻，1～2 周后根据情况联合新辅助化疗或直接一期根治性手术＋吻合。结果 16 例患者肠道支架均置入成功，顺利解除梗阻，其中 14 例患者顺利手术，术后恢复良好；2 例患者因解除梗阻后拒绝手术自动出院。结论为肠道支架置入术在梗阻性左侧大肠癌患者一期手术中是首选治疗方法。

八、展望

上消化道梗阻患者，主要可以采用造瘘及支架置入治疗，肠道梗阻患者主要采用支架置入再通治疗。鉴于肠道的弯曲度及置入前路径较长，对于支架的研究主要集中于金属支架的柔软性、贴壁性，使得支架更好适应肠管的弯曲及更好的紧贴肠管壁，另一方面是支架输送器的研究，对于肝曲及右半结肠，由于路径长，支架准确输送至相关部位，对输送器有较高的要求。可降解支架也是研究方向之一，尤其是载药支架，局部可以抗肿瘤治疗，一定时间后可以再次置入相关支架，较金属支架有一定临床优势。

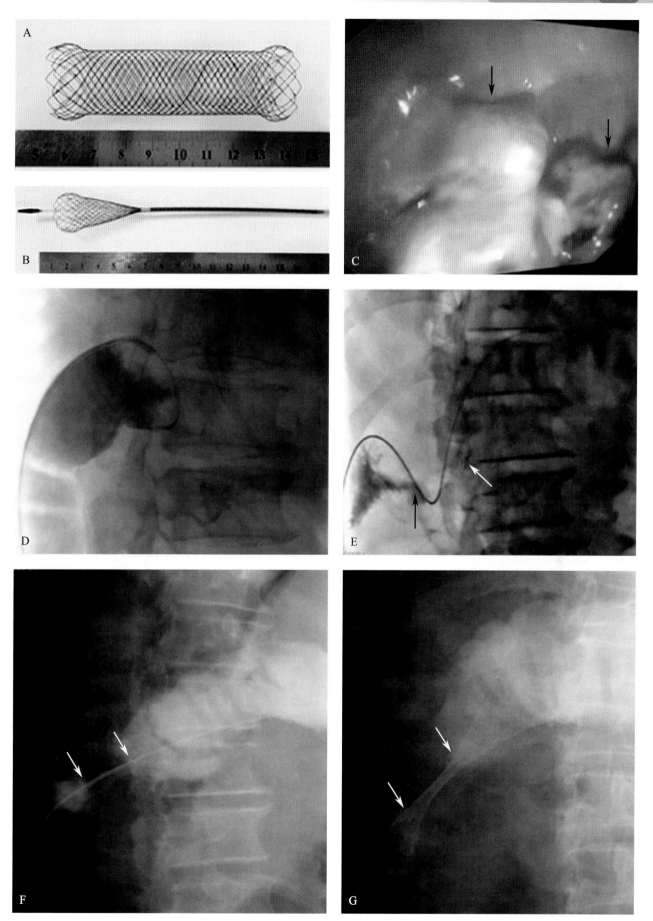

图 5-4-6　肝区结肠恶性梗阻支架置入术

A. 超顺应性自膨式金属支架；B. 支架输送器；C. 结肠镜检查显示肝弯曲处有结节状肿块（箭头）；D～F. 消化道造影证实结肠梗阻狭窄的范围和长度（箭头）；G. 超顺应性结直肠支架（26mm×80mm）在梗阻狭窄处释放及定位（箭头）

第二节 胃肠道瘘

一、概述

胃肠道瘘（gastrointestinal fistula，GIF）是指胃肠道之间、胃肠道与其他脏器间或胃肠道与腹腔、腹壁外有不正常通道，前者为内瘘：如胃空肠瘘、胃结肠瘘、空肠膀胱瘘等，后者为外瘘：即瘘管通向体表者。外瘘是腹部外科的一种严重并发症，发生于手术术后者约占80%。此外，创伤、手术损伤、严重腹腔感染、慢性肠道炎症及肿瘤等原因所致。临床上根据不同方法分类，可以分为高位瘘与低位瘘、高流量瘘与低流量瘘、多发瘘与复合瘘、管状瘘与唇状瘘等。

二、病因

由创伤、手术损伤、严重腹腔感染、慢性肠道炎症及肿瘤等损伤所致。

肠外瘘的危害主要是因肠液溢出肠腔外引起的一系列病理生理改变：①内稳态紊乱和循环血量减少（重要死因）；②营养不良（重要死因）：进食受限、富含蛋白质的消化液丢失、集体高分解状态、微量元素及维生素缺乏；③感染（主要死亡原因）：消化液积聚、组织器官腐蚀、肠道细菌移位等导致腹膜炎、腹腔感染、腹腔脓肿、全身感染，最后导致全身多器官衰竭。

三、临床表现

胃空肠瘘和细小的胃胆囊瘘可以完全没有症状。较大的胃结肠瘘可致粪便逆流入胃腔而引起粪臭样嗳气和呕吐，且由于胃内食物未经消化吸收而直接流入结肠，患者可出现腹泻、营养不良和消瘦等症状。肠道与肠道之间的内瘘有的可无症状，有的则出现腹泻、急性感染、营养障碍等症状。肠道与其他空腔脏器之间的内瘘多数有明显症状，主要是由于肠内容物流入另一受累脏器而引起的严重感染。

1. 胃肠内容物自体表创口（即瘘口）流出，瘘口可经久不愈。

2. 早期可有腹膜炎或腹腔脓肿的表现，即发热、腹胀或局限性压痛、反跳痛等。

3. 全身可出现脱水、酸中毒、营养不良。

4. 瘘口局部皮肤可出现糜烂及感染。

四、影像检查及诊断

胃肠道外瘘的诊断较易，从伤口排出的多为胃液和食物残渣。胃肠道内瘘的诊断比较困难，其临床表现与瘘孔的大小及其所在部位有关。钡餐或钡灌肠检查可见胃肠有钡剂漏出，根据其漏出的部位更可确定瘘孔的位置、受累脏器的病变情况，但也有一些胃肠道内瘘最终是通过手术探查才获确诊的。主要检查方法有X线和消化道造影、瘘管检查，必要可做CT。

1. 口服、胃管注入或灌肠染料、炭末、牛奶等。

2. 消化道造影 见到造影剂溢出胃肠道即可诊断，同时还可以判断瘘的位置、瘘是否与腹腔的脓肿相通，瘘口数量，瘘管走行方向，瘘上下端肠管通畅情况、有无胃肠原发疾病。

3. 瘘管造影 经瘘口注入造影剂，可以显示瘘管部位、走行方向、是否完整、肠壁瘘口和腹壁瘘口间有无脓腔，同时还可了解肠瘘及其肠祥的情况。但在瘘管较细时，效果欠佳。

4. 超声 必要时行B超引导下腹腔穿刺，穿出消化液即可诊断，同时可引流积液。易于在床旁实施，检查结果受个人因素影响很大。

5. CT 可以明确发现肠祥间的脓肿、深部脓肿、腹膜后脓肿、蜂窝织炎。不受腹腔积气肠管的影响，最大程度消除主观因素影响。

6. 内镜或腹腔镜乃至开腹手术探查。

五、诊断依据

1. 体表自瘘口，并有胃肠道内容物流出。

2. 口服染料（常用活性炭或亚甲蓝液）可自瘘口流出。

3. 自瘘口注入造影剂可发现瘘口与胃肠道之间相通。

六、并发症

可出现感染性休克、胃肠道大出血、呼吸衰竭等并发症。

七、治疗方法

（一）常规方法

首选保守治疗，然后根据患者情况选择外科手术治疗：目前常用的手术方式有：①肠切除吻合术。适于早期小肠瘘，腹腔感染轻的患者。②肠瘘旷置术。将有瘘口的肠段旷置，瘘之近、远侧的小肠切端吻合,恢复肠道连续性。适于小肠及结肠瘘。③带血管蒂肠浆肌片修补术:适于修补难于切除肠段的瘘,如十二指肠瘘。

(二)治疗原则

1. 纠正内稳态失衡 水、电解质和酸碱平衡失调。

2. 早期充分引流,严格控制炎症 抗生素治疗。

3. 加强瘘口处理 瘘口及其周围充分引流。若伴有腹膜炎者则需同时引流腹腔,控制腹腔内感染。经过一段时间(2~3)瘘口引流,瘘管已形成后,采用瘘口堵塞疗法。对瘘口较长、直径小于1cm者,用外堵法;对瘘口大、瘘管短或唇状瘘口者,用内堵法;瘘口周围皮肤有糜烂时,可涂以氧化锌软膏保护;瘘口周围组织形成脓肿者应切开引流。

4. 加强营养支持 营养支持治疗,输血纠正贫血。

5. 维护重要器官功能。

6. 恰当的选择决定性手术的时机关闭瘘口 适用于唇状瘘;伴有远端肠道梗阻的肠瘘;瘘管周围瘢痕组织过多,瘘管内已有上皮增生或瘘管周围有异物存留者;多发性瘘;继发于胃肠道特殊病变如癌肿、结核或局限性肠炎等的肠瘘;经全身和局部治疗不能治愈者,或肠内容物每日排出量大于500ml的肠瘘。手术方法包括:瘘管切除、瘘口单纯缝合

修补术、部分肠切除与肠吻合术、瘘口上、下肠襻间的短路吻合术、瘘口的贴补术或瘘口肠吻合术。

(三)介入治疗

在B超、CT引导下穿刺置管引流

1. 术前准备

(1)行消化道造影检查及CT平扫明确有无瘘及瘘口部位。

(2)治疗前5分钟口服10%~20%泛影葡胺。

2. 操作方法

(1)CT引导下置管术:根据CT平扫确定瘘口周围积液腔位置,选择穿刺点。根据上述CT扫描定位,选择进针部位、方向及进针深度,做好标记后,常规消毒铺巾,2%利多卡因局部逐层浸润麻醉,首先,使用cook微细穿刺系统的微细穿刺针向积液腔穿刺,经穿刺针置入0.018微细导丝,经CT扫描证实导丝位置后,保留微导丝,退出穿刺针套,顺微导丝用扩张鞘管扩张腹壁全层,再顺导丝置入12F多侧孔外引流管,收紧固定盘上丝线,使引流管远端在瘘口周围积液腔内卷曲成袢,避免引流管脱落(图5-4-7);根据瘘口的大小、瘘口周围积液腔的大小确定放置引流管根数,建议放置2根常规引流管或者1根黎氏双套管腹腔引流管(图5-4-8)。引

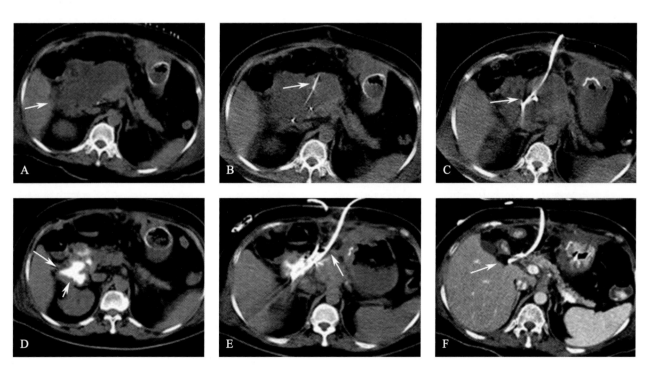

图5-4-7 胃窦后壁溃疡型低分化腺癌行胃大部切除术后十二指肠瘘CT引流术

A.CT平扫示十二指肠残端周围局限性包裹性积液(箭);B.CT引导下细针穿刺至包裹性积液腔,抽出含胆汁的脓液,确诊十二指肠残瘘,经穿刺针套管置入细导丝(箭);C.沿导丝顺利置入首根引流管(箭)至十二指肠残端瘘周围的积液腔内;D.首根引流管置入后2周CT复查示残端瘘周围积液轻度缩小(长箭),引流效果不佳,经引流管注入碘水后显示瘘口及后方十二指肠腔(短箭);E.经CT引导下向残端瘘周围积液腔置入第2根引流管(箭),两根引流管交替冲洗引流;F.引流3个月后复查(第2根引流管已拔出),十二指肠残端瘘周围积液吸收、消失(箭)

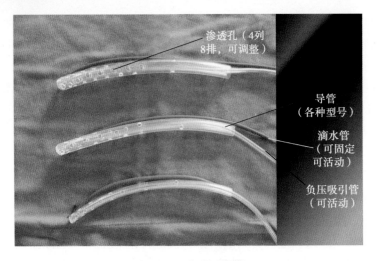

渗透孔（4列
8排，可调整）

导管
（各种型号）

滴水管
（可固定
可活动）

负压吸引管
（可活动）

图5-4-8　黎氏双套管

流管置入后2、4周后CT复查了解腹腔情况。

（2）超声引导下胆囊穿刺置管术：患者平卧位，超声检查了解胆囊位置、大小、周围器官情况。取右侧腋前线或腋中线第7、8肋间位穿刺点，测量穿刺点至胆囊的深度和方向。常规消毒铺巾，超声探头再次定位；2%利多卡因局部逐层浸润麻醉，用手术刀在穿刺点处切开3～5mm，嘱患者屏住呼吸，以8F清水性涂层猪尾巴引流导管组在超声引导下进行穿刺，超声图像上见穿刺针尖端经肝和胆囊床进入胆囊内，拔出针芯后抽到胆汁，将内套管抽出的同时，将导管送入胆囊内约10cm，3M胶贴固定导管，20ml注射器抽尽胆囊内胆汁，并用等渗盐水反复冲洗至冲洗液变清。抽取的胆汁送细菌培养和药敏试验，穿刺过程中全程心电监护。

术后处理：术后嘱患者卧床休息，给予适当镇痛和加强抗感染治疗，每天用等渗盐水行胆囊冲洗3次，观察胆汁引流量，胆汁性状，是否有腹膜炎体征，观察血常规、生化等变化情况。

3. 疗效评价　CT或超声引导下经皮穿刺放置引流管结合营养支持等综合治疗是胃肠道瘘的有效治疗手段，尤其是多根引流管或者黎氏双套管腹腔引流管结合生理盐水冲洗引流可能有助于提高引流效果，促进瘘口愈合。马明平等报道CT引导下置管引流治疗17例胃癌切除术后胃肠道瘘的疗效：7例置入单根引流管，10例置入两根引流管，结果表明CT引导下经皮穿刺放置引流管结合营养支持等综合治疗是胃癌切除术后胃肠道瘘的有效治疗手段，尤其是多根引流管结合生理盐水冲洗引流可能有助于提高引流效果，促进瘘口愈合。

肠瘘患者由于肠外营养，胆汁淤积为其常见并发症之一，需要行胆囊穿刺置管引流减压治疗。高

树孟回顾分析了32例肠瘘合并胆汁淤积行胆囊穿刺置管引流术治疗效果，全部患者置管4周左右顺利拔管，该研究认为胆囊穿刺置管引流能够有效改善肠瘘合并胆汁淤积患者的营养状况，且能降低感染发生率。

王玮等回顾性研究6例超声2例CT引导下腹腔置管治疗胃癌术后胃肠道瘘，研究表明介入穿刺置管等非手术治疗为胃癌根治术后胃肠道瘘的治疗提供了更多更好方法，可以避免再次手术，减轻患者痛苦、医疗费用，降低临床风险。

孙军等回顾分析29例食管癌术后吻合口瘘DSA下经鼻小肠营养管置入治疗的效果优于胃镜直视下操作，表现为患者心理、血压稳定性较好，并发症发生率较低，安全性高；结论是该方法值得临床推广应用。

黄埔等回顾性分析了腹腔双套管负压引流与单管引流在术后消化道肠瘘的临床效果，发现双套管负压引流较单管引流置管有效率高、置管时间和住院天数少。其他国内相关文献均报道双管引流对术后肠瘘治疗效果较单管引流好，建议采用双管负压引流治疗肠瘘。

八、展望

术后胃肠道内漏是消化道术后常见并发症之一，早期发现好早期治疗能明显提高患者的预后及生活质量。术后患者由于身体虚弱，再次手术风险较大，介入方法置管治疗是比较好的治疗手段之一，双管负压引流效果好于单管，故此双管引流是胃肠道瘘的介入置管的主流方向，同时可以进行局部的抗生素灌注治疗。

（程英升）

参 考 文 献

[1] 李海宏,黄克林,程惠民,等.数字减影血管造影引导肠道支架置入治疗结直肠肿瘤急性梗阻临床分析[J].山西医药杂志,2018,47(10):1183-1185.

[2] 肖定华,刘少俊,颜寒光,等.食管小球囊或乳头括约肌切开刀在结直肠癌性梗阻支架置入术中的应用[J].中南大学学报(医学版),2018,43(5):490-493.

[3] 赵广龙.支架置入术后择期腹腔镜治疗结直肠癌伴肠梗阻的疗效分析[J].数理医药学杂志,2018,31(5):643-645.

[4] 李洁.腹腔镜并支架置入治疗结直肠癌并肠梗阻的临床研究[J].临床医药文献电子杂志,2018,5(37):77-78.

[5] 段雪辉,吴伟东,尹合坤,等.结直肠金属支架置入术对左半结肠癌所致肠梗阻的治疗价值分析[J].齐齐哈尔医学院学报,2017,38(21):2519-2520.

[6] 邓科平,邱东达.肠道支架置入术在梗阻性左侧大肠癌患者一期根治性手术中的应用[J].海南医学,2018,29(1):117-118.

[7] 曾伟胜,黄育鑫,陈恩炎,等.胆石性肠梗阻CT诊断及临床意义分析[J].中国实用医药,2017,12(22):16-18.

[8] 程英升,朱悦琦.支架成形术治疗胃肠道良恶性梗阻性病变的研究进展[J].第二届亚太肿瘤介入大会第十二届中国肿瘤介入大会暨介入放射学新技术推广和诊疗规范普及大会会议汇编,2011:58-60.

[9] 王玮,靳洁洁,龙子雯,等.胃癌根治术后并发胃肠道瘘的诊治:附15例报告[J].中国临床医学,2015,22(3):353-355.

[10] 马明平,刘进生,王增林,等.CT引导下置管引流治疗胃癌切除术后胃肠道瘘[J].放射学实践,2014,29(7):841-844.

[11] 宋宝骥.胆囊肠道内瘘诊治进展[J].中国中西医结合外科杂志,2014,20(5):566-568.

[12] Ren J,Liu S,Wang G,et al. Laparoscopy improves clinical outcome of gastrointestinal fistula caused by Crohn's disease[J]. Journal of Surgical Research,2016,200(1):110-116.

[13] Parli SE,Pfeifer C,Oyler DR,et al. Redefining "bowel regimen": Pharmacologic strategies and nutritional considerations in the management of small bowel fistulas[J]. The American Journal of Surgery,2018,216(2):351-358.

[14] 高树孟.胆囊穿刺置管引流对肠瘘合并胆汁淤积患者的影响[J].河南外科学杂志,2017,23(1):92-93.

[15] 孙军,田晓锋,张卫华,等.DSA引导下经鼻小肠营养管置入在食管癌术后吻合口瘘患者中的应用[J].吉林医学,2018,29(8):1545-1546.

[16] 黄埔,黄鹤,洪书剑,等.采用Seldinger技术置双套管负压引流吸引在肠瘘治疗中的应用分析[J].皖南医学院学报,2017,36(03):256-259.

[17] 贺轲,李立恒,夏正林,等.DR引导下肠梗阻导管治疗腹腔镜胃十二指肠穿孔修补术后瘘[J].中国医学物理学杂志,2017,34(7):671-675.

[18] 叶新英,刘华之,王建忠,等.自制两种不同三套管在肠外瘘患者中的临床应用[J].当代医学,2017,23(26):157-159.

[19] 孔德伟,王嵩.复杂性肛管直肠瘘的影像学研究进展[J].中国中西医结合影像学杂志,2017,15(6):767-768,771.

[20] 胡佳.腹腔双套管持续冲洗引流联合营养支持治疗肠瘘的效果观察[J].现代诊断与治疗,2017,28(17):3240-3241.

[21] 贺佳玉,刘兴东.肠外瘘治疗进展[J].四川医学,2015,36(12):1739-1742.

[22] 李树栋,孟兴凯.胆管内瘘的诊疗现状[J].医学综述,2016,22(4):743-745.

[23] 张渝科,谭云火,吴国庆,等.自制双套管持续冲洗负压吸引治疗结直肠癌术后肠瘘[J].局解手术学杂志,2016,25(6):460-461.

[24] Abou Rached A,Basile M,Elmasri H. Gastric leaks post sleeve gastrectomy: review of its prevention and management[J]. World J Gastreoenterol,2014,20(38):13904-1310.

[25] Lee S,Ahn JY,Jung HY,et al.Clinical outcomes of endoscopic and surgical management for postoperative upper gastrointestinal leakage[J]. Surg Endosc,2013,27(11):4232-4240.

第五章　胃肠道动脉性出血

一、概述

胃肠道动脉性出血（arterial bleeding）是消化道疾病的常见症状。临床表现为急性和慢性出血。急性出血常为临床急症，需紧急处理。介入放射学在出血部位的准确定位，在出血原因的判定和有效的止血治疗方面均具有重要的作用。即通过选择性血管造影显示出血部位或显示病灶，经导管灌注血管收缩药物或栓塞出血动脉达到止血目的。

二、病因

胃肠道动脉性出血的原因甚多。其中，上消化道出血的最常见的原因是胃、十二指肠消化性溃疡、上消化道肿瘤、应激性溃疡和急慢性上消化道黏膜炎症。近年来，由于非甾体类消炎药（nonsteroidal antiinflammatory drugs，NSAIDs）、阿司匹林或其他抗血小板聚集药物也逐渐成为上消化道出血的重要病因。其次，剧烈呕吐引起的食管贲门部黏膜撕裂（Mallory-Weiss 综合征）、胃肠道手术后、上消化道血管畸形、Dieulafoy 病、胃黏膜脱垂或套叠、急性胃扩张或扭转、各种理化或放射性损伤、壶腹周围肿瘤、胰腺肿瘤、胆管结石、胆管肿瘤等浸入胃或十二指肠亦可引起出血。由于外科手术、内镜治疗和介入性操作导致的医源性胃肠道出血，近年来也有所增多，如胆道出血等。

下消化道出血的常见原因有：憩室病、小肠及结肠的良、恶性肿瘤、息肉、肠道的血管畸形、肠结核、局限性肠炎、急性出血性坏死性肠炎、直肠与肛管的损伤、痔、瘘等。肠道血管畸形也称血管发育不良，近年来，随着血管造影的应用，此类病变有所增加并受到重视，但病因尚不明确。基本病理改变是黏膜下小静脉间断性阻塞，静脉扩张扭曲，小静脉和毛细血管压力增高，毛细血管前括约肌功能失调，形成动静脉瘘，黏膜破溃出血。

三、临床表现

胃肠道出血以 Treitz 韧带为界分为上消化道出血和下消化道出血。临床上，上消化道出血多以呕血和黑便为主要表现；下消化道出血多以血便为主要表现。一般可分为隐匿性便血、慢性出血和急性大出血。出血在每小时 30ml 或 24 小时 1 500ml 以上为急性大出血，发病率为（19.4～57.0）/10 万。

四、诊断

（一）胃镜、肠镜

诊断消化道出血最常用的方法，不仅能明确出血部位与性质，还能进行治疗。胃肠钡剂造影检查是诊断胃肠病变的常用方法，但不能显示出血部位，对于急性胃肠道出血的患者目前已很少使用。

（二）同位素扫描

可以敏感地检测出 0.1～0.35ml/min 以上的胃肠道出血，但不能明确出血部位。

（三）CT 检查

增强 CT 扫描可以检测出 0.3～0.5ml/min 以上的胃肠道出血，并且对明确出血的部位及病因有很大帮助。

（四）血管造影

既能显示出血程度又可以判断出血部位，并常常可以明确出血的原因，如肿瘤、血管畸形等胃肠道器质性病变的存在。选择性血管造影不仅是诊断消化道出血的重要方法，也是介入治疗的第一步，在血管造影诊断的基础上，接下来将是介入性治疗的实施。

然而，并不是所有患者的胃肠道出血都能在选择性血管造影上得以明确的显示和诊断，在出血的间歇期，血管造影难以或不能显示出血。尽管 Baum 和 Nusbaum 的实验证明血管造影可检出 0.5ml/min 速度的出血，但后来大多临床经验证明，血管造影所能显示的出血,其出血速度须在 1.0～1.5ml/min 以上。影响血管造影诊断阳性率的因素包括:①病变的性质;②出血量和出血速度;③血管造影的时机;④是否进行超选择性血管造影;⑤造影技术和设备等。另外,肠道蠕动、积气以及呼吸配合也是影响造影诊断的因素。

血管造影时,出血的典型表现为造影剂外溢,即造影剂溢出动脉管腔之外。表现为动脉期某一血

管旁出现一团不规则形造影剂停留和聚积的阴影,并随着造影时间的延长而逐渐增大(图 5-5-1),而且在动脉中的造影剂已消失后,外溢的造影剂仍存在,并更加明显,久不消散。外溢造影剂的形态大小与出血速度、出血动脉大小和出血所在的组织间隙有关。连续或大量出血者,造影剂外溢范围大而易见,有时甚至可以显示胃肠道的黏膜像(图 5-5-2)。若为少量出血,多表现为不规则的造影剂局限性积聚。

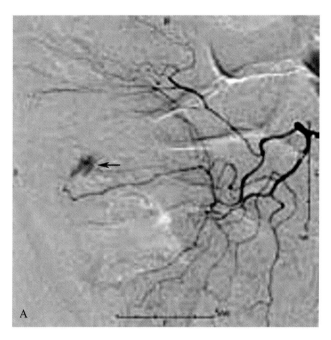
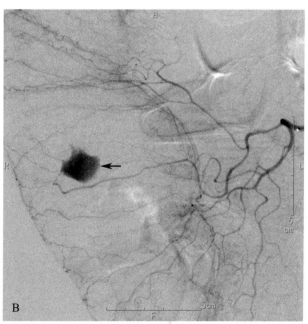

图 5-5-1 结肠出血(造影剂外溢)的造影表现

患者,女,63 岁,突然排大量血便。A.肠系膜上动脉造影显示回结肠动脉分支升结肠起始部见不规则造影剂外溢(箭);B.随着造影时间延长,造影剂外溢(箭)阴影逐渐增大

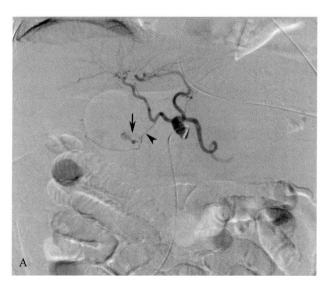
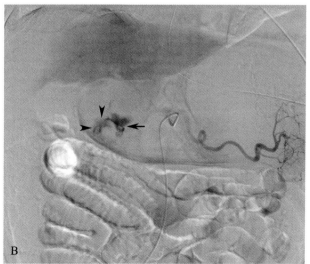

图 5-5-2 十二指肠球部出血所致造影剂外溢表现

患者,男,71 岁,突然呕血伴黑便,胃镜提示十二指肠球部溃疡并出血。A.腹腔动脉造影显示胃十二指肠动脉(箭头)分支出血,十二指肠球部区域不规则造影剂外溢(箭);B.随着造影时间延长,造影剂外溢增多(箭头),造影剂聚集在肠腔并显示肠道黏膜像(箭头)

外溢到肠腔内的造影剂，由于肠道内容物的稀释作用及肠道蠕动，可很快变淡消失，以致难以发现。外溢到胃肠道外的造影剂则会有较长时间的滞留。尽管处于出血间歇期的血管造影，常常不能发现任何造影剂外溢的征象，但如出血为肿瘤或血管畸形等胃肠道的器质性病变所引起，血管造影往往能清晰地显示病变本身，如肿瘤血管和肿瘤染色。这不仅提示了出血的部位，更直接地明确了出血的原因。

五、介入治疗

（一）介入简史

1963 年，Baum 和 Nusbaum 通过动物实验证明：选择性动脉造影可以发现 0.5ml/min 速度的出血病灶。1967 年他们又在血管造影诊断胃肠道出血的基础上，经导管动脉内灌注血管收缩药物，达到了止血的治疗效果。他们的这种创新性工作确立了血管造影和经导管止血治疗在胃肠道出血性疾病诊断和治疗中的作用与地位，这也标志着介入放射学已开始应用于此类疾病的临床治疗。

随着介入放射学设备、器材和技术的日臻完善，胃肠道出血的介入治疗已积累了相当丰富的经验，取得了很大的发展和进步。数字减影血管造影装置（DSA）的应用，使出血部位的定位诊断更为方便和敏感，血管收缩药物起初主要使用肾上腺素，后来发现血管加压素（vasopressin）更为安全而被普遍使用。与此同时，对血管加压素用于经导管灌注治疗胃肠出血的药理学、疗效学机制等也进行了深入广泛的研究。1972 年，Rosch 首次报告用自体凝血块栓塞胃十二指肠动脉治疗胃大弯溃疡出血获得成功。以后，血管栓塞的方法也被广泛地应用于胃十二指肠出血性疾病的治疗。

（二）适应证与禁忌证

1. 适应证

（1）各种消化道疾病引起的胃肠道动脉性出血，经保守（含内镜）治疗无效或无法行内镜治疗者。

（2）已明确诊断为慢性、间歇性消化道出血者。

（3）急性消化道大出血，临床允许暂不手术或病情不允许手术者。

2. 禁忌证

（1）严重的全身性感染。

（2）严重的肝、肾功能障碍。

（3）凝血功能障碍。

（4）冠心病、高血压、心律不齐等为药物灌注治疗的相对禁忌证。

（三）技术与方法

1. **设备、器械和药物**　对胃肠道出血的血管造影检查和介入治疗，应在具有完备的血管造影设备的条件下进行。血管造影装置，高压注射器是其必要的基本条件。当然，DSA 装置是进行此类介入诊断和治疗的最佳选择。应具备常规血管造影的导管材料和器械，5F 导管、0.035in 超滑导丝及微导管是超选择性插管必需的。栓塞材料常需具备普通钢圈、微钢圈、聚乙烯醇（PVA）颗粒、明胶海绵、组织胶等。

血管加压素（vasopressin）是一种纯净的抗利尿激素制剂，可使胃肠道及血管平滑肌收缩，对小血管平滑肌作用较强，而对大血管平滑肌的作用较小。这种血管收缩作用直接而迅速，不被肾上腺素能阻断剂所对抗，也不受血管去神经支配的影响，是介入治疗胃肠道出血的常用药物。其副作用是降低冠状动脉的血流量，并影响交感神经和迷走神经，引起心肌缺血及胃肠痉挛等。另外，单纯灌注加压素的再出血率高达 36%～43%。国内目前主要采用垂体后叶素。

2. **造影时机与部位**　只有在活动期出血时，血管造影才能显示出阳性征象，否则多为阴性。因此，有一个造影时机的选择问题。但实际工作中，常很难掌握，也很难确定在血管造影的瞬间，出血是否处在间歇状态。有人根据经验认为：临床上，对于已有明确诊断的胃出血，即使血管造影阴性，也可栓塞胃左动脉，并能收到良好的止血效果。

在实际应用中，可根据临床表现和内镜检查结果初步确定或判断出血部位，并选择相应的血管进行造影检查。如疑为胃出血，应行胃左动脉、胃十二指肠动脉造影；疑为十二指肠出血应行胃十二指肠动脉造影；小肠出血为肠系膜上动脉造影；结肠出血为肠系膜上动脉、肠系膜下动脉造影；肛门直肠区为肠系膜下动脉和髂内动脉。如临床不能提出出血部位的判断或按临床所估计的相应血管造影未见异常，可考虑增加所选择的血管检查范围，如拟定的肠系膜下动脉造影未见异常，可考虑再作肠系膜上动脉造影。如从动脉起始部造影阴性，而临床高度怀疑活动性出血，应尽可能用微导管超选择性插管至可疑血管内造影。目前认为，超选择性造影可提高造影的阳性率。

3. **药物灌注治疗**　动脉药物灌注很少应用于急性大出血，一般用于肠道弥漫性病变引起的出血或超选择性插管不成功的患者。明确出血部位后，即可开始药物灌注治疗。理论上，导管位置应尽量接近出血部位，既可提高疗效，又可减少药物用量，减轻副作用。例如，腹腔动脉造影发现胃出血，应把导管超选择性地插入胃左动脉。而另一方面，在不少情况下，并不必过分强调超选择插管。实践证明，治疗肠道出血不必行肠系膜上动脉分支的超选择插管，从肠系膜上动脉起始部灌注药物即能安全有效地达到治疗目的。十二指肠出血时，导管位于肝总动脉灌注药物即可。

血管加压素可溶解于生理盐水或 5% 葡萄糖中，先以 0.2U/min 的速度输注，持续输注 20～30 分，也可以用微量注射泵输注。输注完毕后，行血管造影复查。一般可见血管管径有中等程度的缩小、变细。如原出血部位未见造影剂外溢，表明出血已停止。留置导管，可将患者送回病房，用输液泵维持原剂量继续输注 12～14 小时，再将药物减至 0.1U/min，24 小时后，临床和血管造影检查均显示出血已停止，即可停止输注血管加压素（图 5-5-3）。导管应继续留滞 12 小时，并可用 5% 葡萄糖、生理盐水等输注观察。如临床上出血确已停止即可拔出导管，结束治疗。如以 0.4U/min 剂量仍无法控制出血，则说明血管加压素无效，应考虑其他治疗手段。

4. 栓塞治疗 栓塞的目标是超选择性栓塞出血血管，以降低动脉灌注压，同时保持足够的侧支血流，从而减少胃肠道坏死的风险。对于胃十二指肠出血，栓塞治疗具有肯定的疗效。特别是胃左动脉分支的出血，栓塞治疗效果最好，应作为首选的方法。但肠系膜上动脉、肠系膜下动脉的出血，栓塞治疗应谨慎。这是因为小肠和大肠的侧支吻合不丰富，栓塞不当可能会导致肠坏死。一般认为，超选择性插管用微钢圈栓塞弓状动脉或直小动脉较为安全，有较好的止血效果（图 5-5-4），也不致引起肠坏死。大粒径的聚乙烯醇（PVA）颗粒栓塞应谨慎使用，以免导致大面积的栓塞，引起肠坏死。小于 250μm 的 PVA 颗粒及明胶海绵颗粒可能随血流移动，使闭塞血管在终末动脉水平。这就导致了肠壁内循环的闭塞，超过了可以形成侧支循环的水平，增加了肠坏死的风险，应避免使用。已用血管收缩剂灌注治疗后再行栓塞治疗具有更大的肠坏死风险。总之，栓塞治疗应视出血的具体部位慎重地施行，并权衡利弊，选用最适宜的栓塞材料。应用 3mm 以下的微钢圈进行超选择性栓塞治疗，具有确切和持久的疗效。

栓塞前应详细了解临床资料，先行血管造影，明确出血部位，尽量判明出血原因，血供特点，血管解剖和侧支循环情况。据此决定是否作栓塞治疗，选择合适的栓塞材料。栓塞前应用微导管超选择性插管应小心操作，避免损伤血管或穿孔，导致血管痉挛或闭塞，同时导管端尽量接近出血部位。栓塞

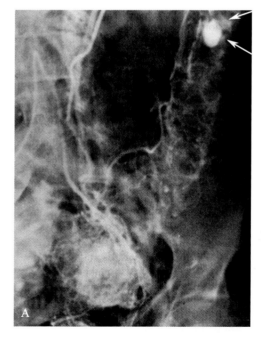
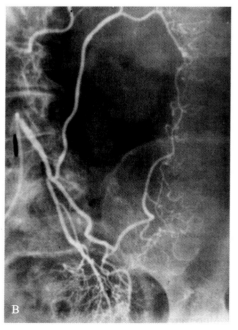

图 5-5-3 结肠出血的药物灌注治疗
79 岁女性突然便新鲜血，急诊行血管造影。A. 选择性肠系膜上动脉造影示造影剂从降结肠憩室（箭）中外溢；B. 24 小时内经导管血管加压素注入后，重复肠系膜下动脉血管造影显示出血血管血栓形成，无造影剂外溢

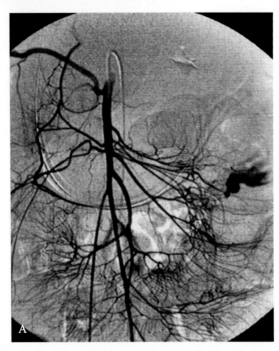
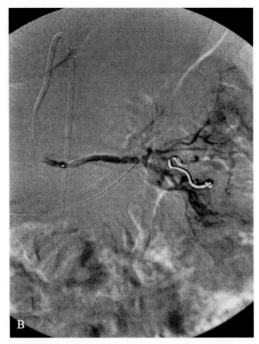

图 5-5-4　小肠出血的不锈钢圈栓塞治疗

A. 肠系膜上动脉造影见空肠弓状动脉远端限局性造影剂外溢；B. 以 2mm×2mm 及 1mm×4mm 钢圈 2 枚
行空肠动脉远端栓塞后，肠道内出血消失

后应再次造影，了解侧支循环情况，必要时栓塞侧
支血管，以减少再出血风险。

　　溃疡等各种原因引起的胃出血（图 5-5-5），可用
大粒径的明胶海绵颗粒栓塞胃左动脉。肿瘤所致的
胃出血，颗粒栓塞可能会引起肿瘤坏死、穿孔，应谨
慎栓塞。如临床和胃镜对胃出血的诊断明确，不论
血管造影是否显示出血，都可积极地栓塞胃左动脉。

　　十二指肠出血（图 5-5-6）可以通过使用微钢圈
栓塞胃十二指肠动脉或胰十二指肠动脉，或使用微

钢圈和大粒径明胶海绵胶颗粒一起栓塞胃十二指肠
动脉干出血位置的远端和近端。明胶海绵的颗粒不
必过于细小，以避免其进入细小的胰腺供血动脉。
胃十二指肠动脉栓塞后应常规行肠系膜上动脉造
影，了解侧支循环情况，必要时进行栓塞。

　　胃十二指肠血供有丰富的侧支循环，故大都可
耐受 1～2 支血管的明胶海绵栓塞。而以往有手术
史或其他原因使正常的侧支循环遭到破坏时，栓塞
治疗具有一定的潜在风险。

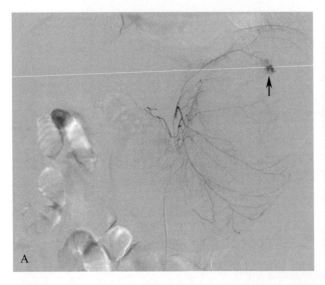
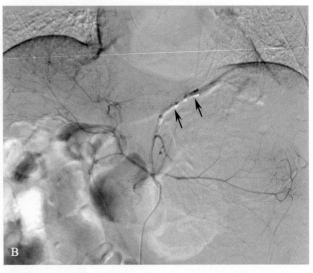

图 5-5-5　胃底出血的栓塞治疗

患者，男，56 岁，突然呕血，胃镜提示胃底出血。A. 选择性胃左动脉造影示胃左动脉分支限局性造影剂外溢至胃腔（箭）；
B. 用明胶海绵及微弹簧圈（箭）栓塞胃左动脉分支后，再次造影未见造影剂外溢，出血消失

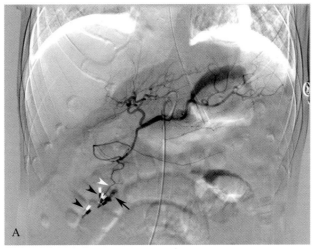
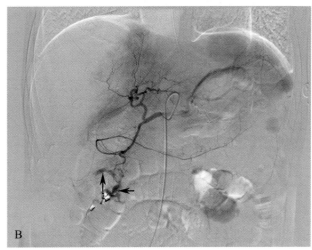
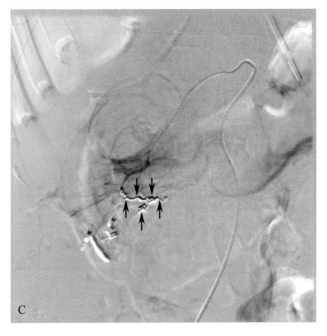

图5-5-6 十二指肠出血的栓塞治疗

患者，男，46岁，突然呕血并排大量黑便。胃镜检查提示十二指肠降段溃疡并出血，行钳夹止血失败。A. 腹腔动脉造影示胃十二指肠动脉分支（白箭头）金属夹（黑箭头）旁不规则造影剂外溢（黑箭）；B. 随造影时间延长造影剂外溢阴影（黑箭）逐渐增大；C. 用3mm×2mm及5mm×2mm微弹簧圈（黑箭）栓塞胃十二指肠动脉分支后造影，见造影剂外溢消失

肠系膜上动脉（superior mesenteric artery，SMA）出血应在血管造影诊断明确的情况下慎重考虑治疗方法。不少肠系膜上动脉出血的原因是肿瘤如平滑肌肉瘤、间质瘤或血管畸形，血管造影可以明确诊断。在此基础上，这些患者的主要治疗方法仍是外科手术。在大多数情况下，这些患者可以施行手术或急诊手术而不必先行栓塞治疗。因此，介入治疗的医生应与临床医生充分协商决定。如患者情况允许手术治疗，则可结束检查，不作栓塞治疗。只有在患者暂不能手术，须紧急止血的情况下，才考虑栓塞治疗。

肠系膜上动脉栓塞应作超选择性插管，导管端应置于出血动脉或尽量接近出血动脉分支。用微钢圈或大直径颗粒栓塞，造影复查，如无造影剂外溢或病理血管不显影即可停止（图5-5-7）。栓塞的目标动脉是直小动脉，在技术困难的情况下是弓状动脉。

肠系膜下动脉（inferior mesenteric artery，IMA）的栓塞不应损害边缘动脉。因此，也需超选择性插管，有时需要用微导管来完成（图5-5-8）。

肝胆病变引起的动脉性消化道出血，如胆道出血等，较少见。多由肝胆手术后或肝内动脉性病变引起，实施肝动脉超选择性栓塞治疗具有满意的效果（图5-5-9）。

（四）疗效评价

食管下段的动脉性出血，经胃左动脉选择性灌注血管收缩剂或栓塞治疗，多可获得很好的疗效，达到成功的止血效果。

因胃溃疡、胃炎等来自于胃左动脉的出血，经胃左动脉输注血管加压素，可使80%以上的患者获得成功的止血效果而免于手术治疗，约15%的患者可能发生再出血。来自胃短动脉、胃左动脉及胃网膜动脉的出血，血管收缩剂的灌注治疗也可使大多

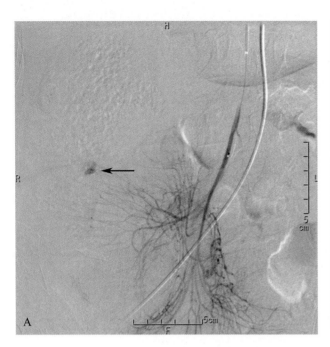
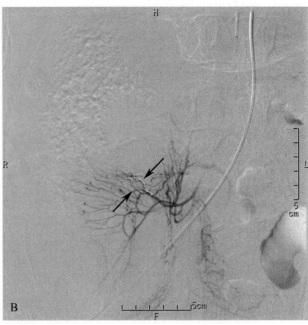

图 5-5-7　结肠出血的栓塞治疗

患者，男，70 岁，排大量血便。A. 肠系膜上动脉造影示回结肠动脉分支末梢升结肠区域造影剂外溢（箭）；B. 以 2mm×3mm 微弹簧圈 2 枚（箭）栓塞弓状动脉、直小动脉后，造影剂外溢消失。

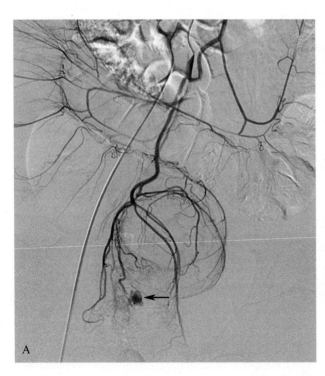
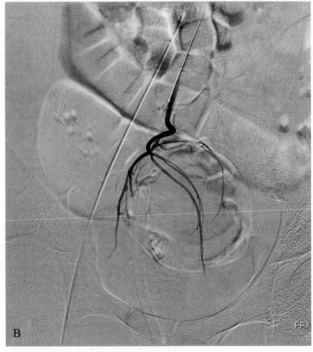

图 5-5-8　直肠出血的栓塞治疗

患者，男，54 岁，直肠癌术后复发并出血。A. 肠系膜下动脉造影发现直肠上动脉直肠区域造影剂外溢至肠腔（箭）；B. 以直径 560～710μm 的 PVA 颗粒栓塞直肠上动脉分支后造影未见造影剂外溢

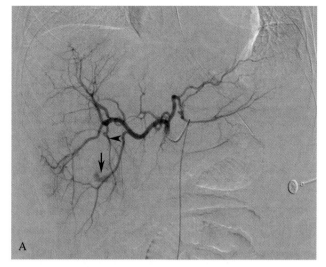

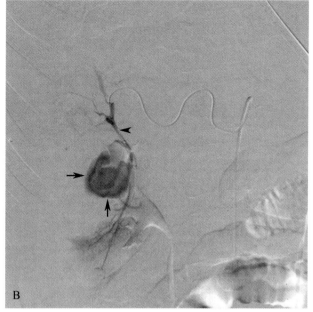

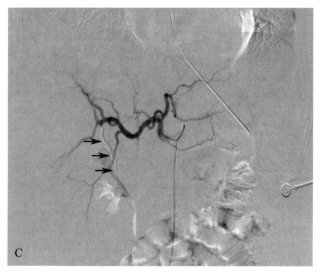

图 5-5-9 肝脏穿刺活检术后胆道出血的栓塞治疗

患者，男，22 岁，肝脏穿刺活检术后胆道出血。A. 经肝动脉造影考虑假性动脉瘤形成（箭），载瘤动脉为肝右动脉分支（箭头）；B. 微导管超选择性插至载瘤动脉（箭头）再次造影证实为假性动脉瘤（箭），大小约 27mm×20mm；C. 以微弹簧圈（箭）栓塞载瘤动脉后再次造影见假性动脉瘤不显影，出血停止

数患者成功止血。胃左动脉的栓塞治疗效果更为肯定，因其避免了动脉内长时间留置导管和血管加压素产生的副作用，与药物灌注治疗相比，具有更为确切的疗效，且并发症少。十二指肠溃疡出血的栓塞治疗效果一般也优于灌注治疗，但多数患者暂时止血后，最终仍需手术解决根本问题。

小肠出血的病因常为憩室病、血管畸形、肿瘤等。血管加压素对这类异常血管不起收缩作用，故灌注治疗通常无效。超选择性栓塞治疗可达到止血目的。但正如前所述，如患者情况允许手术，则首选手术治疗，不宜手术再行栓塞治疗。

结肠出血的血管加压素灌注治疗可以使 80%～90% 的结肠憩室出血得到控制，也可控制大多数血管发育不良引起的结肠出血。但结肠肿瘤出血灌注效果欠佳，应以外科治疗为主。

直肠动脉栓塞治疗直肠出血是安全、可靠的。

（五）并发症及其处理

血管加压素最常见的局部副作用是腹痛。如

果腹痛持续 20 分钟以上并有进行性加重，应考虑为肠缺血。药物剂量过大，导管进入血管小分支或血栓形成均可造成肠缺血。需立刻造影复查，并给予减少药物剂量或停止灌注，调整导管位置等相应处理。

血管加压素引起的全身副作用有抗利尿激素反应和心脏损害，表现为水潴留、电解质紊乱、血压升高、心律失常、心绞痛、心肌梗死等。所以留置导管药物灌注治疗的患者应同时行心电监护、测尿量，如发生全身反应，应停止灌注并作对症处理。

小肠和大肠的动脉栓塞治疗可造成肠缺血，甚至肠坏死的严重后果，故应极其谨慎地超选择栓塞，防止过度栓塞。

栓塞治疗时栓塞剂进入非靶血管造成其他器官的异位栓塞，可导致相应器官的缺血坏死，常见的有肾动脉、肠系膜动脉和脊髓动脉、下肢动脉等。一旦发生，会造成十分严重的后果。要求术者务必慎重操作，准确地掌握导管的位置和注入栓塞剂的数量和压力,避免异位栓塞的发生。

(朱康顺 郭永建)

参 考 文 献

[1] 贺能树,吴恩惠.中华影像学·介入放射学卷[M].北京:人民卫生出版社,2005.

[2] 《中华内科学杂志》《中华医学杂志》《中华消化杂志》《中华消化内镜杂志》,中华医学会消化内镜学分会.急性非静脉曲张性上消化道出血诊治指南(2015年,南昌)[J].中华内科学杂志,2016,55(2):164-168.

[3] Strate LL,Gralnek IM. ACG Clinical Guideline:Management of Patients With Acute Lower Gastrointestinal Bleeding[J]. Am J Gastroenterol,2016,111(4):459-474.

[4] Gerson LB,Fidler JL,Cave DR,et al. ACG Clinical Guideline:Diagnosis and Management of Small Bowel Bleeding[J]. Am J Gastroenterol,2015,110(9):1265-1287.

[5] Wells ML,Hansel SL,Bruining DH,et al. CT for Evaluation of Acute Gastrointestinal Bleeding[J]. Radiographics,2018,38(4):1089-1107.

[6] García-Blázquez V,Vicente-Bártulos A,Olavarria-Delgado A,et al. Accuracy of CT angiography in the diagnosis of acute gastrointestinal bleeding:systematic review and meta-analysis[J]. Eur Radiol,2013,23(5):1181-1190.

[7] Samuel R,Bilal M,Tayyem O,et al. Evaluation and management of Non-variceal upper gastrointestinal bleeding[J]. Dis Mon,2018,64(7):333-343.

[8] Sung JJ,Chiu PW,Chan FKL,et al. Asia-Pacific working group consensus on non-variceal upper gastrointestinal bleeding:an update 2018[J]. Gut,2011,60(9):1770-1777.

[9] 王海燕,顿晓熠,柏愚,等.中国上消化道出血的临床流行病学分析[J].中华消化内镜杂志,2013,30(2):83-86.

[10] Artigas JM,Martí M,Soto JA,et al. Multidetector CT Angiography for Acute Gastrointestinal Bleeding:Technique and Findings[J]. Radiographics,2013,33(5):1453-1470.

[11] Farrar FC. Management of Acute Gastrointestinal Bleed[J]. Crit Care Nurs Clin North Am,2018,30(1):55-66.

[12] Ramaswamy RS,Choi HW,Mouser HC,et al. Role of interventional radiology in the management of acute gastrointestinal bleeding[J]. World J Radiol,2014,6(4):82-92.

[13] 刘卉,肖潇,颜綦先,等.37例肠系膜血管病变致消化道出血的回顾性分析[J].胃肠病学和肝病学杂志,2018,27(1):66-69.

[14] Zuckier,LS. Acute Gastrointestinal Bleeding[J]. Semin Nucl Med,2003,33(4):297-311.

[15] 黄卫民,汪继辉.DSA诊断与介入治疗胃肠道动脉性出血的临床价值[J].现代消化及介入诊疗,2016,21(6):838-840.

[16] 叶营,孙相钊,蔡春调,等.急性非静脉曲张性上消化道出血的消化内镜诊治及再出血危险因素研究[J].临床急诊杂志,2016,17(7):524-528.

[17] Clarke MG,Bunting D,Smart NJ,et al. The surgical management of acute upper gastrointestinal bleeding:A 12-year experience[J]. Int J Surg,2010,8(5):377-380.

[18] 赵玉山,温树伟,畅俊平,等.介入诊断和栓塞治疗在消化道出血中的应用价值[J].世界华人消化杂志,2016,24(3):456-461.

[19] 黄军祯,罗耀昌,黄德佳,等.介入诊疗急性动脉性消化道大出血[J].中国介入影像与治疗学,2014,11(9):553-556.

[20] 肖池金,虞希祥,吴宽,等.经导管栓塞治疗急性消化道出血52例临床分析[J].介入放射学杂志,2013,22(10):860-862.

[21] 黄树圭,李军,武兴杰,等.经微导管栓塞灌注治疗动脉性消化道大出血[J].中华介入放射学电子杂志,2017,5(3):153-156.

[22] 刘文忠.老年人消化道出血[J].胃肠病学,2015,20(10):577-580.

[23] 马坤,郭山峰,梁定,等.内镜难治性胃肠道出血介入诊疗的安全性和有效性[J].中国介入影像与治疗学,2017,14(7):408-411.

[24] 马坤,梁定,郭山峰,等.胃癌相关性消化道出血介入治疗疗效分析[J].现代肿瘤医学,2018,26(2):243-246.

[25] 徐伟,李颖,周坦洋,等.胃肠道动脉性大出血的急诊介入栓塞治疗[J].介入放射学杂志,2013,22(4):330-334.

[26] 唐有进.下消化道出血诊断与治疗研究进展[J].当代医学,2013,19(19):13-14.

[27] 刘峰,李肖.消化道出血诊疗进展[J].浙江医学,2016,38(15):1307-1311.

[28] 陈鹏飞,任建庄,韩新巍,等.医源性上消化道出血血管造影诊断和栓塞治疗[J].介入放射学杂志,2016,25(2):111-115.

[29] Chua AE,Ridley LJ. Diagnostic accuracy of CT

angiography in acute gastrointestinal bleeding[J]. J Med Imaging Radiat Oncol, 2008, 52(4): 333-338.

[30] Ford PV, Bartold SP, Fink-Bennett DM, et al. Procedure guideline for gastrointestinal bleeding and Meckel's diverticulum scintigraphy. Society of Nuclear Medicine [J]. J Nucl Med, 1999, 40(7): 1226-1232.

[31] Zuckerman GR, Prakash C. Acute lower intestinal bleeding. Part Ⅱ: etiology, therapy, and outcomes[J]. Gastrointest Endosc, 1999, 49(2): 228-238.

[32] Winzelberg GG, Froelich JW, McKusick KA, et al. Radionuclide localization of lower gastrointestinal hemorrhage[J]. Radiology, 1981, 139(2): 465-469.

[33] Evangelista PT, Hallisey MJ. Transcatheter embolization for acute lower gastrointestinal hemorrhage[J]. J Vasc Interv Radiol, 2000, 11(5): 601-606.

[34] Funaki B. On-call treatment of acute gastrointestinal hemorrhage[J]. Semin Intervent Radiol, 2006, 23(3): 215-222.

[35] Funaki B, Kostelic JK, Lorenz J, et al. Superselective microcoil embolization of colonic hemorrhage[J]. AJR Am J Roentgenol, 2001, 177(4): 829-836.

[36] Aina R, Oliva VL, Therasse E, et al. Arterial embolotherapy for upper gastrointestinal hemorrhage: outcome assessment [J]. J Vasc Interv Radiol, 2001, 12(2): 195-200.

[37] Loffroy R, Guiu B, Mezzetta L, et al. Short-and longterm results of transcatheter embolization for massive arterial hemorrhage from gastroduodenal ulcers not controlled by endoscopic hemostasis[J]. Can J Gastroenterol, 2009, 23 (2): 115-120.

[38] Loffroy RF, Abualsaud BA, Lin MD, et al. Recent advances in endovascular techniques for management of acute nonvariceal upper gastrointestinal bleeding[J]. World J Gastrointest Surg, 2011, 3(7): 89-100.

[39] Ledermann HP, Schoch E, Jost R, et al. Superselective coil embolization in acute gastrointestinal hemorrhage: personal experience in 10 patients and review of the literature[J]. J Vasc Interv Radiol, 1998, 9(5): 753-760.

[40] Toyoda H, Nakano S, Takeda I, et al. Transcatheter arterial embolization for massive bleeding from duodenal ulcers not controlled by endoscopic hemostasis[J]. Endoscopy, 1995, 27(4): 304-307.

[41] van Vugt R, Bosscha K, van Munster IP, et al. Embolization as treatment of choice for bleeding peptic ulcers in high-risk patients[J]. Dig Surg, 2009, 26(1): 37-42.

[42] Kusano S, Murata K, Ohuchi H, et al. Low-dose particulate polyvinyl alcohol embolization in massive small artery intestinal hemorrhage. Experimental and clinical results[J]. Invest Radiol, 1987, 22(5): 388-392.

[43] Gordon RL, Ahl KL, Kerlan RK, et al. Selective arterial embolization for the control of lower gastrointestinal bleeding[J]. Am J Surg, 1997, 174(1): 24-28.

[44] Nicholson AA, Ettles DF, Hartley JE, et al. Transcatheter coil embolotherapy: a safe and effective option for major colonic haemorrhage[J]. Gut, 1998, 43(1): 79-84.

[45] Peck DJ, McLoughlin RF, Hughson MN, et al. Percutaneous embolotherapy of lower gastrointestinal hemorrhage[J]. J Vasc Interv Radiol, 1998, 9(5): 747-751.

第六章　胃左动脉栓塞治疗单纯性肥胖症

一、概述

肥胖症现在已成为世界性问题。《世界卫生统计（2015）》显示，全球约 62% 的肥胖人口集中在发展中国家，并且发展中国家超重和肥胖增长率持续增加。全球肥胖和超重总人口已由 1980 年的 8.57 亿人增至 2013 年的 21 亿，整体成人肥胖和超重人口增加了约 27.5%，儿童肥胖和超重人口增加了约 47.1%。至 2013 年，全球肥胖人口约有 6.71 亿，超过一半生活在美国、中国、德国、印度、俄罗斯、巴西、墨西哥和印度尼西亚等 10 个国家。虽然我国成年人肥胖率较低，但肥胖患者人数仅次于美国，目前中国成为肥胖人口的第 2 大国。

二、治疗

（一）治疗概述

对于肥胖患者的治疗，常利用饮食控制、运动、行为治疗、药物及外科手术等方式。非手术治疗手段虽能达到一定的减肥效果，但效果不稳定，且易于反弹。外科手术减肥的效果可维持较久。目前外科手术减肥有腹腔镜可调节胃捆扎带手术（laparoscopic adjustable gastric banding，LAGB）、腹腔镜袖状胃切除手术（laparoscopic sleeve gastrectomy，LSG）及腹腔镜胃旁路手术（laparoscopic gastric bypass，LGB）等。但这些减肥手术均属创伤性治疗手段，需要进行较大范围的胃和 / 或肠道的重建，且有一定的并发症，包括伤口感染、缝合处裂开、瘘、肠梗阻、心肺衰竭、肺栓塞、肺炎和心肌梗死等，对患者造成的创伤及痛苦较大。

（二）介入治疗

1. 介入原理　肥胖的发生与机体能量平衡状态的调节有着密切的关系，其中能量摄入和消耗之间的平衡起着关键作用。研究发现，一些脑肠肽通过作用于下丘脑神经中枢引起能量摄入和消耗的不平衡是导致肥胖的关键所在。Ghrelin 是其中一个具有促进摄食，维持正能量平衡作用的肽类激素。其生物学效应包括刺激腺垂体分泌生长激素，促进食欲，减少脂肪利用，从而维持正能量平衡。大鼠注射外源性 Ghrelin 后，会引起摄食的增加，体重也会相继增加，而且会明显减少能量的消耗。因为 Ghrelin 与食欲有着密切关系，所以 Ghrelin 也被称为"饥饿激素"。如果对 Ghrelin 的分泌予以控制，在理论上可以实现抑制食欲的目的。

胃底是 Ghrelin 分泌最丰富的部位，分泌水平是胃窦部的 10～20 倍。从解剖学角度看，胃左动脉发自腹腔动脉供应胃底绝大部分血流。而且，胃底的供血血管较单一，且容易辨别，经皮穿刺途径可进行超选择性插管及栓塞。近 10 年来的多项动物实验研究结果也证实，胃左动脉栓塞可以达到抑制实验动物的 Ghrelin 水平和降低其体重的目的。

2. 胃左动脉栓塞疗法　胃左动脉栓塞应用于上消化道出血的止血治疗及胃底、贲门处恶性肿瘤的介入治疗已经有 40 多年的历史。2015 年 Kipshidze N 首先在临床上用其治疗单纯性肥胖症。此后，国内外相继开展了多项前瞻性的研究。到现在为止，这种疗法在国内外仍处于初步应用研究阶段。

3. 介入治疗的适应证和禁忌证

（1）适应证

1）符合单纯性肥胖症诊断标准的患者，且 BMI≥30。

2）年龄 18～65 岁，性别不限；

3）无消化道相关手术史。

4）意识清楚，一般情况良好，患者本人愿意选择介入治疗者。

（2）禁忌证

1）年龄 <18 岁与 >65 岁者。

2）严重凝血功能障碍者或严重肝、肾功能不全者。

3）严重贫血者。

4）未使用有效避孕手段的育龄妇女，近一年有妊娠计划的妇女或正处于妊娠期、哺乳期妇女。

5）有严重的精神疾病或智力障碍者。

6）心、肺功能不全而不能耐受手术者。

7）有严重的胃炎、胃十二指肠溃疡疾病以及其他免疫性疾病、恶性肿瘤、活动性结核等疾病者。

4. 介入术前准备

（1）患者准备

1）术前血常规、血生化及肝、肾功能、纤溶功能等常规检查。

2）术前检查体重、BMI、血糖、血清 Ghrelin 水平、血压及腹部彩超、心电图、心功能、肺功能等。完善甲状腺功能系列、皮质醇、促肾上腺皮质激素兴奋试验（ACTH）、睾酮激素测定；女性患者应加查卵泡刺激素（FSH）、黄体生成素（LH）、催乳素（PRL）、雌二醇（EZ）、孕激素（PROG）及子宫和双附件彩超，以排除继发性肥胖。术前胃镜检查，排除胃部病变。术前磁共振检查测量腹部脂肪含量。

3）合并有糖尿病和 / 或高血压患者，术前控制血糖及血压至符合手术水平。

4）术前 6 小时禁食，术前 30 分钟肌注地西泮 10mg。

5）术前和患者及家属谈话，签署手术知情同意书。

（2）器械和药物准备

1）5F 导管鞘；5F RH 导管、胃左动脉导管；0.035in 超滑导丝；微导管及微导丝等。

2）栓塞剂：聚乙烯醇（polyvinyl alcohol，PVA）颗粒或微球（embosphere microspheres），栓塞剂直径为 300～700μm。

5. 介入操作方法 常规消毒、铺巾，经皮穿刺右侧（或左侧）股动脉，置入 5F 导管鞘。经鞘将 5F RH 或胃左动脉导管选择至胃左动脉并行造影，观察胃左动脉走行。然后用微导丝及微导管进行胃左动脉超选择性插管，成功后先做造影，明确胃左动脉供血范围，后经导管缓慢推注适量栓塞剂进行栓塞，栓塞完毕后复查造影。术毕股动脉穿刺点予以加压包扎或血管缝合器缝合后加压包扎。

6. 术后处理 术后平卧 8 小时，观察股动脉穿刺点出血情况。术后禁食 24 小时，予以补液及营养支持治疗。24 小时后流质饮食两天，两天后改正常饮食。术后 3～7 天内复查胃镜。术后两周内口服质子泵抑制剂奥美拉唑等，以防胃黏膜缺血坏死。

7. 疗效评价 胃左动脉栓塞术后定期观察体重、腰围、臀围、血清 Ghrelin 水平及腹部脂肪含量等指标。Syed MI 和 Weiss CR 均采用直径 300～500μm 的微球来栓塞胃左动脉，他们术后 6 个月的随访结果表明，肥胖患者行胃左动脉栓塞术是安全的，虽然极少数患者（1/5）出现了轻度的胃浅表性溃疡外，无其他严重不良事件的发生；体重减轻虽然在统计学上没有表现出显著性差异（因样本量太小），但可以看到逐步减轻的趋势。国内滕皋军采用直径 500～700μm 的 PVA 颗粒栓塞胃左动脉，通过再灌注成像分析栓塞前后胃左动脉血流情况，通过 MRI 测量手术前后腹部脂肪变化情况，并分析了体重、腹部脂肪变化、腰臀比变化与血浆 Ghrelin 及 Leptin 水平的关系。其随访 9 个月的临床结果表明，采用 PVA 颗粒栓塞胃左动脉是可行、安全的，无一例患者出现严重的胃黏膜坏死或穿孔及其他严重并发症。术后 9 个月，患者平均体重下降 12.9kg，血浆 Ghrelin 水平平均下降了 24.82%，腹部脂肪体积平均下降了 28.52%，腰围及腰臀指数也明显改善。

胃左动脉栓塞减肥治疗的主要优点表现在：①能完好地保留胃体及其消化功能，避免了外科手术的创伤打击及并发症。②创伤小，恢复快，住院时间短使患者易于接受。③较传统手术治疗简便、经济，一般不需输血，节省费用。④即使栓塞失败，仍可选择手术或药物治疗。尽管这一疗法在单纯性肥胖症的治疗上表现出了良好的安全性和独特的优势，但其在适应证的选择、栓塞剂的使用、栓塞范围，以及远期疗效等方面尚待进一步研究（图 5-6-1）。

8. 并发症及其处理

（1）导管操作及造影剂过敏所致并发症同一般介入处理。

（2）栓塞后综合征：为胃底缺血及机体对栓塞物的异物反应等所致。主要表现为上腹部胀痛、发热、恶心和呕吐等。一般在 3～7 天内消失，用镇痛剂、解热剂、质子泵抑制剂及胃黏膜保护剂等对症治疗，效果良好。

（3）胃黏膜缺血、坏死，导致胃壁溃疡甚至穿孔可能。主要与栓塞范围、栓塞程度及栓塞剂直径有关。手术中尽量行超选择性插管；栓塞胃左动脉在胃底部的 1～2 根分支即可；栓塞材料直径选择

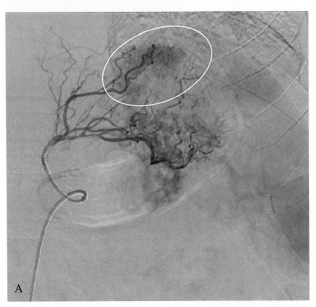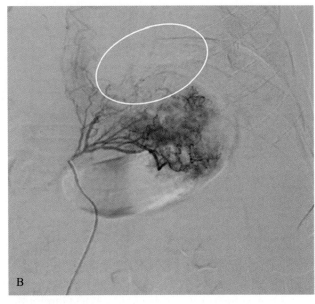

图 5-6-1 胃左动脉造影及栓塞前后对比

A. 胃左动脉栓塞前造影，显示胃左动脉在胃底部的分支及供血区域；B. 胃左动脉栓塞后造影，显示胃左动脉在胃底部的血供被阻断

不宜过小，一般不小于 300μm。术后禁食及预防性应用质子泵抑制剂及胃黏膜保护剂等有助于该不良事件的发生。

（郭金和　柏志斌）

第六篇

消化系统——肝胆脾胰

第一章　原发性肝癌（肝细胞肝癌）

一、概述

肝脏原发性恶性肿瘤居恶性肿瘤死亡原因的第 3 位，在东亚、南亚、中非和西非等地域发病率高，近年来美国和加拿大的发病率和死亡率亦有所上升。我国原发性肝恶性肿瘤是第 4 位发病、第 3 位致死的常见恶性肿瘤，全球每年新发的患者有近一半发生在我国，严重影响人民的生命健康。原发性肝癌主要包括肝细胞癌（hepatocellular carcinoma，HCC）、肝内胆管癌（intrahepatic cholangiocarcinoma，ICC）和肝细胞癌 - 肝内胆管混合型 3 种不同病理类型。这 3 种病理类型在肿瘤发生、发展和预后各不相同，其中肝细胞癌占到 85%～90% 以上，本节所指肝脏原发性恶性肿瘤为肝细胞肝癌。

二、病因与病理生理

（一）病因

肝癌多发生于乙型肝炎病毒（hepatitis B virus，HBV）感染患者，其次为丙型肝炎病毒（hepatitis C virus，HCV）感染、血吸虫肝炎、酒精性肝硬化患者。近年来，在非酒精脂肪性肝炎（NASH）、肥胖以及其他原因引起的肝硬化基础上发生肝癌的报道也日益增加，需引起重视。

（二）病理学

病理学诊断是肝癌诊断的"金标准"。只要肝脏占位病灶、手术切除组织标本或肝外转移灶活检，经病理组织学和 / 或细胞学检查诊断为肝癌即可确诊。肝癌在进行病理组织学诊断时必须重视与临床证据相结合，全面了解患者 HBV/HCV 感染情况、血清甲胎蛋白（AFP）和其他肿瘤标志物检测结果以及肝占位影像学特征等情况。肝癌病理组织诊断时需强调诊断的规范性，包括标本处理、标本取材、病理检查和病理报告等。

肝癌大体分型可分为结节型、巨块型和弥漫型 3 种。瘤体直径 <1cm 称为微小肝癌，1～3cm 称为小肝癌，3～5cm 称为中肝癌，5～10cm 称为大肝癌，>10cm 称为巨块型肝癌，而全肝散在分布小癌灶（类似肝硬化结节）称为弥漫型肝癌。目前，我国的小肝癌标准是：单个癌结节最大直径≤3cm；多个癌结节数目不超过 2 个，其最大直径总和≤3cm。

肝癌显微镜下需描述的病理内容包括：

1. 肝癌的 Edmondson-Steiner 分级（分 Ⅰ～Ⅳ 级）。

2. 肝癌的组织学类型（有细梁型、粗梁型、假腺管型和团片型等）。

3. 肝癌的生长方式（包括癌周浸润、包膜侵犯、微血管侵犯和卫星结节等）。

4. 肿瘤坏死（如肝癌介入、消融治疗后）、淋巴细胞浸润及间质纤维化的范围和程度。

5. 慢性肝病评估（如慢性病毒性肝炎或肝硬化程度）。需要强调的是肝癌微血管侵犯（microvascular invasion，MVI）是评估肝癌复发风险和选择治疗方案的重要因素，应作为常规病理检查指标。此外，随着分子病理学发展，还可以对评估肝癌克隆起源、药物靶点检测、生物学行为以及预后判断等相关的分子病理学检查，提供临床参考。

三、诊断与筛查

（一）肝癌的临床诊断

肝癌是目前唯一可以通过临床诊断获得确诊的实体肿瘤。我国肝癌患者多有 HBV 或 HCV 感染病史以及肝硬化背景、甲胎蛋白（AFP）升高、影像学（CT/MRI/ 超声造影）有典型的"快进快出"的肝癌特征，即增强动脉期病灶明显强化、门脉期或延迟期强化下降。结合肝癌发生的高危因素、影像学特征以及血清学分子标记物可以做出临床诊断。

根据我国《原发性肝癌诊疗规范（2017 年版）》，

肝癌临床诊断的标准和方法如下：

1. 有 HBV/HCV 感染，或者有任何原因引起肝硬化患者，至少每隔 6 个月进行一次超声及 AFP 检测，发现肝内直径≤2cm 结节，动态增强 MRI、动态增强 CT、超声造影及普美显动态增强 MRI 四项检查中至少有两项显示有典型的肝癌特性，则可做出肝癌的临床诊断；对于发现肝内直径 >2cm 的结节，则上述 4 种影像学检查中只要有一项有典型的肝癌特征，即可临床诊断为肝癌。

2. 有 HBV/HCV 感染，或者有任何原因引起肝硬化者，随访发现肝内直径≤2cm 结节，若上述 4 种影像学检查中无或只有一项检查有典型的肝癌特征，可进行肝穿刺活检或每 2～3 个月密切的影像学随访以确立诊断；对于发现肝内直径 >2cm 的结节，上述 4 种影像学检查无典型的肝癌特征，则需进行肝穿刺活检以确立诊断。

3. 有 HBV/HCV 感染，或者有任何原因引起肝硬化者，如 AFP 升高，特别是持续增高，应该进行上述 4 种影像学检查以确立肝癌的诊断，如未发现肝内结节，在排除妊娠、活动性肝病、生殖胚胎源性肿瘤以及消化道（如胃的肝样腺癌）的前提下，应该密切随访 AFP 水平以及每隔 2～3 个月 1 次的影像学复查。

需要强调的是在临床工作中肝癌表现可千变万化，因此，对不符合上述诊断标准的患者应严密动态随访，并与肝功能变化对比分析；如 AFP 检查阴性患者可检查 AFP 异质体、异常凝血酶原（DCP）以及 α-L- 岩藻苷酶等；CT/MRI/ 超声造影 3 种影像学检查技术必须清楚、可靠，符合诊断标准；利用 3 种检查的各自特点，优势互补，必要时多种检查方法相互结合、综合检查、全面评估，以提高肝癌检出和诊断的准确性。对临床无法确诊的患者或者需与其他肝脏原发、继发肿瘤相鉴别时应行穿刺活检以最终明确诊断。

（二）肝癌的筛查

肝癌筛查的人群主要是针对可能罹患肝癌的高危人群，包括：既往有 HBV 和 / 或 HCV 感染、长期酗酒、非酒精脂肪性肝炎、食用被黄曲霉毒素污染食物、各种原因引起的肝硬化、合并糖尿病以及有肝癌家族史等的人群，尤其是年龄 40 岁以上的男性风险更大。

肝癌筛查的主要手段包括血清甲胎蛋白（AFP）和肝脏超声检查，建议高危人群每隔 6 个月进行至少 1 次检查。对 AFP 和超声检查怀疑有肝癌的患者可行肝脏 CT/MRI 动态增强或超声造影检查进一步明确。

四、介入治疗

（一）经动脉导管治疗

肝癌的导管治疗主要包括经动脉化疗灌注术（trans-arterial chemo-infusion，TACI）、经动脉化疗栓塞术（trans-arterial chemo-embolization，TACE）和经动脉栓塞术（trans-arterial embolization，TAE）三种方式，其中 TACE 是目前肝癌非手术治疗最常用和有效的方法。国际上将 TACE 治疗推荐为 BCLC B 期肝癌患者首选治疗方法，我国《原发性肝癌诊疗规范（2017 年版）》更是将 TACE 推荐为 Ⅰb～Ⅲb 期肝癌有效的治疗方法，其中Ⅱb、Ⅲa 期患者为首选。

肝癌导管治疗的理论基础：①解剖学基础：肝脏为肝动脉、门静脉双重供血器官，正常肝脏血供 70%～75% 来自门静脉，仅 25%～30% 来自肝动脉；而肝癌血供 95%～99% 来自肝动脉。正常肝组织和肝癌组织两者间血供差异决定了经肝动脉导管治疗安全可行；②肝癌生物学特征：肝癌多为动脉性富血供肿瘤，具有虹吸效应；肿瘤血管缺乏平滑肌、组织无 Kupffer 细胞，缺乏吞噬能力，碘化油等栓塞剂可较长时间聚集在肿瘤血管和组织中，使其缺血、缺氧而致肿瘤坏死，而对正常肝组织的影响相对较小。③药物代谢动力学基础：经肝动脉灌注化疗药物可增强药物的首过效应，使肿瘤组织局部化疗药物浓度明显增高，有利于更好的杀灭肿瘤细胞提高化疗疗效；化疗药物通过血液循环后可再次到达肿瘤部位，重复对肿瘤细胞进行打击，此情况类似全身静脉化疗；经靶血管动脉灌注化疗药物在增加肿瘤局部药物浓度同时，由于肿瘤组织首过摄取，外周血浆最大药物浓度明显降低，全身其他器官摄取药物浓度较全身静脉化疗显著减少，患者副反应明显减少。有报道经肝动脉灌注化疗药物治疗肝癌时，肝脏局部组织药物浓度可高达全身浓度的 100～400 倍，而瘤区药物浓度则高于正常肝组织的 5～20 倍。另外，将带有化疗药物的栓塞剂（如碘油乳剂、载药微球等）注入肿瘤供养血管和新生血管，一方面阻断了肿瘤动脉血供，另一方面化疗药物缓慢释放，可持续打击肿瘤，致使肿瘤缺血性坏死和诱导肿瘤细胞凋亡。

1. TACE 的适应证

（1）肝功能分级 Child-Pugh A 或 B 级。

（2）ECOG 评分 0～2。

（3）预期生存期大于3个月。

（4）肿瘤情况：①首选为Ⅱb期、Ⅲa期患者；②可以手术切除，但由于其他原因（如高龄、严重肝硬化等）不能或不愿接受手术的Ⅰb期和Ⅱa期患者；③部分有肝外转移的Ⅲb期患者，预计通过TACE治疗能获益；④巨块型肝癌患者，肿瘤占整个肝脏的比例<70%；⑤门静脉主干未完全阻塞，或虽完全阻塞但门静脉代偿性侧支血管丰富或通过门静脉支架置放可以复通门静脉血流者；⑥肝肿瘤破裂出血及肝动脉-门脉静分流造成门静脉高压出血；⑦高危肝癌患者手术切除后，预防性TACE以期早期发现和治疗残癌或复发灶；⑧肝癌移植术后复发患者。

2. TACE的禁忌证

（1）肝功能严重障碍（Child-Pugh C级），包括黄疸、肝性脑病、难治性腹水或肝肾综合征。

（2）凝血功能严重减退，且无法纠正。

（3）门静脉主干完全被癌栓栓塞，且侧支血管形成少，且不能行门静脉支架复通门静脉主干向肝血流者。

（4）合并活动性肝炎或严重感染且不能同时治疗者。

（5）肿瘤远处广泛转移，估计生存期<3个月者。

（6）恶病质或多器官功能衰竭者。

（7）肿瘤占全肝比例≥70%癌灶；如果肝功能基本正常，可考虑采用分次适度栓塞。

（8）外周血白细胞和血小板显著减少，白细胞<3.0×10^9/L（非绝对禁忌，如脾功能亢进者，与化疗性白细胞减少有所不同），血小板<50×10^9/L。

（9）肾功能障碍：肌酐>2mg/dl或者肌酐清除率<30ml/min。

3. TACE治疗必须遵循的基本原则

（1）在良好的DSA造影机下进行。

（2）严格掌握TACE的适应证和禁忌证。

（3）必须超选择插管至肿瘤供养血管分支进行治疗。

（4）加强患者肝功能保护。

（5）强调TACE治疗的规范化和个体化，定期随访，按需治疗。

（6）如经过4~5次TACE治疗，肿瘤仍继续进展，应考虑换用或联合其他治疗方法，如外科手术、局部消融和系统治疗等。

TACE治疗前应进行良好的动脉造影，以全面准确评价肿瘤病灶的血供情况。肝动脉造影时导管可置于腹腔动脉或肝总动脉起始部，造影图像采集应包括动脉期、实质期和静脉期。若发现肝脏某区域血管稀少或缺乏，则可能存在肝动脉变异或供养肿瘤的侧支循环，应探查相应的动脉血管（如肠系膜上动脉、膈下动脉、胃左动脉等），以发现异位起源的肝动脉或侧支供养血管。对严重肝硬化、门静脉主干/分支癌栓以及巨块型肿瘤患者，还应经脾动脉或肠系膜上动脉行间接门静脉造影以了解门静脉向肝血流情况。

4. TACE治疗的栓塞剂

（1）碘化油：属液态末梢性栓塞剂，具亲肿瘤性，经肝癌供养动脉分支注入后可选择性长期沉积在肿瘤组织内，达到末梢栓塞效果。同时碘化油可作为载体使化疗药物在肿瘤组织局部浓度增加和缓慢释放，形成化学性栓塞。

（2）明胶海绵：属固态中效类栓塞剂，栓塞后7~21天可吸收，常与碘化油联合使用以减缓或闭塞肝癌供血动脉分支血流，也可用于肝动脉-静脉瘘的栓塞。明胶海绵可根据需要自制成明胶海绵条、颗粒、胶状物以及高压消毒明胶海绵胶等，目前亦有标准化明胶海绵颗粒供临床使用，粒径150~1 400μm不等。需要强调的是明胶海绵栓塞后可继发血栓形成，高压消毒明胶海绵不易吸收可致血管永久性闭塞。

（3）空白微球：属固态永久性栓塞剂。微球主要包括聚乙烯醇（PVA）、Embosphere微球、海藻酸钠微球等，粒径从40~1 000μm不等。与明胶海绵相比，微球具有形状规则、组织分布均匀、更易控制血管栓塞级别以及栓塞持久、效果确切等特点。理论上肝动脉栓塞时微球粒径应>30μm以防经动-静脉吻合支直接进入静脉系统，同时微球只有栓塞<200μm的细小动脉才能彻底有效地阻断肿瘤供血动脉血流。微球粒径越小，栓塞肿瘤效果越好，栓塞后肝内侧支形成也越少。考虑到肝硬化基础、肿瘤病灶异常血管结构及微球具有粒径可变性等，微球理想直径应为40~300μm。

（4）药物洗脱微球：是近10余年研发的用于肝癌介入栓塞治疗的新型栓塞剂，属固态永久性栓塞剂。目前临床应用的药物洗脱微球主要有DC-Beads、HepaSpheres和CalliSpheres三种。药物洗脱微球采用聚乙烯（PVA）、丙烯酸聚合物（乙烯醇-丙烯酸钠）通过机械吸附和正负电荷之间相互吸引形成离子键等加载化疗药物，如表多柔比星、伊立替康等。药物洗脱微球加载化疗药物的稳定性优于碘化油乳剂，在利用微球栓塞同时，加载的化疗药物可缓慢持续释放，达到化学性栓塞效果。三种药物洗脱微球各有特点，使用前应充分了解和掌握。DC-Bead 及 CalliSphere 载药后粒径会缩小至原来 70% 左右，而 HepaSphere 载药后粒径根据载药方式不同可增大 2～4 倍。

（5）无水乙醇：属液态永久性栓塞剂，栓塞后能即刻使蛋白凝固、血管内皮细胞脱水、破坏，血细胞破坏、沉淀、集聚，导致血栓形成，血管被永久性栓塞，栓塞后侧支循环较难建立。无水乙醇应用时技术要求较高，相对较难控制，目前除用于明显肝动脉 - 静脉瘘栓塞外，在肝癌 TACE 治疗中很少使用。

（6）组织胶：属液态永久性栓塞剂。可根据靶血管粗细和血流量配成不同浓度比例。与无水乙醇类似，栓塞时技术要求相对较高，在酌情用于肝动脉 - 静脉瘘栓塞外，常规 TACE 治疗中很少使用。

（7）弹簧圈：属固态永久性栓塞剂，常用于较大血管分支的栓塞，但栓塞后容易建立侧支循环，故较少用于肝癌的 TACE 治疗。

（8）放射性微球：国外有 Y-90、P-32、HO-166 等玻璃微球用于临床，代表性为 Y-90 玻璃微球。常用于结直肠癌肝转移患者栓塞治疗，也可用于原发性肝癌或肝癌伴门静脉癌栓的治疗。我国大陆目前暂无可用的放射性微球供临床使用。

TACE 最常使用的栓塞剂仍是带有化疗药物碘油乳剂联合明胶海绵、微球等。每种栓塞剂均有其优点和不足，术者使用前需充分了解和掌握，以保证安全、有效使用栓塞剂。栓塞时应根据肿瘤的大小、血供丰富情况、是否合并肝动脉 - 静脉瘘、门静脉癌栓以及患者肝功能状况及耐受性综合考虑，合理选择。

5. TACE 治疗栓塞原则

（1）尽可能使用复杂类栓塞剂，如带有化疗药物的碘油乳剂。

（2）先用末梢类栓塞剂行肿瘤周围性栓塞再行中央性栓塞。

（3）应将导管超选择插管至肿瘤的供血动脉分支内再进行栓塞。

（4）原则上碘油乳剂用量要足，可依据肿瘤区碘油沉积是否浓密、瘤周是否已出现门静脉小分支影为界限。单次 TACE 治疗碘油乳剂的量一般为 5～20ml，不超过 30ml，以免造成肝功能严重损害或碘油异位栓塞，碘油乳剂栓塞后可根据情况加用颗粒型栓塞剂（如明胶海绵颗粒、微球等）。

（5）注射栓塞剂应在透视监视下缓慢注入，避免栓塞剂反流进入非靶器官。

（6）TACE 栓塞时应尽量栓塞肿瘤的所有供养血管分支，以使肿瘤去血管化。但应尽可能保留肝固有动脉或肝左、右动脉，以利于再次 TACE。对肿瘤负荷较大患者，应根据患者一般状况、肝功能状态以及动脉供血等具体情况分次治疗。

6. 精准 TACE 治疗

随着微导管的广泛应用、超选择性插管技术的进步以及各种新型栓塞剂的应用，精细 TACE 治疗已经成为肝癌 TACE 治疗的基本操作要求。精细 TACE 治疗的特征有：

（1）以微导管技术为基础的超选择插管至肿瘤的供血动脉分支。

（2）TACE 术中类 CT 技术为辅助的靶血管精确插管及栓塞后疗效的监测。

（3）栓塞材料的合理应用，包括碘化油、微球、药物洗脱微球及 Y-90 微球等。精细 TACE 的核心是采用微导管超选择插管至肿瘤的供血动脉分支内进行栓塞，这既有利于提高 TACE 疗效又可以减少正常肝组织损伤，保护患者肝功能。对于小肝癌或局限于某一肝段 / 亚段的肝癌病灶而言，精细 TACE 治疗的优点更加突出，微导管超选择至肿瘤供血动脉分支，可足量注入碘化油乳剂，碘化油乳剂除沉积于肿瘤组织外，还可进入肿瘤周边门静脉小分支内，造成肿瘤供血动脉分支、周边门静脉分支双重栓塞，从而进一步提高肿瘤坏死率，甚至达到介入性肝段 / 亚段切除的效果。对大肝癌 / 巨块型肝癌，采用精细 TACE 治疗能使栓塞剂更好的到达肿瘤局部，减少栓塞剂进入正常肝组织，造成不必要的肝功能损害。

7. TACE 常见相关并发症及其处理

（1）化疗栓塞综合征：最常见，患者可出现恶心、呕吐、肝区闷痛、腹胀、厌食等症状，可给予支持疗法、止吐、吸氧、镇痛等处理。镇痛可按照癌症疼痛三阶梯止痛疗法，使用非阿片类、弱阿片类、强阿片类药物，尽量让患者无痛苦或减少痛苦；对无激素使用禁忌证患者 TACE 治疗后 3～5 天内酌情使用小剂量的激素，可减轻化疗栓塞综合征程度。

（2）术中胆心反射：属化疗栓塞导致肝区缺氧、疼痛，刺激胆道血管丛的迷走神经所引起的一种严重不良反应，患者表现为严重胸闷、心率减慢、心律不齐、血压下降，严重者可导致死亡。术前可给予阿托品或山莨菪碱预防，如术中患者出现迷走神经反射症状，可给予吸氧、静脉推注阿托品 0.5～1mg，用多巴胺升血压等措施治疗。

（3）肝脓肿、胆汁瘤：栓塞后肿瘤或正常肝组织坏死合并感染可导致肝脓肿；供养胆管的动脉栓塞后可致胆管坏死形成胆汁瘤。患者出现肝脓肿，应根据血培养/脓液培养药敏给予抗生素治疗，形成明显脓肿者采用经皮穿刺引流；对于较大的胆汁瘤亦可经皮穿刺引流；TACE 治疗后肝脓肿/胆汁瘤形成的危险因素包括糖尿病，有胆管、胰腺手术史，尤其胆肠吻合、十二指肠乳头切开术、胆管支架植入术等。

（4）上消化道出血：可能系溃疡出血或门静脉高压性出血，前者按溃疡出血处理；后者除给予止血药及制酸药外，还需使用降低门脉压力的药物（如醋酸奥曲肽）。若大量出血，需用三腔管压迫止血，或急诊内镜下注射硬化剂和/或结扎曲张静脉团。仍不能止血时，可急诊给予经皮穿刺行肝胃冠状静脉及胃底静脉栓塞术，或急诊 TIPS 手术。

（5）急性肝功能损害：表现为血清胆红素及丙氨酸转氨酶（ALT）、天冬氨酸转氨酶（AST）等指标异常升高。这种情况应在原有保肝药物的基础上，调整和加强用药。术前充分评估患者肝功能和肝硬化情况，对肝硬化严重，肿瘤巨大患者超选择性插管栓塞、控制栓塞剂量、分次栓塞可预防。

（6）血细胞减少：表现为白细胞、血小板，或全血细胞减少。原因为化疗药物，或脾功能亢进所致。可用升白细胞和血小板药物，必要时给予输血，或在 TACE 前或同时给予部分性脾动脉栓塞术治疗脾功能亢进。

8. TACE 治疗的随访及间隔期间治疗 一般建议第一次 TACE 治疗后 4～6 周时复查 CT 和/或 MRI、相关肿瘤标志物、肝肾功能、血常规检查等，根据检查结果按需治疗。若影像学检查显示肝脏的瘤灶内碘油沉积浓密、肿瘤组织基本坏死、病灶无增大和无新病灶者，可暂缓行 TACE 治疗，以利于患者肝功能和免疫力恢复。后续 TACE 治疗频率也应根据随访结果而定，主要包括患者对上一次 TACE 治疗反应、肝功能和体能状况的变化而定。每次随访间隔可 1～3 个月，依据 CT 和/或 MRI 动态增强扫描，特别推荐 MRI 动态增强评价肿瘤坏死存活情况，以决定是否需要再次 TACE 治疗。目前主张以 TACE 为主的综合治疗，即 TACE 联合其他治疗方法，目的是控制肿瘤、提高患者生活质量和使患者带瘤长期生存。

9. TACE 治疗的疗效评估 根据实体瘤 mRECIST 评价标准以及 EASL 评价标准评估肝癌疗效。用于短期疗效的评价指标包括：肿瘤客观反应率（CR+PR 比率）、疾病进展时间（time-to-disease progression, TTDP）、疾病无进展生存时间（progression free survival, PFS）等。长期疗效指标主要为患者总生存期（overall survival, OS）。对不能手术切除的肝癌患者采用以 TACE 治疗为主的综合治疗以延长患者 OS 是临床治疗的最终目的。

（1）TACE 术中锥形束 CT 的应用以及 TACE 术后疗效判断：TACE 术中锥形束 CT 的应用：肝癌 TACE 治疗术前良好的 DSA 动脉造影能显示肿瘤大小、数目、是否合并动静脉瘘以及肿瘤供血动脉情况，栓塞治疗后造影能显示栓塞后肿瘤去血管化程度、是否仍有残存肿瘤血管和染色等。常规的 DSA 造影属于二维成像技术，对显示肿瘤供血动脉分支三维解剖结构、评价栓塞治疗后肿瘤内碘油沉积情况等仍存在一定的缺陷和不足。随着 DSA 机器性能的提升和重建软件的开发应用，锥形束 CT（cone-beam CT, CBCT）功能越来越受到重视。平板 DSA 采用的数字平板探测器与传统影像增强管相比，具有更大的宽容度，能记录更多的二维影像信息，这是进行 CBCT 软组织成像的硬件基础。DSA 的 C 臂进行旋转扫描就可以获取被检者的三维容积数据，通过计算机重建可以得到类似 CT 扫描图像。CBCT 的三维图像信息不仅包含 3D-DSA 的增强血管信息，还包含大量的软组织信息，成像特点更接近于 CT，也可以进行容积重建（VRT），最大密度投影技术（MIP），多层面重建技术（MPR）等后处理，目前在神经介入、肾脏、肝脏得到越来越多的应用。CBCT 根据不同厂家不同 DSA 机型可称为 X-per CT（飞利浦数字减影血管造影系统）、Dyna CT（西门子数字减影血管造影系统）和 Innova CT（通用数字减影血管造影系统）等。

CBCT 功能的主要作用主要有：①CBCT 动脉造影可通过 MIP、MPR 等三维重建技术，更加清楚的显示肝动脉及其分支的三维解剖结构，更加清楚明确显示肿瘤供血动脉分支，为 TACE 治疗中微导管超选择插管提供指导和帮助；②可更立体直观显示肝内肿瘤血管和染色情况，更大程度的发现肝内小病灶；③TACE 栓塞术后三维重建可清晰显示碘油沉积情况、肿瘤去血管化以及残存肿瘤血管和染色等情况，更准确的评价栓塞疗效。近期的研究表明，采用 CBCT 指导下的精细 TACE，肿瘤病灶 CR

比例明显高于单纯 DSA 动脉造影。

CBCT 图像采集方法因不同厂家、不同 DSA 机型而有所不同。采集时需患者屏气配合，综合考虑造影导管直径、导管头位置、造影剂稀释程度、造影剂反流以及动脉血流速度等因素。目前，CBCT 可清晰显示肝脏亚段动脉以上的肝动脉及其分支。CBCT 图像质量与肿瘤病灶情况如肿瘤大小、血供丰富情况和供血动脉增粗扩张情况等密切相关。影响 CBCT 血管成像质量的因素有膈肌运动、门静脉显著增强、肝动脉 - 肝实质低的强化比等。另外，由于心脏搏动伪影，对肝脏 II、III 段的显示比 IV～VIII 段显示差。

（2）TACE 术后疗效判断

1）肿瘤标志物检查：AFP 是肝癌最常用于评价 TACE 治疗疗效的肿瘤标志物。对治疗前 AFP 升高的患者，AFP 随访能提示肿瘤治疗后的反应。TACE 疗效好的患者随访 AFP 多可恢复正常或较治疗前明显下降。该检查可作为治疗后长期辅助监测的手段，但仅为定性诊断而不能定位。约 1/3 的肝癌患者 AFP 可为阴性，对于这部分患者 AFP 随访无价值。对于 AFP 阴性的患者可复查异常凝血酶原（DCP）、AFP 异质体以及 α-L- 岩藻苷酶等。

2）影像学检查：术后介入术中包括无创伤性检查（超声、CT、MRI 和 PET-CT 等）和有创伤性检查（DSA 血管造影）。它们能直观地显示治疗前后肿瘤变化情况，为患者制订进一步治疗方案提供有用的信息。每种检查各有其优缺点，临床医师应合理应用。

① 彩超：是最简单和经济的随访方法。普通超声能显示 TACE 治疗前后肿瘤大小变化，有无新生病灶、门静脉癌栓、邻近脏器是否转移以及腹水等情况。彩色多普勒超声（CDFI）能显示 TACE 治疗前后肿瘤血流动力学改变和肿瘤周围血供的情况，评价 TACE 疗效。超声检查与检查者的临床经验和主观判断关系密切。碘油在超声图像上是一种强反射的超声吸收剂，易出现杂乱的强回声反射，影响对肿瘤坏死和残存组织的观察，在检测肝左叶病灶、病灶位置较深（距离肝表面 >5cm），肿瘤直径 <2cm、动脉侧支细小，血流速度低于可探测水平的病灶时易产生假阴性。超声造影可弥补常规超声检查的不足，进一步提高 TACE 治疗后残存肿瘤诊断的敏感性和准确性。

② CT 检查：是目前临床最常用的随访方法。CT 平扫能清楚显示肿瘤部位、大小和数量的变化以及肿瘤内碘油的沉积情况，CT 动脉期增强能显示残存肿瘤的强化。碘油 CT 更是目前检测肝内小病灶和微小病灶最敏感的方法。肿瘤区内碘油沉积量与肿瘤坏死和残存有密切的关系。病灶内碘油沉积越浓密，存留的时间越长，肿瘤组织坏死程度越高，而无碘油沉积区或少碘油沉积区则肿瘤残存成份较多。CT 动态增强扫描可见残存肿瘤强化，但碘油致密的高密度会极大的影响对强化肿瘤残存区域的观察。采用双源 CT 灌注扫描有助于 TACE 治疗后疗效评价的准确性。

③ MRI：能直观地显示肝癌 TACE 治疗后的各种病理变化，对判断 TACE 疗效有较高的价值。SE 序列 T_2WI 低信号代表凝固性坏死，具有很高的特异性；MRI 动态增强扫描能清楚显示残存肿瘤强化情况，对判断肝癌碘油栓塞后肿瘤坏死和存活优于 SE 序列。增强早期病灶内的强化区提示肿瘤残存，并能鉴别 T_2WI 均为高信号的肿瘤残存和凝固性坏死伴出血。

随着 MRI 技术的发展，MRI 功能成像越来越多用于肝癌 TACE 疗效评价。与 MRI 形态学评价相比，MRI 功能成像能更早期预测肝癌 TACE 疗效。文献报道，MRI 弥散功能成像中的表观弥散系数（apparent diffusion coefficient，ADC）在患者肝癌 TACE 治疗后 1 个月的变化情况比通常的 mRECIST、RECIST 和 EASL 评价标准更准确预测 TACE 疗效。ADC 值受 MRI 检查技术等因素影响较大，尚需进一步深入研究。

虽然 CT 和 MRI 动态增强均能观察残存病灶的血供和强化特征，但 MRI 动态增强在数据采样方式上与 CT 增强不同，它采用多层面间隔式的 K 空间采集技术，保证全肝的多层面在同一时间内完成采样，MRI 一个回合增强扫描收集的是一次屏息的扫描整个过程，持续时间长，反映的信息多，病灶增强情况容易捕捉，而 CT 动态增强显示的是病灶层面扫描的一个时刻，持续时间短，信息量较少；采用碘油 TACE 治疗后碘油的高密度还会极大影响对 CT 动脉期残存病灶强化的观察，而 MRI 增强扫描则避免了这一影响，能更准确地显示残存病灶的强化；MRI 对肝癌 TACE 治疗后纤维包膜的显示率明显高于 CT。因此，推荐采用 MRI 平扫加增强联合弥散功能成像作为首选影像学检查方法来判断肝癌 TACE 疗效。

④ PET-CT：能显示 TACE 治疗后高代谢活性的残存肿瘤，可发现肝癌其他部位转移灶（如骨转移、

淋巴结转移等），为 TACE 后肝内肿瘤疗效评价以及肿瘤分期再评估提供帮助。但就肝内肿瘤局部疗效判断而言，PET-CT 的敏感性较 MRI 差，且检查费用昂贵，并不推荐采用 PET-CT 作为评价肝癌 TACE 治疗后局部疗效评价的常规检查手段。

⑤ DSA：高质量的 DSA 造影能清楚显示 TACE 治疗后残存肿瘤血管、肿瘤染色、动 - 静脉分流和肝内新病灶等情况，较准确判断肿瘤坏死和存活，评价肝 TACE 治疗效果。根据 DSA 的结果还能针对残存肿瘤继续 TACE 治疗。DSA 造影随访的另一个重要价值体现在寻找残存肿瘤侧支循环，为彻底栓塞肿瘤血供提供依据。影响 DSA 造影准确性的因素主要包括造影剂的浓度和流速、导管的部位以及病灶大小和血供丰富程度等。采用超选择插管高流速造影有利于提高小病灶的检出率和显示肿瘤残存。DSA 的缺点为有创性的检查，不能用于常规随访。另外，部分少血供肿瘤 DSA 造影难以清楚显示，此时需结合其他检查，甚至穿刺活检。

TACE 术后疗效判断影像学标准：目前 TACE 术后肿瘤局部疗效判断的影像学标准仍是以形态学评价为主，主要评价靶病灶对治疗的客观反应率，即完全缓解（complete response，CR）、部分缓解（partial response，PR）、病灶稳定（stable disease，SD）、病灶进展（progressive disease，PD）。影像学检查主要以 CT/MRI 增强为标准，特别是 MRI 动态增强扫描更加准确。目前应用于肝癌 TACE 疗效的影像学判断标准有 WHO 标准、RECIST（Response Evaluation Criteria in Solid Tumors）（1.0 版）、RECIST（1.1 版）标准、mRECIST 标准（Modified Response Evaluation Criteria in Solid Tumors）、EASL 标准（European Association for the Study of the Liver）等，评价标准具体方法见表 6-1-1。各种影像学评价标准均有其优缺点，WHO、RECIST 标准主要以肿瘤大小变化情况为标准，对 TACE 治疗后肿瘤坏死等评价存在局限性，EASL 和 mRECIST 弥补了上述不足，采用增强 CT/MRI 残存肿瘤强化来评价疗效。因此，目前临床上常采用 mRECIST 和 EASL 标准，对判断肝癌 TACE 治疗预后准确性较高。

10. TACE 疗效和影响预后的因素 由于接受 TACE 治疗的肝癌患者背景各异、TACE 治疗方法不尽相同，各家报道的临床疗效也存在一定差异。虽然 TACE 治疗方案有所差异，缺乏统一标准，但其对控制肝癌局部生长，延长患者生存期等疗效显著。近期文献结果显示，采用带有化疗药物（如铂类、多柔比星类）的碘化油乳剂加明胶海绵的常规 TACE 治疗 10 108 例肝癌患者，其客观有效率为 52.5%，1 年、2 年、3 年、5 年生存率分别为 70.3%、51.8%、40.4%、32.5%，中位生存期为 19.4 个月。

影响肝癌 TACE 治疗预后因素较多，不同作者有不同的结论，主要包括：肿瘤类型和临床分期、肝功能状态、碘油沉积情况和是否采用综合治疗等。

（1）肿瘤类型和临床分期：①肿瘤的数目、大

表 6-1-1 肝癌 TACE 治疗后疗效的影像学判断标准

	WHO	RECIST（1.0 版）	RECIST（1.1 版）	mRECIST	EASL
影像学检查方法	无特殊要求	CT/MRI 增强	CT/MRI 增强	CT/MRI 增强	CT/MRI 增强
病灶要求	只要可测量，无特殊要求	病灶直径 >10mm，每个脏器最多 5 个靶病灶，共计最多 10 个靶病灶	病灶直径 >10mm，每个脏器最多 2 个靶病灶，共计最多 5 个靶病灶	病灶直径 >10mm，可测量	病灶直径 >10mm，可测量
测量方法	测量靶病灶最长径 × 与之垂直的短径	测量靶病灶最长径	测量靶病灶最长径	测量靶病灶最长径和强化存活病灶直径	测量强化存活病灶直径
CR 标准	所有靶病灶完全消失，无新病灶	所有靶病灶完全消失，无新病灶	所有靶病灶完全消失，无新病灶	所有靶病灶完全消失，无新病灶	所有靶病灶完全无强化，无新病灶
PR 标准	靶病灶缩小≥50%	靶病灶缩小≥30%	靶病灶缩小≥30%	靶病灶缩小≥30%	靶病灶坏死无强化≥50%
SD 标准	介于 PR 和 PD 之间	介于 PR 和 PD 之间	介于 PR 和 PD 之间	介于 PR 和 PD 之间	介于 PR 和 PD 之间
PD 标准	靶病灶增大 >25%，有新病灶	靶病灶增大 >20%，有新病灶	靶病灶增大 >20%，有新病灶	靶病灶增大≥20%，有新病灶	靶病灶增大或强化≥25%，有新病灶

小：单结节型肝癌较多结节型或弥漫型肝癌疗效好。弥漫型肝癌即使采取 TACE 治疗，患者生存期亦较难超过 1 年；②肿瘤直径越小，效果越好，一般认为直径 <5cm 肿瘤的预后较直径 >5cm 者好。③肿瘤动脉血供的丰富程度：动脉供血丰富、肿瘤染色明显，同时又不伴有动静脉瘘的结节型肝癌，碘油等栓塞剂能相对较多的进入肿瘤组织，并较长时间沉积在肿瘤局部，TACE 治疗效果较好。相反，肝动脉供血较差或有明显动静脉瘘患者治疗效果相对较差。④肿瘤边界和包膜：肿瘤形成包膜或边界相对清楚，代表肿瘤相对局限、对周围正常组织无浸润或侵犯较少，TACE 疗效较好。TACE 治疗后肿瘤形成完整的纤维包膜提示治疗效果好。⑤门静脉癌栓：是影响 TACE 疗效的关键因素，有门静脉癌栓患者预后较无门静脉癌栓患者差，且受累门静脉级别直接影响疗效。主干癌栓完全闭塞门静脉血流且无门静脉海绵样变患者是 TACE 禁忌证。⑥肝动静脉瘘：也是影响疗效的关键因素。明显的动静脉瘘使碘油等栓塞剂不易在肿瘤内存留，严重影响栓塞疗效。另外，大的肝动脉 - 门静脉瘘可致门静脉高压，患者出现消化道出血、顽固性腹水等；肝动脉 - 肝静脉瘘可致早期肺部转移。⑦临床分期：肿瘤临床分期越好，TACE 疗效越好。Ⅰ～Ⅱ肝癌患者 TACE 治疗后总生存期明显优于Ⅲ～Ⅳ患者。

（2）肝功能状况：肝功能状态和肝脏储备功能是患者接受 TACE 治疗的基础，与 TACE 预后密切相关。肝硬化越严重、肝功能储备越差者 TACE 疗效越差。除外肿瘤因素，严重肝硬化者也较容易出现肝功能衰竭或门静脉高压，食管胃底曲张静脉破裂大出血，从而严重影响患者预后。对严重肝硬化患者，应强调精细 TACE 治疗，采用单纯性化疗栓塞以最大限度保护肝功能。同时，应重视对肝硬化并发症，如食管胃底静脉曲张等的治疗，以避免或减少因肝硬化并发症引起的死亡。

（3）肿瘤内碘油沉积情况：研究表明，碘油在肿瘤内沉积的类型与常规 TACE 疗效密切相关，TACE 后肿瘤区内碘油沉积越浓密，存留的时间越长，肿瘤组织的坏死程度越高，而无碘油沉积区或少碘油沉积区则肿瘤残存较多。TACE 治疗后 CT 和病理对照发现，碘油沉积浓密的病灶肿瘤坏死程度达98%，碘油沉积区无存活肿瘤组织，而碘油部分沉积病灶坏死程度仅为 64%。Nishimine 等将碘油在肿瘤内部沉积分为 4 种类型：Ⅰ型，碘油均匀一致的沉积，又分为两个亚型：Ⅰa 型，肿瘤周围肝组织内有

碘油沉积、Ⅰb 型，肿瘤周围肝组织内无碘油沉积；Ⅱ型，肿瘤内碘油沉积有部分缺损；Ⅲ型，碘油斑片状不均匀沉积；Ⅳ型，肿瘤内仅有少量碘油沉积。Ⅰa 型碘油沉积患者肝 TACE 治疗后的生存率明显高于其他类型的患者。肿瘤内碘油沉积情况受肿瘤肝动脉血供、超选择插管、碘油用量和侧支血管等因素影响，因此应强调超选择性插管和碘油完全性栓塞。

（4）综合性治疗方法应用：尽管 TACE 近期疗效显著，但远期疗效仍有限。目前对不能手术的肝癌提倡以 TACE 治疗为主的综合性治疗。研究表明，TACE 联合其他局部治疗手段（如消融治疗、放射性粒子植入以及全身系统治疗等）较单纯的 TACE 治疗能进一步提高肿瘤局部坏死率和 TACE 疗效，延长患者总生存期（见联合治疗部分）。

11. TACE 治疗进展主要包括

（1）新型栓塞剂的应用：主要是药物洗脱微球和放射性微球。药物洗脱微球应用最多、最具代表性的是 DC-Beads。与常规 TACE 治疗相比，DC-Beads 在肿瘤治疗后 6 个月的客观有效率（CR+PR），患者 1、2 年生存率方面具有优势，尤其是对疾病相对较晚患者更加安全有效（如肝功能 Child B 级、ECOG 评分 1 分，肿瘤位于两叶和术后复发）。近期随机对照研究结果显示两种方法对延长患者总生存期无显著性差异；放射性微球最具代表性的是 Y-90 玻璃微球，多个单中心的临床研究表明，Y-90 治疗肝癌安全、有效，虽然患者 PFS、OS、肿瘤复发率与常规 TACE、载药微球相比无明显差异，但患者栓塞后的副反应明显减轻。因此，药物洗脱微球和放射性微球的应用尚需多中心、前瞻性的随机对照研究以获得更高级别的循证医学证据。

（2）使用同轴 2.0F 甚至以下的微导管行超亚段栓塞。

（3）新型导管的使用：如带闭塞球囊导管，可更好的使碘油乳剂等栓塞剂进入肿瘤内，减少注射时栓塞剂反流。

（4）DSA 新功能使用：类 CT 功能、锥形束 CT 辅助，术中栓塞后即刻评价栓塞疗效。

12. TACE 治疗不足 虽然 TACE 取得了长足的进步，但仍属姑息性治疗范畴，患者长期生存率仍较低（17%～32.5%），主要原因是栓塞不彻底、血管再通、肿瘤异位供血、碘油廓清等，单纯 TACE 较难使肿瘤在病理上达到完全坏死；同时，TACE 治疗后缺氧可导致缺氧诱导因子（HIF-α）升高，上调

VEGF 等促血管生成因子，促进残存肿瘤新生血管形成，从而导致肿瘤复发和转移。因此，目前越来越强调在 TACE 治疗基础上联合局部消融、适行放疗或全身系统治疗等综合治疗，以进一步提高 TACE 疗效。

（二）消融治疗

1. 概述 局部消融治疗是借助影像技术引导（超声、CT 或 MRI）对肿瘤靶向定位，局部采用物理或化学方法直接杀灭肿瘤组织的治疗手段。肝癌的消融治疗有物理性消融和化学性消融两种。物理性消融是通过加热或冷冻肿瘤组织，从而灭活肿瘤病灶的治疗方法，主要包括射频消融（radiofrequency ablation，RFA）、微波消融（microwave ablation，MWA）、高功率超声聚焦消融（high power focused ultrasound ablation，HIFU）、激光消融（laser-induced thermotherapy，LITT）、冷冻治疗（cryoablation）等，其中 RFA 和 MWA 最常用和具有代表性。化学性消融主要是指用化学的方法（即往病灶内注入化学物质，如无水乙醇、乙酸等）使局部组织细胞脱水、坏死、崩解，从而达到灭活肿瘤病灶的目的，临床应用最多的是经皮无水乙醇注射治疗（percutaneous ethanol injection，PEI）。消融治疗的路径有经皮穿刺、腹腔镜或开腹 3 种方式，介入治疗最常用的是经皮穿刺途径。消融治疗具有快速高效、直接作用于肿瘤组织，肿瘤坏死确切等优点，同时对机体整体和肝功能影响小，可以反复应用，目前已成为除手术切除和 TACE 之外的最常用的肝癌治疗方法。

RFA 治疗是通过射频电极针在肿瘤靶区产生高频交变电流（>10kHz），肿瘤内的正负离子在交变电场中高速振动、摩擦产热，消融区局部温度超过 50℃，从而使肿瘤发生蛋白变性、细胞膜崩解和凝固性坏死。多个 RFA 与手术切除的随机对照研究表明，对于直径≤3cm 的肝癌，RFA 治疗患者总生存率与手术切除无明显差异，但患者无瘤生存率略逊于手术切除。因此，RFA 与手术切除、肝移植一样，被推荐为直径≤3cm 的肝癌患者根治性治疗手段。

MWA 治疗是我国常用的热消融方法，它是通过频率 915MHz 或 2 450MHz 的电磁波产生电场，微波进入肿瘤组织后，水分子、蛋白质分子等阻止微波传播，并以每秒亿万次速度使微波折射，分子高速振动、摩擦碰撞产生电解热，在极短时间内产生 65～100℃ 的高温毁损肿瘤。与 RFA 相比，MWA 具有升温速度快、消融范围大、消融时间短、受组织炭化及热沉降效应小，不受电流传导影响、无需接地负极片等优点，越来越多的应用于直径 >5cm 的大肝癌甚至直径 >10cm 的巨块型肝癌的综合治疗。

PEI 治疗最早用于直径≤3cm 肝癌的治疗或对 TACE 治疗后残存肿瘤联合治疗，取得一定的疗效。由于无水乙醇注射后弥散不均且可控性差，患者需多次重复治疗。与 RFA/MWA 相比，PEI 对直径≤3cm 肝癌的远期疗效类似，但患者局部复发率较高。因此，临床上 PEI 逐渐被 RFA/MWA 代替。但对于高风险部位病灶（如贴近肝门、胆囊及胃肠道组织）且 RFA/MW 可能容易造成损伤的情况下，PEI 仍是有效的治疗方法。

冷冻消融主要包括氩氦刀消融、液氮消融等，是利用超低温造成肿瘤细胞不可逆冻伤而杀灭肿瘤组织，有效治疗温度为 –180～–40℃。当组织温度低于 –40℃ 时，冷冻消融通过冰晶的形成和渗透压休克破坏细胞。当冷冻组织细胞时，细胞代谢崩解。随着温度的进一步降低，细胞外冰晶开始形成，导致细胞外高渗，引起细胞内液外渗和细胞脱水。解冻时，渗透梯度逆转，使细胞外液流入导致细胞肿胀，细胞膜破裂。同时可激发体内免疫系统，提高疗效。

2. 消融治疗的适应证

（1）最佳适应证：①单发肿瘤最大直径≤5cm，或者肿瘤数目≤3 个，最大直径≤3cm；②没有脉管癌栓和邻近器官的侵犯；③肝功能分级为 Child-Pugh A 或 B 级，或经内科治疗达到该标准。

（2）相对适应证：不能手术切除的直径 >5cm 的单发肿瘤，或最大直径 >3cm 的多发肿瘤，局部消融可作为姑息性治疗或联合治疗的一部分。

3. 消融治疗的禁忌证

（1）绝对禁忌证：①肿瘤巨大或弥漫型肝癌；②伴有脉管癌栓或邻近器官侵犯；③肝功能 Child-Pugh C 级，经护肝治疗无法改善；④治疗前 1 个月内有过食管（胃底）静脉曲张破裂出血；⑤不可纠正的凝血功能障碍及严重的血象异常，有严重出血倾向；⑥顽固性大量腹腔积液，恶病质；⑦活动性感染，尤其是胆管系统炎性反应等；⑧严重的肝、肾、心、肺和脑等主要脏器功能衰竭；⑨意识障碍，或不能配合治疗。

（2）相对禁忌证：①第一肝门区肿瘤；②肿瘤紧贴胆囊、胃肠、膈肌或突出于肝包膜为经皮穿刺路径的相对禁忌证；③伴有肝外转移的病灶不应视为禁忌，仍然可以采用局部消融治疗控制肝内病灶

4. 消融治疗的原则

（1）消融治疗前须充分评估患者病情及肿瘤生物学行为，包括预测可行性和效果，并确定治疗及联合治疗的措施和步骤。

（2）治疗前进行充分的影像学评估，根据肿瘤浸润范围和位置等，制订治疗方案和策略，以保证足够的安全范围，尽可能获得一次性、适形的完全消融治疗。

（3）选择适合的影像引导路径，并监控治疗过程。

（4）制订适宜的综合治疗方案及科学合理的随访计划。

5. 消融治疗的基本技术要求

（1）操作医师必须经过严格培训和足够的实践积累，治疗前应该全面而充分地评估患者的全身状况，肝功能状态，肿瘤的大小、位置、数目等。要注意肿瘤与邻近器官的关系，制订合理的穿刺路径及消融范围，在保证安全的前提下，达到足够的安全范围。

（2）根据肿瘤的大小、位置，强调选择适合的影像引导技术（超声或 CT）和消融手段（RFA、MWA 或 PEI）。

（3）消融前镇痛：消融前需参照美国麻醉医师协会的病情分级标准，麻醉医师会诊进行麻醉前评估。应视情况选择局部麻醉、静脉镇痛、静脉麻醉、全身麻醉等镇痛麻醉方式。对肿瘤浅表、大肝癌/巨块型肝癌需消融时间长、范围大者推荐采用全身麻醉，如条件所限可采取静脉麻醉。

（4）消融范围应力求包括 5mm 的癌旁组织，以获得"安全边缘"，彻底杀灭肿瘤。对于边界不清晰、形状不规则的浸润型癌或转移癌灶，在邻近肝组织及结构条件许可的情况下，建议适当扩大消融范围。

（5）肿瘤邻近重要器官、结构（膈肌、胆囊、胃肠道、肝脏内外较大脉管等），术中须注意避免上述器官、结构损伤，保持足够的安全距离（消融边界距离正常脏器至少为 5mm 以上），可联合化学消融或采取水产气体分离等辅助措施予以保护，也可于腹腔镜下进行消融。

（6）不推荐对 >5cm 的病灶单纯施行消融治疗。对于多个病灶或更大的肿瘤，根据患者肝功能状况，采取 TACE 联合消融治疗，效果优于单纯的消融治疗。

6. 消融治疗常见相关并发症及其处理 消融治疗并发症发生率为 0～12%，其中轻微并发症发生率约为 4.7%，严重并发症发生率约为 2.2%，手术死亡率 <1%。充分术前准备、严格操作规范、准确定位和减少消融次数是减少并发症发生的重要方法。

（1）消融后综合征：指消融后一过性出现的疼痛、发热、乏力、全身不适、恶心、呕吐等表现，部分患者有短暂血尿、寒战等。程度常与消融体积大小呈正相关，但也存在个体差异。处理主要是术后加强监护、输液水化、止痛、对症等处理。消融术后疼痛多为轻度，很少出现中度以上疼痛，在排除急腹症、出血等情况后应对中、重度疼痛给予充分镇痛。

（2）胆心反射：手术操作或热能刺激胆系可兴奋迷走神经出现胆心反射，患者可表现为心率减慢、血压下降，严重者可致心肌缺血、心律失常，甚至心脏停搏等。胆心反射出现后立即停止治疗并加强镇静、镇痛，必要时给予阿托品等相应紧急处理。术中充分镇静、镇痛、消融条件从低温度/小功率开始，逐渐升至预定参数等预防措施可降低其发生概率。

（3）胆汁瘤或肝脓肿：消融体积较大时可形成胆汁瘤，继发细菌感染可出现肝脓肿。无症状小胆汁瘤无需处理，若胆汁瘤持续增大或形成肝脓肿须穿刺抽吸/置管引流；肝脓肿在充分引流同时应根据脓液或血培养结果选择敏感的抗生素。严格无菌操作，对存在感染危险因素（糖尿病，有胆管、胰腺手术史，尤其胆肠吻合、十二指肠乳头切开术、胆管支架植入术等）及消融体积较大者根据实验室结果合理应用抗生素预防感染。

（4）肝内血肿、肝包膜下和/或腹腔内出血：原因主要有肝包膜/肝实质撕裂，肿瘤较为表浅肿瘤破裂、血管损伤、针道消融不充分、患者凝血功能差等。患者临床表现取决于出血量多少，少量出血无明显症状；出血量大时，常有腹胀和腹痛，严重时有冷汗、血压下降及休克症状。治疗措施包括监测生命体征、扩容、输液、止血等治疗；少量出血可保守治疗，动脉活动性出血、大量出血应及时行动脉造影和动脉栓塞；失血性休克应积极抗休克治疗，同时行动脉栓塞，必要时手术探查。预防措施包括：严格掌握适应证，对于肝硬化凝血功能差的患者，纠正后再进行治疗；对于表浅病灶，最好在腹腔镜下或开腹直视下进行消融治疗；经皮消融治疗时，应避开较大血管穿刺肿瘤，尽量减少穿刺次数，肝内调整消融电极针位置或离开肝包膜重新穿刺以及消融后撤针时均需充分消融针道。消融结束后应行超声或CT扫描，排除有无肿瘤破裂和出血等。

（5）肝功能衰竭：主要原因是治疗前肝硬化程度重、肝功能差、单次消融体积过大、发生严重并发症（如感染和出血等）、二级以上门静脉和/或胆管分支损伤等。积极保肝、营养支持，及时处理并发症（抗感染、脓肿引流、止血、扩容、胆管引流等）。预防措施包括：严格掌握适应证（肝功能Child-Pugh C级、大量腹水和严重黄疸等均为禁忌证），术前制订个体化消融计划、控制单次消融范围、术中避免损伤肝内较大胆管及血管，术后密切监测病情，预防感染，注意预防其他并发症的发生以及积极护肝治疗。

（6）消化道出血：主要原因是食管下段静脉曲张出血或应激性溃疡出血。预防和治疗措施包括：伴有严重门静脉高压的患者，术前先处理门静脉高压；术后常规使用制酸剂，预防应激性溃疡出血；出血的治疗包括监测生命体征、禁食、积极扩容、输液、止血、输血、制酸和升压治疗等，必要时行内镜下止血。

（7）肝动脉-门静脉/肝静脉瘘：主要是穿刺损伤肝动脉、门/肝静脉分支所致。分流量小者无需治疗，分流量大者需采用合适粒径的颗粒型栓塞剂或弹簧圈封堵瘘口。预防措施主要是根据术前及术中影像，避免射频电极针穿刺损伤肝内较大的动脉、门/肝静脉分支。

（8）胸腔积液：主要原因为肿瘤邻近膈肌，术中热能及术后坏死组织刺激胸膜，术后低蛋白血症等。少量胸腔积液保守治疗，中、大量胸腔积液穿刺抽吸或置管引流；伴有低蛋白血症患者应积极白蛋白支持、利尿治疗。预防措施有低蛋白血症患者术前加强白蛋白支持治疗，纠正低蛋白血症再治疗；消融邻近膈肌肿瘤时避免射频电极针穿刺至膈肌部位，可结合化学消融或采用水产气体分离措施保护膈肌，也可于腹腔镜下进行消融。

（9）肿瘤种植：主要由反复多次穿刺、针道消融不充分造成。预防措施包括：穿刺应准确定位，避免反复多次穿刺；如果进针过深，不应将电极针直接退回，而应在原位消融后，再退针重新定位。

（10）邻近脏器损伤：肿瘤邻近胆囊、胃肠、胆管和膈肌等或位于第一肝门区或肝包膜下等均为危险部位。对这些部位的肿瘤进行射频消融治疗，可能热损伤邻近的脏器或脉管，导致肿瘤破裂和出血等风险，因此必须特别小心。高危部位采用经皮穿刺路径下消融治疗可造成邻近脏器或脉管的热损伤，如胆囊坏死穿孔、梗阻性黄疸、胃肠道穿孔、膈肌损伤穿孔、心包积液、填塞等。出现邻近脏器损伤时应积极采取相应措施，严重者需紧急手术治疗。采用经皮穿刺路径下消融时整个过程中需在影像监视下进行，对于这些高危部位的肿瘤消融时应保持足够的安全距离（至少为5mm以上），可联合化学消融或采取人工胸腔积液、人工腹腔积液或其他特殊手法（如提拉法）等辅助措施予以保护，也可于腹腔镜或开腹手术直视下消融。

（11）肾功能损伤、不全：主要由多点、多针消融、单次消融体积较大，肿瘤大量坏死所致。肿瘤短时间大量坏死时，坏死物质需经肾脏排泄，可能造成肾小管堵塞坏死，从而造成肾功能不全甚至肾功能衰竭。部分患者治疗后小便可表现为洗肉水样改变。对消融范围大的患者，术后3～5天内加强水化（补液2 000～2 500ml）、5%的碳酸氢钠碱化尿液，保证小便量超过1 500ml/24h（必要时利尿治疗）有助于预防肾功能不全。术后1周内随访肾功能以发现异常并及时处理。对出现肾功能衰竭无尿的患者可行急诊透析治疗。

（12）皮肤烧伤：主要包括穿刺点皮肤和射频消融负极板粘贴处皮肤烫伤。穿刺点皮肤烫伤是针道过度消融引起，出现穿刺点皮肤烫伤时局部保持清洁干燥、预防感染，必要时局部应用烫伤膏，避免针道过度消融可预防；射频消融负极板粘贴处皮肤烫伤的原因主要有使用单个负极板、负极板粘贴不实、一侧负极板脱落等使负极板粘贴处局部电流负荷过大等。轻度皮肤烫伤局部需保持清洁干燥、预防感染，也可局部应用烫伤膏；中重度皮肤烫伤按烧伤处理，必要时清创、植皮；预防措施包括射频消融时负极板与皮肤全面接触、粘贴密实对称；局部毛发浓密时备皮；负极板局部冰袋冷却；一侧负极板过热时应立即查找原因。

7. 消融治疗后评估和随访 一般是在消融后1个月左右，复查肝脏动态增强CT/MRI，或者超声造影，以评价消融效果。消融效果可分为：①完全消融（Complete response，CR），经动态增强CT/MRI扫描，或者超声造影随访，肿瘤所在区域为低密度（超声表现为高回声），动脉期未见强化；②不完全消融（in-complete response，ICR），经动态增强CT/MRI扫描，或者超声造影随访，肿瘤病灶内局部动脉期有强化，提示有肿瘤残留。对治疗后有肿瘤残留者，可以进行再次消融治疗；若2次消融后仍有肿瘤残留，视为消融治疗失败，应放弃消融疗法，改用其他疗法。完全消融后应定期随访复查，通常情况下每隔2~3个月复查肿瘤标志物、彩超、MRI或CT。以便及时发现可能的局部复发病灶和肝内新发病灶，利用经皮消融微创安全和简便易于反复施行的优点，有效地控制肿瘤进展。

（三）粒子治疗

粒子治疗属近距离内照射范畴，临床上应用最广泛的放射性粒子主要是碘-125粒子。碘-125粒子发射出27.4KeV和31.4KeV的X射线以及35.5KeV的γ射线，其半衰期为59.4天，放射有效射程较短（1.7cm），对周围正常组织影响较小。粒子植入肿瘤组织后可造成肿瘤持续、低剂量的放射性杀伤，目前已广泛应用于前列腺、脑、肺、胰腺等各类恶性实体肿瘤的治疗。

就肝癌治疗而言，由于放射性粒子内照射的有效范围较小，不推荐作为肝癌局部治疗的首选治疗方法。对经过其他治疗（如TACE、消融治疗）后残存的肿瘤、门静脉癌栓、肺部或其他部位的转移病灶可考虑行肿瘤组织间的粒子植入治疗。另外，对肝癌所致的门静脉/下腔静脉癌栓和胆管癌栓等可采用含碘-125粒子的粒子条或粒子支架，在复通管腔结构的同时利用粒子的持续照射治疗癌栓。组织间粒子植入前需采用TPS系统制订放射性粒子治疗计划。

（四）支架治疗

对肝癌伴门静脉主干癌栓、下腔静脉癌栓/压迫梗阻以及梗阻性黄疸的患者，采用经皮穿刺金属支架治疗能有效缓解肿瘤引起的管腔梗阻症状，为后续肿瘤治疗创造条件。支架主要目的是复通肿瘤压迫/癌栓所致的管腔梗阻，恢复其正常生理功能。

1. 肝癌伴门静脉癌栓的支架治疗 见本节肝癌合并门静脉癌栓的治疗部分。

2. 肝癌伴下腔静脉梗阻的支架治疗 肿瘤压迫或下腔静脉癌栓可造成下腔静脉狭窄或闭塞，下腔静脉血流回流受阻，患者可出现下肢水肿、腹水、尿少等症状。一旦发现下腔静脉狭窄、梗阻，下腔静脉回流明显受阻时应及时置放金属支架，以解除下腔静脉狭窄，复通下腔静脉血流。下腔静脉常用支架包括Gianturco-Z形支架、Wallstent支架和Palmaz支架等。内支架能有效开通下腔静脉狭窄或闭塞段，降低下腔静脉压力，恢复下腔静脉回心血流。复旦大学附属中山医院介入科一组153例下腔静脉梗阻患者置放179枚内支架，下腔静脉狭窄

段压力差由（2.1±0.5）KPa降为（0.5±0.11）KPa，狭窄段直径由（3.3±1.1）mm扩张至（16±4）mm，术后患者症状迅速改善，随访2～24个月，支架通畅率为86.7%。为保持下腔静脉支架通畅，需对造成下腔静脉梗阻的肿瘤和/或癌栓进行积极治疗。对肿瘤压迫引起下腔静脉阻塞的患者，TACE、消融等治疗能使肿瘤体积缩小，使之对下腔静脉压迫减轻；对下腔静脉癌栓患者，采用适形放疗或碘-125粒子条腔内近程内照射治疗癌栓，可显著延长支架通畅时间和患者生存期。复旦大学附属中山医院介入科通过对比研究发现，33例肝癌伴下腔静脉癌栓梗阻患者采用TACE联合下腔静脉支架、碘-125粒子条治疗的中位生存时间为203天，而28例采用TACE联合下腔静脉支架的中位生存时间仅为93天，两者有显著性差异。

3. 肝癌伴胆道梗阻的支架治疗 肝癌伴胆管癌栓、邻近肝门肿瘤压迫左右肝管以及肝门、腹腔肿大淋巴结压迫胆总管等可致胆道梗阻，引起梗阻性黄疸。与塑料内涵管相比，金属支架组织相容性好，能较好膨胀扩张、解除胆道狭窄和闭塞，不易感染、脱落，短期不易阻塞，对恢复胆道的形态和生理功能作用更明显。常用的胆道金属支架直径为6～8mm，长度为6～8cm。金属支架可采用PTCD和ERCP两种途径置放。内支架可在PTCD治疗同时或PTCD治疗后2周～1个月内进行，目前多数学者主张后者，其优点为：①PTCD引流2周～1个月后，胆道的解剖和生理功能逐步恢复，扩张的胆管直径恢复正常，有利于与内支架匹配；②PTCD引流能有效治疗胆道梗阻伴胆道感染，减少了内支架再狭窄或堵塞概率；③PTCD经皮肝穿通道已建立，金属内支架置放比较容易，患者出血少，痛苦轻。④可减少内支架置放的盲目性。对PTCD引流后黄疸下降明显患者内支架效果好。否则，就不需急于置放内支架。

为保持胆道支架通畅，应对肿瘤、胆管癌栓以及肿大淋巴结等造成梗阻的病因进行积极治疗。TACE、消融等治疗能使肿瘤体积缩小，消除或减轻其对胆管的压迫；碘-125粒子条腔内近程内照射和/或胆道导管射频消融可有效治疗胆管癌栓，提高胆道支架通畅率。

（五）联合治疗

肝癌的各种介入治疗方法均有优点和一定的局限性。为提高肝癌坏死率和局部控制率，减少残留肿瘤复发和远处转移，临床越来越强调多种方法

联合治疗，以期更好"扬长避短"，提高肝癌治疗总体疗效，延长患者生存期，这也是肿瘤综合治疗的共识和应遵循的原则。肝癌介入联合治疗中，以TACE联合消融治疗的"局部联合局部"治疗以及TACE联合靶向药物的"局部联合全身系统治疗"最具代表性。

1. TACE 联合消融治疗 20世纪90年代已经有了TACE联合PEI治疗，PEI治疗能弥补TACE不足，有效治疗TACE治疗后残存的肿瘤，使肿瘤坏死更加彻底。Kamada等比较TACE联合PEI和单纯TACE的疗效显示，两组间肿瘤复发率和复发时间有明显差异，TACE联合PEI患者1、2、3年生存率分别为100%、85%、85%，单纯TACE患者的生存率分别为68%、37%、0%，TACE联合PEI疗效明显优于单纯TACE。

随着RFA/MWA技术的发展和临床应用，热消融(RFA/MWA)消融疗效明显优于PEI，TACE联合RFA/MWA也逐渐取代TACE联合PEI治疗。目前循证医学证据表明，对于直径≤7cm的肝癌，TACE联合RFA/MWA疗效显著优于单纯TACE治疗。

TACE联合消融的治疗模式是基于肝癌区域治疗联合局部治疗的综合治疗原则，可使肿瘤最大程度坏死，提高其局部控制率。临床上TACE联合消融有两种治疗模式：

（1）TACE联合消融序贯治疗模式：是目前最常采用的联合治疗模式，一般是先行TACE治疗，术后1~4周内对残存的肿瘤加用RFA/MW。序贯治疗模式的优点为：①TACE治疗能使靶病灶肿瘤坏死；②栓塞后肿瘤动脉血供减少从而减少热消融（特别是RFA）的"热沉降效应"；③病灶内碘油沉积可为消融治疗起到指示作用；④TACE可治疗肝内其他播散病灶。

（2）TACE联合消融同步治疗模式：在肝动脉造影确定需消融靶病灶后即刻进行消融治疗（RFA/MWA），待消融结束后再次肝动脉造影评价靶病灶消融效果，根据消融效果再行TACE治疗。TACE联合消融同步治疗中消融治疗和TACE治疗这两种手术是在同一时间段完成。同步治疗模式的优点是：①先进行的消融治疗使肿瘤坏死，尤其是对大肝癌/巨块型肝癌减瘤效果明显，扩大消融的适应范围；②一次同步治疗可使小肝癌完全坏死，大肝癌肿瘤坏死率明显提高；③在提高局部疗效的同时，可减少TACE治疗碘油等栓塞剂用量，对患者介入治疗后肝功能影响相对较小，有利于保护患者

肝功能；④DSA造影对小病灶的精确定位（弥补超声不足）；⑤及时发现并处理栓塞处理消融治疗所致的出血、动静脉瘘等。复旦大学附属中山医院自2013年起率先在国内外采用TACE联合多点微波/射频消融同步治疗大肝癌/巨块型肝癌，取得良好的效果。有完整随访的66例肝癌患者中5~8cm 24例（36.4%）、8~10cm 17例（25.7%）、≥10cm 25例（37.9%），TACE联合微波消融同步治疗后1个月随访：CR 28例（42.4%），PR 34例（51.5%），总有效率（CR+PR）93.9%，中位PFS和OS分别为9个月和21个月。6个月、12个月和18个月的生存期分别为93.9%、85.3%和66.6%。

2. TACE 联合靶向药物治疗 肝癌的发生、发展和转移与基因突变、细胞信号传导通路和新生血管增生异常等密切相关，其中存在着多个关键性环节，为分子靶向治疗提供了治疗潜在的靶点。但迄今为止，索拉非尼仍然是唯一获得批准治疗晚期肝癌的分子靶向药物。

索拉非尼是一种口服的多靶点、多激酶抑制剂，既可通过抑制血管内皮生长因子受体（VEGFR）和血小板源性生长因子受体（PDGFR）阻断肿瘤血管生成，又可通过阻断Raf/MEK/ERK信号传导通路抑制肿瘤细胞增殖，从而发挥双重抑制、多靶点阻断的抗肿瘤作用。多项国际多中心Ⅲ期临床研究证明（Sharp、Oriential试验），索拉非尼用于肝功能Child A/B级的患者安全性较好，不同国家地区、不同肝病背景的晚期肝癌都具有一定的生存获益，能延缓肝癌进展，明显延长患者生存期。肝功能Child A级患者相对于肝功能Child B级患者采用索拉非尼生存获益更明显。目前，索拉非尼被多个肝癌协会组织（EASL、AASLD、ESMO、WGO、JSH）指南推荐为晚期肝癌患者（BCLC-C期，即PS评分1~2分、伴有门静脉侵犯、区域淋巴结转移或远处转移）的首选标准治疗，我国《原发性肝癌诊疗规范（2017年版）》将索拉非尼推荐为Ⅱb~Ⅲb期肝癌治疗，其中Ⅲb期为首选。索拉非尼常规推荐用法为400mg，口服，每天2次，应用时需注意对肝功能的影响。索拉非尼最常见的不良反应多发生在治疗开始后的2~6周内，主要包括手足综合征、腹泻、体重下降、皮疹、心肌缺血以及高血压等。

TACE治疗后肿瘤组织缺氧可刺激机体产生大量血管新生细胞因子（VEGF、PDGF等），促使残存肿瘤新生血管大量增生，而索拉非尼既可抑制VEGFR和PDFGR阻断肿瘤新生血管生成，

又可抑制肿瘤细胞增殖。从理论基础上，索拉非尼可以弥补 TACE 的不足，提高 TACE 治疗的疗效。国际多中心、前瞻性随机对照研究（STACT 研究）显示：TACE 联合索拉非尼治疗亚洲肝癌患者，81.5% BCLC B 期，治疗后 69.5% 患者获得治疗反应（ORR=CR+PR），93.7% 患者获得疾病控制（DCR=CR+PR+SD），5.8% 患者疾病进展。中位无进展生存期 384 天，3 年生存率达 86.1%。

由于肝癌发病机制十分复杂，肿瘤异质性明显，细胞信号传导通路多样，索拉非尼对延长肝癌患者总生存期依然有限（单药仅延长 3 个月左右）。近年来，对肝癌分子靶向药物探索的临床试验除索拉非尼外，舒尼替尼、布立尼布、利尼伐尼或厄洛替尼等分子靶向药物的临床试验均因严重不良事件发生率高、单药未能比索拉非尼延长患者总 OS 优越而宣告临床失败。

瑞戈非尼也是一种多种激酶的小分子抑制剂，其作用靶点更加全面，可抑制包括与血管（淋巴管）生成相关的血管内皮生长因子受体 1～3（VEGFR1～3）、血管生成素受体 2（TIE2），与肿瘤微环境相关的血小板衍生生长因子受体 -β（PDGFR-β）、成纤维细胞生长因子受体（FGFR），与肿瘤细胞增殖相关的 KIT、RET、BRAF 三种原癌激酶等的活性，从而抑制肿瘤形成、血管新生和肿瘤微环境形成。目前，瑞戈非尼适用于治疗既往接受过化疗、接受过或不适合接受抗 VEGF 治疗、抗 EGFR 治疗（RAS 野生型）的转移性结直肠癌以及接受过伊马替尼（格列卫）、舒尼替尼的局部晚期无法手术切除或转移性的胃肠道间质瘤（GIST）患者的二线用药。近期研究显示，瑞戈非尼可用于索拉非尼治疗失败肝癌患者的二线分子靶向药物，能明显延长患者的 OS。国际多中心的安慰剂对照临床研究（RESORCE 研究）结果显示：相比安慰剂联合最好的支持疗法（BSC），瑞戈非尼联合 BSC 可显著改善患者总体 OS（10.6 个月 vs.7.8 个月）（HR0.63；95% 置信区间 0.50～0.79；p<0.000 1），整个治疗周期内，患者死亡风险降低了 37%。瑞戈非尼最常见的不良反应为手足皮肤反应、腹泻、疲劳和高血压。

（六）肝癌合并肝动脉门静脉瘘、肝动脉肝静脉瘘治疗

肝癌合并肝动脉 - 门静脉瘘的发生率为 18.9%～63.2%。肝动脉 - 门静脉瘘可促进肿瘤肝内播散，造成或加重门静脉高压。肝动脉 - 门静脉瘘的 DSA 表现为门静脉分支或主干提前显影、出现双轨征，可合并门静脉癌栓，严重的肝动脉 - 门静脉瘘可致门静脉主干向肝血流变为双向或离肝血流。根据动 - 门静脉瘘出现的部位可分为中央型、周围型和混合型 3 种；国内李彦豪等根据动 - 门静脉显影的速度可分为快速型，显影时间 2 秒之内；中速型，显影时间 2～3 秒；慢速型，显影时间 3 秒以上。根据肝动脉造影时门静脉显影情况可分为 6 级，0 级：无肝动脉门静脉瘘；1 级：肝动脉血通过瘘口使得肝段以下的末梢门静脉分支显影；2 级：肝动脉血经瘘口使得肝段门静脉显影；3 级：肝动脉经瘘口使得同侧肝叶门静脉显影；4 级：肝动脉血经瘘口使得门静脉主干和 / 或对侧肝叶门静脉显影；5 级：肝动脉血经瘘口使得门静脉主干显影，且门静脉呈离肝血流。其中 2～3 级为中度 APVS，4～5 级为重度 APVS。

肝动脉 - 门静脉瘘栓塞治疗的目的是控制肿瘤生长，缓解门静脉高压。对小的周围型肝动脉 - 门静脉瘘可采用碘油化疗乳剂和颗粒型栓塞剂联合的常规 TACE 治疗；对大的中央型肝动脉 - 门静脉瘘治疗比较棘手，需根据肝动脉造影具体情况决定。如微导管能超越动静脉瘘口进入肿瘤供血动脉内，可先对肿瘤进行碘油化疗乳剂栓塞后再进行动静脉瘘栓塞。如动 - 门静脉瘘广泛，无法先行肿瘤供血动脉分支超选择插管者，可先行动静脉瘘栓塞，待动静脉瘘分流量明显减少后再行肿瘤的栓塞治疗。栓塞肝动脉 - 门静脉瘘所用材料常为固态颗粒型栓塞剂，如明胶海绵、PVA、微球等，也可采用固态、液态栓塞剂联合应用（如无水乙醇明胶海绵混合物）。栓塞时需根据患者肝功能状态、动 - 门静脉瘘口大小、分流速度合理选择栓塞剂，栓塞尽量做到完全彻底，对广泛的动 - 门静脉瘘患者可采用分次治疗。李彦豪等推荐对于快速型动 - 门静脉瘘选用直径超过 1 000μm 的颗粒、中速型推荐 500～900μm 颗粒、慢速型推荐 300～500μm 颗粒。对于快速型、中速型和中 - 重度动 - 门静脉瘘不宜采用碘油化疗乳剂栓塞。慢速型可试用黏稠度较大的碘油乳剂栓塞，若乳剂在病灶中沉积良好可继续注入，然后使用颗粒性栓塞剂栓塞，亦可酌情使用胶状或短条状明胶海绵。采用液态性栓塞剂，如无水乙醇、组织胶等栓塞动 - 门静脉瘘需有丰富经验的医师操作。不推荐单独采用弹簧圈对肝左或肝右动脉进行直接栓塞，以免肝内侧支循环形成、瘘口重新开放，并给后续栓塞治疗带来不便。

肝癌亦可合并肝动脉 - 肝静脉瘘。肝动脉 - 肝静脉瘘容易导致肝静脉癌栓和肺部转移。肝动脉 -

肝静脉瘘的 DSA 表现为肝静脉提前显影，可合并肝静脉癌栓。肝动脉 - 肝静脉瘘的栓塞治疗与肝动脉 - 门静脉瘘的栓塞治疗类似，栓塞时应注意患者是否有胸闷、呼吸困难等表现。对肝动脉 - 肝静脉瘘明显患者还可采用经股静脉 / 颈静脉途径用合适直径的球囊导管置于相应的肝静脉内，利用球囊暂时闭塞肝静脉回心血流，待 TACE 和肝动脉 - 肝静脉瘘栓塞完全后再复通肝静脉血流，以减少栓塞剂通过瘘口进入肺循环概率，提高 TACE 疗效。暂时闭塞肝静脉的时间一般不能超过 60 分钟。

（七）肝癌合并门静脉癌栓的治疗

由于肝癌的生物学特性和肝脏解剖学特点，肝癌易侵犯肝内脉管系统尤其是门静脉系统，形成门静脉癌栓（portal vein tumor thrombus，PVTT）。肝癌伴 PVTT 的发生率为 44.0%～62.2%。PVTT 是肝癌肝内播散和手术切除术后早期复发的主要因素。门静脉主干（MPVTT）和较大分支的癌栓可引起门静脉血流回流受阻，造成肝功能损害、黄疸、顽固性腹水，食管、胃底静脉曲张和上消化道出血等并发症。肝癌合并 PVTT 患者的治疗是临床治疗的一个难点，其总体的预后仍处于较低水平。

1. PVTT 的分型 PVTT 发生的部位、范围与患者治疗方法选择及预后密切相关。目前，依据 PVTT 侵犯门静脉范围的分型标准主要有日本 VP 分型和中国程树群教授提出的程氏分型。VP 分型分为：VP1 型，癌栓侵犯门静脉二级以下分支；VP2 型，癌栓侵犯门静脉二级分支；VP3 型，癌栓侵犯门静脉一级分支；VP4 型，癌栓侵犯门静脉主干或延伸至对侧肝叶门静脉分支。程氏分型分为：Ⅰ型，癌栓侵犯肝叶或肝段的门静脉分支；Ⅱ型，癌栓侵犯至门静脉左支或右支；Ⅲ型，癌栓侵犯至门静脉主干；Ⅳ型，癌栓侵犯至肠系膜上静脉；术后病理学诊断微血管癌栓为Ⅰ0型。我国学者的研究结果表明：程氏分型较日本 VP 分型更适于中国肝癌伴 PVTT 患者的病情评估、治疗选择和预后判断。

2. 肝癌伴 PVTT 治疗 肝癌伴 PVTT 患者应强调多学科综合治疗。对难以根治切除的肝癌伴 PVTT 患者可采用 TACE、放疗、分子靶向药物（索拉非尼）等多种手段综合治疗，以延长患者生存期，改善患者生活质量。同时应预防并及时处理 PVTT 引起的门静脉高压等并发症。

（1）肝癌伴 PVTT 的 TACE 治疗：TACE 治疗是肝癌伴 PVTT 最常用和有效的介入治疗手段。PVTT 血供主要来自肝动脉或胆管周围毛细血管丛，TACE 不仅能阻断肝内肿瘤血供，对癌栓也可起到栓塞化疗作用。即使对肝癌伴主干 PVTT，只要肝功能储备良好、无腹水，门静脉侧支循环良好，或者通过门静脉支架植入能复通门静脉主干向肝血流的患者，均可行 TACE 治疗；PVTT 伴明显动 - 门静脉瘘者采用超选择性栓塞方法，可有效栓塞动 - 门静脉瘘，降低门静脉压力，防止发生消化道大出血、腹水等严重并发症。TACE 治疗常用的栓塞剂有碘油化疗乳剂、明胶海绵、微球等颗粒型栓塞剂。临床研究及荟萃分析结果显示，与保守治疗相比，TACE 治疗能明显延长患者生存期；分支 PVTT 疗效明显优于主干 PVTT；肝功能 Child A 级患者中位生存时间为 15 个月，Child B 级仅为 5 个月；对 TACE 有应答患者中位生存时间为 13 个月，无应答患者中位生存时间仅为 5 个月。近年来药物洗脱微球（DC-Beads）和放射性微球（Y-90）等新型栓塞剂治疗肝癌伴 PVTT 逐渐开展，患者耐受性好。与常规 TACE 相比，药物洗脱微球（DC-Beads）和放射性微球（Y-90）对癌栓控制率更高，对患者肝功能影响更小。单一的 TACE 治疗对肝癌伴 PVTT 疗效仍十分有限，需采用以 TACE 为基础联合放射治疗、分子靶向药物等综合治疗以进一步提高疗效。

（2）TACE 联合放射治疗：放射治疗包括外放疗和碘 -125 粒子内照射两种。对肝功能 Child A/B 级患者可行原发肿瘤和 PVTT 的外放疗。外放疗技术包括三维适行放疗、调强放疗和三维立体定向放疗等。三维适行放疗、调强放疗 95% 计划靶区 40～60Gy，每次 2～3Gy；立体定向放疗 36～40Gy，每次 5～6Gy。外放疗可使 PVTT 缩小甚至消失，多项研究的单因素和多因素分析均支持外放疗可提高 TACE 疗效，显著延长患者生存期。PVTT 内照射包括碘 -125 粒子、Y-90 放射性微球、碘 -131 单克隆抗体等，其中碘 -125 粒子是主要治疗手段。碘 -125 粒子持续发射低能 X 射线和 γ 射线，造成 PVTT 放射性杀伤。碘 -125 粒子可采用经皮穿刺癌栓组织间植入或制成连续线状排列的粒子条再植入。

（3）TACE 联合分子靶向药物（索拉非尼）治疗：TACE 联合索拉非尼较单纯 TACE 明显延长肝癌伴 PVTT 患者生存时间。朱康顺等回顾性分析 91 例肝癌伴 PVTT 患者，其中 46 例 TACE 联合索拉非尼治疗，45 例单独 TACE 治疗。结果发现，相比单纯 TACE 治疗，TACE 联合索拉非尼组肿瘤疾病控制率（DCR=CR+PR+SD）显著提高（57%vs.13%，$p<0.001$），中位 TTP 显著延长（6.0vs.3.0 个月，

p <0.001），中位 OS 显著延长（11.0*vs.*6.0 个月，*p* <0.001）。肝癌伴分支 PVTT 患者疗效明显优于肝癌伴 MPVTT 患者。

3. 肝癌伴 MPVTT 治疗 肝癌伴 MPVTT 患者预后极差，自然病程平均中位生存时间仅为 2.7～4.0 个月，患者极易出现肝功能不全/衰竭、顽固性腹水和上消化道出血死亡。肝癌伴 MPVTT、主干完全栓塞、周围侧支循环代偿不足的患者是 TACE 治疗禁忌证。目前，对于肝癌伴 MPVTT 患者常采用 TACE、门静脉支架、碘-125 粒子条（粒子支架）、外放疗以及分子靶向药物等综合治疗。

4. TACE 联合门静脉支架治疗 门静脉支架可解除 MPVTT 所致门静脉主干机械性梗阻，复通门静脉主干或大分支血流，对患者肝功能保护、降低门静脉压力，减少上消化道出血概率，为后续 TACE 创造条件等有着重要意义。目前，门静脉支架已经成为肝癌伴 MPVTT 患者治疗的主要手段，其中复通门静脉主干和相对正常门静脉分支向肝血流是治疗的关键。复旦大学附属中山医院最早在国内采用 TACE 联合门静脉支架治疗肝癌伴 MPVTT。58 例肝癌伴 MPVTT 患者行 TACE 联合门静脉支架治疗的结果显示，手术技术成功率 100%，门静脉压力由术前的（41.43±8.56）cmH$_2$O 降至（37.19±7.89）cmH$_2$O，60 天、180 天、360 天和 720 天支架累计通畅率分别为 98.1%、71.0%、52.6%、42.1%；60 天、180 天、360 天和 720 天累计生存率分别为 74.1%、27.1%、17.2%、13.8%。

门静脉支架置放术的最佳适应证为门静脉主干或一级分支局限性癌栓患者，而整个门静脉系统（包括肝内门静脉小分支）癌栓患者则不适合行门静脉内支架置放术。门静脉内支架的置放可通过经皮穿肝或经皮穿脾的途径完成。对局限于门静脉主干癌栓患者可采用经皮穿肝的方法置放门静脉支架；对门静脉主干和右支（左支）癌栓的患者，可采用经皮穿刺门静脉左支（门静脉右支）置放门静脉支架，以保证相对正常肝叶门静脉血流。对肿瘤和癌栓位于同一叶，且该肝叶门静脉二级以下的远端分支通畅者，可采用癌栓同侧肝叶门静脉穿刺置放支架。

门静脉内支架选择金属裸支架和带膜支架 2 种，各有优缺点，应根据治疗所需合理选择。裸支架因其推送装置较细（通常为 6F），对患者创伤较小且穿刺道易处理，在临床应用最广泛。支架直径通常选择 10～14mm，长度依照门静脉狭窄的长度而定，必要时可置放 2 个支架。裸支架的缺点是癌栓

或肿瘤容易通过支架的网眼进入内支架，造成支架的再狭窄或堵塞。带膜支架可减少该情况的发生，但由于其所需的推送装置直径较粗（为 9F），目前临床所用的带膜支架直径最大为 10mm，相对于门静脉直径而言支架直径较细。

门静脉支架的通畅情况是肝癌伴 MPVTT 患者预后的关键因素。为防止支架再狭窄或堵塞，除了术后常规抗凝治疗 3～6 个月，定期复查了解门静脉系统和支架内血流通畅情况外。更重要的是必须积极对肿瘤和癌栓进行治疗。

5. TACE 联合门静脉支架、外放射治疗 在 TACE 基础上联合适形放疗效果更加明显。复旦大学附属中山医院一组临床资料显示，采用 TACE+门静脉支架+三维适形放疗治疗方法，内支架 60 天、180 天和 360 天的累积通畅率分别为 93.3%、62.2%、34.6%，明显优于 TACE+门静脉支架组，后者支分别为 58.6%、21.7%、10.8%；TACE+门静脉支架+三维适形放疗治疗患者 60 天、180 天和 360 天的累积生存率分别为 93.8%、81.3% 和 32.5%，也明显优于 TACE+门静脉支架组，后者分别为 86.2%、13.8% 和 6.9%。

6. TACE 联合门静脉支架、碘-125 粒子条腔内近程放疗 复旦大学附属中山医院在国内外首先开展了连续排列放射性碘-125 粒子条植入联合门静脉内支架和 TACE 治疗肝癌合并 MPVTT 的实验和临床研究。体外实验结果表明，连续线状排列的碘-125 粒子条剂量分布等计量曲线为一柱形体，塑形性良好，SPECT/CT 探测是 γ 射线，辐射分布成一较均匀柱状，半径约 1.0cm，当 R>1cm 时，辐射能量明显衰减，为临床腔内近距离治疗提供了理论基础；实验研究表明，连续排列碘-125 粒子条植入治疗 VX-2 兔植入性门静脉癌栓可以减少肿瘤细胞的增殖，促进其凋亡，减少癌栓造成的转移，延长生存时间；32 例肝癌伴 MPVTT 患者采用 TACE 治疗联合门静脉内支架和碘-125 粒子条植入的结果显示，该治疗方法安全有效，TACE 治疗后肝癌客观有效率（CR+PR）为 37.5%，90 天、180 天和 360 天患者累计生存率分别为 96.4%、67.4%、和 39.3%，90 天、180 天和 360 天支架累计通畅率分别为 96.7%、83.4% 和 83.4%。

TACE 联合门静脉支架、碘-125 粒子条腔内近程放疗与 TACE 联合门静脉支架的对比研究：结果显示 182 例肝癌伴 MPVTT 患者采用 TACE 联合门静脉支架、碘-125 粒子条腔内近程放疗患者中位生

存期 9.3 个月，94 例 TACE 联合门静脉支架患者仅为中位生存期仅为 4.9 个月；前者 1 年、2 年、3 年的累积生存率分别为 41.4%、23.3%、6.2%，后者 1 年、2 年、3 年的累积生存率分别为 10.3%、0、0，两者有明显统计学差异。与 TACE 联合门静脉支架治疗相比，TACE 联合门静脉支架、碘 -125 粒子条腔内近程放疗更能延长患者的中位生存期（延长了 4.4 个月）和总生存期。

TACE 联合门静脉支架、碘 -125 粒子条腔内近程放疗与 TACE 联合门静脉支架、外放疗的对比研究：结果显示 123 例肝癌伴 MPVTT 患者采用 TACE 联合门静脉支架、碘 -125 粒子条腔内近程放疗患者中位生存期 11.7 个月、中位肿瘤无进展生存期为 5.3 个月，门静脉支架中位通畅期为 10.3 个月；53 例 TACE 联合门静脉支架、三维适行放疗的患者中位生存期为 9.5 个月、中位肿瘤无进展生存期为 4.4 个月，门静脉支架中位通畅期为 8.7 个月；两组间有明显统计学差异。与 TACE 联合门静脉支架、三维适行放疗相比，TACE 联合门静脉支架、碘 -125 粒子条腔内近程放疗能更好的延长患者中位生存期、中位肿瘤无进展生存期和支架通畅时间。

肝癌伴 MPVTT 和严重动 - 门静脉瘘患者的治疗：对肝癌伴 MPVTT 和严重门静脉瘘患者治疗时门静脉支架能有效复通门静脉血流、降低门静脉压力，同时针对动 - 门静脉瘘有效的栓塞则能进一步降低门静脉压力，使门静脉双相血流或离肝血流进一步恢复为向肝血流。因此，我们强调在支架机械性开通门静脉的同时必须对动 - 门静脉瘘进行有效和完全的栓塞治疗。

（颜志平 刘 嵘）

参 考 文 献

[1] Lammer J, Malagari K, Vogl T, et al. Prospective Randomized Study of Doxorubicin- Eluting-Bead Embolization in the Treatment of Hepatocellular Carcinoma: Results of the PRECISION V Study[J]. Cardiovasc Intervent Radiol, 2010, 33（1）: 41-52.

[2] Brown KT, Do RK, Gonen M, et al. Randomized Trial of Hepatic Artery Embolization for Hepatocellular Carcinoma Using Doxorubicin-Eluting Microspheres Compared With Embolization With Microspheres Alone[J]. J Clin Oncol, 2016, 34（17）: 2046-2053.

[3] Golfieri R, Giampalma E, Renzulli M, et al. Randomised controlled trial of doxorubicin-eluting beads vs conventional chemoembolisation for hepatocellular carcinoma[J]. Br J Cancer, 2014, 111（2）: 255-264.

[4] Woo HY, Heo J. Transarterial chemoembolization using drug eluting beads for the treatment of hepatocellular carcinoma: Now and future[J]. Clinical and Molecular Hepatology, 2015, 21（4）: 344-348.

[5] Huang KJ, Zhou Q, Wang R, et al. Doxorubicin-eluting beads versus conventional transarterial chemoembolization for the treatment of hepatocellular carcinoma[J]. Journal of Gastroenterology and Hepatology, 2014, 29（5）: 920-925.

[6] Zou JH, Zhang L, Ren ZG, et al. Efficacy and safety of cTACE versus DEB-TACE in patients with hepatocellular carcinoma: a meta-analysis[J]. Journal of Digestive Diseases, 2016, 17（8）: 510-517.

[7] Kucukay F, Badem S, Karan A, et al. A Single-Center Retrospective Comparison of Doxorubicin-Loaded HepaSphere Transarterial Chemoembolization with Conventional Transarterial Chemoembolization for Patients with Unresectable Hepatocellular Carcinoma[J]. J Vasc Interv Radiol, 2015, 26（11）: 1622-1629.

[8] Kooby DA, Egnatashvili V, Srinivasan S, et al. Comparison of Yttrium-90 Radioembolization and Transcatheter Arterial Chemoembolization for the Treatment of Unresectable Hepatocellular Carcinoma[J]. J Vasc Interv Radiol, 2010, 21（2）: 224-230.

[9] Bester L, Meteling B, Boshell D, et al. Transarterial chemoembolisation and radioembolisation for the treatment of primary liver cancer and secondary liver cancer: A review of the literature[J]. Journal of Medical Imaging and Radiation Oncology, 2014, 58（3）: 341-352.

[10] Salem R, Lewandowski RJ. Chemoembolization and radioembolization for hepatocellular carcinoma[J]. Clin Gastroenterol Hepatol, 2013, 11（6）: 604-611.

[11] McDevitt JL, Alian A, Kapoor B, et al. Single-Center Comparison of Overall Survival and Toxicities in Patients with Infiltrative Hepatocellular Carcinoma Treated with Yttrium-90 Radioembolization or Drug-Eluting Embolic Transarterial Chemoembolization[J]. J Vasc Interv Radiol, 2017, 28（10）: 1371-1377.

[12] Lobo L, Yakoub D, Picado O, et al. Unresectable Hepatocellular Carcinoma: Radioembolization Versus Chemoembolization: A Systematic Review and Meta-analysis[J]. Cardiovasc Intervent Radiol, 2016, 39（11）:

1580-1588.

[13] Lencioni R. Chemoembolization for Hepatocellular Carcinoma[J]. Semin Oncol, 2012, 39(4): 503-509.

[14] Bruix J, Sherman M. Management of Hepatocellular Carcinoma: An Update[J]. Hepatology, 2011, 53(3): 1020-1022.

[15] Bruix J, Reig M, Sherman M, et al. Evidence-Based Diagnosis, Staging, and Treatment of Patients With Hepatocellular Carcinoma[J]. Gastroenterology, 2016, 150(4): 835-853.

[16] Llovet JM, Real MI, Montana X, et al. Arterial embolisation or chemoembolisation versus symptomatic treatment in patients with unresectable hepatocellular carcinoma: a randomised controlled trial[J]. Lancet, 2002, 359 (9319): 1734-1739.

[17] Lencioni R, de Baere T, Soulen MC, et al. Lipiodol Transarterial Chemoembolization for Hepatocellular Carcinoma: A Systematic Review of Efficacy and Safety Data[J]. Hepatology, 2016, 64(1): 106-116.

[18] de Baere T, Arai Y, Lencioni R, et al. Treatment of Liver Tumors with Lipiodol TACE: Technical Recommendations from Experts Opinion. Cardiovasc Intervent Radiol, 2016, 39(3): 334-343.

[19] Aliberti C, Carandina R, Lonardi S, et al. Transarterial Chemoembolization with Small Drug-Eluting Beads in Patients with Hepatocellular Carcinoma: Experience from a Cohort of 421 Patients at an Italian Center[J]. J Vasc Interv Radiol, 2017, 28: (11): 1495-1502.

[20] Sun JH, Zhou GH, ZhangYL, et al. Chemoembolization of liver cancer with drug-loading microsphere 50-100μm [J]. Oncotarget, 2017, 8(3): 5392-5399.

[21] Zhou J, Sun HC, Wang Z, et al. Guidelines for Diagnosis and Treatment of Primary Liver Cancer in China (2017 Edition)[J]. Liver Cancer, 2018, 7(3): 235-260.

[22] 王建华, 王小林, 颜志平. 腹部介入放射学[M]. 上海: 上海医科大学出版社, 1998, 79-89.

[23] 中华医学会放射学分会介入学组协作组. 原发性肝细胞癌经导管肝动脉化疗性栓塞治疗技术操作规范专家共识[J]. 中华放射学杂志, 2011, 45(10): 908-912.

[24] Rose SC, Narsinh KH, Newton IG. Quantification of Blood Pressure Changes in the Vascular Compartment When Using an Anti-Reflux Catheter during Chemoembolization versus Radioembolization: A Retrospective Case Series[J]. J Vasc Interv Radiol, 2017, 28(1): 103-110.

[25] Kamada K, Kitamoto M, Aikata H, et al. Combination of transcatheter arterial chemoembolization using cisplatin-lipiodol suspension and percutaneous ethanol injection for treatment of advanced small hepatocellular carcinoma[J]. Am J Surg, 2002, 184(3): 284-290.

[26] Chen MS, Li JQ, Zheng Y, et al. A prospective randomized trial comparing percutaneous local ablative therapy and partial hepatectomy for small hepatocellular carcinoma[J]. Ann Surg, 2006, 243(3): 321-328.

[27] Peng ZW, Zhang YJ, Chen MS, et al. Radiofrequency ablation with or without transcatheter arterial chemoembolization in the treatment of hepatocellular carcinoma: a prospective randomized trial[J]. J Clin Oncol, 2013, 31 (4): 426-432.

[28] Xu LF, Sun HL, Chen YT, et al. Large primary hepatocellular carcinoma: transarterial-chemoembolization monotherapy versus combined transarterial chemoembolization-percutaneous microwave coagulation therapy[J]. J Gastroenterol Hepatol, 2013, 28(3): 456-463.

[29] Ginsburg M, Zivin SP, Wroblewski K, et al. Comparison of Combination Therapies in the Management of Hepatocellular Carcinoma: Transarterial Chemoembolization with Radiofrequency Ablation versus Microwave Ablation[J]. J Vasc Interv Radiol, 2015, 26 (3): 330-341.

[30] Si ZM, Wang GZ, Qian S, et al. Combination Therapies in the Management of Large (≥5cm) Hepatocellular Carcinoma: Microwave Ablation Immediately Followed by Transarterial Chemoembolization[J]. J Vasc Interv Radiol, 2016, 27(10): 1577-1583.

[31] 吴沛宏, 张福君. 原发性肝细胞癌介入治疗基本模式的转变-经动脉导管化疗栓塞序贯联合消融治疗[J]. 中华放射学杂志, 2003, 37(10): 870-871.

[32] 国家肿瘤微创治疗产业技术创新战略联盟专家委员会, 中国医师协会介入医师分会消融治疗专家工作指导委员会, 北京医师协会介入医师分会. 影像引导肝脏肿瘤热消融治疗技术临床规范化应用专家共识[J]. 中华医学杂志, 2017, 97(31): 2420-2424.

[33] 全国肝癌合并癌栓诊治研究协作组. 肝细胞癌合并门静脉癌栓多学科诊治中国专家共识(2016年版)[J]. 中华消化外科杂志, 2016, 15(5): 411-415.

[34] 广东省抗癌协会肝癌专业委员会, 广东省医学会肝胆

胰外科学分会. 肝细胞肝癌合并门静脉癌栓多学科团队综合治疗广东专家共识(2015 版)[J]. 中华消化外科杂志, 2015, 14(9): 694-701.

[35] 刘清欣, 王建华, 罗剑钧, 等. 肝癌致下腔静脉梗阻的内支架治疗[J]. 介入放射学杂志, 2007, 16(3): 168-170.

[36] Yang QH, Zhang W, Liu QX, et al. TACE Combined with Implantation of Irradiation Stent Versus TACE Combine with Bare Stent for HCC Complicated by IVCTT[J]. Cardiovasc Intervent Radiol, 2016, 39(9): 1280-1288.

[37] Zhang W, Yan ZP, Luo JJ, et al. Iodine-125 seeds strand for treatment of tumor thrombus in inferior vena cava: an experimental study in a rabbit model[J]. Cardiovasc Intervent Radiol, 2013, 36(5): 1371-1382.

[38] Yang MJ, Yan ZP, Luo JJ, et al. A pilot study of intraluminal brachytherapy using ^{125}I seed strand for locally advanced pancreatic ductal adenocarcinoma with obstructive jaundice[J]. Brachytherapy, 2016, 15(6): 859-864.

[39] Yamamoto Y, Ikai I, Morimura R, et al. Post-hepatectomy survival in advanced hepatocellular carcinoma with portal vein tumor thrombosis[J]. World J Gastroenterol, 2015, 21(1): 246-253.

[40] Liang P, Wang Y, Yu XL, et al. Malignant Liver Tumors: Treatment with Percutaneous Microwave Ablation-Complications among Cohort of 1 136 Patients[J]. Radiology, 2009, 251(3): 933-940.

[41] Rhim H, Dodd GD 3rd, Chintapalli KN, et al. Radiofrequency thermal ablation of abdominal tumors: lessons learned from complications[J]. RadioGraphics, 2004, 24(1): 41-52.

[42] Choi H, Loyer EM, DuBrow RA, et al. Radiofrequency ablation of liver tumors: assessment of therapeutic response and complications[J]. RadioGraphics, 2001, 21(Spec Issue): S41-S54.

[43] Llovet JM, Ricci S, Mazzaferro V, et al. SHARP Investigators Study Group. Sorafenib in advanced hepatocellular carcinoma[J]. N Engl J Med, 2008, 359(4): 378-390.

[44] Bruix J, Raoul JL, Sherman M, et al. Efficacy and safety of sorafenib in patients with advanced hepatocellular carcinoma: Subanalyses of a phase III trial[J]. Journal of Hepatology, 2012, 57(4): 821-829.

[45] Cheng AL, Guan ZZ, Chen ZD, et al. Efficacy and safety of sorafenib in patients with advanced hepatocellular carcinoma according to baseline status: Subset analyses of the phase III Sorafenib Asia–Pacific trial[J]. European Journal of Cancer, 2012, 48(10): 1452-1465.

[46] Cheng AL, Kang YK, Chen Z, et al. Efficacy and safety of sorafenib in patients in the Asia-Pacific region with advanced hepatocellular carcinoma: a phase III randomised, double-blind, placebo-controlled trial[J]. Lancet Oncol, 2009, 10(1): 25-34.

[47] Chao Y, Chung YH, Han G, et al. The combination of transcatheter arterial chemoembolization and sorafenib is well tolerated and effective in Asian patients with hepatocellular carcinoma: final results of the START trial[J]. Int J Cancer, 2015, 136(6): 1458-1467.

[48] Lee TY, Lin CC, Chen CY, et al. Combination of transcatheter arterial chemoembolization and interrupted dosing sorafenib improves patient survival in early-intermediate stage hepatocellular carcinoma. A post hoc analysis of the START trial[J]. Medicine, 2017, 96(37): e7655.

[49] Lencioni R, Llovet JM, Han GH, et al. Sorafenib or placebo plus TACE with doxorubicin-eluting beads for intermediate stage HCC: The SPACE trial[J]. Journal of Hepatology, 2016, 64(5): 1090-1098.

[50] Cosgrove DP, Reyes DK, Pawlik TM, et al. Open-Label Single-Arm Phase II Trial of Sorafenib Therapy with Drug-eluting Bead Transarterial Chemoembolization in Patients with Unresectable Hepatocellular Carcinoma: Clinical Results[J]. Radiology, 2015, 277(2): 594-603.

[51] Qu XD, Chen CS, Wang JH, et al. The efficacy of TACE combined sorafenib in advanced stages hepatocellullar carcinoma[J]. BMC Cancer, 2012, 12(1): 263-268.

[52] Zhao Y, Wang WJ, Guan S, et al. Sorafenib combined with transarterial chemoembolization for the treatment of advanced hepatocellular carcinoma: a large-scale multicenter study of 222 patients[J]. Annals of Oncology, 2013, 24(7): 1786-1792.

[53] Kudo M, Imanaka K, Chida N, et al. Phase III study of sorafenib after transarterial chemoembolisation in Japanese and Korean patients with unresectable hepatocellular carcinoma[J]. European Journal of Cancer, 2011, 47(14): 2117-2127.

[54] Zhu KS, Chen JW, Lai LS, et al. Hepatocellular Carcinoma with Portal Vein Tumor Thrombus: Treatment with Transarterial Chemoembolization Combined with

Sorafenib—A Retrospective Controlled Study[J]. Radiology, 2014, 272(1): 284-293.

[55] Bruix J, Qin SK, Merle P, et al. Regorafenib for patients with hepatocellular carcinoma who progressed on sorafenib treatment (RESORCE): A randomised, double-blind, placebo-controlled, phase 3 trial[J]. Lancet, 2017, 389(10064): 56-66.

[56] Chen WQ, Zheng RS, Baade PD, et al. Cancer Statistics in China, 2015[J]. CA CANCER J CLIN, 2016, 66(2): 115-132.

[57] El-Serag HB, Rudolph KL. Hepatocellular carcinoma: epidemiology and molecular carcinogenesis[J]. Gastroenterology, 2007, 132(7): 2557-2576.

[58] Fattovich G, Stroffolini T, Zagni I, et al. Hepatocellular carcinoma in cirrhosis: incidence and risk factors[J]. Gastroenterology, 2004, 127(5 Suppl 1): S35-S50.

[59] Mei QL, Li YH. Transcatheter arterial embolization of hepatic arteriovenous shunts in patients with hepatocellular carcinoma[J]. Semin Intervent Radiol, 2012, 29(3): 237-240.

[60] Kim YJ, Lee HG, Park JM, et al. Polyvinyl alcohol embolization adjuvant to oily chemoembolization in advanced hepatocellular carcinoma with arterioportal shunts[J]. Korean J Radiol, 2007, 8(4): 311-319.

[61] 周春, 周卫忠, 刘圣, 等. 无水乙醇明胶海绵混合物栓塞治疗肝癌合并中重度肝动脉门静脉分流的疗效分析[J]. 介入放射学杂志, 2017, 26(9): 793-798.

[62] 钱晟, 刘嵘, 王建华, 等. 栓塞肝动脉-门静脉瘘在TACE联合门静脉支架治疗肝癌伴门静脉癌栓中的临床意义[J]. 介入放射学杂志, 2015, 24(4): 311-315.

[63] Shi HB, Yang ZQ, Liu S, et al. Transarterial embolization with cyanoacrylate for severe arterioportal shunt complicated by hepatocellular carcinoma[J]. Cardiovasc Intervent Radiol, 2013, 36(2): 412-421.

[64] 龚高全, 王小林, 周康荣, 等. 肝癌伴门静脉癌栓的金属内支架治疗的初步研究[J]. 临床放射学杂志, 2003, 22(6): 498-500.

[65] Zhang XB, Wang JH, Yan ZP, et al. Hepatocellular Carcinoma Invading the Main Portal Vein: Treatment with Transcatheter Arterial Chemoembolization and Portal Vein Stenting[J]. Cardiovasc Intervent Radiol, 2009, 32(1): 52-61.

[66] Zhang XB, Wang JH, Yan ZP, et al. Hepatocellular Carcinoma with main portal vein tumor thrombus: Treatment with 3-Dimensional fconformal radiotherapy after portal vein stenting and transarterial chemoembolization[J]. Cancer, 2009, 115(6): 1245-1252.

[67] Chen Y, Wang XL, Yan ZP, et al. The use of 125I seed strands for intraluminal brachytherapy of malignant obstructive jaundice[J]. Cancer Biother Radiopharm, 2012, 27(5): 317-323.

[68] 杨敏捷, 罗剑钧, 刘清欣, 等. 125I粒子条剂量分布研究[J]. 介入放射学杂志, 2015, 24(1): 59-63.

[69] Zhang W, Luo JJ, Liu QX, et al. Brachytherapy with Iodine-125 seeds strand for treatment of main portal vein tumor thrombi: an experimental study in a rabbit model[J]. Am J Cancer Res, 2016, 6(3): 587-599.

[70] Luo JJ, Zhang ZH, Liu QX, et al. Endovascular brachytherapy combined with stent placement and TACE for treatment of HCC with main portal vein tumor thrombus[J]. Hepatol Int, 2016, 10(1): 185-195.

[71] Yang MJ, Fang ZT, Yan ZP, et al. Transarterial chemoembolisation (TACE) combined with endovascular implantation of an iodine-125 seed strand for the treatment of hepatocellular carcinoma with portal vein tumour thrombosis versus TACE alone: a two-arm, randomised clinical trial[J]. J Cancer Res Clin Oncol, 2014, 140(2): 211-219.

[72] Luo JJ, Yan ZP, Liu QX, et al. Endovascular placement of iodine-125 seed strand and stent combined with chemoembolization for treatment of hepatocellular carcinoma with tumor thrombus in main portal vein[J]. J Vasc Interv Radiol, 2011, 22(4): 479-489.

[73] Yu TZ, Zhang W, Liu QX, et al. Endovascular brachytherapy combined with portal vein stenting and transarterial chemoembolization improves overall survival of hepatocellular carcinoma patients with main portal vein tumor thrombus[J]. Oncotarget, 2017, 8(7): 12108-12119.

[74] Choi BI, KimHC, Han JK, et al. Therapeutic effect of transcatheter oily chemoembolization therapy for encapsulated nodular hepatocellular carcinoma: CT and pathological findings[J]. Radiology, 1992, 182(3): 709-713.

[75] Nishimine K, Uchida H, Matsuo Net al. Segmental transarterial chemoembolization with Lipiodol mixed with anticancer drugs for nonresectable hepatocellular carcinoma: follow-up CT and therapeutic results[J].

Cancer Chemother Pharmacol, 1994, 33 (Suppl): S60-S68.

[76] Kim DY, Ryu HJ, Choi JY, et al. Radiological response predicts survival following transarterial chemoembolisation in patients with unresectable hepatocellular carcinoma [J]. Aliment Pharmacol Ther, 2012, 35 (11): 1343-1350.

[77] Lee JH, Won JH, Park S Ⅱ, et al. Transcatheter Arterial Chemoembolization of Hepatocellular Carcinoma with Hepatic Arteriovenous Shunt after Temporary Balloon Occlusion of Hepatic Vein [J]. J Vasc Interv Radiol, 2007, 18 (3): 377-382.

[78] Zeng ZC, Fan J, Tang ZY, et al. A comparison of treatment combinations with and without radiotherapy for hepatocellular carcinoma with portal vein and/or inferior vena cava tumor thrombus [J]. Int J Radiation Oncology Biol Phys, 2005, 61 (2): 432-443.

[79] Lucatelli P, Argiro R, Corradini SG, Comparison of Image Quality and Diagnostic Performance of Cone-Beam CT during Drug-Eluting Embolic Transarterial Chemoembolization and Multidetector CT in the Detection of Hepatocellular Carcinoma [J]. J Vasc Interv Radiol, 2017, 28 (7): 978-986.

[80] Minocha J, Lewandowski R. Assessing Imaging Response to Therapy [J]. Radiol Clin N Am, 2015, 53 (5): 1077-1088.

[81] Guo Y, Yaghmai V, Salem R, et al. Imaging tumor response following liver-directed intra-arterial therapy [J]. Abdom Imaging, 2013, 38 (6): 1286-1299.

[82] Vandecaveye V, Michielsen K, De Keyzer F, et al. Chemoembolization for hepatocellular carcinoma: 1-month response determined with apparent diffusion coefficient is an independent predictor of outcome [J]. Radiology, 2014, 270 (3): 747-757.

[83] Bonekamp S, Li Z, Geschwind JF, et al. Unresectable Hepatocellular Carcinoma: MR Imaging after Intraarterial Therapy. Part I. Identification and Validation of Volumetric Functional Response Criteria [J]. Radiology, 2013, 268 (2): 420-430.

[84] Bonekamp S, Halappa VG, Geschwind JFH, et al. Unresectable Hepatocellular Carcinoma: MR Imaging after Intraarterial Therapy. Part Ⅱ. Response Stratification Using Volumetric Functional Criteria after Intraarterial Therapy [J]. Radiology, 2013, 268 (2): 431-439.

[85] Wallace MJ, Kuo MD, Glaiberman C, et al. Three-dimensional C-arm cone-beam CT: Applications in the interventional suite [J]. J Vasc Interv Radiol, 2009, 20 (7 Suppl): S523-537.

[86] Cornelis FH, Borgheresi A, Petre EN, et al. Hepatic Arterial Embolization Using Cone Beam CT with Tumor Feeding Vessel Detection Software: Impact on Hepatocellular Carcinoma Response [J]. Cardiovasc Intervent Radiol, 2018, 41 (1): 104-111.

[87] Lee IJ, Chung JW, Yin YH, et al. Cone-Beam Computed Tomography (CBCT) Hepatic Arteriography in Chemoembolization for Hepatocellular Carcinoma: Performance Depicting Tumors and Tumor Feeders [J]. Cardiovasc Intervent Radiol, 2015, 38 (5): 1218-1230.

[88] Lee IJ, Chung JW, Yin YH, et al. Cone-Beam CT Hepatic Arteriography in Chemoembolization for Hepatocellular Carcinoma: Angiographic Image Quality and Its Determining Factors [J]. J Vasc Interv Radiol, 2014, 25 (9): 1369-1379.

[89] Hu JG, Maybody M, Cao G, et al. Lipiodol retention pattern assessed by cone beam computed tomography during conventional transarterial chemoembolization of hepatocellular carcinoma: accuracy and correlation with response [J]. Cancer Imaging, 2016, 16 (1): 32-39.

[90] Chen RX, Geschwind JF, Wang ZJ, et al. Quantitative Assessment of Lipiodol Deposition after Chemoembolization: Comparison between Cone-Beam CT and Multidetector CT [J]. J Vasc Interv Radiol, 2013, 24 (12): 1837-1844.

[91] Pung L, Ahmad M, Mueller K, et al. The Role of Cone-Beam CT in Transcatheter Arterial Chemoembolization for Hepatocellular Carcinoma: A Systematic Review and Meta-analysis [J]. J Vasc Interv Radiol, 2017, 28 (3): 334-341.

[92] Miyayama S, Yamashiro M, Okuda M, et al. Usefulness of Cone-Beam Computed Tomography During Ultraselective Transcatheter Arterial Chemoembolization for Small Hepatocellular Carcinomas that Cannot be Demonstrated on Angiography [J]. Cardiovasc Intervent Radiol, 2009, 32 (2): 255-264.

[93] Kakeda S, Korogi Y, Ohnari N, et al. Usefulness of Cone-Beam Volume CT with Flat Panel Detectors in Conjunction with Catheter Angiography for Transcatheter Arterial Embolization [J]. J Vasc Interv Radiol, 2007, 18

（12）：1508-1516.

[94] Wang ZJ，Chen RX，Duran R，et al. Intraprocedural 3D Quantification of Lipiodol Deposition on Cone-Beam CT Predicts Tumor Response After Transarterial Chemoembolization in Patients with Hepatocellular Carcinoma[J]. Cardiovasc Intervent Radiol, 2015, 38（6）：1548-1556.

[95] Loffroy R，Lin MD，Yenokyan G，et al. Intraprocedural C-Arm Dual-Phase Cone-Beam CT: Can It Be Used to Predict Short-term Response to TACE with Drug-eluting Beads in Patients with Hepatocellular Carcinoma?[J]. Radiology, 2012, 266（2）：636-648.

[96] Ishikawa T，Abe S，Hoshii A，et al. Cone-Beam Computed Tomography Correlates with Conventional Helical Computed Tomography in Evaluation of Lipiodol Accumulation in HCC after Chemoembolization[J]. PLoS One, 2016, 11（1）：e0145546.

[97] Loffroy R，Lin MD，Rao P，et al. Comparing the Detectability of Hepatocellular Carcinoma by C-Arm Dual-Phase Cone-Beam Computed Tomography During Hepatic Arteriography With Conventional Contrast-Enhanced Magnetic Resonance Imaging[J]. Cardiovasc Intervent Radiol, 2012, 35（1）：97-104.

[98] Jonczyk M，Chapiro J，Collettini F，et al. Diagnostic Accuracy of Split-Bolus Single-Phase Contrast-Enhanced Cone-Beam CT for the Detection of Liver Tumors before Transarterial Chemoembolization[J]. J Vasc Interv Radiol, 2017, 28,（10）：1378-1385.

[99] Miyayama S，Yamashiro M，Okuda M，et al. Detection of Corona Enhancement of Hypervascular Hepatocellular Carcinoma by C-Arm Dual-Phase Cone-Beam CT During Hepatic Arteriography[J]. Cardiovasc Intervent Radiol, 2011, 34（1）：81-86.

[100] Miyayama S，Matsui O，Yamashiro M，et al. Detection of hepatocellular carcinoma by CT during arterial portography using a cone-beam CT technology: comparison with conventional CTAP[J]. Abdom Imaging, 2009, 34（4）：502-506.

[101] Miyayama S，Yamashiro M，Hattori Y，et al. Efficacy of cone-beam computed tomography during transcatheter arterial chemoembolization for hepatocellular carcinoma[J]. Jpn J Radiol, 2011, 29（6）：371-377.

[102] Wang ZJ，Lin MD，Lesage D，et al. Three-dimensional Evaluation of Lipiodol Retention in HCC after Chemoem-bolization: A Quantitative Comparison between CBCT and MDCT[J]. Acad Radiol, 2014, 21（3）：393-399.

[103] Oh JS，Chun HJ，Choi BG，et al. Transarterial Chemoembolization with Drug-eluting Beads in Hepatocellular Carcinoma: Usefulness of Contrast Saturation Features on Cone-Beam Computed Tomography Imaging for Predicting Short-term Tumor Response[J]. J Vasc Interv Radiol, 2013, 24（4）：483-489.

[104] Miyayama S，Yamashiro M，Ikuno M，et al. Ultraselective transcatheter arterial chemoembolization for small hepatocellular carcinoma guided by automated tumor-feeders detection software: technical success and short-term tumor response[J]. Abdom Imaging, 2014, 39（3）：645-656.

第二章　肝脏转移性肿瘤

一、概述

肝脏转移性肿瘤，也称转移性肝癌或继发性肝癌，是由全身各脏器的癌肿转移至肝脏而形成，由于肝脏接受肝动脉和门静脉双重血供，血流量异常丰富，全身各脏器的恶性肿瘤大都可转移至肝脏，消化道肿瘤发生转移的比率较高（依次为胆囊癌、结直肠癌、胃癌以及胰腺癌），其次为胸部肿瘤（肺癌以及食管癌）、乳腺癌、血液系统肿瘤以及一些其他类型的肿瘤。另外，眼部恶性黑色素瘤、类癌和胰岛细胞瘤是较为少见的恶性肿瘤，但它们均有只向肝脏转移的特性。

二、病因与病理生理

肝脏是非常适合肿瘤细胞生长的器官，肝窦内皮细胞间大小不等的孔隙以及肝窦内的 Kupffer 细胞均有助于癌细胞团驻留于肝内，肝脏丰富的血液供应使肿瘤细胞更易于获得营养。肿瘤转移至肝脏有两种方式：一是直接蔓延，包括肝脏邻近器官如胃、胆囊的癌肿直接侵犯肝脏，胃、胰、卵巢等部位的癌肿通过肝门淋巴结而逆行到肝脏，或原发肿瘤直接侵入肝脏血管而入肝脏，这种方式较为少见；二是以栓子方式转移至肝脏，癌性栓子可经门静脉或肝动脉进入肝脏，门静脉引流区域如食管下段、胃、小肠、结肠、直肠和胰腺的恶性肿瘤容易经门静脉而流入肝脏，其他如子宫、卵巢、前列腺、膀胱和腹膜后肿瘤，亦可通过体静脉与门静脉的吻合支而侵入肝脏，进入体循环的癌性栓子，还可经肝动脉转移到肝脏，其中以来自肺和乳腺者多见。值得一提的是，肝脏转移性肿瘤很少发生于肝硬化患者，亦罕见侵犯门静脉形成癌栓，罕见发生癌结节破裂内出血。

肝脏转移性肿瘤的血液供应非常复杂，研究提示，肿瘤生长不同阶段的血供来源组成有所不同；肿瘤细胞转移至肝脏的早期，营养主要依靠周围循环的扩散；当转移瘤生长增大，瘤体直径达 1～3mm 以上时，原有的正常血管遭到破坏，发生闭塞，新的动脉、门静脉、混合的毛细血管网在肿瘤的周围形成，其中肝动脉供血约占 90%；随着肿瘤的进一步增大，当肿瘤直径达 1.5～3.0cm 时，血供更为复杂，门静脉供血比例增加，但仍以肝动脉供血为主。与原发性肝癌相比，肝动脉造影时肝转移性肿瘤多呈少血管型，但随着同轴微导管技术的广泛应用，行超选择性肝段动脉造影时，肿瘤大部分仍为多血供的。

三、临床表现

肝脏转移性肿瘤的症状和体征与原发性肝癌相似，但比后者发展缓慢，症状也较轻，早期无明显症状和体征，一旦有临床表现，转移灶常已较大或较多，表现为肝区闷胀不适或疼痛、乏力、食欲不振、体重减轻、发热和上腹包块，晚期可出现黄疸、腹水以及其他恶病质的症状和体征。但是，肝脏转移性肿瘤以肝转移灶症状出现的仅占少数，多数都表现为原发癌引起的症状和体征，而这些症状、体征因原发癌的部位和种类不同而各不一样。肝脏的转移灶可与原发癌同时发现，可以在原发癌手术时探查到，也可以在原发癌切除后数月或数年出现。近年来由于诊治技术水平的提高，常规体检肝脏影像学检查时，常可发现没有症状的肝内病灶，继而追溯到甚或追溯不到原发癌的部位。

四、诊断

肝脏转移性肿瘤的肝功能大多正常。AFP 检测约 90% 以上为阴性，但少数来自胃、胰腺及卵巢的肝转移 AFP 可呈低浓度阳性，一般不超过 100ng/dl，癌胚抗原（CEA）的检测对胃肠道肝转移有一定意义。已有临床表现者常伴有碱性磷酸酶（ALP）、 γ- 谷氨酰转酞酶及乳酸脱氢酶的升高,其中 ALP 升高对肝脏转移性肿瘤的诊断和预后的判断具有较大价值。

五、介入治疗

(一)介入简史

1950 年 Klopp 和 Bierman 开始应用氮芥动脉内灌注治疗恶性肿瘤,1976 年在国际上由 Glodstein 首先报道了经导管肝动脉化疗栓塞(TACE)治疗肝癌,国内 1983 年由林贵首先报告,肝脏转移性肿瘤与原发性肝癌都是最早开展介入治疗的肿瘤。我国结直肠癌肝转移诊断和综合治疗指南(V2016)指出,肝动脉和肿瘤区域动脉联合灌注化疗可用于术前分期Ⅲ期的患者。研究表明,术前进行肝动脉灌注可有效预防肝转移发生;对于不可切除的结直肠癌肝转移的综合治疗包括全身和介入化疗、分子靶向治疗以及针对肝脏病灶局部治疗如射频治疗、无水乙醇注射、放疗等。目前的临床实践中 TACE 越来越多的应用与化疗失败或者全身化疗无效并且以肝转移瘤为主要病灶的治疗中,有数据显示对于结直肠癌肝转移后 TACE 治疗可使肿瘤缩小,为手术切除争取机会,术后生存时间有所延长。

随着介入治疗技术的进步,针对肝转移癌的介入治疗手段也从较为单一的血管腔内治疗,丰富和发展出各种不同的经皮穿刺局部治疗,如:射频消融治疗(radio frequency ablation,RFA)、微波凝固治疗(micowave ablation)、高强度聚焦超声(high intensity focused ultrasound,HIFU)、冷冻治疗(cryoablation)、放射性粒子(^{125}I)植入术、纳米刀(inreversible electroporation,IRE)等均已应用于肝转移癌的局部治疗。

近些年来,消融治疗、立体定向放疗等局部治疗手段在结直肠癌肝转移治疗中得到了较为广泛的应用,根据适应证来合理选择的患者,也能获得近似于外科切除的疗效。射频消融治疗最早在 20 世纪 90 年代早期用于原发性肝癌的治疗,目前已被认为是小肝癌的一种根治性治疗手段。2015 年 ESMO 的临床实践指南对结直肠癌肝转移的划分从过去的可切除与不可切除,改变为可局部治疗与不可局部治疗,以射频消融为代表的局部消融治疗具有灭活肿瘤、微创、对肝功能影响小、恢复快等优点,使结直肠癌肝转移患者获得根治性治疗的机会明显增加。局部消融治疗在结直肠癌肝转移性领域正发挥越来越重要的作用。

(二)适应证与禁忌证

肝脏转移性肿瘤能够行手术切除者约不到 20%,而大部分需要非手术疗法,而随着介入治疗方法的增多,各治疗方法的适应证和禁忌证也有所不同。

1. 经血管腔内治疗的适应证及禁忌证

(1)适应证:①原发肿瘤已无法根治或未能发现;②原发肿瘤虽已切除,但肝内转移灶波及一叶以上或余肝代偿功能较差;③合并肝外多处转移;④肝脏转移性肿瘤手术前栓塞;⑤肝癌主灶已切除,肝内仍有转移灶者;⑥肝脏转移性肿瘤破裂出血。

(2)禁忌证:①肿瘤占肝脏体积的 70% 以上者;②肝、肾功能严重损害,重度黄疸者;③心、肺功能严重不全者;④凝血机制障碍,有出血倾向者;⑤严重糖尿病血糖未控制者;⑥碘过敏者。

2. 经皮穿刺消融治疗(微波、射频)的适应证和禁忌证 2015 年 ESMO 转移性结直肠癌指南认为,消融治疗可用于与手术的联合治疗,以增加肝转移的 R0 切除率;或者用于肿瘤位置不佳、手术切除预计残余肝体积不足患者的替代治疗。2016 版 NCCN 指南认为对于可切除的肝转移,手术仍是最佳选择,但如果指征合适,也可以选择局部治疗(如消融或 SBRT)。

(1)适应证:①单个肝转移瘤直径≤5.0cm 或多个转移瘤直径和≤10cm(不同消融设备的最大消融范围有所不同);②肝内转移瘤数目不多于 5 个;③经血管腔内治疗疗效差或经肝动脉不能完成治疗;④患者不愿接受手术治疗者。

(2)禁忌证:①重要脏器功能障碍,如肝、肾、心、肺功能不全等;②凝血功能差;PLT<5.0×10^9/L;PT 延长 >4;③原发灶肿瘤未有效控制;④大量腹水,且经保肝利尿等治疗后无效者;⑤局部(尤其是胆道感染)或全身感染未有效控制者;⑥妊娠、意识障碍或不能配合治疗者。

(三)介入器械

1. 经肝动脉介入治疗的常用器械见"原发性肝癌的介入治疗"部分。

2. 经皮经肝穿刺消融治疗的手术器械种类较多

(1)微波消融器械:微波消融针(18~20G)、导线、微波发生仪。

(2)射频消融器械:射频消融针(单极 / 多极)、导线、射频发生仪、电极板。

（3）冷冻消融器械：低温冷冻手术系统由 3 个部分组成，即冷 - 热转换系统（压缩氩气和氦气）、温度监测系统和冷冻探针。

（四）介入治疗技术与方法

1. 经血管内介入治疗技术和方法 主要还是采用 Seldinger 技术，行经皮肝动脉灌注和化疗栓塞，详见"原发性肝癌的介入治疗"部分。随着材料科学的进步，经血管腔内栓塞除了传统的明胶海绵颗粒、碘化油外相继开发出了放射性微球 ^{90} 钇（^{90}Y）、可载药微球等特殊栓塞材料。其中载药微球可根据原发肿瘤的类型加载不同的化疗药物，如表多柔比星、吉西他滨、伊立替康、顺铂等。用法可参考"原发性肝癌介入治疗"相关内容（图 6-2-1）。

另外，近年相继有国内外学者研究报道，肝动脉置管灌注化疗（hepatic artery infusion chemotherapy, HAIC）对治疗原发和转移性肝癌取得了令人振奋的疗效，为经动脉治疗肝转移癌拓展了治疗方式。

2. 消融治疗的技术和方法 根据引导方式的不同，消融治疗可分为：①直视下消融治疗，如通过外科开放手术、胸腔镜、腹腔镜、胆道镜等直视下进行消融治疗；②借助影像设备引导经皮穿刺进行的消融治疗，常用的影像设备有 CT、超声、DSA 及 MRI 等。

经皮穿刺影像引导消融肝内转移瘤操作技术：

（1）定位：患者依据术前拟定的穿刺体位卧于治疗床；于肝区进行影像学检查，并于体表标记拟定穿刺进针路径的位置。

（2）局麻：常规 1% 利多卡因于体表穿刺部局

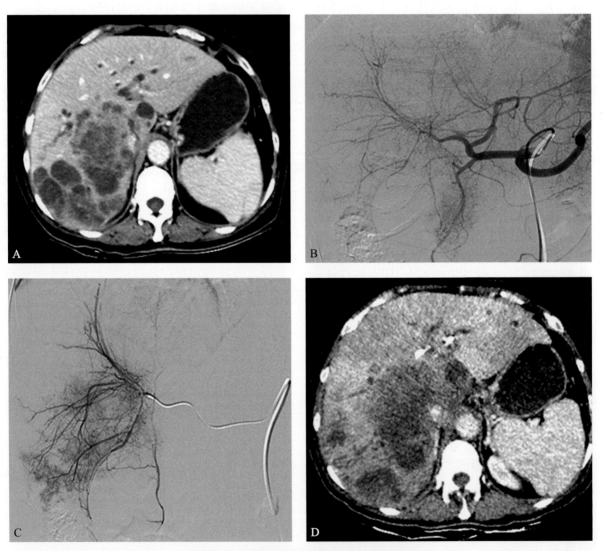

图 6-2-1 胃癌肝转移选择性肝动脉栓塞术

A. 胃癌术后 CT 检查示肝右叶巨大肿物，囊实性，实性部分集中在肝门区，血供不丰富；B. 腹腔动脉造影示肝动脉未见明显增粗，肿物染色不明显；C. 选择性肝右动脉造影示主干被肿瘤侵蚀，超选择性造影见右叶肿瘤染色，血管紊乱。使用载药微球（100～300μm）加载吉西他滨 800mg 行栓塞术，复查肿物染色基本消失；D. 肝右叶肿物大部分坏死，病灶缩小。患者疼痛缓解，生活质量明显提高

麻，注意嘱患者与定位检查时呼吸相屏气幅度尽量一致，麻醉腹膜及肝包膜。

（3）进针：嘱患者屏气后沿拟定的进针路径用定位针（通常应用心包穿刺针，20G）经皮经肝穿刺（注意方向、角度、深度）。

（4）调整针位：应用影像设备进行肝脏穿刺区扫描，观察定位针位置、判断需要调整的方向和角度；用微波或射频消融针沿调整后的方向、角度穿刺至目标深度，再次行影像学检查了解消融针位置并进行相应调整。

（5）消融复查：消融针位置满意后进行消融治疗，注意术中镇痛；完成消融治疗后，进行影像学复查，初步了解治疗情况、有无严重并发症等。

（6）退针包扎：患者清醒状态下屏气迅速退针

或麻醉下呼气末迅速退针；体表穿刺部辅料包扎（图6-2-2）。

（五）疗效评价

结直肠癌肝转移患者临床常见、预后差，是临床关注的焦点。包括手术治疗、全身系统化疗、联合靶向治疗，肝动脉持续灌注化疗等介入治疗，消融治疗、放疗等局部治疗的 MDT 是制订其治疗决策的主要方式。治疗方式包括：手术治疗、全身系统化疗、联合靶向治疗，肝动脉持续灌注化疗等介入治疗，消融治疗、放疗等局部治疗等。目前全身化疗为结直肠癌肝转移主要治疗方式，血管介入治疗是全身一、二线化疗方案治疗进展后可选择的治疗方式，以肝动脉持续灌注化疗最为常见。结直肠癌肝转移术前行肝动脉灌注化疗可减少肝脏复发率

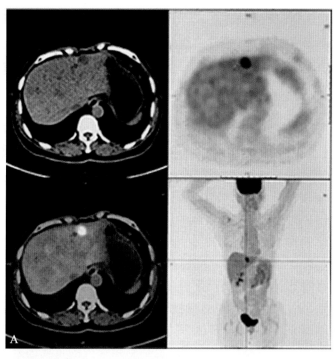

图 6-2-2　结肠癌肝转移病灶微波消融术

A. 升结肠癌术后 5 个月，PET/CT 检查示肝左叶 S2 段转移癌；B. 肝左叶（S2）转移癌行经皮穿刺微波消融治疗（PMCT）；C.PMCT 术后 4 周 CT 复查，肝左叶转移瘤坏死完全、无强化

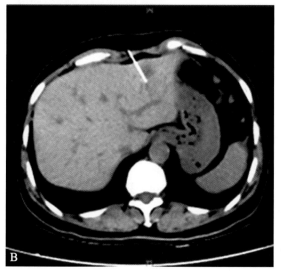

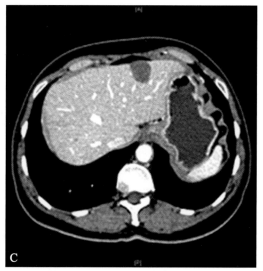

和提高长期生存率。一项入组 239 例结直肠癌肝转移患者的研究中，50 例患者于肝切除术前接受肝动脉灌注化疗，50 例不接受肝动脉灌注化疗，结果提示肝动脉灌注化疗组无病生存率及总生存率均高于未行肝动脉灌注化疗组。肝转移瘤切除后行肝动脉灌注化疗同样也可以提高患者的无进展生存率及无肝脏转移的进展生存率。一项随机、对照研究入组 156 例结直肠癌肝转移患者，于肝切除术后随机接受 6 周期肝动脉灌注联合全身化疗或相似的全身化疗，结果均提示，接受肝动脉灌注化疗组的无进展生存率及无肝脏转移的进展生存率均高于全身化疗组。

2015 年 Eur Radiol 发表的关于热消融在结直肠癌肝转移治疗地位的国际专家共识中，总结了 15 篇消融治疗 CRLM 的回顾性报道，纳入病例 1 613 例，包括可切除及不可切除肝转移的人群，随访超过 3 年，结果显示 3 年生存率 50%（37%～77%），5 年生存率 31%（17%～51%）。当将射频消融用于可切除病例时，5 年生存率提高到 50%，部分选择性病例生存与手术组相当。对于不可切除的肝转移，可以考虑通过手术联合消融的方法进行治疗，以达到肝转移治疗的无疾病证据（no ov idence of disease，NED）状态，在局部复发率上，不同文献报道差异比较大，为 6%～60%，与肿瘤大小有关，但小于 2cm 或小于 3cm 病灶复发率明显较低，而开腹、腔镜、经皮等不同射频方式彼此之间没有大的差异。此外，相较于手术，射频还具有创伤小，恢复快的优点。消融的国际专家共识推荐：对于肝转移癌直径 <3cm，数目 ≤3 个，消融可以达到根治的疗效。目前没有用消融的方法进行肝转移癌姑息性治疗的证据，所以不推荐应用消融进行肝转移的姑息性局部治疗。

（六）并发症及其处理

1. 经动脉腔内治疗的并发症 肝动脉灌注化疗的主要副反应为药物毒性反应及导管相关并发症。恶心、呕吐等消化道症状为最常见的药物毒性反应，骨髓抑制一般少见且较轻；较为常见的导管相关并发症为肝动脉闭塞及导管内血栓（留置动脉泵者相对发生率较高），随着技术的进步，副反应呈逐渐减少趋势。

2. 经皮经肝穿刺消融治疗并发症 经皮穿刺消融导致的常见并发症有：腹腔出血、胆汁渗漏、胆道出血、肝动静脉瘘、低血压（迷走神经）、针道种植转移等。

（1）腹腔出血：多见于肝功能差、凝血功能不佳、腹水且反复穿刺肝包膜的患者。完善术前检查并予以对症治疗，如输注血小板、血浆、控制腹水等，可有效预防因穿刺导致的腹腔出血。消融术后 CT 复查可能提前发现腹腔出血征象，可予以止血治疗并于术后监测生命体征。

（2）胆汁瘘或胆道出血：术前评估肝内情况及穿刺路径结构是有效的预防措施。尽量避免经扩张胆道穿刺、消融范围内无扩张胆道。如发现明显胆道出血可行肝动脉造影及栓塞治疗；胆汁瘘不能自愈的患者可行经皮经肝胆道置管引流术治疗。

（3）肝动静脉瘘：术前分析评估肝区增强 CT 扫描影像，尽量避免在穿刺路径上经过动静脉走行区。如术后复查发现肝动脉 - 门静脉瘘、且有门静脉高压征象，可经肝动脉造影及栓塞治疗。

（4）迷走神经反射所致低血压：术前预防性应用阿托品可减少因迷走神经反射导致的低血压发生。如术中发生低血压应立即终止穿刺或消融治疗，监测血压变化、予阿托品或肾上腺素、补充血容量。

（5）种植转移：针道种植转移较为少见，多因肿瘤邻近包膜、穿刺所用器械较粗、反复穿刺等造成。有学者建议，退针过程中对消融针道进行预防。

（七）进展

虽然肝动脉是肝脏转移性肿瘤的主要供血血管，但大部分肿瘤结节可见到门静脉血供的存在，门静脉供血的肿瘤血管大都分布在肿瘤边缘，约 30% 见到门静脉进入瘤体的中央部分，这就导致经肝动脉化疗栓塞不能完全阻断肿瘤的血供，尤其是肿瘤浸润生长最活跃的周边组织，使得疗效大打折扣，难以达到根治目的；其次，肝脏的侧支循环及迷走动脉多达 26 支，使残存的肿瘤细胞重新获得血供而继续增殖，这也是影响疗效的重要因素。因此，很多人尝试各种直接或间接的门静脉化疗栓塞，但经临床观察疗效并不理想。当单发或局限于一叶的肝转移灶经介入治疗缩小到一定程度后，应不失时机地争取二期手术切除，以求根治。

（许林锋　孙宏亮）

参 考 文 献

[1] Fakih MG. Metastatic colorectal cancer: current state and future directions[J]. J Clin Oncol, 2015, 33 (16): 1809-1824.

[2] Haraldsdottir S, Einarsdottir HM, Smaradottir A, et al. Colorectal cancer -review[J]. Laeknabladid, 2014, 100

（2）：75-82.

［3］ Azeem S，Gillani SW，Siddiqui A，et al. Diet and Colorectal Cancer Risk in Asia—a Systematic Review［J］. Asian Pac J Cancer Prev，2015，16（13）：5389-5396.

［4］ Vogl TJ，Gruber T，Balzer JO，et al. Repeated transarterial chemoembolization in the treatment of liver metastases of colorectal cancer: prospective study［J］. Radiology，2009，250（1）：281-289.

［5］ Taniai N，Onda M，Tajiri T，et al. Good embolization response for colorectal liver metastases with hypervascularity ［J］. Hepatogastroenterology，2002，49（48）：1531-1534.

［6］ Xu J，Zhong Y，Weixin N，et al. Preoperative hepatic and regional arterial chemotherapy in the prevention of liver metastasis after colorectal cancer surgery［J］. Ann Surg，2007，245（4）：583-590.

［7］ Gruber-Rouh T，Naguib NN，Eichler K，et al. Transarterial chemoembolization of unresectable systemic hemotherapy-refractory liver metastases from colorectal cancer: long-term results over a 10-year period［J］. Int J Cancer，2014，134（5）：1225-1231.

［8］ 陈耀庭，孙宏亮，许林锋，等. 肝动脉灌注化疗联合热疗治疗肝门部胆管癌的临床价值［J］. 中山大学学报（医学科学版），2014，35（4）：539-544.

［9］ 王俊峰，郭志. 结肠癌肝转移物理消融治疗的新进展［J］. 中国肿瘤临床，2014，41（2）：142-147.

［10］ 杨家和，吴孟超. 结肠癌肝转移治疗方式的选择［J］. 肝胆外科杂志，2014，22（4）：245-248.

［11］ Gruber-Rouh T，Langenbach M，Naguib NN，et al. Trans-arterial chemoperfusion for the treatment of liver metastases of breast cancer and colorectal cancer: Clinical results in palliative care patients［J］. World J Clin Oncol，2017，8（4）：343-350.

［12］ Mitsuo Kusano，Michitaka Honda，Koji Okabayashi，et al. Randomized controlled Phase Ⅲ study comparing hepatic arterial infusion with systemic chemotherapy after curative resection for liver metastasis of colorectal carcinoma: JFMC 29–0003［J］. J Cancer Res Ther，2017，13（1）：84-90.

［13］ Guo JH，Zhang HY，Gao S，et al. Hepatic artery infusion with raltitrexed or 5-fluorouracil for colorectal cancer liver metastasis［J］. World J Gastroenterol，2017，23（8）：1406-1411.

［14］ Zhang HY，Guo JH，Gao S，et al. Prognostic factors for transarterial chemoembolization combined with sustained oxaliplatin-based hepatic arterial infusion chemotherapy of colorectal cancer liver metastasis［J］. Chin J Cancer Res，2017，29（1）：36-44.

［15］ Chen Y，Li H，Xu L，et al. Regional thermochemotherapy versus hepatic arterial infusion chemotherapy for palliative treatment of advanced hilar cholangiocarcinoma: a retrospective controlled study［J］. Eur Radiol，2016，26（10）：3500-3509.

第三章　肝血管瘤

一、概述

肝血管瘤（hepatic hemangioma）是肝脏最常见的良性肿瘤，在总体人群中的发病率为 0.4%～20%。肝血管瘤可发生于各年龄段，但以 30～50 岁居多。文献报道女性患病多于男性，比例为 1.2：1～6：1。肝血管瘤通常较小（直径 <4cm），但巨大病灶直径可达 20cm 以上。肝血管瘤多为单发病灶，少数表现为多发病灶。肝血管瘤不具恶变趋向，且大多数病灶长期稳定或缓慢增大，不需要积极处理。然而，大的肝血管瘤可引起临床症状，妊娠或雌激素治疗期间的肝血管瘤可出现增大甚至破裂，这些病灶应予以合理治疗。

二、病因与病理

肝血管瘤属于非上皮病变。其发病机制尚不明确，可能是先天性疾病，具有激素依赖性。肝血管瘤可分为海绵状血管瘤、硬化性血管瘤和毛细血管瘤等，以前者多见。病理肉眼检查，肝血管瘤表现为边界清楚、红 - 蓝色的平坦性病变。切开后由于其内血液流失出现病灶部分塌陷和海绵样表现，病灶内可出现机化血栓、纤维化和钙化等成份。镜下观，肝血管瘤由海绵样扩张的血窦及纤维性间隔组成，血窦内壁为扁平内皮细胞。小的肝血管瘤也可完全纤维化，表现为孤立性纤维结节，称为肝硬化性血管瘤。

三、临床表现

肝血管瘤通常是在影像学检查时被发现，患者往往没有症状。大的血管瘤可能会引起临床症状，如局部疼痛、邻近组织器官受压症状、炎性反应综合征及凝血病变 Kadabach-Merritt 综合征等，肝血管瘤并发破裂出血者少见。

Kadabach-Merritt 综合征指伴有血小板减少、消耗性凝血病及紫癜的任何血管病变，其发病机制在于血小板与内皮细胞的关系，与异常血管结构内的血小板捕获、激活和消耗有关。肝血管瘤内皮完整性的破坏引起内皮下胶原和组织因子暴露，从而导致血小板聚集和凝血级联反应的激活。流行病学研究证实，该综合征与大的肝血管瘤病灶相关。

四、诊断

肝血管瘤缺乏特异性临床表现及肿瘤标志物，但具有特征性影像学表现，因此诊断主要依赖影像学检查。对于影像学检查无法确诊的病灶，可采用经皮肝穿活组织检查，活检的总体准确率约为 96%。

（一）超声检查

典型的肝血管瘤超声表现为均匀的强回声肿块，边界清楚，后方回声增强；较大病灶可出现内部回声杂乱、强弱不均；超声造影表现为早期病灶周边结节样强化，延迟期向心性强化。

（二）CT 检查

肝血管瘤 CT 平扫表现为低密度，其内也可出现纤维化或钙化等高密度成份；典型病灶动态增强扫描呈动脉期周边结节样强化，门脉和平衡期向心性填充；不典型病灶可表现为动脉期完全强化，门脉和平衡期强化程度下降，与肝实质密度接近；亦可表现为动脉期和门脉期病灶周边微小点状强化，平衡期无明显向心性填充。

（三）MRI 检查

肝血管瘤 MRI 表现更具特征性，平扫 T_1 加权像呈低信号、T_2 加权像呈高信号，重 T_2 加权像高信号加强表现为"灯泡征"；弥散加权成像上血管瘤信号强度随 b 值增加而降低；MRI 动态增强病灶亦呈快进慢出，向心性强化表现。MRI 还可明确诊断两种最常见的不典型病灶：快速充盈血管瘤和巨大血管瘤。前者表现为 T_2 加权像高信号，增强扫描动脉期完全强化，门脉期及延迟期持续强化。后者由于病灶巨大，内部可出现血栓形成、纤维化或钙化等，表现为中心信号不均匀，但病灶周边仍呈典型表现。

（四）血管造影检查

肝血管瘤供血动脉可增粗，也可不增粗，由于巨大肿瘤压迫周围血管可弧形移位；动脉早期肿瘤边缘表现为斑点状、棉花团状染色，呈"树上挂果征"；静脉期，肿瘤染色逐渐向中央扩散，密度趋于均匀、轮廓清楚；肿瘤染色持续到肝实质后期不退。

五、治疗

（一）治疗概述

对于较小或没有症状的肝血管瘤，不需要积极治疗。对于逐渐增大或有症状的血管瘤（如压迫症状、Kadabach-Merritt 综合征等），可经肝脏良性肿瘤多学科协作团队会诊确定治疗方案。部分有症状的肝血管瘤可采用糖皮质激素或长春新碱进行药物治疗。外科切除是治疗肝血管瘤的有效方法，但手术治疗创伤大、并发症多及住院时间长，且对于巨大血管瘤仍具有挑战性。肝移植治疗仅适用于巨大或广泛的、出现并发症且无法切除的血管瘤。

（二）介入治疗

介入治疗以其微创、有效的特点已逐渐替代外科方法成为肝血管瘤的常用治疗方法。肝血管瘤的介入治疗技术包括肝动脉栓塞（transcatheter arterial embolization，TAE）和射频消融（radiofrequency ablation，RFA）治疗。与外科方法相比，介入治疗均具有创伤性小、安全性高、疗效明确、可重复应用等优点。

1. 肝动脉栓塞（TAE）

（1）治疗原理：TAE 指经导管血管内注入血管硬化剂或栓塞剂，破坏肝血管瘤血窦内皮细胞，使之血栓形成、机化，从而达到闭塞瘤体血窦的目的。

（2）适应证与禁忌证

1）适应证：①肝血管瘤病灶≥5cm；②血管瘤引起症状，如疼痛、不适或 Kadabach-Merritt 综合征等；③患者治疗意愿较强，且不愿意接受手术治疗。

2）禁忌证：①平阳霉素或博来霉素使用禁忌，如弥漫性肺纤维化等严重肺部疾患；②其他禁忌证同动脉造影术。

（3）术前准备

1）常规准备：术前动态增强 CT 或 MRI 检查，了解肝血管瘤数目、大小、分布及强化模式。血常规、肺功能、肝功能、肾功能和凝血功能等实验室检查。余同动脉造影术。

2）器械准备：常规血管性介入手术包、穿刺针、5F 血管鞘、0.035in 常规导丝、常规造影导管（如 5F 或 4F Yashiro、RH、Cobra 导管）、微导管（如 2.7F Terumo Progreat）。

3）药物准备：目前采用的药物主要是平阳霉素或博来霉素，该类化疗药具有缓和的血管内皮细胞破坏作用，与碘化油乳化混合后注入，作用更为有效持久。明胶海绵或弹簧圈可用于伴有 Kadabach-Merritt 综合征的肝血管瘤栓塞或较大血管的补充栓塞。无水乙醇、鱼肝油酸钠由于血管破坏作用较强，局部疼痛明显，已较少采用。

（4）操作技术及注意事项

1）操作技术：①穿刺股动脉，置入血管鞘。②腹腔干、肠系膜上动脉造影，了解肝脏血管解剖和肝血管瘤动脉血供。③超选择插管到肝血管瘤载瘤动脉，尽可能靠近瘤体。④透视监视下，经导管缓慢注入祛血管药物与碘化油混合液。推荐平阳霉素 8～24mg 或博来霉素 15～45mg，先溶于造影剂 5～10ml，再按 1∶（1～1.5）与碘化油乳化混合；对于直径 10cm 以下病灶平阳霉素用量 8～16mg 或博来霉素用量 30mg，直径 10cm 以上者平阳霉素 24mg 或博来霉素 45mg。栓塞终点为药物 / 碘化油乳剂尽可能完全填充肝血管瘤血窦，但需要注意避免反流。一般无需采用颗粒性栓塞剂阻断肿瘤供血动脉，但对于较大血管也可追加明胶海绵增强栓塞作用。⑤造影复查证实无肿瘤染色（图 6-3-1）。

2）注意事项：①对于跨肝叶分布的巨大肝血管瘤，推荐分次 TAE 治疗，以减少并发症。②对于肝血管瘤合并动 - 门脉分流者，可根据动 - 门分流大小进行预处理，周围型小分流可不予处理，周围型较大分流可预先采用无水乙醇或颗粒性栓塞剂，中央型大分流如不能预先栓塞则改为其他方法治疗。③对于伴有 Kadabach-Merritt 综合征的肝血管瘤，文献报道采用颗粒性栓塞剂联合弹簧圈进行栓塞，术后患者血小板和纤维蛋白原恢复正常，尽管肝血管瘤病灶无明显缩小。

（5）术后处理

1）术后卧床 12 小时，注意患者生命体征，如有异常及时对症处理。

2）对症、支持治疗，肝血管瘤 TAE 术后常见反应为栓塞后综合征，常规镇痛、护肝、抑酸、止吐等对症治疗即可（详见原发性肝癌术后处理）。

（6）并发症及其防治

1）栓塞后综合征：疼痛、发热、恶心、呕吐、白

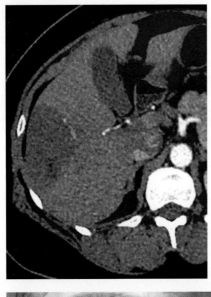
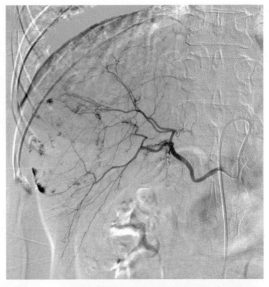
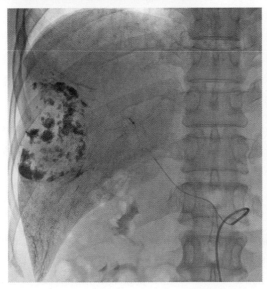
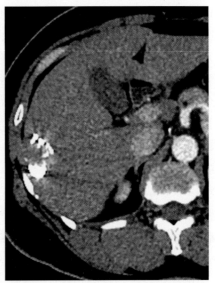

图 6-3-1　肝血管瘤

细胞增多等栓塞后综合征确切地说不应视为并发症，而是栓塞术后的预期结果。肝血管瘤栓塞后综合征通常较肝癌术后反应轻，多表现为肝区疼痛、低热及食欲下降，经对症处理后症状通常在 1 周消退。

2）肝功能损伤：患者 TAE 术后可出现暂时性肝功能损伤，经护肝等对症后，大部分可于两周内恢复正常，少数可能需要更长时间恢复。

3）肝梗死：文献报道非超选择性插管可出现肝血管瘤及邻近肝实质梗死。TAE 操作时应超选择插管，尽可能靠近肝血管瘤载瘤动脉。

4）异位栓塞：博来霉素与碘化油乳剂异位栓塞可引起胆囊炎、胃肠道溃疡或出血等并发症，TAE 操作中应仔细识别胆囊及胃肠道的动脉起源，并小心潜在的交通支。如出现该并发症，一般经保守治疗即可纠正，胆囊炎严重者可能需要胆囊摘除。

5）药物毒副反应：平阳霉素和博来霉素主要副作用有肺纤维化或间质性肺炎、皮肤反应等，但介入动脉内给药剂量通常较小，尚未见到此类并发症报道。

（7）随访与疗效评价

1）随访：肝血管瘤 TAE 治疗主要通过临床症状、实验室指标和影像学检查进行疗效评价。推荐 TAE 术后出院前复查血常规和凝血功能了解血小板计数和纤维蛋白原等指标，术后 3～6 个月对患者进行肝血管瘤相关性疼痛评分，术后 3、6、12 个月行动态增强 CT 扫描评价肝血管瘤病灶大小、碘油滞留及残余强化。

2）临床疗效

① 病灶缩小：TAE 可使肝血管瘤病灶逐渐缩小，文献报道 TAE 术后 6 个月、1 年 CT 随访病灶直径显著性缩小，缩小率分别约为 42.3%、69.1%，差异显著。另有报道显示 TAE 术后约 73.9% 的肝血管瘤病灶体积缩小 50% 以上。

② 腹痛及腹胀症状：腹痛及腹胀缓解率达82.7%～100%，大部分可完全缓解。

③ Kadabach-Merritt 综合征：肝血管瘤伴 Kadabach-Merritt 综合征患者的凝血功能可在术后短期内得到纠正，文献报道术后 1 天血小板计数及纤维蛋白原可升至正常。

对于 TAE 术后 6 个月肝血管瘤病灶缩小不明显（缩小率 <50%）或仍有顽固性疼痛者，可行再次 TAE 治疗。

2. 射频消融（RFA）

（1）治疗原理：RFA 通过射频电流产生热量，破坏血管瘤血管内皮细胞，诱导病灶内广泛血管损伤和血栓形成，使瘤体组织凝固、炭化，达到闭塞瘤体血窦和缩小肿瘤的目的。病理结果显示肝血管瘤 RFA 术后消融区红细胞溶解、血管内皮脱落，伴血管平滑肌消失和纤维化等。

（2）适应证与禁忌证

1）适应证：①肝血管瘤病灶≥5cm；②血管瘤引起疼痛或不适等相关症状；③患者治疗意愿较强，且不愿意接受手术治疗。

2）禁忌证：①无法控制的全身性感染及胆道感染；②伴 Kadabach-Merritt 综合征，出现无法纠正的凝血功能障碍；③心、肝、肺、肾等脏器功能衰竭；④合并恶性肿瘤。

（3）术前准备

1）常规准备：术前动态增强 CT 或 MRI 检查，了解肝血管瘤数目、大小、分布及强化模式。血常规、肺功能、肝功能、肾功能和凝血功能等实验室检查。余同动脉造影术。

2）器械准备：合理选择消融设备，优选冷循环、单极设计的消融电极针，既能集中释放热能、减少电极针周围组织焦化，又便于控制电极针前端位置、减少穿刺伤并发症。

（4）操作技术及注意事项

1）操作技术：①推荐全身麻醉，既可满足较长时间无痛的需要，又便于控制患者呼吸，有利于穿刺和布针。②RFA 治疗路径，包括经皮穿刺、腹腔镜和开腹 3 种路径。经皮穿刺路径适合于肝实质内的血管瘤；腹腔镜路径适合于外生性或部分外生性肝血管瘤，或与胃肠道、胆囊或膈肌关系密切的病灶；开腹路径通常仅作为备选方案。③消融治疗，消融电极针至少需要经过 1cm 正常肝实质进入血管瘤；消融带通常只需覆盖影像可见的肝血管瘤瘤体部分，而无需扩大覆盖瘤周正常肝实质；多点消融

时，推荐"先边缘、后中央"的消融策略，尽可能覆盖瘤体，并适当延长第一个消融点的消融时间，以避免穿刺点出血。

2）注意事项：①对于巨大肝血管瘤，推荐分次 RFA 治疗，并在消融过程中密切监测患者生命体征和尿液性状，一旦患者出现失血、高热或血红蛋白尿表现，应立即终止 RFA 治疗，并做相应检查及对症处理；②巨大肝血管瘤也可采用 RFA 与 TAE 联合治疗，先采用 TAE 阻断肝血管瘤血供，1 个月后再行 RFA 治疗；③对于边缘性或外生性巨大肝血管瘤，可选择腹腔镜下 RFA 辅助瘤体内肝血管瘤切除术。

（5）术后处理

1）术后卧床 12 小时，注意患者生命体征，如有异常及时对症处理。

2）如为 RFA 术后反应，予以止痛、止吐、降温、利尿、补充电解质等对症处理。

（6）并发症及其防治

1）穿刺点出血：肝血管瘤富血供，瘤内压力较大，容易发生穿刺点出血，且由于出血时热量丢失不易通过针道消融止血，经正常肝实质穿刺瘤体可有效预防穿刺点出血。腹腔镜或开腹路径下直接穿刺瘤体时宜采取先浅后深，先低功率后功率的渐进式消融策略，以减少出血。

2）瘤体爆裂出血：瘤体爆裂出血可能与瘤体位于边缘或外生性无正常肝实质保护、消融功率较大引起瘤内温度及压力骤升有关。经皮穿刺路径消融时不易发现瘤体爆裂出血，而延误诊治，如发现出血可行出血点压迫及出血点周围多点消融止血，如出血难以控制，应立即采用外科手术止血。腹腔镜或开腹路径消融时瘤体爆裂出血多能得到及时发现并术中止血处理。

3）脏器穿刺伤及热损伤：肝脏与胃肠道、胆囊、膈肌、右肾、右肺及心脏等多个脏器邻近，多极射频电极针展开子针时可能穿刺损伤邻近脏器，导致胃肠道漏、胆漏、胸腹腔出血等，若不能及时发现及治疗，可能发展为休克，危及生命。采用冷循环式单极针可有效避免邻近脏器穿刺伤。

4）脏器热损伤：肝血管瘤 RFA 时的热沉积同样可损伤邻近脏器，如引起膈肌、胸膜、胃肠道、胆囊等热损伤并发症。当病灶较大且与周围脏器毗邻时，推荐采用腹腔镜或开腹路径 RFA。

5）血红蛋白尿、溶血性黄疸及贫血：这类并发症是由于 RFA 大量破坏肝血管瘤血窦内红细胞，达到一定数量引起溶血。程度轻时仅为血红蛋白尿和

轻度黄疸,严重时可出现中重度黄疸及贫血。

6)急性肾功能损伤:这可能与肝血管瘤 RFA 引起的溶血效应及有效循环血量骤减有关。RFA 时大量红细胞破坏,释放出血红蛋白阻塞肾小管;加上消融时患者体温升高及大量出汗,肾血流灌注不足,可导致急性肾功能损伤甚至肾功能衰竭。合理的消融策略、围手术期的水化、利尿及适当碱化尿液是预防该并发症的关键。如 RFA 术后出现尿量及相关实验室结果异常,应及时诊断并积极治疗。

7)其他:如肝功能损伤、皮肤灼伤等。

(7)随访与疗效评价

1)随访:推荐肝血管瘤 RFA 术后 1 个月、6 个月行动态增强 CT 或 MRI 检查随访。术后 1 个月影像检查,如病灶无边缘结节性或不规则强化,则视为完全消融;否则视为不完全消融。对于不完全消融者,6 个月后再次影像学复查,如发现残余瘤体增大,可行再次 RFA 治疗。

2)临床疗效

①大的肝血管瘤:早期 RFA 治疗肝血管瘤多选择有症状的大病灶,文献报道显示对于直径 4～9.9cm 的大病灶,RFA 完全消融率为 100%;而对于直径 10cm 以上病灶,完全消融率约为 60%;同时 CT 扫描发现病灶直径在消融术后即刻可显著性缩小,并于后期随访进一步缩小。②巨大的肝血管瘤:随着消融设备的更新和术者经验的积累,RFA 治疗直径 10cm 以上的巨大肝血管瘤也被证实是安全、有效的。近来文献报道采用直针设计的冷循环式消融电极治疗巨大肝血管瘤,完全消融率高达 90.5%,而消融相关并发症的发生率降至 47.6%。

(郑传胜　梁　斌)

参 考 文 献

[1] 高君,范瑞芳,杨家印,等.肝血管瘤的射频消融治疗(国内)专家共识[J].中华肝胆外科杂志,2017,23(5):289-295.

[2] European Association for the Study of the Liver(EASL). EASL Clinical Practice Guidelines on the management of benign liver tumours[J]. J Hepatol,2016,65(2):386-398.

[3] Zeng Q,Li Y,Chen Y,et al. Gigantic cavernous hemangioma of the liver treated by intra-arterial embolization with pingyangmycin-lipiodol emulsion: a multi-center study[J]. Cardiovasc Intervent Radiol,2004,27(5):481-485.

[4] Akhlaghpoor S,Torkian P,Golzarian J. Transarterial Bleomycin-Lipiodol Embolization(B/LE)for Symptomatic Giant Hepatic Hemangioma[J]. Cardiovasc Intervent Radiol,2018,41(11):1674-1682.

[5] Park SY,Tak WY,Jung MK,et al. Symptomatic-enlarging hepatic hemangiomas are effectively treated by percutaneous ultrasonography-guided radiofrequency ablation[J]. J Hepatol,2011,54(3):559-565.

[6] Gao J,Ding X,Ke S,et al. Radiofrequency ablation in the treatment of large hepatic hemangiomas: a comparison of multitined and internally cooled electrodes[J]. J Clin Gastroenterol,2014,48(6):540-547.

[7] Malagari K,Alexopoulou E,Dourakis S,et al. Transarterial embolization of giant liver hemangiomas associated with Kasabach-Merritt syndrome: a case report[J]. Acta Radiol,2007,48(6):608-612.

第四章 肝 囊 肿

一、概述

肝囊肿（hepatic cyst）是肝脏囊性疾病的统称，为肝脏常见病变，多为良性，少数为恶性。根据其发病原因可分为寄生虫性肝囊肿（parasitic hepatic cyst）和非寄生虫性肝囊肿（nonparasitic hepatic cyst）。前者主要为肝棘球蚴病（hepatic echinococcosis），后者又可分为先天性、创伤性、炎症性和肿瘤性，以先天性最为多见。先天性肝囊肿又可分为单纯性肝囊肿（simple hepatic cyst，SHC）、多囊肝病（polycystic hepatic disease，PLD）以及先天性肝内胆管扩张症（Caroli disease）。肝囊肿可发生在肝脏的任何位置。随着腹部影像学检查技术的发展，肝囊肿在体检或其他疾病检查时的检出率不断提高，其中绝大部分为单纯性肝囊肿。这些患者大多没有症状，对患者健康也几乎没有影响。但是部分恶性囊肿如肝囊腺癌则严重影响患者生命健康。不同类型的肝囊肿在流行病学、诊断及治疗方面特点各不相同，本文仅就最常见的单纯性肝囊肿的诊治进行阐述。

二、病因与病理生理

SHC 的发病原因尚无定论，目前认为是胚胎时期肝脏胆道系统发育异常所致。胚胎期肝脏胆管较正常人明显增多或在发育过程中消退不足，这些胆管绝大部分不与正常胆管系统相通，而又具有分泌液体的功能，这就导致液体不断堆积从而形成囊肿。

SHC 内层囊壁镜下为单层立方上皮或单层柱状上皮（类似胆管上皮），囊液由该层上皮细胞分泌。囊液可清亮或浑浊，甚至就是胆汁。单层上皮外侧为纤维化的囊壁，囊壁外层为一层受压变形的肝细胞。

三、临床表现

SHC 通常发展缓慢，较小时没有任何临床症状。当囊肿变大、囊内压力升高或囊内出血以及压迫邻近组织、器官会引起相应症状。常见的有以下临床表现：①右上腹包块、肝脏肿大、腹痛等单纯占位性症状；②囊肿破裂出血引起腹痛、贫血甚至失血性休克等；③囊肿合并感染形成脓肿致腹痛、寒战、高热等症状；④压迫胃肠道引起上腹饱胀感、恶心、呕吐等肠梗阻表现；⑤压迫胆道系统致梗阻性黄疸；⑥压迫门静脉引起门静脉高压，导致腹胀、腹水、食管胃底静脉曲张甚至出血；⑦压迫肝静脉或下腔静脉引起继发性巴德 - 吉亚利综合征。体征：SHC 最常见的体征是肝脏体积变大，当囊肿较大时可查体看到局部随呼吸移动的突起，触诊时可触及质软的囊状包块。

四、诊断

（一）辅助检查

SHC 实验室检查多无特异性，多为肝脏酶轻度升高，不具诊断意义。部分囊液中 CA19-9 水平升高，是因为囊肿内皮细胞分泌而来，临床意义不大。

（二）诊断

影像学检查是诊断、评估以及鉴别诊断肝囊肿的重要手段。主要包括超声（ultrasound，US）尤其是超声造影（contrast-enhanced ultrasound，CEUS）、计算机断层扫描（CT）、磁共振成像（MRI）。

腹部超声具有廉价、无创、高效且无辐射损伤等特点，通常作为肝囊肿检查、筛查的首选检查。其诊断肝囊肿的敏感性及特异性均达到 90% 以上。CEUS 主要用于肝囊肿与肝肿瘤的鉴别诊断。单纯性肝囊肿超声下表现为圆形或椭圆形边界清晰、光滑的薄壁均匀无回声区，囊内无分隔，囊肿后方有回声增强，CEUS 检查囊内无血流信号。

CT 诊断 SHC 的敏感性大于 90%，可以提供囊肿位置、大小及囊肿与血管、胆管关系。CT 平扫表现为单发或多发的圆形或椭圆形均一的水样密度区

(CT 值约 0~10HU），边界锐利光滑；增强扫描囊肿无强化，囊壁薄而不能显示。当合并囊内出血时囊内密度升高，当合并感染时则呈肝脓肿表现。

与 CT 扫描类似，MRI 能提供更多肝囊肿解剖学的细节。SHC 的 MRI 表现为圆形或椭圆形边界清晰、锐利的囊性病灶，T_1 加权像呈均质、低于周围正常肝组织信号的极低信号区，T_2 加权像呈均质的明显高信号区，增强扫描囊壁及内部均不强化。MRI 还能更清楚显示囊内有无分隔、碎屑等异常结构。此外，MRI 对于 CT 扫描不能分辨的微小病变也能明确显示，从而与肝内其他小病变加以区分。

五、治疗

（一）概述

SHC 的主要治疗手段有肝切除术、囊肿完全切除术、囊肿内引流术、穿刺抽吸硬化治疗、囊肿开窗术。目前没有循证医学证据支持 SHC 的最佳治疗方案，但一般认为无症状的肝囊肿无需处理，单纯穿刺抽液因高复发率不主张采用。介入治疗肝囊肿抽吸硬化术，因其创伤小、重复性好，在临床上广泛使用。

（二）介入治疗

1. 治疗原理 SHC 囊液由囊壁内层上皮细胞分泌，故治疗的关键是破坏囊壁内层上皮细胞。硬化剂能使囊壁上皮细胞脱水、蛋白质沉淀，从而使其生物学活性降低，失去分泌功能，促进囊壁粘连、囊腔封闭。目前常用硬化剂有无水乙醇、聚桂醇、10% 葡萄糖酸钙、四环素、盐酸米诺环素、乙醇胺油酸酯、聚维酮碘、消痔灵等。硬化剂可单独或联合使用。

2. 适应证与禁忌证

（1）适应证

1）有明显症状，囊肿直径大于 5cm。

2）囊肿引起并发症需缓解症状者。

（2）禁忌证

1）凝血机制不良伴大量腹水者。

2）囊肿与血管、胆管交通。

3）全身情况差，不能耐受治疗者。

3. 术前准备 术前完善血常规、尿常规、大便常规、肝肾功能、血糖、凝血功能、胸片、心电图、腹部 B 超及增强 CT 等检查。详细询问患者有无高血压、糖尿病病史及药物尤其是乙醇、利多卡因过敏史。向患者及家属交代手术原理及术中、术后有关注意事项并签署介入治疗同意书。

术前药品及器械准备包括：利多卡因、硬化剂、穿刺针、导丝、引流管等。穿刺针及引流管的选择有多种，如 18~22G Chiba 针及 5.0~10.2F 引流管。

4. 操作技术 SHC 抽吸硬化治疗操作技术可以概括为 PAIR（puncture-aspiration-injection-reaspiration）技术，即穿刺 - 抽吸 - 硬化 - 再抽吸。引导方法有 CT 引导和超声引导。其操作步骤为：

（1）穿刺前按计划取合适的体位，确定穿刺点、穿刺角度及深度。穿刺路径要经过适量的肝实质，以防止操作过程中囊肿破裂或硬化剂漏入腹腔。穿刺点常规消毒、铺巾，以 2% 利多卡因局麻后穿刺囊腔。经穿刺针引入导丝并置入引流管。

（2）将囊液尽可能缓慢抽吸干净，留取适量囊液送细胞学、生化及细菌学检查。

（3）经引流管注入适量硬化剂，夹闭引流管并保持一定时间。无水乙醇的用量一般为囊液总量的 10%~30%，一次用量一般不超过 100ml，维持时间为 10~30 分钟，可反复冲洗。聚桂醇的用量一般为 100~300mg，维持时间为 10~30 分钟。硬化期间嘱患者变换体位，以便硬化剂充分接触囊壁，尽可能完全毁损囊肿内皮细胞。

（4）抽出硬化剂，拔除引流管，嘱患者保持穿刺体位 20 分钟，穿刺口消毒包扎（图 6-4-1）。若硬化剂为聚桂醇，可保留囊液总量的 1/10~1/4 持续硬化。如果考虑单次短时间难以完全破坏囊壁内皮细胞，可以保留导管多次重复硬化、抽吸。拔管标准是经抽吸后开放引流，当每天的引流量小于 20ml 时即可拔除引流管（图 6-4-1）。

5. 术后处理 术后患者卧床休息 2~4 小时，若有留管，注意引流管固定，避免脱出。予保肝治疗，适当补液，观察穿刺口有无红肿、渗出，监测患者生命体征，观察并及时处理患者术后不良反应及并发症。术后复查血常规、肝肾功能等实验室检查，评估患者恢复情况。如无明确并发症并且肝肾功能正常即可出院。出院后应定期随访超声或 CT，评估疗效。

6. 疗效评价

（1）疗效评价：SHC 的疗效评价包括囊肿相关症状有无缓解和囊肿大小的变化。囊肿大小评价包括：

1）治愈：囊肿消失，且半年内无复发。

2）显效：囊肿最大直径缩小 >50%。

3）有效：囊肿最大直径缩小 25%~50%。

4）无效：囊肿最大直径缩小 <25% 或无变化甚

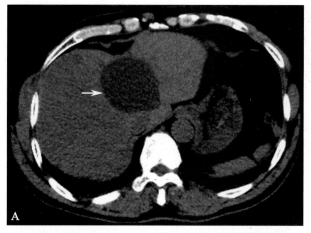

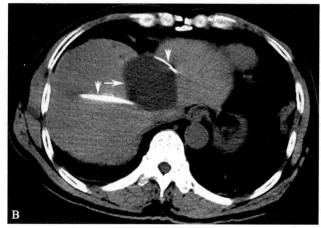

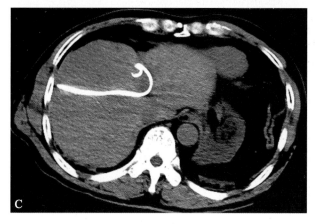

图 6-4-1 单纯性肝囊肿硬化治疗

A. CT 扫描示肝 S2/3/4 单纯性肝囊肿（箭），大小约 7.2cm ×
6.1cm × 7.5cm；B. CT 引导下穿刺引入一条 7F（短箭）至囊肿
（长箭）腔内；C. 经抽吸及无水乙醇硬化后复查 CT 显示囊腔闭
塞，囊肿消失

至增大。

（2）并发症：SHC 硬化治疗的并发症少见，主要
不良反应为疼痛、发热以及头晕、恶心、面色潮红、
心跳加速等醉酒反应等。其他并发症包括囊内出
血、感染、过敏反应、胆漏、休克等。轻微不良反应
无需处理。疼痛、发热及醉酒反应经对症处理及补
液后一般可缓解。囊内出血者应停止硬化治疗，必
要时置管引流，囊内注射止血药物。如出血较多速
度较快，内科保守治疗无效者，应明确出血原因，行
肝动脉栓塞治疗或外科手术。术后出现寒战、高热、
白细胞升高者应考虑感染可能，如有脓肿形成，需
行脓肿置管引流并予抗感染治疗。如出现过敏性休
克则需终止操作，抗休克治疗。若患者术中或术后
出现剧烈腹痛并出现腹膜炎表现，除乙醇溢出囊腔
外还需考虑胆漏可能。若腹腔引留出胆汁性腹水则
可明确胆漏诊断，需行囊腔引流、抗感染等治疗。

（朱康顺 郭永建）

参 考 文 献

[1] Marrero JA，Ahn J，Rajender Reddy K，et al. ACG clinical
guideline：the diagnosis and management of focal liver
lesions[J]. Am J Gastroenterol, 2014, 109（9）：1328-
1347.

[2] Sanfelippo PM，Beahrs OH，Weiland LH，et al. Cystic
disease of the liver[J]. Ann Surg, 1974, 179（6）：922-925.

[3] Caremani M，Vincenti A，Benci A，et al. Echographic
epidemiology of non-parasitic hepatic cysts[J]. J Clin
Ultrasound, 1993, 21（2）：115-118.

[4] Carrim ZI，Murchison JT. The prevalence of simple renal
and hepatic cysts detected by spiral computed tomography
[J]. Clin Radiol, 2003, 58（8）：626-629.

[5] Lantinga MA，Gevers TJ，Drenth JP. Evaluation of hepatic
cystic lesions[J]. World J Gastroenterol, 2013, 19（23）：
3543-3554.

[6] Inan N，Arslan A，Akansel G，et al. Diffusion-weighted
imaging in the differential diagnosis of simple and hydatid
cysts of the liver[J]. AJR Am J Roentgenol, 2007, 189（5）：
1031-1036.

[7] Long J，Vaughan-Williams H，Moorhouse J，et al. Acute
Budd-Chiari syndrome due to a simple liver cyst[J]. Ann
R Coll Surg Engl, 2014, 96（1）：109E-111E.

[8] Karam AR，Connolly C，Fulwadhva U，et al. Alcohol
sclerosis of a giant liver cyst following failed deroofings[J].
J Radiol Case Rep, 2011, 5（2）：19-22.

[9] Wang C，Miao R，Liu H，et al. Intrahepatic biliary cystadenoma and cystadenocarcinoma: an experience of 30 cases[J]. Dig Liver Dis, 2012, 44(5): 426-431.

[10] Vachha B，Sun MR，Siewert B，et al. Cystic lesions of the liver[J]. AJR Am J Roentgenol, 2011, 196(4): W355-366.

[11] Bakoyiannis A，Delis S，Triantopoulou C，et al. Rare cystic liver lesions: a diagnostic and managing challenge [J]. World J Gastroenterol, 2013, 19(43): 7603-7619.

[12] Pakala T，Molina M，Wu GY. Hepatic echinococcal cysts: a review[J]. J Clin Transl Hepatol, 2016, 4(1): 39-46.

[13] Scherer K，Gupta N，Caine WP，et al. Differential diagnosis and management of a recurrent hepatic cyst: a case report and review of literature[J]. J Gen Intern Med, 2009, 24(10): 1161-1165.

[14] Monzawa S，Ichikawa T，Nakajima H，et al. Dynamic CT for detecting small hepatocellular carcinoma: usefulness of delayed phase imaging[J]. AJR Am J Roentgenol, 2007, 188(1): 147-153.

[15] Miller FH，Butler RS，Hoff FL，et al. Using triphasic helical CT to detect focal hepatic lesions in patients with neoplasms[J]. AJR Am J Roentgenol, 1998, 171(1): 643-649.

[16] Erturk SM，Ichikawa T，Kaya E，et al. Diffusion tensor imaging of cysts, hemangiomas, and metastases of the liver[J]. Acta Radiol, 2014, 55(6): 654-660.

[17] Strobel D，Seitz K，Blank W，et al. Contrast-enhanced ultrasound for the characterization of focal liver lesions-diagnostic accuracy in clinical practice (DEGUM multicenter trial)[J]. Ultraschall Med, 2008, 29(5): 499-505.

[18] Chung YE，Kim KW. Contrast-enhanced ultrasonography: advance and current status in abdominal imaging[J]. Ultrasonography, 2015, 34(1): 3-18.

[19] Kong WT，Wang WP，Huang BJ，et al. Value of wash-in and wash-out time in the diagnosis between hepatocellular carcinoma and other hepatic nodules with similar vascular pattern on contrast-enhanced ultrasound[J]. J Gastroenterol Hepatol, 2014, 29(3): 576-580.

[20] Bernatik T，Schuler A，Kunze G，et al. Benefit of contrast-enhanced ultrasound (CEUS) in the follow-up care of patients with colon cancer: a prospective multicenter study[J]. Ultraschall Med, 2015, 36(6): 590-593.

[21] Mavilia MG，Pakala T，Molina M，et al. Differentiating Cystic Liver Lesions: A Review of Imaging Modalities，Diagnosis and Management[J]. Journal of Clinical and Translational Hepatology, 2018, 6(2): 208-216.

[22] Reid-Lombardo KM，Khan S，Sclabas G. Hepatic Cysts and Liver Abscess[J]. Surg Clin N Am, 2010, 90(4): 679-697.

[23] Yu JH，Du Y，Li Y，et al. Effectiveness of CT-guided sclerotherapy with estimated ethanol concentration for treatment of symptomatic simple hepatic cysts[J]. Clin Res Hepatol Gastroenterol, 2014, 38(2): 190-194.

[24] Kim PN，Lee Y，Won HJ，et al. Radiofrequency Ablation of Hepatic Cysts: Evaluation of Therapeutic Efficacy[J]. J Vasc Interv Radiol, 2014, 25(5): 92-96.

[25] Du XL，Ma QJ，Wu T，et al. Treatment of hepatic cysts by B-ultrasound-guided radiofrequency ablation[J]. Hepatobiliary Pancreat Dis Int, 2007, 6(3): 330-332.

[26] Wijnands TF，Schoenemeier B，Potthoff A，et al. Ethanol sclerotherapy or polidocanol sclerotherapy for symptomatic hepatic cysts[J]. United European Gastroenterol J, 2018, 6(6): 919-925.

[27] 刘红敏，邹云飞，宋誉民，等. 彩超引导下置管抽液无水乙醇冲洗联合聚桂醇硬化治疗肝肾囊肿疗效观察[J]. 中国超声医学杂志, 2017, 33(8): 749-751.

[28] 刘静，孟庆欣，崔启超，等. 超声引导下经皮穿刺聚桂醇注射液与无水乙醇硬化治疗单纯性肝囊肿的疗效对比研究[J]. 现代生物医学进展, 2017, 17(29): 5681-5685.

[29] 王有全. 超声引导下聚桂醇硬化治疗单纯性肝囊肿初步研究[J]. 实用肝脏病杂志, 2017, 20(6): 748-751.

[30] Wijnands TF，Görtjes AP，Gevers TJ，et al. Efficacy and Safety of Aspiration Sclerotherapy of Simple Hepatic Cysts: A Systematic Review[J]. AJR Am J Roentgenol, 2017, 208(1): 201-207.

[31] Mazza OM，Fernandez DL，Pekolj J，et al. Management of Nonparasitic Hepatic Cysts[J]. J Am Coll Surg, 2009, 209(6): 733-739.

[32] 殷晓煜. 肝脏良性囊性占位性病变的规范化治疗[J]. 中国实用外科杂志, 2014, 34(9): 808-811.

[33] 王芹芹，熊伍军. 多囊肝的病因、诊断及治疗的研究进展[J]. 同济大学学报(医学版), 2015, 36(2): 129-132.

[34] 张德晓. 腹腔镜肝囊肿开窗术治疗多囊肝的可行性及长期疗效观察[J]. 腹腔镜外科杂志, 2012, 17(6): 424-426.

［35］Doussot A，Gluskin J，Groot-Koerkamp B，et al. The accuracy of pre-operative imaging in the management of hepatic cysts［J］. HPB（Oxford），2015，17（10）：889-895.

［36］董绪德，姜学远，王禹. 肝囊肿致梗阻性黄疸 1 例报道［J］.肝胆外科杂志，2018，26（1）：80.

［37］European Association for the Study of the Liver（EASL）. EASL Clinical Practice Guidelines on the management of benign liver tumours［J］. J Hepatol，2016，65（2）：386-398.

［38］邱伟，王广义. 先天性肝囊肿的治疗进展［J］.肝胆胰外科杂志，2009，21（1）：81-82.

［39］Chandok N. Polycystic liver disease: a clinical review［J］. Ann Hepatol，2012，11（6）：819-826.

［40］Temmerman F，Missiaen L，Bammens B，et al. Systematic review: the pathophysiology and management of polycystic liver disease［J］. Aliment Pharmacol Ther，2011，34（7）：702-713.

第五章 肝 脓 肿

一、概述

常见的肝脓肿分为细菌性肝脓肿和阿米巴性肝脓肿两类。其中以细菌性肝脓肿最常见，占肝脓肿发病率的80%。随着影像学技术的进步和治疗方法的改进，肝脓肿的诊断率和治愈率有所增加，死亡率已降低至10%以下。

二、病因与病理生理

全身各部位的化脓性感染，尤其是腹腔内感染，都可以通过胆道、门静脉、肝动脉或者邻近组织器官的直接蔓延进入肝脏。脓液细菌培养提示，革兰氏阴性菌多于革兰氏阳性菌，常见者为大肠埃希菌、厌氧链球菌和葡萄球菌。混合感染多于单一细菌感染。细菌性肝脓肿可以多发，也可以单发，以多发较常见，且右肝多于左肝。单个脓肿体积可以很大；多个脓肿的直径则可在数毫米至数厘米之间，数个脓肿也可以融合成一个大脓肿。机体抵抗力减弱是本病发病的重要内因。细菌性肝脓肿的病理变化与本身的抵抗力及细菌侵入的途径和种类、毒性等有关。肝脏血运丰富，一旦发生化脓性感染，大量毒素被吸收入血，可引起严重的毒性反应。当变为慢性期后，脓肿四周肉芽组织增生和纤维化，此时临床上的毒性反应趋于减退或消失。肝脓肿可向腹腔内穿破形成急性腹膜炎，向胸腔内穿破形成脓胸，向胆管内穿破形成化脓性胆管炎，还可继发消化道出血等严重并发症。

肝脓肿病理改变为三层结构：中心为组织液化坏死区域，充满了坏死的组织细胞及白细胞形成的半液体残渣；坏死区域周围为中间层，由胶原纤维少的肉芽组织构成；外层为向正常肝组织移行区域，为伴有细胞浸润及新生血管的肉芽层。

阿米巴性肝脓肿是阿米巴病的肠外并发症。滋养体既不能抵抗胃酸的破坏又在排出体外后很快死亡，故一般不起传播疾病的作用，但当它停留在人体内时，可引起肠道或各脏器的阿米巴病变。肠道阿米巴滋养体除主要经门静脉侵入肝脏外，还可直接透过肠壁或者经淋巴道侵入肝脏形成脓肿。病原体溶组织阿米巴，其成熟包囊由于对外界环境有较强的抵抗力，且不易被胃液破坏，当被人吞服时即可感染阿米巴病。研究表明，肝脏仅有阿米巴滋养体存在，并不能引起脓肿，只有肝脏在细菌感染、乙醇损害、饮食不当等原因致肝脏损伤时，肝脏局部环境发生改变而适合阿米巴生存、繁殖时，才逐渐形成脓肿。

三、临床表现

由于肝脓肿时感染性疾病，起病一般较急，临床表现多为寒战、高热、肝区疼痛和肝大。体温常可高达39~40℃，可伴有恶心、呕吐、食欲不振和乏力。肝区钝痛或胀痛多属持续性，有的可伴有右肩牵涉痛，右下胸及肝区叩击痛，肿大的肝有压痛；如脓肿在肝前下缘比较表浅的部位时，可伴有右上腹肌紧张和局部明显触痛。巨大的肝脓肿可使右季肋呈现饱满状态，有时甚至可见局限性隆起，局部皮肤可出现凹陷性水肿。严重时或并发于胆道梗阻者，可出现黄疸。

四、诊断

（一）实验室检查

白细胞计数增高，明显左移；有时出现贫血。

（二）影像学表现

1. 超声成像　脓腔呈低回声或无回声，可见彗星尾征。壁厚，形态可不规则，壁内面不光整呈矛刺样突起。超声检查可以明确其部位和大小，其阳性诊断率可达96%以上，为首选的检查方法。

2. X线片　右叶脓肿可使右膈肌升高；肝阴影增大或有局限性隆起；有时候出现右侧反应性胸膜

炎或胸腔积液。脓腔内有液体时可见液平。

3. CT扫描 平扫脓腔为单发或多发低密度区，圆形或椭圆形，约20%病灶可见气体或液平，巨大脓腔的内壁不规则。病灶边缘多数不清楚，脓肿壁呈稍高于脓腔但低于正常肝的环形带（图6-5-1）。

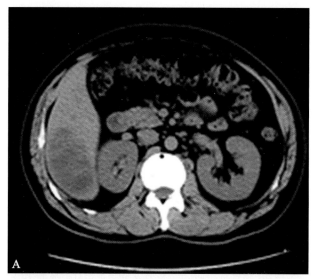

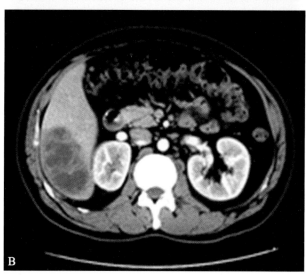

图6-5-1 肝脓肿CT表现
A. CT平扫见右肝多房不均匀性低密度区，边界模糊；B.增强扫描脓肿间隔有强化，脓腔内无强化

根据脓肿的不同发展阶段可有不同的强化形式，典型肝脓肿有以下CT特征：急性期低密度灶边界模糊，增强扫描见低密度灶周围略有强化，但模糊，无环状强化。慢性期低密度灶边界较清楚，呈均匀低密度、水样密度，或更低密度区，增强后病灶呈环状强化为脓肿壁，周围水肿区呈低密度环，表现为"双靶征"。有时脓肿可呈多房或蜂窝状表现，部分病灶病例可见气体影，脓肿内可见气液面。

4. MRI扫描 平扫时多为圆形/椭圆形或分叶状，边缘清晰，T₁WI脓腔为低信号，脓肿壁呈稍低信号；T₂WI脓腔呈高信号，脓腔壁为稍高信号。增强扫描动脉期脓肿壁轻度强化，门脉期及延迟期有强化。其内液化坏死区无强化。

五、介入治疗

（一）适应证与禁忌证

1. 适应证

（1）单房、单发脓肿者。

（2）多发脓肿，但数目不多者。

（3）阿米巴肝脓肿药物治疗无效，有混合感染者。

（4）包虫囊肿穿刺时可发生致命性过敏反应或在腹腔内播散者。

2. 禁忌证

（1）缺乏安全穿刺途径者。

（2）脓肿尚未形成脓肿壁者。

（3）完全分房的多发性脓肿者为相对禁忌证。

（4）凝血功能障碍者为相对禁忌证。

（二）介入器械

1. 导引设备 如CT、超声、DSA、X线机等。部位较深的小脓肿以CT导引较好。

2. 穿刺针 16～23G穿刺针或PTCD套管针，选用标准根据脓液的黏稠度而定，21G穿刺针损伤较小，比较常用。

3. 引流管 常用8F外引流管或其他专用引流管。

4. 与导管配套的J形导丝。

5. 敷料、引流袋等。

（三）介入治疗方法

1. 穿刺途径的确定 术前仔细分析患者CT、MRI、B超等影像学资料，必要时口服造影剂，明确肠管与脓肿的位置关系。在CT引导下穿刺时，CT扫描应与穿刺体位相同。选择最合适的穿刺点及进针角度和深度。要避免损伤、污染周围组织和器官；要避免经过腹腔、胸腔、心包等；要避开大血管，避免损伤肝外胆管和胆囊。

2. 穿刺抽吸

（1）患者平卧或者左侧卧位，常规消毒、铺巾，消毒探头，2%利多卡因局麻。

（2）穿刺前再次行BUS扫查或CT扫描以确定穿刺入路，确保穿刺针进针时不会损伤大血管及重要器官。

（3）穿刺针或套管针循穿刺引导线进针至腹膜

壁层，嘱患者屏气，然后快速进针插入脓腔内，针尖留置于脓腔下 1/3 为宜，拔出针芯（在拔出针芯的同时再将导管向脓腔内推入 1～2cm，以避免导管脱出），接注射器经穿刺针或套管抽吸脓液。第 1 管脓液送检做细菌培养，或细胞学检查等。待脓腔基本消失后，反复以无菌生理盐水或 0.5% 甲硝唑冲洗至冲洗液基本清亮为止。抽尽冲洗液后向脓腔内注入抗生素。而阿米巴性肝脓肿可不注药，单纯穿刺抽脓液即可。

3. 引流管留置　引流管留置的方法有 Seldinger 和 Trocar 两种方法。常用的是前者。Seldinger 法的操作与上述穿刺抽吸步骤类似，用穿刺针进入脓腔后，进入导丝，退出穿刺针，通过导丝进入扩张管对穿刺通道进行扩张，退出扩张管，沿着导丝引入引流管，抽出脓液，反复冲洗，固定引流管，接引流袋。此法简单、安全，适用于各种大小、深度的脓肿引流。

有报告针对直径超过 10cm 的脓肿采用两点双管冲洗引流术，一引流管置入后接负压持续吸引，另一管专做灌洗用，接输液器，缓缓滴入冲洗液。此方法具有引流冲洗互不冲突，冲洗时不至于压力过高而使脓液溢入腹腔，冲洗时间长，可滴入抗生素保证脓腔抗生素局部浓度等特点。

（四）注意事项

1. 术前选好体位和穿刺路径，是穿刺成功的基础，针入皮肤后，锁定目标然后快速进针，提高穿刺成功率。

2. 对位于近肝脏表面的脓肿，宜选择通过一定厚度的正常肝组织途径，防止穿刺时撕破肝组织，并可达到拔针后针道自行闭合、自行止血和阻止脓液外溢，减少并发症的目的。

3. 用生理盐水冲洗脓腔时，一定要计出入量，防止脓腔内压力过高，导致脓液外溢或脓肿破溃。

4. 穿刺时机一般选择在脓肿成熟液化完全时进行。

5. 置管引流时应尽可能将导管置于脓腔最低点以便于充分引流。

（五）疗效评价

脓肿穿刺引流的治愈率达到将近 80%，与外科手术结果相似。但在方便、安全、减少患者的痛苦和并发症等方面优于外科手术。

（孙军辉）

参 考 文 献

[1] 尹大龙，刘连新. 细菌性肝脓肿诊治进展[J]. 中国实用外科杂志，2013，33（9）：793-795.

[2] 廖伟，畅智慧，刘兆玉. 经皮穿刺引流治疗肝脓肿 12 年临床经验[J]. 介入放射学杂志，2013，22（10）：843-847.

[3] Zerem E，Hadzic A. Sonographically guided percutaneous catheter drainage versus needle aspiration in the management of pyogenic liver abscess[J]. AJR，2007，189（3）：138-142.

[4] Chiang KH，Chou ASB，Chang PY，et al. Gas-containing liver abscess after transhepatic percutaneous cholecystostomy[J]. JVIR，2007，18（7）：940-941.

第六章 肝硬化门静脉高压

一、概述

门静脉高压症是一种由各种原因导致的门静脉压力增高，引发侧支循环开放、脾肿大和脾功能亢进以及腹水等临床表现的临床综合征。根据 Baveno Ⅵ 定义，窦性门静脉高压定义为肝静脉压力梯度（hepatic venous pressure gradient，HVPG）≥5mmHg；有临床意义的门静脉高压一般定义为：HVPG≥10mmHg。

二、病理类型与病因

门静脉高压症一般分为肝窦前型、窦型及窦后型。

1. 肝外窦前阻塞较肝内窦前阻塞少见，主要是由于门静脉血栓所致。多见于脐周脓毒症、脐炎、内脏穿孔（尤其是阑尾穿孔，创伤或先天性异常所致）。成人见于红细胞增多症、胰腺炎、门静脉周围淋巴结病，但更常见于恶性梗阻。

2. 肝内窦前阻塞主要见于血吸虫病，骨髓硬化症和骨髓白血病及先天性肝纤维性变。乙酰氯化物中毒和砷化物中毒亦可导致肝内门静脉纤维变性，结节病时肉芽肿压迫门静脉分支末端均可导致窦前阻塞。原发性胆汁性肝硬化出现新生结节前，亦可伴有窦前纤维化。

3. 肝内窦性阻塞主要是由病毒性肝炎后或急性酒精性肝硬化引起的。

4. 肝硬化很少导致单纯窦性阻塞，而常见窦前和窦后均有阻塞，见于酒精性和坏死后肝硬化及血红蛋白沉着。

5. 肝外窦后阻塞见于 Budd-Chiari 综合征，是肝静脉或者右心房近端任何部位腔静脉阻塞的结果，病因常诊断不清，但可见于肾上腺、肾癌、创伤、妊娠、避孕、肝肿瘤、静脉阻塞性疾病、急性酒精性肝炎、肝静脉内膜状物的存在等疾病。

三、临床表现

（一）呕血、便血

大量呕血是门静脉高压患者的最常见主诉之一，常突然发生咯血量较多，常在 1 000ml 以上。由于肝功能损害引起凝血功能障碍，又由于脾功能亢进引起血小板减少。所以很难自行止血。有些病例无前驱症状。常伴有失血性休克，表现为脉搏细速，血压下降，尿量减少，皮肤黏膜苍白，湿冷甚至发绀，以及神志改变等。部分病例因出血而死亡，有些病例出血虽能停止，但经常复发，约 2/3 病例终因出血而死。大便一般呈柏油样改变。如出血量大时，可呈鲜红色，这时应注意与下消化道出血鉴别。

（二）腹水

腹水定义为腹膜腔内液体的积聚。有腹水的患者通常表现为进行性的腹部张力增加，可能无痛或伴有腹部不适。患者同时也可能自述体重增加、气短、早饱以及呼吸困难等液体积聚及负压增高表现。体格检查多可发现腹部张力增加、移动性浊音及液波震颤等。

（三）脾脏肿大、脾功能亢进

几乎所有门静脉高压症患者均有脾脏肿大，临床检查时约 80% 扪到脾肿大。脾肿大程度不一，小者可在肋缘下方扪及，大者可达脐下。早期肿大的脾脏质地柔软，活动度良好。晚期由于脾内纤维组织增生而变硬，脾周围粘连而活动度减弱。上消化道出血患者，如呕血后脾肿大明显缩小或不能触及，呕血停止后脾脏逐渐增大，应考虑为食管 - 胃底静脉曲张破裂出血，脾脏大小与门静脉压高低不成正比例，一般说来脾脏越大，脾功能亢进越显著，约 90% 以上肝硬化脾肿大患者有贫血及血小板减少，表现为白细胞计数降至 3 000/mm³ 以下，血小板计数减少至 $7 \sim 8 \times 10^4/mm^3$ 以下。

（四）肝性脑病

由大出血引起肝组织缺氧，肝功能严重障碍，血氨增高所导致。

（五）其他并发症

包括肝性胸水、门静脉高压性胃病、肝肾综合征、肝肺综合征等。

四、诊断

肝静脉压力梯度（hepatic venous pressure gradient，HVPG）是诊断门静脉高压的"金标准"。在存在已知危险因素（如肝硬化）的患者中，如果已有门静脉高压临床表现，则无需进行其他检查即可诊断。而对于疑诊患者，仍需通过 HVPG 的测量对门静脉高压进行确诊。对于以前未知有门静脉高压相关危险因素的患者，仍需通过进一步检查，分析其门静脉高压的具体病因。

（一）肝静脉压力梯度的测量

HVPG 主要用以近似测量门静脉与下腔静脉压力差。正常门静脉 HVPG 在 1～5mmHg 之间。HVPG≥12mmHg 是出现食管胃底静脉曲张破裂出血和腹水的危险因素。门静脉压力梯度也可以通过经皮或经颈静脉穿刺直接测量门静脉和下腔静脉压力测得，但相对而言创伤较大，一般仅在患者存在巴德 - 吉亚利综合征时进行。

（二）HVPG 的测量

HVPG 的测量由两部分组成：肝静脉楔压（wedged hepatic venous pressure，WHVP）和自由肝静脉压（free hepatic venous pressure，FHVP）的测量。测得 WHVP 和 FHVP 后，从 WHVP 中减去 FHVP，即为 HVPG。

（三）WHVP 的测量

WHVP 可反映门静脉的压力。其测量方法包括球囊阻断法及嵌入法两种。

球囊阻断法是指以球囊阻断某一支肝静脉后，向远端注射 5ml 造影剂以确认肝静脉的阻断程度，随后测量其位于肝静脉分支内的球囊导管头端压力。充分的球囊阻断表现为未见造影剂漏入所在肝静脉近心端，亦未见通过侧支引流如其他肝静脉导致的造影剂廓清。

嵌入法是通过将导管嵌入肝静脉终末分支对 WHVP 进行的一种估测。两种测量方法的区别在于，嵌入法测量的为所在终末分支引流区域的门静脉压力，而球囊导管法测定的是更大范围的门静脉压力，因而球囊导管法相对更加准确。

（四）FHVP 的测量

FHVP 可反映腹腔内压力。其测量方法是将导管置于肝静脉内距下腔静脉 2～4cm 处。肝静脉的压力和肝静脉分叉处下腔静脉压力差值一般不超过 1mmHg，否则需警惕导管放置过深等问题。需要注意的是，不能使用右心房压力估测 FHVP。

五、治疗

（一）治疗概述

门静脉高压的治疗包括预防和治疗门静脉高压相关并发症，以及对门静脉高压的病因进行的针对性治疗。在食管胃底曲张静脉破裂出血方面，主要包括 β 受体阻滞剂降低门静脉压力、内镜对曲张静脉进行监测、对活动性出血患者行内镜下套扎或硬化治疗，以及对内镜止血无效的患者行经颈静脉肝内门体分流术（TIPS）治疗等。在腹水的治疗方面，主要包括利尿、腹水抽吸以及 TIPS 治疗等。而在病因治疗方面，由于门静脉高压最常见的病因为各种原因导致的失代偿性肝硬化，肝移植作为唯一可完全逆转肝硬化的治疗方法，可同时对门静脉高压进行有效的治疗。而在等待肝移植中，TIPS 可作为肝移植前的过渡，用以缓解门静脉高压产生的各种症状。

（二）介入治疗

1. 食管静脉硬化

（1）发展简史：食管静脉曲张硬化剂治疗（endoscopic injection sclerotherapy，EIS）于 1939 年由瑞典 Grafoord 等报告第 1 个病例。1940 年，美国 Moersh 报告了应用硬化剂注射治疗 11 个病例，到 1949 年美国各地又报告了 44 例。由于当时都应用硬式食管镜，并且要在全麻下进行，患者痛苦较大；20 世纪 50 年代以来创立了门腔分流术、食管断流术、双气囊三腔管压迫法，影响了此项技术的发展。但是在美国、英国、德国及南非仍在继续使用。自 20 世纪 70 年代开始，由于纤维内镜应用于临床，及其技术方法的改进，内镜下硬化剂治疗术，作为食管静脉曲张的治疗和预防，在世界范围内重新兴起。1973 年 Johnston 和 Rodgers 报告了 117 例食管静脉曲张出血硬化剂治疗止血率达 91%。Terblanche 报告 22 例止血率达 92%。日本开展内镜硬化剂治疗，虽然较上述国家起步晚，但发展很快。1983 年由兵库医大等报道日本用内镜硬化剂注射治疗食管静脉曲张出血共 605 例，其中 119 例是食管静脉曲张出血的紧急治疗，486 例是择期或预防性治疗。在我国，1980年以后上海、北京、广州、武汉、南京、沈阳、西安及福州等城市都相继开展了此项技术，并获得了满意效果。

（2）原理：所谓食管静脉曲张是指于黏膜下、黏膜固有层的静脉明显扩张、迂曲并向食管腔内突起。经实验研究发现，注射硬化剂数分钟后，即见血管内皮脱落、血小板黏附，随后逐渐形成血栓。随着血栓的形成，静脉腔逐渐被闭塞。Hedberg认为静脉内血栓经历红色血栓、混合性血栓和器质性血栓3个阶段。由于硬化剂种类和剂量不同，这3个阶段一般需时3周到2个月，大多在1个月左右。在此期间用钡餐或内镜检查可证实食管静脉曲张消失或好转。有作者从7例尸检中，发现自第4个月以后，栓塞的静脉开始再通。荒川认为再通与否及快慢与该处血管周围组织纤维化程度有关，他报告2例行硬化剂治疗后因其他疾病死亡（1例为骨髓病、1例为食管癌）尸检的结果。其中1例硬化剂治疗后5个月，经食管病理切片，可见黏膜下层纤维化程度极为轻微，虽然静脉内因器质性血栓机化而完全闭塞，但已可看到机化中有部分再通现象。另1例尸解时，距硬化剂治疗时间已有6个月，食管切片中黏膜下层纤维化极为明显，此时未看到静脉血栓有再通现象。

实际上，食管静脉曲张的内镜下硬化治疗，至今仍然延续两种方法。一是静脉旁黏膜下注射法：理论上，在曲张静脉旁黏膜下产生纤维化，黏膜下结缔组织增生而压迫静脉，使静脉变细，从而取得止血的效果。此法并非造成血管内膜肥厚、形成血栓而闭塞静脉，故当结缔组织被吸收后，食管静脉曲张也就再发。由于具有不会因治疗而招致大出血之危险，故有人喜欢用此法。但在高度静脉曲张时，有难以找准穿刺点的缺点，且欲使其达到完全纤维化形成，历时长久，又不太适宜于急诊止血。二是曲张静脉内注入法：在具有良好的栓塞剂时，其疗效确实而迅速，但是由于注射导管及23号针头皆很细，难以注入黏稠度高的强力栓塞物质；而低黏稠度的栓塞物质，除注入后疗效不确切外，尚有栓子形成后流入肺、脑之可能。目前使用的血管内栓塞剂实际上是引起强烈的血管炎，继而形成血栓，闭塞曲张之静脉而达到荒废此静脉之作用，但也有再开通之可能，也难以达到永久性栓塞之目的。综上所述，两种方法各有其优缺点，故采用静脉内与静脉旁联合注射时，对食管静脉曲张的治疗效果可能比单项治疗会更好些。

（3）适应证

1）食管静脉曲张破裂急性出血。

2）易出血的食管静脉曲张，包括既往有食管静脉曲张破裂出血史，曲张静脉呈青蓝色、串珠状或有红色征、出血斑者。

3）外科分流或断流手术有禁忌者，如肝功能失代偿伴有腹水或肾功能不全，高龄患者或儿童食管静脉曲张以及外科分流或断流术后又有出血者。

4）重症患者，或合并有恶性肿瘤。

5）内科药物治疗无效或三腔管压迫24小时后仍有出血。

6）硬化剂治疗静脉曲张消失后又有小静脉再生或再通者。

（4）禁忌证

1）有心、肺等器质性疾患，进行内镜检查即可能有危险者。

2）有严重出血倾向，凝血机制差者。

3）因肿瘤压迫肝静脉或门脉，估计术后效果不佳者。

4）急性出血后处于休克前期或肝功能不全伴有肝性脑病者。

（5）操作技术与相关

1）器材：主要仪器为纤维内镜或硬式食管镜及配套注射针，可酌情选用。

① 纤维内镜及配套注射针

A. 纤维内镜：纤维内镜有前视式、斜视式。常用的有Olympus-Q型、K型、P型、T型、EF-B型，以及国产的XS-4型等。以细镜大活检孔较好，便于吸引。纤维内镜优点在于操作容易，特别是插入时，并发穿孔少，不需要全麻。纤维内镜缺点在于急性出血时不能止血、不能把血块吸出。由于纤维内镜不能止血，常常需采用附加止血装置-套鞘管或气囊，用来压迫止血。套鞘管是Willams设计的长50cm、内径2cm的弹性软管，其前部距远端缘2cm处有一个3cm×0.5cm大小的窗口。整个套鞘管每隔5cm刻有标记，用以指示导管插入的深度。此种套管专配Olympus CIF-K型内镜使用。有条件的单位也可选用双管道手术胃镜或大孔道（3.7mm）纤维胃镜，尤其在治疗活动性出血时更佳。气囊为一单层橡胶囊，呈圆柱形，两端直径1.0cm、长2cm。可从外向内注气，注气后直径为2.5cm、长10cm。注气后囊内压力可达6.67～8.0kPa（50～60mmHg）。气囊套在内镜上，其远端距内镜顶端4cm，用弹性带将气囊固定于内镜上。气囊可对食管静脉曲张活动性出血或注射硬化剂后出血进行压迫止血。此法可在任何情况下进行硬化剂治疗。在严重出血病例不能用附加套鞘止血时，采用气囊仍可止血，而且更为安全。

B. 纤维内镜配套注射针：常用的为 21 号、23 号或 25 号专用针，针头可突出导管鞘 3～4mm，如 Olympus NM-1K、NM-3K。为了使注射部位获得清晰的视野，有一种双套管针，外径 2.3mm，可通过内镜活检孔，内径 1.7mm，注射针外径 1.1mm，与外套管针内径之间有 0.6mm 的间隔，便于冲洗。注射针在使用前要检查针头有无倒钩，如有倒钩必须整修或更换，否则会撕破曲张静脉。

②硬式食管镜及其配套注射针

A. 硬式食管镜：常用的为 50cm 长的 Neg 食管镜。硬式食管镜的优点在于吸引管道粗，可吸出食管内的血液和血凝块；远端进入到胃内后，硬管部分即可压迫食管静脉曲张处起到止血作用，将内镜退到食管，即可正确判断出血部位；在直视下进行穿刺，并有针穿入曲张静脉内的感觉，同时可根据长柄上刻度了解进针深度，确保穿刺正确无误。因此，有些学者仍喜欢在急性出血时应用硬式镜。硬式食管镜的缺点在于检查时患者痛苦大，需要全麻，必须在手术室进行；技术难度大，特别是插入较为困难，有的插不进，并发症多，尤其是穿孔、吸入性肺炎明显多于纤维内镜插入治疗。

B. 硬式食管镜配套注射针：前端有针尖，利于刺入静脉；中间的长柄上有刻度，可用以判断进针深度。有 Macbeth 针和 Robert 针两种类型，后者推注压力比前者稍大。

2）药品

①乙氧硬化醇：乙氧硬化醇（aethoxysklerol or polidocanol，AS）是当前世界上应用最普遍的硬化剂，吴云林在 140 例择期和紧急硬化剂注射治疗中，止血和消除曲张静脉疗效均较理想，未发现明显并发症。陆星华等采用静脉旁＋静脉内交替及联合注射治疗 63 例患者（224 次），急诊止血率 92.5%，5 年生存率 66.6%。

Bhargave 等对十四烃基硫酸钠（sodium tetradecyl sulfate，STD）与 AS 作比较研究，结果发现两者疗效相等，曲张静脉消失率均为 88%（注射 6.5 次 +1.6 次）。AS 的副作用明显低于 STD。一般认为 AS 经多次注射后易发生食管狭窄，若能注意不在同一水平上重复注射，食管狭窄的发生率是很低的，吴云林在 140 例 AS 治疗中仅有 3 例发生食管狭窄。

近年来门静脉高压性胃病（protal hypertensive gastropthy，PHG）出血受到临床高度重视，经内镜检查证实 PHG 患者的胃黏膜出血约占门静脉高压消化道出血的 10%～60%，Smart 和 Sarin 等认为硬化剂治疗同 PHG 发生及使原有 PHG 病变程度加重有关。吴云林等就 AS 注射与 PHG 的关系开展前瞻研究，96 例食管胃静脉曲张出血者在硬化剂治疗前 10 例存有 PHG（10.4%），1% AS 注射 227 次，其中 56 例平均注射 3.33 次，曲张静脉消退或明显减轻 39 例（88.5%）。结果证实 AS 注射后 1 例原轻度 PHG 发展成重度 PHG 并大量出血，生长抑素治疗后迅速控制出血；10 例硬化剂注射后（平均 8.25 个月）发生 PHG（17.8%），每例平均注射 3.72 次，AS 静脉内注射 49.6ml，静脉旁 12.5ml，其中 2 例发生 PHG 性出血。Jenkins 报道采用生长抑素冲击剂量（0.25mg）和静脉持续滴注（0.25mg/h）联用的方法成功地控制了 5 例 PHG 大出血。

②十四烃基硫酸钠：十四烃基硫酸钠（STD）为合成阴离子去垢剂，水溶性，易于注射。Korula 等应用于临床，每周注射 1 次，经 5 次注射 62% 的患者去除了曲张静脉，70% 发生无症状性溃疡。Sivak 等报道 STD 联用高渗葡萄糖和凝血酶获得良好疗效。Larson 等将 3% STD 置于 50% 右旋糖酐中作急性曲张静脉出血止血治疗，与对照组相比明显降低再出血率，但死亡率没有改善，并发症发生率较高，其中包括产生成人呼吸窘迫综合征。Bhargave 等在比较研究中发现，平均注射 5.8 次 +1.4 次（每次曲张静脉内注射 1.5% STD15～20ml），曲张静脉消失率 88%，但溃疡、疼痛、吞咽困难及食管狭窄方面的发生率明显高于 1%AS。

③乙醇胺油酸盐：乙醇胺油酸盐（ethanolamine oleate，EO）治疗食管静脉曲张急性出血的止血率 72%～100%，注射 4～5 次 80%～90% 患者的曲张静脉可消失，Sarin 等的研究发现，欲使曲张静脉消失，使用 EO（22.3 周 +8.2 周）比乙醇（12.9 周 +5.2 周）需时长；所需注射次数 EO 为 5.6 次，而 3% STD 为 3.9 次。Hashizume 报道经内镜注射 5% EO，第一、第二次血管内，第三、第四次血管内、血管旁同时注射，消除食管静脉曲张的注射次数为 4.4 次 +1.4 次。1 360 例患者急性出血的止血率 98.3%，5 年未出血率 92.8%，吴云林认为 5% EO 在止血及防止溃疡形成上最为有效。除常见的并发症外，该组 8 例患者出现肾功能衰竭。Hashizume 认为硬化剂可能

对肾脏产生损害，结合珠蛋白治疗能有效防止肾脏损害。

④ 鱼肝油酸钠：5% 鱼肝油酸钠（sodium morrhuate，SM）治疗食管静脉曲张出血已多年，现国外已很少应用。使用方法和临床疗效亦不一致，程留芳等总结 207 例（510 例次）治疗的临床疗效，全部采用曲张静脉内注射，每次 1～3 点，每点 6～40ml，首次剂量平均 28ml，7～10 天重复注射，平均每例注射 2.46 次。急诊止血率肝硬化患者 96.8%，肝癌 92.3%，曲张静脉消失和基本消失者占 85.6%，107 例患者随访 6～52 个月，复发出血率 17.7%。SM 注射后发生胸痛、深溃疡、发热等副作用较其他硬化剂高，亦有曲张静脉消除不明显的报道。

⑤ 无水乙醇：Sarin 等使用 99.5% 无水乙醇治疗 500 例食管静脉曲张患者，认为其安全有效，急诊出血止血率 93%（再出血率 32%，其中 94 例患者再次注射止血成功）。经重复注射，80% 患者曲张静脉消失。曾报道食管曲张静脉消失者平均 14.5 周内 6 次注射无水乙醇总量 48ml。并发症包括注射后胸痛、吞咽困难、发热及溃疡形成等，也曾发现乙醇注射后患者腹水增加。

⑥ 5% Varicoid：此种硬化剂为联邦德国 Eutitz 公司出品，鱼肝油酸钠内再加苯甲醇配制而成，副作用较 5% 鱼肝油酸钠小，可供曲张静脉旁注射，本品特点黏稠度低、容易推注。

⑦ 复合硬化剂

A．TES（1% STD、无水乙醇、用生理盐水稀释）。

B．消痔灵混合液（消痔灵 6ml、2% 利多卡因 3ml、庆大霉素 2 万单位）；本品供静脉旁注射。副作用小，仅有轻微吞咽困难，可自行消失。

3）术前准备

① 患者必须住院，并做好解释工作。

② 根据具体情况给予输液、输血，纠正低血容量，应用止血药物及预防肝昏迷；检查肝、肾功能、电解质、凝血象、心电图，如有异常予以治疗。

③ 其他术前准备同普通胃镜检查。为减少食管蠕动，术前 15～30 分钟肌注阿托品 0.5mg 和地西泮 5～10mg，不观察胃和十二指肠之患者可免服祛泡剂。

④ 术前应备血、准备三腔管。注射针使用前需经 75% 乙醇浸泡 15～30 分钟。

4）操作技术

① 内镜下栓塞疗法：患者左侧卧位，经鼻插入双腔气囊管至胃部，充气后拉紧固定，经口插入带有气囊的纤维内镜，当内镜头端置于待注射的病灶上方合适位置时，将固定在内镜口侧的气囊充气，阻断黏膜下血流。从活检孔道中插入注射针，刺入待栓塞的曲张静脉。在 X 线荧光屏下注射 5～15ml 造影剂，了解血流是否完全阻断。注射 5% EO 10～20ml，再喷洒凝血酶稀释液 1 000～3 000 单位，边注射边退出针头，再在注射处局部喷洒少许凝血酶，内镜气囊放气，退出内镜。0.5～3 小时后胃囊放气，观察胃管内抽出液无新鲜出血即可拔去双腔气囊管。术后服用黏膜保护剂，如氢氧化铝胶 20ml，12～24 小时后进流质。1～2 周后用同样方法栓塞另一根曲张的静脉。一般主张术后用抗生素 2 天。

② 静脉内注射：常规插入内镜于待注射的静脉处，一般选择活动性出血或者静脉曲张严重或有红色征的静脉，注射点选在齿状线上方 2～3cm。从活检孔中伸出注射针，接近待注射的静脉，助手推出注射针刺入曲张的静脉。在 X 线荧光屏下注射 40% 泛影葡胺 10ml，看其是否很快流向胃左静脉，如确定在静脉内，即可推注硬化剂。一般推注 5% SM 或 5% EO 5～10ml，边退针边注射，直至完全退出。如果注射针退出至血管旁，可继续注射少量硬化剂，使食管壁形成一个圆形隆起后拔针。退镜前在注射点局部喷洒凝血酶 1 000～3 000 单位。静脉内注射硬化剂，一次可注射 1～3 根曲张的静脉或同时栓塞胃底静脉。对曲张静脉粗、长、交通支多者可酌情增加硬化剂的注入量。术后处理同内镜下栓塞疗法。

③ 曲张静脉旁注射法：把硬化剂注射到曲张静脉周围的黏膜下组织内，使局部组织发生急性炎症反应，挤压曲张静脉，最后由于组织纤维化达到消除曲张静脉的目的。穿刺前尽量把穿刺目标置于视野中心，看清楚后再进行穿刺，刺入后先试推一些硬化剂观察，如穿刺点正确，黏膜下即可见膨隆。渡边认为硬化剂要恰好注射在紧贴曲张静脉旁处黏膜下，但不易掌握，他提出每一根曲张静脉旁左右对称注射 4 点，以确保注射的有效性。为减少反应，每次注射两根曲张静脉。有人为了确保注射的有效性，采取环形多点注射（1 次可注射 10～15 点）。硬化剂的注射量较静脉内注射法少，5% 乙醇胺油酸酯每点为 2～3ml，1% 乙氧硬化醇每点为 1～1.5ml，5% Varicoid、1% Polidocanol 每点为 0.5～1ml，无水乙醇每点为 0.5ml。一般第一次注射量可稍多，以后几次剂量相应少些。

④ 静脉周围和静脉内联合注射：常规插入内镜，根据上述原则选择待注射的静脉。在近贲门处静脉两侧黏膜下（避开血管）各取一点，注射 2～3ml 硬化剂。退镜 5cm 后，该静脉的口侧端两侧黏膜下再各取一点，注射同样剂量的硬化剂，阻断血流。将注射针刺入静脉内，注射 5～10ml 硬化剂。

⑤ 硬化剂注射加气囊压迫：按常规插入带气囊内镜。该内镜与普通内镜不同之处在于其内镜头端有一长 10cm、直径 2.5cm 的中空气囊，内镜从中插入，气囊固定在距内镜顶端 4cm 上方，气囊两端直径为 1cm，长约 2cm，口侧端连接一直径 4mm、长 2m 的橡皮管，外连一充气球和压力指示器。

检查食管静脉曲张的程度及有无活动性出血。如发现有出血，可将内镜头端置于齿状线下方 4cm，气囊充气，压力约 6.67kPa（50mmHg），压迫 4～5 分钟，同时，准备硬化剂及注射针。

气囊放气后，内镜退出数厘米，观察食管贲门连接处，选择注射点，行静脉内、静脉周围或联合注射，方法同上。注射后如发现仍有出血，可重新行气囊压迫止血。术后处理同上。

⑥ 内镜附加外套管注射法：外套管为 50cm 长的透明弹性软管，先将其套入前或斜视内镜上（不超过镜端），插入食管发现病灶后，稍推出套管，旋转外套管使曲张的静脉嵌入狭槽内，注射针刺入曲张静脉内，注射硬化剂后旋转外套管以压迫止血。

（6）并发症及其处理：内镜硬化剂治疗食管静脉曲张，其疗效优于其他疗法，但仍然可能发生各种并发症。并发症的种类及严重程度，各文献资料报道的不尽相同，这是由于适应证掌握、技术方法、操作水平、使用的设备不同所致。据 Johston 报道，内镜硬化剂治疗静脉曲张出血的严重并发症低于 1/6，如除去肝衰竭外直接由硬化剂引起的低于 5%。Paquet 报道，硬化剂治疗 909 例，发生并发症者 108 例（11.9%），其中食管溃疡 28 例（3.1%）、食管狭窄 22 例（2.4%）、胃底静脉曲张出血 22 例（2.4%）、胸腔积液及纵隔炎各 18 例（各占 2.0%）；909 例中，死亡 123 例（13.5%），死亡原因主要为肝功能衰竭、肝性脑病和难以控制的大出血，多数与硬化剂无关。Barsoum 回顾性探讨了 122 例食管静脉曲张急性出血的硬化剂治疗并发症，他将并发症分为两大类：一类为不危及生命的称为轻度并发症、如发热、胸骨后疼痛、吞咽困难、食管溃疡、食管周围肉芽肿等，占 13.9%；另一类直接危及生命安全的称为严重并发症，如肝脏衰竭、门静脉血栓、肺部并发症及穿

孔等，占 16.4%。总的并发症为 30.3%。病死率为 21.3%（与并发症直接有关的为 7.4%）。并发症大致可分成以下几方面。

1）食管并发症

① 食管糜烂、溃疡：注射部位食管壁糜烂、溃疡发生率约为 25% 左右，静脉周围注射、短期内多次注射和用 SM 或乙醇作为硬化剂后发生率更高。治疗可用黏膜保护剂，如硫糖铝 1.0，每天 4 次，或用氢氧化铝胶 15ml，每天 3 次，但即使不用药，4 周后自愈率为 84%，与治疗组无明显差异。

② 再出血：EIS 常见且较严重的一个并发症，发生率为 15%～60%，出血多发生在残存的曲张静脉，少数来自注射点（注射点直径 >0.6mm）或注射后的溃疡。对于存留的曲张静脉出血可继续进行 EIS 治疗，如果是后者，可在局部喷洒凝血酶；表面作 Nd-YAG 激光照射（70W、0.151S）或者通过热电极治疗。严重出血者应选择其他介入治疗。

③ 吞咽困难：发生率约为 4%。与下列因素有关：A. 静脉曲张出血后短期内连续注射硬化剂；B. EIS 治疗后所致的食管溃疡、狭窄；C. EIS 治疗后食管运动功能失调，食管下端括约肌压力降低。对上述原因所致的吞咽困难可视具体情况作气囊扩张。

④ 狭窄：发生率很低，与注射间隔时间以及硬化剂的量有关。防止狭窄的方法是减少 EIS 的次数（不超过 6 次），延长治疗的间隔时间（不少于 1 周）和控制每次注射硬化剂的总量（不多于 20ml），治疗可行气囊扩张。

⑤ 食管穿孔：发生率在 0～6.5%，分为外伤性和坏死后性，前者多发生在使用硬式食管镜的操作过程中，后者与一味追求曲张静脉的完全消失而反复大量注射硬化剂有关。避免穿孔的措施包括：A. 用纤维内镜操作；B. 用短针注射；C. 用非脂肪酸硬化剂。对于 EIS 后有持续性胸痛或吞咽困难的患者应警惕，术后 X 线片出现纵隔软组织密度阴影或吞钡检查显示食管壁内缺损、窦道、瘘管，可诊断为食管穿孔。治疗措施：A. 禁食、胃管吸引；B. 抗生素治疗；C. 必要时胸腔引流。EIS 所致食管穿孔多为局限性且封闭，经积极处理，包括各种支持疗法，可避免外科手术。

⑥ 其他少见的并发症还包括：黏膜内血肿、假性憩室、食管远端黏膜桥、食管假性肿瘤、食管旁肉芽肿和念珠菌性食管炎。

2）食管外并发症

① 胸骨后疼痛：多为一过性，发生原因与注射

硬化剂，特别是用长针注射引起的纵隔障炎和食管痉挛有关。

② 发热：可见于 20%～40% 的接受 EIS 治疗的患者，多发生在术后 24～48 小时，一般不超过38.5℃，持续 2 天左右，为 EIS 注射后的急性炎症或化学性静脉炎所致。如果发热超过 2 天，应警惕败血症的发生，一般认为长针（6～8mm）比短针（3～4mm）容易诱发菌血症。预防措施除选用短针注射外，患者术前用无菌液体漱口，纤维内镜和注射针的消毒也是非常重要的环节。另外，对心脏瓣膜病患者应常规使用抗生素预防治疗。

③ 溶血性反应：松田报告 1 组病例，不管肝功能代偿与否，曲张静脉内硬化剂注射后均可使间接胆红素及 GOT 增加，而直接胆红素及 GPT 均不增加，考虑为硬化剂在血管内直接对红细胞作用产生溶血反应。

④ 肺部炎性浸润、单侧或双侧渗出性胸膜炎：多发生在 EIS 术后 48 小时，可自行吸收，无需特殊处理。极个别患者可因操作不当引起胸导管破裂出现乳糜性胸水。吸入性肺炎也是一种少见的并发症，预防措施包括：A. 治疗前尽量抽空胃液；B. 治疗过程中经常吸引口咽部液体；C. 避免局部喉麻醉；D. 出血严重时，应放置气管内导管以保护气道。有报道注射硬化剂 SM 后出现成人呼吸窘迫综合征（ARDS），推测可能与 SM 增高肺血管通透性和引起肺动脉高压有关。ARDS 是否与选用的硬化剂类型有关，目前无确切证据。ARDS 发生的原因可能为硬化剂浓度过高、剂量过大，以及 EIS 所致的吸入性肺炎、败血症。

⑤ 其他少见的并发症还有门静脉栓塞、肠系膜静脉栓塞、室性心律失常和心动过缓。

（7）临床疗效：EIS 治疗食管静脉曲张首先由 Crafoord 等于 1939 年报道，经多年临床应用证实是一种有效的控制食管静脉出血的方法，止血成功率在 60%～90% 以上。与外科手术治疗相比，费用低廉，操作简便，且可反复进行。20 世纪 70 年代后期普遍使用纤维内镜代替硬式食管镜，避免了因全身麻醉引起的吸入性肺炎以及硬式食管镜导致的食管、血管或胸导管的机械性损伤。死亡率多数报道低于 2%，其他并发症也小于 10%，且绝大多数为轻度并发症。只要熟悉内镜检查和治疗技术，操作仔细，EIS 治疗是安全的。

EIS 的操作方法和硬化剂的选用各家不同。内镜下栓塞止血效果确切，但操作烦琐，不少单位内镜室无 X 线机器设备，有些步骤可以省去。用带气囊内镜给怀疑食管静脉曲张的患者做检查时，发现出血灶即可先用气囊压迫齿状线附近的曲张静脉，同时准备注射针及硬化剂，注射后还可压迫止血。加外套管内镜也有类似压迫止血的特点，另外，外套管上的狭槽可固定曲张的静脉，便于注射。关于注射方式，多数学者推崇静脉内注射，以形成血栓、机化，但有些学者认为将硬化剂注入静脉周围可起到压迫作用，且产生纤维化更快，全身副作用也少。静脉周围和静脉内联合注射结合了各自的优点，但操作时间较长。

常用的硬化剂有 EO、STD、SM 和乙氧硬化醇。动物实验显示 STD 的栓塞效果优于 EO，注入皮下致组织坏死的程度两者相似，但 EO 比 STD 黏稠，推注较困难，且刺激性大，助手在推注时，应注意防止其外溢损伤眼睛。国内应用较为普遍的是 SM，是从鱼肝油中提取的碱性脂肪酸，性能不及 STD。STD 的另一优点是可以与乙醇、凝血酶、头孢菌素、高渗葡萄糖混合使用，故临床上有时用 STD 与乙醇及生理盐水制成复方硬化剂 TES。乙氧硬化醇的性能及用途与 STD 相仿。乙醇是一种价格低、来源广的硬化剂，但疗效不及 STD 等其他硬化剂，而且，其并发食管溃疡的发生率比其他硬化剂多，多数学者用其与 STD 组成复方硬化剂。还有一些栓塞剂如二氰基丙烯酸异丁酯、聚乙烯醇也可应用，特别在较大的曲张静脉出血，用其他方法不易控制时可酌情考虑。

有关硬化剂注射的量、每次注射静脉的根数以及重复注射的间隔时间，都很难统一规定，注射量多止血效果好，但并发症也多，应根据具体情况处理。一般来说，每次注射 1～3 根静脉，间隔 1～3 周较为合适。当所有的静脉闭塞或消失后，应随访治疗再通或再生的静脉，第 1 年每 3～4 个月重复 1 次，以后每半年复查 1 次。

（8）限度与展望：硬化剂局部注射可以消除或减轻食管静脉曲张，特别是对食管静脉曲张出血的止血效果好，比手术安全，优于其他内科保守治疗，因此逐渐为广大医务人员所接受。但也有一定数量的并发症，有的较严重，直接威胁生命，有待进一步改进、提高和发展。

1）改进仪器及附属装置，达到操作简便、安全可靠的要求。

2）寻找更好的硬化剂，防止已形成血栓的曲张静脉再通。

3）进一步研究技术方法，提高治疗效果，减少注射次数和并发症。

2. 食管静脉曲张套扎术 食管静脉曲张内镜下皮圈结扎治疗（EVL）由 Stiegmann 于 1990 年应用于临床治疗。于中麟等亦相继开展治疗。自本治疗器械国产化后国内已有数百家医院开展此项内镜治疗，除用于食管静脉曲张患者择期治疗外，亦用于食管静脉曲张破裂急性出血患者的紧急治疗。由于本方法操作简便、安全且并发症少，许多学者认为其疗效至少与硬化剂注射治疗相等。美国新近推出的 Speedband 皮圈连续结扎器等更使人对 EVL 的临床发展前景充满信心。

（1）内镜单个皮圈结扎治疗

1）操作方法：这是常规 EVL 治疗方法，其结扎器包括外套管、牵拉线、内套柱皮圈等，具体操作方法：应用大咬口垫，置入已套上外套管、头端安装上皮圈及牵拉线的内镜，先检查食管静脉曲张的分布、性状及表面有无溃疡、糜烂、红色征等，继而内镜检查至贲门、胃底、胃体、胃窦及十二指肠球部。若需要可先行胃静脉曲张结扎。一般情况下，内镜退至食管下端距贲门约 5cm 处选准粗大的曲张静脉（避免直接吸引表面存有溃疡、糜烂及明显红色征的曲张静脉），转动内镜调节钮，将内镜头端抵住该曲张静脉，启动负压吸引器持续吸引，数秒钟后内镜下可见曲张静脉逐渐进入套柱环内，继而视野一片发红，表明套柱内已充满曲张静脉，立即牵拉牵引线，套在内套柱上的皮圈被推出，结扎至吸入曲张静脉的黏膜根部；停止负压吸引，内镜缓缓注气，即可窥见结扎的曲张静脉呈息肉状，色泽逐渐变紫，"息肉"基部被皮圈紧紧套勒。退出内镜（但仍留置外套管），安装新的皮圈，再经外套管插入内镜，结扎其他曲张静脉。如此反复结扎所有曲张静脉，一般一次结扎 4～12 根，即部分曲张静脉不同部位可结扎 2～3 根皮圈。

2）注意事项：每次 EVL 治疗将所有曲张静脉一次性全部结扎，以免遗漏未结扎的静脉压力增高后导致破裂出血。曲张静脉急性出血时，因 EVL 术内镜视野小，加上出血后视野更为模糊，习惯上以气囊压迫连用硬化剂注射为宜；如行 EVL 术，皮圈应结扎在出血灶的下方，否则会加重出血。由于间隔 1 周后再治疗时常发现未愈的溃疡灶以及部分皮圈结扎后坏死的息肉状曲张静脉尚未脱落，患者有恶心、内镜镜身碰撞等易引起损伤及出血，故建议治疗间隔 2 周左右为宜，亦可与硬化剂注射治疗交替进行。

3）临床疗效：非出血性食管曲张静脉在 EVL 治疗后 3.9 个月时曲张静脉消失。曾报道 21 例出血性食管静脉曲张患者，18 例经 EVL 止血；88 例患者平均经 5 次 EVL 治疗后，60 例（68%）曲张静脉消失。随机对照 34 例 EVL 和 36 例硬化剂治疗的疗效，EVL 组略优于硬化剂，肺部病变、食管狭窄等并发症明显较低，在再出血、曲张静脉消除或生存率方面，两者并无明显区别。Saeed 等对 12 例硬化剂治疗失败者作 EVL 治疗，10 例活动性出血获得有效止血，但 70% 再出血，曲张静脉消失仅 5 例。Binmoeller 等认为同硬化剂治疗相比，EVL 毕竟损伤小，不需要注射针穿刺曲张静脉，为少侵入性治疗技术。但 EVL 操作时因为内镜头端安装了结扎装置而视野减少 30%；另外预防再出血不仅要消除大的曲张静脉，而且较小的曲张静脉也应同时作硬化治疗，因为小的曲张静脉亦可迅速发展成可怕的曲张静脉而发生出血。

吉川和彦等在 EVL 治疗研究中证实，58% 的患者食管静脉曲张完全消失，其余患者静脉曲张程度仅减轻。Stiegmann 等治疗 129 例肝硬化出血患者的比较研究显示，硬化剂注射治疗控制 77% 的活动性出血，而 EVL 为 86%；同期硬化剂组曲张静脉完全消失的为 56%，EVL 为 55%；硬化剂的复发性出血率为 48%，EVL 为 36%；硬化剂的并发症为 22%，EVL 仅 2%。

4）术后并发症及其处理：术后患者有胸骨后隐痛不适及吞咽困难 1～2 天，所有曲张静脉结扎处均有浅溃疡形成，这是由于结扎后曲张静脉局部缺血坏死。无菌性炎症累及曲张静脉内膜，局部产生血栓，静脉闭塞最后消失。食管硬化剂治疗的食管狭窄、穿孔、发热等并发症明显减少。但在结扎较小的曲张静脉时可发生吸引困难以及已结扎在曲张静脉上的皮圈脱落，甚至发生曲张静脉吸引破裂出血。部分作者报道 EVL 治疗中应用的外套管可引起出血或穿孔，可能为夹在内镜及外套管间的食管黏膜损伤所致；其他并发症包括结扎皮圈引起溃疡出血和圈扎的食管曲张静脉闭塞管腔产生急性食管梗阻。EVL 难以结扎小的曲张静脉，亦不能获得内壁完全纤维化以防止静脉曲张。因此，在 EVL 治疗曲张静脉后，应采用硬化剂注射治疗，使小的曲张静脉内壁纤维化，可望进一步减少静脉曲张再发和出血。

5）其他方法：EVL 术除常用橡皮圈结扎外，伊藤隆启等采用经双钳道胃镜以三抓钳和端襻结扎食管及胃静脉曲张获得成功。经内镜利用持夹器（HK-3L）和金属夹（MD-59）钳夹曲张静脉可治疗急性破裂出血，蜂巢忠等将其应用于食管或胃静脉曲张及出血，安置金属夹的数量视病情需要决定，12例患者第1次治疗平均使用金属夹6.7个。曲张静脉被钳夹后，血流阻断并逐渐闭塞静脉腔，金属夹日后可自行脱落，一般不会引起出血等并发症。

综上所述，EVL临床应用的主要优点为：能较快地闭塞曲张静脉；治疗的相关并发症较少，尤其是再出血率低以及能降低死亡率；但费时长，置放食管外套管困难是其不足。

（2）Speedband 皮圈连续结扎器治疗：美国推出的 Speedband 皮圈连续结扎器，内镜直视下结扎操作时不需要外套管，且能一次性连续结扎5条曲张静脉（或结扎5处），操作简便。

先将结扎器操作部系有挂钩线的牵引钢丝经内镜活检钳道送出内镜头端，结扎器操作部安插入活检管道上，系上特制固定带将结扎器操作部牢固地固定在内镜上。然后将皮圈套环尾部挂钩连接结扎器牵引钢丝。转动牵引操作钮直至钢丝将皮圈套环装套在内镜头端，再转动牵引操作钮将挂钩钢丝拉紧，即完成该皮圈结扎器的内镜安装工作，随后拆去皮圈套环外保险帽。

食管静脉曲张皮圈连接结扎术前准备与常规硬化剂注射治疗相同。但本治疗不需要另置套管。内镜插入食管后边注气边观察曲张静脉情况。安装结扎器后内镜视野减少约1/3以上，观察更应仔细。内镜检查胃、十二指肠球后退至食管下端，在贲门口上方约5cm处仔细辨认和选择曲张静脉结扎点，尽量避免表面有溃疡、糜烂、明显红色征或管壁菲薄的曲张静脉。

操作者转动大小角钮将内镜头端套扎环正面向地抵住欲套扎的曲张静脉，开启吸引器连续负压吸引，直至内镜下视野呈一片红色，即表示曲张静脉已被吸引在套环内，然后顺时针转动操作牵引钮一周，待听到"格"的一声，即表明皮圈已弹出并结扎在该曲张静脉上。停止负压吸引，可见被结扎的曲张静脉呈蒂样息肉状，表面色泽逐渐变成深紫色。内镜转向其他曲张静脉继续结扎治疗。一次性5个皮圈可结扎5条曲张静脉，亦可集中结扎。结扎点不要选择在同一水平上，以免多个被结扎的息肉状曲张静脉阻塞食管腔引起吞咽困难。

结扎过程中或结扎完毕时，可经牵引钮旁的特殊通道向钳道内注射生理盐水清洗创面，了解有无活动性出血及结扎部位是否理想等。术后3天嘱患者进细、软、温食物。一般隔2周后行再次结扎或改作硬化剂治疗。Speedband 皮圈连续结扎器牵引操作钮。

本方法结扎食管静脉（尤其是中至重度曲张静脉）较之前述单个皮圈结扎法更为便捷，内镜操作技术要求远低于过去沿用的徒手操作硬化剂注射法。操作仅需选准曲张静脉，内镜头端抵贴上该静脉，持续负压吸引，当内镜视野中呈现一片红色即转动牵引钮，听到"格"的声音，皮圈自行弹出并结扎，几乎均可成功，这对于普及本疗法极为有利。

由于5个皮圈出厂时即已安装就绪，如置放时间较长，被持续绷拉在套环上的皮圈可出现"疲劳"现象，即皮圈弹出结扎被吸引入套环内的曲张静脉时，皮圈在回弹速度及力量上可能不尽如人意。

有报道在皮圈套扎上曲张静脉的同时停止负压吸引，发生少数皮圈从已套扎的曲张静脉上脱落下来的现象，明显显示出皮圈弹力不足。若皮圈弹出并套扎住曲张静脉后再继续负压吸引10～20秒钟，通常能避免上述皮圈脱落现象，对此应进一步总结研究。此外，若曲张静脉过细，负压吸引无法使曲张静脉充满套环而导致结扎失败。

Speedband 皮圈连续结扎法由于不必使用外套管，操作迅速且患者痛苦明显减少，易被患者接受，而且术间、术后一般无明显并发症。如能在皮圈结扎所有曲张静脉后，在结扎部位以上的曲张静脉内再注射适量硬化剂，因曲张静脉内血流已被阻断，有利于硬化剂在局部产生炎症、纤维化继而闭塞曲张静脉，可望进一步提高疗效。

3. 经颈静脉肝内门体分流术

（1）TIPS发展简史：经颈静脉肝内门体分流术（transjugular intrahepatic portosystemic shunt，TIPS）是治疗肝硬化、门静脉高压症、食管胃底静脉曲张破裂出血的一种介入技术，它是在经颈静脉途径肝活检、经颈静脉胆管造影及经颈静脉门静脉造影基础上发展起来的。20世纪50年代中期，经皮肝脏穿刺活检、经皮肝穿胆管造影技术已经较为成熟，在临床上的应用开始增多，但随后发现，在严重肝萎缩或存在大量腹水的患者，上述技术的操作成功率低，并发症较多，因而试图寻找其他肝脏穿刺途径。1964年，Dotter 等成功地进行了经颈静脉途径肝脏穿刺活检，随后 Hanaffee 等于1967年报告了经颈静脉途径胆管造影及门静脉造影在临床应用成功。1969 年，Rösch 等首次报告经颈静脉途径在肝实质内建立门静脉 - 腔静脉间分流道的实验结果，作者在经颈静脉穿刺门静脉肝内分支成功后，将一段聚四氟乙烯导管放置于穿刺通道内进行支撑。这是 TIPS 技术的早期雏形。但是，这种方法存在植入管移位、分流道早期闭塞等问题，难以进入临床应用。1979 年，Gutierrez、Burgtner 等在犬门静脉高压症模型肝内分流实验中首次应用球囊导管扩展肝内分流道，但仍未能解决 Rosch 等遇到的问题。

此项目的早期研究在穿刺技术方面积累了一些经验，但由于存在上述问题，未能获得临床应用。如何解决分流道早期闭塞是其中关键性的一点。金属内支架的发明及其在血管成形术方面的成功应用为解决这一问题创造了条件。1985 年，Palmaz 等率先在动物实验中应用金属支架支撑肝内门静脉 - 腔静脉间分流道，发现能够明显延长分流道通畅时间（9～48 周），组织病理学显示金属支架表面在植入 4 周后为内膜层所覆盖。随后，Rosch 等也报告了相似的实验结果。这些研究使 TIPS 技术基本成熟，开始进入临床应用阶段。1989 年，德国学者 Richter 首先报告了 3 例 TIPS 临床应用结果，次年增加到 9 例。随后美国学者 Zemel（1991）、Ring（1992）等相继报告了 TIPS 临床应用成功的经验，1992 年以后，欧美多国及日本相继有较大研究组的经验报道。20 世纪末，随着覆膜支架的出现，进一步提高了 TIPS 分流道的长期通畅率，奠定了目前的 TIPS 手术基础。

在中国，第 1 例 TIPS 临床应用出现于 1992 年。随后 TIPS 不仅在北京、沈阳、南京、天津、上海、广州、大连等大城市的大型医疗单位中得到开展，而且呈现出向中等城市及地区医院发展的趋势。根据 1994—1995 年间 12 种国内有关医学期刊及第三届全国介入放射学会议（南京，1994）、第二届北京国际介入放射学内支架新技术研讨会（北京，1995）文献汇编所提供的资料，截止到 1995 年底，中国内地施行 TIPS 共 613 例。这一数字仅只包括正式见于期刊或会议文献报道的病例数，如将各报道单位的实际累积病例数和一些地区级医院中施行而未报道的病例数考虑在内，估计实际病例数已逾千例。1995 年以后，由于支架植入术后中、晚期再狭窄发生率较高等问题逐渐显现出来，研究者多改持审慎态度，累积病例数增加不多。而据笔者调查，2017 年中国 TIPS 手术数量已突破 7 000 台，且正以极快速度不断增加，我们认为其主要原因在于覆膜支架的使用显著提高了 TIPS 疗效并降低了并发症，同时

国内相关专家不遗余力地推广技术，使得掌握该技术的专业人才有了极大增长。

（2）适应证与禁忌证：TIPS 适应证的选择相当重要，它直接关系到患者的预后和生存质量，对于术后获得满意的临床疗效具有重要作用。应根据肝脏功能情况，患者当时病情，重要脏器如心、肺、肾功能等情况做全面分析。

1）适应证：①无法控制的食管胃底静脉曲张破裂大出血；②内镜治疗无效的复发性食管胃底静脉曲张破裂出血；③门静脉高压性胃病；④巴德 - 吉亚利综合征；⑤难治性腹水。

总体而言，TIPS 对经药物和内镜治疗无效的静脉曲张破裂出血以及难治性腹水具有显著疗效。除此之外，TIPS 对其他门静脉高压相关疾病也具有显著的疗效，例如巴德 - 吉亚利综合征、门静脉血栓、肝性胸水、肝肾综合征等。需要指出的是，CHILD 评分 C 级 <14 分或 CHILD 评分 B 级伴有活动性出血的患者，都是药物联合内镜治疗失败及不良预后的高位因素，应在 72 小时内（最好在 24 小时内）行覆膜支架 TIPS 治疗，即早期 TIPS（Early-TIPS）。同时，TIPS 对于肝移植等待期间的患者可缓解静脉曲张出血、腹水等门静脉高压症，起到桥梁的作用，使更多肝硬化终末期的患者得以接受肝脏移植手术。

2）绝对禁忌证：①严重的肝衰竭、严重肾功能障碍；②感染及败血症，尤其是胆系感染者；③孤立性胃静脉曲张合并脾静脉阻塞；④严重的左心衰竭或右心衰；⑤肺动脉高压。

3）相对禁忌证：①严重的门脉狭窄、阻塞性病变（图 6-6-1）；②肝内原发或转移性恶性肿瘤；③肝

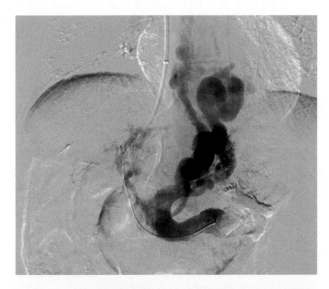

图 6-6-1　门静脉海绵状变性，门脉主干消失，由细小分支替代，同时可见巨大侧支循环形成

性脑病。需要指出的是：所谓禁忌证也有一定的相对性，今天列为禁忌证者，明天也许不被列为禁忌证。有些可能正是我们今后应继续探索的，也有些可能是有望做出贡献之处。

（3）TIPS 主要器械：主要有 COOK 公司出产 RUPS-100、RTPS-100、TIPSS-1000 以及 Angiomed 穿刺系统。穿刺系统包括：10F 导管鞘、金属鞘保护管、16G 金属鞘、与穿刺针相匹配的 5F 导管及长度相同的穿刺针；并需与超滑导丝和超硬钢丝以及球囊导管配套使用。

支架主要为 8～12mm 直径的覆膜支架，如 Viatorr 半覆膜支架、Fluency 全覆膜支架等，而 Palmaz stent、Wallstent、Wallgraft、Strecker stent、"Z" stent 等裸支架也曾用于分流道的建立。需要注意的是，虽然 TIPS 已在中国开展近 30 年，但所有手术核心装备（包括穿刺套件及支架）仍完全依赖进口，我们希望国产 TIPS 穿刺套件及专用支架能够早日出现，以适用于国人的身体特征及经济条件。

（4）TIPS 术前影像学检查：术前观察的主要内容有如下几个方面：

1）肝硬化的程度，左、右叶比例失调的大致情况。

2）门静脉及肝静脉的位置、大小，血管是否通畅，有无解剖结构异常，门脉是否有海绵状变性。

3）肝静脉与门静脉之间的空间关系，肝静脉至门静脉大分支之间的长度、角度。

4）有无肝脏占位性病变，其大小及位置。

5）胆囊的大小及位置，预测术中以多大角度及深度进行穿刺，是否避开胆囊等。

目前有 CT、MRI 及血管造影等多种影像学检查方法可供术前选择。只要运用得当，几种影像学检查方法均可满足 TIPS 术前检查的需要。在择期接受 TIPS 治疗的患者，可灵活利用上述影像学检查手段，仔细分析影像学资料，确保手术成功；但急诊患者一般情况较差，受病情限制，术前影像学检查以动脉性门静脉造影为主，目的在于了解门静脉及其大分支的情况，其他方法则可以尽量省略，以期尽快投入抢救。

（5）TIPS 术前穿刺方案设计：TIPS 术前应详细阅读影像学检查资料，尽可能了解肝脏血管空间解剖关系，设计、选择肝静脉侧穿刺途径和门静脉侧穿刺点。

选择肝静脉侧最佳穿刺途径是保证 TIPS 成功的先决条件，为达此目的，张金山等曾在 90 例 MRI 图像上（50 例肝硬化、40 例正常肝）对肝静脉、门静脉的管径以及肝静脉到门静脉多点间距离和纵向角度进行了测量。结果表明：肝左静脉 - 门静脉左支、肝中静脉 - 门静脉左支均为 TIPS 术中可选择的入路。它们之间的距离在肝硬化患者与正常人肝脏之间无明显差别（$p>0.05$）。而肝右静脉 - 门静脉右侧支、肝中静脉 - 门静脉右侧支各点间的距离，在 54% 的肝硬化患者与正常人之间存在差别（$p<0.05$）。经计算，肝硬化患者肝中静脉 - 门静脉左支之间的距离平均为 30.2mm，而肝中静脉开口内 2～3cm 处至门静脉左支距门脉分歧部 1～2cm 间平均距离为 27.7mm。从距离上讲，此两点间应为最佳距离，但肝左叶相对较薄，穿刺时应注意进针不可过深；肝中静脉 - 门静脉右支之间平均距离为 35.5mm，与 RUPS-100 前端 4cm 的设计相符，亦可作为一个较好的穿刺点。肝右静脉 - 门静脉右侧支之间距离平均为 35.9mm，肝右静脉开口处 1～3cm 之间至门静脉右侧支之间是常被选用的穿刺部位，应列为首选；当肝右叶明显萎缩或肝右静脉细小时，可根据患者的具体情况选择其他分支进行穿刺。

有两点值得重视的问题：①国人相对欧美人身材较小，肝硬化的程度较重，肝脏较小，故穿刺深度不宜过深，以避免穿刺至肝外、穿中胆囊以及穿至被膜下；②穿刺时应按术前计算的左右角度及纵向角度穿刺，避免盲目性。

关于门静脉穿刺点的选择，由于我国门静脉高压症患者的病因多为肝炎后肝硬化，肝脏萎缩较著，肝静脉与肝内门脉分支之间的距离缩短，使门脉二级分支的穿刺成功率相对较低。即使穿刺门脉二级分支成功，大弧度的内支架分流道亦存在易于出现狭窄和再狭窄的后期问题。因此，将门静脉分歧部或左右主支作为穿刺点，应是更好的选择。然而国内外均有专家认为，当门静脉左右主支和分歧部位于肝外时，因其周围缺乏肝组织保护，故不宜作为穿刺点。国外文献报道，门脉主支和 / 或门脉分歧部位于肝内者仅为 25.8%，其余 19.4% 位于肝门，54.8% 完全位于肝外。国内文献中未见有关报道，但亦有人据此认为，肝外门脉主支或门脉分歧部穿刺，有可能引起门脉损伤，造成严重的腹腔内大出血，危及患者生命，故应注意避免。

张金山等曾经观察 10 例人体正常肝脏尸检标本，结果发现 10 例标本的门脉左右主支及分歧部均位于肝外，门脉左支长度 3.5～5cm，平均 4.5cm；右支 1.5～4cm，平均 3cm。门脉左右支的上壁及后壁与肝实质之间有结缔组织紧密连接，不易与肝脏分离；其下壁游离，仅有少量结缔组织和脂肪组织覆盖。门脉分歧部上壁及后上壁亦与肝脏连接紧密，其后下壁则直接延续为门脉主干的后壁，周围缺乏致密组织。直视下经肝右静脉距下腔静脉开口1cm处沿最短距离向门脉分歧部上壁进行穿刺，穿刺道长度4~5cm，平均4.3cm。这些结果为TIPS术中选择门脉左右主支或门脉分歧部作为穿刺点提供了有效的解剖学依据。我们认为，即使门脉主支和/或门脉分歧部均位于肝外，TIPS术中亦可将其作为穿刺点；使进针点位于与肝实质紧密相连的门脉左右主支上、后壁，或门脉分歧部上及后上壁，应无损伤门脉引起腹腔内大出血的风险。在该团队另一组180例TIPS患者中，约80%分流道建立于肝静脉与门脉主支或分歧部之间，仅1例发生腹腔内大出血，剖腹探查证实出血为穿刺门脉分歧部后下壁引起。这从临床实践的角度支持了我们的看法。选择门脉左右主支或门脉分歧部作为穿刺点时，控制进针深度非常重要。10例尸检肝脏标本中，肝右静脉与门脉分歧部上壁的距离为4~5cm，平均4.3cm，与有关文献报道相近。这一数值来自正常肝脏标本。肝硬化情况下，肝静脉与门静脉间的距离势必相应缩短。因此，TIPS术中以分歧部作为穿刺点时，进针深度以3~3.5cm为宜。由于门脉左右主支下壁游离，仅覆盖少量疏松结缔组织和脂肪组织，门脉分歧部后下壁向下直接延续为门脉主干后壁，周围缺乏致密组织保护，TIPS术中穿刺进针过深，有可能穿中上述部位，或穿通门脉进入腹腔。在穿通门脉左右主支时，如导管回退不完全，导丝可沿门脉壁外组织下行，其走行酷似导丝在门脉内的走行方式。此时扩张分流道，将导致严重的肝被膜下出血或腹腔内大出血。我们认为，正确的方法是以门静脉分歧部后上壁为穿刺点，并在未扩张门静脉前先做造影观察，如无造影剂外溢，即可继续操作。

（6）TIPS操作技术

1）颈内静脉穿刺：穿刺颈内静脉是完成TIPS的第一步，也是重要步骤之一。当常规消毒、铺巾等完成后，一般应给患者加用一次性氧气面罩，适当固定给予吸氧，这样操作时患者不致有憋气感，可以使患者在头脑清醒的状态下，配合术者，以确保手术的顺利实施。颈内静脉穿刺点宜选在右下颌角下方2~2.5cm处，此处穿刺较为安全，较易穿中颈内静脉，且不致因穿刺点过低刺中肺尖而出现气胸。患者的颈部因人而异，有的粗短、有的细长，右下颌角下方2~2.5cm处可以作为选择穿刺点的标

志，颈部细长者可以适当下调，因为此处越往足侧颈内静脉直径越大，易于穿中。若经过左、右、上、下调整穿刺点仍不能穿中颈内静脉时，可行经股静脉置导管于右侧颈内静脉造影，观察该静脉的走行及发育情况。如右侧颈内静脉情况正常，可在其内留置超滑导丝，在透视下按照导丝方向穿刺，一般即可穿中颈内静脉。此外，根据体表及鼓型超声引导可以显著提高初学者的穿刺成功率。

2）建立门-腔静脉间肝内穿刺通道：参考患者术前CT、MRI影像，观察肝静脉的走行、角度及其与下腔静脉的相对关系。在Radifocus导丝的引导下细心寻找肝静脉开口，进入肝静脉后，如果RUPS-100的指向器指向患者的右后方，表示位于肝右静脉内；如果指向器指向右侧，则表示RUPS-100位于肝中静脉内。随所在位置不同，各条肝静脉与门静脉大分支及其主干之间的夹角也不同。如自肝右静脉向门静脉大分支试行穿刺时，穿刺角度宜为90°左右；而自肝中静脉向门静脉大分支的试穿角度应为70°~80°，否则不易穿中。结合术前MRI片及RUPS-100指向器的方向，不难判断RUPS-100前端所在位置，从而减少盲目性，有的放矢地进行穿刺（图6-6-2）。

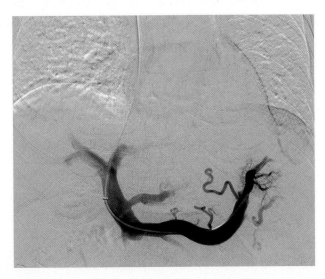

图6-6-2 TIPS术中，经肝右静脉向门静脉穿刺成功，门脉造影观察血管情况及侧支

术前仔细阅读影像学检查资料虽可大致估计穿刺角度及穿刺深度，但因目前影像学资料以二维图像居多，常常不能详尽地反映出各条肝静脉与门静脉大分支之间的三维空间解剖关系，给穿刺带来一定困难。时常可能发生穿不中门静脉的情况，这时要头脑冷静地复阅影像学资料，必要时可适当调整

RUPS-100 前端穿刺角度，即 MRI 中门静脉大分支位于肝静脉下方者穿刺角度宜加大，如门静脉大分支位于肝静脉前方时，则应尽可能调小穿刺角度。穿刺门静脉成功可以说是 TIPS 最关键的一步。通过几年的实践摸索，总结以往成功经验和失败教训，我们认为，注意到以下几点，可以提高成功率，缩短操作时间，减少手术带来的并发症。

① 适当调高肝静脉侧穿刺位置，有助于穿中门静脉。正常自肝静脉穿刺门静脉大分支的位置应在肝静脉开口近心端 2～3cm 处，但在部分患者，有时从 MRI 片上可以观察到，在肝静脉与门静脉大分支之间只有 2～3 个层面的纵向间隔，以每个层面 1cm 计算，其纵向距离仅有 2～3cm。RUPS-100 穿刺系统进入肝静脉越深，肝静脉与门静脉大分支间的空间距离越小，有时两者甚至处于同一水平，此时进入肝静脉过深，穿刺针就可能越过门静脉分支而不能进入。在这种情况下，适当调高肝静脉内穿刺点，加大自肝静脉穿刺点至门静脉穿刺点之间的纵向距离，使穿刺角度与穿刺系统的设计角度相一致，较易穿中门静脉分支。另外，穿刺时"手感"的体会也很重要。当穿刺无明显阻力时，一般为未穿中门静脉的大分支。反之，穿刺肝脏有明显阻力常意味着穿刺针前端已触及门静脉壁。此时应适当加力以穿透门脉壁，否则穿刺针停留于门静脉壁的前方或止于门静脉壁，造成"当面错过"或一定程度的"骑跨"。后种情况下亦有门静脉血回流，将造成判断上的问题，给下一步操作带来一定困难。

② 穿刺成功后，应正确使用超滑导丝，使之进入门静脉主干。当穿中门静脉分歧部或门静脉左、右支时，可以较容易地将导丝诱导入门静脉主干，而穿中门静脉的 2～3 级分支时，虽然回抽门静脉血流较为顺畅，但因门静脉分支的自然走行方向与导丝前端之间存在夹角，使得导丝前端更易进入门静脉远端分支，而并非进入主干。在部分病例，可以靠耐心的诱导而终使导丝进入门静脉主干，而在另一部分病例，此目的很难直接达到。遇此情况时，可将导丝一直推送至所穿中门静脉分支的远端，使导丝进入其末梢而遇到较大阻力。当导丝再不能深入时，就会在门静脉末梢与 RUPS-100 前端之间折曲而形成弧形弯曲。此时继续推送导丝，因受血管直径的限制，导丝前端受力后既不能继续深入，又不可增加弯曲弧度，即可发生"弹跳"，进入直径宽大的门静脉主干，如同初学者进行选择性腹腔动脉干造影时操作手法不良，使导管前端弧形不能保持，

发生"弹跳"变直、进入腹主动脉的情形。为操作方便和减轻血管损伤，超滑导丝宜选 0.035in 者，因其比 0.038in 者更加柔软，因而也更易折曲。此点在操作手技上较为重要，可大大提高成功率，减少穿刺次数，节约操作时间。

3）特殊情况下经下腔静脉直接穿刺门静脉分支（direct intrahepatic portocaval shunt creation, DIPS）：在肝静脉狭窄闭塞（如巴德 - 吉亚利综合征患者）以及肝静脉走行平直、与下腔静脉关系异常致使穿刺导向鞘不能送入肝静脉、或导向鞘固定困难的情况下，可采用下腔静脉 - 门静脉入路，亦可以安全、成功地建立分流道。肝后段下腔静脉的右前方为肝尾状叶所部分包绕，该段纵向长度为 5～7cm，平均 5.5cm。张金山等观察此段下腔静脉、肝尾状叶及门脉分歧部三者关系，发现在肝静脉开口水平以下，有一段长度为 2～2.5cm 的下腔静脉，其右前方通过肝尾状叶与门脉分歧部相连接，此段以下的下腔静脉周围虽亦有尾状叶肝组织分布，但尾状叶前缘游离，与门脉左右主支及分歧部之间无紧密联系。根据上述所见，自下腔静脉进行穿刺时，穿刺起始点应尽量靠上，不超过肝静脉开口以下段下腔静脉近心端 2cm 之内；穿刺方向应取向右前下，以使下腔静脉的穿透点受到周围包绕的尾状叶肝组织的保护。

肝内穿刺通道建立成功后，应即测量门静脉压力，以取得最直接的门静脉高压症诊断依据。正常门静脉主干压力为 0.65～1.3kPa（5～10mmHg）。门静脉主干压力≥2.94kPa（30cmH$_2$O）时，提示存在门静脉高压症，并留与 TIPS 术后门静脉压力进行对照，以评价即时疗效。

门静脉造影及食管、胃底曲张静脉栓塞见图 6-6-3。

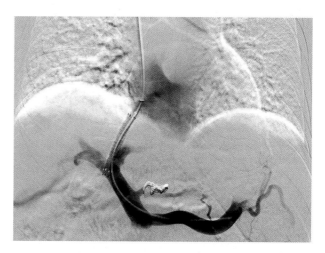

图 6-6-3　支架及弹簧圈植入后门脉造影，见胃底食管静脉曲张基本消失

根据机器种类不同，门静脉造影时可适当增减造影剂的总量。使用数字减影技术时，一般每秒6～8ml、总量25～30ml造影剂即可清晰显示门静脉和胃冠状静脉、胃短静脉。扩张肝内通道之前，应常规栓塞胃冠状静脉和胃短静脉，目的是巩固疗效，避免 TIPS 术后近期出血，同时减少设计分流道之外的门 - 腔血液分流，以维持分流道内一定血流速度，可能有助于防止发生术后分流道狭窄，并可避免术后肝脏严重失灌注，限制肝性脑病的发生。如系静脉曲张破裂发生急诊大出血患者，因为此时只有彻底地止血才能及时挽救患者的生命，静脉栓塞的意义更加突出。选插胃冠状静脉一般使用与其走行相一致的6～7F Cobra 导管。操作 Cobra 导管时，最好经 RUPS-100 的外鞘，即 RUPS-100 外鞘位于门静脉主干、胃冠状静脉开口稍上方，这样才能保证 Cobra 导管操作自如，又不致不小心使外鞘"缩回"肝实质内，退出门静脉导致操作失败。选插至胃冠状静脉后要再次造影，显示其走行、大小，以便估计栓塞剂用量并尽可能予以彻底闭塞。栓塞物质可用液体栓塞物质，主要有5%鱼肝油酸钠、99.9%无水乙醇。视血管大小，鱼肝油酸钠用量为8～30ml，无水乙醇用量以不超过0.25ml/kg为宜。栓塞剂用量不足、造影显示仍有残留血管未闭者，可以追加适量固体栓塞物质，一般用明胶海绵颗粒和钢丝圈，栓塞至该血管完全闭塞为止。在胃底静脉曲张破裂出血患者，液体栓塞剂难以停留，应该以大于出血血管的带毛钢丝圈栓塞，以求彻底止血。

关于栓塞静脉范围，有作者认为胃底食管静脉曲张供血血管常有多支参与，故主张尽可能栓塞全部胃冠状静脉、胃短静脉及胃后静脉。在我们的全部病例中，静脉曲张有2支以上供血血管者仅4例，其中3支并存者1例，以胃短静脉为主要供血血管者2例，其余均以冠状静脉为唯一或主要供血血管。我们据此认为应将胃冠状静脉作为常规栓塞血管，而对其他血管则可在脾静脉造影中显影明确的情况下予以栓塞，由于曲张静脉之间存在交通，栓塞冠状静脉时栓塞剂可有部分进入胃短静脉和胃后静脉。上述4例多支供血病例中，2例胃短和/或胃后静脉扩张不显著，栓塞冠状静脉后造影，胃冠状静脉、胃短及胃后静脉均不复显影。

曾经发现2例采用5%鱼肝油酸钠栓塞术后出现一过性血红蛋白尿，栓塞剂用量分别为30ml、20ml。复习文献发现这可能与鱼肝油酸钠的溶血作用有关。栓塞过程中部分栓塞剂逆流进入门脉

以及存在其他门体分流途径（如存在）均可造成这一现象，虽未发现严重后果，亦应引起足够的重视和警惕。为防止这一问题的发生，还应注意以适当的速度推注液体栓塞剂。不宜高压、高速推注栓塞剂，但推注速度亦不可过缓，用量不可过大，以避免先期进入的栓塞剂已使血管闭塞、后期推注的栓塞剂因而发生门静脉内反流的情况。可通过试注造影剂以估测液体栓塞剂的用量和注入速度。存在脾 - 肾、胃 - 肾等自发性分流道时，通过股静脉途径插入球囊导管闭塞分流道体静脉端，可以提高操作的安全性。

4）扩张肝内穿刺通道：使用球囊导管扩张穿刺道时，要仔细观察监视器图像，以透视下见肝静脉和门静脉两端切迹完全消失、并在加压情况下维持30秒左右为最理想。此时患者疼痛较为剧烈，视患者情况，可在扩张前给予适量镇痛、安定类药物，尽量取得患者较好的配合，但用量不宜过大，以免掩盖病情或忽略本该发现的意外。如一次扩张效果不能满意，可以进行重复操作。

5）支架植入：植入内支架是 TIPS 的另一个关键步骤。较为理想的放置位置应是支架在门静脉和肝静脉内各有一定的长度。由于穿刺道的长度、曲度都因人而异，这一点并非总能达到。当支架植入位置欠佳或估计一枚支架长度不够的时候，可以同时放置两个内支架，使之在肝内穿刺道中有一定的重叠，且不致伸入门静脉或肝静脉内过长而影响疗效。

6）扩张支架：内支架植入后重复测门静脉压力，如果术后门静脉压力仍高于正常，应以球囊导管扩张内支架，使内支架充分展开。若内支架直径选择适当，球囊导管扩张内支架一般可使门静脉压力降至正常。需要指出，过度扩张内支架可加重肝组织损伤，诱发术后分流道狭窄，因而并不可取。为达到充分降低门静脉压力的目的，正确的做法是选择适当直径的内支架。

TIPS 属难度较大的介入操作，整个过程都要准确无误，细心观察患者，注意图像与患者的表现之间关系，及时发现意外情况，恰当处理。特别需要注意的是，除用 Cobra 导管栓塞胃冠状静脉以外，导丝始终应注意不要拖出门静脉，以保证整个操作圆满完成。

7）TIPS 的疗效及预后：TIPS 术后的疗效主要取决于患者术前的病情。MELD 评分不低于18分的患者术后早期死亡率较高。此外，TIPS 术后患者

生存率还与患者年龄、病情缓急、肝静脉压力梯度、术前及术后肝功能（如血清胆红素）、右心房压及心脏舒张功能相关。通常情况下，患者的 Child 评分越高，手术预后越差。对于肝动脉血供受限（例如肝血管闭塞或多次肝动脉化疗栓塞）或肝功能不全的患者（血胆红素水平高于 3mg/dl），TIPS 术后有肝功能恶化的风险。TIPS 对于心脏舒张功能障碍患者的腹水治疗效果欠佳。

TIPS 临床成功率因手术指征的不同而有差异：对于复发性静脉曲张，TIPS 临床成功率约为 98%（97%～100%）；对于难治性腹水，TIPS 临床成功率约为 60%～70%。TIPS 术后支架功能障碍包括分流道狭窄或者堵塞，其导致门静脉压力并引起复发症状。覆膜支架内狭窄的发生主要在肝静脉且支架末端较短的情况下（因此，建议覆膜支架的放置范围应轻度进入下腔静脉内）。肝静脉狭窄的治疗可通过血管成形术或者在放置支架以实现。

8）并发症：包括 TIPS 术中操作引起的并发症以及术后因血流动力学改变导致的肝性脑病等（表 6-6-1）。术中并发症中最为严重者为门静脉损伤引起的腹腔大出血，应在操作中时刻注意避免。

表 6-6-1　TIPS 相关并发症的发生率

并发症	发生率 /%
重度并发症	3
腹腔出血	0.5
胆汁性腹膜炎	1
支架异位	1
胆道出血	2
皮肤放射性灼伤	0.1
肝脏梗死	0.5
肾功能衰竭（需透析）	0.25
肝动脉损伤	1
急性肝功能衰竭	3
严重肝性脑病	—
死亡	1
轻度并发症	4
造影剂导致的一过性肾功能不全	2
药物可控制的肝性脑病	15~25
发热	2
一过性肺水肿	1
穿刺部位血肿	2

4. 食管胃底静脉破裂出血的栓塞治疗

（1）临床概述：食管胃静脉破裂大出血是门静脉高压症常见而重要的并发症，也是临床常见的急重症。在各种消化道出血的患者中，其发病率仅次于溃疡病，为 20%～25%。本病特点是发病急出血量多，病情重，死亡率高。我国近年统计资料显示其死亡率亦达 25%～40%，尤其是首次出血死亡率高达 70%。首次出血后一年内又约有半数患者因再次大出血而死亡。在治疗上，内科大多采用药物性止血和降压等对症治疗；而应用较广泛的外科急诊手术治疗其适应证和临床疗效有限。尤其是分流术，死亡率高达 50%。因此，如何有效控制出血和预防出血复发是门静脉高压症临床治疗所面临的棘手而又亟待解决的问题。食管胃底静脉性出血的经皮栓塞治疗就是针对门静脉高压症并发的食管胃底静脉曲张破裂所引起的上消化道大出血，而采取的一种有效的非手术治疗方法。

肝硬化引起的门静脉高压症首先是由于肝小叶内发生纤维组织增生和肝细胞再生，增生的纤维索和再生的肝细胞结节挤压肝小叶内的肝窦，使其变窄或闭塞，这种肝窦性和窦后性阻塞使门静脉血流受阻，门静脉压力随之增高，其次在肝窦受压和阻塞时位于肝小叶间的肝动脉小分支和门静脉小分支之间的许多交通支大量开放，使门静脉压力更增加。而门静脉与体静脉系统有许多吻合支，为门 - 体静脉间侧支循环提供解剖学基础。门静脉系与腔静脉系之间存在 4 个交通支。即：

1）胃底食管下段交通支：门静脉血流经胃冠状静脉、胃短静脉通过食管胃底静脉分支相吻合，最后流入上腔静脉。

2）直肠下端、肛管交通支：门静脉血流经过肠系膜下静脉、直肠上静脉与直肠下静脉、肛管静脉吻合流入下腔静脉。

3）前腹壁交通支：门静脉血流经过脐旁静脉、腹上深静脉和腹下深静脉吻合分别流入上下腔静脉。

4）腹膜后交通支：在腹膜后有许多肠系膜上下静脉分支与下腔静脉分支相互吻合。

门静脉高压症形成后，可以发生以下病理变化：

1）脾脏肿大，脾功能亢进，门静脉血流受阻时，首先出现脾脏充血肿大，长期脾窦充血发生脾内纤维组织增生和脾髓细胞再生，引起脾脏破坏血细胞的功能增加，导致血细胞的减少。

2）交通支扩张，由于正常肝内门静脉通路受阻，门静脉又无静脉瓣，上述 4 个交通支因而显著扩张。临床上特别重要的是胃底食管静脉曲张。肝内血管阻力增加,流出障碍及门静脉系统的流入血量增加引起门静脉压力上升,便引起向胃左静脉和胃短静脉的血液逆流,由此导致胃底食管静脉曲张。长期静脉曲张,可以造成曲张静脉表面覆盖的黏膜变薄,易为粗糙食物或胃酸,胃蛋白酶反流腐蚀所损伤,特别是在恶心、呕吐、咳嗽等使腹腔内压力突然升高时,门静脉压力亦随之突然升高的情况下,就可导致曲张静脉破裂,引起急性大量出血,难以自止。

(2)介入简史:经皮肝穿胃冠状静脉栓塞术(percutaneous transhepatic left gastric vein embolization,PTE)治疗食管胃底静脉曲张出血的方法是在Viechel于1964年首次报道了施行经皮肝穿刺门静脉造影术基础上发展起来的。1974年Lunderquist和Vang提出了经皮肝穿刺门静脉插管和栓塞胃冠状静脉的方法,并成功的运用于临床。此后的二十几年间,许多医生采用此方法,出血控制率达到70%~90%,曾被认为是一种很有前途的食管胃静脉曲张治疗方法。而后临床观察结果表明:PTE治疗创伤性大,并发症多,术后再出血率高,并且不能改善肝脏功能及降低门静脉高压,同时亦不能改善患者长期生存率。因此认为:此法治疗食管胃底静脉曲张价值有限。但当行TIPS术中,可同时经肝内穿刺道行曲张静脉栓塞治疗,随机对照研究已证明食管胃底曲张静脉栓塞可显著提高止血成功率。除经TIPS肝内穿刺道行曲张静脉栓塞治疗外,在存在脾肾分流的患者中,也可通过球囊(BRTO)或封堵器(CARTO)封闭曲张静脉的肾静脉开口,进而用胶或其他栓塞材料或血管闭塞制剂封闭脾肾分流通道,疗效明显。

1973年Maddison首先报道了1例门静脉高压症伴随脾功能亢进患者采用自身凝血块进行脾栓塞,获得脾脏缩小和外周血细胞迅速改善的结果。从理论和实践上证实了脾栓塞治疗方案的可行性。1976年Witte应用止血剂作为栓塞剂在严格控制栓塞程度的情况下进行了部分性脾栓塞疗法,成功地治疗了脾功能亢进症。1980年Lunderquist分别发表了他们41例43次和17例26次行经过改进的部分性脾栓塞疗法"获得成功的报道,认为部分性脾栓塞疗法可以成为外科脾切除术的取代或辅助方法。与脾切除相比较具有较少的并发症发生率和死亡率。同时,脾动脉栓塞能降低门静脉压力,制止出血,对未出血的曲张静脉可减少出血的危险性。Tajiri等提出脾动脉栓塞应与其他措施联合应用。

所谓胃冠状静脉栓塞并用部分性脾栓塞疗法就是建立在这一设想基础上的。而且显示了一定的止血效果。

(3)胃冠状静脉栓塞术

1)适应证与禁忌证

① 适应证:A.经内科保守治疗无效,出血不止者;B.控制急性出血,改善患者情况,为选择性分流手术做准备;C.出血已暂被控制但拒绝手术或无法耐受手术者;D.分流术后或内镜硬化剂注射后再出血者;E.TIPS术中支架植入后,食管胃底曲张静脉血供仍显著者。

② 禁忌证:A.发热及全身性感染者;B.穿刺部感染或皮肤病者;C.造影剂及麻醉剂过敏者;D.冠心病、高血压、心律失常、心衰等严重心脏病患者。

2)介入治疗原理:食管胃静脉栓塞术是在外科断流术理论基础上发展起来的一种新技术。通过栓塞剂阻断食管胃底曲张静脉与门静脉之间的交通,从而达到有效地治疗和预防出血的目的。同时能够维持肝脏有效的门脉血液灌注,对肝脏功能影响小。

3)设备与器材

① 设备:应具备可行血管造影检查的X线机、影像记录系统及高压注射器等。

② 器材:长25~35cm的18号穿刺针,5F外套管;J形软导丝及事先成形的导管。

③ 栓塞材料的选择及用法:自从1974年Lunderquist等首次用凝血块治疗食管静脉曲张出血以来,临床上应用的经导管栓塞材料种类繁多,目前应用的主要有:

A. 弹簧圈:弹簧圈是一种永久性栓塞材料。具有定位准确,能通过较细的导管完成较大直径血管栓塞及能长期随访观察的特点。使用不锈钢圈栓塞时,必须选择直径适宜的钢圈。直径过大或过小均会产生较严重的并发症,如弹簧圈异位、弹簧圈移位以及刺破血管等。

B. 医用胶:主要包括氰基丙烯酸异丁酯(NBCA)及异丁基-乙氰丙烯酸盐(IBCA)。医用胶主要为液体组织黏合剂,当它在体内接触到离子后,会立即发生快速聚合作用,由液态变为固体,形成血栓。而且在血管中长期不溶解,因此,也是一种永久性栓塞剂。由于其聚合作用很快,在使用时可与钽粉及碘油造影剂等混合,可以使之在荧光屏上清楚显示,同时还可延长聚合时间。需要注意的是,使用胶进行顺行性栓塞时,由于未凝固的胶可随血液流动,易产生异位栓塞,因此需注意适当调整胶的比例和注射速度，以降低异位栓塞风险。

C. 明胶海绵：是一种无毒无抗原性蛋白胶类物质，注入人体后能被组织吸收，闭塞血管时间为几周至数月。因此，属于非永久性栓塞剂。其栓塞机制为：a. 机械性栓塞；b. 在血管内引起血小板聚集和纤维蛋白原沉积；c. 引起血管痉挛促使血栓形成。明胶海绵有薄片和粉剂两种剂型。在栓塞前，可将消毒过的薄片剪成直径为1～2mm的小块状或小条状。再加入适量造影剂进行浸泡，然后即可经导管注入。明胶海绵粉剂只能用于末梢栓塞。为了加速血栓形成和栓塞血管的硬化，延长栓塞效果可将其与硬化剂混合使用，常用3%的14-烃基硫酸钠，使用时可将明胶海绵颗粒泡在此液内成为胶状物。明胶海绵使用后通常会引起发热，但多于1～2天内自然消退。为预防感染，可在使用之前将明胶海绵浸泡于抗生素液内，通常应用庆大霉素注射液。

D. 无水乙醇：无水乙醇是20世纪80年代初开始使用的一种永久性栓塞剂。它可造成被栓塞血管的永久性闭塞。其主要特点是栓塞后侧支循环不易建立。其栓塞机制是：使血管内皮细胞收缩，表面变粗糙；血液中的蛋白质变性沉淀，血细胞受损，并开始凝集或进入组织间；改变血液流体力学性质，使血细胞血浆和水分离；能直接穿透细胞，并经血管内皮之间开大的裂隙进入组织间，使组织细胞变性；血管痉挛。此外还可造成门静脉血栓形成、溶血及乙醇中毒等。

E. 鱼肝油酸钠：为不饱和脂肪酸钠盐，临床上常用5%鱼肝油酸钠溶液，可引起静脉内皮细胞损伤脱落，血小板黏附于内皮细胞损伤处激活内源性凝血系统，形成血栓。栓塞动脉时可引起微循环及动脉末梢受损，同时鱼肝油酸钠形成微小栓子导致小血管的广泛栓塞。使用时最大剂量可达40ml。但应尽量将导管插入靶血管。与明胶海绵等混用有良好的栓塞效果。此剂使用时偶尔可出现皮疹等过敏反应。

4）术前准备

① 术前应详细询问病史，详细进行体格检查。

② 心肝肾功能检查及出、凝血等各项化验检查对于判断患者病情及是否适合于栓塞治疗具有重要意义。

③ 对于心肝肾功能障碍者术前应给予相应的治疗与处理。对于栓塞术后患者病情恢复及改善具有重要的辅助作用。

④ 术前应用纤维内镜及食管胃肠钡透、B超、CT、MRI检查以明确诊断及肝血管结构和侧支循环及其空间位置关系。

⑤ 门静脉造影，术前门静脉造影可以了解门静脉主干位置，门脉及其分支扩张迂曲程度，对于穿刺点的选择、栓塞静脉的选择及门静脉内是否有血栓形成均有重要诊断价值和指导意义。目前临床上广泛采用影像检查，较少采用术前门脉造影。

⑥ 穿刺切口备皮，清洁皮肤防止感染。

⑦ 造影剂及麻醉剂过敏试验。

⑧ 术前4小时禁食禁水。

⑨ 术前应对患者及家属交待病情，说明手术方法、手术目的及术中可能发生的意外和术后并发症，以使患者及其家属有必要的心理准备，并能积极合作。术前应尽量减轻患者的焦虑，必要时于手术前给予少量镇静剂，以减轻患者焦虑及恐惧。

⑩ 药品准备：如生理盐水、葡萄糖水、肝素、局麻药、造影剂、栓塞剂和必要的抢救用药应于造影前备齐。

⑪ 手术穿刺器械和导管消毒，检查X光机设备是否正常。

5）栓塞方法及步骤

① 患者仰卧于DSA机床上，穿刺途径为经皮肝穿刺，穿刺点的选择取决于肝内门静脉分支和横膈的位置。一般穿刺点为右腋中线第10肋间隙。肋膈角下方二指处。定位后作皮肤标记，然后作右侧位透视，穿刺点的位置侧位应距椎体前缘1个椎体。

② 常规消毒，铺无菌手术巾。

③ 于选择的穿刺点用1%利多卡因局部皮下浸润麻醉，待麻醉生效后，取手术刀作一小的切口，然后用血管钳钝性分离皮下组织。取一枚长25cm，5F外套管的穿刺针，在电视监视下，于患者屏住呼吸时，平行于床面向肝门方向穿刺，穿刺深度应根据脾动脉造影显示门静脉的位置及术前影像所见掌握穿刺深度。约在T_{11}～T_{12}右缘2～3cm处拔出针芯，让患者平静呼吸，边退外套，边用注射器抽吸，直至抽出暗红色门静脉血后，停止抽吸，并注入少量造影剂，以确定外套管所在部位和判定血流方向。如血流方向是朝向肝外周的表明套管位于门静脉内，如血流方向向上流入下腔静脉则表明位于肝静脉内。当进入的静脉是门静脉，即通过套管送入一弯头lunderquist扭控导丝，进入门静脉分支。将导丝和套管交替送入，直至进入门静脉主干，拔出导丝，作压力测定后行门静脉造影（图6-6-4）。

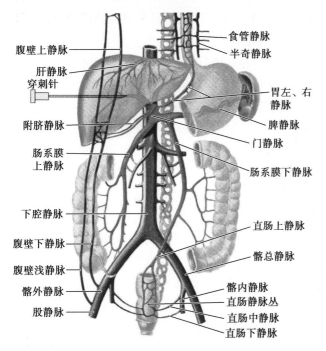

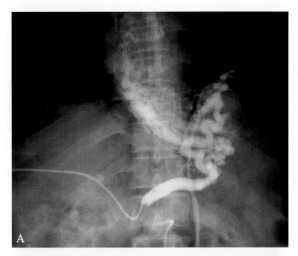

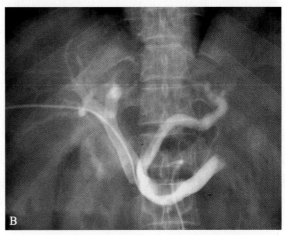

图 6-6-4　经皮经肝穿刺门静脉模式图

④ 造影剂一般用 76% 泛影葡胺 30～40ml，以 8～10ml/s 速度注射。拍片程序为先每秒 1 张，共 8 张，然后每隔 1 秒 1 张，共 8 张。在试验性注入造影剂时，如造影血流呈离肝性，导管放在门静脉造影，如为向心性，则在脾静脉造影。根据门静脉造影情况再选择性造影，显示各支供应曲张静脉的血管，多为胃冠状静脉和胃短静脉（图 6-6-5）。同时亦要充分显示自发性门 - 体系统交通情况，为栓塞提供可靠依据。

图 6-6-6　经皮经肝胃冠状静脉栓塞术

A. 经皮经肝门静脉穿刺成功后，将导管选择性插入胃冠状静脉并行静脉造影，造影可见食管下段及胃底静脉明显曲张；B. 行胃冠状静脉造影及栓塞治疗后的门静脉造影，可见食管下段及胃底曲张静脉已全部消失

可重复栓塞（图 6-6-6）。

⑥ 拔管：完全栓塞供应曲张静脉的血管后，将导管退至肝包膜下 2cm 处，经导管注入数块明胶海绵，以阻塞针道，防止引起腹腔内出血，最好在注入明胶海绵前注入造影剂观察是否与肝静脉相通以防止引起肺栓塞，如始终可见肝静脉显示，最好用凝血酶代替明胶海绵。

由于此项操作技术存在操作难度大，费时间，接触 X 线量大，并发症较多等问题限制了其在临床应用中的普及。其主要原因是超选择性靶血管插管技术难。本法优点是较手术治疗损伤小，止血效果好。

6）超选择性胃短静脉及胃冠状静脉插管体会到短时成功的关键技术是：

① 穿刺点要选择在最佳位置，在透视下确定避开肋膈角的情况下，尽可能采用高位穿刺点，使导管与门静脉干的角度最小或平直，以保持导管操作

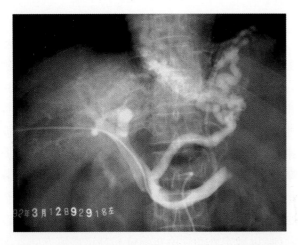

图 6-6-5　经皮肝穿刺门静脉造影门静脉造影显示胃冠状静脉及其所属食管胃底静脉明显曲张

⑤ 栓塞：经造影了解胃冠状静脉的位置后，将导管选择性插入该静脉，然后将栓塞剂经导管注入栓塞曲张的静脉。再行门脉造影，以证实栓塞结果，并观察闭塞后的侧支循环，如有残留的曲张静脉，

顺利。

②采用导管打襻技术

A. 门脉左支打襻法：把导管远端插入门脉左支，将导丝送到门脉分叉处的导管内，用力推导管方可打襻，并保持导管远端朝心脏侧，缓慢滑动寻找，当导管进入胃短静脉或胃冠状静脉时，见襻开大，注入造影剂证实。

B. 肠系膜上静脉打襻法：将导管远端插入肠系膜上静脉，用相同的方法进行胃短及胃冠状静脉插管。

C. 采用扭控导丝引导技术进行胃短及胃冠状静脉插管。本组插管技术成功率达100%。胃冠状静脉栓塞治疗，除经皮肝穿刺进入胃冠状静脉外，亦可经扩张的脐静脉及附脐静脉，将导管插入门静脉及扩张的胃左、右静脉进入食管胃底静脉（图6-6-7）。

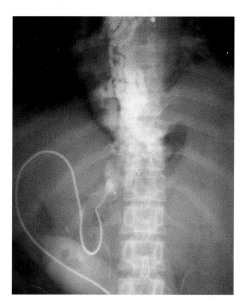

图6-6-7　经副脐静脉插管行食管胃底静脉造影

7）术后辅助治疗与注意事项

①术后辅助治疗：A. 术后12小时卧床，并监测生命体征，注意有无腹腔内出血及腹膜炎表现；B. 预防感染，术后应用广谱抗生素1周左右；C. 术后随访观察，分别于术后2周、1个月、2个月复查血氨，肝功能，以后酌情间隔2~3个月复查，术后一个月复查钡餐或内镜检查以明确曲张静脉是否消失。

②注意事项

A. 遵循原则：充分了解栓塞剂及其作用的长短、最大用量、使用方法及可能出现的意外。栓塞前应造影检查，对被栓脏器的血液循环有充分了解，需栓血管范围、所栓血管的粗细及侧支循环情况，

充分了解被栓脏器代偿能力及可能出现的并发症。注射栓塞剂前必须观察导管位置是否在靶血管内。注射栓塞剂时应按不同栓塞剂使用适当的压力。要注意栓塞器械与常规造影器械的隔离。严格遵守无菌操作，栓塞材料不得过早暴露于空气中。一旦达到完全闭塞，再造影时，不能以栓塞前造影的压力造影，以免把栓塞剂冲向远端。栓塞结束后，应先抽回导管内栓塞剂，以免在拔管时残留栓塞剂反流入主动脉，引起误栓。对栓塞部位尽可能做到超选择插管，以求最小程度损伤正常部位。

B. 注射栓塞剂时应用小注射器，以免栓塞剂突然注入血流时，大量液体冲入动脉内引起栓塞剂反流，同时小注射器可产生将栓塞颗粒注入导管所必需的压力。

C. 当栓塞剂用正常压力不能注入时，不要用力过度，以免栓塞剂突然射出或使导管破裂。可以插入导丝，推进栓塞物。

D. 注入栓塞物质时应防止其反流造成意外栓塞和门静脉血栓形成。尽量栓塞所有曲张静脉。

E. 如发现胃冠状静脉与下腔静脉或门静脉分支有直接交通，Wildoich认为不能注入栓塞剂，否则引起肺或门静脉内栓塞。

F. 如闭塞胃冠状静脉和胃短静脉后，曲张静脉仍存在时，要考虑有异常起源的供应血管。

8）并发症及其处理

①腹腔内出血：导管拔出后会留下针道，若不将导管阻塞，可引起腹腔内出血。肝硬化时，肝脏本身顺应性大，患者凝血功能差，加之脾功能亢进，血小板数量减少，容易出血且不易自止。因此应严格掌握禁忌证，对于凝血功能严重障碍者，应避免穿刺，对穿刺患者处理的关键是栓塞穿刺通道。术前应避免使用抗凝剂。术后应用止血剂。一般小量出血可行保守治疗。大量出血时，应在输血输液同时行外科手术治疗。另外在操作时，应避免患者咳嗽及大幅度呼吸运动，以防撕裂肝包膜。

②肝被膜下血肿：一般都能自行吸收，不需特殊处理。

③瘘管形成：包括动脉-门脉、动脉-胆道、动脉-静脉间的瘘管，小的瘘管不需特殊处理，由肝动脉所致的大的瘘管可采用肝动脉栓塞疗法。

④胆汁性腹膜炎：胆管内胆汁通过穿刺孔道溢出所致，预防关键是栓塞穿刺孔道。一旦发生，应给予抗感染治疗，引流对症治疗。

⑤门静脉血栓形成：可因门静脉血流缓慢自发

形成亦可由栓塞剂注入或反流入门静脉内及导管损伤门静脉壁所致。操作时应使用软头导丝及导管，应尽量将导管插入曲张静脉内，在透视监视下缓慢注入栓塞剂，注完后必须用少量生理盐水冲洗导管，也可应用球囊导管注入栓塞剂，可以有效防止栓塞剂反流。

⑥ 气胸：穿刺点位置选择过高所致。术前应在透视下定位穿刺点。小量气胸无需治疗可自行吸收。大量气胸时应行负压引流术。

⑦ 胸腔内出血：穿刺时损伤肋间动脉及肺血管。出血量多而不易自止，需手术止血。穿刺时应远离肋骨下缘。

⑧ 误穿刺腹腔内其他脏器：常见有胆囊和结肠，主要因穿刺位置及方向不当造成的，术前应用超声、CT、MRI或造影明确穿刺部位及方向。胆囊穿孔需行外科手术治疗。结肠小的穿孔可行抗感染对症等保守治疗，必要时行手术修补术。

⑨ 发热：由于穿刺损伤所致的吸收热及栓塞剂本身及消毒不严格所致，亦可由于术中操作时不严格遵守无菌操作规则，使用带菌器械造成。预防性治疗即要在术前、术中及术后应用广谱抗生素，栓塞剂明胶海绵要于栓塞前用广谱抗生素溶液浸泡，术中应严格遵守无菌操作规则，体温过高者可采用药物降温及物理降温。

⑩ 局部血肿：可由于穿刺切口多次反复穿刺，局部按压包扎不牢固，术后应密切观察穿刺切口局部。拔管后应按压10～15分钟后加压包扎穿刺切口，血肿一经形成，可应用理疗，热敷等促进血肿自行吸收。

9）疗效评价：经皮肝穿刺胃冠状静脉栓塞术控制食管胃底静脉曲张出血的成功率为70%～90%，曾被认为是一种很有前途的食管胃底静脉曲张出血的治疗方法，然而进一步的研究结果表明：经皮肝穿刺胃冠状静脉栓塞术治疗食管胃静脉曲张的效果并不满意，Hermine等报告了400例PTE病例，其中297例为急诊患者，急诊控制出血率为83%，术后10天生存率为71%，该组400例中有97例死于再出血和肝功能衰竭，6个月及24个月术后再出血率分别为55%和81%。技术失败率仅为9%，而在其他组中可达20%。并发症包括腹腔内出血、血胸、气胸、肺静脉栓塞等，约为7%。可见PTE短期疗效较好，长期效果差，栓塞后门脉压力增高，血流缓慢，门脉内可形成血栓，加重脾功能亢进。并且栓塞的曲张静脉可以再通或侧支循环形成而再次出

血。研究表明，PTE后存活时间与患者年龄、性别、血清胆红素水平、血小板、肝硬化程度均不相关，血管栓塞完全与否也不是患者术后生存时间的决定因素。没有一种栓子能增加患者术后存活机会。患者生存时间只与凝血值高低，血清天门冬氨酸转氨酶AST及paghs分级有关。PTE疗效主要决定于栓塞时患者肝功能而不是栓塞技术，对急性胃食管静脉曲张出血患者，PTE仅能延长小部分患者的生命，由于PTE创伤性大，并发症多，术后再出血率高，并且不能改善患者的长期生存率。同时PTE存在着一个根本性问题即不能解决造成食管-胃静脉曲张的根本问题-门脉压力增高问题。同时此项技术操作困难费时，放射剂量大，失败率也高。所以，目前大多数学者倾向于认为PTE对于治疗食管胃静脉曲张价值有限，一般不作为治疗胃食管静脉曲张出血的首选方法。但可在胃食管静脉曲张大出血内科措施无效时，作为紧急止血措施，以挽救患者生命，同时可使患者渡过危险期为外科分流手术做准备。

10）展望：胃冠状静脉栓塞术是一种治疗急性食管胃底静脉出血的有效止血方法。大量临床及理论研究表明：虽然其治疗食管静脉曲张价值有限，但它能够通过断流增加门脉压力，增加肝脏门脉血流灌注，预防和减少肝性脑病的发生。与门腔分流术的联合应用，正是因为门腔分流术有发生肝性脑病的危险。通过栓塞胃冠状静脉提高门脉压力，就可有效地阻止因门腔分流口径过大造成的门脉压力降低，肝脏灌注压不足而导致的肝性脑病。运用内镜硬化那些无法栓塞的静脉的同时行冠状静脉栓塞术，可明显降低再出血率。

5. 食管胃底静脉出血的双介入治疗

（1）适应证与禁忌证

1）适应证：①门静脉高压所致胃食管静脉曲张出血；②门静脉高压症伴脾功能亢进；③脾静脉栓塞所致的静脉曲张破裂出血。

2）禁忌证：①脓毒血症为绝对禁忌证；②肝肾功能严重不全；③造影剂过敏；④凝血功能严重障碍者；⑤心肺功能严重不全者。

（2）原理及解剖学基础

1）介入治疗原理：脾为人体免疫器官，能够产生抗体和免疫因子等，这对于抵抗感染，增强机体免疫力具有重要作用。同时脾静脉血流约占门静脉血流量的20%。部分性脾动脉栓塞术是通过脾脏的部分性栓塞保留一定脾脏功能，同时也相对减少了脾静脉血流量，从而达到降低门静脉压，缓解脾

功能亢进的目的。由于胃冠状静脉被栓塞后，会造成门静脉压有所增高，血流变慢，门静脉内可形成血栓，从而可加重脾功能亢进。双介入治疗是利用 PSE 和 PTE 具有某种互补作用，达到维持机体免疫功能，改善门静脉血流量和脾功能亢进的目的。

2）解剖学基础

① 脾动脉是腹腔动脉 3 个分支中最粗大的一支。腹腔动脉在第 12 胸椎或第 1 腰椎水平，从腹主动脉前壁发出，为一短干。脾动脉主干（长 8.5～20.5cm）开始走行于胰腺上缘，后段走行于胰尾的前面，在进入脾门之前分为 2～3 支，长约 1.2～7.6cm，进入脾门内再分出脾段动脉进入脾实质，在叶段之间有小血管交错和重叠，但真正血管吻合现象很少，故脾叶、段之间为"无血管区"或"相对无血管区"。脾段动脉在脾实质内再依次分成许多细小分支，最后在脾边缘区域分成许多细小终支，脾血管这种解剖特征，是部分性脾栓塞的基础。由于脾动脉在脾段之间无明显血管吻合支，当脾动脉被栓塞后，无侧支循环，因而发生脾段性楔形梗死。

② 脾脏是由淋巴组织，造血细胞和巨噬细胞共同组成，脾外由结缔组织形成包膜向内伸展称为脾小梁，脾脏分为白髓和红髓两大部分，白髓由密集的淋巴组织构成是 T 细胞主要分布区，从小梁动脉分出的小动脉，其周围有大量淋巴鞘，称为淋巴鞘中央动脉。淋巴鞘内充满了小淋巴细胞及少量浆细胞，中央动脉及其分支小动脉呈垂直位，流入分支小动脉内大部分是血浆，血细胞很少，有的分支小动脉直接开放入淋巴鞘，使血液中的抗原物质直接与淋巴鞘内的淋巴细胞相接触，刺激生成更多的免疫活性细胞。由于抗原刺激，白髓中可出现生发中心，其内部有分化增殖的 B 细胞，产生相应抗体。红髓由脾血窦及脾索组成，窦壁由内皮细胞基底膜及外膜网状细胞组成，细胞之间有基膜小孔，易为血细胞穿过。血窦与血窦之间为脾索，脾索壁为一层网状细胞及内皮巨噬细胞，中央动脉终端进入红髓分为许多互不相通的细小笔样分支，大多笔样分支直接开放入脾索，少数与血窦相通，不论血窦和脾索内都有大量巨噬细胞，淋巴细胞和浆细胞。血细胞可由毛笔样分支直接进入脾血窦，但主要通过脾索和血窦之间的基膜小孔，才进入血窦，到达脾静脉。这些基膜小孔直径仅为 2～3μm，而红细胞及白细胞的直径为 7～12μm，必须在变形情况下才能通过。红细胞变形差，长期滞留在脾索时就被巨噬细胞所破坏。

综上所述脾脏具有如下功能：A. 免疫吞噬和滤过功能及调节铁代谢：脾脏存在淋巴组织，当外来细菌感染时，将产生特异性抗体及通过巨噬细胞加以吞噬消灭。脾脏又可通过滤过作用清除体内衰老死亡及变性的红细胞及血小板，并将其中的血红蛋白转化为胆红素，并将其分解出来的铁贮存于脾脏，调节铁的代谢。因此脾脏是人体最重要的滤过器。B. 控制血细胞成熟及自骨髓释放入血液的功能，脾脏能产生某种激素刺激骨髓造血功能维持血细胞平衡。C. 脾脏在胚胎时期可产生各种血细胞，出生后则可产生单核细胞。与淋巴细胞，在病理情况下又可出现髓外造血产生血细胞，红细胞及血小板，因此脾脏又是一个重要的造血器官。D. 可以影响门静脉压力。脾静脉作为门静脉系统的重要分支，当各种原因所致门静脉高压时，脾脏可以产生充血性脾肿大，反过来又可以增加门静脉压力。

（3）术前准备与方法步骤

1）操作器材：胃冠状静脉栓塞器材见上节。

脾动脉栓塞一般用 Cobra 导管。

2）术前准备：严格的术前准备是减少术中及术后并发症及死亡率的重要措施：

① 详询病史，严格体格检查。

② 血常规，出、凝血时间，肝、肾功能，心电检查，胃肠钡餐及 B 超、CT 或磁共振检查，以明确食管胃底静脉曲张、肝脏损害及脾功能亢进程度；了解肝静脉与门静脉空间位置关系及门静脉扩张程度。

③ 选择性脾动脉造影，包括动脉期，实质期及静脉期血管造影摄片，以了解脾动脉以及脾内分支情况及脾脏大小，为脾动脉部分栓塞做准备，也可于术前行门静脉造影以了解门静脉主干扩张程度，位置及其分支情况。

④ 术前 8～12 小时开始预防性应用抗生素，以减少术后并发症的发生。

⑤ 穿刺切口备皮及局部清洗。

⑥ 改善肺的换气功能，减少术后肺内感染的发生。

⑦ 碘试敏。

⑧ 为防止脾脓肿发生，栓塞剂明胶海绵术前可浸泡在含有庆大霉素、青霉素的生理盐水中。

⑨ 使用器械及设备的检查及准备。

⑩ 必要的抢救器械及药品的准备。

3）操作技术（图 6-6-8）

① 胃冠状静脉栓塞术（见上节）。

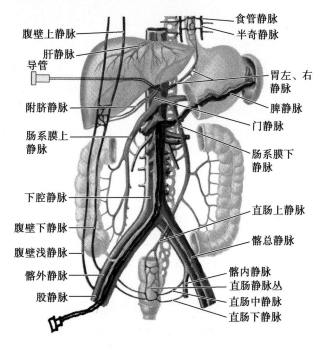

图 6-6-8　经皮经肝与经股动脉双介入治疗模式图

经皮经肝门静脉穿刺行食管胃底静脉栓塞术，经股动脉插管行部分性脾栓塞术

② 脾动脉部分栓塞术

A. 穿刺点的选择：一般选择股动脉。患者仰卧于 X 光机台上，取腹股沟韧带下方约 1～2cm 范围股动脉搏动明显处即腹股沟皮肤皱褶或皱褶下方 1cm 内穿刺为宜，因在此穿刺时，穿刺针位于股管内容易止血。确定穿刺点后并加以标志。常规消毒，铺无菌手术单后，于穿刺点处切一小口，用血管钳钝性分离皮下结缔组织。

B. 脾动脉造影：透视下将导管头端送至 T12 至 L1 水平，寻找腹腔动脉开口，找到后插入导管，行腹腔动脉造影或脾动脉造影，以显示脾动脉走行及其分支。

C. 脾动脉栓塞：目前较广泛应用的栓塞剂主要有：不锈钢圈、明胶海绵、组织黏合剂 IBCA、无水乙醇及鱼肝油酸钠等。其中最常用的是明胶海绵颗粒及明胶海绵条。栓塞材料的选择必须考虑到栓塞的血管部位是近端还是远端；栓塞血管的形态，安全性及栓塞的病变类型。栓塞材料的选择与脾梗死范围及严重并发症的发生有密切关系，以明胶海绵颗粒为例：取明胶海绵颗粒 20～30 枚，大小约 2mm×2mm×2mm，与造影剂混合后，在透视下缓慢注入。栓塞范围最好控制在 50%～70% 之间，栓塞后 15 分钟重复脾动脉造影，通过脾动脉分支数量的减少判断栓塞面积，了解脾栓塞后的情况。

D. 拔管，拔管后压迫穿刺点 15～20 分钟止血

后加压包扎。

（4）术后辅助治疗与注意事项

1）胃冠状静脉栓塞术（见上节）。

2）脾动脉栓塞术：①严格观察穿刺部位有无出血、血肿，有无腹腔内出血，24 小时后如无上述症状可解除压迫带；②术后给予抗生素治疗 1～2 周；③超选择性插管，导管尖端需超过胰背动脉开口，以减少胰腺炎发生；④用麻醉剂控制疼痛，以防止一侧膈、胸腔和肺的并发症；⑤栓塞后可立即造影，了解梗死范围，若未超过 50%，可再做补充栓塞，直至达到满意范围为止。

（5）术后并发症及其处理

1）胃冠状静脉栓塞术后并发症及其处理（见上节）

2）脾动脉栓塞并发症：主要包括穿刺部位血肿；脾破裂；脾脓肿；呼吸系统并发症；脾外栓塞；栓塞后综合征等。

① 穿刺部位血肿：为穿刺部位血液外渗造成。拔管后应按压穿刺部位 15～20 分钟后加压包扎，并嘱患者平卧下肢伸直 12 小时以上，密切观察穿刺切口局部敷料有无渗出及局部有无肿胀隆起，疼痛，发现后可重新加压包扎，血肿小者可自行吸收。

② 脾破裂：脾栓塞后出现肿胀、淤血、水肿，使包膜变薄紧张，尤其出现脾脏脓肿时，有可能出现脾脏破裂，但极罕见。应密切观察患者临床反应，一经确诊迅速手术切除。

③ 脾脏脓肿：为细菌感染所致，致病菌特点：大多数是肺炎杆菌、表皮葡萄球菌、产气荚膜杆菌、金黄色葡萄球菌等。致病原因为：A. 导管及栓塞材料消毒不严格。B. 正常脾循环阻断削弱了机体免疫系统的作用。C. 脾循环阻断后门静脉反流入脾，门静脉循环中细菌也可进入脾脏。D. 栓塞后缺氧有利于厌氧菌生长，导致败血症发生，从而导致患者死亡。因此手术中必须严格遵守无菌操作，同时术后给予抗生素有效预防脾脓肿发生。出现脾脓肿应尽早施行外科手术。

④ 呼吸系统并发症：肺炎胸膜渗出等是脾栓塞术后最常见的并发症，常发生于左侧，肺炎严重时可成为致死原因。其原因尚不明确，可能为脾梗死后引起反应性胸膜炎，可能与疼痛限制呼吸运动和支气管分泌物引流不畅有关。经抗生素治疗可很好恢复。

⑤ 脾外栓塞：栓塞物质反流可引起脾外组织的栓塞。原因多为导管插入脾动脉过深，注射栓塞材

料时压力过高，速度过快及注射造影剂量过大所致。在其预防上，应注意在注射造影剂时首先作试验性注射，以确保造影剂注射时无反流，透视监视下注入造影剂及控制合适栓塞范围是避免意外栓塞关键措施。

⑥ 栓塞后综合征：疼痛与发热较常见，与脾梗死和包膜紧张有关，左上腹疼痛常较剧烈，为中度至重度，一过性发热，一般在 39℃ 左右，持续 5～7 天。经抗感染、止痛、退热、补液对症处理后 1 周左右症状消失。

（6）疗效评价：上述双介入技术可达到以下治疗目的。

1）降低门静脉压：胃冠状静脉栓塞可一定程度上增加门静脉压力，而应用部分性脾栓塞的目的是减少进入门脉的血流量，减轻门静脉压力，使脾静脉及胃冠状静脉反常血流减少，从而可通过这种互补作用，达到降压止血和改善脾功能亢进的治疗目的。著者曾做过一组患者，本组病例在胃冠状静脉栓塞前测量门脉压力平均为 4.08kPa，胃冠状静脉栓塞后测量门脉压力平均为 4.37kPa，平均升高 0.29kPa，明显低于文献报告。本组患者在 PSE 后门脉平均压为 3.76kPa，与栓塞前相比门脉压平均下降 0.61kPa。我们体会以脾上极为主的 PSE，除减少门脉血流外，还可间接闭塞脾胃间的交通静脉。

2）缓解脾功能亢进症状：在双介入治疗后，白细胞和血小板均升高，腹水明显减少或消失，肝功能和全身情况明显改善。

3）维持免疫功能。

（7）展望：双介入治疗具有损伤性小，操作简便，止血效果可靠，并能减低门脉压力，缓解脾功能亢进等优点。因此是一种值得选用的非手术疗法。

（李 肖 赵 赫）

参 考 文 献

[1] Franchis RD. Expanding consensus in portal hypertension: Report of the Baveno Ⅵ Consensus Workshop: Stratifying risk and individualizing care for portal hypertension[J]. Journal of Hepatology, 2015, 63 (3): 743-752.

[2] 中华医学会放射学分会介入学组. 经颈静脉肝内门体分流术专家共识[J]. 临床肝胆病杂志, 2017, 33 (7): 1218-1228.

[3] Boyer TD, Haskal ZJ. American Association for the Study of Liver Diseases. The Role of Transjugular Intrahepatic Portosystemic Shunt (TIPS) in the Management of Portal Hypertension: update 2009[J]. Hepatology, 2010, 51 (1): 306.

第七章　巴德 - 吉亚利综合征

一、概述

1845 年 Budd 最早描述了肝静脉血栓形成而造成的肝脏肿大、腹水等临床表现；1899 年 Chiari 详细描写了小肝静脉闭塞所致的类似临床症状，称之为闭塞性静脉内膜炎。从而形成了最早的巴德 - 吉亚利综合征（Budd-Chiari syndrome，BCS）概念：即肝静脉血栓形成，进而出现肝静脉流出道受阻所产生的一系列临床表现。经过近百年来的发展，BCS 的含义已明显扩展，目前多采用 Ludwig 提出的 BCS 概念：即发生在肝脏与右心房之间的肝静脉和 / 或下腔静脉阻塞及其所产生的相应临床表现。

二、病因与病理生理

（一）发病情况

BCS 是一种全球性疾病，其发病率、病因、病变类型及临床表现等均具有一定地域性。在欧美国家，BCS 多由肝静脉血栓所致，并多有明确的基础病因，如骨髓异常增生症，口服避孕药及肿瘤等。临床表现多为肝大、腹痛、腹水等；而在亚洲及南非等国家，BCS 多由下腔静脉膜性闭塞（MOVC）所致，多无明确病因，临床上除有肝大、腹痛、腹水表现外，还伴有下肢水肿，胸腹壁静脉曲张等下腔静脉高压的临床表现。

BCS 高发于中国、日本、印度、南非等国家和地区。而其他国家和地区则相对较少。近年来，随着医学影像技术的发展和对该病认识水平的提高，BCS 确诊患者已逐年增加，而且我国 BCS 患者数已明显高于上述各国。据统计，在 1946—1980 年的 45 年间，国外共报道 500 例 BCS，而我国自 1980—1997 年的 17 年间就已报告 1 000 余例。我国 BCS 高发区主要分布在北方各省区，如山东、山西、河南、河北、江苏、辽宁等省。1988 年山东某县的抽样调查表明：BCS 发病率为 6.4/10 万，男女比例 2∶1，

20～40 岁青壮年居多。BCS 自然预后极差，一旦发病，则逐年加重，直至丧失劳动能力或因上消化道出血及肝肾功能衰竭而死亡。其 5 年生存率仅为 10%。

（二）病变类型与相关病因

BCS 的病因可分为常见和不常见原因见表 6-7-1。也可以根据病变类型对各亚组进行分类。

表 6-7-1　BCS 的病因分类

病因	
常见病因	少见病因
遗传性	肿瘤侵犯
◆ 抗凝血酶Ⅲ缺乏	◆ 肝细胞癌
◆ 蛋白 C 缺陷症	◆ 肾细胞癌
◆ 蛋白 S 缺陷症	◆ 肾上腺肿瘤
◆ 凝血因子 V Leiden 基因突变	混杂因素
◆ 凝血酶原基因突变	◆ 曲霉病
获得性	◆ Behcet 疾病
◆ 骨髓增殖性疾病	◆ 下腔静脉
◆ 抗磷脂综合征	◆ 外伤
◆ 口服避孕药	◆ 炎性肠病
◆ 妊娠	◆ 氮烯唑胺治疗
◆ 肿瘤	◆ 医源性
◆ 阵发性睡眠性血红蛋白尿症	

1. 小肝静脉阻塞及病因　小肝静脉阻塞型 BCS 亦称为肝静脉广泛阻塞性疾病（HVOD），常见于非洲及印度。小肝静脉闭塞主要由摄入肝细胞毒素所造成，包括吡咯生物碱，硫唑嘌呤及乌拉坦，氮芥，乙醇等药物。肝区放射治疗亦可造成小肝静脉闭塞。

2. 大肝静脉阻塞及病因　大肝静脉阻塞常由肝静脉血栓或肝静脉下腔静脉入口的膜性病变引起。欧美国家多见。骨髓异常增生症、抗磷脂综合

征、阵发性睡眠性血红蛋白尿、C 蛋白缺乏、S 蛋白缺乏、抗凝血酶缺乏，以及口服避孕药、肿瘤、妊娠等病因较常见。Denninger 等认为 FV 1691G → A 的基因突变产生的 APC 阻抑是 BCS 发病基本病因。Denninger 认为，凝血 FV 基因突变使活性 C 蛋白（APC）不能有效失活 Fv 因子，而产生 APC 阻抑。进而使静脉内凝血机制发生异常，在此基础上若有外界因素如妊娠，血液疾患及膈肌运动等诱导作用，即可导致 BCS 的发生。

3. 下腔静脉阻塞及病因 下腔静脉阻塞主要由下腔静脉膜性狭窄或闭塞（MOVC），血栓形成，尾叶增大压迫等因素造成。其中以 MOVC 较多见。MOVC 主要见于日本、中国等国家。日本报告 40%～80% BCS 为 MOVC 型；中国汪忠镐报道 432 例 BCS 中，MOVC 占 43%。Hirooka 和 Simson 认为胚胎早期下腔静脉及肝静脉发育异常导致 MOVC 形成；而 kage 认为 MOVC 是静脉血栓机化后改变。Kage 对 9 例 MOVC 进行组织学检查，发现膜性组织由新鲜血栓、机化后血栓、纤维化及钙化组织所构成，腔静脉壁基本结构保持完整。因此，有关 MOVC 形成机制尚有争议。

尽管目前对于下腔静脉肝后段膜性病变的发生机制尚无统一结论，但下腔静脉阻塞的形成可能是一个动态发展的过程。所谓膜性狭窄或膜性闭塞（MOVC）、节段性狭窄和节段性闭塞只不过是一个发展过程的不同阶段。

（三）病理改变与分型

BCS 主要病理改变为发生肝脏与右心房之间的肝静脉和／或下腔静脉的膜性或节段性阻塞。其肝脏的病理改变为：中央静脉及肝血窦扩张，淤血出血和肝细胞坏死，肝纤维化、硬化等。BCS 病理生理基础为继发性门静脉高压和下腔静脉高压改变。肝静脉回流障碍导致肝窦淤血、扩张，从而继发淤血性肝硬化和门静脉高压，进而产生肝脾肿大、腹水、腹胀、食管静脉曲张、黄疸等临床表现；下腔静脉回流障碍可引起下腔静脉高压改变，临床上表现为双下肢水肿，静脉曲张，伴溃疡及色素沉着及胸腹壁静脉曲张。尾叶静脉回流入下腔静脉，因此，单纯肝静脉闭塞时，尾叶无静脉回流障碍，但常有代偿性增大，而尾叶增大又可挤压下腔静脉，使之形成节段性向心性狭窄改变。

由于下腔静脉和肝静脉阻塞部位、程度和形态不同，国内外学者已提出多种 BCS 分型，但目前尚无统一标准。

Sugiura 分型：Sugiura 将 BCS 分为四种类型，五种表现（图 6-7-1）。

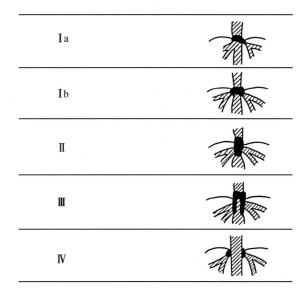

图 6-7-1　Sugiura BCS 分型

Ⅰa：下腔静脉肝后段膜性闭塞，至少有一支肝静脉开放。

Ⅰb：下腔静脉肝后段膜性闭塞，三支肝静脉均闭塞。

Ⅱ型：下腔静脉节段性闭塞，伴三支肝静脉闭塞。

Ⅲ型：下腔静脉肝后段膜性闭塞，伴下腔静脉节段性狭窄，三支肝静脉闭塞。

Ⅳ型：肝静脉闭塞而无下腔静脉受累。

汪忠镐根据国人 BCS 发病特点，提出如下分型（图 6-7-2）：

Ⅰ型：带孔的下腔静脉肝后段膜性闭塞。

Ⅱ型：无孔的下腔静脉肝后段膜性闭塞。

Ⅲ型：下腔静脉短节段性狭窄。

Ⅳ型：下腔静脉短节段性闭塞。

Ⅴ型：下腔静脉长节段性狭窄。

Ⅵ型：下腔静脉长节段性闭塞。

Ⅶ型：肝静脉口部闭塞。

Ⅷ型：肝静脉广泛闭塞。

三、临床表现

BCS 患者依其病变类型和阻塞部位可有不同的临床表现。

1. 肝静脉阻塞型 主要表现为不同程度的肝大、腹痛（胀）、腹水等。继而出现淤血型肝硬化门静脉高压的一系列改变，如上消化道出血、难治性

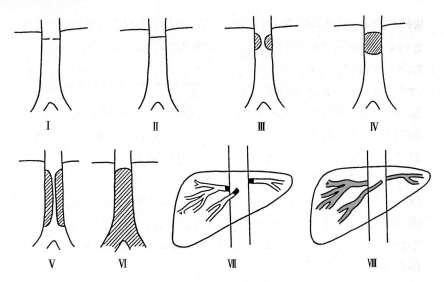

图 6-7-2 国人 BCS 分型

腹水及脾大、脾功能亢进等。

2. 下腔静脉阻塞型 由于下腔静脉回流受阻，导致该系统静脉压增高。早期可主要表现为双下肢水肿，尤以活动后明显。进而出现双下肢静脉曲张，小腿色素沉着、皮肤溃疡及胸腹壁静脉曲张等。

3. 若肝静脉和下腔静脉均有阻塞，则将同时出现上述两方面表现。

四、诊断

超声是诊断 BCS 的首选方法。能够清楚显示肝静脉走行、形态，管腔大小、血流状态及肝内侧支形成情况。但超声对下腔静脉膜性病变及肝外侧支循环情况显示欠佳。血管造影是诊断 BCS 的"金标准"，可对 BCS 做出最终诊断。常用血管造影方法主要有：逆行或顺行下腔静脉造影，经股和经颈双向对端下腔静脉造影，选择性肝静脉造影，经皮肝穿肝静脉造影等。CT 和 MRI 对诊断 BCS 具有一定价值。肝实质周边部低密度区的不均匀改变是 CT 诊断 BCS 的可靠征象，而 MRI 可构建肝静脉、下腔静脉及周围侧支血管的立体图像。

（一）下腔静脉膜性阻塞

B 超表现为下腔静脉距右心房底 1~3cm 范围内膜状强回声光团，伴有肝静脉扩张。血管造影多表现为下腔静脉肝后段膜性梗阻或不同程度的狭窄，尤其是重度狭窄，可见少量造影剂经膈膜孔呈柱状喷射，膜状阻塞一般位于第 9 后肋水平。阻塞段下方下腔静脉扩张，多伴有右肝静脉或右下肝静脉的开放性扩张和侧支循环形成。

（二）下腔静脉节段性狭窄或闭塞

B 超表现为下腔静脉肝后段条状或块状强回声

光团，血管造影未闭塞段距右房下缘距离大于 3cm，同时清楚显示侧支循环形成，有时可见下腔静脉在扩张的基础上有静脉瘤形成。

（三）肝静脉闭塞

超声表现为肝脏增大、光点密集、尾叶增大。血管造影示肝静脉全段或开口处狭窄或闭塞，伴肝内静脉明显扩张及见主干增粗，其左右干及其分支明显变细变长，呈典型的枯树枝状侧支循环形成。

（四）其他检查

实验室检查一般无明显异常和特异性改变。肝活检可明确肝淤血、肝纤维化或肝硬化改变，对于 BCS 的确诊有一定意义。

五、治疗

（一）治疗概述

长期以来，BCS 在临床治疗上一直缺乏安全有效的方法。内科治疗如利尿、抗凝、溶栓等方法只可暂时缓解症状。国外 Ahn 报道，BCS 经内科治疗后，2 年生存率仅为 50%，国内一项资料表明，经内科治疗后，BCS 死亡率仍高达 39.6%；传统的外科治疗尽管有治愈的可能，但无论何种术式如经右心房手指破膜术、各种分流术、肝移植等，均因存在损伤性大（开胸开腹）、并发症多、术后死亡率高（20%~40%）和复发率高等原因在应用中受到限制。因此，寻求 BCS 的安全有效的治疗方法一直是国内外学者关注的课题。

（二）介入治疗

1. 介入简史与概况 1974 年日本 Eguchi 首次应用 Forgarty 球囊导管治疗下腔静脉膜性狭窄型 BCS 获得成功，从而开辟了非手术方法治疗

BCS 的新途径。尔后，随着介入放射学的不断发展，经皮腔内血管成形术（percutaneous transluminal angioplasty, PTA）被广泛应用于 BCS 介入治疗之中。1981 年山田首次运用 Gruntzig 球囊导管治疗下腔静脉节段性狭窄型 BCS；1983 年 Jeans 首次运用 Gruntzig 导管扩张治疗肝静脉阻塞型 BCS；1989 年 Lois 报道经皮经肝途径再通和扩张肝静脉。同年 Tajako 运用 PTA 治疗肝移植的肝段下腔静脉狭窄患者。1990 年作者报道了 PTA 治疗 14 例 BCS 的研究结果，是当时国内外 BCS 介入治疗例数最多的报告。但临床观察结果表明：PTA 治疗 BCS 的中远期疗效并不十分满意。尚有半数左右的患者可出现再狭窄或再闭塞。

20 世纪 80 年代中期，随着血管内支架（endovascular stent, ES）的问世和发展，特别是 1985 年 Gianturco 型 ES 的开发，为 BCS 的 ES 治疗技术的实施和发展创造了条件。1986 年 Charnsangavej 首次报告应用 ES 治疗腔静脉阻塞；1990 年 Furui 应用 Gianturco 型 ES 治疗下腔静脉狭窄型 BCS，均获得了良好的效果。1993 年作者在国内首次应用自制无接痕 Z 型 ES 治疗 BCS 获得成功。随着 ES 治疗技术的应用和推广，明显克服了单纯 PTA 治疗的某些不足，提高了临床效果，而且进一步扩大了 BCS 介入治疗的适应证。

经颈静脉肝内门体分流术（TIPS）是 20 世纪 80 年代末兴起的一项专门治疗门静脉高压消化道出血的介入治疗新技术。1992 年 Rossle 首次采用 TIPS 技术治疗 BCS，为此类患者的上消化道大出血及难治性腹水的治疗开辟了一个新途径。目前 TIPS 主要作为肝移植等待期 BCS、下腔静脉闭塞性 BCS 以及下腔静脉门静脉压差较小（<10mmHg）患者的首选介入治疗手段。

由于上述各项介入治疗术以及闭塞血管穿通术、溶栓术、激光血管成形术、旋切术及外科性介入方法的综合运用，不断完善了 BCS 的介入治疗体系，收到了令人满意的治疗效果。与其他治疗方法相比，介入治疗具有损伤小，并发症少，适应证范围广，疗效显著、持久等特点。介入治疗已成为 BCS 临床治疗的首选方法，而且显示了良好的应用前景。除介入治疗外，溶栓在急性血栓闭塞所致的 BCS 中有较好疗效；外科分流对下腔静脉门静脉压差较大（>10mmHg）的患者有较好的效果；而针对合并肝硬化或门体分流术失败的 BCS 患者，肝移植可较好的改善患者的生存和生活质量。

2. 适应证与禁忌证　目前为止，几乎所有类型的 BCS 均可作为介入治疗的适应证，而无绝对禁忌证。但不同介入治疗技术有不同的适应证及禁忌证。

（1）PTA 的适应证与禁忌证

1）适应证：PTA 的适应证范围很广。其中主要有：①多数下腔静脉及肝静脉膜性病变；②部分下腔静脉局限性节段性病变；③拟行 ES 治疗的各类 BCS；④介入治疗后再狭窄或再闭塞者；⑤肝移植术后下腔静脉及肝静脉狭窄者。

2）禁忌证：腔静脉内存在游离血栓者是 PTA 的绝对禁忌证。

（2）支架治疗的适应证与禁忌证

1）适应证：主要适用于 PTA 疗效不满意和 PTA 后再狭窄或再阻塞者，特别是下腔静脉和 / 或肝静脉节段闭塞及下腔静脉膜性闭塞合并腔内血栓形成者。

2）禁忌证：无绝对禁忌证。

（3）TIPS 适应证与禁忌证

1）适应证：主要适用于并发门静脉高压上消化道出血及难治性腹水的下列各种类型 BCS，尤其是肝移植等待期 BCS、下腔静脉闭塞性 BCS 以及下腔静脉门静脉压差较小（<10mmHg）的 BCS 患者。①小肝静脉广泛狭窄或闭塞；②肝静脉成形术不能或失败；③肝静脉及下腔静脉病变实施介入治疗后上述并发并发症仍无好转者。

2）禁忌证：急性 BCS 和肝肾功能明显障碍者。

（4）经导管血管溶栓术适应证与禁忌证

1）适应证：溶栓术主要适用于肝静脉和下腔静脉有新鲜血栓形成的 BCS，特别适用于急性静脉血栓形成的患者。一般在溶栓治疗后再行其他介入治疗。

2）禁忌证：无明确禁忌证。

3. 介入器械

（1）穿通闭塞血管的器械：肝静脉和 / 或肝后下腔静脉闭塞的穿通术是此类 BCS 介入治疗成功与否的前提和关键环节。但目前国内外尚无专用血管穿通器械。文献报告中，大多借用如下几种特殊器械进行闭塞血管穿通术。

1）房间隔穿刺针：也称 Brockenbrough 针。共有两种类型。一种为 J 形套管针，即金属针外套一条 Teflon 导管。金属针长 71cm，远端有一 4cm 长的 J 形弯曲，针尾有一针尖方向的指示板，其方向与针尖方向一致。针杆为 21 号，针尖部（长 4cm）为 24 号（相当于 7 号针头），金属针有针腔，在针尾部有一开闭针腔的活栓。针腔可供推注造影剂或抽回血之用。针的外套管长约 70cm，外径 8F，当外套管套在金属针上时，金属针针尖仅露出 1.0cm，供穿刺之用。

另一种为全金属针，其针长和针型与前一种相似，但针杆为 18G，针尖为 21G，针杆为空心，可作血压监测，其针芯头端为纯圆的闭塞器，使用时应与同名导管配套使用。缺点是针尖较粗（可通过 0.038in 导丝）。

2）导丝的硬端及支持球囊导管的金属芯（钢丝）。此种器械需与相应导管配合使用，但只适于走行较直或膜性病变。安全性较差。

3）TIPS 用 Rups-100。此装置是 TIPS 的专用器材。近年来也作为 J 形套管针的一种，用于肝静脉和下腔静脉闭塞穿通术。

（2）球囊导管：球囊导管（balloon catheter）是 BCS 介入治疗（PTA）的必备器材。BCS 用球囊导管与一般血管成形术球囊的结构材质比较并无特殊之处。只是由于下腔静脉和／或肝静脉的内径较大，所需球囊直径一般为 20～25mm，球囊长度一般为 4～6cm，即所谓"大球囊"或"下腔静脉球囊"。目前，此种球囊国外已有很多公司可以生产。此外，直径为 8～15mm 球囊导管也可作为初步扩张或 2～4 根球囊导管组合应用作最终扩张之用。

（3）支架 ES：目前用于 BCS 介入治疗的 ES 主要有如下几种：

1）自扩式 Z 型 ES：即 Gianturco 或 Gianturco 改良型 ES。此种 ES 在 BCS 治疗中应用最早，也是应用最多的一种。它是用超弹性医用不锈钢丝加工制成。

2）球囊扩张式 ES：此种主要为 Palmaz 型 ES。它是采用不锈钢管作纵向交错切割所制成的一种无弹性 ES。应用时需套在相应大小的球囊导管上送 Gianturco 型 ES 入体内病变血管，然后靠球囊的扩张作用使其展开。此类 ES 主要适用于走行较直的静脉管腔。其长度和直径可根据病变情况进行选择。

3）温控式热记忆合金 ES：常用的如 Fluency、Viatorr 支架等，为目前主流的支架类别。

（4）其他器材

1）直径 0.035～0.038in 超硬导丝（长 80cm）和长 260cm 的交换导丝。

2）ES 输送鞘主要用于自扩式 ES 的输送及球囊导管的导入。目前主要为美国 Cook 公司生产的 GZVI。

4. 介入治疗技术与方法

（1）闭塞血管穿通术：此项技术是对闭塞型 BCS 进行介入治疗的前提和成功与否的关键环节。一般说来，无论是肝静脉或下腔静脉的膜性或节段性闭塞，均需首先在 X 线透视等影像学方法引导和监视下，采用特殊器械，安全准确地进行闭塞血管穿通术后方可进行其他介入治疗。血管穿通术包括下腔静脉穿通术和肝静脉穿通术。

1）下腔静脉穿通术：下腔静脉穿通术的具体方法各家报告不一。有的在透视引导下采用经导管导丝硬端穿通法；有的采用全金属房间隔穿刺针穿通法；有的则在彩超引导下进行穿通。这里主要介绍作者所创的对端标识，双向定位，造影追踪法下腔静脉开通术。

① 闭塞段对端造影术：首先在局麻下自股静脉和颈内静脉送入猪尾巴导管，并分别送至下腔静脉闭塞段的近心端和远心端。然后通过一个 Y 形连接管接在一个高压注射器上或分别接在两台高压注射器上，同时进行闭塞段的单向或双向对端造影。此项检查可以清楚显示闭塞段的部位、范围及形态，对于闭塞段的穿通治疗具有重要意义。

② 在双向造影及静脉压测定之后，首先置换 10～12F 股静脉导管鞘，并经此鞘将 J 形套管针的外套管沿导丝送至下腔静脉闭塞段的远心端。然后退出导丝，将金属针插入外套管并固定好。

③ 保留经颈静脉送至下腔静脉闭塞段近心端的猪尾导管，并作为自下而上进行穿通术的定位标志。

④ 在正侧位双向透视监视下，参照双向对端造影的影像调整套管针针尖端的位置和角度，待确认无误后，向闭塞病变内缓慢推送套管针，与此同时每进针 0.5～1.0cm 即注入造影剂少许，观察针尖位置，并注意有无血管外穿刺征象。

⑤ 当套管针尖端到达弯曲部位后，再次调整针尖的方向和角度，使之与近心端的定位标志导管在正侧位均保持在同一轴线上。然后继续向右心房方向推送，直至穿通闭塞段，造影证实外套管已进入右心房，再拔出金属针，置换超硬导丝。

⑥ 将超硬导丝送入上腔静脉后，置换 10～12F 长扩张器（60～90cm 长）或 GZVI 输送器，对闭塞段进行预扩张。以便能送入 8～10mm 球囊导管进行初步开通。

主要优点：①对端有明确的定位标志导管；②正侧位对向定位准确；③在进行穿通术的同时可经针腔注入造影剂随时进行示踪观察，判断针尖位置，防止穿出静脉腔或心腔；④套管针前部的 J 形角度可根据下腔静脉走行状态作相应调整；⑤针尖很细，即使针尖穿通血管壁也不至于发生大出血；⑥可明显提高穿通术的成功率，有效防止心包压塞、胸腹腔出血等严重并发症的发生。

注意事项：①一般肝后下腔静脉在侧位观多向前上方向走行进入右房，其曲度通常为150°～170°，应按血管走行方向调整穿刺针角度，穿刺时正侧位交替造影观察，使穿刺针进针方向始终对准闭塞段近心端的定位标志（导管）；②一般膜性病变中央多有尚未闭塞的孔道，节段性病变与腔静脉壁之间可有潜在腔隙，最好用导丝探寻到膜孔及潜在腔隙，尽可能避免在闭塞段中重开通道；③穿刺成功后，首先经穿刺针外套管作造影观察。证实穿刺部位正确无误后，方可进入下一步操作。

2）肝静脉穿通术

① 经颈静脉途径

A. 首先经颈静脉将上述套管穿刺针或 TIPS 用 Rups-100 肝穿装置送至第二肝门，即肝静脉口水平。然后根据影像诊断所见调整针尖方向，并用软头直导丝反复探寻已阻塞的肝静脉口。若导丝能够穿过高度狭窄或闭塞的肝静脉，则可将穿刺系统直接沿导丝送入肝静脉内。

B. 若导丝不能进入肝静脉，则可在准确定位的基础上，直接进行肝静脉穿通术，当穿刺针进入肝静脉后先拔出金属针，保留外套管行造影观察。

C. 若不能穿入闭塞的肝静脉，可直接自下腔静脉肝后段向肝内穿刺，深度为3～5cm，探寻肝静脉分支，然后行肝静脉造影，以显示肝内主要静脉的位置和形态，然后再行闭塞穿通术。

② 经皮经肝与经颈静脉相结合途径

A. 对经颈静脉入路穿通失败者，可采用经皮经肝途径。首先，在透视或超声引导下采用 Chiba 针或其他 PTCD 针自右腋中线第8、9肋间隙（肋膈角下2cm）或剑突下分别行经皮右肝或左中肝静脉穿刺。穿刺成功后，先行肝静脉造影。再沿导丝送入5F 扩张器或直导管，并通过导丝进行顺行肝静脉穿通术。穿通成功后再将导丝经下腔静脉和右房送入上腔静脉。然后再经颈内静脉途径将位于上腔静脉内的导丝取出。从而建立由经皮经肝→肝静脉→下腔静脉→右心房→上腔静脉→颈内静脉通道，再经颈静脉途径进行肝静脉成形术。

B. 若顺行性肝静脉穿通不能成功，也可将肝静脉留置的导丝作为经颈静脉穿通术的标志，并在双向透视引导下行经颈静脉肝静脉穿通术。

③ 注意事项：A. 上述各种途径和方法只适用于

肝静脉开口部阻塞的 BCS 患者，而对肝静脉广泛性闭塞者则不适宜。B. 经颈静脉途径较经皮经肝途径更为安全，损伤性也小。可减少腹腔内出血的发生率，但也应避免出现肝后段以外的下腔静脉损伤。C. 经皮肝穿导管鞘撤至接近肝表面时，应向内注入少量明胶海绵，以减少腹腔内出血。D. 一支肝静脉通畅后，若肝内侧支循环建立良好，可不处理其他肝静脉。

（2）PTA 治疗巴德 - 吉亚利综合征

1）操作技术：可选择股静脉和 / 或颈静脉入路。实施中，可根据病变血管的部位、类型和球囊导管直径选择单球囊法、双球囊法或多球囊法（图6-7-3，图6-7-4）。其具体方法为：

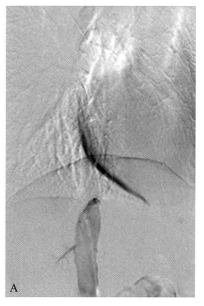
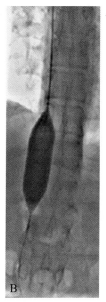
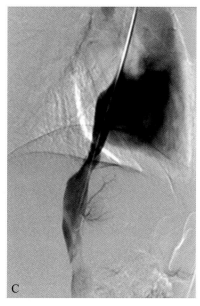

图6-7-3 下腔静脉型 BCS 患者的 PTA 治疗

A. 猪尾导管造影确认下腔静脉闭塞；B. 球囊扩张狭窄段下腔静脉；C. 造影确认技术成功

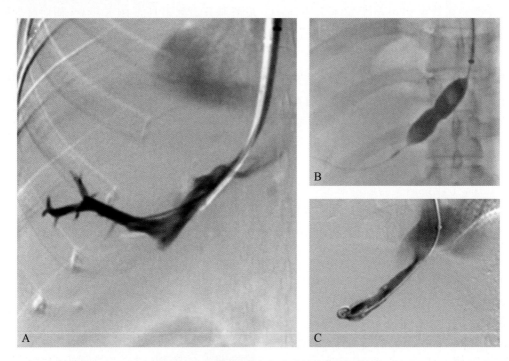

图6-7-4 肝静脉型BCS患者的PTA治疗
A.猪尾导管造影确认肝静脉局部狭窄；B.球囊扩张狭窄段肝静脉；C.造影确认技术成功

① 对重度狭窄和已穿通后的节段性病变，首先送入超硬导丝并越过病变血管。

② 对病变段内径在5mm以下者，一般先选用直径8～10mm球囊作初步扩张或经血管鞘送入大球囊扩张；对内径大于5mm者，可直接用较大球囊扩张。

③ 对病变陈旧僵硬，球囊导管不能使其充分扩张者，可采用双球囊法（直径12～14mm，2支）或多球囊法即3～4支，直径8～10mm球囊经双侧股静脉及颈内静脉送入同时进行扩张。

④ 待球囊导管扩张满意后再行下腔静脉或肝静脉造影及静脉压测定，并根据情况决定是否采用ES治疗。

2）注意事项

① 当选择股静脉入路对下腔静脉肝后段病变进行PTA治疗时，应把导丝尖端送入上腔静脉，以免刺激心脏，导致心律失常。

② 对病变陈旧，组织发生机化、纤维化或钙化者，应先用小球囊逐渐增加压力，反复多次扩张，并根据情况适可而止，以免导致管腔破裂或陈旧血栓脱落。

③ 对腔内血栓形成者，应尽量轻柔操作，严禁用充盈球囊上下拉动。

（3）ES治疗巴德-吉亚利综合征

1）操作技术

① 若使用自张式Z型ES，应在PTA的基础上首先将ES输送器自股静脉或颈内静脉送入肝静脉或下腔静脉内，并越过病变部位。然后，拔出内芯，保留导丝，并沿导丝将ES压缩后经导入管送入输送器内，在透视引导下将其推送至病变管腔。

② 准确定位后，在固定推送器同时缓慢退出ES输送管。当ES的第一节弹出并展开后，可再次确认或适当调整支架位置，最后将支架全部置入管腔。

③ 如支架置入后，位置及展开直径不理想时，可再行球囊导管扩张，以获得满意疗效。

④ 若选用其他类型ES，如Palmaz等，仅使用10～14F短鞘（长20～30cm）即可。

⑤ ES的直径和长度可依病变长度和靶血管正常管径及扩张球囊直径而定。一般下腔静脉为18～24mm，肝静脉为12～18mm。而ES的直径最好大于血管正常内径或扩张球囊2～4mm为宜，其长度最好大于病变管腔两端各1～2cm。

2）注意事项

① 病变距右房较近者，正位透视时病变段易与右房重叠，不易控制支架位置，最好在侧位下观察。

② 若下腔静脉阻塞伴血栓形成，应先行溶栓治疗，待血栓或表面新鲜血栓溶解后再行PTA和/或ES治疗；或者直接在血栓部位放置ES。以利用支架对血栓的直接压迫和腔静脉开通后血流的冲击及纤溶系统的激活作用而使血栓缩小或消失。

③ 在下腔静脉ES置入前，应首先明确肝静脉

通畅情况。若肝静脉也有阻塞,应首先行肝静脉成形术治疗。否则下腔静脉支架将影响肝静脉开通术的操作。

④ 若下腔静脉 ES 置入后出现或发现肝静脉狭窄,可经 ES 间隙对肝静脉进行上述各项治疗。

(4)巴德 - 吉亚利综合征的其他介入治疗技术

1)TIPS:TIPS 的常规操作技术见本章第二节。其技术特点如下(图 6-7-5):

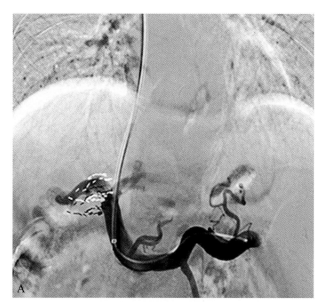

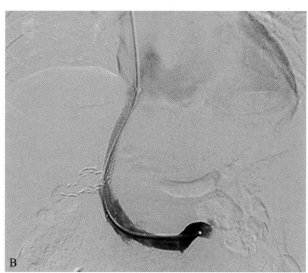

图 6-7-5 TIPS 治疗肝静脉闭塞性 BCS
A. 经肝静脉残端或下腔静脉直接穿刺门静脉分叉部;B. 支架植入后造影,因患者肝脏淤血肿大,遂选用双支架以完全覆盖穿刺路径及两端

① 结合增强 CT,彩超及血管造影检查结果,明确肝静脉开口部位及门静脉走行状态,并确定经颈静脉门脉穿刺的器械种类、进针点、ES 的长度和类型等。

② 由于 BCS 患者肝脏淤血肿大,门脉穿刺点

与进行点(第二肝门)的空间距离增大:Rups-100 一般难以成功(穿刺深度不足)。因此,一般选用 TIPSS-1000 或 Angiomed 公司的金属穿刺针。

③ 由于此类患者的肝静脉已广泛狭窄或闭塞,分流道穿刺的进针点一般只能选择肝静脉开口部或下腔静脉肝后段。

④ 由于分流道相对较长,因此,ES 的长度也应相应增加。

⑤ 对肝后段已行 ES 治疗者,进针点只能选择在肝静脉口部的支架间隙。

⑥ 对有上消化道出血者,可同时经 TIPS 分流道行胃冠状静脉硬化栓塞术(SEEV)。

2)经导管局部溶栓术:常用药物为尿激酶,一般用量 40 万~80 万 IU。方法:将溶栓导管或多侧孔直导管置于静脉血栓之中或血栓表面,然后按每分钟 1 万 IU 速度,用高压注射器均匀注入。注药后造影观察。溶栓治疗中应对患者的出血、凝血状态进行严密监护,一旦发现出血等并发症,应立即停止溶栓治疗。

3)激光血管成形术:激光血管成形术(laser-PTA)于 20 世纪 80 年代初用于外周动脉再通治疗,主要通过激光能量的热效应和光化学作用,消融或气化粥样硬化斑块或血栓而使血管再通。常用的激光有钇铝石榴石激光和准分子激光。1988 年 Furui 首次运用激光血管成形术治疗 BCS。其方法是:首先用激光穿通闭塞部,然后放入球囊导管进行扩张。激光血管成形术对弥漫性病变和钙化性病变效果较好,但目前此项技术仍处于开发阶段,国内外有关报道甚少,其疗效尚待进一步确定。

4)经皮腔内血管旋切术:旋切术(atherectomy)是采用专用旋切导管以机械切削方式清除血栓或纤维化组织使管腔再通的一项高新介入技术。1988 年山田首次运用 Simpson 旋切导管治疗 MOVC 型 BCS 获得良好效果。Simpson 导管顶端有一个装有圆筒形切刀的金属套管,套管一侧有一用于切割阻塞组织的纵行切窗,窗长约 15mm,弧度 120°。套管另一侧有一低压球囊,充盈后可使导管顶端的"切窗"对准闭塞部,并使闭塞组织被挤压入切窗内。然后启动马达,缓慢推进切刀削去突入切窗内的病变组织,并可将切除的组织推至套管顶端的储存仓内。此项技术由于器材的造价较高,在国内未广泛应用。

(5)巴德 - 吉亚利综合征的外科性介入治疗:外科性介入治疗是综合运用外科手术和介入技术治疗

BCS 的一种新的治疗方式,国内汪忠镐报道 12 例经外科介入方法治疗的 BCS 患者。具体方法如下:

1)经右房经股静脉会师式破膜、扩张和 ES 置入术:右第 4 肋前切口,膈神经前切开心包,右心房壁上作可容示指大小的荷包缝线,不收紧,切开荷包正中,左手示指伸向下腔静脉膈膜,与自股静脉引入的带金属蕊扩张导管会师共同破膜。必要时在右心房另作荷包,经其伸入血管扩张器,对阻塞部位实施三结合破膜。尔后经股静脉送入 ES 输送器,在手指定位下,将支架放入合适位置,此法有人称为"半介入治疗"。

2)病变根治切除同时放置 ES:由于下腔静脉阻塞做根治切除术后均有发生再狭窄的可能,因此在行根治性病变切除的同时,完全缝合下腔静脉前,经术中直视下或同上方法向病变处置入 ES 可减少再狭窄的发生。

放置 ES 成功后,如肝静脉阻塞尚未得到解决或因继发性肝硬化门静脉高压而腹水依然存在者,可采用经腹的肠系膜上静脉 - 下腔静脉侧侧吻合术,可明显促进腹水的消退。

5. 并发症及其处理 BCS 介入治疗的术中术后均需抗凝治疗。严格的抗凝治疗是保证 BCS 介入治疗效果,降低管腔再狭窄或再闭塞的关键步骤之一。术中一般按 50IU/kg 静脉推注肝素,4 小时后可追加 200IU;术后第 1 天开始,每天静脉滴注肝素 6 000IU(分 2 次滴入);1 周后改为口服肠溶阿司匹林 40mg 和双嘧达莫 25mg,每天 2～3 次,连服 3～6 个月。

常见并发症有:

(1)肺梗死:肺梗死是 BCS 介入治疗最严重的并发症,一旦发生致死率很高,其原因多由下腔静脉或肝静脉血栓脱落所致。发生肺栓塞时患者表现可依栓塞范围大小而各异。一般表现为自觉胸闷,呼吸困难,继之出现颜面发绀,血压迅速下降,约 10～15min 即可心跳停止。一般在介入治疗之前,常规给予抗凝药物,有预防血栓形成的作用。同时对已有血栓形成者可首先进行溶栓治疗,可减少肺梗死的发生。若有游离血栓存在,须先行溶栓或 ES 置入,而绝不可轻率行 PTA。一旦发生肺梗死,应立即进行体外心肺复苏和气管插管给氧,同时大剂量使用溶栓药物。一般使用 50 万 IU 尿激酶静推(5 分钟推完),然后 5 万 IU 静点维持治疗。

(2)ES 内血栓形成:ES 治疗后 2 周内易发生急性 ES 内血栓形成,而导致症状复发。术后合理使用抗凝药物是预防急性血栓形成的有效措施。一旦发生急性血栓,可在充分溶栓治疗的基础上再行球囊扩张。

(3)体腔出血:闭塞血管穿通术过程中,常因方法、器材和技术选择不当或操作不慎而穿破静脉壁及心包,引起腹胸腔大出血或心包压塞,严重者导致死亡。国内有报道发生率约达 7%。此种情况一旦发生,应即刻请外科会诊,实施手术治疗。

(4)ES 移位或脱落:ES 支架直径偏小或球囊充盈不够可使 ES 移位或脱落进入右心房或肺动脉。ES 直径应大于管腔内经。长度超过病变长度各 10mm 左右,ES 置入后再用略大球囊扩张使支架与血管壁紧密相贴。一般情况下,ES 移位不会产生明显不良反应,而 ES 脱落(部分或全部)则需及时进行介入或外科手术处理。

6. 疗效评价与展望 随着介入放射学的迅猛发展和 BCS 介入治疗新方法和新技术的不断增多,BCS 介入治疗的适应证在逐年扩大,临床疗效也有了显著的提高。

从总体上说,BCS 患者在接受了一次有效的介入治疗之后,大多可以获得令人鼓舞的临床效果。其中主要表现为:①静脉管腔得到明显开通,一般可达正常管腔的 50% 以上。②治疗后即刻静脉压较治疗前会有明显降低,而且在治疗后 1～3 个月内随访复查中,还会有进一步的下降或恢复到正常水平。③血管开通后,随着静脉回流的明显改善,肝脏可有显著回缩和变软表现;腹胀和腹痛即刻缓解或消失。④下肢水肿及体表静脉曲张明显减轻或消失。⑤治疗后 2 周内胸腹水会明显吸收或消退。⑥部分患者随着回心血量的迅速增加,可一过性地出现血压升高、尿量增加、周身出汗及体温升高等表现。

(1)关于闭塞静脉穿通术:闭塞静脉穿通术是 BCS 介入治疗的前提和关键。目前,国外关于下腔静脉及肝静脉闭塞穿通术尚无满意的方法,且多为别个案报道,尚难做出肯定性结论。而在国内报告中,穿通方法尚不统一,成功率也较低,胸腹腔出血及心包压塞等严重并发症的发生率也偏高,而"对端标识双向定位造影示踪法下腔静脉穿通术"及"经颈静脉肝静脉穿通术"具有设计合理、操作安全、并发症少、成功率高的特点。

(2)PTA 疗效及存在的问题:PTA 具有损伤小,近期疗效显著等特点,据报道 PTA 对膜性闭塞型 BCS 效果最佳,1 年开通率为 80%～90%,2 年开通率仍可达到 81% 左右。但 5 年开通率仅可达到 60%～70%。PTA 对节段性病变的治疗效果较差。据国外报道，节段性病变 PTA 在术后 6 个月内可有约 50% 出现再狭窄，一般需在 1 年内行 2～3 次治疗方可以保持管腔通畅。PTA 术后再狭窄的发生主要与以下因素有关。

1）病变组织的弹性回缩：此种因素主要见于病程短、年纪轻的 BCS 患者，其中以较厚的膜性病变为多。此类病变主要由富于弹力纤维的结缔组织构成，其质地虽软，但弹性较大。

2）病变陈旧僵硬，难以充分开通：此种情况多见于病程长、年龄偏大的患者，其中以节段性病变多见。此类病变组织和所形成的血栓大多已发生机化、纤维化或钙化，因此球囊难以使其充分开通。

3）局部残存组织的粘连及血栓形成：球囊扩张后，局部病变及静脉内膜均可发生几处不同程度的撕裂或损伤。因此，术后极易发生血栓形成和残存膜状物的修复粘连而使管腔再度狭窄或闭塞。

（3）ES 治疗的疗效与存在问题：ES 的应用扩大了 BCS 介入治疗的适应证，提高了 BCS 介入治疗的中远期疗效。其作用主要在于：

1）可以抵抗局部管腔的弹性回缩和腔外组织对管腔的压迫发挥的支撑作用，从而保证管腔的通畅。

2）阻止局部残存膜状物及陈旧血栓等病变成份向腔内的突入，使管腔局部更加平坦、光滑，从而可减少涡流和血栓形成。

3）对于腔内已形成的巨大血栓，ES 可起到防止断裂脱落的作用，从而可防止肺梗死等严重并发症的发生。

因此，ES 不仅可减少严重并发症的发生率，而且可降低再狭窄或再闭塞的发生率，从而提高 BCS 介入治疗的临床效果。

（4）TIPS 治疗：TIPS 能够明显降低门脉压力，从而使肝淤血得到一定程度缓解，特别是能够有效地控制或防止消化道出血的发生和促进腹水的消退，其近期疗效令人满意。Ulrick 总结了 12 例 TIPS 治疗的 BCS 患者，其中 10 例术后 1 周内腹水明显减少，作者报道 5 例 BCS，其中 2 例腹水于术后 2 周内基本消失，3 例有消化道出血者，经随访 6～8 个月，未发生再出血。然而由于此类患者肝脏长期淤血、肿胀及纤维化的存在，肝静脉及门脉各分支均已明显受压变细，入肝血流阻力增加，TIPS 术后肝脏来自门脉的营养供血会进一步减少。因此 TIPS 并不能改善 BCS 患者肝功状况，这是影响 TIPS 疗效的主要因素。另外，TIPS 术后易发生分流道再狭窄的问题也需要注意。

（李 肖 赵 赫）

参 考 文 献

[1] Menon KV, Shah V, Kamath PS. The Budd-Chiari Syndrome[J]. N Engl J Med. 2004, 350(6): 578-585.

[2] Franchis R D. Expanding consensus in portal hypertension: Report of the Baveno Ⅵ Consensus Workshop: Stratifying risk and individualizing care for portal hypertension[J]. Journal of Hepatology, 2015, 63(3): 743-752.

第八章　胆道梗阻

一、概述

胆道梗阻（biliary obstruction）是一组由胆管系统管腔内、外和管壁本身的良恶性病变引起的胆管阻塞，常伴有阻塞近端的胆管扩张、胆道感染。主要病症为黄疸，其次为肝功能失代偿、胆管硬化、疼痛、皮肤瘙痒及化脓性胆管炎等。随着梗阻时间的延长，可发生脓毒败血症、胆汁性肝硬化、肝功能衰竭和肝肾综合征等，足以致命。一般来说，胆道梗阻的外科手术治疗仍是目前最重要和根治的方法。手术的方式主要为切除病变、取石、胆管改道等。近年来，由于介入治疗方法和器材的不断进步，使其取代了部分外科手术疗法，或成为外科手术前、后的重要协助手段。例如，肝门区胆管癌、晚期胰腺癌等手术难以切除的病变，介入治疗成为姑息性疗法的最佳选择，如联合行动脉内灌注化疗、内放射治疗，可望进一步延长患者生存期或行二期手术切除。术后胆管狭窄、残留结石、T形管脱出等均可用介入方法得到解决。对于年老体弱不能耐受手术治疗的胆道梗阻患者，无疑介入治疗的微创性和可重复性等优点使其成为首选疗法。急性化脓性胆管炎采用经皮肝穿刺胆道引流（percutaneous transhepatic cholangic drainage，PTCD）配合药物治疗可明显降低死亡率和缩短病程。

胆道梗阻的常见病因为：胆道结石、慢性炎性狭窄、胆管癌、胰腺癌、乏特壶腹癌、胆囊癌、肝门区转移瘤、先天性胆道病变、手术所致胆管狭窄、急性化脓性胆管炎和胆道蛔虫病等。其中胆管癌在国内同期胆道手术中占 2.3%，南方发病率高于北方。国内胆石症的发病率可达 8%，一般北方高于南方。少见病因有米利兹综合征（Miriziz syndrome），本病是由于结石嵌顿在胆囊颈部或胆囊管内引起炎症而产生胆总管的阻塞；肝吸虫卵淤滞梗阻；胆管或壶腹部良性肿瘤等。

胆道梗阻因病因不同可发生于胆道的不同部位。较大的胆石可阻塞胆总管；泥沙样结石则阻塞肝内胆管；胆管癌则可发生在胆总管上、中、下段，发生于左右肝管分叉部者称为肝门区胆管癌；其他病变者多阻塞肝外胆管。

胆管梗阻的临床症状主要为：黄疸，表现为皮肤和巩膜黄染、尿黄，多呈进行性加重，炎性梗阻则可时轻时重。先天性胆总管扩张症在未发生胆道阻塞时可不出现黄疸。结石和感染造成梗阻或合并感染者可出现寒战、发热、腹痛，甚至休克。肿瘤患者可出现腹痛和上腹部包块。

二、介入治疗的适应证和禁忌证

（一）适应证

胆道梗阻的介入治疗包括一系列技术，应根据不同的病因采用不同的技术方法（表6-8-1）。适应证选择原则应为：经影像和实验室检查证实为胆道梗阻并近端胆管扩张，经非手术治疗效果不明显且无禁忌证者均可视为介入疗法的适应证。总体而论，介入疗法因其创伤小，适用范围较外科手术治疗的范围更宽，特别适于一些年老、体弱的患者。

表 6-8-1　胆道梗阻病因及对应的介入疗法

病因	介入疗法
急性化脓性胆管炎	PTCD
胆石症和术后残留结石	PTCD，经皮、T管、内镜取石术、溶石术、碎石术等
胆道蛔虫症	经皮驱虫，经内镜驱虫、取虫
胆管良性狭窄（炎性等）	PTCD、经皮肝胆管球囊扩张术、支架植入术
胆管恶性狭窄（胆管癌等）	PTCD、经皮肝胆管内支架植入术、经导管动脉内化疗灌注术

（二）禁忌证

1. 对造影剂（碘造影剂）、麻醉剂过敏。

2. 恶病质预计通过介入治疗无助于改善者。

3. 大量腹水。

4. 严重出血倾向,预计介入治疗可招致出血者。

5. 无适当入路者。

6. 毛细胆管性阻塞者。

7. 硬化性胆管炎。

8. 广泛胆道狭窄者。

三、介入器材

(一)千叶针

为一种薄壁细针,一般外径为 20～22G,长度 10～30cm,带有针芯。用于经皮肝穿刺胆道造影,因其创伤小,可视为无创穿刺针。可通过细导丝为进一步胆管穿刺作引导,亦可在其外套以套管针,引导穿刺。

(二)套管针

为一针芯(实芯或空芯)和外套管(塑料或金属)组成。一般长度为 15～20cm,外径为 6 或 7F,用于胆管穿刺并引入导丝。

(三)超硬导丝

常用者直径为 0.035 或 0.038in,长度 100cm～150cm。包括 linderquist 导丝、珠点导丝和超硬超滑导丝等,主要用于支撑通道便于后续导管插入。

(四)胆道超选择导管

为 5 或 6F 的短导管。端部为小直角或锐角,便于在相对较短的胆道内转动,选择需进入的胆管。

(五)取石网篮

为导丝端部分股成网篮状用于捕捉胆石。其分股可为三股、四股或五股。可通过导管插入胆道内并自动张开,胆石入内后推送导管将结石锁住并拉出胆道(图 6-8-1)。

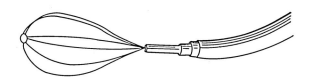

图 6-8-1　网篮形态示意图

(六)胆道引流管

一般为多孔短导管,外径 6～8F,长度 30～40cm。现流行用较软且抗折曲的聚酯为材料。外引流管头端常为钩形或猪尾形,侧孔 2～5 个,多在弯曲部内侧,以防与胆管壁密切接触造成引流不畅。头端常有一尼龙丝由内腔引出尾端,再由锁定装置固定,使头端形态固定,防止导管脱出。在拔管时

应注意先松开锁定装置,使尼龙丝松弛方可拔出,以免该线切伤胆道。内外引流管的侧孔位于导管头端及干部,中间留 3～5cm 的无孔区置于胆管狭窄部。头端应入十二指肠。有孔的干部应置于扩张的胆管内,切勿置于肝实质内,否则可造成持续的血胆汁或导管内血块阻塞(图 6-8-2)。

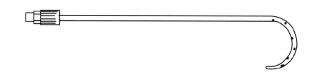

图 6-8-2　钩形胆道引流管

(七)支架

胆道支架可分为两大类,即塑料内涵管和金属支架。

1. 胆道内涵管　由聚乙烯等塑料制成。长度 4～15cm,外径 9～12F,内径 2～3mm,其形态多样。Coons 内涵管前后端有多侧孔,前端为锥形略弯的直管,较软;尾端有一尼龙线及软胶片,用于固定于皮下防止内涵管滑入十二指肠。双蘑菇头或喇叭头内涵管两端为可张开的蘑菇头状,便于引流及防脱。短管状内涵管多为弯曲形,适应肝门区胆管的曲度,并近端带有防滑脱瓣。所有内涵管均配有相应的推送装置(图 6-8-3)。

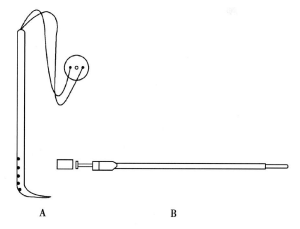

图 6-8-3　胆道内涵管及推送装置
A.胆道内涵管留置管;B.胆道内涵管推送装置

2. 胆道金属内支架　由不锈钢丝、镍钛合金、钽丝等金属编织或镂刻而成,张开时成管状。胆道常用直径为 7～10cm,长度 4～8cm。

(1)网状支架:常用的有 sinus、wallstent、menmotherm 和 strecker 支架。前三者为自膨胀型,后者为被扩张形。其柔顺性和支撑力均较佳且释

放方便。但其网眼可被肿瘤组织长入，造成再狭窄（图6-8-4）。

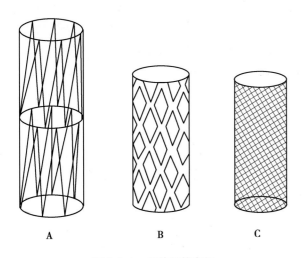

图 6-8-4　几种网状支架
A. Gianturco-Rosch 支架；B. Palmaz 支架；C. Wallstent 支架

（2）"Z"形支架：为分节状，网孔较大，其支撑力强，但柔顺性较差，释放较不方便。

（3）螺旋形支架：由单条金属片制成，释放后可自回缩成螺旋管状。因其成形后几乎无网孔，可防止肿瘤组织过早长入支架内。其柔顺性和支撑力均较好。可回收亦为其特点。

（八）固定盘

多为盘状，可夹紧引流管并以胶布等辅助使之固定于局部皮肤，防止导管脱出。

四、介入治疗技术与方法

（一）入路

正确选择入路是胆道梗阻介入治疗是否成功的一个重要方面。可选择的入路有：

1. 腋中线入路　此入路适用于大多数患者。通常在透视下确定进针点。步骤为：

（1）确定腋中线：患者平卧检查床，选其体厚的中点。

（2）进针点的确定：透视下观察 T_{11} 椎体及右肋膈角的位置，选右肋膈角下的两个肋间（大多数在8～9肋间）均可作为进针点。进针点与 T_{11} 椎体平面成 20°～35° 夹角为宜。一般体形瘦长者可选较大的角度，形态胖短者可选较小的角度。此处水平进针刺中胆道的机会最大。

2. 剑突下入路　适用于左肝管的阻塞和腋中线入路不能完成操作者。透视下观察心影、胃泡和胀气显示的横结肠的位置。穿刺点应避开上述器官，一般选择在剑突下 3～4cm，偏左侧 2～3cm。用细针向右侧指向肝门区试穿，并使胆管显影后再进行下一步操作。

3. 经手术孔道　通常为经"T"管入路，可经术后胆瘘入路。

4. 经颈静脉入路　仅在个别无适当入路时采用，方法同 TIPS，但要穿入胆管内，用于胆道支架的植入。

5. 经内镜逆行入路　此入路为上述入路的重要补充，亦与职业习惯有关。用十二指肠侧视镜入十二指肠，经十二指肠乳头插管。可行鼻胆管引流、结石取出和内支架置放。

6. Rendez-vous 法入路　先经皮肝穿刺胆管内送入导丝至十二指肠，再用内镜抓取导丝由口部引出，建立一轨道。再沿轨道送入内支架。本方法操作复杂，一般不采用。

（二）影像引导方法

胆道狭窄的介入治疗采用何种影像设备引导进行，主要由术者选定。通常与术者的个人经验和对何种影像设备熟悉程度有关。

1. X 线透视引导　本方法最常用，以其影像清晰、直观、整体感强、能动态观察为优点。缺点为：二维显示在侧入路时对胆管靠近腹侧或背侧难以确定，需配合侧位透视；前入路时主要掌握进针深度；对胆管相邻的血管难以观察；需用较大剂量的造影剂和 X 线曝射量相对较大。

2. 内镜结合 X 线透视引导　本方法常由熟悉内镜的医生采用。可用十二指肠侧视镜和胆道镜，必须配合 X 线透视才能完成操作。

3. B 型超声引导　B 超以其能直接观察胆管和邻近管道，无放射性和定位准确见长。可直接引导胆管穿刺，减少盲目性，目前在临床上广泛应用。缺点为：整体观差，对复杂的介入操作难以独立引导完成；探头的位置对操作亦有一定影响。

4. CT 和 MRI 引导　极少见报道，可协助胆道穿刺定位，难以动态观察。

（三）胆管引流术

包括外引流、内引流和内外引流。

外引流主要目的是胆汁引流，解除淤胆，以利于肝功能恢复和后续治疗。常用的介入技术有：经皮肝穿胆管引流术（PTCD），经内镜鼻胆管引流术（endoscopic nasobiliary drainage，ENBD）。

内外引流是指在外引流的基础上，将导管端部通过狭窄部送入十二指肠，关闭导管尾端后可行内引流，开放后亦可外引流或冲洗引流管。内引流是符合生理要求的最理想的引流方式。常用的介入技术有：胆道内支架植入术，经皮穿刺胆胃引流术（percutaneous gastrobiliary drainage，PGBD）。其中胆道内支架植入术放在后续胆道狭窄的处理技术中介绍。

1. PTCD　是所有胆道梗阻介入治疗的基本技术，引流方式包括外引流和内外引流。

（1）操作方法与步骤

1）穿刺点的处理：患者平卧于检查床，局部消毒铺巾。根据临床情况确定入路及穿刺点。行X线透视或B超定位以便进针时避开胸膜腔、胃肠道和大血管。腋中线入路时，穿刺点应在肋骨上缘，以免损伤位于下缘的神经和血管。用2%的普鲁卡因行局部麻醉，深度应达肝包膜。局部用小刀片切一小口，并适当钝性扩张皮下组织。

2）胆道造影：除非采用B超引导，X线引导时需先行胆道造影。

用千叶针沿水平刺向第11胸椎右缘的2cm处停止。剑突下入路则右斜刺向该区，进针深度应在8～10cm之间。用5ml注射器抽稀释的造影剂，边注入边后撤穿刺针，直至胆管显影。其显影的标志为一管道持续显影，并缓慢流动形成树状管道。继续加注10～20ml造影剂，至主要的胆管显影。若刺中肝静脉则显示造影剂向第二肝门迅速排空，提示穿刺层面偏背侧。若刺中肝动脉或门脉，显示造影剂较快速流向肝内并消失，提示胆管在其邻近，可将穿刺层面略偏背侧或腹侧。肝外和包膜下穿刺则显示条状或片状密度增高影。肝实质或肿瘤内穿刺可显示小团状影，弥散缓慢。应注意胆道内不可过多注入造影剂，以免胆道内压突然增高，使感染的胆汁逆行入血造成菌血症。若注入的剂量不足以明确诊断，可先行引流管植入，待引流24小时后再行胆管造影。

3）胆道穿刺：方法有一步穿刺法和两步穿刺法。

一步穿刺法：如配有微导丝，可沿千叶针送入，然后退出穿刺针；如为PTCD套装则可沿千叶针直接送入套管针。本法损伤相对较小，操作较简单。若因穿刺的胆管部位不满意，有时难以完成后续的胆道插管等操作，仍需行二次穿刺。

两步穿刺法：胆道造影后撤出千叶针，选定欲穿刺的胆管部位，再用套管针重新穿刺。术者左手持针体，右手顶紧针芯勿使其退入针套。进入皮下组织后令患者闭气，迅速刺进肝包膜，然后调整方

向及水平面，向已显影的胆管分支穿刺。部位一般选择胆管分支为宜，以利后续操作。一般刺入胆管时可见管壁先受压变扁。退出针芯，缓慢后退针套，观察有无胆汁流出，一旦有胆汁顺利流出即可送入导丝。若流出血液则稍候，观察后来是否流出胆汁，或血中是否混有胆汁（胆汁常较黏稠带丝，或用干净纱布滴其上，可于周边显示明确的黄色带）。否则继续后撤外套管，一般要求套管勿退出肝包膜，以免肝包膜的多处损伤，造成出血。有时胆汁过于黏稠不易流出，可采用注入造影剂观察的方法。本法的优点为：第二次行套管针穿刺时，可根据胆管显影的情况，选择有利于胆管插管等后续操作的胆管分支及部位进行。缺点为：行套管针穿刺时，有时难以一次成功，对肝脏损伤相对较大。

4）胆道插管：胆管穿刺成功后，先送入较柔软的导丝。尽量使其进入胆总管，有可能的话，或需作内外引流时可通过狭窄区进入十二指肠。可顺手沿导丝推送外套管深入。撤出导丝后，放出部分胆汁，并注入少量造影剂作进一步观察，以明确管端的位置和胆道情况。换入超硬导丝，并用相应的扩张器扩张穿刺通道，再植入引流管。

单纯外引流可用猪尾形导管置于狭窄的近端。内外引流则用多侧孔的内外引流管，远端置于十二指肠内，近端置于扩张的胆管内，切忌其侧孔置于肝实质内和肝包膜外，否则可造成出血，胆汁腹腔漏和导管堵塞。若梗阻平面较高，位于肝门区同时累及左右肝管，而导丝经反复尝试仍不能通过狭窄段进入胆总管，引流管可置于左右肝管的较大的分支内或骑跨于两个分支。为提高引流效果，可同时经剑突下和右腋中线入路行左右肝胆管引流术。

引流管植入后，即观察胆汁是否可顺利流出及胆汁性状。若胆汁流出困难则透视下调整管端位置，并注入造影剂观察其是否位于胆管内。可用生理盐水注入导管，待胆汁自行流出，必要时可稍加抽吸。

5）引流管的外固定：直到观察到胆汁顺利流出，方可进行外固定。首先将导管固定线轻轻拉紧，旋紧接口螺丝或固定器。剪去多余固定线，否则该线可切伤导管接口部。以往常采用局部皮肤缝线固定，该方法的局部感染和脱管率较高，现多不采用。可用专用导管固定器将导管夹紧，将固定器贴于皮肤上。笔者采用4cm×6cm可透气的手术覆膜将导管固定于皮肤上取得较好的固定效果，并且可允许患者淋浴，但较粗、硬的导管不宜采用此方法。

（2）术后观察及护理：术后 24 小时内应严密观察患者生命体征，并需绝对卧床。每天胆汁流量和性状是观察的重要指标。单纯外引流者每天胆汁流出量约在 400～2 500ml 之间；胆道不全阻塞者胆汁量稍少。胆汁过少时，应考虑导管脱落和阻塞的可能，必要时行造影复查。导管阻塞时可用生理盐水冲洗后待其自然流出。抽吸的方法，可使大量残渣更加堵塞导管，多不采用。必要时可用导丝疏通引流管。术后早期可出现血胆汁，但不能结成血凝块，否则提示胆道出血。通常引流 24 小时后胆汁应不含血色，否则应在透视下观察导管侧孔是否位于肝实质内，或胆管内是否存在残余血凝块。必要时可用维生素 K3 等止血药止血。正常胆汁为金黄色。绿色和混浊胆汁常提示合并感染，应采样送检和行细菌培养。感染者可经引流管注入庆大霉素 8 万～12 万单位或甲硝唑，保留 1～2 小时后再开放引流，每天 2～3 次。胆汁黏稠或有血凝块残余于胆管者，可加用糜蛋白酶溶于生理盐水作保留灌注。引流过程中禁用负压吸引装置，每隔一周左右对局部皮肤消毒，更换固定器具。

（3）疗效与评价：如果适应证选择得当，PTCD 的技术成功率可达 100%。对梗阻性黄疸的减黄作用十分明显，有效率可达 95% 以上。对急性化脓性胆管炎并休克的患者的治疗，患者症状可立刻减轻，血压回升，随后体温下降。减黄的速度和程度，与胆管阻塞的情况、置管位置、胆汁状况和引流管术后的护理等因素有关。血清胆红素水平多可明显下降，部分可恢复到正常。行 PTCD 后 10 天左右，由于引流通道周围已形成纤维化屏障，可经此通道行后续的介入治疗，如内支架植入术，胆石处理技术等。但如长期携管，生活不便，引流管护理困难。因此，对预计需长期引流者，应建议行内支架植入术。

（4）并发症及处理：由于器材的改进，采用细针穿刺及影像的监视，PTCD 的并发症的发生率已明显降低。

1）胆道出血：发生率约 3%～8%。主要与穿刺次数、操作时间和器械不合用有关。如肝门区的癌肿亦易在穿刺中导致出血。在 PTCD 成功后，有少量的血性胆汁则较常见，一般不需特殊治疗，此种出血可自行停止。仅少数需进一步治疗。治疗措施主要包括止血药物、输血。如出血凶猛，引起休克者，应经引流管造影，如果导管置于肝血管内，应撤出；否则可能为肝动脉损伤，形成动脉胆管漏，应行

经导管肝动脉栓塞治疗等。

2）胆汁漏：可漏入腹腔或经穿刺点漏出腹壁外，发生率为 30%～40%。临床上 3.5%～10% 可出现胆汁性腹膜炎症状。一般随着时间的推移，漏出现象可自行消除，极少需特殊处理。胆汁漏出的原因主要有：①扩张的通道粗于引流导管。②引流管不够深入，部分侧孔露于肝实质，甚至肝外。③引流管引流不畅。可行经引流管造影，明确原因并做针对性处理。

3）逆行胆道感染：包括原有化脓性胆管炎造影时造成胆道内压过高，感染的胆汁入血，形成脓毒败血症和迟发的逆行胆道感染。发生率为 14%～47%。对于前者应注意在造影前尽量放出较多的胆汁，再注入等量的或稍少的造影剂。术前和术后应用抗生素、严格无菌操作技术和尽可能建立内引流，保持正常胆盐肠肝循环等有助于减少此并发症的发生。治疗措施主要为保持引流道通畅和抗生素治疗。

4）胆汁分泌过量：发生率约 5%。正常胆汁分泌每天约 600ml，如高于 1 500ml，称为胆汁分泌过量，最高日流出量可达 3 000ml。胆汁分泌过量的病理机制目前不清，其影响主要为引起低血容量性低血压，需大量补充液体；还可造成水电解质平衡紊乱。水电解质紊乱和酸碱失衡可经补液纠正，但胆盐丧失较难解决，可行胃肠造瘘回输入体内，或将胆汁蒸发后制成胶囊口服。

5）导管堵塞和脱位：导管堵塞和脱位是造成引流失败和继发胆道感染的重要原因。一旦发生导管堵塞，应先用生理盐水冲洗导管。如不成功，可在透视下送入导丝，排除阻塞物，必要时更换导管。加强局部护理和选用可靠的固定器材可防止导管脱落。

6）其他：胸腔并发症主要有胆管胸腔瘘、气胸和血胸等，是由穿刺插管时穿过胸膜腔引起。因此，穿刺时应在透视下进行，避开肋膈角。行内引流时，导管如阻塞胰管开口，可造成急性胰腺炎，应调整或重置导管。导管周围肿瘤种植，发生率极低，约 0.4%。

2. 经内镜鼻胆管引流术（ENBD） 主要由内镜医生操作。引流方式为外引流。

（1）操作方法与步骤：术前准备和操作方法与 ERCP 基本相同。现简述如下：将内镜送达十二指肠乳头部。找到乳头后，调整好位置，经内镜将导管插入胆总管内。如遇有结石嵌顿于乳头，可用导

管将结石推入胆总管内,并顺势插入胆道;如乳头开口很小,不易插管,可先行乳头括约肌切开术。导管进入胆管后注入稀释的造影剂,显示狭窄部位。在 X 线监视下将导管送越狭窄段。困难时,可送进导丝引导导管越过。经导管注入造影剂证实其位置满意后退镜。如为危重患者在床旁进行 ENBD 时,在送入导管后,尾端接注射器回抽,顺利抽到胆汁时,则证实导管位置满意。将一细给氧管由一侧鼻腔插入咽后壁,直视下用长镊子将其前端抽出口腔。再将导管尾端插入给氧管侧孔 2～3cm。轻轻牵引给氧管尾端,将导管自鼻中带出(图 6-8-5)。检查口咽部没有导管盘绕后,固定导管于面部或前额。

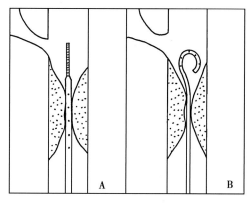
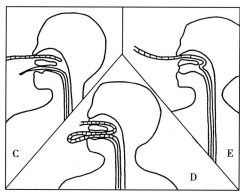

图 6-8-5 鼻胆引流管留置方法示意图
A. 导丝引导引流管经十二指肠通过胆总管梗阻段;B. 退出导丝,引流管前端留置于狭窄段以远;C. 引流管尾端由口腔引出,经鼻腔插入给氧管;D. 将鼻胆引流管尾端与给氧管连接;E. 由给氧管引导,鼻胆引流管尾端由鼻腔引出

(2)术后观察及护理与 PTCD 术基本相同。

(3)与 PTCD 比较,ENBD 的优缺点:ENBD 的优点:①由于 ENBD 不经过肝实质,不造成肝实质的损伤。避免了胆道出血,胆汁漏和化脓性胆管炎患者胆汁入血造成的脓毒败血症等并发症。②部分危重患者,挪动困难时,可不需 X 线监视,在床旁进行。③可同时行乳头括约肌切开术,解除乳头部的狭窄。

ENBD 的缺点:①导管经过咽部,常产生难以忍受的咽部刺激。②梗阻部位较高时,插管成功率下降。③留置导管属逆行性插管,随胃肠的蠕动,较易引起导管的移位脱出。④操作较复杂、费时。⑤导管固定于面部,影响患者的生活质量。

总之,ENBD 如技术成功,其减黄效果亦较显著,但较适用于胆总管低位梗阻。对高位梗阻,Nelsen 等比较了两种方法的成功率和并发症,PTCD 为 95% 和 25%,而 ENBD 为 23% 和 23%。临床应用时,应优先考虑 PTCD。

3. 经皮穿刺胆胃引流术 PGBD 是将 PTCD 技术和经皮穿刺胃造口术(percutaneous gastrostomy,PG)联合应用,以达到胆汁经胃或十二指肠内引流的目的。一般适用于欲行内引流,而胆道内支架和外科胆肠吻合术均不能完成的患者。

操作方法与步骤:第 1 步行 PTCD 术,第 2 步行 PG 术,其方法简述如下(图 6-8-6)。

(1)胃扩张:从鼻饲管或经咽插入胃腔的 5F 导管注入含造影剂液体 800～1 000ml,使胃前壁紧贴腹壁。

(2)胃壁穿刺:于左腹直肌与肋弓交会点局麻后切一小口,钝性分离,18G 穿刺针穿刺腹壁及胃前壁进入胃腔,回抽到液体后注入少量造影剂透视下证实。穿刺方法有 Seldinger 法和 Trocar 法。

(3)置管:经导丝送入的辫尾状或蘑菇状胃造口导管。导管可放置于胃腔或十二指肠内,亦可超选于空肠上段。第 3 步将 PG 造口管和 PTCD 引流管连接,多在体外。如管径较细,材料的组织相容性好,导管亦可连接后埋植于皮下。1 周后观察引流情况,如 PG 管或 PTCD 管移位,可在透视下调整。

Soulez 等改进上述 PGBD 方法,行腹腔内 PGBD 术(图 6-8-7)。

(1)PTCD 术。要求置放 5F 导管于左叶肝管分支内。

(2)经皮肝左叶胆管胃穿刺:多在全麻下进行。穿刺针选用 Tipss 穿刺针。在腹腔镜监视下,且用腹腔镜钳住胃壁,使其贴紧肝左叶下缘。透视下行胃壁穿刺。成功后,经 5F 导管送入套圈钢丝入胃腔。在 5F 导管外套以 8.5F 导管,并引入胃腔。

(3)经肝左叶胆管胃造口:由胃镜钳住套圈钢丝并与 5F 导管一起经口腔拉出。引入胃造口管入胃腔,经肝胃穿刺道入肝左叶及右叶胆管内。胃造口管预先剪出许多侧孔,使其位于肝内胆管内。拔

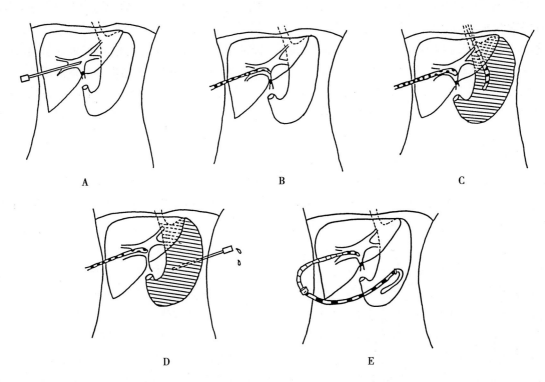

图 6-8-6　经皮穿刺胆胃引流术(Schumacher, 1991)

A. 经皮经肝透视下穿刺胆道系统; B. 引入多侧孔引流管; C. 经胃管注入生理盐水入胃腔行胃扩张; D. 经皮穿刺胃腔; E. 置入胃造口管于胃腔后, 造口管与胆道引流管于体外连接

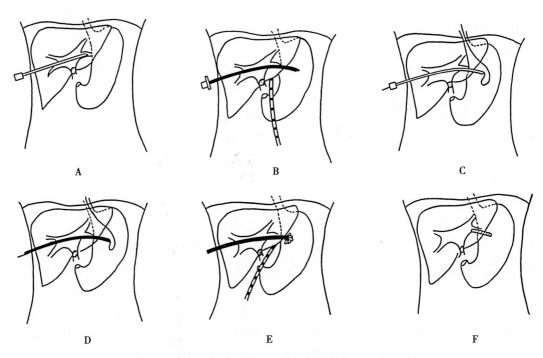

图 6-8-7　腹腔内经皮穿刺胆胃引流术(Soulez, 1994)

A. PTCD 将引流管置入左肝管内; B. 0.38G 穿刺针经 5F 引流管穿刺胃腔, 并引入 5F 管入胃腔(有时需腹腔镜协助下进行); C. 经导管引入导引钢丝, 并经胃镜由口腔引出; D. 胃造口管经口腔引入胆管内; E. 使胃造口管成形, 将胃壁固定于肝左叶, 在腹腔镜下用蛋白胶封口; F. 2 周后置入 Gianturco 支架

除内镜、5F 导管和套圈钢丝后，使胃造口管头端成形，如辫尾状、襻形和蘑菇状，以固定于胃壁；尾端固定于右腋中线皮肤，防止脱落及移位。同时在腹腔镜下送入导管于肝胃造瘘口处，喷以纤维蛋白胶，以封住造口周围，预防胆汁、胃液腹腔漏。

（4）造瘘管内支架植入术：行内外引流 15 天后，经造瘘管造影显示引流道通畅及无胆汁腹腔漏后，送入 Amplatz 导丝入胃腔。引入 Gianturco 支架（长 4.5cm，直径 10mm）。经胃镜拔除胃造口管。植入 5F 导管行外引流。24 小时后经导管造影，证实内支架位置满意和无胆漏后，拔除外引流管。

腹腔内胆胃引流术是介入方法的综合运用，建立了非手术法的胆胃引流术。主要优点有：内支架一端植入胃腔，另一端植入胆管，可跨过肝门同时置于左右肝管内以利充分引流；内支架可不通过肿瘤区，克服了术后肿瘤长入支架而易再狭窄问题。Soulez 等报道 35 例梗阻性黄疸行本术，其中恶性 32 例，良性 3 例。技术成功率为 100%，半年及 1 年生存率为 59% 和 26%，引流道通畅时间平均为 234 天，再狭窄率为 14%。并发症主要为胆道炎（20%）。但本术操作复杂，需介入、内镜及腹腔镜医生协力合作才能完成，且本术仍存在许多亟待解决的问题，如操作的简单化、腹腔镜能否不使用、其更远期疗效如何等，截至目前仍无进一步报道。

（四）胆石处理术

本技术包括一系列胆石处理技术，主要为取石术、泥沙样结石冲洗术、碎石术、溶石术等。用于胆道手术取石术后残留结石的取出或不适于外科手术治疗的胆石症等。其主要途径有：胆道术后经 T 形管、经内镜行十二指肠乳头切开后和经皮经肝途径。

（1）经 T 形管胆道残余结石取出术

1）术前准备：如手术中预料有残余结石不能清除，应预留 14F 以上的 T 形管。术后 4～5 周造影复查证实较大胆石存在时可行本术。术前给予抗生素预防感染。需准备取石网篮、导丝、导管和重新植入的 T 形管，亦预备胆道镜配合取石。

2）操作技术：先用稀释的造影剂经 T 形管注入，了解残留结石的大小、数量及部位。然后经 T 形管插入导丝，现常用弯头超硬超滑导丝，利用其弯头选择性插入结石所在胆管，并尽可能越过结石。拔出 T 形管，沿导丝送入网篮外套管，越过结石。拔出导丝后送入取石网篮。后撤外套管使网篮张开。透视下捻转网篮使结石落入其中。小心回拉网篮，外套管保持不动，将结石缚住，再将套管和网

篮一起缓慢回撤，将结石拉出体外（图 6-8-8）。技术成功的关键为导丝、套管越过结石，并网篮能顺利打开缚住结石。导丝越过结石困难时，可用胆管选择性导管或 Cobra 导管协助。本方法适于位于胆总管和左右肝管内的较大结石。其他胆管分支内结石，因其管径较小不利于网篮张开，处理较困难。取出残余结石后，重新插入导丝，进行 T 形管再置术。

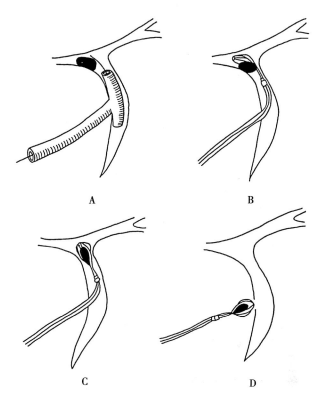

图 6-8-8　经"T"管网篮取石术示意图

A. 沿"T"管送入导丝于结石所在胆管内；B. 退出"T"管，引入网篮套管，换入网篮，其端部越过结石负影；C. 张开网篮，结石套入网中；D. 回拉网篮，缚紧结石，缓慢回抽网篮于导管，将结石取出

（2）经十二指肠内镜取石术：本技术主要由熟练操作内镜的医生进行。对乳头和胆总管下段狭窄伴有结石和壶腹部嵌顿性结石，采用本途径较佳。操作步骤为：A. 逆行胰胆管造影了解胰胆管的解剖和病理情况及结石的数目、大小和位置。B. 乳头肌切开手术为取石术作准备。C. 送入取石网篮取石，方法与经 T 形管取石类同。

（3）经皮经肝胆道取石术步骤为：

1）胆道造影：同 PTCD 术，造影以明确结石的位置、大小、数目及胆道情况。

2）建立取石通道：选择合适的胆管行穿刺插管，以利于直达结石部位。成功后，送入导丝，用扩张导管把通道扩张到 10mm。本过程需采用良好的

止痛措施,如哌替啶 50～100mg 肌注等。

3)取石:扩张通道后,送入套管(或内镜),再经套管(或内镜)用网篮取石。

采用上述 3 种途经取石的方法还有:采用镊取钳子取石;送入球囊导管,膨胀球囊将结石拖出或推送到肠道等方法。此类方法的技术成功率为 80%～90%,再手术率可降低到 10%。其并发症主要为胆道损伤,多不需特殊处理。采用网篮取石时,可有网篮的楔紧、嵌顿,此时可采取体外震波碎石,或手术处理。

(4)其他胆石处理技术

1)泥砂样结石冲洗术　泥砂样结石位于胆管分支,当适当的引流通道建立后多可自行或由利胆剂协助排出胆道。由于局部胆管狭窄、感染、黏液过多等可造成排出困难。多采用经 T 形管和经皮经肝途径行冲洗术。

步骤为:经 T 形管造影明确结石位置及有无局部胆管狭窄。沿 T 形管插入导丝入该段胆管,并送入导管。用溶有庆大霉素或甲硝唑的生理盐水反复脉冲式注入,液体由 T 形管流出,观察有无细小结石。间断造影复查了解结石清除情况。国外有采用专用的高频脉冲式喷水器冲洗肝内外胆道,效果较佳。如有局限性胆管狭窄,可沿导丝送入适当大小的球囊导管形扩张术,以利结石的清除。经皮经肝途径的步骤与上述类似。

2)碎石术:主要用于巨大结石的处理。通常的方法为机械碎石。通过内镜或 T 形管通道,送入碎石网篮。将结石套入后,网篮收紧使结石碎裂,然后取出或待其自然排出。激光、微波、液电震波碎石手段一般不宜在胆道应用,恐其伤及胆管。

3)溶石术:目前主要适用于胆石症患者有手术禁忌证,且在以上述取石,碎石术效果不满意者。途径可采用上述 3 条途径,将溶石药物直接注入胆道,以产生接触溶解。Thistle 等为减少内脏对溶石药物的吸收,增加接触效率,设计了自动灌注泵,已在临床应用。由于胆石的成分复杂,溶石药物多种多样,目前多主张采用多种溶石剂相结合治疗。常用的主要有以下两种:

A. 胆固醇类结石接触溶解剂:甲基叔丁醚(methyl tertiary butyl ether,MTBE)为一种脂族醚。对胆固醇结石溶解效果较好。动物实验证实能在 4～16 小时内溶解植入于狗胆囊内直径为 1.8cm 大小的结石。体外实验证实能在 2 小时内把胆固醇结石大部分溶解。McKinley 等体外实验表明配合超

声可提高溶石效果 6.2 倍。但在临床上主要应用于胆囊结石的治疗。Thistle 等报道对胆囊结石的溶解满意(溶解 >95% 以上)率为 96%。溶解术中,如 MTBE 过多进入胆道,则可造成昏睡、血管内溶血、十二指肠炎等并发症,应及时降低药物流量。术后患者可出现腹痛(约 16%),胆瘘的发生率较低(1% 左右)。

B. 胆色素类接触溶解剂:如二甲基亚砜(dimethylsulphoxide,DMSO)和乙二胺四乙酸(ethylenediaminetetra-acetic acid,EDTA)等。可作为 MTBE 溶解胆固醇结石后残渣的补充溶解剂。与其他结石处理技术相结合,可提高排石效果。

Leuschner 等报道采用 EDTA、胆盐,辅以间断给予 MTBE 等多种溶石剂相结合治疗胆总管结石,完全溶解率为 40%,部分溶解率为 22%,但需平均 12 天的持续给药。副反应主要为恶心、呕吐(40%)。

总之,由于胆道结石的成分、部位、大小和数目的不同,治疗方式多种多样,包括:内科口服溶石剂、利胆剂,介入技术的取石、碎石、冲洗和溶石,外科手术取石,体外震波碎石等一系列方法。临床应用时,为提高疗效,应根据病情,采取适当的措施,并行综合治疗。

(五)胆管狭窄的处理技术

胆管狭窄主要是指胆管本身良、恶性病变或外压性病变造成的胆管内径变小,胆汁引流不畅。通常在建立引流通道后,即时或黄疸减退后行进一步介入技术处理。

1. 胆管球囊导管成形术　本技术主要用于胆管良性狭窄的治疗,如术后狭窄和炎性狭窄。由于胆管壁的肌肉较厚,回缩力强,又缺乏足够的胆内压支撑已扩张的胆管,所以术后狭窄复发率较高,多需反复多次扩张成形。亦可以是胆管内支架植入术的一个步骤。

本技术可经 PTCD 和 T 形管途径进行。经前者时,先插入导丝,撤出引流管。沿导丝送于 7F 或 8F 导管鞘。将导丝插过狭窄部后,送入球囊导管。胆总管狭窄所用球囊直径为 10～12mm,长度 4cm,用于左右肝管者略小。球囊到位后即可注入稀释的造影剂,在透视下观察狭窄对球囊的压迹,继续加压注射直到压迹完全消失,并维持加压 60 秒。可重复进行 2～3 次。术后重新植入引流管。一周后经引流管造影复查,仍有明显狭窄者可重复进行治疗 1 次。重复 3 次以上,效果仍不理想者应考虑支架植入术。

2. **内支架植入术** 主要适用于胆道良、恶性狭窄的治疗。保持了胆汁内引流和正常的胆盐肠肝循环，提高了患者的生存质量，对良性狭窄可达治愈的目的。

禁忌证主要为：造影剂、麻醉药过敏；不可纠正的严重出、凝血机制障碍；同时合并胃十二指肠梗阻者；大量腹水为相对禁忌证。

采用的途径有经皮经肝途径和经内镜逆行途径。内支架可采用金属内支架和塑料胆道内涵管。两者植入的方法基本相同。

（1）经皮胆道金属内支架置放术：金属支架可选用自膨式和气囊扩张型。操作方法与步骤见图6-8-9。

1）PTCD：先行经皮肝穿胆道造影，了解胆道梗阻部位、程度和范围，方法同前述。左肝管狭窄选剑突下入路。留置引流管行胆道外引流1~14天。方便时可将引流管跨过狭窄段，行内外引流。

2）球囊导管成形：内支架植入前先给予适量镇痛剂，局部消毒。经引流管注入少量稀释的造影剂了解胆道情况，再次明确梗阻部位、程度和范围。插入超硬导丝，更换导管鞘。用Cobra导管插至狭窄近端，使超滑导丝通过狭窄段进入十二指肠，导管跟进后更换超硬导丝。一般认为，无论胆管何种程度的狭窄，均有潜在的通道存在，因此，首先将导管送入狭窄段近端，然后用导丝寻找通道。一般用超滑导丝，重度狭窄时，可用超硬导丝，借助其硬度通过狭窄段，但切忌暴力操作，以免形成假道。若导丝难以通过狭窄段，应采用正侧位透视明确导管头端是否位于狭窄部，必要时可用珠头导丝略伸出导管头端连同导管一起试行通过。一般情况下经耐心细致的尝试均能通过狭窄段。沿超硬导丝将球囊导管通过狭窄部。用稀释的造影剂将其轻度膨胀，以显示狭窄对球囊的压迹并摄片记录。反复扩张狭窄部，直至球囊的压迹全部消失（图6-8-10）。

3）金属内支架植入：撤出球囊导管，送入支架释放系统。该系统外径大于导管鞘时，先将导管鞘撤出。仔细复习扩张前的资料，并经释放系统注入少量造影剂，以确认支架位置。透视下小心释放支架。支架两端须超越狭窄段两端1cm以上，若有移位应及时调整。释放完毕放置外引流管，注入造影剂了解狭窄段通畅情况，如支架未完全张开不必再行球囊扩张，一般24小时后支架可自行完全张开。引流管留置48小时以上，造影复查通畅即可拔管（图6-8-11）。

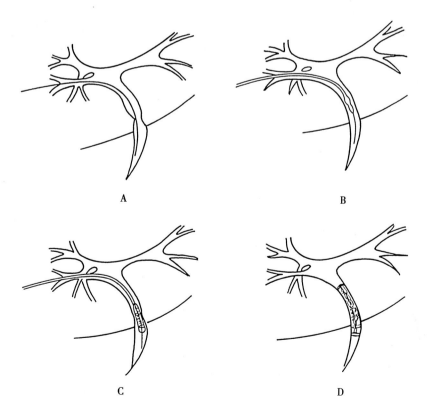

A   B

C   D

图6-8-9 胆道成形和支架置入术
A. 行PTCD术，导丝通过狭窄段；B. 引入球囊导管置于狭窄段并扩张；C. 退出球囊导管后，引入支架释放装置，支架位于狭窄段，缓慢释放；D. 支架释放后，狭窄段增宽，胆道通畅

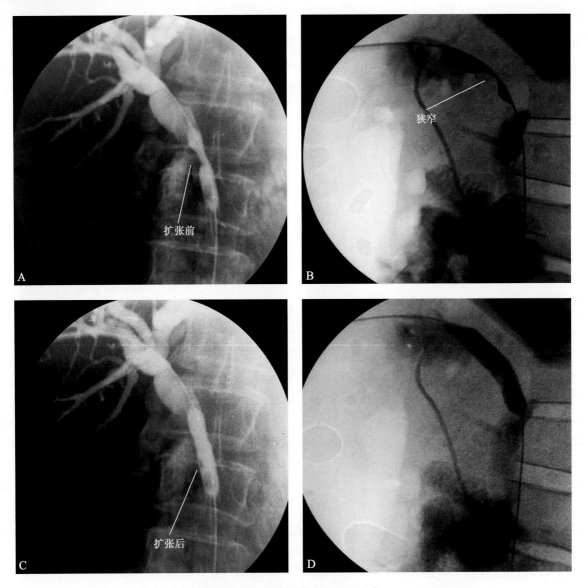

图 6-8-10 经皮胆道内支架植入术
A、B. 正侧位显示胆总管狭窄对球囊的压迫；C、D. 球囊扩张后，"蜂腰"消失

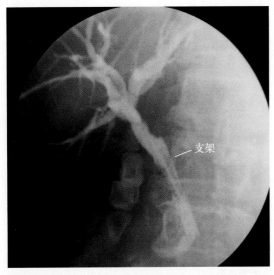

图 6-8-11 经皮胆道内支架植入术
胆道内支架植入后，经引流管造影复查，胆道通畅，可拔除引流管

4）术后处理：术后给予止血药及抗生素，胆汁引流不畅时应开放引流管行外引流。患者在术后1个月内可施行肝动脉化疗灌注术或近距离放疗等双介入治疗。

5）疗效与评价：本术的技术成功率可达90%～96%。黄疸消退满意率可达85%～95%。对肝门部胆道梗阻，为达充分引流，可行左右肝管双支架植入（图6-8-12）。影响患者预后的因素主要有：肿瘤的类型、分级、引流后胆红素下降水平和患者的一般状况。如恶性胆道狭窄，肿瘤生长或压迫所致胆道狭窄，支架植入后胆红素下降不满意和患者一般状态差者预后欠佳。Afshar等回顾分析194例恶性胆道梗阻患者，显示即使不能进一步积极治疗，支架植入仍可以持续缓解症状，是有效的。一般认为，在内支架植入后采用支架内近距离放射治疗，

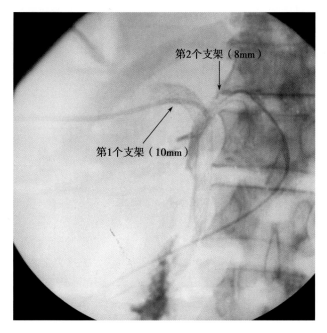

第2个支架（8mm）

第1个支架（10mm）

图 6-8-12 经皮胆道内支架植入术
左右肝管内双支架植入

外照射治疗和局部肿瘤动脉内灌注化疗和栓塞治疗，即所谓的双介入治疗可抑制肿瘤生长，延缓胆道再狭窄，延长患者的生存期。Boulay 等回顾分析可以通过局部控制肿瘤来延长这些患者的支架通畅率和患者生存率，光动力疗法、射频消融术等可能在延长恶性胆道梗阻患者的生存期中发挥作用。目前，^{125}I 粒子已被广泛应用于多种实体肿瘤的治疗，可与胆道支架结合形成 ^{125}I 粒子支架，Zhu 等一项国内 20 个中心 RCT 研究分析 328 例恶性胆道梗阻患者，1/4 支架开放时间（即 25% 的患者发生支架狭窄时）：^{125}I 粒子支架为 212 天，传统金属支架为 104 天，^{125}I 粒子支架比传统金属支架再狭窄率降低（9%*vs.*15%，90 天；16%*vs.*27%，180 天；21%*vs.*33%，360 天；*p*=0.010），生存时间延长（中位数 202 天与 140 天；*p*=0.020），得出 ^{125}I 粒子支架比常规金属支架提供更长的通畅性及生存期。

6）并发症及其处理

① 早期并发症

A．胆道出血：发生率约 40%。主要为球囊扩张时胆管或肿瘤被撕裂和操作对血管的损伤有关。表现为引流出血性胆汁，由于内支架的压迫多在 24～48 小时后自行停止。可常规给予止血药。如出血凶猛，引起休克时，应及时行肝动脉造影及栓塞治疗。术前注射维生素 K 等可减少此并发症。

B．胆道感染和菌血症：发生率为 10%～20%。与未严格无菌操作，和胆管内原来就有感染有关。菌血症则与操作中损伤血管，和注入较多造影剂后

胆道内压升高，含菌胆汁反流入血有关。治疗应保持引流通畅和采用适当的抗生素。

C．血块阻塞：较少发生，发生率约在 10% 以下。在支架植入后，保持外引流导管 24～48 小时，可早期发现并及时处理。治疗的主要措施为用生理盐水经导管反复冲洗和抽吸血凝块，亦可保留灌注糜蛋白酶。必要时可插入导丝，行球囊扩张压碎凝血块并冲洗。

② 晚期并发症

A．再狭窄：一般认为 6 个月后再狭窄率为 20%～50%。主要是与肿瘤向支架近远端生长及支架内生长有关，部分与胆栓、碎屑沉积有关。采用带膜支架可防止肿瘤向腔内生长，有可能降低再狭窄率，但支架移位率升高。Kahaleh 等对 101 例胆道肿瘤患者植入半覆膜支架，仅 3 例于术后 12 个月出现支架堵塞，且原因并非肿瘤向内生长。因患者生存期较短，多数患者死亡时内支架仍然通畅，且多数内支架阻塞可通过再次介入治疗获得再通，因此，目前虽然没有一种植入后不发生阻塞的胆道内支架，经皮胆道内支架植入术仍是姑息性治疗外科不能手术的恶性阻塞性黄疸的有效方法。

B．支架移位：发生率为 3% 左右。网状支架移位率较低。支架移位后可造成胆道再狭窄，疼痛和急性胰腺炎。通过影像学检查，如 X 线、B 超和 CT，或 ERCP 检查确诊。移位后，可用球囊或取石网篮试行复位。复位困难时，可再置入一支架，解决胆汁引流问题。

C．其他：胆瘘发生率为 1%～5%，主要与操作粗暴，损伤胆道有关。一旦出现临床症状，应及时建立外引流或手术处理。十二指肠损伤极少发生，与支架在十二指肠内露出太多有关。

（2）经内镜胆道金属内支架植入术

1）操作方法与步骤：术前准备和操作方法与 ENBD 基本相同。简述如下：先行 ERCP，了解狭窄部位及长度，选择合适的支架。进行十二指肠乳头切开。在 X 线监视下将导丝送过胆管的狭窄段至扩张的左或右肝内胆管。再导入 10F 导管扩张器至狭窄段留置 3 分钟后退出，或送入球囊导管至狭窄段扩张。将胆管金属支架沿导丝插至预定部位，在 X 线监视下释放支架（需注意支架的中点与狭窄段的中点重合）。退出支架推送器。再行 ERCP，了解支架位置是否合适。不合适时，可试用球囊导管调整，不理想时可再植入一支架。

2）术后处理：同经皮胆道内支架植入术。

3）疗效与评价：本术技术成功率约 80%。失败原因为：路径较远，行径迂曲，影响支架释放；胆管高位梗阻时，导管通过较困难；十二指肠乳头由于肿瘤侵犯，有时难以找到开口。技术成功后，引流效果与经皮经肝胆道内支架植入术相同。经内镜和经皮两途径，均可行胆道内支架植入术，在临床应用中，应根据病情选用，或相结合应用。

4）并发症及其处理：同经皮胆道内支架植入术。

（3）经皮胆道塑料内涵管植入术：本术的操作方法与步骤与经皮胆道金属内支架植入术基本相同，在内涵管放置到位后（图 6-8-13），将近端的防滑脱瓣缝合固定于皮肤穿刺点的皮下。塑料内支架在疗效和早、晚期并发症方面和金属支架无显著性差异。植入塑料支架时，需送入较粗大的推送器，患者较痛苦，但价格较低。金属支架则释放装置较细，易于操作，支架置放后直径大，引流效果较好，但较昂贵（图 6-8-14，表 6-8-2）。在临床应用时，应结合患者的经济状况加以决定。

（4）经内镜塑料胆管内支架植入术：操作方法与步骤与经内镜胆管金属支架植入术相同。但术后塑料内支架移位率较高，因此，目前较少应用。

（5）胆道内射频消融（radiofrequency ablation，RFA）后支架植入术：RFA 是一种通过高频变向电流产热而使局部肿瘤消融的技术，其导管头端有 2 个电极，直径为 8F，工作长度为 90cm，消融区长度约（25±3）mm，消融范围与输出能量、消融时间相关。Mizandari 等对 39 例恶性胆道狭窄通过 PTC 途径行 RFA 发现，所有患者术后均于消融区域植入不

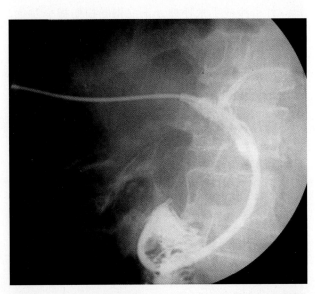

图 6-8-13　经皮胆道塑料内涵管植入术，内涵管植入后造影显示通畅

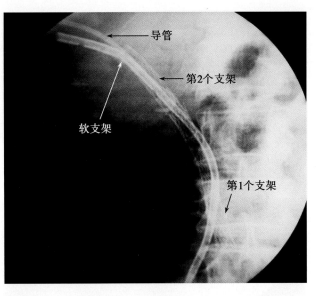

图 6-8-14　经皮胆道塑料内涵管植入术后，内涵管梗阻，在其旁植入双支架

表 6-8-2　胆道金属内支架和塑料内涵管的优缺点比较

	金属内支架	塑料内涵管
管径	8～10mm	2～3mm
支撑力	强	中
柔软性	良	优
阻塞原因	肿瘤或内膜增生	胆石或碎屑
脱位率	低	中
对Ⅱ期手术的影响	大（不能取出）	小（可在术中取出）
价格	昂贵	较便宜

覆膜支架。崔雄伟等对 33 例恶性胆道梗阻患者行 RFA 联合胆道金属支架植入治疗发现，患者术后 1 个月、2 个月、3 个月生存率分别为 96.97%、81.82%、75.76%。

3. 双介入治疗　双介入治疗的概念最早由林贵提出，指对胆道恶性梗阻的患者，在胆道引流的同时，行动脉内灌注化疗栓塞等治疗原发病，达到治标治本的双重目的，以延长生存期，减轻症状，提高生存质量。目前常采用动脉内一次冲击性化疗灌注和栓塞；植入导管化疗泵系统，以长期规律性化疗灌注或碘油化疗乳剂栓塞；引流道内装放射治疗（^{125}I 粒子植入）；外放射治疗等。对胆管重度梗阻造成内引流困难时，亦可先行外引流，再行肿瘤的介入化、放疗，使完全梗阻的胆道部分再通，然后行内引流，以提高患者的生存质量。

4. 其他介入治疗方法　对胆道蛔虫的介入处理方法有：经内镜下取胆道蛔虫和置管灌注药物驱

虫。目前临床上较多应用前者。操作方法与步骤简述如下：

（1）术前准备和操作方法与 ENBD 基本相同。

（2）取蛔虫方法

1）钳取法：适于未完全钻入的胆道蛔虫或十二指肠蛔虫。用活检钳钳取。钳取时用力适中，以免钳断虫体。如有多条虫体，应一一钳出，并送至十二指肠的远端，对十二指肠多蛔虫者，亦应推送到十二指肠远端。然后注气，起氧气驱虫作用。术后投驱虫剂治疗。

2）套取法：即用电切圈套器套取不完全或完全钻入的胆道蛔虫。可将圈套插入胆总管将胆总管内的蛔虫套出于十二指肠。如在 B 超或 X 线监视下进行，则成功率较高。对虫体钻入肝内胆管或伴有胆总管结石，则成功率较低。虫体套取后可取出体外。

3）疗效与并发症：取出不完全钻入的胆道蛔虫，常可达立竿见影的诊治双重目的，一般不引起并发症。如反复圈套，可引起急性胰腺炎、胆道感染等。需用抗生素治疗。如术前已有胆道感染，术后可置鼻胆管引流。若勒断虫体无法套出，应行乳头肌切开，并用消炎利胆解痉剂，以利虫体排出。

置管灌注药物驱虫的途径有经皮和经内镜途径。灌注药物有 33% 的硫酸镁等。效果较好，方法简便，值得推广，但尚无大组病例报道。

总之，胆道梗阻的介入治疗，目前有的疾病已建立了治标和治本的双重途径。但介入技术和器材的研究主要在胆道引流，对病因的治疗亦有一定的探索。介入技术可建立直接的给药和处理途径，对病因的处理，可达到提高疗效，减轻副作用的目的，值得更进一步研究。同时介入治疗需结合内、外科治疗方法，许多胆道梗阻性疾病需综合治疗，以取得更佳的疗效。

（六）经内镜介入治疗胆道

胆道梗阻性疾病在临床上较常见，如胆道结石、炎症、良恶性肿瘤及不明原因的胆管硬化等，这类患者的首选影像检查手段为超声、CT、核医学、造影等综合性检查，一般诊断不难，一部分行手术治疗，对一部分年老、体弱、病情危重不适合手术的患者介入性治疗极其重要，介入性治疗创伤小、恢复快、费用低患者易接受，在很大程度上取代了外科手术治疗。

1. 内镜下逆行胰胆管造影　内镜下逆行胰胆管造影（ERCP）和内镜下乳头切开是消化科医师和放射科医师共同参与完成的。首先是直视下插管，要求施术者熟练、准确地找到十二指肠乳头，注意乳头的位置与外观，有无壶腹部肿瘤、憩室、水肿及瘘管。将导管逆行插入，先造影以确立病变的位置及程度。一般在术前已常规行 B 超检查，对病变范围及选择治疗方案已心中有数，造影只是更进一步确立诊断。有文献报道胰胆管造影的成功率为 97.8%。失败的原因归为：胃十二指肠炎症及术后解剖关系异常，无法找到乳头开口，壶腹癌致乳头破坏、开口被阻塞、掩盖及胰头部肿块推压乳头开口变形。曾做过胃大部分切除，行毕氏（Billroth）Ⅱ式吻合术及 Roux-Y 胃 - 空肠吻合术后无疑给操作带来一定难度，首先，使内镜能顺利到达输入端找到乳头，按解剖上的逆方向进镜插管，有人统计其成功率为 60%～80%，我们的成功率与其相近似。乳头在解剖上变异较大，这给插管带来极大困难。通常选择性胆管造影较选择性胰管造影要容易（图 6-8-15）。这样为治疗胆道疾患提供了良好的基础，不少文献报道胰胆管造影对胆囊占位及结石的显示率低，故不作为常规检查，但对胆道系统结石、蛔虫、癌栓的发现、诊断极有帮助。

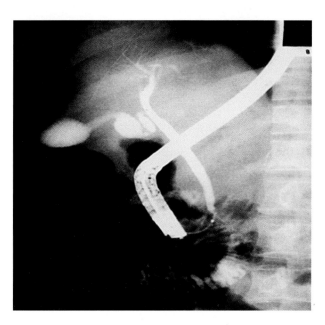

图 6-8-15　正常胆胰管像

胰胆管造影并发症的发生：正常情况下有乳头括约肌作用，防止细菌逆行感染，胰胆管造影破坏了这种环境，逆行注入造影剂压力增加、本身胰液、胆汁引流不畅也诱发感染。另外内镜的传播感染，故在术前应预防性应用抗生素，术后常规应用 3 天抗生素，防止感染的发生。若术前怀疑胰腺疾病，插管时要谨慎，注射造影剂要适量。压力不宜过大，避免或减少因造影而引发的胰腺炎的发生。

2. **乳头切开取石术** 取石的第一步是乳头开大，这是保证取石的重要环节，一种方法是通过球囊扩张，暂时性使乳头开大，不影响乳头的功能，也不会引起出血等并发症的发生，但往往效果不好。乳头切开既可使开口开大，又不影响乳头的功能，以便结石能顺利取出。要求掌握好深度，常用电切法、切口不可过深，以免出血及穿孔。

在取石前应常规行 B 超检查，确定有无结石、结石的位置、大小和数目，先做到心中有数，再行胰胆管造影，进一步观察结石的大小形状（图 6-8-16），常见结石呈圆形、类圆形及不规则形。病例选择上一定要严谨，文献报告结石小于 12mm 取出率为 90%～95%，大于 15mm 一般不作为内镜下取石适应证。结石的形状对取出与否很重要，形状规则较易取出，形态越不规则取出也就越困难；肝内胆道结石取出难度大，结石位于肝外胆道者取出成功率高，位置偏下、靠近总胆管者易于取出。

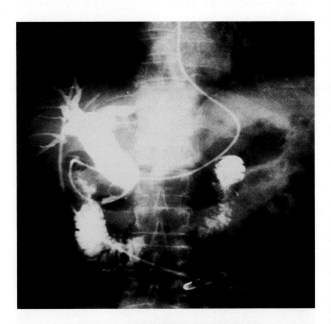

图 6-8-16 胆胰管造影，显示胆道结石

取石应用最多的是网篮，其次是球囊导管。网篮取石先经内镜活检孔道植入十二指肠镜取石篮，取石篮套管头端插入肝总管后再将网篮张开（网篮上有标志在透视下可观察到），用网篮网住结石再随内镜一并拉出。气囊取石是先将气囊导管插入结石上方，将气囊充气，随之将结石拉出。若一次不成功可将气囊内气体放出再重新充气，直至取出结石。

3. **胆管内癌栓取出术** 胰胆管下胆管内癌栓

取出术是一种痛苦小、成功率高的方法。作者单位收治胆管内癌栓患者 12 例，原发病变均为 HCC，临床上并有似胆石症样症状，有发热、黄疸等，胆道癌栓一般在原发性肝癌行栓塞治疗半年至 18 个月出现。

胆管内癌栓主要位于左右肝管及胆总管内造影见其呈梭形、类圆形及不规则形充盈缺损（图 6-8-17，图 6-8-18）。缺损近端胆管扩张。一般先行乳头切开然后用气囊拉取，气囊导管置于癌栓上方然后向外拉，由于癌栓一般附壁生长，并有血管伸入，气

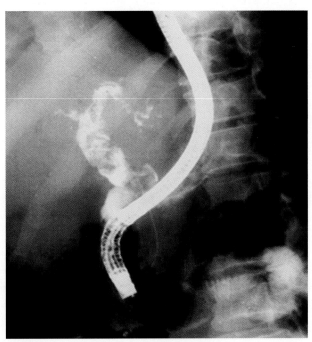

图 6-8-17 胆管内癌栓

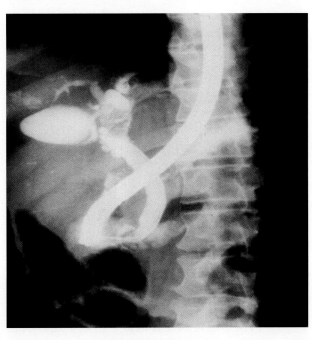

图 6-8-18 胆管内癌栓

囊拉取困难，也可改用活检钳钳取，或改用取石篮拉取均可较完整取出。取出之癌栓送病检证实均来源于原发性肝癌。

近年来，大量临床病例证明，在门静脉或肝静脉之外，HCC 侵及胆道并引起梗阻性黄疸者也为数不少。采用此法完整取出胆道癌栓，有利于改善晚期肝癌患者的生存质量，延长生存期。

4. 鼻胆管引流术 鼻胆管引流术也是解决胆汁引流的一种应急措施，其方法是在内镜下插管、造影，将导管置于狭窄或梗阻上方，一端通过后鼻道从鼻引出，外固定好，此法引流只能是暂时的，一般很少超过 1 周，原因是鼻胆管外置部分给患者生活带来不便，喉头异物感，一部分引流管闭塞、脱出，所以要随时观察胆汁流出情况，一旦发现胆汁不再流出就一定要查找原因。

5. 胆道内支架植入 详见前文相关叙述。

（孙军辉）

参 考 文 献

[1] Afshar M，Khanom K，Ma YT，et al. Biliary stenting in advanced malignancy：an analysis of predictive factors for survival[J]. Cancer management and researc，2014，6：475-479.

[2] Boulay BR，Birg A. Malignant biliary obstruction：From palliation to treatment[J]. World J Gastrointest Oncol，2016，8（6）：498-508.

[3] Zhu HD，Guo JH，Huang M，et al. Irradiation stents vs. conventional metal stents for unresectable malignant biliary obstruction：A multicenter trial[J]. J Hepatol，2018，68（5）：970-977.

[4] Kahaleh M，Brock A，Conaway MR，et al. Covered self-expandable metal stents in pancreatic malignancy regardless of resectability：A new collcept validated by a declsion analysis[J]. Endoscopy，2007，39（4）：319-324.

[5] Mizandari M，Pai M，Xi F，et al. Percutaneous intraductal radiofrequency ablation is a safe treatment for malignant biliary obstruction：Feasibility and early results[J]. Cardiovasc Intervent Radiol，2013，36（3）：814-819.

[6] 崔雄伟，朱桐，钱智玲，等. 经皮胆道射频消融术在治疗恶性胆道梗阻中的应用[J]. 中国介入影像与治疗学，2016，13（7）：389-393.

第九章 脾功能亢进

一、解剖

（一）大体解剖

脾是一个实质性器官，位于左季肋区的后外部，胃底的左侧，左膈的下方，左肾和左肾上腺的前上方，结肠左曲的上方，第9～11肋的后内侧，其长轴和第10肋相一致。脾的形态多样，有三角形、楔形、蘑菇形、椭圆形和不规则形脾，其中以楔形及椭圆形脾最常见。每个脾脏又分为膈面和内脏面、前后两缘、上下两端。内脏面较凹陷，近中央处有一纵沟称为脾门，是血管、神经、淋巴管出入的途径。除脾门外，脾脏大部分均被腹膜所覆盖，且受腹膜皱襞构成的韧带所支持。脾脏一般由2～5个独立的脾段构成，每一个脾段由脾动脉的一支分支供血，并有一条引流的静脉，最常见的为4段，即上极段，上中段、下中段和下极段。正常成人脾长9.70cm±2.68cm、宽6.89cm±1.28cm、厚3.5cm±1.18cm，重150～200g。儿童脾长6.41cm±1.24cm、宽3.91cm±1.03cm、厚1.93cm±0.59cm。脾的活动度较大，可因体位、呼吸、周围器官充盈程度而改变。在直立位和吸气时下降2cm，横结肠充盈时可接近水平位。正常情况下，下界不超过肋弓，在肋下不能扪及。

（二）先天变异

脾脏的先天异常包括无脾、多脾、副脾和脾生殖腺、脾肾、脾胰融合等。脾脏的先天畸形比其他器官少见。

1. 无脾 其他器官均正常而发生孤立的脾发育不全是罕见的。无脾患者常与心脏大血管畸形，胸、腹腔脏器位置异常或发育异常合并存在，即无脾综合征（Lvemark syndrome）。

2. 多脾 多脾由多个大小略相同的圆形结节构成，罕见。多脾可呈现完全或部分内脏转位、伴有复杂的心脏畸形并导致青紫型心脏病。

3. 副脾 副脾与多脾不同，除了1个正常脾外，还有1个或几个副脾。副脾较为常见，占尸解病例的10%～40%。小圆形，组织结构和功能与正常脾相同，并且对各种刺激的反应亦相同。

4. 脾生殖腺融合 为一罕见的脾先天性发育异常。与生殖腺融合的脾组织同脾脏之间可有脾性或纤维性索条相连，亦可无联系。

二、生理

（一）造血

人类脾在胚胎时期，能产生各种血细胞与血小板。出生后，脾只产生淋巴细胞，主要部位为白髓和脾索，但脾仍保持着制造多种血细胞的潜在能力，在异常情况下，能重新制造多种血细胞。

（二）破血

血液通过脾脏时，处于缺氧、缺乏葡萄糖和酸性相对较高的环境中，这样既增加了红细胞的脆性，又降低其变形能力。衰老、死亡的红细胞，由于不易变形而难于通过微血管，被脾的红髓与脾索中的巨噬细胞吞噬后，经溶酶体消化分解，其中一部分铁与铁传递蛋白质结合，由血流运到骨髓中储存，供生成红细胞时重新利用，另一部分铁在脾内储存。色素部分几乎全部变成胆色素。脾的白髓吞噬破坏白细胞。因此，当脾功能亢进时，由于破血过度，可导致血液中的血细胞与血小板减少。

（三）吞噬

脾除能吞噬衰老的血细胞外，还能吞噬并清除血液中颗粒、异常血小板、血液中的寄生虫，以及进入体循环中的细菌。

（四）产生抗体

在最初的免疫反应过程中，抗原物质经脾脏巨噬细胞处理、提呈后，其免疫原性增强，然后与B细胞结合使之激活。当激活的B细胞再次与同种抗原相遇时，即产生大量的抗体，主要为IgG、IgM及少量的 IgA。这些抗体在补体的协同作用下或者通过激活 T 细胞、K 细胞、NK 细胞、巨噬细胞等效应细胞达到清除抗原的目的。

（五）分泌激素

脾脏能分泌多种刺激吞噬作用的激素，如 Tufsin 因子、吞噬作用刺激肽、血清调理素、备解素等，以增强多形核白细胞的吞噬能力。脾脏尚能合成一种内源细胞毒性因子，能直接抵抗幼稚的白细胞，防止白血病复发。

（六）储存血液

脾的被膜与小梁内含有平滑肌。平滑肌松弛时，脾的体积增大，能容纳更多的血液。反之，平滑肌收缩时，可将其中储存的血液输入血液循环，以补其不足。如在运动和急性大出血的情况下，脾的体积可以缩小。

（七）调节门静脉压力

当各种原因所致门静脉高压时，脾静脉作为门静脉系统的主要属支，血流淤滞，产生充血性脾肿大，反过来又可以调节门脉压力。

三、病因及病理学

（一）病因学

脾肿大和脾功能亢进可分为原发性和继发性两大类。

1. 原发性脾肿大和脾功能亢进　其病因不明，与先天的或家族的因素有关。由于免疫系统的改变和血细胞膜结构的异常，造成脾脏对某种血细胞，如红细胞、血小板的破坏而致病。此类患者，临床上多先有某种血细胞成分减少，然后才发现脾脏肿大。在化验中，除周围血象有某种血细胞减少的表现外，骨髓涂片常有相应的某种血细胞增生过盛现象。包括以下疾病：

（1）地中海贫血。

（2）遗传性球形红细胞增多症。

（3）遗传性椭圆形红细胞增多症。

（4）丙酮酸激酶缺乏症。

（5）镰刀形红细胞性贫血。

（6）红细胞生成性血卟啉病。

（7）自身免疫性溶血性贫血。

（8）特发性血小板减少性紫癜。

（9）原发性脾源性中性粒细胞减少症和全血细胞减少症。

2. 继发性脾肿大和脾功能亢进　是指因其他前驱疾病而致脾脏增大，继之产生周围血象改变者。

引起脾肿大的原因不一，如长期的脾脏充血导致脾脏纤维组织增生和脾组织再生，继而发生脾功能亢进，也可能是某种毒素作用的结果，也可能是由代谢紊乱或单纯郁积性淤血所致。病因似乎和以后的脾功能亢进性质和程度无关，脾肿大后多久才有继发性脾功能亢进现象也难以预测，脾肿大程度与脾功能亢进程度不一定成比例。常继发于：

（1）肝硬化和其他原因所致门静脉高压症。

（2）结缔组织病：如系统性红斑狼疮、硬皮病、类风湿性关节炎、Felty 综合征等。

（3）慢性感染性疾病：如疟疾、黑热病、传染性单核细胞增多症、脾结核等。

（4）肝脏代谢性疾病：如肝糖原贮积症、戈谢病、尼曼 - 皮克病等。

（5）门静脉系统血栓形成。

（6）淋巴单核吞噬细胞系统恶性肿瘤：如淋巴瘤、慢性淋巴细胞性白血病等。

（7）组织细胞增多症。

（二）病理学

1. 脾肿大的原因　脾功能亢进患者都有不同程度的脾肿大。其原因主要为：

（1）脾内水分增加：脾感染时，脾内血管内皮细胞受损，使血管通透性增高，浆液渗出，导致微小动脉、毛细血管管壁肿胀。

（2）动脉性充血：进入血液循环的病原微生物、抗原及异常的红细胞，通过化学性或机械性作用，引起小梁动脉或滤泡动脉的内皮细胞损伤，促进血浆向动脉壁浸润，这样能引起血管运动神经伤害，进而引起微小动脉扩张、充血。动脉性充血首先出现在淋巴滤泡内，继之围绕淋巴滤泡形成圆形的晕状出血灶，最后脾索、脾窦内也充满了红细胞，使整个红髓形成血海样改变。以此相适应，脾索、脾窦间的窗状开口增大，促进脾索、脾窦间的血液交流，结果使血流量增大。

（3）血液腔的增加：脾小动脉周围出血、机化及纤维化，致脾内动静脉吻合增加，引发脾窦呈腺样增生、脾索网状纤维网眼扩大，从而使脾内血容量增加。

（4）脾索细胞成分的增生：增生的主要成分是脾索巨噬细胞、网织细胞及窦内皮细胞。溶血性贫血患者，表现为脾索巨噬细胞和窦内皮细胞增生。特发性血小板减少性紫癜患者则以淋巴滤泡增生、肥大为主，同时伴脾索的网织细胞增生。

2. 病理所见　大体病理可见脾体积增大，质地稍硬，被膜紧张。

（1）溶血性贫血患者镜下观察示：

1）脾索淤血和网状内皮细胞增生，使红髓脾索宽度增大。

2）与年龄无关的明显的滤泡周围的网状内皮细胞增加（滤泡周边带扩大）。

3）窦内皮细胞和鞘动脉内皮细胞，具有吞噬活性（不一定有含铁血红素沉着）。

4）年轻人出现淋巴滤泡生发中心。

5）脾窦增生，脾索纤维网眼扩大。

6）含铁血黄素沉着，出现 Gamna-Gandy 小体。

（2）特发性血小板减少性紫癜镜下观察示：

1）轻、中度红髓脾索宽度增加，伴有网状内皮细胞的增生。

2）淋巴滤泡增生、肥大。

3）有淋巴滤泡生发中心。

4）淋巴滤泡周边带明显扩大。

四、发病机制

脾功能亢进引起的血细胞减少的机制目前主要有以下 3 种学说。

（一）血细胞吞噬学说

Doan 的假说认为，血液经过脾脏时间延缓，大量血细胞被滞留于脾内，可被脾脏的网状内皮细胞所吞噬，例如吞噬和破坏红细胞者即为溶血性贫血；吞噬白细胞者，即为中性粒细胞减少症；吞噬血小板者，即为血小板减少性紫癜；全部血细胞均被吞噬或破坏者，即为全血减少症。另外，血细胞在脾滞留时间延长，使细胞内在及外在环境发生变化也是造成其易受吞噬破坏的原因。血细胞吞噬学说是成立的，但不能完全解释脾功能亢进症状的发病机制。

（二）脾脏激素学说

由 Dameshek 首先提出，认为脾脏在正常情况下，也会分泌一种抑制骨髓造血功能的激素，一旦此种激素分泌过多，由于过度抑制造血功能或阻止已造成的血细胞进入循环，即可发生各种贫血现象。

（三）抗体产生学说

认为脾亢是一种自身免疫性疾病，脾脏的淋巴细胞由于各种不同原因发生了异常的免疫反应，产生异常抗体。抗体进入全身循环后，可致血细胞破坏。脾肿大程度愈重，产生的抗体愈多，血细胞破坏亦愈重，结果导致一种或几种血细胞成分减少。

上述三种学说均不能圆满地解释脾功能亢进的发病机制。导致脾功能亢进可能是这三种因素共同作用的结果。

五、临床表现

由于脾肿大和脾功能亢进的病因繁多，患者就诊时，应严格追问病史。询问其疫区生活、感染、家族史，以利于作出诊断。

（一）脾肿大

是脾功能亢进患者的突出表现之一，分为轻度、中度或重度脾肿大。深吸气时，触及的脾脏在肋缘下不超过 2～3cm，称为轻度脾肿大；自 3cm 至脐水平，为中度脾肿大；达脐水平线以下或脾右缘越过人体正中线为重度脾肿大（巨脾）。

（二）贫血

患者常常出现疲乏、劳累、全身肌肉无力、头晕、耳鸣、活动后心悸气促、皮肤及黏膜苍白、反甲等贫血的症状及体征。

（三）发热

感染性脾肿大常有发热史，发热之高低与病因有关。但血吸虫性肝硬化及肝炎后肝硬化所致之脾肿大，一般不发热。

（四）出血倾向

血小板减少性紫癜、白血病及其他造血系统疾病，常有皮下、黏膜、眼结合膜及其他器官出血，表现为皮下及黏膜瘀斑，牙龈出血。

（五）黄疸

各种溶血性贫血的脾肿大患者常合并黄疸，晚期肝硬化亦可出现黄疸。

（六）表浅淋巴结肿大

许多感染性疾病、白血病、淋巴瘤等常合并表浅淋巴结不同程度肿大。而肝脏疾病所致之脾肿大多无淋巴结肿大。

（七）其他

肝硬化脾功能亢进患者，常出现腹水、呕血及便血等症状。

六、诊断

（一）一般血象检查

溶血性贫血患者，红细胞数减少，网织红细胞增多，末梢血出现有核红细胞；特发性血小板减少性紫癜患者血小板低于正常；肝硬化脾功能亢进患者，可仅有一种或全血细胞减少。

（二）骨髓象

骨髓增生活跃或明显活跃，末梢血呈减少的细胞成分，在骨髓中常表现增生。增生以幼稚细胞为主，成熟细胞则减少。

（三）特殊检查

红细胞盐水渗透脆性实验，脆性增加，见于遗传性球形红细胞增多症；脆性减低，见于地中海贫血及镰状细胞性贫血；自身免疫性溶血性贫血，冷凝集实验阳性；地中海贫血，采用基因探针技术，可以准确查明碱基突变、缺失的部位，从而判明地中海贫血的基因类型，以选择最佳的治疗方案。

（四）影像学检查

1. 腹部 X 线片 脾影增大，脾区密度增高。左则膈肌升高，活动受限。

2. 胃肠道检查 可见胃及结肠受压移位，胃大弯呈现弧形压迹。脾巨大时甚至可将胃体推移到脊柱右侧，结肠左曲亦可有压迹。

3. 超声检查 可用来迅速测量脾脏大小，了解脾肿大程度，并有助于与左上腹部肿物相鉴别。通过超声检查测量脾门静脉的宽度，有助于脾肿大的病因诊断。借助超声随访，可对脾脏大小进行动态观察。脾功能亢进患者，超声显示脾影增大，回声增强；脾长径大于 12cm 和／或宽径大于 7cm、厚径大于 4cm，其中以厚径的测量较有意义。

4. CT 检查 一般认为，若脾下缘超过肝右叶的尖端或脾前缘向中线延伸并到腋中线以外，可判为脾肿大。当脾长径超过 5 个肋单元时，也可判为脾肿大。借助 CT 扫描，可以比较精确的测量脾的容积，是脾栓塞前、后评估脾栓塞程度较为客观的方法之一。

5. MRI 检查 脾形态、大小判断同 CT。

6. 同位素检查 通过静脉注入放射性胶体或 ^{51}Cr、^{99m}Tc 标记的热变性红细胞后，前者被脾脏网状内皮细胞吞噬，后者被脾脏拦截滞留于血窦内而使脾脏显影。脾功能亢进时，放射性物质浓聚增多，脾脏显示高密度影像；脾功能减退时，放射性浓聚减少或不浓聚，显示为放射稀疏或缺损区。应用放射性同位素检查，可观察脾脏的大小、形态及功能。当脾脏的上下径大于 11cm 或厚径大于 4.5cm 时表示脾肿大；当放射性物质在脾区聚积较多，脾／肝比值明显 > 正常，脾定位指数（SLI）> 正常 2～3 倍，提示贫血是由脾脏破坏红细胞过多所致，以脾切除或脾栓塞治疗为宜；若肝区放射性物质聚积较多，表明肝脏是破坏红细胞的场所或有血管内溶血，不宜行脾切除或脾栓塞术。此外，应用 ECT 扫描，尚可估算脾的容积，评估脾栓塞程度。

（五）血管解剖及造影表现

脾动脉是腹腔动脉最粗大的分支，分为脾动脉主干、脾叶动脉、脾段动脉、脾极动脉及脾实质内动脉。

1. 脾动脉主干 起始于腹腔动脉，从腹主动脉直接发出者罕见。发出后紧贴腹后壁沿胰腺上缘左行，经脾胃韧带达脾门处入脾，沿途分出 2～10 支脾动脉胰支到胰腺（即胰背动脉、胰大动脉、胰横动脉、分界动脉、胰尾动脉）及胃短动脉和胃网膜左动脉。脾动脉主干长约 7.1～39.2cm，根据血管造影表现其走行分为上弧型、下弧型、水平型、上升型、波浪型和回旋型等 6 种形态。其中波浪型和回旋型在超选择插管时由于导管传送力与导管推进方向不一致，超选择插管难度较大，少部分患者可能不成功。

2. 脾叶动脉 脾叶动脉是脾动脉主干距脾门 1～5cm 处发出的 I 级分支，绝大部分为 2～4 支，形成二干型（脾上叶动脉和脾下叶动脉汇合而成）、三干型（脾上叶动脉、脾中叶动脉和脾下叶动脉汇合而成）和四干型（脾上叶动脉、脾中主叶动脉、脾中下叶动脉和脾下叶动脉汇合而成）。单干型极少见，仅有脾上叶动脉供应脾的大部，而由胃网膜左动脉发出脾极动脉或脾段动脉供应脾下叶。

3. 脾段动脉 脾段动脉是脾叶动脉（I 级分支）在脾门处发出的 II 级分支，进入脾内供应一定范围的脾组织。按脾段动脉的支数和分布范围，可分为四段型、五段型、六段型及多段型。四段型最为常见，即由二干型脾叶动脉分为四段型脾段动脉（脾上叶动脉发出脾上段动脉和脾中上段动脉，脾下叶动脉发出脾中下段动脉和脾下段动脉）。

4. 脾实质内动脉 脾段动脉（II 级分支）入脾后发出 10～20 支 III 级动脉分支，这些分支再分为较细小的次级分支（IV、V 级分支等）营养脾实质。行脾栓塞术时，高压消毒后的 1mm³ 大小明胶海绵颗粒或术中剪成的 1mm×2mm×2mm 新鲜明胶海绵颗粒注入脾后绝大部分均滞留在 III、IV 级动脉分支（内径约 1mm 脾动脉分支）内。

5. 脾极动脉 由脾动脉主干发出，或由上、下叶动脉在发出段动脉之前发出，或由胃网膜左动脉发出，不经脾门而直接进入脾上、下极者，称为脾极动脉（图 6-9-1），出现率为 57%～63.89%。脾极动脉一般较细，供应范围较小。但亦有的脾极动脉较粗，供应范围较大，形成一个脾段。

6. 脾内动脉吻合 尽管相邻脾叶、脾段间血管分支较脾叶内、段内少，而且大部分为相邻脾叶、脾

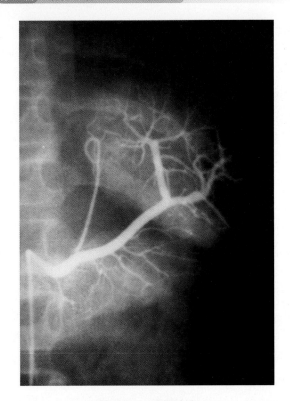

图 6-9-1　脾极动脉
脾上极动脉起自脾动脉主干近端

段动脉分支重叠、交叉所致，但亦存在一些吻合动脉，其发生率为 30%～62%。吻合的形式有短交通支吻合、弓形吻合、汇集形吻合（指脾上、下叶动脉各发 1 支呈 V 型吻合，吻合后供应 1 段）。有吻合动脉的脾脏绝大部分为 1 处吻合，2 处或以上者少见。这些吻合动脉常出现在脾门附近，连接于脾叶动脉、脾叶段动脉、脾段动脉间。小于或等于 1mm 的脾内动脉分支极少存在吻合动脉，因此，当使用 1mm³ 大小明胶海绵颗粒、微球等栓塞剂行脾栓塞术时，可不考虑吻合动脉对它的影响。

7. 脾内血管分型　有的脾内动脉分支较多，相互重叠，有的脾内动脉分支稀疏。根据脾动脉造影表现，可分为 3 型：

（1）密集型：1mm 脾内动脉分支密集，且在相邻脾段间交叉重叠，不能区分脾段的范围（图 6-9-2A）。

（2）稀疏型：1mm 脾内动脉分支稀少，在相邻脾段间完全没有重叠，存在一带状的"无血管区"（图 6-9-2B）。

（3）中间型：1mm 脾内动脉分支较多，但仅在部分脾段间重叠，能区分部分脾段范围（图 6-9-2C）。上述 3 型在不同程度增大的脾脏中均存在，但有随着脾脏肿大程度加重，脾血管分布逐渐由密集型向稀疏型转化的趋势。但脾肿大程度与脾内血管分数无明显相关性，即不能认为：脾肿大程度越重，脾内血管分支数就越多。由于脾栓塞是通过向脾动脉注入一定大小和数量的栓塞剂，使部分脾动脉分支闭塞，造成相应大小的脾实质梗死，从而取得临床疗效的。因此，脾动脉分支数的多少直接影响着栓塞剂的用量。栓塞时不能单纯以脾脏大小作为评估栓塞剂用量的依据。

8. 脾静脉　脾静脉基本上与脾动脉伴行，收集同名动脉分支区域的静脉血流，最后汇入门静脉。

七、治疗

（一）外科治疗

原发性脾功能亢进通过脾切除可望获得良好的治疗效果；而继发性脾功能亢进中除充血性脾肿大、戈谢（Gaucher）病和个别的继发性溶血性贫血、继发性血小板减少性紫癜外，一般手术效果不佳。虽然外科手术是改善脾功能亢进的主要方法，但脾切除后，脾脏的免疫功能丧失，使血液循环中 IgM 减少、备解素和调理素水平下降、脾滤过功能消失、T 淋巴细胞系统失调、外周血淋巴细胞百分比及淋巴细胞转化率明显下降、中性粒细胞和巨噬细胞对细菌的吞噬能力减低，导致感染发病率增高，尤其是凶险性感染（overwhelming postsplenectomy infection，OPSI）的机会增加。Holdworth 分析了 12 514 例资料完整的脾切除术患者，指出全脾切除者比未切脾者感染率高出 58 倍，死亡率高出 200 倍。此外，脾脏分泌的 Tufsin 因子可以增强巨噬细胞、NK 细胞的活性，提高它们杀伤肿瘤细胞的能力；提高 T- 依赖性抗体的水平，增强抗肿瘤的体液免疫反应。因此，脾脏并不再被认为是无关紧要的，全脾切除术只有在万不得已的情况下才实施。

（二）介入治疗

1973 年，Madsion 首次应用自体血凝块行脾栓塞术获得成功，此后，在一系列的动物实验和少量的临床应用中观察到：全脾栓塞易引起严重的并发症和高的死亡率，故未能在临床上很快推广。1979 年，Spigos 在全脾栓塞的基础上进行改进，首创部分性脾栓塞术（partial splenic embolization，PSE）。并在随后的临床应用中表明：PSE 术能够有效地改善外周血象；保留脾脏的免疫功能，避免脾切除术后的凶险性感染；操作简单，患者痛苦小，术后并发症少等优点，使之很快在临床上推广应用，并已成为一种替代脾切除术的有效疗法。

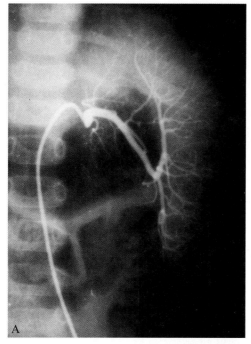
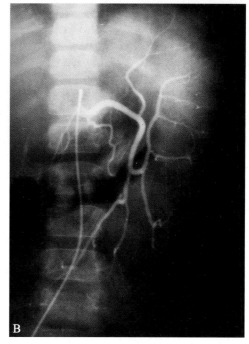
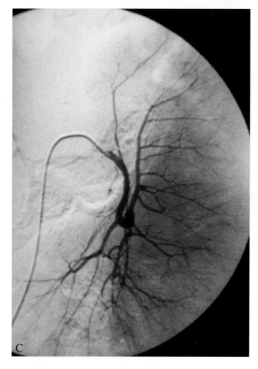

图 6-9-2　脾内动脉分型
A. 密集型：1mm 脾动脉分支在脾段间重叠较多，不能区分脾段动脉范围；B. 稀疏型：脾段间血管重叠较少，能区分各脾段范围；C. 中间型：1mm 脾动脉分支在部分脾段间重叠，仅能区分部分脾段范围

1. 适应证及禁忌证

（1）适应证：各种原因之脾肿大合并脾功能亢进具有外科手术指征者，均适于介入治疗，具体为：

1）门静脉高压症合并脾功能亢进：如肝炎后肝硬化、血吸虫病、门静脉系统血栓形成或门脉海绵样变等。

2）静脉高压合并胃底食管静脉曲张破裂出血，对脾和胃左动脉栓塞可降低门静脉高压，提高血小板水平，起间接止血作用。

3）自体免疫性（特发性）血小板减少性紫癜，内科治疗无效者。

4）溶血性贫血：如地中海贫血、遗传性球形或椭圆形红细胞增多症、自体免疫性溶血性贫血、丙酮酸酶缺乏症、镰刀形红细胞性贫血等。

5）肾移植术前、肝癌化疗后白细胞减少者。

6）戈谢病引起的脾肿大。

7）造血系统疾病：霍奇金病、慢性淋巴细胞白血病、慢性粒细胞白血病、骨髓异常增殖症并血小板减少、骨髓纤维化等。

8）其他：脾外伤破裂出血或包膜下血肿、脾动脉瘤和血管畸形等。

（2）禁忌证：脾栓塞疗法禁忌证甚少，主要有以下几种。

1) 全身极度衰竭、严重感染、发热应视为绝对禁忌证。

2) 明显出血倾向、凝血功能障碍应视为相对禁忌证。

3) 脾动脉选择性插管失败，不可在腹腔动脉干注入栓塞剂。

2. 介入器材　根据患者的年龄大小选用不同的介入器材。小儿脾栓常用微穿刺针、J 形导丝、5F 单勾导管；成人则用普通穿刺针、导丝、Cobra 或单勾导管。有时因脾动脉主干明显迂曲，普通导管沿导丝不易送入，此时，更换微导管常可超选成功。最常用的栓塞剂为明胶海绵，按 5 粒、10 粒、15 粒包装后高压消毒备用。术中制备时，可剪成 1mm×2mm×2mm 的明胶海绵颗粒或 1mm×2mm×6mm 的明胶海绵条，将此明胶海绵放入 2ml 或 5ml 的注射器中，抽取 1～2ml 75% 乙醇浸泡 2～3 分钟，以消毒及消除气泡，排掉乙醇后抽取混有庆大霉素 8 万～16 万 U 的稀释造影剂在透视监控下注入脾动脉内。明胶海绵条先手工搓紧后，塞入装有造影剂的 2ml 注射器乳头内，与导管连接，即可推注。也可根据脾血管情况，选用明胶海绵颗粒栓塞剂，其规格型号：150～350μm、350～560μm、560～710μm、710～1 000μm、1 000～1 400μm、1 400～2 000μm。其他栓塞剂尚有微球、聚乙烯醇、真丝线段、无水乙醇、鱼肝油酸钠、组织黏合剂等，由于脾脏与周围器官（胃、结肠、胰腺等）间存在丰富的血管吻合，行脾栓塞术时，应慎用液体栓塞剂，以免引起这些器官坏死、穿孔。

3. 术前准备　充分的术前准备是减少术中和术后并发症的重要措施，除常规血管造影术前准备外，脾栓塞术前尚需作如下术前准备工作：

（1）实验室检查

1) 肝功能测定，包括血清酶学（ALT、AST、GOT）检查、蛋白定量、胆红素测定。

2) 白细胞、红细胞、血小板计数，出、凝血时间测定。

3) 肾功能测定，包括血清尿素氮、肌酐水平测定。

（2）常规胸腹部 X 线片、心电图及超声检查。

（3）纠正贫血：重度贫血患者，术前最好输少量新鲜血以改善贫血和组织缺氧状况，增强机体的抵抗力和手术耐受性。

（4）肝功能较差，凝血酶原时间明显延长者，应给予维生素 K_1 静脉点滴和肌内注射。

（5）肾功能较差，出现氮质血症患者，应补充血容量，以维持良好的肾循环血量，防止肾功能衰竭。

（6）改善肺的换气功能。

（7）术前 3 天流质饮食，予以通便药物如大黄苏打片等保证大便通畅，口服抗生素以抑制肠道菌群，PSE 术后的一段时间内脾动脉血流减少、脾静脉压力减低，有可能使带菌的门脉血倒流入脾，而致梗死的脾组织感染形成脓肿，常用的抗生素为庆大霉素、诺氟沙星等。

4. 脾动脉造影

（1）选择性脾动脉插管：常规消毒铺巾，采用改良 Seldinger 技术穿刺股动脉。不能配合的患儿，术前 10 分钟用地西泮和冬非合剂从静脉内缓慢推注，行亚冬眠麻醉和局麻或全麻，其余患者仅用普鲁卡因或利多卡因局麻。局麻后，于腹股沟下 2cm 处用刀尖刺开皮肤 2～3mm，目前一般用 5F 的鞘，穿刺不常规切开皮肤。然后左手固定股动脉，右手持针对准股动脉搏动处穿刺，见鲜血喷出后，置导管鞘，然后，送入导丝和导管。小儿或者凝血功能不好者，可采用微穿刺针进行穿刺。股动脉穿刺也可采用超声引导，提高穿刺的精准度和成功率。小儿用单勾较易超选致脾动脉主干，成人用 Cobra 或脾管均易超选成功。透视下将导管头端送致 T_{11} 至 L_1 水平，寻找腹腔动脉开口，注入少量造影剂证实插入后，按脾动脉走行将导管左旋并继续插入，一般可进入脾动脉。

（2）脾动脉造影：导管头端送至脾动脉主干近中端后即可行脾动脉造影。若导管头端超选至脾门附近造影，就有可能越过从脾动脉主干发出的脾极动脉，从而影响全脾轮廓和血管结构的观察。脾动脉造影时造影剂注射速度为 5～10ml/s（X 线机）或 3～5ml/s（DSA），持续 4～5 秒，造影剂总量为 12～30ml。摄片时间 22 秒，次序为 1 片 / 共 6 秒，1 片 /2s 共 16 秒。

造影可见脾脏体积增大，脾动脉主干增粗、迂曲，脾内血管分支增多，实质期染色浓密，充血性脾肿大患者静脉期排空延迟。脾动脉造影重点观察脾脏的血管结构，以便于估算明胶海绵用量。此外，尚需观察脾脏的大小，以免巨脾患者因栓塞程度过重，导致脾囊肿、脾脓肿等并发症。

造影片上脾脏大小的度量方法（图 6-9-3）：取第 11、12 后肋肋间隙的平分线与左锁骨中线的交点为 A，左锁骨中线与脾下缘的交点为 B。①若脾下缘未超出第 11、12 后肋肋间隙的平分线认为脾不大；

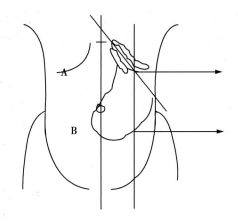

图 6-9-3　脾脏大小的度量方法

②若脾下缘超出第 11、12 后肋肋间隙的平分线，但 AB 线 <3cm，为轻度肿大；③若 AB 线≥3cm，但尚未达 L3/4 椎间隙平面，为中度肿大；④若 AB 线达 $L_{3/4}$ 椎间隙平面以下，或脾向右增大，并已越过人体正中线，为重度肿大。

5. 脾动脉栓塞

（1）全脾栓塞：采用较小的栓塞剂将脾动脉所有分支栓塞称全脾栓塞。由于正常的脾循环几乎完全被阻断，也无法产生足够的侧支循环，脾组织梗死量达 90% 以上。栓塞后并发症和死亡率高，也不符合保留脾脏功能的目的，现已基本弃用，仅偶用于脾脏恶性肿瘤的治疗。

（2）脾动脉主干栓塞：常用较大的栓塞剂，如不锈钢圈、可分离球囊和组织黏合剂（如 NBCA）、血管塞等阻塞脾动脉主干，相当于脾动脉主干结扎。栓塞的目标位置是胰大动脉与胰背动脉之间的脾动脉主干，目的是保留脾动脉分支之间的交通"胰大 - 胰背弓"。由于栓塞后其远端可经侧支循环而重建，实际上阻断是暂时的。因为脾动脉主干栓塞脾脏常无梗死，并发症少，可缩小脾脏，改善严重的血小板减少及贫血患者的血流动力学，减少切脾术中出血，故可作为高危和脾切除困难患者的术前措施。脾动脉主干栓塞亦适用于脾动脉瘤、外伤性脾破裂的治疗，并可作为临时性降低门静脉高压和控制食管胃底静脉曲张出血的措施。一般不造成较大的脾梗死。

（3）部分性脾栓塞术

1）栓塞程度的选择

① 肾移植、肝癌患者合并脾功能亢进：此类患者行部分性脾栓塞术（PSE）术旨在改善脾亢，提高白细胞和血小板数量，增强其对免疫抑制剂和抗癌药物的耐受性。为此，肾移植患者术前需栓塞 70% 的脾脏，若要使免疫抑制剂得以长期应用，脾栓塞程度应达到 75%～80%；肝癌患者应栓塞 50%～70% 的脾脏。

② 门静脉高压引起的脾亢：Brandt 等对 13 例因肝外型门静脉高压继发脾功能亢进而行 PSE 术的儿童患者随访 3 年，10 例保持正常，栓塞程度均≥70%。另 3 例脾亢复发者，栓塞程度分别为 20%、60%、60%。Watanabe 等根据 5 例门静脉高压脾亢患儿 PSE 术后脾脏的 CT 影像学变化和实验室资料，指出当栓塞程度≥80% 时，脾亢几乎不可能复发。Sangro 等用 PSE 术治疗 40 例门静脉高压脾亢患者，并对 27 例进行随访，随访时间为 1～36 个月，其中 7 例复发，栓塞程度均 <50%。因此，为取得长期疗效，栓塞程度应达到 65%～70%。

③ 特发性血小板减少性紫癜（ITP）：屈国林等采用不同程度脾栓塞术治疗 45 例 ITP 患者。其中 4 例属完全栓塞，7 例达 90%～95%，9 例为 80%～85%，25 例为 65%～75%。术后近期及半年的血小板增长率以 65%～75% 组最高，故认为脾栓塞程度与疗效无正相关，栓塞 70% 左右足以达到预期的疗效。其他文献亦认为此值最为适宜。李春生则认为栓塞 30%～40% 即可使患者体内血小板抗体降低，脾脏对血小板破坏减少，同时纠正患者的免疫功能失调，使抑制性细胞活性增强，巨噬细胞对血小板的破坏减弱。从而达到血小板回升的目的。因此，ITP 患者栓塞程度以 40%～70% 为宜。

④ 地中海贫血：Pinca 等以 75% 的脾栓塞程度治疗 10 例重型地中海贫血患者，并对 9 例进行了随访，术后第 1、第 2、第 7 年输血量分别减少了 23%、20%、39%。而同期 6 例行脾切除的同类患者，术后第 1、2、7 年输血量分别下降了 39%、39%、44%。Politis 等的报道与此类似。由于 PSE 术和脾切除术均为减少髓外溶血的场所，故全脾切除的疗效较 PSE 术好。因此，地中海贫血患者行 PSE 术时，应在保留脾脏功能的前提下，进行最大限度的脾栓塞。而以髓内溶血和无效红细胞生成为主的 β0/β0 型 β 地中海贫血患者，脾脏溶血很少可不行 PSE 术。

⑤ 遗传性球形红细胞增多症：袁明纯治疗了一组小儿血液病，其中有 10 例此类患者，栓塞程度为 50%～80%。根据随访结果指出栓塞程度与疗效不呈正相关，以 50%～60% 为宜。其他文献报道的栓塞程度在 60% 左右，均取得了满意疗效。

⑥ 其他：遗传性椭圆形红细胞增多症、慢性粒细胞性白血病、戈谢病、骨髓纤维化、再生障碍性贫血等均有散在报道。栓塞程度在 30%～70% 之间。

⑦ 巨脾患者栓塞程度：巨脾患者若以同类疾病的脾栓塞程度进行栓塞，栓塞后，脾梗死范围较大，易产生大的液化坏死区、脾脓肿等并发症。故一次栓塞程度应 <50%，以少量多次 PSE 术的方法为宜，连续栓塞 2～3 次，每次栓塞 40% 左右。

⑧ 儿童患者，由于代谢旺盛，脾梗死后修复较快，且 PSE 术后残留的脾组织代偿增生，可致脾大或脾亢复发，因此栓塞程度较同类患者偏大。体质较差、病情较重、肝功能属 Child C 级的患者，栓塞程度应较同类患者偏小。

2）栓塞程度的控制

① 术中即时控制：根据脾动脉主干血流速度的变化控制栓塞程度。一般认为：当血流速度稍有减慢，栓塞程度约 30%～40%；轻度减慢，栓塞程度约 50%～60%；明显减慢，栓塞程度约 70%～80%；脾动脉主干血流呈蠕动样前进或出现短暂停留，栓塞程度已达 90%。采用此方法评估栓塞程度，术者需积累丰富的经验，经验较少者较难准确把握。另外，此方法缺乏客观依据，易受主观因素影响。当脾动脉发生痉挛时，也会影响栓塞程度的准确判断。故估算的栓塞程度与实际栓塞程度偏差较大。

② 依脾大小确定栓塞剂用量：根据术前 B 超、CT、MRI、同位素检查及脾动脉造影显示的脾脏大小确定栓塞剂的用量，脾脏越大，栓塞剂用量越多。此方法具有很大的盲目性，不能控制栓塞程度。因为脾增大程度与栓塞剂用量间是否存在正相关性尚未有人研究，而从正常人脾解剖的观察可知：人脾血管分布差异较大，相同大小的脾脏 Ⅱ、Ⅲ 级脾动脉分支数可产生 1 倍左右的个体变异。有的脾内血管分布密集，有的分布稀疏。因此仅根据脾脏大小确定栓塞剂用量，常常导致栓塞过度或不足。

③ 术中血流监测：利用数字化电视密度测定仪在术中监视脾动脉的血流变化以控制栓塞程度。栓塞前及每次栓塞后均要计算兴趣区内时间密度曲线下的面积，直至该面积为栓塞前的 2 倍，即停止栓塞。此时脾脏的栓塞程度即为栓塞前的 50%。此方法虽可在术中较准确判断栓塞程度，但缺乏预见性，而且操作繁杂、费时，并需配备昂贵的仪器，不适于在临床上推广应用，仅可作为实验研究。

④ 脾下极动脉栓塞：通过超选择性插管至脾下极动脉后，注入栓塞剂使之闭塞以控制栓塞程度。但存在以下缺陷：脾下极栓塞仅栓塞了 30%～40% 的脾脏，对大部分患者来说，栓塞程度过小，疗效不足；脾动脉走行为波浪型或回旋型者超选择插管难度大，部分患者可能不成功；大网膜向梗死的脾下极游走包裹时，易诱发粘连性肠梗阻；脾下极梗死后，脾中上极易代偿性增生，致脾亢复发。

⑤ 明胶海绵同位素标记法：超选择脾动脉造影，了解脾内血管分支及脾脏大小后，用 ^{99m}Tc 标记的明胶海绵进行栓塞。在连续摄影的 γ 相机监视下，可判明每个明胶海绵颗粒在脾内滞留的确切部位，依此估算脾栓塞的范围，效果与术中血流监测法相同。此方法虽可在术中及时判断栓塞程度，但仍缺乏预见性，而且技术复杂，设备昂贵，操作费时，使之难以在临床上推广应用。

⑥ 预见性栓塞：梅雀林等以大宗的 PSE 术病例为基础，对影响脾栓塞程度的相关因素行直线与回归分析，总结出了栓塞程度（Ee）、明胶海绵颗粒数（G，高压消毒后为 1mm³、新鲜的为 1mm × 2mm × 2mm 大小）、1mm 脾内动脉分支数（A）的关系，即：G=（E−11.45）A/50.49（其中 E=Ee × 100）。栓塞前根据预期栓塞程度及脾动脉造影时计数的 1mm 脾内动脉分支数即可求出所需的明胶海绵用量。

本方法的优点：A. 控制栓塞程度准确。根据这种方法对 30 例脾功能亢进患者进行栓塞，结果实际栓塞程度与预期栓塞程度偏差较小（$p>0.5$），预计 95% 患者的偏差将控制在 −6.3%～+6.8% 以内（图6-9-4）；B. 具有预见性。应用这种方法在栓塞前求出明胶海绵用量后，术者在栓塞时对所使用的明胶海绵颗粒数能够栓塞多少就心中有数，不致造成过度栓塞或栓塞不足；C. 操作简单、经济，适于在临床上推广应用。使用本方法控制栓塞程度，只需在栓塞前确定预期栓塞程度，脾动脉造影时计数 1mm 脾内动脉分支数，即可估算出明胶海绵用量。然后，把这些明胶海绵颗粒全部装入注射器，缓慢注入脾动脉内。如术者担心过度栓塞，亦可把估算出的明胶海绵颗粒数减去 5 粒后装入注射器内进行栓塞，造影复查后决定追加剂量。

3）栓塞程度评估：临床上常根据脾栓塞前后的脾实质象（脾面积）的变化来评估栓塞程度。尽管脾脏的面积与脾脏体积有一定的相关性，但由于脾脏是一个不规则形体，脾脏肿大时也并非均匀性增大，因此，脾脏的面积不一定能够真实反映其体积，用面积法评估栓塞程度具有一定的缺陷性。根据临床经验，脾栓塞前后滞留栓塞剂的脾内动脉分支（通常是 1mm 脾内动脉分支）数的变化能更确切地反映脾脏体积的变化，如栓塞前 1mm 脾内动脉分支数为

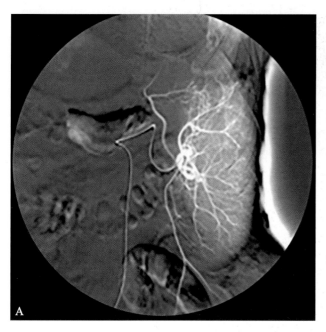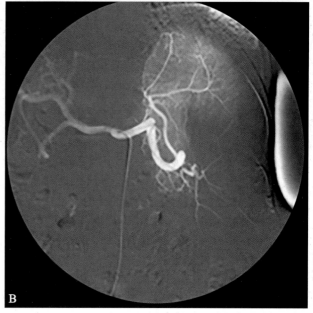

图 6-9-4 明胶海绵颗粒栓塞脾脏：预期栓塞程度与实际栓塞程度对比

A. 脾动脉造影示脾内动脉分支为 16 支，预期栓塞程度为 70%～75%，预计明胶海绵颗粒数为 19～20；B. 注入明胶海绵颗粒 20 粒后复查，残留脾内动脉数为 4 支，实际栓塞程度为 75%

20 支，栓塞后残留 10 支，则体积减少了 50%，栓塞程度也即为 50%。如需较准确地评估栓塞程度，应在 PSE 术前后做 CT、C 臂 CT 或 ECT 扫描，然后比较栓塞前后的脾脏体积变化，即可对栓塞程度进行评估。使用 CT 评估需在 PSE 术后 1 周左右进行，因为此时才出现脾梗死的形态学变化。而应用 C 臂 CT、ECT 评估可在栓塞后即进行。

（4）内照射性部分性脾切除：把与载体结合后的放射性物质如 ^{131}I、^{90}Y 等缓慢注入脾内，利用其发射 γ、β 射线达到破坏脾实质的目的。动物实验表明：经内照射的脾脏体积缩小、重量减轻，动脉造影血流减慢、血管分支变细，术后白细胞、血小板和血红蛋白量有不同程度升高。Christoph 等采用 ^{90}Y 树脂微球对 1 例肝硬化脾功能亢进患者行内照射治疗，术后 13 个月脾脏缩小 2/3，血小板恢复到正常水平。由于使用微球作为载体，脾脏缩小与脾功能亢进症状的改善是微球的机械性作用还是 ^{90}Y 内照射损伤抑或两者共同作用的结果尚难肯定。目前，临床上尚未真正使用放射性内照射术来治疗脾脏疾病，因为患者对内照射的最大耐受量、放射性强度与脾损伤范围的关系尚需进一步研究明确。

（5）术后处理

1）穿刺点压迫止血弹力绷带固定后继续给以沙袋压迫，小儿可用绷带包扎。绝对卧床 6 小时。24 小时内应严密观察患者的生命体征，特别注意患儿的神志及呼吸。使用血管缝合器可减少穿刺点压迫与卧床时间。

2）继续使用抗生素 3 天～1 周，以抑制肠道细菌沿脾静脉入脾所致的逆行感染。使用少量皮质激素以减轻术后反应。

3）对症处理术后反应。疼痛是最常见的术后反应，与栓塞后脾梗死和包膜紧张有关。疼痛常为中至重度，部分患者难以忍受。疼痛可抑制左膈运动，造成胸肺并发症，也反射性地抑制胃肠运动，所以有效的止痛十分重要。可用适量的哌替啶或二氢埃托啡镇痛，亦有人采用硬膜外留置导管持续麻醉止痛。发热发生率可达 60%～70%，体温可达 38.5℃ 左右，持续 3～5 天，儿童持续时间较长。可用物理或药物降温。持续发热应注意补液和提供足够能量。呕吐较少发生，若出现可用止吐剂，门静脉高压患者尤其重要，因为频繁呕吐使腹压升高，易造成胃底食管静脉曲张破裂出血。腹胀及便秘可用腹泻剂或中药治疗。

4）术后 24～48 小时开始做血常规检查，以了解外周血的变化，一般在术后数小时即可出现血小板和白细胞计数的增加，2 周左右逐渐恢复正常。如术后血小板明显升高，达 300×10^9/L 者应给予双嘧达莫或阿司匹林等抗凝药物，以预防血栓形成。

（6）并发症及其处理

1）穿刺部位出血或血肿：常因穿刺技术不佳或压迫止血不彻底引起，也可能为凝血机制异常所致。血肿较小时，不会引起血液循环障碍，无需特殊处理；若血肿较大或出血不止时，可致静脉甚至动脉受压，应清除血肿解除压迫。

2）左侧胸腔积液、左肺不张或感染：是常见的并发症。胸膜炎系脾梗死后的反应性炎症，一般为少量胸腔积液，可自行吸收，胸水量大时应抽液治疗。左肺不张与脾区疼痛、呼吸运动受限、支气管引流不畅等有关。通常无症状，多在拍片或 CT 检查时发现，2 周内可自行缓解。少数患者可发生左下肺感染，应给予抗生素治疗，并鼓励患者深呼吸。

3）脾假性囊肿及脾脓肿：发生率为 10%～15%，一般随脾栓塞程度的增加而升高。其中脾假性囊肿占 95% 以上，仅极少数发生脾脓肿。产生假性囊肿的主要原因为成人巨脾患者栓塞程度过重、局部静脉回流不畅、坏死组织难以吸收之故。因此，脾假性囊肿在栓塞程度达 70% 以上者多见。脾脓肿的发生多因未做肠道准备、导管和栓塞剂消毒不严、肠道细菌随脾静脉逆流致脾脏所致，致病菌主要是肺炎克雷白氏杆菌、葡萄球菌。较小的脾假性囊肿、脾脓肿经保守治疗多可吸收痊愈，直径大于 4cm 者采用 B 超或透视定位穿刺引流。术中严格的无菌操作，栓塞前后使用抗生素是预防脾脓肿发生的关键。

4）胰腺炎：①部分胰腺动脉分支被栓，使局部胰腺组织缺血，引发缺血性胰腺炎；②造影剂大量灌注引起胰腺血液成分和微循环血量的改变，使部分胰蛋白酶在胰内自行激活，作用于胰内毛细血管，使之通透性增高、血液淤滞和血栓形成而引发；③离子型造影剂的毒性作用可致血管内皮细胞受损，引发内源性凝血，使部分毛细血管内血栓形成所致。表现为腹痛、血清淀粉酶升高等。通常不需特殊处理，可自行缓解。注入栓塞剂时避免压力过高（尤其在注入后期），尽量不在脾动脉主干注入微小和液态栓塞剂，可减少胰腺炎的发生。

5）一过性血压升高：原因尚不清楚，血压过高可用降压药物治疗。

6）脾破裂：极少见。主要为栓塞早期梗死区张力增高、被膜紧张所致。轻微的外伤可诱发其发生，故嘱患者在栓塞后 15 天内避免运动。2 周后梗死区纤维化，脾破裂危险亦随之减少。

7）门 - 脾静脉血栓形成：少见且多无症状，有时亦可加剧门静脉高压。形成原因主要与原发病有关，栓塞后脾静脉血流减慢、血小板增高及造影剂的毒副作用亦是其原因。

8）严重并发症如肝、肾功能衰竭少见，与病例选择不当有关。

（7）栓塞后脾脏病理变化：PSE 术后早期由于周围小动脉的阻塞和血栓形成，脾实质边缘部因缺血、缺氧产生多灶性楔形缺血区。术后数小时，镜下即可见脾髓细胞肿胀、变性，脾窦扩张。第 4 天起梗死区的镜下所见更为明确，可见多发性楔形凝固性坏死灶和点状出血灶。此时脾脏体积较栓塞前增大 1.2～1.4 倍，脾包膜紧张、变薄。2～3 周后坏死区肉芽组织形成，周边部可见吞噬细胞浸润。4 周后脾脏肉芽组织内出现纤维组织，脾被网膜包裹粘连，脾体积开始缩小，这个过程持续半年达峰值。残留的脾脏组织位于脾门附近的中心区域，随着时间的推移可有一定程度的代偿性增生。但因脾脏边缘部的纤维瘢痕的限制，再生的脾组织量有限，所以再度增大的机会较少。

PSE 术后早期（<1 个月）超声显示：①脾脏增大；②脾回声不均匀，散在的低回声区或并存单个或多个液性暗区；③部分病例见条索状或斑片状强回声；④脾静脉内径缩小。

PSE 术后中晚期（>3 个月）显示：①脾脏萎缩；②回声光点增强；③低回声、液性暗区消失；④脾静脉内径缩小持续存在。CT 扫描示脾脏中心部位密度正常，边缘部密度减低（图 6-9-5）。

（8）疗效评价

1）血小板：血小板对 PSE 术的反应较敏感，通常在术后 12～24 小时即开始升高，1 周左右达峰值，可比术前增加数倍至数十倍，然后缓慢下降到正常水平。肝硬化脾功能亢进患者术后反应率可达 100%，术后 1 年保持在正常水平者达 70%～90%。特发性血小板减少性紫癜患者，血小板术后反应率及上升程度比前者稍差。总体上讲，青年女性和脾脏较大者、骨髓象中巨核细胞系统增生活跃者、肝脾 - 脾型患者反应较好，治愈率可达 90% 以上；男性或者年老女性患者、骨髓象中巨核细胞系统增生低下者、肝脾 - 肝型患者反应较差，有时血小板即使上升也难达正常水平。但即使未能达到正常水平，此类患者出血和其他临床症状亦可有明显改善。再加用达那唑（每天 600～800mg）可提高治愈率。

2）白细胞：术后 24 小时内可升高至基础水平的 2 倍以上，反应率为 100%。术后缓慢降到正常水平。

3）红细胞和血红蛋白：术后短期内升高不明显，需 3～6 个月才升高达峰值。遗传性球形红细胞增多症患者 PSE 术后，黄疸和贫血多很快消失，治愈率达 90% 以上，但血液中的球形红细胞仍然存在。遗传性椭圆形红细胞增多症的疗效与前者相

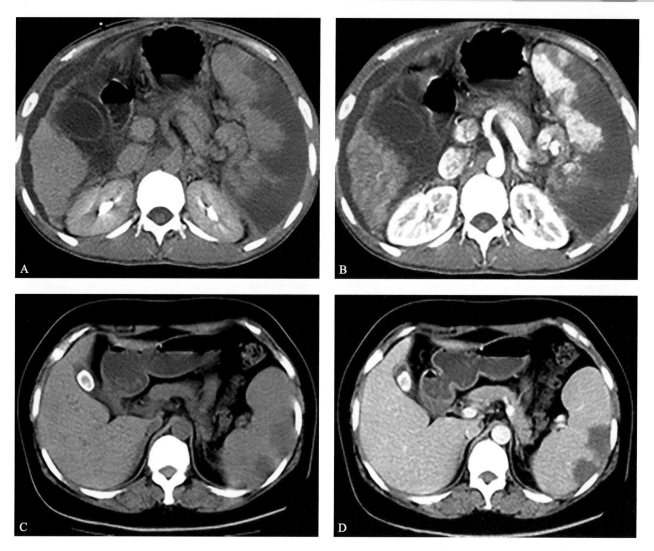

图 6-9-5 脾栓塞后 CT 表现

A～D. 大范围栓塞术后平扫 CT，脾脏中心部位密度正常，周边楔形不规则低密度改变，示脾脏坏死区；大范围栓塞术后增强 CT，脾脏中心部位正常强化，周边楔形不规则低密度区无强化

似。地中海贫血患者 PSE 术后的疗效与其基因突变类型有关，α 地中海贫血患者疗效较好，β 地中海贫血疗效较差，而以 β 地中海贫血中的 βo/βo 型最差。这主要是由于 βo/βo 型 β 地中海贫血 CD17 碱基突变成无意义密码子，第二内含子 654（C→T）突变影响 RNA 加工，两者均导致 β 链合成终止，造成 β/α 链严重不平衡，多余的 α 链游离形成 α 四聚体，易氧化，变成高度不稳定的血红素蛋白，当红细胞在骨髓内生成时，这些血红素蛋白沉淀在红细胞内形成粗大包涵体，影响红细胞分化成熟，造成无效红细胞生成；或沉淀在红细胞膜上，使红细胞膜硬化，可塑性减低，在骨髓内通过毛细血管时遭到破坏，造成骨髓内溶血。α 地中海贫血、βo/βo 型 β 地中海贫血患者 PSE 术后，红细胞和血红蛋白上升，输血次数减少。丙酮酸激酶缺乏症、镰形红细胞性贫血患者 PSE 术后，有助于改善贫血和减少输血量。

4）血流动力学的改变：脾血流量减少，肝及肠系膜动脉血流量增加。脾及门静脉直径缩小，肝静脉楔压明显下降，食管胃底静脉曲张破裂的出血率明显下降。

5）由于以上改变，肝功能可能改善，表现为血清白蛋白水平上升和 Child 分级级别的上升，患者的一般状况和活动能力均可改善。

6）脾脏明显缩小，可改善因巨脾带来的牵拉痛和不能参与体力活动的情况。

7）免疫功能测定包括 IgA、IgG、IgM、C3，淋巴细胞转换率和玫瑰花环形成率无明显变化。

（肖恩华 陈 柱）

参 考 文 献

梅雀林，李彦豪，鲁恩洁，等. 脾栓塞程度控制的方法学研究（回顾性研究）[J]. 中国医学影像技术，2000，16（10）：868-870.

第十章 胰 腺 癌

一、概述

胰腺癌是恶性度最高的实体肿瘤之一。胰腺癌 2/3 以上发生于胰头部，约 1/4 发生于胰体尾部，全胰癌占 1/10。胰腺癌早期往往无明显症状，发现时多已属晚期，丧失了手术切除机会。肿瘤分期和 KPS 评分是影响胰腺癌预后的独立因素。对不能手术切除的胰腺癌可采用姑息治疗，由于胰腺癌为少血供肿瘤，单纯化疗疗效较差，单独应用化疗很少有患者生存期超过半年。研究证明经动脉灌注化疗由于肿瘤局部药物浓度较静脉用药高，可以达到更好的治疗效果，在改善疾病相关症状、延长生存期、减少肝转移及发生肝转移后的治疗上均取得了令人瞩目的成绩。近年来，随着化疗药物及分子靶向药物的开发应用，胰腺癌的药物治疗也有了长足的进步。如以吉西他滨为主的 GP 方案或替吉奥（S1）为主的方案，或吉西他滨单药，或与氟尿嘧啶、替吉奥、奥沙利铂等联合应用并辅以区域热疗，在改善患者生存质量上都取得了一定进步，但生存期的改善仍不尽如人意。对于不能手术切除的进展期胰腺癌，经导管化疗可以作为一种选择，并可以与放疗、热疗相结合，有可能进一步提高疗效。

二、解剖

胰腺的动脉来自胃十二指肠上动脉、肠系膜上动脉和脾动脉。腹腔动脉干、脾动脉和肝总动脉位于胰腺的上缘。胃十二指肠动脉从肝总动脉分出后，沿胰腺头部上缘经胰头前方向足侧走行。肠系膜上动脉先起始于胰体后方，然后再走行于钩突前方或者钩突左侧。

胃十二指肠动脉从肝总动脉分出后，分出胰十二指肠前上动脉，胰十二指肠后上动脉和胰十二指肠中动脉。胰十二指肠后上动脉在胰头后方，胰十二指肠前上动脉在胰头前方。两者在钩突左侧与

肠系膜上动脉发出的胰十二指肠下动脉相互吻合，形成胰头部血管弓，供应胰头血液。脾动脉胰支包括胰背动脉、胰横动脉、胰大动脉、分界动脉和胰尾动脉。

胰体尾部的血管有胰背动脉、胰尾动脉、胰大动脉及由胰背动脉发出向左侧走于胰体尾下方的胰横动脉。它们之间存在多条吻合支。胰大动脉和胰尾动脉从脾动脉发出，胰背动脉一般发自脾动脉，也有起自肝动脉，肠系膜上动脉或者直接发自腹腔动脉干者。胰背动脉向右分出分支，与胰头和胰体尾部的血管相吻合。这些吻合血管在胰前方发出与胰十二指肠前上动脉吻合的前吻合支，在胰腺后发出与胰十二指肠后上动脉相吻合的后吻合支。

静脉包括数条胰十二指肠静脉、一条胰横静脉、来自胰头与胰颈延续部分和通常注入脾静脉的若干胰背静脉。胰横静脉与同名动脉伴行，大部分注入肠系膜上静脉左壁或肠系膜下静脉。胰背静脉引流胰体尾，一般有 3~13 支，注入脾静脉。脾静脉沿胰体尾部背侧向胰头部走行，与肠系膜上静脉回合后在胰头部背面向右上方斜行构成门静脉主干，然后共同进入肠系膜下静脉或肠系膜上静脉。

胰十二指肠后上静脉在胰头部上缘，在门静脉主干后方汇入，胰十二指肠前上静脉在胰头部前方先汇入胃结肠静脉干，然后共同进入肠系膜上静脉。胰十二指肠前下静脉及胰十二指肠后下静脉在钩突附近分别或共同注入肠系膜上静脉的分支，空肠上静脉。

胰腺导管位于胰实质内，分为主胰管和副胰管。主胰管起自胰尾，向头部横向走行，长度平均为 13.8cm（8.2~19.1cm），管径自左向右逐渐增大，尾端平均 0.2cm，头端平均 0.4cm。主胰管到达胰头右缘时，通常与胆总管汇合成壶腹部，开口于十二指肠降部后内侧的大乳头。有副胰管存在时（出现率约为 80%），则在胰头上方横行，在乳头部上方十二

指肠降部前内侧汇入小乳头。副胰管一般在胰头颈部交界处与主胰管汇合，但也有 10% 左右并不汇合。胰腺导管变异较多，ERCP 常进行可直观观察。

胰腺供血动脉的特点：分支细小，来源广泛，吻合丰富。针对胰腺肿瘤的灌注治疗主要经动脉进行，因此要充分了解胰腺周围血供来源至关重要。

三、诊断

目前，胰腺肿瘤的检查方法甚多，US、CT、MRI、DSA 都是可供选择的影像学检查手段。作为补充性影像诊断手段，超声内镜、内镜下逆行胰胆管造影（ERCP）等也发挥着重要的作用。

（一）CT

由于胰腺癌一般血运不丰富，平扫不易获得全部诊断信息。通常需应用增强扫描，早期显示为低密度占位，晚期与正常胰腺大致相同或有时稍高；较大肿瘤可造成胰腺轮廓和外形的改变，表现为局限性膨大、突出的肿块影，边缘呈分叶状。胰腺癌导致的间接征象同样应予以重视，当原发病变较小时，间接征象的观察尤为重要。间接征象包括胰腺癌造成的胰周组织结构的改变和远处脏器的转移性病灶。本节着重阐述胰周血管受累的 CT 征象：①胰周血管周围的脂肪层消失；②胰周血管被肿块包绕（范围超过 180 度）或包埋于肿块内；③胰周血管形态异常（如变细、边缘不整齐等）以及走行异常（如僵直、被推挤等）；④受累血管不显影，或管腔扩大，内可见软组织密度癌栓；⑤可发现代偿性的静脉侧支循环的建立。

（二）DSA

由于胰腺癌血供差，血管造影常不表现为病变区分支增多、实质期异常染色等；而是表现为血管包绕、偏移；血管受压、变细；血管管径异常，纤细、锯齿样、不规则串珠样；血流动力学改变，血流速度减慢。常见的血管造影表现有：

1. **供血动脉不规则狭窄** 这是最常见和最具特征性的血管造影征象，供血动脉表现为不规则狭窄，有僵直感，严重者可致完全性闭塞。

2. **肿瘤染色** 胰腺癌血供不丰富，属乏血供肿瘤，一般肿瘤染色较浅淡。

3. **邻近血管移位** 系肿瘤对周围脏器压迫所致。

4. **静脉受累** 静脉壁较薄，容易受肿瘤压迫，表现为静脉受压、变窄甚至完全闭塞。当静脉闭塞时，可见迂曲、扩张的侧支血管。而少见的血供丰富胰腺肿瘤，如胰岛细胞瘤，可表现为供血动脉管径轻度增粗，病变区域内部分血管狭窄、移位、实质期见异常浓染等。另外，胰腺各部血供来源不同，因此血管造影中，应仔细观察各供血血管的细微变化，尤其是小的肿瘤更应细心观察异常变化。造影时操作手法一定要轻柔，以免导丝刺激引起血管痉挛，造成狭窄甚至闭塞等假象。

（三）MRA

采用脂肪抑制技术时，肿瘤在 T_1 加权像呈低信号，与正常部分的高信号形成明显对比。有时伴随性胰腺炎与肿瘤信号相等，区别起来比较困难，可以结合 ERCP 或血管造影表现间接推断其存在。

四、介入治疗

（一）经血管介入治疗

随着介入治疗技术临床应用的日益广泛，尤其是 TACE 术在原发性肝癌治疗中取得令人鼓舞的短期疗效后，越来越多的实体性肿瘤尤其是富血供肿瘤的治疗应用到介入治疗技术。

将导管选择性或超选择性插入肿瘤供血靶动脉后，以适当的速度注入适量的抗肿瘤药物及栓塞剂，使靶动脉闭塞，引起肿瘤组织的缺血坏死。使用抗癌药物或药物微球进行栓塞可起到化疗性栓塞的作用，称之为 TACE（transcatheter arterial chemoembolization）。也是目前临床最常应用于原发性肝癌的非手术治疗方法。

动脉灌注化疗（transcatheter arterial infusion，TAI）是将导管选择性或超选择性插入到肿瘤供血靶动脉后，经导管注入一种或几种抗肿瘤化疗药物，对体内肿瘤进行治疗的一种方法。动脉灌注化疗术可将几种最有效的抗癌药搭配在一起，通过导管技术找到肿瘤的供养动脉，把抗癌药直接注入肿瘤组织。这种疗法主要有两大优势：一方面将高浓度的药物直接作用于局部，发挥最大的抗肿瘤作用，对全身毒副作用相对较小，使绝大部分患者能接受治疗；另一方面，治疗创伤小、可重复性高、患者耐受好。这种技术特别适用于失去手术机会或不宜手术的恶性肿瘤。

1. **适应证** ①不能手术根治的胰腺癌；②术前新辅助化疗；③术后预防复发或远处转移；④不愿接受外科手术者；⑤不能耐受根治性外科手术者。

2. **禁忌证** ①严重肝、肾功能异常；②严重凝血功能障碍；③碘过敏者；此为相对禁忌证，可应用过敏概率小的非离子造影剂或术前做脱敏治疗后再行造影检查;④极度衰竭者;⑤大量腹水者;⑥有感染存在者;⑦白细胞 $<30 \times 10^9/L$,血小板 $<50 \times 10^9/L$ 者。

3. 术前准备 ①心电图、胸片;②碘过敏实验;③血常规,凝血功能检查;④肝、肾功能检查;⑤腹股沟区备皮;⑥术前 4~6 小时禁食;⑦术前 10 分钟予地塞米松、止吐剂;⑧签术前知情同意书;做好患者思想工作,取得配合。

4. 方法和步骤

(1)常规方法:2% 利多卡因行腹股沟区局麻,采用 Seldinger 技术行股动脉穿刺(常规取右侧),在导丝导引下导入导管,DSA 监视下将导管头段选择至腹腔动脉和/或肠系膜上动脉造影,根据造影情况选择灌注血管。通常选取胃十二指肠动脉或经肠系膜上动脉至胰十二指肠下动脉,经导丝配合将导管插至靶血管后即可开始灌注化疗药。化疗药需稀释后缓慢注入,如 GP 方案中 GEM 要用 100ml 生理盐水进行稀释,否则易导致动脉痉挛、腹痛;铂类稀释到 250ml 用输液泵 1 小时泵入。完成灌注后,用肝素盐水冲管、退出导管,压迫穿刺点 10~15 分钟,后加压包扎。术后抗生素应用 24 小时。动脉灌注治疗胰腺癌的周期一般是由所用化疗方案要求的周期决定的,如 GP 方案的周期是 28 天。

(2)辅助方法:常规可应用 5F Cobra、Yashiro 或者 RH 导管进行治疗。但如患者动脉管径纤细、分支角度异常或者侧支吻合丰富,常规导管操作常不能完全达到治疗目的。

靶血管管径纤细、迂曲或分支角度异常,可选用微导管,在微导丝引导下将微导管管头置于靶血管开口,即可进行化疗灌注。

胰头区侧支吻合较丰富时,单独从单一动脉入口灌注化疗往往疗效不佳,其原因是注入的化疗药物容易被来自其他侧支动脉的血流稀释,降低疗效。此时,可保留容易插管操作的供血动脉,而将其他主要侧支动脉永久栓塞,将多支动脉供血变成单支动脉供血,保障从单一动脉灌注高浓度化疗药物,提高疗效。

(3)联合应用:目前胰腺癌一线化疗方案常用 GP 方案,由于提高局部温度可提高肿瘤细胞对铂类化疗药物的敏感性,因此可在完成 GEM 化疗灌注后,在灌注铂类药物的同时对胰腺肿瘤区进行热疗以提高疗效。可采用内生场肿瘤热疗仪进行同步热化疗治疗胰腺癌取得了较好的疗效(图 6-10-1)。

5. 术后处理

(1)穿刺部位处置:穿刺动脉下肢制动 24 小时,局部压迫 12 小时,注意观察足背动脉搏动及肢体感觉、运动功能。

(2)预防感染:予以抗炎治疗,减少感染的机会。

(3)减轻化疗药物毒副反应:注意预防化疗药毒副作用,减少对肝、肾功能的损害。如应用顺铂(DDP)可依应用剂量予以水化治疗。

6. 并发症

(1)介入操作相关:造影剂过敏,严重者可致休克。

(2)血管损伤、大出血:穿刺部位出血、血肿或夹层形成。

(3)动脉粥样斑块脱落、血栓形成。

(4)化疗药毒副作用:胃肠道反应、肝功能损害、发热、疼痛、骨髓抑制等。

7. 动脉灌注化疗优点及不足

(1)优点:

①微创:皮肤创口仅为 2mm 左右,患者痛苦少;②术程短:一般动脉置管操作可在 30 分钟内完成、热疗时间约 1 小时;③副作用小:因用药量小,局部药物浓度高,副反应小;④靶向性强:精确定位,精确治疗,对正常组织损伤小;⑤局部血药浓度高:肿瘤局部化疗药物浓度高,提高抗肿瘤效果;⑥恢复快:术后 24 小时可正常活动,对那些年老、体弱的患者尤其适用;⑦安全:仅需局部麻醉,降低麻醉风险。

(2)不足:①不能完全杀灭肿瘤细胞,需重复治疗;②多次重复操作容易增加因介入操作导致的并发症的发生率;③多次操作增加医患的放射辐射剂量。

8. 经动脉灌注化疗的疗效 与外周静脉化疗相比,动脉灌注化疗具有靶器官区域药物局部浓度高、不良反应少等特点。文献报道,胰腺癌的区域性动脉灌注化疗多以大剂量的、一次性冲击灌注为主。1998 年,Aigner 等报道了中晚期胰腺癌区域灌注化疗和全身静脉化疗的随机对照实验,区域灌注化疗组中位生存期为 33 周,而全身静脉化疗组为 11 周,肿瘤化疗的疗效与药物的有效浓度和持续时间成正比。2002 年,傅德良等实验研究证明胰腺区域性灌注化疗时靶器官内的药物浓度是全身静脉化疗时的数倍,并能使胰腺周围组织产生明显的炎性反应。

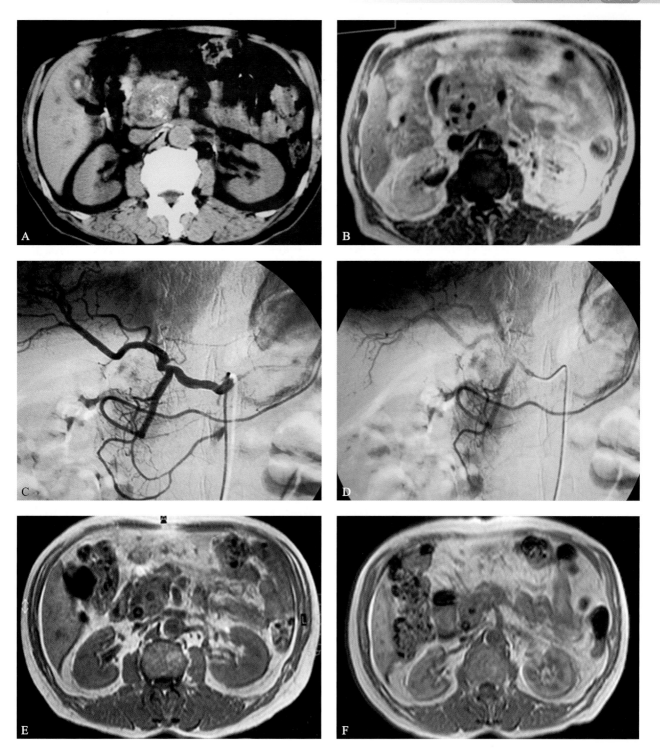

图 6-10-1　胰腺癌选择性肝动脉灌注化疗术

A. CT 扫描示胰头肿物大小约 4cm×4cm，其内散在钙化；B. MRI 胰头肿物大小约 4cm×4cm，信号不均，T$_2$ 稍高信号，胰管呈串珠样扩张；C. 腹腔动脉造影示胃十二指肠动脉受侵走行僵硬；D. 胃十二指肠动脉造影示胰头区域肿瘤染色；E. 治疗 3 个月后复查 MRI，胰头肿物大小约 3.0cm×2.5cm，较治疗前明显缩小，客观疗效为 PR；F. 治疗后 2 年复查 MRI，胰头肿物大小仍约 3.0cm×2.5cm，未见明显变化

经动脉灌注化疗的特点包括有：①能在靶器官区域达到化疗药物的局部高浓度，经动脉灌注时靶器官内的药物浓度是全身静脉化疗时的 10～16 倍；②不良反应较全身静脉化疗小；③能在胰腺与周围血管和组织间产生明显的炎性间隙；④使胰腺组织变韧，从而减低胰空肠吻合口漏的概率；⑤能有效地抑制肿瘤生长，改善患者的全身症状，延长生存期；⑥围手术期经动脉持续灌注化疗，对进展期胰腺癌有降期作用，有助于提高手术切除率；可杀灭亚临床病灶和微小转移灶；可减少术后复发和

转移。

经动脉持续灌注治疗胰腺癌的报道则相对少见。2000年，Homma等报道超选择性插管以微弹簧圈阻断部分胰腺血流，改变胰腺的血流动力学，再将导管留置于脾动脉和肝动脉（有肝转移者），导管另一端连接化疗泵，经化疗泵进行持续灌注化疗，对胰腺原发灶和肝转移灶均有良好疗效，23例胰腺癌平均生存期19个月。

肿瘤化疗的疗效与药物的有效浓度和持续时间成正比。相对于静脉化疗和经动脉一次性冲击灌注化疗，动脉持续灌注化疗可延长肿瘤局部高浓度化疗药物的作用时间，使化疗药物以相当高的浓度在较长的时间内持续作用于肿瘤组织，从而提高化疗药物的疗效。

（二）经影像导引下皮穿刺局部抗癌治疗

1. 无水乙醇注射　常用于肝内小占位的消融治疗，由于胰腺位于身体深部，前方有多种器官阻挡不易直接穿刺到达，故临床应用较少。胰腺癌晚期，腹膜后多发淋巴结转移导致顽固性腹痛，可行腹腔穿刺无水乙醇注射腹腔神经丛阻滞治疗，引导设备常为CT。

2. 经皮射频与微波消融治疗

（1）适应证：①晚期胰腺癌介入治疗术后；②不能手术切除的，预计生存期>3个月的胰腺癌患者；③不愿意接受胰腺癌切除手术患者；④预计生存期<3个月，为缓解持续性上腹部疼痛可慎重选择；⑤原发胰腺肿瘤最大直径>7cm者应慎重选择减瘤治疗。

（2）禁忌证：①临床有明确证据证明胰腺肿瘤已广泛转移；②恶病质患者；③合并急性期胰腺炎症者；④合并凝血功能障碍，药物治疗不能改善者；⑤合并严重糖尿病，降糖治疗血糖不能控制在15.6mmol/L以下者；⑥合并菌血症、脓毒血症者。

3. 放射性粒子植入术　放射性粒子植入治疗胰腺癌属放射治疗范围，在国内应用较国外广泛，从目前临床观察数据统计，放射性粒子可应用于各期胰腺癌的治疗，均有一定的治疗效果，但患者的生存获益尚未证实。但对于术前评估可以手术切除的胰腺癌患者应以手术切除为主。

（1）适应证：①不能手术切除的，预计生存期大于3个月的胰腺癌患者；②局部晚期患者；③不愿意接受胰腺癌手术切除手术的患者；④预计生存期小于3个月，为缓解持续性上腹部疼痛可慎重选择粒子植入治疗；⑤对于原发肿瘤最大径>7cm的病

例应慎重选择离子治疗。

（2）禁忌证：①有证据证明肿瘤已经广泛转移；②有恶病质者，不能接受放射性粒子植入治疗。

（3）放射性粒子治疗剂量：放射治疗已越来越多的应用于局部进展期胰腺癌（包括辅助治疗），放射治疗的合适剂量至今没有达成明确共识。2009版NCCN胰腺癌治疗指南建议氟尿嘧啶（5-Fu）联合放疗作为辅助治疗选择。手术切除肿瘤后辅助放射治疗剂量推荐45～54Gy，未能切除肿瘤的放射治疗剂量推荐为50～60Gy。

放射性粒子组织植入治疗胰腺癌目前尚未有明确的最佳推荐治疗剂量。国内放射性粒子治疗胰腺癌术前治疗计划制订的匹配周缘剂量为110～160Gy不等，国外Perez等报道其最小周边剂量为136.6Gy。^{125}I粒子活度：每颗0.4～0.5mCi。

（4）术前准备：胰腺癌患者出现梗阻性黄疸比例较高，因此对黄疸时间长、肝功能较差的患者术前经皮肝穿胆道引流是必要的，协同药物保肝治疗，短时间内可以恢复肝功能至可以承受麻醉、手术的水平。梗阻性黄疸常出现维生素K_3缺乏，手术过程中易出血，因此术前应给予补充。

术前治疗计划的制订：手术前根据CT检查结果评价肿瘤，手术切除肿瘤可能性较小的病例均根据CT影像资料、肿瘤定位系统软件（TPS）进行三维立体数字化影像重建，制订术前治疗计划（粒子植入剂量、最佳分布方式），手术过程中根据中立实际情况进行计量优化。

（5）植入方式：即影像设备引导下，经皮穿刺在胰腺癌瘤内或周围肿大淋巴结植入放射性粒子的过程。常用引导设备为CT、超声。由于胰头周围血管分布较丰富，穿刺术中除了依据CT平扫引导定位外，必须参考胰腺增强CT扫描影像，避免穿刺损伤重要脉管分支，同时也有助于避免粒子迁徙（图6-10-2）。

（6）术后处理：术后防护，为避免放射性污染及对周围人群、环境的保护，放射性粒子植入术后患者均需穿戴放射防护服；如有条件，应予以独立病房。

（7）术后并发症

1）胰瘘：穿刺过程中损伤胰管所致。若引流管引流液或腹水中淀粉酶浓度大于血清淀粉酶浓度3倍以上，引流量每日超过50ml，并表现出腹膜刺激征和/或进行性腹痛和/或经影像学证实则可诊断胰瘘存在。发现并证实有胰瘘存在后应及时引流胰

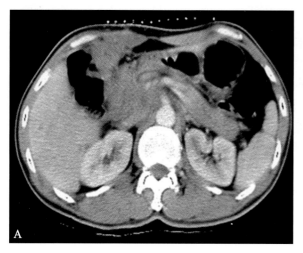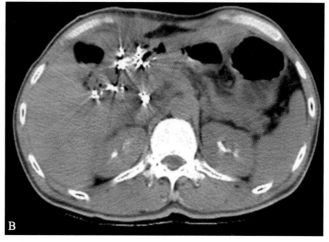

图 6-10-2　胰头癌放射性粒子植入术
A. CT 扫描示胰头肿物,侵及相邻肠管及血管;B. 行 ^{125}I 放射性粒子植入术后 CT 扫描复查,示高密度粒子影

液,同时使用抑制胰酶分泌药物,多可治愈。穿刺过程中避免损伤主胰管是防止胰瘘的最有效手段。

2)胃肠道症状:腹胀、恶心、呕吐、食欲减退等胃肠道症状,甚至胃瘫,与传统胰腺癌胆道旁路手术相比症状较重,持续时间长。其原因为:放射性粒子植入区域距胃、十二指肠及胆肠吻合口较近,可引起胃、十二指肠、小肠放射性肠炎。使用胃肠动力药物及胃肠道黏膜保护剂治疗,症状可在短期内缓解。

3)腹水:腹水检查排除胰瘘,给予充分营养支持及生长抑素治疗后腹水可逐渐吸收,其原因为:①营养状况差,低蛋白性腹水;②粒子对肿瘤组织的放射性损伤产生腹水;③为了充分显露肿瘤,分离肿瘤周围组织当时损伤较小的淋巴管;④粒子植入区域距离门静脉较近,引起短暂的门静脉高压,产生腹水。少见病例产生乳糜性腹水,可禁食油脂、静脉营养、应用生长抑素(0.1mg,皮下注射,每 8 小时给药 1 次)治疗,有望缓解。

4)粒子迁徙:是穿刺植入粒子时粒子误入门静脉和下腔静脉系统所致,常见部位为肝脏、肺部,一般无需特殊处理。

5)感染、出血、乳糜漏:这些并发症临床少见,经对症治疗后一般均可治愈。

(8)放射性粒子植入治疗后的辅助治疗:吉西他滨 1 000mg/m^2 超过 30 分钟静脉注射,每周 1 次,连续使用 3 周,休息 1 周,为 1 周期;连续给药 4 周期被认为是标准的单药化疗方法;另外还有多种以吉西他滨为主的联合化疗方案可供选择应用。若患者一般状态较好可选用氟尿嘧啶和奥沙利铂化疗。术后 1 个月复查,根据肿瘤退缩情况决定是否加外照射。

(9)复查与随访:放射性粒子植入治疗后患者应在术后 1 个月、2 个月、6 个月复查,进行胰腺 CT 检查并检验肿瘤标志物指标以了解治疗效果,明确患者是否由局部肿瘤进展、复发、转移等情况,之后的 2 年内每 3 个月复查 1 次。2 年后每 6 个月复查 1 次。

(10)临床疗效:根据国内 1994—2009 年的 15 年文献检索统计,Ⅲ期以上胰腺癌:姑息性手术 1 071 例,中位生存时间为 9.0 个月;探查手术 242 例,中位生存时间为 4.5 个月,平均中位生存时间为 8.17 个月(未手术组 538 例,考虑为临床终末期病例,未统计)。481 例应用放射性粒子治疗,Ⅰ期 2 例,Ⅱ期 42 例,Ⅲ期 42 例,Ⅳ期 33 例,Ⅲ期以上 326 例。放射性粒子治疗后的中位生存时间:Ⅰ期、Ⅱ期 18.2 个月,Ⅲ期以上 11.8 个月。同时,上腹部及腰背部疼痛缓解总有效率 83.7%。

(三)胰腺癌纳米刀消融

作为一种安全、有效的肿瘤消融治疗方法,近年来纳米刀消融在局部晚期胰腺癌的治疗中体现出明显优势,由于胰腺癌生长速度较快且生长时多包绕周围血管、胰管及神经组织,对于胰腺肿瘤的患者,其发现时大约 80% 的患者已无法进行外科手术治疗,且患者腹痛、胆道系统梗阻及胃肠道排空障碍等症状也十分明显。传统方法对于胰腺癌的治疗效果差使得胰腺癌的治疗仍是一个世界性的难题。对于局部晚期胰腺癌的治疗,除了延缓肿瘤进展以外,如何有效减轻胰腺癌引起的临床症状,提高患者生活质量仍是一项具有挑战性且意义十分重大的研究。

纳米刀消融又称不可逆电穿孔术（irreversible electroporation，IRE），是基于微秒级高压电脉冲释放引起肿瘤细胞膜不可逆穿孔，从而造成细胞凋亡的一种新型肿瘤消融治疗方式。因为消融过程中在消融区不产生温度变化，相对于临床上常用的冷或热消融而言，也称为常温消融。目前临床上纳米刀消融治疗的基本方式主要有三种：外科开腹术中直视下消融、影像学引导下（CT、超声）经皮穿刺消融及腔镜辅助下消融。对于胰腺癌，尤其是位于胰头部的肿瘤，由于毗邻肠系膜上动、静脉、十二指肠、胆总管及腹腔干等重要结构，且神经组织较为丰富，肿瘤生长过程中易侵犯上述组织，常引起胰、胆管及十二指肠梗阻以及疼痛。以往肿瘤局部消融技术如射频、微波、冷冻及放射性粒子植入等由于其穿刺及消融过程中可引起上述组织结构损伤，造成大出血、胰液外漏等并发症，肿瘤复发率较高。纳米刀消融的优势在于其以高压电脉冲仅对消融区域内细胞膜脂质双分子层进行穿孔，不会造成严重的细胞外基质损伤，血管、胆管、神经组织等由于富含胶原组织及弹性纤维不会产生不可逆损伤、且无热沉效应，重要结构得以保留，减少了出血和胰、胆漏的发生，故纳米刀是目前唯一可对上述组织进行消融的物理技术。

IRE 治疗局部实体肿瘤的优势：消融时间短，能保留消融区域的重要组织结构；属无温消融，不受热沉效应的影响；使细胞凋亡而非蛋白质变性坏死，消融彻底，界限清晰；尤其适用于肝门区、大血管旁、胆囊旁等特殊部位病变的治疗。

1. 适应证 ①胰腺单一原发肿瘤，年龄在 18～80 周岁，性别不限，心肺功能可耐受全身麻醉；②病理诊断明确的 TNM Ⅲ期（第 8 版 AJCC）胰腺恶性肿瘤患者（局域性淋巴结转移不超过 3 枚），初治、复治患者均可；③肿瘤大小（术前增强 CT/MRI 扫描横轴位最大径测量）≤5cm；④病变无法进行外科手术切除，或可进行外科手术但患者及家属意愿选择纳米刀治疗者；⑤预计生存期在 3 个月以上，KPS 评分≥50。

2. 禁忌证 ①严重心律失常、癫痫病史或心脏起搏器植入者；②近期发生过心肌梗死的患者；③严重心、肺、肾功能不全或不能耐受气管插管全身麻醉者；④造影剂过敏或因其他原因无法进行 CT/MRI 增强扫描者；⑤术前一周内血常规检查血红蛋白 <70g/L 或血小板计数 <80×10^9/L 者；⑥距离消融区域 2.5cm 内有金属支架或其他金属物植入者；⑦术前门脉系统受侵犯并发门脉主干闭塞合并高压和大量腹水者；⑧胆道梗阻、胆红素升高≥40μmol/L 者；⑨一周内服用过抗凝药物或严重的凝血功能异常性疾病患者；⑩急性感染或慢性感染急性期；⑪妊娠、精神异常或有精神病史且不能自主配合者。

3. 术前准备

（1）常规准备：①胰头部肿瘤合并胆管和胰管梗阻者，术前于内镜下置入非金属支架；如果内镜下支架置入不成功者则行经皮穿刺胆系引流；②术前 1 周内禁止使用具有抗凝作用的药物；③术前 1 周内 ECG、肺功能检查及麻醉评估；④术前 1 天给予胰酶抑制药物，常规全麻前肠道准备、禁食水、留置胃管及导尿管，建议术前行清洁灌肠；⑤术前签署知情同意书。

（2）影像学准备：①术前行腹部增强 CT 或 MRI 检查，详细了解病灶及其周围结构情况；②必要时可行 PET-CT 检查；③常规心电、超声心动图检查。

（3）血液学检查：术前血常规、凝血常规、普通生化、血清术前八项、肿瘤标记物等相关血液学基线检查。

4. 纳米刀消融操作基本原则 引导方式选择时应根据患者病变位置及自身条件个体化选择，必要时可采取多种引导方式相结合。

经皮穿刺纳米刀消融引导方式主要为 CT 及超声两种方式，两种影像学引导方式患者术前准备及麻醉方式相同。

（1）术前计划：根据术前患者 1 周内影像学资料选取适合体位及穿刺路径，根据肿瘤大小及位置确定电极针数及进针路线，以进针路径短、避免损伤腹部重要血管和脏器为主要原则，必要时可经过部分胃、肠道及肝脏。

（2）布针原则：消融针为 19G 单极电极针，长度 15cm，针尖暴露 1cm，针距 1.6～2.3cm。电极针应尽量确保两两平行，沿病灶长轴进针，涵盖全部病灶，贴近血管布针时电极针应尽量沿血管长轴走行，避免与血管距离近（≤0.5cm）或直接垂直于血管方向进行穿刺布针。

（3）消融参数选择及操作：采用 CT 引导进针完毕后，行腹部 CT 平扫并进行多方位术中三维重建确定电极针位置及穿刺过程中有无重要脏器及组织损伤；采用超声引导时直接在超声探头引导下将电极针准确穿刺到位，穿刺过程中注意避开周围血管组织。电极针位置确认完毕后利用纳米刀消融仪的消融计划系统调整适合的消融参数,以达到消融区涵盖全部瘤体,消融参数如下:电压 1 500V/cm,脉冲 100,波长 70~90μs。以 20 个脉冲进行消融测试,测试合格后,开始进行正式消融。1 组循环脉冲释放后,查看电流上升情况,可随机进行参数调整,

对于直径≥2cm 的病灶,退针 1cm 后重复消融,直至消融区域涵盖全部病灶。消融结束后,再次行腹部增强 CT 扫描或 CEUS,评估消融是否完全、以及是否有重要结构损伤(图 6-10-3)。

(4)术后护理:患者麻醉苏醒后如无不适,由麻

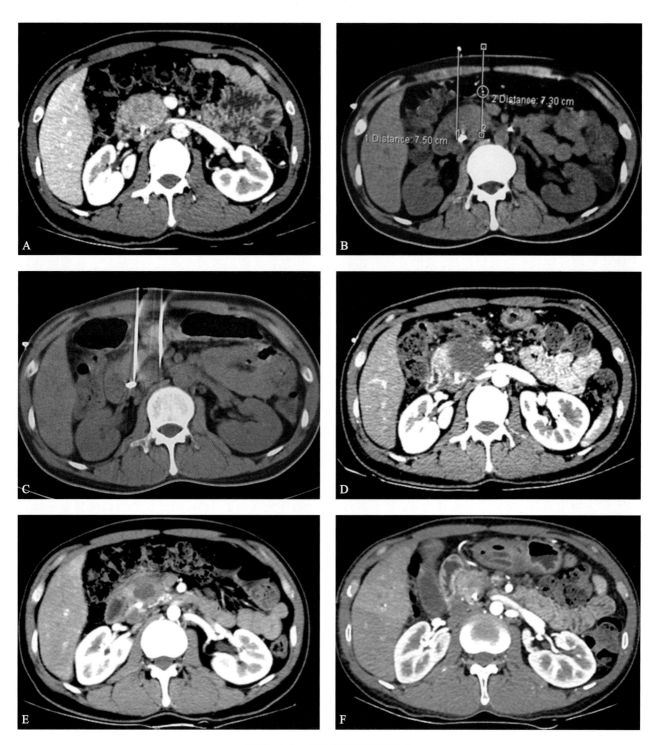

图 6-10-3　胰头癌纳米刀消融术

A. CT 扫描示胰头肿物,伴肝内转移,活检确诊胰腺癌,术前 CT 动脉增强晚期,示胰头肿物轻度增强,侵犯十二指肠降段、胆总管壶腹部;B. 根据肿瘤大小及位置确定电极针数及进针路线;C. 采用 CT 引导进针完毕后,行腹部 CT 平扫确定电极针位置及穿刺过程中有无重要脏器及组织损伤;D. 术后 1 周 CT 复查扫描动脉期示胰头肿物密度明显减低,未见增强,与周边结构界限清晰;E. 术后 1 个月 CT 复查扫描动脉期示胰头肿物较治疗前明显缩小;F. 治疗后 1 年复查 CT 扫描示胰头肿物进一步缩小,轻度增强,与十二指肠界限清晰

醉医师护送返回病房，行心电监护，常规给予静脉营养及抗生素预防感染治疗，根据患者情况酌情使用止痛药物。术后当天即给予低分子肝素5 000IU皮下注射，1次/12h，预防血栓形成。根据患者情况于术后2～3天恢复进食，建议术后禁食48小时。

5. 并发症的预防和处理 胰腺癌纳米刀消融的主要并发症包括心律失常、恶心呕吐、腹胀、血栓形成、出血及术后感染、胰漏等。

（1）静脉血栓形成：纳米刀消融过程中，虽不会对血管结构构成不可逆破坏，但电脉冲释放可对血管内皮细胞造成可逆性损伤，术后常引起门静脉系统内血栓形成，尤其对于术前已有肿瘤侵犯门静脉系统的患者，管腔狭窄常导致局部血流速度减慢，促进血栓形成。因此，纳米刀消融术后应常规使用抗凝药物，预防血栓形成，抗凝应以短期预防为主要目的。

（2）出血：纳米刀消融术后出血常见原因包括：①术中电极针穿刺引起血管损伤，术中及术后即刻出现，CT扫描及超声即可发现；②术前病变侵犯血管壁全层，消融引起肿瘤细胞坏死和血管壁完整性破坏，引起术后出血，常于术后1～3天内出现；③消融结束后于肿瘤侵犯血管处血管壁完整性遭到破坏，形成假性动脉瘤，常于术后2～3周出血。对于动脉血管结构破坏引起的出血应及时采取介入栓塞止血。

（3）心律失常：由于纳米刀消融时产生高压电脉冲，高压电场可引起区域内细胞跨膜电势增加，导致细胞通透性增高，形成大量离子转运通道，引起人体生物电紊乱，诱发患者心律失常，且手术过程中电脉冲对肌肉及神经组织的刺激可引起患者严重的肌肉收缩及癫痫发作。

纳米刀消融采取全身麻醉并且术中采用肌松剂及神经阻滞药物维持患者肌肉完全松弛，有学者在对胰腺癌患者进行纳米刀消融治疗时，发现患者术中出现自限性室早二联律，并于手术结束后5分钟内消失，而且部分患者在脉冲释放过程中曾出现血压及心率一过性轻度升高，于脉冲释放结束后，逐渐恢复正常，且多在胰腺肿瘤消融时出现。因此，虽然纳米刀消融术中患者心律失常的发生多为自限性，但为确保手术安全，术中应常规备有除颤装置。

（4）术后感染：由于胰腺为腹膜后位器官，前方常有肠管阻挡，进针时偶尔需经过部分肠道，使针尖无菌环境遭到破坏，如此时针尖再次经过其他血管组织，术后可引起血源性感染，引起菌血症。此类并发症主要与操作者术前进针路线选择、操作经验相关以及患者术前是否充分肠道准备相关。术者穿刺过程中应注意进针深度及角度，缓慢进针，避免反复调针。呼吸动度及患者轻微活动均可造成进针偏差，因此术中还需要经验丰富的麻醉医师配合。

（5）热损伤：由于纳米刀基本为常温物理消融方式，且消融过程不受热沉效应影响，故广泛应用于邻近血管或重要脏器的组织消融。但研究证明，由于不同组织存在不同阻抗，具有不同导电性，纳米刀在不同组织参数设定下仍会引起消融区域温度变化。消融过程中贴近电极针暴露端处温度最高，主要与距电极针暴露端长度、消融时间、波长以及消融区内金属支架植入等相关，对于术前胰胆管内金属支架植入的患者，可在手术取出支架后择期进行纳米刀消融治疗。为避免高温引起胰管、肠管及血管组织损伤，布针时应尽量避免电极针暴露端紧贴上述组织。

（6）其他可能发生的并发症：对于肿瘤毗邻周围空腔脏器时，术前应充分评估肿瘤侵犯范围并慎重行纳米刀消融，如病变侵犯肠管及血管壁全层，术后消融区域组织坏死，易引起肠漏、胰漏及出血等严重并发症。

6. 术后评价 采用改良版WHO RECIST评价标准：

CR：术后即刻病灶轮廓消失，病灶呈无强化的低密度/信号影，消融区域可见散在气体影分布；PR：术后1个月肿瘤较术前体积趋向缩小，或70%以上病灶坏死呈低密度/信号无强化；SD：肿瘤消融后坏死区小于70%，增强扫描残留或复发病灶大于术前病灶最大径的30%；PD：病灶坏死不明显或出现新发病灶。

（许林锋　侯思楠）

参 考 文 献

[1] 贺能树，吴恩惠. 中华影像医学·介入放射学卷[M]. 北京：人民卫生出版社，2005.

[2] 李松年. 现代全身CT诊断学（下卷）[M]. 北京：中国医药科技出版社，2001.

[3] 许林锋，洪国斌，陈耀庭，等. 经动脉灌注吉西他滨和5-氟尿嘧啶联合热疗治疗中晚期胰腺癌的临床分析[J]. 中华肿瘤防治杂志，2007，14（16）：1247-1249.

[4] 李伟，程合，倪泉兴. 胰腺癌经动脉介入治疗的研究现状[J]. 中国癌症杂志，2011，06（21）：478-483

[5] Park S，Chung MJ，Park JY，et al. Phase Ⅱ Trial of

Erlotinib Plus Gemcitabine Chemotherapy in Korean Patients with AdvancedPancreatic Cancer and Prognostic Factors for Chemotherapeutic Response[J]. Gut Liver, 2013, 7(5): 611-615.

[6] Heinrich S, Kraft D, Staib-Sebler E, et al. Phase Ⅱ Study on Combined Intravenous and Intra-Arterial Chemotherapy with Gemcitabine and Mitomycin C in Patients with Advanced Pancreatic Cancer[J]. Hepatogastroenterology, 2013, 60(126): 1492-1496.

[7] Moretto R, Raimondo L, De Stefano A, et al. FOLFIRI in patients with locally advanced or metastatic pancreatic or biliary tract carcinoma: a monoinstitutional experience[J]. Anticancer Drugs, 2013, 24(9): 980-985.

[8] Chung JW, Jang HW, Chung MJ, et al. Folfox4 as a rescue chemotherapy for gemcitabine-refractory pancreatic cancer [J]. Hepatogastroenterology, 2013, 60(122): 363-937.

[9] Herman JM, Wild AT, Wang H, et al. Randomized phase Ⅲ multi-institutional study of TNFerade biologic with fluorouracil and radiotherapy for locally advanced pancreatic cancer: final results[J]. J Clin Oncol, 2013, 31(7): 886-894.

[10] Eguchi H, Nagano H, Tanemura M, et al. Preoperative chemoradiotherapy, surgery and adjuvant therapy for resectablepancreatic cancer[J]. Hepatogastroenterology, 2013, 60(124): 904-911.

[11] D'epiro S, Salvi M, Mattozzi C, et al. Gemcitabine-induced extensive skin necrosis[J]. Case Rep Med, 2012, 2018: 831616.

[12] Gourgou-Bourgade S, Bascoul-Mollevi C, Desseigne F, et al. Impact of FOLFIRINOX compared with gemcitabine on quality of life in patients with metastatic pancreatic cancer: results from the PRODIGE 4/ACCORD 11 randomized trial[J]. J Clin Oncol, 2013, 31(1): 23-29.

[13] Olszewski AJ, Grossbard ML, Chung MS, et al. Phase I study of oxaliplatin in combination with gemcitabine, irinotecan, and 5-fluorouracil/leucovorin (G-FLIE) in patients with metastatic solid tumors including adenocarcinoma of the pancreas[J]. J Gastrointest Cancer, 2013, 44(2): 182-189.

[14] Mattiucci GC, Ippolito E, D'Agostino GR, et al. Long-term analysis of gemcitabine-based chemoradiation after surgical resection forpancreatic adenocarcinoma[J]. Ann Surg Oncol, 2013, 20(2): 423-429.

[15] Sullivan KM, Kozuch PS. Chemotherapy and other supportive modalities in the palliative setting forpancreatic cancer[J]. Cancer J, 2012, 18(6): 633-641.

[16] Zheng YY, Tang CW, Xu YQ, et al. Hepatic arterial infusion chemotherapy reduced hepatic metastases from pancreatic cancer after pancreatectomy[J]. Hepatogastroenterology, 2014, 61(133): 1415-1420.

[17] Tanaka T, Nishiofuku H, Tamamoto T, et al. Intra-arterial chemoinfusion prior to chemoradiotherapy with full-dose systemic gemcitabine for management of locally advanced pancreatic cancer[J]. Anticancer Res, 2011, 31(11): 3909-3912.

[18] Heinrich S, Kraft D, Staib-Sebler E, et al. Phase Ⅱ study on combined intravenous and intra-arterial chemotherapy with gemcitabine and mitomycin C in patients with advanced pancreatic cancer[J]. Hepatogastroenterology, 2013, 60(126): 1492-1496.

[19] Tanaka T, Sakaguchi H, Sho M, et al. A Novel Interventional Radiology Technique for Arterial Infusion Chemotherapy Against Advanced Pancreatic Cancer[J]. AJR, 2009, 192(4): 168-177.

[20] Martin RC, Kwon D, Chalikonda S, et al. Treatment of 200 locally advanced (Stage Ⅲ) pancreatic adenocarcinoma patients with irreversible electroporation: safety and efficacy[J]. Ann Surg, 2015, 262(3): 486-494.

[21] Ansari D, Kristoffersson S, Andersson R, et al. The role of irreversible electroporation (IRE) for locally advanced pancreatic cancer: a systematic review of safety and efficacy[J]. Scandinavian Journal of Gastroenterology, 2017, 52(11): 1165-1171.

[22] Balaban EP, Mangu PB, Khorana AA, et al. Locally advanced, unresectable pancreatic cancer: American Society of Clinical Oncology Clinical Practice Guideline [J]. JCO, 2016, 34(22): 2654-2668.

[23] Varshney S, Sewkani A, Sharma S, et al. Radiofrequency ablation of unresectable pancreatic carcinoma: feasibility, efficacy and safety[J]. JOP, 2006, 7(1): 74-78.

[24] D'Onofrio M, Barbi E, Girelli R, et al. Radiofrequency ablation of locally advanced pancreatic adenocarcinoma: an overview[J]. World J Gastroenterol, 2010, 16: 3478-483.

[25] Girelli R, Frigerio I, Salvia R, et al. Feasibility and safety of radiofrequency ablation for locally advanced pancreatic cancer[J]. Br J Surg, 2010, 97(2): 220-225.

［26］Vincent A，Herman J，Schulick R，et al. Pancreatic cancer［J］. Lancet，2011，378（9791）：607-620.

［27］Thomson KR，Kavnoudias H，Neal RE. Introduction to irreversible electroporation-principles and techniques［J］. Tech Vasc Interv Radiol，2015，18（3）：128-134.

［28］Moir J，White SA，French JJ，et al. Systematic review of irreversible electroporation in the treatment of advanced pancreatic cancer［J］. Eur J Surg Oncol，2014，40（12）：1598-1604.

［29］魏颖恬，肖越勇，张肖，等. 胰腺癌纳米刀消融参数的设置原则与临床应用［J］. 中国介入影像与治疗学，2017，14（4）：252-255.

［30］Garcia PA，Rossmeisl JH，Neal RE，et al. A Parametric Study Delineating Irreversible Electroporation from Thermal Damage Based on a Minimally Invasive Intracranial Procedure［J］. Biomedical Engineering Online，2011，10（1）：1-22.

［31］Ivorra A，Alsakere B，Rubinsky B，et al. In vivo electrical conductivity measurements during and after tumor electroporation: conductivity changes reflect the treatment outcome.［J］. Physics in Medicine & Biology，2009，54（19）：5949-5963.

［32］Mansson C，Nilsson A，Karlson BM. Severe complications with irreversible electroporation of the pancreas in the presence of a metallic stent: a warning of a procedure that never should be performed［J］. Acta Radiologica Short Reports，2015，3（11）：29-46.

［33］魏颖恬，肖越勇，张肖，等. CT 引导不可逆电穿孔消融术治疗局部晚期胰腺癌的有效性和安全性［J］. 中华放射学杂志，2016，50（10）：789-793.

［34］Narayanan G，Hosein PJ，Arora G，et al. Percutaneous irreversible electroporation for downstaging and control of unresectable pancreatic adenocarcinoma［J］. J Vasc Interv Radiol，2012，23（12）：1613-1621.

［35］Martin RC，Philips P，Ellis S，et al. Irreversible electroporation of unresectable soft tissue tumors with vascular invasion: effective palliation［J］. Bmc Cancer，2014，14（1）：1-9.

［36］张肖，肖越勇，何晓锋，等. CT 导向下经皮纳米刀消融术在不可切除胰腺肿瘤中的临床应用：初步研究及探索［J］. 中国介入影像与治疗学，2015，12（10）：583-587.

第十一章　肝、脾创伤

第一节　肝脏创伤

一、概述

肝脏创伤较常见，占腹部创伤的 5%～10%，居第 3 位，仅次于脾脏和小肠创伤，是腹部创伤中引起死亡的最常见原因。肝脏创伤分开放性和闭合性两类。开放性锐器伤一般不难诊断，而闭合性钝器伤的诊断较为困难，其对肝脏的损害亦较开放性伤的更大。

二、临床表现及诊断

肝脏创伤的临床表现除具有肝区创伤病史外，还可具有下述表现：

1. 皮下淤血、膈肌破裂、肋骨骨折、血气胸、剧烈腹痛、血压降低。

2. 体检右上腹压痛、反跳痛及肌紧张、肝区叩痛。

3. 失血性休克。

4. 肝破裂后可引起胆道破裂出血，血液经胆道流入十二指肠，出现胃肠道出血表现。

5. 诊断性腹腔穿刺多为阳性，如测得穿刺液胆红素定量比静脉血中的含量高，则有助于与脾脏和肾脏创伤所致的腹腔内出血相鉴别，超声、CT和 MRI 影像检查可进一步确诊为肝脏创伤性破裂出血。

三、血管造影表现及诊断

1. 造影剂外溢呈点、片状充盈聚积阴影。于实质期更加明显，并持续至静脉期（图 6-11-1）。

2. 动脉形态异常　血管中断、破裂，肝动脉分支移位、伸直；血管内血栓形成，表现为血管腔内条

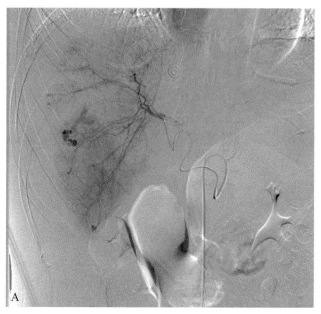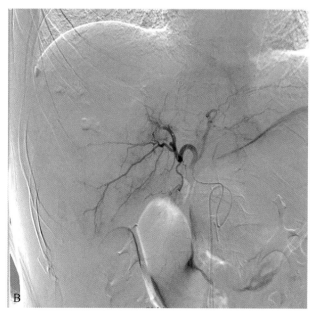

图 6-11-1　肝动脉外伤性出血栓塞术

A. 肝动脉造影见右肝局部造影剂外溢，提示活动性出血；B. 以 1mm×1mm 明胶海绵予以栓塞后造影未见造影剂外溢，提示出血停止

状或杯口状充盈缺损。

3. 血肿

（1）肝包膜下血肿：于动脉期见血管分支末梢不能延伸至肝外周缘，而终止于同一层次；实质期显示一光滑平直或内凹边缘的无血管区，局部肝动脉分支移位、呈丛状聚拢。

（2）肝实质内血肿：动脉期显示其周围血管包绕征、血管被推移，并形成一充盈缺损区，无新生血管影；实质期其边缘有晕影。

（3）假性动脉瘤及动静脉瘘：常为肝总动脉或肝右动脉区一圆形或不规则形湖状阴影，边缘光整；动脉期静脉早期显影（动静脉瘘）；若胆管或胆囊显影，则存在肝动脉 - 胆管瘘。

（4）肝脏血液循环时间延长：由于肝动脉反应性痉挛，常出现肝动脉显影时间延长。

四、治疗

（一）治疗概述

肝脏钝性损伤的静脉性出血比动脉性出血更常见，稳定的静脉损伤常采取保守治疗，如果静脉性肝脏损伤患者血流动力学不稳定，外科手术治疗为首选治疗方式，当损伤为动脉性出血时，可考虑血管内治疗。

（二）介入治疗

自从 Norell 于 1957 年首次将血管造影应用于腹部外伤性诊断以来，这一技术已广泛应用于临床。1976 年 Walter 成功地应用肝动脉栓塞救治肝活检术后所致的严重胆道出血。Bass 等则于 1977 年应用明胶海绵作肝动脉栓塞有效地控制了肝假性动脉瘤出血。同年，Jander 等报道了急诊 TAE 成功地控制了肝钝性伤出血。自此，肝动脉栓塞术成为对各类肝脏创伤性出血的一种常规治疗方法。

1. **适应证与禁忌证**

（1）适应证

1）肝动脉造影适应证：①腹部或肝脏创伤而有休克表现者；②需确定是否为多处损伤；③疑有继发性第二次肝破裂。

2）肝动脉栓塞的适应证：一般认为，只要行动脉造影确定有肝动脉破裂的表现，均可行肝动脉栓塞止血。①肝破裂手术治疗后复发性出血者；②创伤性胆道出血；③假性动脉瘤形成；④肝动静脉瘘或动脉 - 门静脉瘘；⑤医源性肝动脉损伤。

（2）禁忌证

1）腹膜炎或合并腹腔内其他脏器损伤而需急

诊手术治疗者。

2）感染性动脉瘤。

肝动脉栓塞术作为肝脏创伤性大出血的抢救措施，无绝对禁忌证，应根据临床和患者病情的需要，灵活掌握适应证和禁忌证。

2. **介入治疗技术与方法** 肝动脉栓塞分为近侧（肝总动脉侧）和远侧（肝固有动脉以远）栓塞两种，一般多主张采用远侧栓塞方法。栓塞止血的原则应是尽量靠近损伤血管区，常以肝右或肝左动脉栓塞为首选。超选插管困难时，可在肝总动脉处即行栓塞。栓塞治疗前应常规先行肝动脉造影，以了解肝损伤性出血的位置和程度，如明确诊断可随即行 TAE 治疗。将导管超选插入肝固有或其靶出血分支动脉后，经导管推注已备好的栓塞剂。栓塞剂常用明胶海绵，其大小视出血动脉的管径而定，一般将明胶海绵剪成（1～2）mm ×（2～3）mm 大小的小块，浸泡于内含造影剂的注射器中，在透视监视下经导管推注。一旦明胶海绵不再前进时，即停止注射。旋即行肝动脉造影复查，以观察栓塞效果。如确已止血即可拔管。即使栓塞不完全，由于动脉内压力降低，也可达到止血目的。肝创伤性动静脉瘘或肝动脉断裂者，宜使用不锈钢丝圈（3～5mm 直径）栓塞肝固有动脉；假性动脉瘤可使用明胶海绵或胶栓塞瘤体，并在瘤体近端栓塞不锈钢丝圈。

肝动脉栓塞术存在的问题：①肝损伤时常伴有门静脉及胆道损伤，动脉栓塞术后再出血的危险性依然存在；胆道损伤后，胆汁外溢可引起肝脓肿及胆汁性腹膜炎；②腹腔内积血、积脓是肝损伤的重要并发症，栓塞术后应常规留置腹腔引流管。

3. **疗效评价** 运用肝动脉栓塞治疗假性动脉瘤、动静脉瘘及肝创伤性出血，常可收到与外科手术治疗同样的效果，而其对患者的创伤远较外科手术轻，并发症亦较少。传统外科治疗的止血成功率约为 42.5%，术后再出血率约 3.5%，但其死亡率较高。急诊肝动脉栓塞术以其方便、安全、止血迅速有效，且能在肝动脉造影后立即施行而常被考虑作为首选的治疗措施。对再发性出血可进行第 2 次栓塞治疗。肝动脉栓塞术还可为其后必须进行手术治疗创造条件，并能提高外科手术疗效。

由于约 75% 的肝创伤患者同时合并其他脏器损伤，而血管造影在发现肠和膈等损伤时有一定限度，因此，介入治疗医生应与外科医生充分配合，术后严密观察病情发展，以确保治疗效果。

4. 并发症及其处理

（1）异位栓塞：是急诊肝动脉栓塞术后的严重并发症。常见于胆囊梗死、胰腺坏死、胃肠道溃疡等。常由于栓塞剂反流所致，多因超选插管位置不当和注射栓塞剂速度不适宜引起。

（2）栓塞后综合征：轻度肝区疼痛、发热等，仅需对症处理。

第二节　脾脏创伤

一、概述

在腹腔脏器的创伤中，脾脏创伤约占 30% 左右，居首位。脾脏创伤亦分为开放性和闭合性创伤两种。开放性脾脏损伤易合并其他脏器伤，诊断不难。闭合性脾脏损伤常为钝性伤而使其诊断较难。创伤性脾破裂的临床表现与自发性脾破裂大致相同。

二、临床表现

其临床表现除有外伤史外，还包括：①左季肋部疼痛，呼吸或活动时加剧。出血量大时，可很快出现弥漫性腹痛，但仍以左季肋部最重。疼痛开始时较剧烈，多为持续性。可有左肩部放射痛，且深呼吸时加重，称为 Kehr 征；②体检常可见左上腹有创伤痕迹，如皮下擦伤等；左上腹压痛、反跳痛及肌紧张、脾区叩痛；直肠指诊常有饱满感；③出血性休克；④诊断性腹腔穿刺多为阳性。

三、诊断

1. 超声和 CT 影像检查可有助于创伤性脾破裂的诊断。

2. 血管造影表现及诊断　脾破裂的血管造影表现可因脾脏损伤的部位和程度不同而异。

（1）造影剂外溢：表现为不规则的造影剂贮留团，可持续显影至静脉后期。

（2）脾动脉形态异常：血管变细、动脉断裂或阻塞。

（3）血肿形成：多量脾实质内出血或包膜下出血，可引起脾脏轮廓明显增大。但若脾脏与包膜同时破裂时，脾脏轮廓常不增大。

1）包膜下血肿：脾动脉分支被推移、聚拢，不能伸达脾脏周边；其外侧形成一无血管区。

2）实质内血肿：脾动脉及其分支移位、包绕，于实质期呈形态不规则、边缘不清的充盈缺损区。

（4）假性动脉瘤或动静脉短路。

（5）实质期脾脏轮廓残缺：表现为脾脏边缘不规则，可出现一三角形充盈缺损区。

四、治疗

（一）治疗概述

脾脏钝性损伤的处理目前存在争议，一般来说，生命体征不稳的患者通常行外科手术，生命体征平稳、AAST 分级Ⅳ～Ⅴ级、活动性动脉出血的患者通常行血管内治疗。

（二）介入治疗

1973 年 Maddison 首次应用脾动脉栓塞术治疗门静脉高压性脾功能亢进。Chuang 等于 1975 年报道了脾动脉栓塞治疗外伤性脾破裂出血。近年来，随着对脾免疫功能的不断认识和脾外科治疗观念的改变，特别是自脾切除术后可出现暴发性感染报道以来，现已公认对脾脏疾病的治疗应采取在抢救生命第一的前提下，尽量进行保脾治疗的原则。脾破裂的栓塞治疗已越来越受到临床医生的重视。

1. 适应证与禁忌证

（1）适应证

1）Gall 和 Scheele 分级或 AAST 分级 Ⅰ～Ⅲ级，年龄 <50 岁。

2）不合并腹腔内其他脏器损伤。

3）生命体征平稳或经抗休克治疗有效者。

4）医源性脾破裂。

（2）禁忌证

1）严重休克而经抗休克治疗无效者。

2）Gall 和 Scheele 分级或 AAST 分级Ⅳ级伴有活动性大出血并已构成生命威胁者。

2. 特殊介入器械

（1）导管：6.0～7.0F Cobra 或脾型导管。

（2）栓塞剂：明胶海绵、不锈钢丝圈（5mm 直径）、聚乙烯醇等。常用明胶海绵，一般将明胶海绵剪成 2mm×4mm 或 2mm×2mm 大小碎块或 2mm×10mm 大小条。

3. 介入治疗技术与方法　基本技术和方法与普通血管造影相同。先行脾动脉造影，以确定出血部位和程度，再行栓塞治疗。栓塞方法有两种：

（1）将导管超选插入靶出血动脉后，在透视下缓慢推入浸泡造影剂的明胶海绵，至该血管无血流或血流明显减慢时，将导管退回至脾动脉近段（胰背动脉开口以远），再经导管推入不锈钢丝圈或较大颗粒明胶海绵栓塞脾动脉主干。

（2）直接将导管送入脾动脉主干（胰背动脉以远），经导管推注栓塞剂进行栓塞治疗。一般使用不锈钢丝圈或大颗粒明胶海绵。

脾破裂经动脉栓塞的主要目的在于迅速止血。采用上述方法栓塞后，可使脾动脉内压力降低，又可通过胃短动脉、胃网膜动脉等形成侧支循环，使脾实质仍可能得到足够的血液供应，不致产生脾梗死，保证了脾脏的正常生理功能。

4. 疗效评价　对创伤性脾破裂采取经脾动脉栓塞治疗，可有效地控制出血，同时又能保留脾脏的正常生理功能，其并发症少、相对创伤性小、操作简便，是一种脾创伤性出血的有效保脾治疗方法。但应在抢救生命第一，保留脾脏第二的原则下，严格掌握栓塞治疗适应证与禁忌证，以求达到既能保留脾脏及其正常生理功能，又能使其治疗安全、有效的目的。陆永良等采用经动脉栓塞治疗 20 例外伤性脾破裂，其一次性栓塞止血成功率为 100%。

脾破裂栓塞术后，应严密观察病情变化并常规放置腹腔引流管，术前及术后均应常规抗炎处理，以防脾脓肿等并发症发生。

5. 并发症及其处理

（1）栓塞后综合征：左上腹疼痛、发热等。一般仅需对症镇痛、退热、输液等处理。

（2）脾脓肿：发生率很低，一旦出现脾脓肿，应尽早手术治疗或介入引流术。其发生原因可能为无菌操作不严格或脾栓塞术后脾实质梗死使机体免疫力降低所致。

（3）意外栓塞：与导管插入深度不够或使用栓塞剂不当有关。好发于胃肠道。

（4）脾静脉或门静脉血栓形成：多与脾动脉栓塞后，脾静脉血流缓慢有关。

（肖恩华　陈　柱）

参 考 文 献

Martin JG, Shah J, Robinson C, et al. Evaluation and Management of Blunt Solid Organ Trauma[J]. Techniques in Vascular and Interventional Radiology, 2017, 20(4): 230-236.

第十二章　肝、脾、胰及腹部淋巴结经皮穿刺活检术

第一节　肝脏穿刺活检术

一、适应证

1. 肝脏局灶性或弥漫性结节的鉴别诊断。
2. 肝脏良性、恶性病变的鉴别诊断。
3. 囊性病变的定性诊断。
4. 肝脓肿、炎性病变的确诊及获取细菌学资料。
5. 恶性胆道梗阻，疑肝门部肿瘤。
6. 肝脏恶性肿瘤，治疗前需病理资料。

二、禁忌证

目前认为腹水和肝包虫不属禁忌证。无绝对禁忌证，相对禁忌证包括：

1. 难以纠正的出血倾向。
2. 患者极度衰竭不能合作。
3. 影像学表现病变血供极其丰富。
4. 没有安全的活检穿刺道。

三、术前准备

（一）患者准备

凝血功能指标检查，有出血倾向者采用输鲜血、血小板、维生素 K 等方法术前纠正；向患者简单介绍手术必要性和一般程序，以解除其紧张情绪，求得良好配合；术前 4～6 小时禁食；穿刺前原则上做 CT 增强扫描。

（二）器械和药物准备

引导设备可用超声、CT、MRI。体表定位标志可用铅字"1"，或废旧导管剪成 1cm 长的数根，排列成相隔 5mm 的栅栏状，固定于胶布上即可。穿刺包（手术巾、敷料、试管、载玻片、标本瓶、弯盘等）。19～21G 抽吸针或切割针、切割针、局麻药品、氧气、常规急救设备和药品等。开展 MR 导引介入技术应用 MR 穿刺针为与 MRI 兼容的穿刺针，即非铁磁性穿刺针，消毒器械为非铁磁性或塑料制品。

四、技术和方法

根据病变的位置，患者取仰卧、俯卧或侧卧位。邻近膈面的肝脏病变，可根据膈肌前高后低的解剖特点，取仰卧位，头向进针方向，以免损伤胸膜及膈肌。肝右叶下段水平病灶以右腋中线水平进针。根据增强扫描图像，了解病变血供以及鉴别病变坏死和实变区，进针行径避开肝内血管、胆囊、胆管，采取标本应选择实变区。做 CT 扫描，选择穿刺的最佳层面和皮肤进针点，置一体表标志于该处，重复 CT 扫描，核实无误后，在皮肤上用色笔标记穿刺点，用光标测出皮肤进针点与病灶边缘的直线距离、进针深度和角度。皮肤消毒、局麻后，令患者屏气，进行穿刺。针尖接近病灶后再做 CT 扫描，确认穿刺方向正确后，将针尖插入病灶。穿刺过程中如发现进针径路偏离靶区，切忌试图调整针尾纠正方向，应将针退至脏器包膜下或皮下重新穿刺。

MRI 扫描前先划一基线，腹部为剑突线，用色笔标出基线。腹部定位像冠状位和轴位均用快速梯度回波序列。在轴位扫描图像中选择穿刺的最佳层面和穿刺点。于 MRI 机上测算出穿刺最佳层面和基线距离，然后以此距离与患者皮肤上标出最佳穿刺层面的标线，于选好的穿刺点处置一含油脂的小胶囊，再次 MRI 扫描核实，用光标测出皮肤进针点与病灶中央的直线距离，允许进针的最大深度和角度。皮肤常规消毒、局麻，嘱患者屏住呼吸进行穿刺，当 MRI 扫描证实穿刺针针尖位于病灶内即可抽吸标本，在持续负压状态下多点多向穿刺。将采集标本分别作涂片和石蜡包埋切片。穿刺活检术后作 MRI 扫描，观察有无异常改变。

活检可根据病变性质和临床要求采用抽吸或切割法。具体方法：针尖抵达靶区后，取出针芯，连接注射器，抽拉注射器呈负压状态，做数次快速上下穿刺，针尖移动范围 0.5～1.0cm，针尖可呈扇形移

动，达到多点穿刺和吸取足量标本的目的。抽出标本做涂片后乙醇固定。有条件的话可立即染色观察涂片，了解获取标本是否满足诊断要求。在保持负压抽吸状态下将注射器与穿刺针一并拔出。抽出标本除做数张涂片外，剩余标本放入盛装甲醛的试管内，高速离心后做石蜡包埋切片。切割法是穿刺针进入靶区后，将针芯向前推进 0.5～1.0cm，回拉并旋转针头，切割部分病变组织后拔针，标本处理同前述。

原则上提倡细针活检，特别是肝门部病变及邻近重要结构。巨大的靠近肝表面的病变，不宜直接穿刺其膨隆部位以防肝破裂。少数血管病变或邻近无大血管者，可根据诊断要求选用切割针。术后应严密观察患者 2 小时以上。

穿刺活检技术要点：穿刺点选择原则是皮肤至病变的最短距离。穿刺层面以病变显示最大层面为佳。小病灶垂直穿刺成功率高。病变区应做薄层扫描。术前增强扫描十分必要，目的是清楚显示病变与邻近血管的关系、病变供血情况、区分病变实变区和坏死区。穿刺径路设计应避开血管、神经和重要组织结构，避免在病灶坏死部位（非增强区）采样。穿刺时嘱患者于平静状态下屏气即可。临床和影像学疑恶性病变，首次活检无法确诊者（标本取材量不足，无细胞或为炎性细胞）可做第 2 次活检。嘱患者保持相同呼吸幅度，穿刺时在平静呼吸状态下屏气即可。

五、正确率

据统计，首次活检诊断不明者约有 64% 可获明确诊断。总体上，文献报道正常率为 77%～94%。

（一）影响穿刺活检正确性的因素

1. 操作者的熟练程度和病理诊断水平 操作者缺乏经验，穿刺定位不准确，取材量不够或于病变坏死区取样可出现假阴性结果；病理诊断假阳性见于将炎性细胞诊为恶性；反之，将高分化肿瘤诊断为良性，可造成假阴性结果。

2. 标本处理不当 涂片不均匀，没有及时固定涂片会造成细胞重叠、变形和干涸影响诊断。涂片要薄而均匀，吸取物中组织碎片另做切片与细胞涂片对照观察，相互印证。根据具体情况，标本做细菌和真菌学检查，或者标本做免疫细胞化学、电镜、PCR 和分子生物学检测，避免出现假阴性结果。

3. 与针的口径和病变性质有关 细针和良性病变正确率相对低。

（二）特殊技术

为提高正确率，增加标本获取量，可采取其他

方法。

1. 并针法 适用于大于 1.5cm 病灶，第 1 支针首先插入靶区，根据其位置并行插入第 2 支针入靶区，然后用两只针分别做抽吸活检。

2. 同轴针法 先将 18G 外套针插入靶区后起导引和支持作用，沿 18G 针送入 22G 抽吸针，反复抽吸，最后可用 18G 外套针作抽吸和切割操作。

六、并发症

尽管穿刺活检技术安全可靠，并发症少，但确实存在，某些情况下不可避免。大量经验表明：并发症发生率与活检时进针次数呈正相关，熟练操作，谨慎小心，可以显著降低其发生率。

（一）出血

出血（多在术后两小时内）发生与血管损伤和病变性质有关，恶性病变居多。如部分血供丰富的肝癌、肉瘤等。预防措施包括术前增强扫描，对血管解剖和病变血供情况心中有数。术前患者均须做凝血时间、血小板计数、凝血酶原时间测定，对有出血倾向者，术前采取纠正措施，术后患者应平卧 2 小时以上，注意观察血压、脉搏和腹部体征的变化。操作中出血较多，可用明胶海绵微粒封闭针道，使用止血药物，无效时应果断手术处理。

（二）感染

操作室空气消毒、介入器件应严密消毒、操作者严格执行无菌操作规程，可以避免外源性感染。内源性感染见于穿刺径路通过肠道，特别是同时伴有免疫功能低下者。

（三）肿瘤播散和种植

穿刺造成肿瘤播散和针道转移，发生率低，仅有个例散在报道。

（四）疼痛和紧张

少数患者表现出短暂性面色苍白、低血压、反应迟钝，一般数分钟可自行缓解，如加重可给氧或适量阿托品。

（五）其他

胆汁性腹膜炎、气胸等，发生率低于 1%。

第二节 脾脏穿刺活检术

一、适应证

1. 临床及其他检查发现脾脏占位性病变需明确其性质者。

2. 淋巴瘤疑侵犯脾脏者。

3. 脾脏含液性病变（如囊肿、脓肿、结核）须抽液或抽吸置管引流者。

4. 血液病患者须明确其类型或了解脾功能或脾脏浸润情况时。

5. 门静脉高压患者需作经皮脾穿刺测脾窦压力或作脾-门静脉造影者。

二、禁忌证

1. 凝血机制障碍及出血倾向者。

2. 病变位于脾脏表面，尤其高度怀疑海绵状血管瘤或有严重坏死的较大肿瘤。

3. 传染病的急性期，瘀血性脾肿大伴有脾功能亢进者；或有大量腹水者。

4. 对穿刺操作不能合作者。

三、术前准备

（一）患者准备

凝血功能指标检查，有出血倾向者采用输鲜血、血小板、维生素 K 等方法术前纠正；向患者简单介绍手术必要性和一般程序，以解除其紧张情绪，求得良好配合；精神紧张者应用镇静剂；剧咳者预防性应用镇咳剂；穿刺前行 CT 增强扫描。

（二）器械和药物准备

穿刺包（手术巾、敷料、试管、标本瓶、弯盘等），细胞学检查穿刺针，常选用 22G 或 21G 细针，抽吸脾含液病变可用 20G 针。组织学检查穿刺针，可选 22G 或 21G 活检细针。穿刺引导针：穿刺引导针往往与穿刺针配套使用，此针能保证细穿刺针顺利通过腹壁防止针身折弯或偏离预定方向。19～21G 切割针，局麻药品等。

四、技术和方法

在 B 超或 CT 下复查、验证病变位置并选择最佳穿刺途径及穿刺深度做好标记。通常取右侧卧位，选择左侧第 9 或 10 肋间隙进针。如在肋下可触及脾脏而病灶又在此区域时，也可取仰卧位穿刺。

1. 操作区域常规消毒铺巾，对穿刺点皮肤皮下组织及腹膜进行局部浸润麻醉。

2. 先将引导针刺入皮肤，后沿术前选择好的最佳途径进针，经皮下组织、肌肉至腹膜壁层，到达肿块表面（勿进入腹腔）。

3. 将组织活检针或抽吸针套入引导针内，嘱患者暂屏气，迅速将穿刺针沿引导针刺入肿块或病变

区切取组织或抽吸细胞（具体方法可参考肝穿刺活检部分）。

根据增强扫描图像，了解病变血供以及鉴别病变坏死和实变区，进针行径避开脾实质内血管，穿刺针经过部分正常脾实质后再进入病变内，不宜直接穿刺病变，尤其是位于脾脏表面的病变，采取标本应选择实变区，避免取到坏死组织，可根据进针需要采取不同的体位，避免损伤胸膜及膈肌。原则上提倡细针活检，特别是脾门部病变，多邻近重要结构。术后应严密观察患者 2 小时以上。

五、细针脾脏穿刺时注意事项

1. 选最短途径穿刺达脾脏取材区域。

2. 经肋间穿刺时，尽可能选择较低肋间，沿肋骨上缘进针。

3. 高位或深在的肿瘤针吸时，应在较低的肋间隙加大角度进针，避免损伤肺组织。

4. 穿刺应避免在脾下缘较薄处进行，防止引起脾脏撕裂伤，也应注意避开结肠脾曲。

5. 脾脏含液性病变抽吸应在呼吸中位时进针，操作中患者可平静呼吸。多量囊液抽吸时注射器宜接软管或置管引流。

6. 脾脏穿刺宜采用细针，避免用粗针或劣质针。整个进针和针吸过程要求患者暂时屏住呼吸。

7. 活检取样宜在肿瘤稍靠边缘处的实性较均匀回声区，避开肿物中心坏死液化区，回声较复杂的肿块应对不同回声区分别取样。

8. 活检时如发现抽吸血量较多，应立即拔针，防止稀释有效的细胞成分。

9. 原则上针吸活检每例穿刺 2~3 次，采用切割针要避免提插动作。

10. 穿刺完毕，注意患者血压、脉搏和腹部情况。

六、穿刺后处理

1. 穿刺后患者平卧休息 30 分钟，若无不适，可回病房，无需给予消炎、止血类药物。

2. 穿刺完毕后 2 小时内注意患者生命体征变化和腹部情况。

七、正确率

文献报道诊断阳性率 93.8%，敏感性 90.7%，特异性 100%，准确性 94.5%。

八、并发症

轻度并发症包括疼痛和无症状性出血，严重并发症包括腹腔出血、气胸、红细胞压积及血红蛋白急性降低、假性动脉瘤及大血管损伤等。文献报道轻度并发症发生率3.3%～7.2%，严重并发症发生率低于1%。避免出血并发症的关键是严格掌握穿刺的适应证，选择细针穿刺，穿刺过程取得患者密切配合，做好屏气动作很重要。

第三节 胰腺穿刺活检术

一、适应证

1. 胰腺肿块的定性诊断。
2. 胰腺癌与慢性胰腺炎的鉴别诊断。
3. 原发胰腺癌与胰腺转移瘤的鉴别。
4. 胰腺囊性病变的定性诊断。

二、禁忌证

1. 严重出血倾向。
2. 存在假性动脉瘤者。

三、术前准备

同肝脏活检，须强调穿刺针采用22G抽吸针，切忌使用粗针和切割针。

四、技术和方法

患者仰卧位，增强扫描应列为常规，胰头病变进针点为中线偏右；胰体病变多选中线；胰尾病变则偏左（图6-12-1）。进针方向多选垂直进针，进针行径选择皮肤至胰腺病变中央的最短直线距离。胰头病变也可采用经肝途径，胰尾病变也可经脾脏途径，由于经脾脏穿刺很容易并发出血，一般不选择此途径，经皮穿刺活检中如果需要经胃途径，术前必须禁食禁水8小时以上，尽量排空胃腔，如穿刺前CT扫描胃内仍有较多内容物时则尽量不要采用经胃途径，宁可推迟手术。

经下腔静脉途径行胰头肿块穿刺活检：患者俯卧位，术前增强扫描明确病变形态及与周围结构的关系，尤其是下腔静脉及右肾动脉，进针点为背部中线偏右（图6-12-2），由于脊柱的影响，进针方向一般为由外向内，避免损伤右肾及右肾动脉，由于下腔静脉为低压脉管，采用22G穿刺针进行穿刺不会显著增加并发症发生率，取材后重复CT扫描确认无出血，术毕嘱患者避免剧烈活动。

五、正确率

文献报道80%～90%。影响穿刺结果准确率的最主要因素是活检组织条的完整性和量。多点、多向、多次抽吸可明显提高阳性率。胰腺癌坏死，出血常见，其周围多伴有炎性纤维组织包绕，尤其应该多方向多针取材，对较大的病变应结合CT增强扫描片，使取材点避开病变坏死区和周边反应区。

六、并发症

出血、胰腺炎、胆汁性腹膜炎等，发生率低，肿瘤种植罕见。因为胰腺穿刺活检有胰漏的风险，一

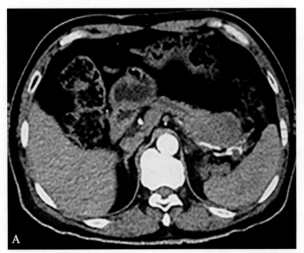
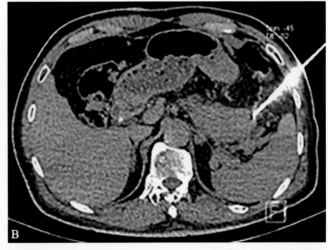

图6-12-1 胰尾病变穿刺活检

A. CT增强扫描，胰腺体尾部低密度肿块影；B. 仰卧位，前路腹中线偏左进针穿刺活检，针尖位于病灶实变区，病理诊断为胰腺癌

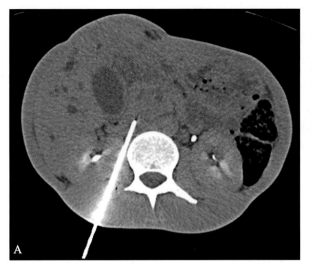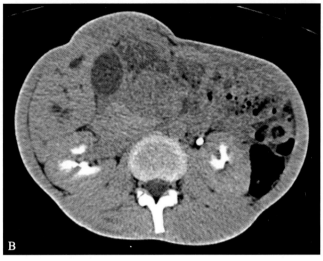

图 6-12-2 胰头肿块穿刺活检

A.俯卧位,背部中线偏右,经下腔静脉进针穿刺活检,针尖位于病灶实变区,病理诊断为胰腺癌;B.取材后 5 分钟复查,无出血

般选用较细的活检针,并尽量避开正常胰腺组织取材。

第四节　腹部淋巴结经皮穿刺活检术

一、适应证

无法明确诊断的腹膜后淋巴结增大,并且无浅表淋巴结增大。

二、禁忌证

相对禁忌证是难以纠正的出血倾向、患者极度衰竭不能合作、重度贫血、骨髓抑制、明显感染、凝血功能障碍、重度心电图改变、呼吸功能下降。

三、术前准备

(一)患者准备

1. 常规行心电图、血常规、凝血检查。有出血倾向者采用输鲜血、血小板、维生素 K 等方法术前纠正;同时评价患者呼吸功能及耐受性。

2. 术前禁食 4~6 小时、咳嗽者口服镇咳剂,精神过于紧张者服镇静药;向患者简单介绍手术必要性和一般程序,以解除其紧张情绪,求得良好配合。

3. 盆腔淋巴结穿刺活检前需充盈膀胱,口服造影剂显示肠道。

4. 作 CT 增强扫描以区分淋巴结和血管、肠道。

(二)器械和药物准备

穿刺活检包(消毒手术洞巾、敷料、无菌试管、标本瓶、载玻片、弯盘等),局麻药品、清洁盘、20ml注射器、7 号或 8 号针头、无菌生理盐水一小瓶。20~22G Chiba 针、18~21G Surecut 针、同轴套管穿刺针、半自动芯针切割活检枪手术刀片,组织标本固定液。

四、技术和方法

1. 腹膜后淋巴结肿大根据解剖部位和大小,采取仰卧位从腹前壁穿刺或采取俯卧位从脊柱旁斜行穿刺。穿刺行径应避开实质脏器和大血管。从腹前壁穿刺应采用细针。

2. 根据 CT、B 超显示的肿大淋巴结位置,选择穿刺点和穿刺行径。

3. 常规消毒欲穿刺的部位,穿刺者左手拇指、示指及中指用乙醇擦洗后,固定欲穿刺的淋巴结。

4. 抽取 2% 利多卡因 1~2ml,在欲穿刺点的表面,做局部浸润麻醉。

5. 右手持注射器,将针头以垂直方向或 45°方向刺入淋巴结中心,左手固定针头和针筒,右手抽针筒活塞至 5ml 刻度,抽成负压,用力抽取内容物2~3 次,然后放松活塞,拔出针头,勿使抽吸物进入注射器内。如未见任何抽出物,可取下注射器,吸取生理盐水 0.5ml 左右,将其注入淋巴结内再行抽吸。如抽出液很少,可将注射器与针头分离,抽吸空气再套上针头推,这样可将针头内抽出液射在玻片上进行涂片染色。若抽出量较多也可注入 10%甲醛固定液内作浓缩切片病理检查。抽取毕,拔出针头,局部涂碘酊,用无菌纱布覆盖并按压片刻(3

分钟）。

6. 抽出物做涂片送病理检查。

7. 术后观察 1 小时以上，无特殊不适可回家休息。

五、正确率

总体诊断率为 85.7%，文献报道成功率 51%～99.7%，敏感性 91.5%，特异性 100%，准确性 92.8%～94.4%

六、并发症

轻度并发症 11.3%，其中 95% 为无症状性少量出血，严重并发症未见报道。

七、注意事项

1. 淋巴结局部有明显炎症反应或即将溃烂者，不宜穿刺。具有轻度炎症反应而必须穿刺者，可从健康皮肤由侧面潜行进针，以防瘘管形成。

2. 刺入淋巴结不宜过深，以免穿通淋巴结而损伤附近组织。

（肖恩华　陈　柱）

参 考 文 献

[1] Shao H，McCarthy C，Wehrenberg-Klee E，et al. CT-Guided Percutaneous Needle Biopsy of Retroperitoneal and Pelvic Lymphadenopathy: Assessment of Technique，Diagnostic Yield，and Clinical Value[J]. J Vasc Interv Radiol，2018，29（10）：1429-1436.

[2] Gupta S，Ahrar K，Jr MF，et al. Masses in or around the pancreatic head: CT-guided coaxial fine-needle aspiration biopsy with a posterior transcaval approach[J]. Radiology，2002，222（1）：63-69.

[3] Olson MC，Atwell TD，Harmsen WS，et al. Safety and Accuracy of Percutaneous Image-Guided Core Biopsy of the Spleen[J]. Ajr American Journal of Roentgenology，2016，206（3）：655-659.

第七篇

泌尿系统

第一章 泌尿系肿瘤

第一节 肾 癌

一、概述

肾癌又称肾细胞癌（renal cell carcinoma，RCC）是肾脏多种肿瘤的总称。在成人恶性肿瘤中的发病率为 2%～3%，约占肾恶性肿瘤的 85%。发病率随年龄的增长而升高，高发年龄为 50～70 岁，发病率男性高于女性。肾癌的发病率在不同国家和地区有明显差异，发达国家较发展中国家发病率高，城市地区高于农村地区，且其发病率呈逐年增加的趋势。

二、解剖

肾为实质脏器，位于脊柱两侧，腹膜后间隙，为腹膜外位器官。形似蚕豆。肾长 8～14cm，宽 3～5cm。右肾因受肝脏挤压位置低于左肾 1～2cm。肾动脉于肾门处分出一级分支，即前支和后支。前支较粗分出 4 个二级分支，与后支一起进入肾实质内。肾动脉的 5 个分支在肾内呈节段性分布称为肾段动脉。

三、病因与病理生理

导致肾癌的病因目前尚不明确，目前已知的危险因素有以下两个方面：

（一）非遗传危险因素

吸烟、高血压、职业暴露、肥胖、肾脏慢性疾病和长期透析相关的肾囊肿性疾病。

（二）基因易感性/家族综合征

von Hippel-Lindau 综合征、遗传性乳头状肾细胞癌、Birt-Hogg-Dube 综合征、遗传性平滑肌瘤、琥珀酸脱氢酶缺失。

肾癌常为单发病灶，可发生于肾脏各个部位，多见于肾两极，上极多见。双侧同时或先后发病仅占 2% 左右。肿瘤大小不等以 4～8cm 多见。肿瘤可有假包膜，切面呈黄色、黄褐色、棕色为主，可合并出血、坏死、囊变和钙化。根据形态学和组织学的不同可将其分为透明细胞癌、乳头状细胞癌、嫌色细胞癌、未分类肾细胞癌、集合管癌、肾髓质癌和基因相关性肾癌等。临床上以透明细胞癌多见，占 70%～80%。

四、临床表现、辅助检查及诊断

（一）临床表现

肾癌早期缺乏典型症状，约 60% 患者是在体检中发现。常见的临床表现，诸如血尿、腹痛、腹部包块的三联征多出现在疾病的中晚期。

1. **血尿** 间歇性无痛性全程肉眼血尿为常见症状。多为肿瘤已侵及肾盏、肾盂所致。

2. **疼痛** 多为腰部钝痛或隐痛。由于肿瘤生长牵拉肾包膜、邻近器官所致。

3. **腹部包块** 肿瘤较大时可在腹部或腰部触及。

4. **副瘤综合征** 常出现发热、高血压、血沉增快等，见于 10%～20% 患者中。

5. **转移性肿瘤症状** 骨转移部位疼痛、咳嗽、咯血、神经麻痹、精索静脉曲张等。

（二）辅助检查

1. **超声** 发现肾癌的敏感性高。常表现为不均匀的中低回声实性肿块。

2. **X 线** X 线片对肾癌的诊断价值有限。对于超声及 CT 不能确诊的肾癌可进行肾动脉造影检查，可显示肿瘤内病理性新生血管。

3. **CT** 对肾癌的确诊率高，可以显示肿瘤的大小、部位、是否累及邻近器官，也可用于评估区域淋巴结。病灶在 CT 下多呈不均匀密度肿块，增强扫描强化不及正常肾组织。

4. **MRI** 对肾癌的诊断准确性与 CT 相近。T_1 呈不均匀低信号或等信号，T_2 高信号。MRI 对于肾静脉、下腔静脉侵犯较 CT 有一定优势。

5. 骨扫描 对于碱性磷酸酶增高，高钙血症、病理性骨折或胸痛患者可进行骨 ECT 检查。

（三）诊断

肾癌的术前诊断主要依赖于影像学检查，并结合临床症状及实验室检查进行全面分析。此外，仍需和肾囊肿、肾血管平滑肌脂肪瘤、肾黄色肉芽肿等疾病相鉴别。若治疗前需明确病理诊断可考虑行穿刺活检。

五、治疗

（一）常规治疗

目前肾癌的治疗仍是以手术治疗为主，分子靶向药物及免疫治疗为辅的综合治疗。具体治疗方案的主要依据临床分期来制订。

外科手术治疗方式有根治性肾切除术及保留肾单位手术。

肾癌对于常规的化疗药物不敏感。但以舒尼替尼、索拉非尼、帕唑帕尼等为代表的分子靶向药物以及白介素和干扰素等免疫治疗药物已被证实可以显著提高晚期肾癌患者的客观缓解率及总体生存期。

（二）介入治疗

肾癌的介入治疗已有 30 余年历史，主要包括肾动脉化疗栓塞术及经皮肾癌消融术。前者主要应用于术前栓塞，肾癌破裂出血或姑息治疗。后者既可应用于部分早期不愿或不能手术患者的根治性治疗，也可用于晚期局部减瘤的姑息治疗。本节仅以肾癌的射频消融作为代表介绍消融治疗。

1. 肾动脉化疗栓塞术

（1）治疗原理

肾癌的动脉栓塞治疗原理有以下几个方面：①术前栓塞可抑制肿瘤生长，减少肿瘤术中播散。②降低手术出血量，缩短手术时间。③对于较大的病灶，栓塞后肾包膜可出现水肿，有可能使手术剥离肿瘤的难度降低。④栓塞肾动脉后，降低了肾静脉压力，降低了肾内或肾静脉癌栓随血流播散的机会。⑤高浓度的化疗药物可降低肿瘤数量。⑥控制肾癌的内分泌症状。⑦瘤体局部缺血坏死可激活机体免疫应答反应。

（2）适应证与禁忌证

1）适应证：①体积大、富血供，并可行手术切除的肾癌，行术前栓塞治疗；②肾肿瘤破裂出血行栓塞止血治疗；③对于不能手术切除的肾癌，或为

缓解肾癌继发的内分泌症状，行姑息性化疗栓塞治疗。

2）禁忌证：除碘过敏者外无绝对禁忌证。相对禁忌证有：①对侧肾功能不全；②泌尿系严重感染者；③严重的心、肺、肝功能不全者；④严重凝血功能不全者；⑤全身状况差或恶病质者；⑥有化疗药物禁忌者。

（3）术前准备

1）患者准备：①完善常规检查，血常规、尿常规、粪便常规、凝血功能、生化系列、心电图、胸片或 CT、腹部 CT 或 MRI 增强；②向患者及家属告知手术目的及风险并签署介入治疗同意书；③术前穿刺部位备皮；④术前禁食 6 小时。

2）器械及药物准备：①常规血管介入治疗器械；②4～6F Cobra 导管，猪尾造影导管，也可根据实际情况选择相应导管；③微导管、微导丝；④明胶海绵或颗粒、超液化碘油、无水乙醇、弹簧圈、PVA 颗粒或载药微球等；⑤常用化疗药物有多柔比星、表柔比星、顺铂、丝裂霉素等。

（4）操作技术

1）动脉穿刺插管及造影：常规采用 Seldinger 穿刺技术，选择股动脉穿刺。先以猪尾造影导管行腹主动脉造影，造影时需观察：①肾动脉主干及分支是否受压移位，是否合并动静脉瘘；②通过静脉期观察肾静脉及下腔静脉是否合并癌栓；③观察患侧肾大小、有无侧支供血及供血程度；④健侧肾脏大小形态及排泄功能是否正常。

2）化疗栓塞：超选择插管至患侧肾动脉及相关侧支动脉，造影确定导管位置后，可根据不同的治疗目的选择不同的栓塞材料进行栓塞治疗。根治性手术前栓塞尽可能行血管远端栓塞，可选用明胶海绵、弹簧圈进行栓塞。由于栓塞后 3～7 日肿瘤缩小，血量减少，瘤体与正常组织间形成水肿带，有利于手术切除，因此手术宜在 3～7 日内进行。姑息性栓塞因需要栓塞更为长久和彻底，因此，可以选用 PVA 颗粒、明胶海绵、弹簧圈等栓塞剂。在行化疗栓塞时可以将超液化碘油与化疗药物配制成混悬液或选择载药微球，经导管缓慢推注后再行进一步栓塞。栓塞过程必须在透视监视下进行，栓塞位置尽量超选插管远离肾动脉开口处，栓塞后造影尽量降低压力，以减少异位栓塞发生的可能。

（5）术后处理：介入术后可给予保肾、止痛、抑酸、止吐、退热等对症治疗，必要时应用抗生素治疗；定期复查肝肾功能及血常规；观察有无异位栓

塞症状体征。

（6）并发症

1）栓塞综合征：介入治疗后出现一过性腹痛、腰痛、发热、呕吐，是栓塞后机体对肿瘤坏死、变性的反应所致。症状一般在1周左右减轻或消失。可以给予对症治疗。

2）异位栓塞：如肠系膜上、下动脉、下肢动脉栓塞等。由于注射栓塞剂时反流所致。栓塞时应保证全程透视下进行，尽量超选择栓塞，确保栓塞过程中导管尖端位置固定（图7-1-1）。

3）一过性高血压：栓塞后出现一过性血压升高，一般可于术后数小时后恢复。

4）肾脓肿：少数病例栓塞后可出现肾脓肿或腹膜后脓肿，可行穿刺引流，并积极抗炎治疗。对于合并糖尿病等高危因素患者，可术前及术后预防性应用抗生素治疗。

（7）疗效评价：对于肾动脉化疗栓塞后3～7日行手术切除的，可由切除标本了解栓塞治疗的疗效。对于姑息性栓塞治疗的需观察：①患者的症状、体征如腰痛、血尿、腹部包块是否有改善；②生存时间是否延长；③影像学检查观察病灶大小、是否坏死及强化程度等（图7-1-2）。

2. 肾癌的射频消融

（1）治疗原理：射频消融（radiofrequency ablation，RFA）治疗的原理是在影像引导下如超声、CT、MRI，将射频电极插入至肿瘤组织内，通电后高频的射频电流通过电极针产生电磁场，使射频电极周围组织内离子受到电磁波的激发而相互碰撞、摩擦产生热能，并逐渐向周围组织传导。当热能的沉积超过组织的耐受程度时使其发生凝固性坏死，同时肿瘤组织周围的小血管因热损伤而阻断，从而达到灭活肿瘤的目的（图7-1-3）。

（2）适应证与禁忌证

1）适应证：①不适合手术或不愿行外科手术治疗者；②肿瘤最大径<3cm的肾肿瘤且未侵及肾门为最佳适应证；③肾功能不全、遗传性肾癌、多发肾肿瘤、双肾肾癌者；④局部消融可以作为不可切除肾癌姑息性治疗的一部分。

2）禁忌证：①无法纠正的凝血功能障碍；②顽固性腹水、恶病质；③严重的心、肺、肝、肾等器官功能障碍；④合并肾静脉主干、下腔静脉癌栓、邻近器官侵犯及远处转移；⑤严重感染。

（3）术前准备

1）患者准备：①完善血、尿、便常规，肝肾功能、离子、血糖、凝血功能；②心电图；肾脏超声、肾脏CT或MRI增强检查、胸部X线或CT；③向患者及家属告知手术目的及风险并签署介入治疗同意书；④术前禁食水，必要时留置导尿管、静脉留置针。

2）器械、药物准备：射频消融治疗仪、射频消融

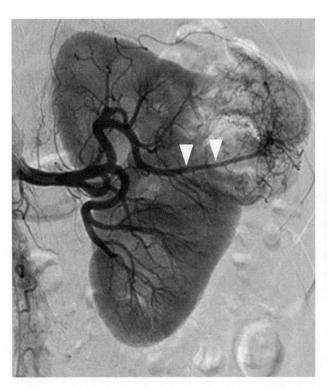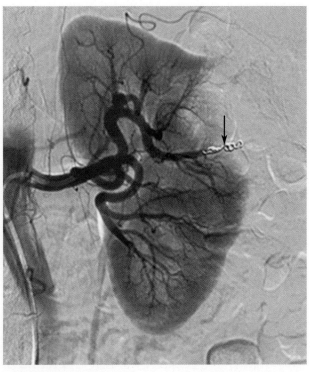

图 7-1-1　肾癌动脉栓塞治疗前、后 DSA 图像

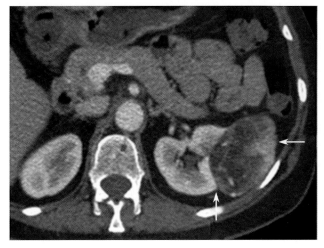
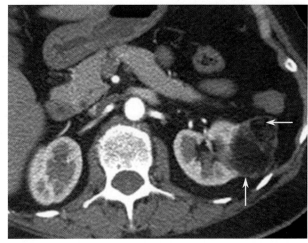

图 7-1-2　肾癌动脉栓塞治疗前、后 CT 图像

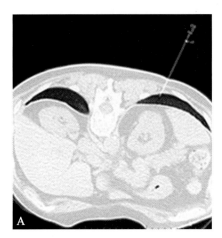
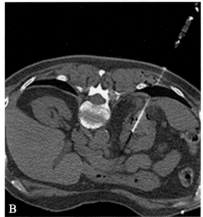
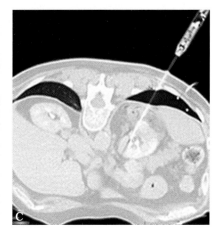

图 7-1-3　肾癌射频消融术

A.引入消融电极前建立人工气胸；B、C.射频消融电极穿刺至肾肿瘤时且未经过胸膜

电极针、备心电监护仪、吸氧装置，需全麻时备麻醉机。药品准备：盐酸哌替啶、盐酸异丙嗪、地西泮、硝普钠、止血药物等急救药品。

3）操作技术：以 CT 引导下经皮肾癌射频消融为例。

① 定位：常规取俯卧位或侧卧位。先行 CT 扫描确定病灶位置、大小、边界，在皮肤上标记进针点，设计进针角度及深度。

② 穿刺：常规消毒铺巾，视患者情况决定选择麻醉方式。根据病灶大小、位置选择合适的消融电极针。嘱患者屏气后，将射频消融电极经皮肤穿刺点切口插入至肿瘤内。穿刺时应选择肋间进针，尽量先经过部分正常肾脏组织再进入肿瘤，避开重要血管及肠管。尽量避免反复穿刺，减少出血及种植转移风险。穿刺过深时不应直接将电极拔出，而应在原位消融后退针，减少肿瘤种植风险。

③ 消融：行 CT 扫描见消融电极已到达预定位置后，接通电源，进行消融治疗。对于较大的肿瘤

需采用一针多点重叠式消融，以减少遗漏区域，保证消融范围。必要时可联合多根消融电极同时消融。消融完成后，边行针道消融，边缓慢撤针，减少术中出血及针道种植。

④ CT 扫描：撤针后，再次行 CT 扫描，确定消融范围是否完全覆盖肿瘤，力求保留 0.5～1cm 的安全消融边界。排除出血、气胸等并发症。

（4）术后处理：穿刺点贴无菌敷料；术后监测生命体征 4 小时，卧床 6 小时以上；注意监测血常规、肝肾功能，根据术后症状，给予保肝、预防感染、止痛、止血等对症治疗；出现并发症时应积极处理。

（5）并发症：①出血，多为肾周围血肿。少量出血时，缺乏症状，无需特殊处理。出血量大时需要手术探查或介入止血；②集合系统损伤致输尿管狭窄；③消融后综合征，发热、疼痛、血尿等；④邻近脏器损伤，如胆囊、肠管；⑤肿瘤种植播散。

（6）疗效评价：肾癌射频消融的疗效与肿瘤的大小及位置关系密切。肿瘤小于 3cm，肿瘤位于外

侧及后侧更易获得较好的治疗效果。评价肾癌射频消融的方法是在消融治疗后 1 个月，复查肾脏 CT/MRI 平扫＋增强扫描，可根据改良版实体瘤评价标准即 mRECIST 标准对病灶进行评价（图 7-1-4）。

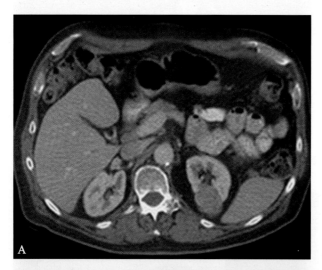

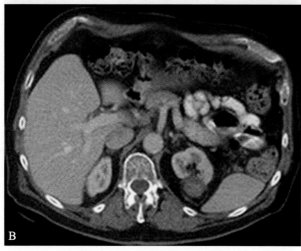

图 7-1-4　肾癌射频消融效果
A. 左肾癌射频消融前 CT 图像；B. 左肾癌射频消融后 CT 图像

（7）展望：随着介入治疗设备的不断改进，操作经验的日趋成熟，加之多种介入治疗手段联合应用，相信介入治疗必将会在肾癌的治疗领域中发挥更大的作用。

（刘瑞宝　尹立楠）

第二节　肾血管平滑肌脂肪瘤

一、概况

血管平滑肌脂肪瘤（angiomyolipoma，AML）是来源于间叶组织的肿瘤，由不同比例的血管、平滑肌和脂肪组织及少量纤维组织组成，其中脂肪成分具有特征性。自从 Bourenville 在 1880 年首先报告此病后，就一直被认为是一种错构瘤。近年研究表明，AML 是单克隆增生的真性肿瘤，平滑肌为肿瘤成分，而脂肪则是化生性或反应性成分。该病最常发生的器官是肾脏，肾血管平滑肌脂肪瘤（renal angiomyolipoma，RAML）发生率占肾肿瘤的 1%～3%，女性远高于男性。

RAML 由平滑肌、血管、脂肪三种成分不同比例构成，各种成分在不同病例或同一病例的不同区域所占比例差别很大。典型 RAML 三种成分相当，血管成分为不规则扭曲状；平滑肌成分由平滑肌细胞构成，围绕血管呈放射状或鞘状分布，大部分细胞为梭形，胞质红染或细颗粒状；脂肪成分由成熟脂肪细胞构成，片状分布，可见脂肪母细胞样细胞混杂，核圆，胞质透明空泡状。当任何一种成分占绝对优势时，可表现为平滑肌瘤样型和脂肪瘤样型。

RAML 缺乏特异的临床表现，以腰腹部疼痛不适、扪及肿块及血尿最为常见，部分病例无任何症状，体检时偶然发现，也有因肿瘤自发性破裂出血而发现。临床上根据是否合并结节性硬化常将其分为两型：①RAML 合并结节性硬化症，常双侧发病，有家族史，较少见；②RAML 不伴结节性硬化症，常孤立单侧发病，无家族史。

本病术前诊断主要依靠影像学检查，可以选择 MRI、CT 或者 B 超，而确诊则有赖于病理学检查。所有患者必须行增强检查，影像学可见软组织普遍强化，并见强化的增粗扭曲的条索状血管影，特征表现为混杂性实质肿块内测到脂肪密度，但脂肪成分不强化而使肿块呈典型的不均匀强化。增强检查的意义在于除了协助诊断，更在于判断血管成分的多少及是否合并假性动脉瘤，这有利于治疗方案的确定。鉴别诊断主要包括肾癌、脂肪瘤、脂肪肉瘤等。

由于对 RAML 的自然病程了解不深刻，目前对 RAML 的处理方法依然存在分歧。一般而言，对已明确诊断者，治疗的目的主要是消除症状、保护肾功能以及防止自发破裂。治疗本病应根据肿瘤大小、并发症状和对肾功能的影响程度来决定所采用的方法。肿瘤小于 4cm 时且患者无症状，可以随访处理；肿瘤大于 4cm 且有症状者，需要积极干预，预防出血。其治疗方式目前没有统一，一般选择保留肾单位的肾肿瘤切除术，也可选择介入治疗方式，包括肾动脉栓塞术，肾肿瘤消融治疗，如射频消融、微波消融或者冷冻消融治疗等。但各种治疗后可能存在复发，术后仍需密切随访。对于巨大 RAML，介入栓塞后是否需要联合手术以及何时为最佳手术治疗时机尚无定论。

二、适应证和禁忌证

1. 当肿瘤直径 >4cm 或者伴有临床症状时；或者肿瘤最大径 >8cm 即使无症状也应择期处理以避免潜在并发症的发生；肿瘤伴有破裂出血，常规保守治疗效果欠佳，需积极行肾动脉栓塞术。

2. 禁忌证　包括碘剂过敏患者；继发严重感染、严重心、肝肾功能不全患者以及严重凝血功能障碍患者。

三、术前准备

1. **详细了解病史及全面体格和影像学检查**　血尿、粪常规检查；心、肝、肾功能检查和出、凝血。术前需完善增强 CT 或者 MRI 检查，明确病变的位置，大小、数目以及肿瘤血管情况，最好行血管重建，了解有无存在肾外供血。确定诊断后制订介入手术方案。向患者及家属解释手术方法及目的和可能出现的问题，取得患者的合作。术前禁食 4～6 小时。

2. **器械和药物准备**　准备造影导管及相应的导丝。栓塞材料，如碘化油、明胶海绵、各种直径的栓塞微球、弹簧圈等。造影剂、等渗氯化钠注射液和肝素、局部麻醉药、可以加用化学治疗药物（常用平阳霉素或者博来霉素）。

四、介入治疗方法

1. **肾动脉栓塞术**　为最常用治疗方法，常规采用 Seldinger 改良法经股动脉插管。先用 5F 猪尾导管行腹主动脉造影，了解肿瘤供血血管及有无肾外供血情况，如副肾动脉、膈动脉、腰动脉等。然后用 5F Cobra 导管完成选择性肾动脉造影，判断肿瘤位置，肿瘤血供；最后采用 3F 微导管对肿瘤供血动脉分别进行超选择插管栓塞治疗。栓塞材料应用较为广泛，在超选的基础上可以选用碘油乳剂（碘油和平阳霉素或者博来霉素按比例混合），无水乙醇、栓塞微球或 PVA 颗粒、明胶海绵、弹簧圈等进行栓塞，栓塞材料具体大小根据肿瘤血管直径选择，原则上多种栓塞材料联用。无水乙醇可以配合碘油，以 7∶3 配合，保证乙醇注射的可见性，笔者建议对于介入经验欠丰富者，尽量避免使用无水乙醇等液

体栓塞剂，以免反流导致其他肾动脉分支的栓塞。

对于滑肌瘤样型和脂肪瘤样型 RMAL，在肾动脉主干常不能发现肿瘤染色，需要根据术前影像学检查进一步超选，或者结合术中 CT 准确寻找肿瘤血管，进而完成超选和治疗（图 7-1-5），后者有金属钢圈、聚乙烯醇、2-氰基丙烯酸异丁酯以及无水乙醇。一般肾肿瘤术前栓塞多用明胶海绵，姑息治疗用无水乙醇或螺圈。

2. **消融治疗**　包括射频消融、微波消融、冷冻消融，甚至目前的纳米刀治疗等。主要适用于病灶较小的肿瘤，也可用于介入栓塞后病灶的联合消融治疗或者复发病灶的治疗。具有并发症更低、安全性更高的优点。

引导方式可以选择 B 超或者 CT 引导，开通静脉通路，常规心电监护，可以选择局部麻醉或者静脉基础麻醉方式，术前根据病变大小、位置及消融目的选择一种消融模式，小病灶消融范围一般超过病灶边缘 0.5～1.0cm，当肿瘤靠近肾盂或者周边组织时适当调整。对于大病灶，主要达到减瘤目的，不需要彻底消融。消融后常规影像检查，观察有无活动性出血及周围脏器损伤，同时初步评估消融范围。

五、疗效评价

RAML 瘤体大小及动脉瘤的形成是预测瘤体破裂出血及预防性治疗的可靠因素。目前肾动脉栓塞术被越来越广泛地应用于临床治疗 RAML，并取得了良好的疗效，对破裂出血的患者，其栓塞成功率为 83%～100%，且在长期随访中，肿瘤体积可缩小 57%～80%。瘤体中的组织成分对栓塞疗效判断非常重要，其中血管瘤样成分对血管栓塞十分敏感，效果良好者大部分血管瘤样成分消失，脂肪成分部分萎缩液化，因此采用超选择性肾动脉栓塞技术能够最大限度保留患肾正常组织和功能，已成为目前 RAML 的优先治疗方法。部位病灶治疗后瘤体缩小程度也不明显，可能与瘤体内脂肪成分比例高有关；脂肪组织乏血供且对栓塞治疗不敏感；但病灶内的血管及平滑肌成分对栓塞治疗敏感，影像学随访可发现栓塞前病灶内增强区域在栓塞后会显著减少或消失。但对于栓塞不彻底者或者病灶较大，仍需要多次栓塞治疗。

对于 RAML，当双侧肾脏均为巨大肿瘤占据时，是否同时行栓塞治疗没有统一的意见，笔者建议分期分次栓塞较为合适。

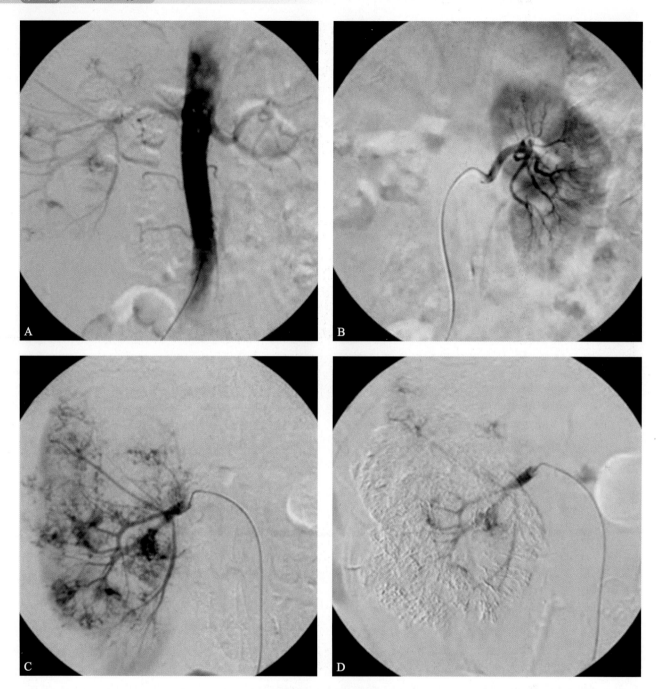

图 7-1-5 右肾透明细胞癌

A~C.腹主动脉及右肾动脉造影见右肾增大,肾动脉分支紊乱增粗,见肿瘤血管及染色;左肾造影正常;D.化疗药和碘油乳剂及明胶海绵栓塞后表现

六、并发症及其处理

导管操作及造影剂过敏所致并发症同一般介入处理。

1. 栓塞后综合征 为肾脏缺血及机体对栓塞物的异物反应和肿瘤变性肿胀及坏死所致。栓塞侧腰腹疼痛、发热、恶心和呕吐等。一般在 5~7 天内消失,发热体温可高达 40℃,常规用镇痛剂、解热剂等对症治疗,有出血者建议使用抗生素预防感染。

2. 肾外异位栓塞 如下肢动脉栓塞、肠系膜动脉栓塞等,为肾动脉栓塞的严重并发症,由栓塞物质反流造成。导管头位置正确,选择适宜栓塞剂,注意控制注射速度和在透视监控下推注、复查造影是重要的预防措施。其他偶有栓塞后一过性血压升高,不经处理可于几小时内恢复正常,必要时使用降压药物。

3. 少见并发症有肾脓肿和败血症 多因操作中消毒不严、栓塞材料有菌或肾脏原有感染造成。栓塞材料要严格无菌处理。术前和术后可预防性使用抗生素。

RAML 出血栓塞后因为栓塞不到位可在短期内再次出血，术中注意责任血管的确认，并注意联合使用栓塞材料。极个别患者栓塞范围广者也有可能导致肾性高血压及肾功能不全等并发症，术中注意超选择栓塞，注意保留正常肾组织。

消融并发症大致同前，其他需注意消融后可能导致肾出血，患者短期内出血腹痛，血压下降等改变，术前需注意规划穿刺通道，消融后注意针道消融止血，术后常规心电监护，注意血压改变等。肿瘤位置靠近者边需注意周围组织的损伤，适当控制消融范围，并注意消融方式。

（纪建松）

第三节 肾上腺肿瘤

一、概述

肾上腺肿瘤根据肿瘤的来源可分为原发性肿瘤和转移性肿瘤。肾上腺原发性肿瘤可分为皮质肿瘤和髓质肿瘤。皮质肿瘤主要包括肾上腺皮质腺瘤和皮质腺癌两类。髓质肿瘤主要为嗜铬细胞瘤。根据有无内分泌功能也可分为功能性肾上腺肿瘤和无功能性肾上腺肿瘤。前者主要包括部分肾上腺皮质腺瘤、嗜铬细胞瘤、肾上腺皮质癌以及极少数转移性肿瘤。后者则包括大部分肾上腺皮质腺瘤和肾上腺转移性肿瘤。

二、解剖

肾上腺属内分泌器官，位于脊柱的两侧，平对第 11 胸椎高度，紧贴肾上端，与肾共同包在肾筋膜内。左侧肾上腺为半月形，右侧为三角形，高约 5cm，宽 3cm，厚 0.5～1cm。肾上腺由中央皮质和周边髓质两部分构成。

肾上腺动脉分上、中、下 3 支。肾上腺上动脉起自膈下动脉，肾上腺中动脉起自腹主动脉，肾上腺下动脉起自肾动脉。这些动脉在肾上腺被膜内形成丰富的吻合，并发出分支进入肾上腺皮质和髓质。左肾上腺静脉通常为 1 支，汇入左肾静脉。右肾上腺静脉通常为 1 支，多数汇入下腔静脉。

三、临床表现

（一）功能性肾上腺肿瘤

多伴有皮质醇、醛固酮或儿茶酚胺增多的表现。皮质醇增多在临床上可表现为向心性肥胖、满月脸、水牛背、高血压、性欲减退、月经不调、阳痿、骨质疏松等；醛固酮增多的典型表现为高血压、高血钠、低血钾、低血肾素、碱中毒、肌无力、周期性瘫痪等。儿茶酚胺增多则可表现为持续性或阵发性高血压、代谢紊乱、心肌损害等。

（二）无功能性肾上腺肿瘤

多无临床症状，若病灶较大，可有局部压迫症状。

四、辅助检查

（一）超声

对于直径 >1cm 的肾上腺肿瘤检出率可达 90% 以上。

（二）CT

目前最常用的检查手段，可诊断出 99% 以上的肾上腺皮质腺瘤和增生。

（三）MRI

空间分辨率低于 CT，可作为 CT 的补充用于肿瘤性质的鉴别。

（四）核素显像

对腺瘤、癌、增生鉴别诊断有帮助。

五、诊断

原发性肾上腺肿瘤的诊断主要根据患者的典型临床表现及影像学检查的肾上腺的形态异常表现来诊断。转移性肾上腺肿瘤多数无明显临床症状，因此需将患者肿瘤病史及影像学检查结果相结合来判断，一般不难诊断。

六、治疗

（一）常规治疗

目前肾上腺肿瘤仍以外科手术治疗为主。外科手术治疗方式主要包括腹腔镜手术、开放手术。腹腔镜手术被认为是肾上腺外科的"金标准"。

（二）介入治疗

目前肾上腺肿瘤的介入治疗方式主要有动脉化疗栓塞术、微波消融、射频消融、化学消融术、放射性粒子植入术。本节将着重介绍动脉栓塞，并简要介绍射频消融术及放射性粒子植入术。

1. 肾上腺肿瘤的动脉栓塞治疗

（1）治疗原理：肾上腺血供丰富，主要有肾上腺上、中、下 3 支供血动脉，3 支血管在肾上腺被膜下形成动脉环，栓塞 1～2 支通常不会导致肾上腺完全梗死或肾上腺功能低下。

（2）适应证与禁忌证

1）适应证：①瘤体大、血供丰富，可行手术切除的肾上腺肿瘤，行术前栓塞治疗；②对于不能手术切除的肾上腺肿瘤，或为缓解其继发的内分泌症状，行姑息性化疗栓塞治疗。

2）禁忌证：①碘造影剂过敏；②严重凝血功能不全者；③严重的心、肺、肝肾功能不全者；④全身状况差或恶病质者。

（3）术前准备

1）患者准备：①完善常规检查，血常规、尿常规、粪便常规、凝血功能、生化系列、心电图、胸、腹部 CT 或 MRI 增强；②向患者及家属告知手术目的及风险并签署介入治疗同意书；③术前穿刺部位备皮；④术前禁食 6 小时。

2）器械及药物准备：①常规血管介入治疗器械；②4～5F Cobra、RLG、RH 导管，猪尾造影导管，也可根据实际情况选择相应导管；③微导管、微导丝；④栓塞剂可选用明胶海绵或颗粒、超液化碘油、无水乙醇、微弹簧圈、PVA 颗粒等；⑤常用化疗药物有氟尿嘧啶、多柔比星、表柔比星、顺铂、卡铂、丝裂霉素等。

（4）操作技术

1）动脉穿刺插管及造影：常规采用 Seldinger 穿刺技术，选择股动脉穿刺。由于肾上腺动脉供血血管多且细小，易变异，因此应先以猪尾造影导管行腹主动脉造影，造影时需观察各条肾上腺动脉开口位置及走向，有无变异及动静脉瘘，进而选择相应的导管或微导管，超选择各支肾上腺动脉。

2）动脉栓塞：超选择插管至肾上腺动脉后再次血管造影，明确肿瘤血供情况，确定导管位置后，可根据不同的治疗目的选择合适的栓塞材料。栓塞过程必须在透视监视下进行。

3）注意事项：因肾上腺嗜铬细胞瘤血供丰富，治疗时可能释放出大量儿茶酚胺类物质，引起高血压危象，因此治疗时需十分谨慎，严密监测血压的同时，做好随时静脉注射酚妥拉明的准备。个别肿瘤供血血管可与脊髓动脉共干或存在交通支，超选择栓塞是减少脊髓动脉损伤的关键。

（5）术后处理：血管介入术后可给予补液，止痛、抑酸、止吐、退热等对症治疗。定期复查肝肾功能及血常规；观察有无异位栓塞症状体征。对于功能性肾上腺肿瘤，需注意对比手术前后醛固酮、皮质醇、儿茶酚胺的变化情况。

（6）并发症

1）栓塞后综合征：肿瘤缺血、坏死、水肿所致。可有一过性的腰痛，发热等症状。可给予对症治疗。

2）呃逆：肾上腺上动脉多由膈下动脉分出，栓塞该血管后刺激膈肌所致。一般可自行好转。

（7）疗效评价：肾上腺肿瘤动脉栓塞治疗有着创伤小、并发症少，住院时间短等优点，临床上多作为外科手术的重要补充。但目前仍缺乏足够的病例对其疗效进行客观的评价（图 7-1-6，图 7-1-7）。

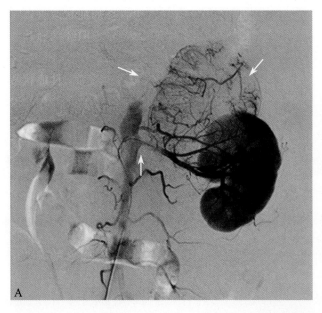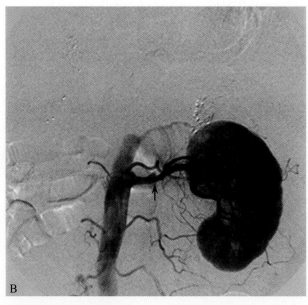

图 7-1-6　肾上腺肿瘤动脉栓塞治疗 DSA 表现

A. 左侧肾上腺肿瘤动脉栓塞前 DSA 图像（箭头）；B. 左侧肾上腺肿瘤动脉栓塞后 DSA 图像（箭头）

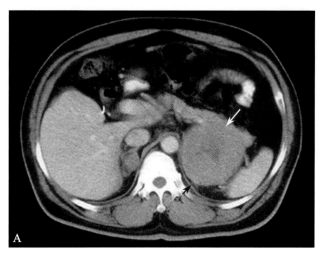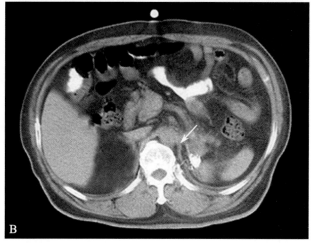

图 7-1-7　肾上腺肿瘤动脉栓塞治疗 CT 表现

A. 左侧肾上腺肿瘤栓塞前 CT 图像（箭头）；B. 左侧肾上腺肿瘤栓塞后 CT 图像（箭头）

2. 肾上腺肿瘤的射频消融治疗

（1）适应证与禁忌证

1）适应证：①因年龄、其他系统伴随疾病等原因不能行外科手术或拒绝外科手术的患者；②肿瘤切除术后复发者；③转移性肾上腺肿瘤。

2）禁忌证：①不能纠正的凝血功能障碍；②严重的心、肺、肝肾功能不全者；③全身状况差或恶病质者；④严重感染者；⑤高血压及肾上腺危象不能控制者；⑥双侧肾上腺肿瘤。

（2）消融治疗：进行肾上腺肿瘤消融前需进行相关学科如肿瘤内科、肿瘤外科、内分泌科、放疗科、影像科等会诊，综合评估现有治疗方案的安全性及有效性，并制订最佳治疗方案（图 7-1-8）。其余术前准备同肾上腺肿瘤的血管内介入治疗（图 7-1-9）。

由于部分功能性肾上腺肿瘤有可能在术中出现大量儿茶酚胺及皮质激素释放入血，引起高血压危象、脑出血、脑梗死或心肌梗死等疾病。因此对于此类肿瘤行消融术前需于手术前后行肾上腺素阻滞剂或补充糖皮质激素治疗（图 7-1-10）。

消融操作过程同肾肿瘤的射频消融治疗。

（3）并发症

1）消融后综合征：发热、出血、疼痛等。

2）高血压危象：围手术期应动态监测血压及其他生命体征。一旦出现高血压危象，应立即静注酚妥拉明 5～10mg，并每间隔 15～20 分钟重复使用，同时积极扩容，纠正心衰。请相关科室会诊。

3）邻近器官损伤，如肾脏、胆囊、胃肠道、肺等。

4）种植转移。

3. 肾上腺肿瘤放射性粒子植入治疗　CT 引导

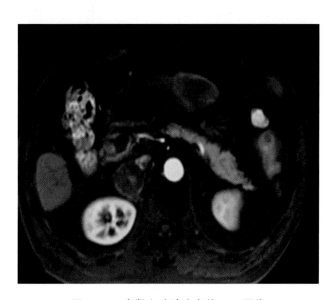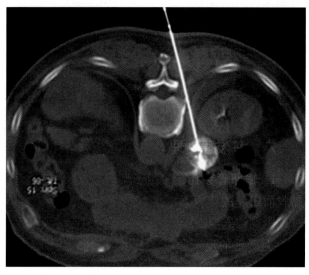

图 7-1-8　右肾上腺肿瘤术前 MRI 图像　　　　**图 7-1-9　右肾上腺肿瘤 TACE 术后射频消融术**

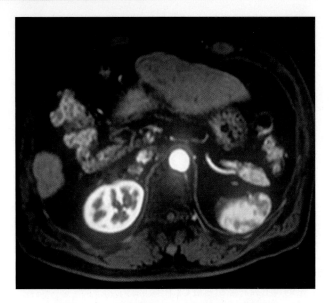

图 7-1-10　射频消融术后 2 年复查 MRI 图像

下放射性 ^{125}I 粒子植入治疗目前已广泛应用于恶性肿瘤的治疗。但由于肾上腺肿瘤的病理类型多，其放疗敏感性参差不齐，尤其是肾上腺原发肿瘤，多对放疗不敏感，因此目前临床放射性粒子植入多用于原发肿瘤对放疗中、高度敏感的肾上腺转移瘤的治疗（图 7-1-11）。

（1）粒子植入治疗

1）术前患者选取合适体位，一般为俯卧位，行 CT 扫描明确病灶位置、大小、范围，并将图像导入 TPS 系统，制订术前计划。术前计划应包括每根导针的皮肤进针点、进针路径及深度，所需植入粒子的位置及数目。

2）常规消毒、铺巾，局部麻醉。参照术前计划，于 CT 引导下插植粒子植入导针。尽量选择肋间隙、避开周围重要器官、血管。推荐使用 3D 打印共面或非共面模板引导，确保植入治疗精度。间隔 0.5～1cm 植入粒子（图 7-1-12）。

3）术后复查 CT，并即刻行剂量验证，若存在剂量"冷区"，需补充粒子植入治疗。必要时需补充外照射放疗。

（2）术后注意事项：术后应监测血压、脉搏、血氧，常规给予补液、止血、对症治疗。注意患者的放射防护，定期复查（图 7-1-13）。

七、展望

尽管目前肾上腺肿瘤的介入治疗在临床应用并不是很广泛，但由于介入治疗本身所独具的创伤小，恢复快，效果确切等优势，值得临床医师的进一步探索和应用。

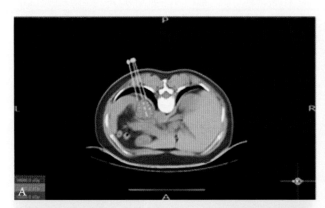
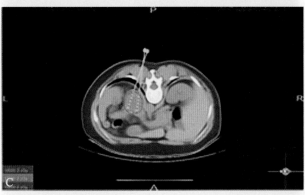
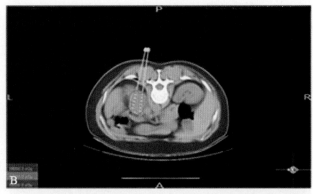
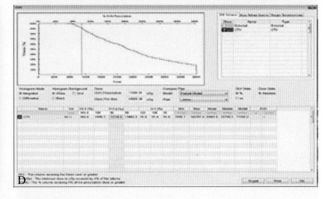

图 7-1-11　放射性粒子植入
A～D. 53 岁女性小细胞肺癌化疗 + 放疗后，左肾上腺转移瘤，粒子植入术前计划

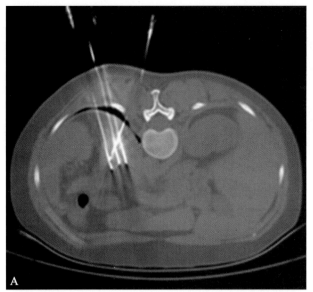

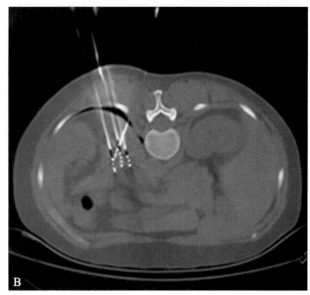

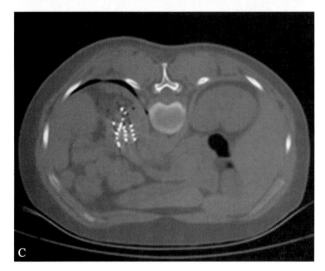

图 7-1-12 粒子植入
A～C.^{125}I 粒子植入过程

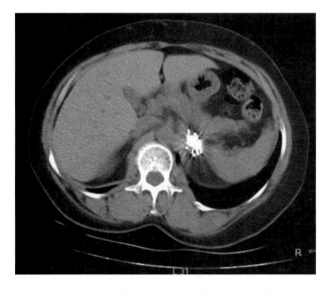

图 7-1-13 6 个月后随访 CT 可见左肾上腺区肿瘤消失，仅见放射性粒子影，可评价为 CR

（刘瑞宝　尹立楠）

第四节　膀　胱　癌

一、概况

膀胱癌是我国泌尿系统和男性生殖器官肿瘤中最常见的恶性肿瘤，发生率呈逐年上升的趋势。发病年龄集中在 50～70 岁，男性发病率约是女性的 3.3 倍。

按 2004 年 WHO 组织学分类，膀胱肿瘤大致分为：膀胱尿路上皮癌，约占 90% 以上；鳞状细胞癌，3%～7%；膀胱腺癌，约 <2%；以及膀胱间质肿瘤。

膀胱癌分为非肌层浸润性膀胱癌（Tis、Ta、T1）和肌层浸润性膀胱癌（T2 以上）。原位癌（Tis）虽然属于非肌层浸润性膀胱癌，但一般分化差，向肌层浸润性进展的概率高，属于高度恶性肿瘤，应与非浸润性膀胱癌 Ta 和局限于黏膜下的膀胱癌 T1 加以区别；肌层浸润性膀胱癌包括：侵犯肌层 T2、侵犯膀胱周围组织 T3 和侵犯膀胱周围器官或盆腹壁 T4。膀胱癌远处转移多发生在晚期，肝、肺、骨和皮肤是较为常见的靶器官。

膀胱癌最常见的症状为血尿，尤其是间歇性、无痛性、全程血尿，但血尿出现的时间及出血量和肿瘤恶性程度、分期、大小、数目并不一致。弥漫性原位癌或浸润性膀胱患者亦有以尿频、尿急、尿痛等膀胱刺激征和盆腔疼痛为首发表现。少数患者还可因肿瘤堵塞尿路发生排尿困难或尿潴留。晚期患者可因盆腔广泛浸润而出现腰骶部疼痛或触及下腹部肿块。

膀胱癌的诊断方法较多。膀胱镜检查和活检是诊断膀胱癌最可靠的方法，荧光膀胱镜能提高膀胱癌的检出率。尿脱落细胞学检查是术后随诊的主要方法之一。尿液肿瘤标记物检查敏感性较高，但特异性低于尿脱落细胞学检查。超声检查可分为经腹壁或经直肠（膀胱外）和经尿道（膀胱内）超声，可发现 0.5cm 以上膀胱肿瘤。排泄性尿路造影，可协助排除有无并发肾盂、输尿管肿瘤，了解有无肾积水。CT 检查有助于评估膀胱癌浸润范围，特别是膀胱外的肿瘤浸润，对于存在膀胱镜检查禁忌的患者 CT 仿真膀胱镜是可以选择的替代方法。由于存在尿液的对比，动态增强 MRI 有助于评估肿瘤浸润深度及有无周围组织侵犯，对于膀胱癌的分期，MRI 检查优于 CT 检查。

膀胱的血供来自于髂内动脉的膀胱上动脉和膀胱下动脉，膀胱上、下动脉在膀胱壁形成丰富的吻合。血管造影可显示迂曲、粗细不均的不规则形态的肿瘤血管、动静脉瘘。实质相可见肿瘤染色多呈非均匀的斑片状，膀胱动脉可受累而呈狭窄及不规则状。有时可见发自闭孔动脉、阴部内动脉、髂内动脉、髂外动脉的寄生血管参与供血。

非肌层浸润性膀胱癌首选经尿道膀胱肿瘤切除术（transurethral resection of bladder tumor，TURBT）。肌层浸润性膀胱癌的标准治疗是根治性膀胱切除术加盆腔淋巴结清扫术。膀胱灌注化疗、全身化疗和放射治疗处辅助地位。

髂内动脉及其分支灌注化疗和栓塞化疗：可以使膀胱肿瘤及盆腔区域获得较长时间较高浓度的抗癌药作用；全身药物毒性反应减小；动脉灌注化疗有助于降低肿瘤复发率，减少术中出血，延长患者存活时间，是一种简便有效的姑息疗法，常用于新辅助化疗，一般不用于非肌层润性膀胱癌术后的预防性治疗。

二、介入治疗的适应证和禁忌证

1. **适应证** 作为肌层浸润性膀胱癌新辅助化疗或化疗手段。无手术指征或手术不能切除的膀胱癌姑息治疗手段。外科术后复发的膀胱癌。膀胱癌疼痛或并发不易控制的出血。

2. **禁忌证** 严重肝、肾心功能不全及碘过敏者不宜采用。严重凝血功能障碍患者。骨髓抑制不能耐受化疗等。

三、介入术前准备

1. **患者准备** 同一般肿瘤介入治疗术前准备。

2. **器械准备** 导管鞘、造影导管、微导管、导丝及微导丝。

3. **药物准备** 包括造影剂、等渗氯化钠注射液、肝素；局部麻醉药 1% 普鲁卡因或 2% 利多卡因；栓塞剂包括无水乙醇、碘化油、明胶海绵颗粒、PVA、栓塞微球。

4. **常用药物** 尿路上皮癌对化疗药物敏感，但单药治疗的反应率均不高。含铂类药物的联合化疗方案可显著降低患者死亡风险，提高总体生存率。目前临床多采用含铂类的联合化疗方案，吉西他滨 + 顺铂方案是目前标准一线治疗方案，甲氨蝶呤 + 长春碱 + 多柔比星 + 顺铂方案是传统的标准化疗方案，甲氨蝶呤 + 长春碱被用做新辅助化疗的一线方案。如单侧病变，其给药方式以患侧给药为主，为一次性灌注用药的 2/3。如属膀胱中部病变，则两侧先后等量各半给药。灌注时间每一侧以稀释的化疗药物 15 分钟以上缓慢灌注完毕。每隔 3～4 周重复 1 次，共可进行 3～4 次或酌情而定。

四、介入操作方法

通常采用单侧股动脉进路，两侧髂内动脉选择性或膀胱供血动脉超选择性插管。将导管插至髂内动脉前干以避开臀上动脉。已累及盆壁的晚期病例，只需在髂内动脉内给药即可。栓塞时尽量超选择至肿瘤供血动脉，如不能超选择至肿瘤供血动脉，则尽量不要使用碘化油等末梢栓塞剂栓塞。

五、疗效评价

对于广基或体积巨大膀胱癌，外科手术切除效果不佳，且术中、术后出血量大。动脉化疗栓塞可以达到降期，降级，减少术中出血，改善血尿症状，

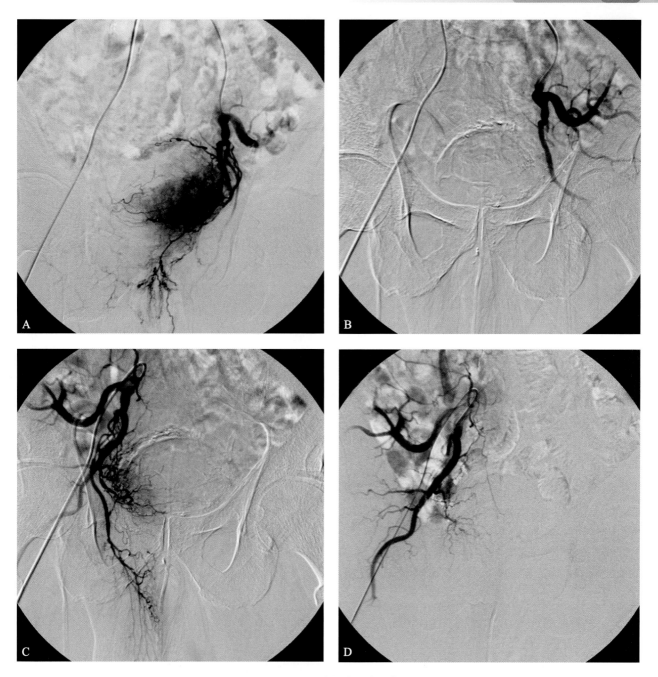

图 7-1-14　晚期膀胱癌患者

A、B. 可见肿瘤供血动脉增粗和大片肿瘤染色；C、D. 为栓塞后复查造影，肿瘤血管消失，臀上下动脉保持通畅

提高外科手术的安全性和成功率。但由于膀胱癌存在多支动脉供血情况，动脉化疗栓塞难以达到彻底根治效果，还需结合外科手术及放疗（图 7-1-14）。

六、并发症及其处理

膀胱癌的髂内动脉灌注化疗栓塞术一般无严重

的并发症。术后不良反应以发热、恶心、呕吐、骨髓抑制最为常见。化疗药、栓塞剂反流可导致非靶器官缺血和感染等较严重并发症，应尽可能超选择性插管，并注意给药浓度、给药速度。

（许国辉）

第五节 肾、肾上腺经皮穿刺活检术

一、肾经皮穿刺活检术

（一）概述

流行病学调查显示肾肿瘤从 1983 年到 2002 年，美国的肾癌发病率上升了 52%，最主要是直径 <4cm 肾脏小肿瘤发病率的上升。47%～61% 的肾癌是偶然检查发现的。46% 的直径 1cm 以下肾肿瘤是良性的，20% 的直径 3～4cm 肾肿瘤也是良性。3cm 以下的肾肿瘤，生长速度很慢（每年 1～2mm）。影像学检查（CT、MRI、彩超等）是发现早期肾脏肿瘤的主要检查方法，但并不能定性诊断，对于不愿手术和不能手术的患者，需要经皮穿刺活检，明确诊断。

（二）经皮穿刺活检术

1. 适应证和禁忌证

（1）适应证：①已知肾外恶性肿瘤，区分转移性和原发性肾肿瘤；②肾脏肿瘤射频消融治疗前获取病理诊断；③诊断脂肪缺乏性血管平滑肌脂肪瘤；④拟诊恶性肿瘤放化疗前取得细胞或组织学证实；⑤感染性病变的确诊及获取细菌学标准；⑥囊性病变的定性诊断。

（2）禁忌证：①难以纠正的凝血功能障碍；②全身状况极度衰竭，不能合作者；③影像学表现为病变血供极其丰富或怀疑血管性病变。

2. 穿刺前准备

（1）术前常规进行凝血功能、血常规指标检查，有出血倾向者予以纠正。

（2）穿刺前增强 CT 或 MRI 检查，帮助规划穿刺路径。

（3）向患者简单介绍手术必要性和一般程序，以解除其紧张情绪，求得其良好配合。

3. 介入器械 穿刺针准备根据病变部位、性质和病理要求而定。肾脏活检 20～22G 细针；肾炎、肾病分型可用 18～21G 切割针。

4. 影像引导 CT 或超声实时引导，必要时做增强检查，明确穿刺病灶位置；磁共振引导，可提供很好的软组织密度分辨率，但是对所在房间和穿刺材料需要和磁共振兼容。

5. 技术和方法 根据病变位置，患者取仰卧、俯卧或侧卧位做 CT 扫描，病灶部位薄层扫描，穿刺路径原则上以病灶与穿刺点最短垂直距离为宜，但应根据病灶位置及周围即解剖关系灵活掌握，在穿刺的最佳层面和皮肤穿刺点，置一金属标志于拟进针点，重复 CT 扫描核实无误后在皮肤上用色笔标记穿刺点。用光标分别测出皮肤进针点，允许进针的最大深度和进针角度，皮肤消毒、局部麻醉后，进行穿刺。针尖接近病灶时再做 CT 扫描，确认穿刺方向正确后将针尖插入病灶内，激发活检枪后，拔出活检枪后，取出病理组织。若对取出的组织不满意，可重复上述操作，再取组织。术后常规 CT 平扫了解肾周有无血肿及皮下积气。临床观察有无腰痛及血尿情况，密切监测血压变化情况。

彩色多普勒超声诊断仪，3.5C 凸阵探头，频率 3.5～5.1MHz。随机配备专用穿刺引导架。患者取俯卧位，腹部垫穿刺垫呈弓状体位，压迫腹部固定肾脏，扩大肋间隙，利于穿刺。超声检查肾脏大小、肾皮质厚度、穿刺灶位置以及皮肤点距穿刺灶距离，规划穿刺路径，进针深度及角度。常规皮肤消毒，铺无菌巾。局部麻醉穿刺点，嘱患者屏气，穿刺针尽量垂直进入穿刺灶，可减少出血。彩色多普勒实时动态监测血流，及时调整进针角度，避开危险区，减少并发症（图 7-1-15）。

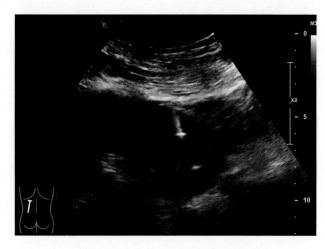

图 7-1-15 彩色多普勒实时动态监测

6. 标本固定 10% 甲醛 10ml 固定标本，分别送病理及相关检查。

7. 并发症及其处理

（1）肾脏活检主要并发症是血尿，术后几乎所有患者均可发生镜下血尿，5%～7% 患者出现肉眼血尿，多数为自限性。肉眼血尿持续 3 天以上应考虑有动静脉瘘可能，个别患者需手术或做动脉栓塞术，肾包膜下出血发生率约为 1.4%，嗜铬细胞瘤穿刺可引起儿茶酚胺危象，术者应熟悉危象的抢救程序。

（2）术后疼痛，有可能是腹膜后出血，必要时 CT 检查，若血肿持续增大，须输血或根治性肾切除。

（3）穿刺时可能损伤肺组织，造成气胸，按气胸处理。

（4）继发肾绞痛，血凝块可能阻塞集合系统，需疏通集合系统，非常罕见。

（5）针道种植转移发生率 <0.01%。

二、肾上腺经皮穿刺活检术

（一）概述

肾上腺是成对的内分泌腺，质软，腺体由皮质和肾上腺髓质两部分组成，皮质位于外周，髓质位于中心。解剖位于脊柱两侧的腹膜后间隙内，属于腹膜外位器官。

（二）经皮穿刺活检术

5% 以上的肾上腺肿瘤是偶然 CT 检查发现的，绝大多数肿瘤是良性的。肾上腺肿瘤主要包括：功能性腺瘤、无功能性腺瘤、嗜铬细胞瘤、转移瘤以及肾上腺皮质癌等。绝大多数肾上腺肿瘤通过影像学检查可诊断，无需穿刺活检。

80% 的肾上腺腺瘤细胞内含有脂质，肿块直径 <5cm，增强 CT 检查，肿瘤形态规则呈"快进快出"的强化特点，CT 值 30～35HU；而肾上腺皮质癌，肿瘤直径 >7cm，细胞内不含脂质，肿瘤形态不规则，增强 CT 检查不均匀强化，其内可有坏死和出血。

肾上腺嗜铬细胞瘤 90% 左右发生在肾上腺髓质，多为单侧，大小 3～5cm，肿块在磁共振 T_1WI 上呈低信号或等信号，T_2WI 上呈明显高信号，囊变及坏死区信号更高。动态增强扫描动脉期呈快速强化，而静脉期及延迟期廓清不明显。肿瘤分泌儿茶酚胺，可通过检测血清儿茶酚胺水平或 24 小时尿肾上腺素，联合影像检查即可诊断，无需穿刺活检。

1. 适应证与禁忌证

（1）适应证：①肾上腺肿瘤 >4cm，而影像学检查表现不典型，而血清儿茶酚胺水平或 24 小时尿肾上腺素正常范围内；②转移瘤的诊断及寻找组织学起源；③拟诊恶性肿瘤放疗、化疗前取得细胞或组织学证实；④感染性病变的确诊及获取细菌学标本。

（2）禁忌证：①嗜铬细胞瘤穿刺可诱发儿茶酚胺危象；②难以纠正的凝血功能障碍；③全身状况极度衰竭，不能合作者。

2. 穿刺前准备

（1）常规进行凝血功能、血常规等检查指标，有出血倾向者予以纠正。

（2）监测血清儿茶酚胺和血压。向患者简单介绍手术必要性和一般程序，以解除其紧张情绪，求得其良好配合。

3. 穿刺器械
穿刺针准备根据病变部位、性质和病理要求而定。优选同轴活检装置，它允许操作者一次定位可多次活检获得多个组织样本，通常使用 16～19G 同轴穿刺系统，19～22G 抽吸针可经过同轴针进行抽吸病理组织，17～20G 活检枪也可通过同轴针切割病理组织。

4. 影像引导

（1）磁共振引导，可提供很好的软组织密度分辨率，但是对所在房间和穿刺材料需要和磁共振兼容。

（2）常规选用 CT 或超声实时引导。

5. 技术和方法
取俯卧位或病变侧侧卧位，椎旁后入路为佳。侧卧位可使膈肌升高，增加肾上腺区域暴露范围，减少胸膜损伤可能。穿刺径路原则上以病灶与穿刺点最短垂直距离为宜。在穿刺的最佳层面和皮肤穿刺点，置金属标志于拟穿刺层面，重复 CT 扫描核实无误后在皮肤上用色笔标记穿刺点。用光标分别测出皮肤进针点，允许进针的最大深度和进针角度，皮肤消毒、局部麻醉后，置入同轴穿刺系统。活检枪针尖接近病灶时再做 CT 扫描，确认穿刺方向正确后将针尖插入病灶内，激发活检枪后，拔出活检枪，取出病理组织。若对取出的组织不满意，可经同轴系统多次切割组织。术后常规 CT 平扫了解有无出血（图 7-1-16）。

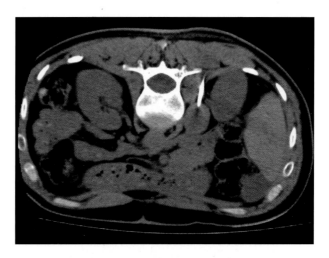

图 7-1-16 术后常规 CT 平扫

6. 标本固定 10% 甲醛 10ml 固定标本，分别送病理及相关检查。

7. 并发症

（1）肾上腺活检的并发症发生率不足 3%。

（2）最常见的并发症是出血。

（3）还有少见的并发症，包括：气胸、邻近器官（肾脏、胰腺、肠道）损伤和感染。

（4）若穿刺到嗜铬细胞瘤，可引起高血压危象。

（许国辉　杨学刚）

参 考 文 献

[1] Wale DJ, Wong KK, Viglianti BL, et al. Contemporary imaging of incidentally discovered adrenal masses[J]. Biomed Pharmacother, 2017, 87: 256-262.

[2] Beland MD, Mayo-Smith WW. Ablation of adrenal neoplasms[J]. Abdom Imaging, 2009, 34(5): 588-592.

[3] Blake MA, Cronin CG, Boland GW. Adrenal imaging[J]. AJR Am J Roentgenol, 2010, 194(6): 1450-1460.

[4] 王夕富, 白人驹, 王嵩, 等. 肾上腺腺瘤和非腺瘤动态增强 CT 表现与血管生成相关性的初步研究[J]. 中华放射学杂志, 2005, 39(8): 864-868.

[5] Jiao D, Xie N, Wu G, et al. C-arm cone-beam computed tomography with stereotactic needle guidance for percutaneous adrenal biopsy: initial experience[J]. Acta Radiol, 2017, 58(5): 617-624.

[6] Taki Y, Imai N, Nishi T, et al. Transarterial Embolization of a Ruptured Renal Angiomyolipoma[J]. Intern Med, 2018, 57(2): 283-284.

[7] 王承恩, 范则杨, 杨敏, 等. 超选择性肾动脉栓塞治疗巨大型肾血管平滑肌脂肪瘤[J]. 中国介入影像与治疗学, 2018, 15(6): 327-330.

[8] Bardin F, Chevallier O, Bertaut A, et al, Selective arterial embolization of symptomatic and asymptomatic renal angiomyolipomas: A retrospective study of safety, outcomes and tumor size reduction[J]. Quant Imaging Med Surg, 2017, 7(1): 8-23.

[9] Kiefer RM, Stavropoulos SW. The role of interventional radiology techniques in the management of renal angiomyolipomas[J]. Curr Urol Rep, 2017, 18(5): 36.

[10] Sawada Y, Shimohira M, Hashizume T, et al. Transcatheter Arterial Embolization for Renal Angiomyolipoma Using a Micro-balloon Catheter and a Mixture of Ethanol and Lipiodol[J]. Cardiovasc Intervent Radiol, 2017, 40(12): 1933-1939.

[11] Wang C, Yang M, Tong X, et al. Transarterial embolization for renal angiomyolipomas: A single centre experience in 79 patients[J]. J Int Med Res, 2017, 45(2): 706-713.

[12] Zhou Y, Tang Y, Tang J, et al. Update on the Diagnosis and Management of Renal Angiomyolipoma[J]. J Urol, 2016, 195(4): 834-46.

[13] 赵国峰, 李建, 柏志斌, 等. 选择性动脉栓塞治疗孤立肾错构瘤 6 例[J]. 介入放射学杂志, 2016, 25(10): 858-862.

[14] Murray TE, Doyle F, Lee M. Transarterial embolization of angiomyolipoma: A systematic review[J]. J Urol, 2015, 194(3): 635-639.

[15] Farrell C, Noyes SL, Tourojman M, et al. Renal angiomyolipoma: Preoperative identification of atypical fat—poor AML[J]. Curr Urol Rep, 2015, 6(3): 12.

[16] Kervancioglu S, Yilmaz F. Urgent arterial embolization of ruptured renal angiomyolipoma[J]. Open Med (Wars), 2015, 10(1): 233-237.

[17] Chan CK, Yu S, rip S, et al. The efficacy, safety and durability of selective renal arterial embolization in treating symptomatic and asymptomatic renal angiomyolipoma[J]. Urology, 2011, 77(3): 642-648.

[18] Bishay VL, Crino PB, Wein AJ, et al. Embolization of giant renal angiomyolipomas: Technique and results[J]. J Vasc Interv Radiol, 2010, 21(1): 67-72.

[19] 纪建松, 王祖飞, 赵中伟, 等. 肾脏上皮样血管平滑肌脂肪瘤的 CT 诊断[J]. 中华放射学杂志, 2010, 44(3): 279-281.

[20] Hollingsworth JM, Miller DC, Daignault S, et al. Rising incidence of small renal masses: a need to reassess treatment effect[J]. J Natl Cancer Inst, 2006, 98(18): 1331-1334.

[21] Remzi M, Katzenbeisser D, Waldert M, et al. Renal tumour size measured radiologically before surgery is an unreliable variable for predicting histopathological features: benign tumours are not necessarily small[J]. BJU Int, 2007, 99(5): 1002-1006.

[22] Richard PO, Jewett MA, Bhatt JR, et al. Renal Tumor Biopsy for Small Renal Masses: A Single-center 13-year Experience[J]. Eur Urol, 2015, 68(6): 1007-1013.

[23] 田树元, 蒋天安, 余永红, 等. 超声引导下徒手法肾组织穿刺活检的应用价值[J]. 介入放射学杂志, 2016, 25(5): 408-411.

[24] 吴鸿莉, 曹军英, 蒋苏齐, 等. 超声引导肾穿刺降低并

发症的观察探究［J］. 中华超声影像学杂志, 2013, 22 (2): 183-184.

［25］ 刘颖, 宋希双, 付启忠, 等. 经皮肾穿刺活检术对肾脏小肿瘤的诊断［J］. 中华全科医师杂志, 2012, 11 (1): 57-59.

［26］ Volpe A, Kachura JR, Geddie WR, et al. Techniques, safety and accuracy of sampling of renal tumors by fine needle aspiration and core biopsy［J］. J Urol, 2007, 178 (2): 379-386.

第二章　肾血管性病变

第一节　急性肾缺血

一、概述

正常肾脏与脾类似，属于动脉终末器官，没有侧支动脉供血。正常情况下，肾动脉主干的急性闭塞所导致的"热缺血时间"在30分钟内，此时重建血运仍可最大程度的保留肾实质功能。之后，肾功能的恢复呈时间依赖性的，闭塞每延长1分钟，肾功能都将迅速下降，在90~120分钟后，可以挽救的肾功能已经极少。老年患者中最常见的急性肾梗死原因是心源性的栓子，年轻患者的病因则以创伤多见。临床上患者常表现为背部疼痛、恶心、血尿和呕吐。

二、病因

急性肾动脉闭塞的病因包括：①栓子（心源性）；②外伤；③主动脉夹层；④自发性肾动脉夹层；⑤医源性；⑥高凝状态；⑦现有肾动脉狭窄的血栓形成；⑧肾动脉瘤的血栓形成。

慢性血流动力学血栓导致的肾动脉狭窄很少引起肾功能的缺失。在多数情况下，在慢性动脉闭塞事件发生之前，肾脏已经有侧支等代偿血供。此类肾动脉闭塞的患者通常在临床上没有症状，但也可能表现为急剧恶化的高血压。

肾脏急性热缺血时间窗窄，使得其在临床上血运重建受限，常仅限于患者正在进行手术或闭塞时正在进行血管造影。核医学扫描可用于确定疑似肾动脉闭塞的肾脏灌注，但不能提供解剖学信息。

三、影像学表现

CT或MRI增强扫描检查可评估主动脉、肾动脉、肾实质和邻近的软组织结构。肾动脉及其分支栓塞的患者可见异常灌注的局灶区。CTA或MRA可以很好地显示主动脉或肾动脉夹层、急性栓塞及其他结构的异常，如肾动脉瘤等。在进行DSA造影时，为了更好地显示主动脉、肾动脉的远端血管，可延迟拍摄至静脉期。在疑似肾血管闭塞的情况下，有近1/3的患者为双侧肾动脉栓塞，故造影时必须双侧肾动脉选择性造影。

四、处理

急性肾动脉闭塞的处理取决于病因和时间。对于夹层引起的血管闭塞，如果血管成形可以进入真腔夹层远端，则可以通过支架置入来解决夹层引起的闭塞。同样，干预期间的血栓形成应该通过溶栓、机械移位或抽吸血栓等积极治疗。必要时，可外科手术重建血运，以避免肾功能的损失。

（纪建松）

第二节　肾动脉狭窄

一、概述

随着人口老龄化的来临和血管影像技术的普及，肾动脉狭窄（renal artery stenosis，RAS）越来越多。RAS是引起高血压、肾功能不全的重要原因之一，如果未予适当治疗，病情往往进行性加重，部分患者会因肾动脉从狭窄变为闭塞，肾功能逐渐恶化，进入终末期肾病。

据统计，RAS的患病率在高血压人群中占1%~3%，而在继发性高血压人群约达20%。而在年龄 >65岁高血压患者中，约6.8%合并RAS。在我国，18岁以上高血压患者合并RAS者约26.6%。随着我国人口老龄化的来临，老年高血压人群成为RAS的高发区。但由于RAS临床症状不明显，且无特异性，易导致大量RAS患者漏诊误诊。

二、解剖

肾动脉左右各一，在肠系膜上动脉下方1~2cm、第1、2腰椎之间从腹主动脉接近垂直发出，分别经肾门入左、右肾。通常，汇入肾脏的供血血管有1~2支，一般称粗大、进入肾门的1支为主肾动脉，其他的为副肾动脉，而副肾动脉发生狭窄的概率约为30%。

三、病因

基于病因诊断，RAS可分为动脉粥样硬化性和非动脉粥样硬化性。大多数RAS由动脉粥样硬化所致，多见于有多种心血管危险因素的老年人。非动脉粥样硬化性RAS包括：大动脉炎、纤维肌性发育不良（fibromuscular dysplasia，FMD）、血栓、栓塞、主动脉夹层累及、外伤、先天性肾动脉发育异常、结节性多动脉炎、白塞综合征、放射治疗后瘢痕、周围组织肿瘤以及束带压迫等，以大动脉炎和FMD最为常见。

四、病理生理

RAS一般定义为肾动脉主干和/或其分支直径减少≥50%，狭窄两端收缩压差≥20mmHg（1mmHg=0.133kPa）或平均压差≥10mmHg。RAS会导致以下结果：一方面，引起显著的肾血流量下降，影响肾灌注压和肾小球滤过率（glomerular filtration rate，GFR），激活肾素-血管紧张素-醛固酮系统（renin-angiotensin-aldosterone system，RAAS），血管紧张素Ⅱ收缩血管使血压上升，同时刺激肾上腺皮质分泌醛固酮增加水钠潴留与血容量，两个因素叠加导致血压剧增，继发肾血管性高血压。另一方面，患侧肾脏因血流动力学改变进行性萎缩功能不良，虽有健侧肾脏代偿维持血清肌酐、尿素氮平稳，但仍存在广义上的缺血性肾病。

基于此，重建狭窄的肾动脉血流，纠正异常的病理生理应该可以改善患者心血管结局。

五、临床表现

肾动脉狭窄的主要临床特点：①晚发高血压（年龄>55岁）；②严重、难治性或顽固性高血压；③服用血管紧张素转换酶抑制剂（angiotensin converting enzyme inhibitors，ACEI）或血管紧张素受体阻滞剂（angiotensin receptor blockers，ARB），血压快速下降，同时伴进行性肾功能恶化；④肾脏萎缩或两肾

大小相差1.5cm以上；⑤原因不明的肾功能不全，血清肌酐>132μmol/L（1.5mg/dl），⑥突发肺水肿；⑦伴冠状动脉病变；⑧伴有外周动脉疾病或踝臂指数≤0.9。其临床表现多无明显特异性，多数患者于高血压病因筛查时发现而确诊。

六、辅助检查

主要有双功能超声、CTA、MRA和肾动脉造影。

1. **US** 一般推荐超声诊断RAS的标准：狭窄处收缩期峰值流速>180cm/s，肾动脉与肾动脉水平处腹主动脉收缩期峰值流速比值≥3.5；狭窄后加速时间>0.07s和收缩早期加速度<300cm/s，肾动脉主干与肾段动脉阻力指数之差>0.15。肾段动脉阻力指数可能有预测疗效的价值，介入术前阻力指数大于0.80时，术后肾功能改善及高血压控制可能性低。超声的准确性明显受操作水平、肥胖及腹胀等干扰因素影响。

2. **CTA** 高分辨率的CTA可清晰显示肾动脉主干及一、二级分支管腔、管壁、肾实质及肾动脉支架，也可显示动脉管壁钙化、夹层、斑块及出血，并根据肾实质显影时间及程度对肾功能进行大致评估。CTA检查范围应包括膈肌以下、腹股沟以上的腹主动脉及分支，以便于了解连接动脉的解剖特征和是否存在副肾动脉。肾动脉CTA可作为无创评价RAS的"金标准"，其敏感性、特异性和准确性极高。

3. **MRA** MRA包括应用造影剂增强MRA（contrast-enhanced MRA，CE-MRA）及非造影剂增强MRA。MRA无电离辐射，可测量肾动脉血流、肾脏灌注，大致评估肾功能，是较好的RAS无创检查方法。三维CE-MRA的血管成像效果更好，可与DSA相似。

4. **经皮肾动脉造影或DSA** 经皮肾动脉造影术或DSA是传统诊断肾动脉解剖狭窄的"金标准"，可多部位投照，能提供病变的分布、狭窄程度、解剖特征等直观的影像，对钙化病变、支架再狭窄、肾内分支动脉狭窄等均有较好的分辨率。主要用于计划同期行肾动脉介入的患者。

七、诊断标准

1. **动脉粥样硬化性RAS诊断标准**

（1）至少具有1个动脉粥样硬化的危险因素（肥胖、糖尿病、高脂血症、年龄>40岁、长期吸烟）。

（2）至少具有2项动脉粥样硬化的影像学表现

（肾动脉锥形狭窄或闭塞、偏心性狭窄、不规则斑块、钙化，主要累及肾动脉近段及开口；腹部其他血管动脉粥样硬化的表现）。

2. 大动脉炎性 RAS 诊断标准 一般采用阜外诊断标准：

（1）发病年龄 <40 岁，女性多见。

（2）具有血管受累部位的症状和 / 或体征（受累器官供血不足、病变血管狭窄相关体征、急性期可出现受累血管疼痛和炎症指标明显升高）。

（3）影像学检查发现特征性的病变影像。如果大动脉炎诊断成立，RAS 程度超过 50%，可诊断为大动脉炎性 RAS。

3. 纤维肌性发育不良（FMD）性 RAS 诊断标准 FMD 系原发性、节段性、非动脉粥样硬化性、非炎症性的动脉壁肌性病变所导致的体循环中动脉狭窄，好发于肾动脉，也可累及颈内动脉、椎动脉、锁骨下动脉、肠系膜动脉、髂动脉等，一般青少年开始出现症状，多见于育龄女性。肾动脉 FMD 病理上按动脉壁受累的范围分为中膜型、内膜型和全层型。影像上分为多灶型（串珠样）、单灶型（长度 <1cm）和管型（长度 >1cm）。病变大多位于肾动脉主干中远段，可累及一级分支。严重狭窄远端往往可见侧支血管来自肾动脉主干近端或邻近的腰动脉。单灶型往往可见远端连接单发的动脉瘤或瘤样扩张。单纯的肾动脉瘤不属 FMD 范畴。因此，青少年患者（多数 <40 岁）发现上述肾动脉受累的影像学改变，排除动脉粥样硬化、肾动脉痉挛、大动脉炎或者其他血管炎等，可诊断为肾动脉 FMD。

八、治疗

肾动脉狭窄的合理治疗总的原则上应基于完善的诊断，根据其病因、解剖和病理生理进行针对性的治疗，以治疗病因，降低高血压程度及其并发症，防止或延缓进入缺血性肾病，避免演变为终末期肾病为目标。

（一）常规治疗

1. 不同病因的药物治疗 动脉粥样硬化的病因治疗主要针对危险因素，包括戒烟、降脂、控制血压，抗血小板和降糖治疗等，重点是降脂治疗。依据《中国成人血脂异常防治指南（2016 年修订版）》，对于肾动脉狭窄已导致肾血管性高血压和 / 或缺血性肾病，应归属为极高危人群，建议强化降脂，目标为低密度脂蛋白胆固醇 ≤1.80mmol/L。有研究表

明，粥样硬化性肾动脉狭窄支架术后强化降脂较常规降脂对肾功能更有益。

大动脉炎的病因治疗主要针对血管壁非特异性炎症。本病在就诊时，炎症可处于活动期或非活动期。对于处于非活动期，是否需要抗炎治疗目前还存在较大争议。对于处于活动期，尤其是在急性期，一般主张积极抗炎治疗，暂不能行介入治疗。多数指南推荐初始治疗为糖皮质激素。长期泼尼松治疗可能稳定甚至逆转肾动脉狭窄，阻止炎症对肾血管的进一步损伤，有助于改善肾功能，减轻肾血管性高血压。

2. 肾血管性高血压的药物降压治疗 药物降压是治疗肾血管性高血压的基础，可选用的药物有 ACEI/ARB、钙拮抗剂、β 受体阻滞剂等。已往的研究表明，钙拮抗剂是治疗肾血管性高血压的安全有效药物。ACEI/ARB 是最有针对性的降压药物，对大部分患者推荐使用，但这类药物有可能使单功能肾或双侧肾动脉狭窄患者的肾功能恶化，因此 ACEI/ARB 可用于单侧肾动脉狭窄，而单功能肾或双侧肾动脉狭窄慎用，β 受体阻滞剂能抑制肾素释放，有一定的降压作用，可以选用；利尿剂激活肾素释放，一般不主张用于肾血管性高血压，但患者如合并原发性高血压、肺水肿或心力衰竭，仍可选用。

（二）介入治疗

介入治疗方法包括经皮球囊成形术和支架置入术。肾动脉狭窄血管重建的主要目标：改善高血压，预防高血压所致并发症，改善肾功能及治疗肾动脉狭窄严重的病理生理效应，包括慢性心力衰竭、反复发作的急性肺水肿和心绞痛，甚至有可能免于透析。次要目标：减少降压药物的使用。

同时，满足以下 6 种情况中的 2 项及以上，提示肾脏严重受损，功能不可逆，血管重建往往无效：①患肾长径 ≤7cm；②尿液分析发现大量蛋白（≥2+）；③CT 或 MRI 显示肾实质有大量无灌注区；④患肾肾小球滤过率测定（GFR）≤10ml/（min·1.73m²）；⑤血肌酐 ≥3.0mg/dl；⑥肾内动脉阻力指数 ≥0.8。目前尚无特异的检查能确定缺血的肾小球处于休眠或坏死状态。

目前推荐必须进行血管重建的最小阈值为肾动脉直径狭窄达 50%。但对于肾动脉直径狭窄 50%~70% 的患者，要有明确的血流动力学依据，一般以跨病变收缩压差 >20mmHg 或平均压差 >10mmHg 为准。直径狭窄 >70% 是比较有力的解剖学指征。

对于参考直径≥6mm的动脉开口处狭窄,推荐肾动脉支架治疗。对于直径<5mm的血管,支架置入术仅限于球囊成形术失败的病例(图7-2-1)。

1. 介入治疗指征 ①肾动脉直径狭窄≥70%的严重狭窄,一般伴有进行性高血压,即严重(高血压Ⅲ期)或顽固性高血压(3种以上足量降压药物仍难以控制);②缺血性肾病,进行性肾功能恶化;③伴有心脏功能紊乱综合征(如突发肺水肿、顽固性心力衰竭或不稳定性心绞痛)。

2. 相对禁忌证

(1)非弹性狭窄,球囊血管成形术后狭窄不能减少至50%以下。

(2)有脓毒血症。

(3)如果发生再狭窄,支架会妨碍外科手术。

(4)正常直径≤4mm的动脉发生狭窄。

3. 非粥样硬化性RAS患者(主要指FMD及大动脉炎),在炎症活动期不宜实施介入手术,一般要用糖皮质激素治疗使血沉降至正常范围后2个月方可考虑行PTA。非活动病变或炎症已控制后,推荐首选PTA治疗,高血压治愈或改善率也可达70%~90%。大动脉炎所致RAS选择性支架置入应谨慎实施,严格把握手术指征。药物涂层支架或生物可降解支架能否为选择性支架置入术带来更好的结果尚需研究。

4. RAS介入治疗术前准备 RAS介入治疗围术期处理与其他动脉类似的部分在此不再复述,主

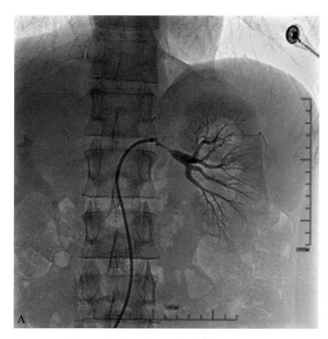

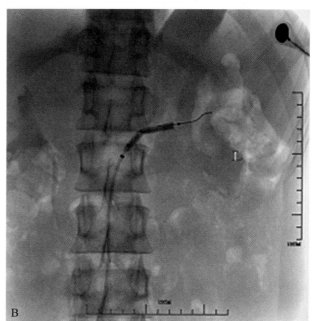

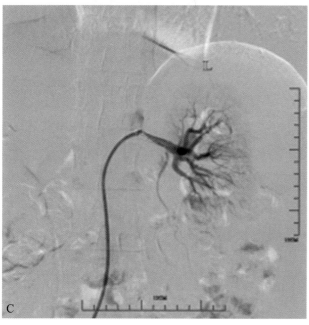

图7-2-1 肾动脉狭窄支架植入术
A. DSA造影;B. 球囊扩展;C. 支架植入

要阐述其特殊方面。术前选择性检查包括：尿蛋白、血肌酐、卧、立位血浆肾素-血管紧张素-醛固酮实验、C反应蛋白、血沉、24小时动态血压，肾脏、肾动脉超声/CTA或MRA、卡托普利肾显像、分侧肾小球滤过率等。

5. 操作技术 采用Seldinger法穿刺股动脉，送入6～7F动脉鞘，经动脉鞘送入猪尾导管或Cobra导管行肾动脉或选择性造影。明确肾动脉病变部位、长度及狭窄程度。更换交换导丝至肾动脉分支，导入指引导管至肾动脉开口部位。用3 000U肝素进行肝素化，将选择好的球囊（一般5～7mm）送至狭窄部位，以4～6个大气压扩张球囊，预扩1～2次。造影评定扩张效果，如扩张后狭窄程度仍大于20%以上，则植入支架。支架可选用自扩式和球囊扩张式，常选用球扩式支架，因其定位准确。

6. 术后处理 术后常规抗凝治疗，后期口服肠溶阿司匹林100mg/d，服用3～6个月。定期测量血压及观察肾功能变化。非动脉粥样硬化性RAS的介入治疗以PTA为主，建议一般情况下选用一种抗血小板药物即可，维持3个月以上。如果这类患者置入支架，需要规范的双联抗血小板治疗。部分患者术后血压仍控制不良，或大动脉炎患者使用泼尼松20mg/d以上者，双联抗血小板有增加出血的风险，要谨慎使用。

7. 并发症 在严格把握肾动脉介入的适应证后，防范介入对肾脏的直接损害，提高手术成功率，是保证肾动脉介入术疗效的核心。肾动脉介入主要严重并发症有肾动脉破裂、穿孔、夹层、闭塞、胆固醇栓塞、急性肾功能衰竭等，发生率一般低于3%。

（1）肾动脉穿孔：主要为导丝操作不当所致。造影可见肾实质内造影剂潴留，肾囊大量积液。如破口小、出血程度轻，可用球囊反复堵塞肾动脉几次（3～5min/次）并注射鱼精蛋白中和肝素，往往有效。如此方法无效，可行超选择性动脉栓塞术。

（2）肾动脉栓塞：介入操作可能导致动脉斑块的破裂、脱落，如果斑块、胆固醇结晶栓塞较多分支，可引起肾功能损伤。表现为介入术后，肾内血流明显减少，肾功能受损，目前尚无明确的诊断方法。临床上患者多仅为轻、中度肾功能受损，而严重者发生急性肾功能衰竭则需依赖透析疗法；而目前远端保护装置在肾动脉介入中预防栓塞的地位仍不明确。

（3）肾动脉主干夹层或闭塞：往往由于操作中球囊或支架直径过大或扩张加压过高所致，如发现操作部位有撕裂的内膜片，并明显限制血流，需留置导丝在远端真腔内予以支架治疗，使内膜贴壁，恢复血流。

（4）肾动脉破裂：往往由于操作中球囊或支架直径过大或扩张加压过高所致，如发现操作部位有造影剂大量外漏，患者腹痛明显，要立刻球囊压迫止血，反复几次（3～5min/次）并注射鱼精蛋白中和肝素。如无效，要尽快用覆膜支架堵住破口。无法用覆膜支架处理的破口需尽快由血管外科直视手术。

（5）预防造影剂肾病：有研究表明，虽然肾动脉介入与其他周围动脉介入比较造影剂肾病的风险并未显著增加，但直接向肾动脉注入造影剂，尤其是有肾功能异常的患者，有增加造影剂肾病的风险，需要严密防范。

（三）外科手术

目前一般推荐经皮介入治疗作为肾动脉血管重建的首选方法，血管外科直视手术仅适用于某些特殊情况：如病变不适合行介入治疗，病变肾动脉附近腹主动脉需要外科重建，介入治疗失败的补救措施，造影剂严重过敏，服用抗血小板药物有禁忌等。外科肾血管重建直视手术的方法很多，在治疗时应结合具体病情选用最适宜的手术方法，包括①动脉内膜切除术。②腹主动脉-肾动脉旁路移植术。③脾-肾动脉或肝-肾动脉吻合术。④肾动脉狭窄段切除术加移植物置换术。⑤自体肾移植术。肾动脉狭窄患肾切除术目前已很少实施。

九、疗效评价

肾血管重建疗效判断：

（1）解剖成功：PTA后病变肾动脉直径残余狭窄<50%，或支架术后残余狭窄<30%。

（2）血流动力学成功：狭窄前后跨病变压差收缩压<20mmHg，平均<10mmHg。

（3）临床成功：①血压标准：治愈：不用降压药，血压<140/90mmHg；改善：需保持手术前的降压药，或减少降压药种类和剂量后，血压较术前下降>10%；无效：血压无变化或下降但未达到上述目标；②肾功能标准：GFR提高、稳定或下降速度明显减慢，其他参考指标包括血清肌酐、胱抑素、24小时尿蛋白改善；③心血管结局标准：心脑血管事件风险下降。

十、展望

对于肾动脉狭窄患者，肾功能的改变和血压的升高是由于肾脏缺血引起，因此通过血管重建达到恢复血供从而改善症状的目的，随着药物涂层支架、药物涂层球囊等新型介入治疗器械的临床应用，介入治疗的临床疗效越来越好。目前多项研究发现在缺血性肾脏病患者中，对于血压、肾功能控制相对稳定且没有合并心衰等高危因素者，血运重建的治疗效果与单纯药物治疗无明显差异。这也提示我们，肾脏缺血的病理生理机制比较复杂，单纯通过改善血运的方式恐怕很难满足所有肾动脉狭窄患者的需求，在选择介入治疗时更应该重视对目标人群的评估和筛选。

依据目前指南和专家共识，对于重度血流动力学不稳定的肾动脉狭窄，合并有心功能不全、难治性高血压、重度肾功能不全、全肾缺血之一的患者推荐介入治疗。同时，应有针对性地对部分高危高血压患者进行肾动脉狭窄筛查。

（纪建松）

第三节　难治性高血压肾去神经术

一、概况

难治性高血压是指除外近期确诊的高血压、未接受治疗的高血压，应用不少于 3 种降压药物（包括利尿剂），足时、足量（4～8 周）后，血压仍高于140/90mmHg（1mmHg=0.133kPa，伴糖尿病、肾病患者高于 130/80mmHg）的一类高血压。顽固性高血压有较高的病死率和并发症发生率，药物治疗效果差，因此需应用除药物疗法以外的方法进行干预治疗。此外，降压药物经历了 50 余年的发展，目前的发展空间已经比较有限，发展速度也明显放缓，由此也就更加推动了针对高血压患者非药物疗法的革新潮流。

早在 20 世纪二三十年代，由于缺少有效的药物治疗，交感神经切除术已被尝试运用于治疗严重高血压患者。1955 年，Smithwich 等运用内脏交感神经切除术治疗了 1 506 例急进性高血压患者，术后约半数患者血压得到控制，5 年生存率显著提高，且死亡率明显降低。但由于其常伴发直立性低血压、肠道功能紊乱、性功能障碍及失禁等严重并发症，这一技术未能广泛运用于临床。

2009 年，Krum 等首次报道了经导管肾交感神经射频消融术（catheter-based renal denervation，RDN）可以有效治疗难治性高血压，这一发现使 RDN 成为研究热点，前期研究发现，RDN 是一项安全、有效治疗顽固性高血压的技术。但在 2014 年报道的一项前瞻性、单盲、随机、对照的 Symplicity HTN-3 研究结果显示，RDN 与假手术相比，对收缩压的降低并无统计学意义，其确切疗效有待商讨。

此后，国内外相继开展了多项前瞻性的研究。今年 6 月，在 *The Lancet* 杂志公布了 Spyral HTN-OFF MED 中期研究结果，该试验采用美敦力第三代 4F 多电极螺旋状 Spyral 消融导管，其设计在空间上保证了消融交感神经的完整性，结果显示，不管是与基线还是假手术组相比，RDN 疗法在术后 3 个月降低了患者所有的血压参数，且有统计学差异。该研究结果的公布，在一定程度上夯实了去肾交感神经能够降低血压的生物学和生理学基础。

二、介入治疗原理

去神经术治疗难治性高血压与降低交感神经过度兴奋有关，以这种机制为病理基础的疾病都可能通过去神经术进行治疗。肾交感神经被认为是交感神经的效应器和感应器，通过肾交感神经可在以下几个方面调节心血管系统的病理、生理状况，其中对肾素分泌、心血管系统和全身交感张力的影响尤为重要。

1. **肾交感神经的解剖结构**　肾交感神经包括神经节前、节后传出交感神经纤维和少部分传入神经纤维，它们起源于腹腔神经丛及其分支、腰内脏神经丛和肠系膜神经丛，伴随肾动脉和肾静脉进入肾门，依次沿着肾动脉、叶间动脉、弓形和小叶间动脉、入球小动脉和出球小动脉等血管周围分布。肾交感神经均是肾上腺素能神经，其释放的神经递质去甲肾上腺素是肾神经节后交感神经纤维最重要的神经递质。

2. **对肾血液循环的影响**　机体平静状态下传出肾交感神经活性很低，对肾血管系统阻力和肾血流量基本无影响，此时进行去神经术不能改变肾血液循环。而各种传入信号造成的应激都会反射性地引起传出肾交感神经兴奋，导致肾血流量降低。肾传出交感神经兴奋时可通过旁分泌的调节因子影响肾血液循环，如刺激肾素和血管紧张素Ⅱ分泌增加，促进去甲肾上腺素从肾交感神经末梢释放，产生肾血管收缩作用。

3. 对肾小管功能的影响 刺激肾交感神经可降低肾小球滤过率和肾血流量，使肾近球小管钠、水的重吸收增加，水钠排泄减少；去肾神经术后，肾近球小管对钠、氯、重碳酸盐、磷酸盐和水的重吸收降低，产生利尿和利尿钠排泄作用。

4. 对肾素分泌的影响 肾交感神经释放的递质去甲肾上腺素在神经节后β肾上腺素受体介导下，直接诱导肾素从球旁颗粒细胞释放，是调节肾素分泌最主要的机制。肾素代谢产生的血管紧张素Ⅱ收缩血管、增加醛固酮和抗利尿激素的分泌，导致血压升高。

近10年来的多项动物实验研究结果证实，RDN的原理是通过插入肾动脉的射频导管释放能量，透过肾动脉的内、中膜选择性毁坏外膜的肾交感神经纤维，从而达到降低肾交感神经活性，阻断交感神经过度兴奋在维持高血压尤其是难治性高血压中所起的作用。

三、介入治疗的适应证和禁忌证

1. 适应证

（1）年龄在18周岁以上，65周岁以下（含65周岁），性别不限。

（2）原发性高血压患者已服用2种或2种以上抗高血压药物/慢性肾脏疾病高血压患者服用3种或3种以上抗高血压药物至少4周，血压仍≥150/90mmHg，和24小时动态血压监测提示平均收缩压≥135mmHg。

（3）患者未服β受体阻断剂时静息心率≥70bpm，服β受体阻断剂者无需考虑本条。

（4）明确诊断为肾性高血压或原发性高血压。

（5）有无肾副动脉均可。

（6）患者本人愿意选择介入治疗并签署知情同意书。

2. 禁忌证

（1）绝对禁忌证：①孕妇、哺乳期及计划怀孕的患者；②3个月内有栓塞病史；③3个月内有急性心梗病史；④室颤、多源多形室速；⑤单侧或双侧肾动脉形状结构不适宜做消融手术的患者；⑥肺、肝、肾有不可逆性功能衰竭；⑦血清HIV阳性者；⑧对造影剂过敏患者；⑨不服从治疗或滥用毒品、酒精中毒者；⑩精神病及心理不健康者。

（2）相对禁忌证：①有心脏起搏器植入术病史；②原发性肺动脉高压患者；③1型糖尿病患者。

四、介入术前准备

（一）患者准备

1. 术前检查肾动脉CTA、肾上腺CT或MRI及肾动脉超声，检测诊室血压及24小时动态血压情况。

2. 术前48小时内完成血常规、肝、肾功能、纤溶凝血功能、血清病毒学、尿常规、12导联心电图（ECG）等常规检查。

3. 合并有2型糖尿病患者，术前控制血糖至符合手术水平。

4. 术前6小时禁食，术前30分钟肌注地西泮10mg。

5. 术前和患者及家属谈话，签署手术知情同意书。

（二）器械和药物准备

常规介入导管室全套设备，手术包。肾动脉射频消融仪，射频消融导管，适当规格的导管鞘、导引导管，止血阀，20ml注射器，三联三通开关，肝素化生理盐水，标准造影剂等（图7-2-2）。

术中随时监测血压变化及患者反应，保持静脉给药途径。与有关临床科室保持联系，一旦发生严重并发症，可及时进行抢救。

五、介入操作方法

患者仰卧于手术台上，全麻满意后，常规消毒、铺巾，经皮穿刺右侧（或左侧）股动脉，成功后置入8F导管鞘，经鞘引入5F Cobra导管，将导管头超选至右肾动脉行DSA以明确右肾动脉走行及其分支，撤出Cobra导管，引入消融鞘管选至右肾动脉，连接射频消融系统分别行6个电极依次消融120秒，撤出射频消融导管，引入Cobra导管至右肾动脉处造影复查造影；然后将Cobra导管头超选至左肾动脉行DSA以明确左肾动脉走行及其分支，撤出Cobra导管，引入消融鞘管选至左肾动脉，连接射频消融系统分别行6个电极依次消融120秒，撤出射频消融导管，引入Cobra导管至左肾动脉处造影复查造影。术毕，股动脉穿刺点予以血管缝合器缝合后加压包扎（图7-2-3）。

六、术后处理

术后平卧8小时，观察股动脉穿刺点出血情况。术后24～48小时，密切观察血压变化，注意补充液体以免发生低血压；注意穿刺部位有无渗血及

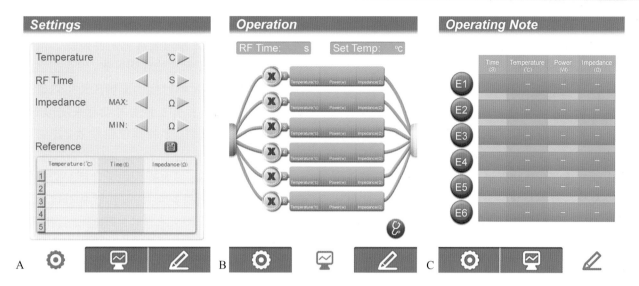

图 7-2-2 射频消融仪

A.射频消融仪设置界面，设定参数为：温度40℃，消融时间120秒，阻抗0～300Ω；B.手术界面；C.数据记录界面

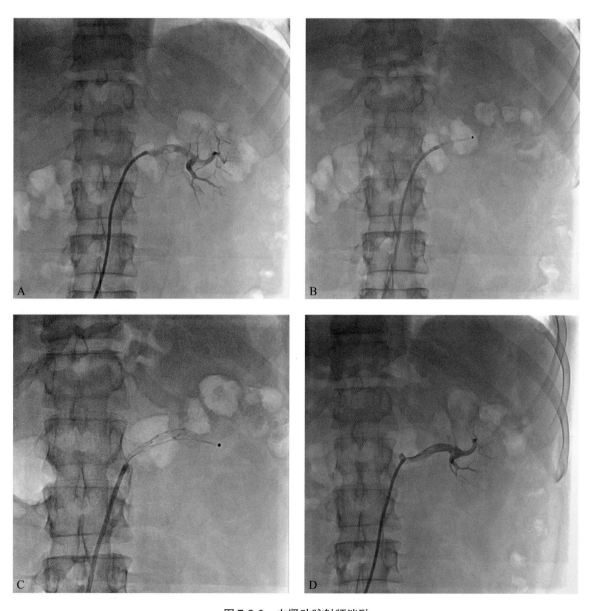

图 7-2-3 左肾动脉射频消融

A.将导管选至左肾动脉行 DSA 以明确左肾动脉走行及其分支；B.将消融鞘管选至左肾动脉；C.撑开消融导管，检查贴壁后对左肾动脉进行射频消融；D.消融结束后将导管选至左肾动脉处造影复查造影

足背动脉搏动情况。术后每 6 小时皮下注射肝素 2 000U，连用 3 天；也可用静脉滴注低分子右旋糖酐 500ml、丹参 20ml。

七、疗效评价

肾交感神经射频消融术后定期观察患者降压药物使用情况，诊室血压（SBP）较基线变化水平、舒张压变化水平、家庭自测血压、24 小时动态血压变化以及受试者不良事件发生率等情况。现有文献认为 RDN 术后血压较术前平均下降约 10/5mmHg，且术后 3 年维持较好。如术后两月随访，血压连续 3 次测量仍≥160/90mmHg 者，则患者需要调整降压药物使用，必要时可再次行 RDN 术。

八、并发症及其处理

1. 导管操作及造影剂过敏所致并发症同一般介入处理。

2. 穿刺部位血肿为最常见的并发症。治疗的患者血压高，术中、术后均使用肝素，发生出血的机会较多，但一般经足够时间的准确压迫可以避免发生。文献提到的其他并发症有肾动脉夹层形成、肾动脉狭窄、动脉破裂、穿刺部位血肿等，发生率为 1%~3%。

3. 肾动脉痉挛：多系操作中导丝或导管的刺激造成。动脉内给予利多卡因、妥拉唑林等可预防和解除痉挛。

4. 肾脓肿和败血症：多因操作中消毒不严或肾脏原有感染造成，术前和术后可预防性使用抗生素 3~5 天。

5. 一过性肾功能衰竭，多因较大量造影剂所致，采用非离子型造影可减少其副作用。

（郭金和　潘　涛）

第三章 其 他

第一节 肾 创 伤

一、概述

肾脏是腹膜后实质性器官，在腹部脏器的损伤中的发生率仅次于脾和肝脏。肾脏移动性低，实质脆弱，血供丰富，故外伤可直接或间接地累及肾脏，发生破裂；暴力推移肾脏时会牵拉肾蒂，造成损伤。医源性肾脏损伤是肾损伤的另一个常见原因。约90%的肾穿刺活检会导致肾出血，其中动静脉瘘的比例达到15%，1%～2%的经皮肾造口导管植入后会导致严重的肾血管损伤。经皮肾结石取出时扩张通道的过程中也可以导致肾损伤，包括肾动静脉瘘和肾破裂。肾损伤过去的处理是以内科和手术治疗为主。近年来，在血管造影诊断的基础上发展起来的介入放射肾动脉栓塞治疗已成为大部分肾损伤的重要而有效的治疗手段，根据肾动脉分支出血的性质和程度，可以使用动脉栓塞、血管内支架、血管内球囊临时置入等技术，除此以外，肾脏相关介入治疗包括动脉溶取栓、经皮肾盂积水、脓肿和尿囊肿引流等介入治疗方法。其中，与传统的内外科止血治疗相比，介入治疗具有简单、安全、止血迅速且最大限度保留肾功能的优点。

二、介入适应证和禁忌证

1. **适应证** ①各种创伤性急慢性肾出血。包括损伤后慢性出血，长期保守治疗失败。手术治疗后再出血或多次手术后出血仍不止。②有出血性休克，双侧肾损伤性出血的患者。③孤肾的创伤或一侧出血而对侧肾功能不全或有器质性病变。④后腹膜血肿广泛粘连、机化，不适合手术或不能耐受手术者。

2. **禁忌证** ①重度心肺功能不全，肝肾功能衰竭。②严重的凝血功能障碍。③碘过敏阳性。并非

所有的肾损伤均宜介入止血，如肾蒂损伤、尿瘘就是禁忌。而凝血功能障碍是相对禁忌。碘过敏则应该术前分级，必要时术前预防性处理。严重感染也是相对禁忌。④合并严重感染。

三、介入术前准备

做好穿刺部位（目前均已经取消）等。根据出血的部位、范围和血管的解剖形态不同，可选用栓塞剂的种类繁多，主要分为可吸收性和永久性两种。前者主要为明胶海绵颗粒，后者主要有弹簧钢圈、聚乙烯醇以及组织胶等。根据需要有目的地选择头端不同弯曲形态的导管。一般可用 Yashiro、Cobra、Simmon 等导管。

四、介入操作方法

首先局麻下经股动脉插管，通过血管造影确定出血的部位。因肾动脉变异较常见，首先应该行腹主动脉造影，以侧孔导管头端置于第1～2腰椎椎体水平，以确认肾动脉的开口及分支，有无肾动脉的变异。然后行选择性或超选择性肾动脉造影。导管头端分别置于双侧肾动脉主干。以每秒4～6ml速度造影，造影剂总量约12ml，并连续摄取各期造影照片，明确患侧出血程度及部位，以及健侧肾血管情况。栓塞时，导管要超选择进入病变血管支内，导管尖端离出血部位越近越好，尽可能缩小正常肾组织梗死范围，保留最多的正常肾实质。理论上，肾属于血管终末器官，即肾血管间并无交通，故任何栓塞材料均可进行栓塞，但偶可见肾内血管与包膜等血管交通情况，故有研究者推荐以"三明治"栓塞，即颗粒栓塞后以弹簧圈栓塞。明胶海绵颗粒对病理血管堵塞较为确切，一般1～3周内吸收。对合并感染可能者，明胶海绵可用庆大霉素泡浸后注入。而 PVA 则是颗粒性永久栓塞剂，另外，不同类型组织胶流动性不同，可作末梢及主干栓塞。对较大分

支的血管出血、较严重的动静脉瘘或假性动脉瘤，可使用钢圈栓塞或可脱落球囊封堵。动静脉瘘栓塞不能使用颗粒及液体栓塞剂，使用钢圈栓塞时要注意选择合适的直径，钢圈直径最好略大于流出道直径；如果直径过小，钢圈会通过瘘口导致肺栓塞，可控弹簧圈安全性最高，但价格较为昂贵（图7-3-1）。

损伤性肾动脉血栓形成，多发生在肾动脉的主干或1～2级分支。但肾脏"热缺血"时间仅30分钟，故介入溶取栓术常难把握时间窗（超过30分钟，溶栓只增加出血风险，故应该取栓取代）。

如果出血的动脉分支不能行超选择性插管时，可采用球囊导管作肾动脉主干暂时性阻塞。可能争取到时间、挽救患者的生命。如患肾已无法保留，对侧肾脏良好，则可于气囊导管阻塞肾动脉情况下进行术前准备，改善患者的全身情况后，行一侧肾切除术。对可以保留的肾脏，则可用双腔气囊导管堵塞动脉15～20分钟后放松气囊5分钟，由导管向肾动脉内注入冷林格液，以保护肾组织不致缺血坏死。

五、疗效评价

肾创伤（包括外伤及医源性创伤等）的介入治

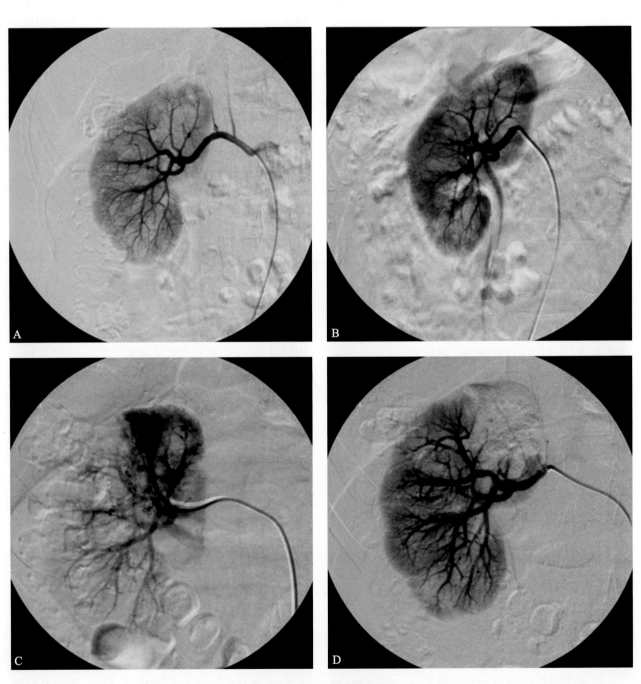

图7-3-1 外伤肾上极出血
A～D.造影见肾上极肿胀染色明显、造影剂渗出。超选择插管栓塞肾上极动脉

疗是一种简单、易行、安全、有效的疗法，可以尽可能地保留肾功能，目前已成为治疗创伤性肾出血的主要方法。过去肾创伤后相当多的患者需行肾切除手术治疗，虽能挽救伤者生命，但造成器官的丧失。开展介入放射治疗以来，除少数肾蒂血管撕裂、肾盂输尿管的断裂、严重肾碎裂需外科手术外，对于伤性肾动脉分支损伤的患者，治疗首选经导管栓塞，可有效地保留肾的功能。

六、并发症及其处理

1. 栓塞后综合征　肾区钝痛、恶心、呕吐、腹胀，轻至中度发热，多在术后 30～60 分钟出现，可持续 1 天至数天，一般给予对症处理即可。

2. 非靶血管栓塞　为术中误栓所造成的并发症，应在操作中注意预防。动静脉瘘时，栓子漏出有引起肺动脉栓塞的危险。

3. 肾脓肿和败血症　要注意介入性器材和栓塞物质以及术中严格无菌处理，术前和术后可给予抗生素预防感染。

4. 肾动脉栓塞　一个特有的并发症是暂时性的高血压，虽然出现的比较少，但是可以通过药物来加以控制；少数患者可出现肠梗阻、短暂肾功能损害等，一般给予对症处理即可。

第二节　肾　囊　肿

一、概述

肾囊肿的发生可能是发育性的、后天性的或遗传性的，随着影像学技术检查方法的普及，肾囊肿的检出率明显增加，有人估计约占成人的 50%。肾囊肿在任何年龄均可发病，通常情况下主要集中在50 岁以上人群。临床上常见的泌尿系囊肿是单纯性肾囊肿和多囊肾。目前尚未明确肾囊肿的病因，通过病理检查可发现其囊壁为单层扁平或立方细胞。囊肿较小时通常没有明显的临床症状，当其增大对周围组织器官造成压迫时则会表现出相应的临床症状、体征。

单纯性肾囊肿（simple renal cyst）常为孤立性、单侧病变，周围的肾实质被压迫而呈一薄壁，CT 通常显示清晰与光滑的边界。临床上常无明显症状，偶被发现。近年有研究显示，随着时间的进展，单纯性肾囊肿的囊腔直径呈增加趋势且与肾功能的显著下降相关。

多囊肾（polycystic kidney）多合并多囊肝病变，两侧肾脏均见大小不等的多个囊肿，由于囊肿增大引起患者不适、疼痛、腰部肿物、肉眼血尿和急性尿路感染。当肾组织明显受压时肾功能受损，出血慢性肾功能不全，导致尿毒症，部分患者合并高血压。

肾囊肿病变无治愈方法，一般采取保守或对症治疗，仅在明显产生症状影响生活或出现并发症时考虑治疗。泌尿系囊性病变的治疗方法包括开腹手术、腹腔镜手术、影像引导下的硬化治疗等。由于开腹及腹腔镜手术创伤大、费用高、恢复时间长，目前在临床应用逐步减少，而介入治疗由于创伤小、操作简单、费用低和疗效显著，目前临床应用广泛。

早期的囊肿介入治疗只是用穿刺针将囊肿液抽出，但是这种方式无法将囊肿进行根治，具有极高的复发率。单纯的囊液抽出后，分泌液体的上皮细胞并没有被破坏，因此在穿刺后液体继续分泌，导致囊肿复发。为了解决这一问题，囊肿介入治疗进行了改善，在囊内注入硬化剂，以此破坏上皮细胞，抑制囊液分泌，达到治愈囊肿的目的。硬化剂的选择成为治疗的关键，既要达到治疗目的，又要减少副作用，无水乙醇是应用最早也是应用最多的硬化剂。但是无水乙醇所引起的低热、过敏、刺激性疼痛和醉酒样反应，在临床上也有发生，且部分患者不能耐受。聚桂醇是一种新型的、具有表面活性的硬化剂，同时有局部麻醉功效，临床上主要应用于血管瘤静脉血管扩张等疾病的硬化治疗。聚桂醇是以羟基聚乙氧基十二烷和乙醇为主的混合物，两者的体积比为 19∶1。羟基聚乙氧基十二烷有很强的起泡性，是一种具有表面活性的化合物，而乙醇的乳化作用能够减少泡沫的发生。除了这两种主要成分外，聚桂醇还含有少量的磷酸氢二钠、磷酸二氢钾。聚桂醇具有从细胞中析出细胞蛋白质的作用，从而对囊壁的内皮细胞进行破坏，使上皮细胞永久坏死。因此，聚桂醇硬化效果理想，无刺激性，可应用于囊性疾病的治疗。

有临床研究表明，聚桂醇硬化治疗肾囊肿的疗效与无水乙醇无明显差别，但聚桂醇不良反应低，对患者肝肾功能影响小。

二、介入适应证和禁忌证

1. 适应证　①单发性囊肿直径≥5cm，多发性囊肿至少有一个囊肿直径≥5cm；②囊肿压迫肾动脉引起的高血压、胀痛；③囊肿压迫尿路引起的结石、积水、肾实质萎缩或肾静脉血栓形成而致蛋白尿；④囊肿感染；⑤囊肿引起患者情绪不稳定者。

2. 禁忌证 ①对乙醇、聚桂醇过敏者；②与肾盂肾盏相沟通的囊肿；③心、肺、脑等重要脏器功能严重不全者；④凝血功能差，且经治疗无改善者；⑤有精神障碍，或无法配合手术者。

三、操作方法

患者取俯卧位，在超声或 CT 导引下（若囊肿较大，且有安全穿刺通道，可在 X 线透视导引下），确定穿刺部位后消毒铺巾，局麻后使用 21G 针穿刺，嘱患者吸气后屏气，按原定穿刺方向和深度进针，让患者平静呼吸，抽得囊液后，注入少量造影剂用 CT 或透视观察证实，如在超声下穿刺则用超声观察穿刺的深度，将针穿向最深处，尽可能将液体抽尽后注入造影剂，观察有无外漏，如没有外漏或与集尿系统相交通的征象，则可注入抽出囊液的 50% 的无水乙醇，并每隔 5 分钟改变体位 1 次，15 分钟后完全抽出注入的乙醇，拔管。乙醇注入量每次 100～200ml 以内为安全量，因人而异。如有剧烈疼痛，应立刻停止乙醇注射。若使用聚桂醇进行囊肿硬化治疗，硬化剂无需稀释（也可按照药液与空气 1：4 的比例将聚桂醇制成泡沫状硬化剂），注入 1% 聚桂醇的量为囊肿容积（长 × 宽 × 高 ×0.52）的

1/4 为准，注入量不超过 50ml，硬化剂注入囊内后滞留无需抽出。如果囊肿体积过大，注入量需大于 50ml，可分 2 次治疗（图 7-3-2）。

四、注意事项

1. 必须无菌操作，避免将无菌囊肿变成感染性囊肿。

2. 在影像导引下令患者吸气后屏气，穿刺直达囊肿。

3. 针入囊腔后，将针尖推进达囊肿最低处，这样可避免抽液后囊壁塌陷而使针尖脱离囊腔。抽液时利用三通开关防止空气进入囊腔。

4. 良性囊液为淡黄色清澈透明，恶性或感染性囊液可能染血或浑浊，应将全部囊液做离心沉淀后检验，以减少假阴性的机会。

5. 多囊肾的抽吸应选择最大的囊腔，并尽量争取一针能同时通过几个囊腔，先抽吸离皮肤穿刺点最远的，最后抽吸距皮肤最近的囊腔。

五、术后不良反应和并发症的处理

1. 醉酒反应 行无水乙醇硬化治疗后，部分患者可出现醉酒样反应，如：颜面潮红、头晕、恶心呕吐、荨麻疹等。一般无需特殊处理，如术后醉酒反

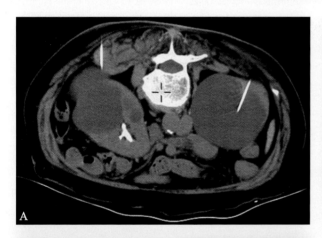
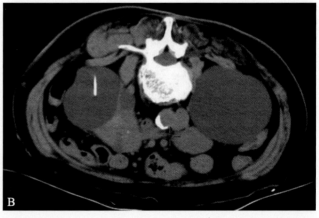
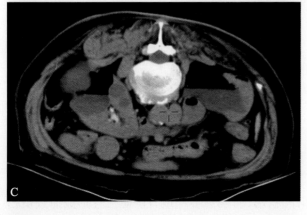

图 7-3-2 肾囊肿抽吸硬化术
A～C.双肾单纯性囊肿，在 CT 引导下，分别穿刺双肾囊肿，抽吸囊液后，注入聚桂醇泡沫硬化剂进行硬化治疗

应严重者，可按照酒精中毒对症处理。

2. 疼痛 多见于无水乙醇硬化治疗后，由于乙醇的强烈刺激，或术中发生乙醇渗漏，术后可出现明显的腰背部烧灼样疼痛。术后嘱患者卧床休息，多能自行缓解，必要时可予以镇痛治疗。

3. 出血和血尿 发生率较低。对于多发性囊肿、多囊肾或复杂性肾囊肿，一次行多个囊肿穿刺硬化治疗，术后出血风险相对增加。围手术期可根据实际情况，予以止血、抗炎治疗。术中若发现出血或血肿，术后嘱患者绝对卧床，严密观察生命体征，监测血常规和尿常规变化。若出现明显的血红蛋白降低和血压下降，经积极内科保守治疗无效，可行经皮肾动脉造影和栓塞止血治疗。

4. 感染 发生率低。术中注意严格无菌操作，围手术期一般无需抗炎治疗。对于肾囊肿合并感染者，围手术期注意加强抗炎治疗，术中充分引流，必要时留置引流管，待感染控制后，二期行囊肿硬化治疗。

5. 肾功能损害 发生率低。部分囊肿因与肾集尿系统沟通，在硬化治疗过程中，可导致肾集尿系统上皮细胞破坏，术后出现肾功能受损。术后注意监测尿量、尿常规和肾功能变化情况，必要时予以水化、碱化尿液和利尿等对症治疗。

第三节 肾 积 水

一、概况

经皮肾穿造瘘术是指用穿刺针经皮穿刺肾收集系统，通过介入方法置入引流导管，使梗阻尿路得以减压。1955年Goodwin首先报道经皮肾造口术用于肾盂积水的引流。目前，由于超声介入的普及及配合透视导引下操作，同时手术器械不断改进，手术成功率达95%以上，与外科手术肾造口相比，创伤明显减少、死亡率显著降低，住院天数明显缩短。已经成为肾盂和输尿管梗阻的有效介入诊断及治疗方法。

二、介入适应证和禁忌证

1. 适应证 ①上尿路梗阻和感染：对结石、肿瘤、创伤、炎症等所致上尿路梗阻，引起一侧或双侧肾积水，手术前暂时性转流或姑息性经皮尿流改道。②由尿路梗阻引起的氮血症、尿毒症、电解质紊乱以及脓毒血症等危象时，可急诊行经皮肾造口术。③经皮肾镜取上尿路结石，经皮灌注药物溶石，肾造瘘术可于术前建立通道。④膀胱上尿瘘时作暂时性转流，某些尿瘘有自愈的可能。⑤输尿管狭窄：经皮肾造口或通过皮肾通道进行输尿管球囊扩张术同时可顺行放入输尿管内支撑管及输尿管支架。⑥经皮顺行肾盂造影或经皮肾镜检查及活检。⑦无扩张肾盂造瘘术。

2. 禁忌证 ①严重的凝血功能障碍。②肾结核。③严重的心、肺、肾等重要脏器功能衰竭。

三、介入术前准备

1. 患者准备 患者一般不需特殊准备。若梗阻并发感染及发热，尿培养阳性者，可在术前48～72小时给以抗生素预防感染。术前给以镇静药及止痛药，必要时予预防性止血药物。术前禁食水4小时。

2. 器械和设备 ①DSA血管机有利于术中进行多方向监视导引，观察术中导丝及导管行进的方向。②选用彩色多普勒超声，可选用专用穿刺探头，也可以用附加导向器装置的普通扫描探头。自20世纪80年代起应用超声引导肾穿刺逐渐增多，可在不行肾盂造影的情况下进行穿刺，减少了X线对医生和患者的照射。超声能显示扩张的肾盂肾盏、结石的位置及大小，可以准确掌握穿刺深度和方向，大大提高了穿刺的准确率。③肾盂造口术的器械主要包括：穿刺针，22或21G细针可用于造口术前的顺行肾盂造影，造影后再更换较粗的针或经皮导入器行造口术。扩张器，8～36F。造口引流导管，常用的有单猪尾引流导管，也可以使用Malecot导管，如需行内引流则需要准备双猪尾内引流导管。

四、介入操作方法

单纯经皮肾造口术可以在局麻下完成。超声定位后，在穿刺处做皮肤小切口。在超声引导下，固定好穿刺探头，在患者吸气屏气间隙将穿刺针迅速刺入收集系统。穿刺路径应选自肾下极的后盏穿刺，因肾下极外后方可以避开较大的血管。另外，一般还是推荐超声穿刺，可以超声结合透视，如在透视下操作，可根据顺行肾盂造影或逆行肾盂造影显示的收集系统选定穿刺的靶盏。在患侧抬高30°的情况下，选用21G或22G穿刺针垂直穿刺靶盏或结石。穿刺成功见有尿液流出后用经皮导入器内的扩张管或扩张器，逐级扩张穿刺通道。穿刺通道扩张的程度可根据肾引流目的而定。用0.035in非超滑导丝选择性将导丝置入肾盂或输尿管内。经导管注入少量造影剂核实导管位置。位置正确后经导丝置入引流管。若单纯引流，可用8～10F猪尾管或Cope导管。最后引流导管体外部分可用皮肤固定器或缝线固定于皮肤上以免脱落，并经连接导管与集尿袋相连。

内引流：经肾造口通道操纵导丝导管，使其通过输尿管的梗阻处并进入膀胱，然后沿导丝放入球囊导管进行扩张，然后换入多侧孔双猪尾引流导管，使梗阻上方的尿液经多侧孔导管直接排入膀胱。梗阻上、下方有急性感染时不宜行内引流，以免感染扩散（图7-3-3，图7-3-4）。

五、术后护理及并发症处理

1. 经皮肾造口后，常可出现肉眼血尿，术后常规复查血常规，一般1～2天后均能自行消失，观察手术前术后血红蛋白变化情况。一般少量出血无需特殊处理，严重的出血少见，静脉渗血可采用夹闭引流导管起填塞作用而止血。如为严重的出血，可放入球囊导管压迫止血，也可进行血管栓塞。无效者行手术止血。

2. 引流管如无尿液流出，可能置管太深，发生扭结或插入输尿管内。也可是肾功能差，当积水的肾盂排空后即无多少尿液可以引流出。

3. 引流期间引流管如被结石碎屑、脓屑絮状物堵塞引流不畅时，可用注射器抽收或经引流管注入少量生理盐水使之通畅。

4. 引流管一般情况下可保留3～4个月或更长。更换时，可经引流管放置导丝于肾盂，拔除引流管，将新引流管套在导丝上送入肾盂内即可。

5. 20%～70%的患者术后可有发热，一般在24～48小时内消退。对已感染的肾盂积液行顺行肾盂造影时，过量注入造影剂可致菌血症，术后应给静脉滴注抗生素治疗。

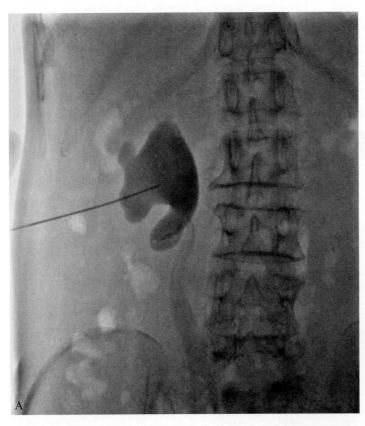
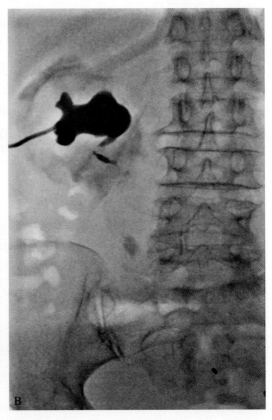

图 7-3-3　尿路上皮癌伴尿路梗阻引流

患者，女，55岁。诊断"尿路上皮癌伴尿路梗阻"。A.彩超引导下用21G PTC针穿刺入中盏，见肾盂肾盏重度扩张；B.置入8F外引流猪尾导管引流

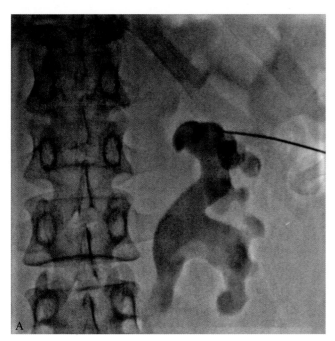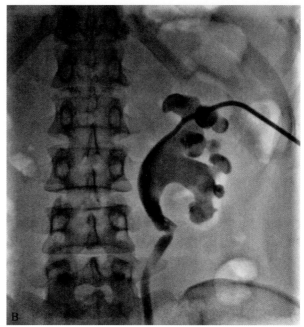

图7-3-4　左肾结石引流

患者,女,26岁。诊断"左肾结石"。A.可见透视下左肾盂、肾盏及输尿管上段铸形结石影,透视下用21G PTC针以上盏结石为靶标进行穿刺;B.置入8F外引流管至输尿管上段,为经皮肾镜取石建立通道

（李　勇　陆骊工）

第八篇

生殖系统

第一章　女性生殖系统病变

第一节　子宫肌瘤及子宫腺肌病

一、概述

子宫肌瘤是女性生殖系统最常见的良性肿瘤，发生率高达 20%，约占女性良性肿瘤的 51.87%，子宫腺肌病是由于子宫内膜及间质侵入子宫肌层引起的良性病变，两种疾病平均患病年龄约为 30～50 岁，其发生和生长多与体内雌激素水平增高有关。目前，除少数患者可试用药物治疗外，国内外常用治疗方法是剜除病灶、子宫次全切除或子宫全切除，患者需开腹手术，创伤大，恢复慢。同时，剜除病灶两年复发率较高，且不适用于弥漫型子宫腺肌病患者。子宫动脉栓塞开始于 1970 年，主要用于产后出血的止血治疗。1994 年 Ravina JH 首先将子宫动脉栓塞疗法用于子宫肌瘤的术前准备（阻断血供，便于手术），1995 年，其将该技术直接用于子宫肌瘤的治疗以代替外科手术，取得了显著的疗效。2000 年起子宫动脉栓塞被运用于子宫腺肌病的治疗，也获得了较好的疗效。至今该技术在国内外已得到较广泛的临床应用和研究，在保留子宫的同时，具有微创、简便、术后恢复快、并发症少等特点。2008 年美国妇产科医师协会（ACOG）推荐将其作为安全有效的治疗方案用于希望保留子宫的子宫肌瘤患者。

二、病因及解剖

两者的发病机制尚不明确，可能与雌激素水平、遗传、免疫等因素相关。子宫肌瘤按部位可分为浆膜下、肌壁间和黏膜下肌瘤三种，较为少见的阔韧带肌瘤目前能否栓塞尚存争议。子宫腺肌病则根据病灶生长方式、累及范围分为弥漫型和局限型。病灶主要由双侧子宫动脉供血，偶有卵巢动脉参与部分供血。50% 女性的子宫动脉与卵巢动脉存在吻合支，但仅约 10% 造影下可见，约 5% 女性的卵巢动脉缺如、由子宫动脉供血，子宫肌瘤患者的子宫动脉扭曲增粗较子宫腺肌病更为明显。

三、临床表现及辅助检查

子宫肌瘤及子宫腺肌病临床症状相似，患者常出现月经量增多、经期延长、痛经、贫血、腰酸、下腹部包块及排尿困难、尿频尿急、便秘等占位压迫症状。超声及盆腔 MRI 有助于观察病灶数目大小、异位内膜位置、病灶与周围组织的关系，增强 CT 则利于明确子宫动脉、卵巢动脉的解剖变异及病灶的供血情况。部分子宫腺肌病患者血清 CA125 水平升高，在监测疗效上有一定价值。

四、栓塞治疗原理

子宫肌瘤为平滑肌源性肿瘤，其血供源于双侧子宫动脉，在肌瘤周围假包膜内形成丰富的血管网，并有放射状分支进入肌瘤内部，随肌瘤增大，血管增粗增多。子宫腺肌病为子宫内膜基底层的腺体和间质侵犯肌层引起的周围平滑肌和纤维结缔组织弥漫性或局灶性增生，且异位内膜因缘自子宫内膜的基底层，处于增生期，对缺血缺氧较敏感。上述血供特点使子宫肌瘤及子宫腺肌病尤其适合于栓塞治疗，双侧子宫动脉栓塞后，可导致病灶祛血管化而发生缺血缺氧性坏死、缩小或消失。而正常子宫肌壁由于盆腔丰富的吻合支及侧支循环的建立对缺血缺氧有较强的耐受能力而不会发生变性坏死。

五、介入治疗的适应证和禁忌证

（一）适应证

1. 绝经期前患者。

2. 无生育要求的症状性子宫肌瘤及子宫腺肌病患者，如月经量多、痛经、局部压迫症状等。

3. 有生育要求的强烈要求栓塞治疗的患者，须明确告知相关并发症，若能接受，可慎重考虑栓塞治疗。

4.保守治疗无效且有多次手术史或手术难度大的患者。

5.拒绝手术切除，要求保留子宫及生育能力者。

6.栓塞术后复发，影像学检查提示子宫动脉再通，可行二次栓塞治疗。

（二）绝对禁忌证

1.子宫肌瘤恶变可能或怀疑子宫肉瘤者。

2.妊娠期子宫肌瘤。

3.绝经后妇女。

4.栓塞治疗一般禁忌证，如严重凝血功能障碍者或肝肾功能不全、造影剂过敏、感染等。

（三）相对禁忌证

1.带蒂的浆膜下肌瘤、直径>5cm的黏膜下肌瘤、直径>10cm的肌壁间肌瘤、子宫颈肌瘤，均应慎重考虑栓塞可能带来的风险。

2.术前影像学检查提示双侧卵巢动脉供血为主的患者，应向患者详细交代可能对生育的影响，慎重考虑栓塞。

六、介入术前准备

（一）患者准备

1.术前和家属谈话，签署手术知情同意书。

2.术前检查肝、肾功能，凝血酶原时间，出、凝血时间，血常规等，性激素水平测定评估卵巢功能，子宫腺肌病患者建议于治疗前后行血CA125水平检测。

3.影像学评估：盆腔B超、CT增强扫描明确病灶大小位置，获取血管解剖及相关血流信息，有条件可行MRI检查。

4.术前4小时禁食，术前30分钟肌注地西泮10mg。

5.治疗时间选择在月经间期内。

（二）器械和药物准备

1.4～5F动脉鞘，Cobra导管或子宫动脉导管，猪尾巴导管，0.035in超滑导丝，必要时微导管等。

2.栓塞剂 常用永久性栓塞颗粒（如聚乙烯醇，Embosphere微球等），可吸收栓塞颗粒（如明胶海绵颗粒、海藻酸钠颗粒等）据报道疗效相似，粒径以500～700μm为主，根据造影情况也可选择300～500μm、700～900μm。有文献报道，应用300～500μm及500～700μm微球依次栓塞的症状缓解率优于单纯500～700μm微球栓塞，但栓塞后反应大于后者。亦有学者认为500～700μm更有利于保护

卵巢功能。其他栓塞剂如钢圈、无水乙醇、超液态碘油等不建议常规使用。

七、介入操作方法

常规消毒、铺巾，经皮穿刺股或桡动脉，置入导管鞘。将猪尾巴导管送至腹主动脉肾动脉水平及双侧髂总动脉分叉处分别造影，观察卵巢动脉、子宫动脉走行及肌瘤染色情况，然后用Cobra或子宫动脉导管行一侧子宫动脉选择性插管，造影明确子宫动脉及肿瘤染色等，经导管缓慢推注栓塞剂行栓塞。子宫腺肌病由于内层血管网较为细小，外层血管网不明显，为达到较好的栓塞效果可适当选择较小粒径的栓塞剂。栓塞完毕后复查造影，DSA下病灶染色基本或完全消失，子宫动脉的主干仅部分显影或造影剂停滞提示栓塞终点。然后将导管插至对侧子宫动脉进行造影和栓塞治疗（图8-1-1）。插管过程中要防止子宫动脉痉挛，微导管的使用可减小对血流的影响，避免血管痉挛。

八、并发症及其处理

（一）缺血性疼痛

一般栓塞剂颗粒越小，栓塞的程度越大，疼痛就越重。一般持续1～3天，给予镇痛处理即可。

（二）发热

一般体温在38℃左右，血常规正常，持续3～5天，无需特殊处理。

（三）恶心呕吐

多为一过性，可给予镇吐处理。

（四）不规则阴道出血

少数患者术后即出现少量阴道出血，少则3～5天，长可达10～20天，可能与栓塞后子宫血供不足或黏膜下肌瘤坏死脱落有关。

（五）卵巢功能障碍

有学者报道少数患者发生卵巢功能衰竭导致闭经，患者年龄多在40～50岁，处于更年期或接近自然绝经期，主要分为卵巢性闭经及子宫性闭经。卵巢性闭经主要是卵巢功能衰竭而出现闭经，需长期口服激素类药物。子宫性闭经为子宫内膜缺血坏死，内膜生长受损所致，不影响激素分泌，可予观察，但对生育造成一定影响。

（六）其他

如宫腔感染，阴道排液，急性尿潴留，黏膜或浆膜下肌瘤坏死脱落滞留宫腔或盆腔引起严重感染甚至子宫切除等。

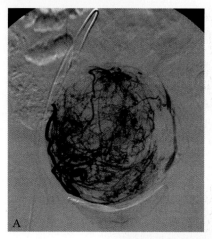
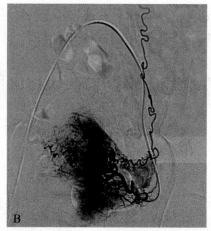
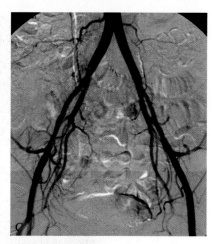
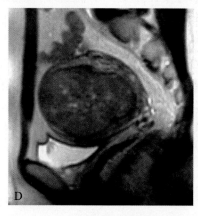
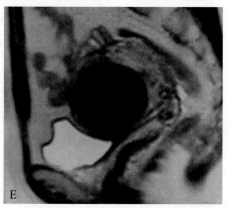

图 8-1-1　DSA 造影及 MRI 检查

A、B. 双侧子宫动脉插管造影，见瘤区肿瘤血管丰富，左侧子宫动脉与左侧卵巢动脉交通支吻合；C. 栓塞治疗后腹主动脉造影示病灶染色消失；D、E. 栓塞前及栓塞后 4 个月盆腔 MRI T₂WI 检查提示子宫肌瘤体积明显缩小

九、疗效评价

子宫动脉栓塞术后，一般在第 1 个月、3 个月、6 个月随访评估，此后每年复查 1 次，主要包括病灶大小、月经情况、激素水平，子宫腺肌患者则重点复查痛经改善情况及 CA125 水平。根据子宫肌瘤体积变化可分为：显效，肌瘤体积缩小≥50%；有效，肌瘤体积缩小 20%～50%；无效，肌瘤体积缩小<20%。痛经的改善情况可采用 VAS 评分。

大样本的临床试验数据表明，短期随访（1 年内）94.33% 患者的症状明显改善，长期随访（1 年后）症状改善比例也高达 85.38%，85% 的患者异常阴道流血有所改善，77%～79% 的患者痛经得到改善，60%～96% 的患者肌瘤压迫症状得到控制，平均子宫体积减小了 35%～60%。随访超过 5 年的患者，约 75% 患者术后月经量恢复正常或得到改善，15%～32% 的患者可能需要进一步外科或介入治疗。栓塞术后，45 岁以下女性早绝经发生率约为 2%～3%，45 岁以上发生率为 8%。国外多项研究显示约 50% 患者行子宫动脉栓塞后怀孕成功，略低于肌瘤切除术（78%），但流产率（60%）要明显高于外科手术（20%），仍需要多中心大样本 RCT 研究评价栓塞对卵巢功能及妊娠的影响。

十、展望

子宫动脉栓塞疗法最初只应用于盆腔出血栓塞及子宫肌瘤经血过多的姑息性治疗，但目前临床应用已日趋广泛，其主要优点表现在：①能完好保留子宫功能，如正常月经、妊娠及分娩，不影响受孕；避免妇科手术的创伤打击及并发症。②创伤小，恢复快，住院时间短，患者易于接受。③较传统手术治疗简便、经济，一般无需输血，节省费用。④即使栓塞失败，仍可选择手术或药物治疗。子宫动脉栓塞疗法在症状性子宫肌瘤及子宫腺肌病的治疗上表现出了良好的效果和独特的优势，但在适应证的选择、栓塞剂的使用、妊娠的影响，及远期疗效等方面尚待进一步研究。

（董伟华　廖华强）

参 考 文 献

[1] 刘萍,陈春林,吕军,等.经导管动脉栓塞术治疗子宫腺肌病的临床观察[J].中国实用妇科与产科杂志,2000,16(12):737-738.

[2] 郎景和,陈春林,向阳,等.子宫肌瘤及子宫腺肌病子宫动脉栓塞术治疗专家共识[J].中华妇产科杂志,2018,53(5):289-293.

[3] Gupta JK, Sinha A, Lumsden MA, et al. Uterine artery embolization for symptomatic uterine fibroids[J]. Cochrane Database of Systematic Reviews, 2014, 26(12): CD005073.

[4] Donnez J, Dolmans MM. Uterine fibroid management: from the present to the future[J]. Human Reproduction Update, 2016, 22(6): 665-686.

[5] Karlsen K, Hrobjartsson A, Korsholm M, et al. Fertility after uterine artery embolization of fibroids: a systematic review[J]. Archives of Gynecology & Obstetrics, 2018, 297(1): 1-13.

第二节 妇科恶性肿瘤

妇科恶性肿瘤的发病率逐年升高,已成为威胁妇女健康的严重问题。经动脉介入治疗作为一种微创治疗技术,已成为妇科恶性肿瘤综合治疗中一种重要的手段,它主要用于妇科恶性肿瘤的术前辅助治疗、止血以及肿瘤的姑息治疗。它的最大特点是肿瘤局部药物浓度高,并采用栓塞材料堵塞肿瘤的供血血管,使肿瘤细胞受到双重打击,得到最大程度的坏死和缩小,且全身毒副反应低。在介入治疗方法学上包括一次性的动脉灌注化疗/栓塞术、持续/间断性的灌注化疗术(动脉导管药盒植入)。治疗中靶血管的选择根据肿瘤的部位及侵犯器官的不同,选择相应的动脉血管,如子宫动脉、髂内动脉、卵巢动脉、肠系膜下动脉等。化疗药物的选择应基于药物对肿瘤的敏感性和毒性反应等特性,遵循动脉化疗的用药原则。

一、适应证和禁忌证

1. 适应证

(1)妇科恶性肿瘤(如宫颈癌、子宫内膜癌、卵巢癌、恶性滋养细胞肿瘤、外阴癌)的术前辅助治疗。

(2)晚期妇科恶性肿瘤(不能手术治疗)的姑息治疗。

(3)妇科恶性肿瘤引起的出血。

(4)肿瘤治疗术后局部复发及转移。

2. 禁忌证

(1)不适合血管造影者,如造影剂过敏、甲亢、妊娠期等。

(2)合并盆腔和宫腔感染者。

(3)合并骨髓再生障碍或脑、心、肝、肾功能障碍者。

二、术前准备

1. 患者准备

(1)准备好最近期的盆腔 CT、MRI 或 PET-CT 检查资料。

(2)术前做好血、尿常规、出、凝血时间检查以及心、肝、肾功能检查,必要时检查卵巢内分泌功能。

(3)术前 4 小时禁食。

(4)会阴部备皮。

(5)需要时留置导尿管

(6)告知患者及其家属有关介入手术的程序、风险、术中及术后可能发生的反应和并发症,并获得签字同意。

2. 介入器械准备

(1)4～5F 导管鞘及 18G 动脉穿刺针。

(2)导管和导丝:4～5F 导管(一般选用 Cobra 或子宫动脉导管),直径 0.035in 超滑导丝,3F 微导管备用。

(3)栓塞剂:医用明胶海绵、聚乙烯醇(PVA)微粒、载药微球、钢圈等。

3. 造影剂
采用非离子型造影剂,如碘海醇注射液(欧乃派克)、碘佛醇注射液(安射力)、碘普罗胺注射液(优维显)等,按照药物说明书,一般用前不必做过敏试验,但需详细了解患者有无过敏体质或药物过敏史等情况。

4. 常用化疗药物
动脉灌注化疗常采用 2～3 种药物的联合方案。常用的化疗药物包括:表多柔比星(50～100mg),顺铂(60～120mg),丝裂霉素(20～40m),氟尿嘧啶(500～1 000mg),卡铂(100～200mg),依托泊苷(VP-16,200～400mg)及博来霉素(15～30mg)等。

三、介入操作

1. 血管造影
盆腔脏器血供丰富,主要接受来自于双侧髂内动脉的分支供血,同时盆腔血管具有丰富的交通支,尤其是接受外科手术后的患者,可以建立起各种血管的交通。同时，妇科的恶性肿瘤本身具备"盗血"的能力，所以在实施动脉内化疗或栓塞治疗时，需常规要将导管分别插入双侧的髂内动脉，明确肿瘤的供血动脉，如双侧髂内动脉没有发现异常或因手术结扎，则需要行同侧髂外动脉或髂腰动脉或直肠下动脉、肠系膜下动脉等造影，直至明确肿瘤供血动脉。

2. 动脉内化疗或化疗栓塞术 在明确了肿瘤的供血动脉后，将导管插入肿瘤供血动脉内灌注化疗药物。有时在灌注时可由于药物对血管的刺激作用造成患者疼痛不适，通过减慢灌注的速度或进行适度的药物稀释，大多数患者可缓解，如仍有疼痛则可视情况缓慢注入 1~2ml 的利多卡因。对于血供丰富的肿瘤，灌注完成后在肿瘤动脉内注入明胶海绵条或颗粒，或聚乙烯醇（PVA）微粒进行栓塞直至肿瘤血管闭塞，并造影证实。栓塞时最好采用微导管，一定要注意导管插入到肿瘤供血血管内，尽量避开正常的血管。注入栓塞剂时要避免栓塞剂反流造成正常脏器的栓塞、坏死。目前也有在宫颈癌介入治疗中采用载药微球进行栓塞化疗的文献报道。如肿瘤存在多支血管供血则尽量要分别插入肿瘤供血动脉内实施灌注化疗和栓塞术。采用不锈钢圈栓塞主要用于髂内动脉和存在明显动静脉瘘者的栓塞。此外，对于妇科肿瘤患者，也经常采用单纯动脉内栓塞术，多用于肿瘤出血或术前辅助性栓塞。对于多次动脉内化疗或化疗栓塞术，常规间隔时间为 3~4 周。

四、术后处理

1. 常规观测生命体征，如呼吸、血压、脉搏等。

2. 注意穿刺部位出血、血肿及双下肢足背动脉搏动、下肢皮温、色泽等情况。

3. 穿刺侧下肢伸直，制动 6 小时，平卧 24 小时。如穿刺处采用血管吻合器则患者术后平卧 2~4 小时。

4. 术后常规给予止吐、补液、止痛等处理。

5. 注意栓塞术后发热及局部皮肤色泽等情况，并给予相应处理。

五、并发症及其处理

1. 化疗药物副反应 由于化疗药物的应用可引起患者恶心、呕吐、食欲不振、白细胞减少、血小板减少等副反应，术后给予补液、止吐等对症治疗，1~2 周内多逐渐好转。如白细胞明显减少，则可给予重组人粒细胞刺激因子注射液（包括惠尔血、瑞白、吉粒芬等）。而血小板明显减少则相应给予重组人血小板生成素注射液（特比澳）、输注血小板等治疗。

2. 操作相关的并发症

（1）术中血管痉挛：导丝导管反复刺激、导管过粗及血管本身病变等都可能引起血管痉挛。可经导管注入 1%~2% 利多卡因 2~5ml 或罂粟碱 30mg 处理，微导管插管一般较少出现血管痉挛。

（2）血管损伤：由于机械损伤可引起血管内膜损伤、动脉瘤形成和血栓形成等。术中规范操作、操作动作轻柔，采用 4F 导管及 3F 微导管一般多可避免。

（3）穿刺点出血或血肿形成：穿刺点出血，往往是术后压迫时间过短、包扎不紧或患者凝血功能不佳有关，可采用局部压迫和加压包扎处理。穿刺点小血肿表现穿刺点皮下肿胀、瘀青、胀痛不适，多可以自行吸收，大血肿则早期可采取针头抽吸处理，后期可采用红外线灯照射、热敷等处理。

（4）栓塞后综合征：对任何组织或器官动脉栓塞后 1~3 天内，因局部和周围组织缺血而引起炎性反应，统称为栓塞后综合征。临床表现局部疼痛、发热（一般不超过 38.5℃）、恶心及呕吐等，给予对症消炎、降温、止吐等处理后 1~2 周内多缓解、好转。

（5）臀部及会阴部皮肤组织溃疡、坏死：这与化疗药物对局部组织的毒性作用，特别是局部血管栓塞造成的组织缺血相关。盆腔手术及放疗后患者，髂内动脉侧支循环较差时尤其易引起组织缺血坏死。可给予扩血管药物及神经营养药物，保持创面清洁，必要时给予抗炎治疗，一般 1 个月内逐步痊愈。

（6）异位栓塞：可导致盆腔脏器包括膀胱、阴道、直肠动脉的栓塞，并造成相应脏器的缺血坏死，可给予扩血管药物、抗感染等处理。如严重感染、甚至穿孔时则需要外科手术处理。

六、临床治疗

1. 宫颈癌 宫颈癌是最常见的女性生殖道恶性肿瘤，发病率在女性恶性肿瘤中居第 2 位。宫颈癌可发生于任何年龄的妇女，20 岁以前罕见，40~60 岁为发病高峰，60 岁以后呈下降趋势。在病理类型上宫颈癌主要以鳞癌为主，占 75% 以上，其次为腺癌和其他特殊病理类型的肿瘤。宫颈癌治疗主要是手术和放疗或者两者结合使用，早期治愈率达85%～90%。但中晚期患者疗效较差。介入治疗作为一项微创的局部治疗手段，在宫颈癌的综合治疗中发挥了较好的作用。它主要通过双侧子宫动脉的选择性插管，在局部灌注化疗药物，或合并实施动脉的栓塞实现治疗的目的（图8-1-2）。

通过介入治疗使肿瘤缩小、坏死、降期，提高手术切除率，改善患者生存期，同时，对出血患者实施有效的止血。宫颈癌的血管造影可有以下这些表现：

（1）子宫动脉增粗、迂曲，远端血管扭曲。

（2）部分可见新生肿瘤血管，多呈不规则网状分布。

（3）实质期肿瘤呈团状或斑片状染色。

（4）有时肿瘤局部可见动脉-静脉瘘或静脉早显。范振华等对38例中晚期宫颈癌实施双侧髂内动脉化疗联合双侧子宫动脉栓塞术，化疗方案选择PVB方案（顺铂、长春新碱、博来霉素），栓塞剂选择明胶海绵颗粒，术后患者临床症状缓解率达到100%。根据WHO实体瘤疗效评价标准，治疗4周后评价总有效率为84.2%。兰为顺等报道局部晚期宫颈癌患者32例，分成两组（A，B组）：单纯行双侧子宫动脉化疗栓塞术（A组：18例），术中用药为顺铂、丝裂霉素、5-氟尿嘧啶。多西他赛（艾素）全身静脉化疗联合双侧子宫动脉化疗栓塞（B组：14例），术中只用顺铂行化疗栓塞。栓塞剂为明胶海绵颗粒。结果显示两组均取得明显的治疗效果，且疗效相当。A组患者有效率为94%，B组为93%；A组术后可手术率为83%，B组为85%，并推荐介入术后2～3周为手术最佳时机。也有学者在介入治疗中采用碘油乳剂作为栓塞剂进行栓塞治疗，对此存在不同意见。

2. 子宫内膜癌 子宫内膜癌占女性恶性肿瘤的7%。自2008年以来，全球发病率约上升了21%，死亡率约增长至原来的2倍。我国的发病率也在逐年上升，现已居北京和上海女性生殖道恶性肿瘤的首位。子宫内膜癌的发病高峰年龄为50～59岁，中国女性发病平均年龄为55岁。子宫内膜癌以手术治疗为主，其次为放射治疗和孕激素治疗，或两者联合治疗。化疗较少应用，只是在晚期不能手术者或治疗后复发者考虑使用化疗。但中晚期子宫内膜癌的疗效常常不理想，因为病变常累及子宫颈并浸润深肌层，伴有宫旁和区域淋巴结转移等。近年来，

子宫动脉化疗栓塞术受到临床重视，尤其是手术前或放疗前辅助化疗取得了较好的治疗效果。李卓永等治疗32例中晚期子宫内膜癌患者。将患者随机分成双侧子宫动脉超选择化疗栓塞组（17例）和静脉法全身化疗组（15例）。化疗药物是以卡铂为主的3种药物联合方案：卡铂（CBP）300～400mg，丝裂霉素（MMC）10mg，吡柔比星（THP）30～50mg或表多柔比星（EADM）30～50mg，栓塞采用明胶海绵颗粒。全部病例完成2个疗程后根据病灶变化和宫旁情况选择手术或放疗。结果显示，子宫动脉化疗栓塞组与静脉化疗组临床有效率分别为70.6%和26.7%，手术切除率分别为64.7%和26.7%，前者疗效要明显优于后者。邱永秀等报告15例特殊类型的子宫内膜癌术前实施介入治疗，对术后所有的标本进行详细的病理学检查显示3例患者在病理学上肿瘤细胞完全消失（透明细胞癌2例，腺鳞癌1例）。但到目前为止，这些研究多数为一些小样本、回顾性的病例对照研究，临床上尚缺乏大宗病例研究报道，确切疗效还需要进一步证实。在子宫内膜癌的介入治疗操作中，一般来说，当子宫内膜癌癌灶局限于子宫体时，应先进行子宫动脉上行支的灌注化疗栓塞，然后再行子宫动脉主干的灌注化疗栓塞。当病变超出子宫时，应先行子宫动脉灌注化疗栓塞再行髂内动脉灌注化疗术。

3. 卵巢癌 恶性程度高，预后差，早期缺乏明显的症状和体征，故大多数患者首诊时已是晚期，卵巢癌5年存活率仅为25%～30%。手术治疗是主要的治疗方法，但大多数晚期卵巢癌患者，由于肿瘤广泛种植转移，全身情况差，难以耐受肿瘤减灭术。动脉内化疗可大大提高局部癌组织的化疗药物浓度，直接有效地杀灭肿瘤细胞。有研究证实介入灌注化疗药到达肿瘤的浓度比静脉给药高28倍。杨超等报告137例卵巢癌，63例行术前介入治疗，74例行单纯手术治疗。结果显示术前介入治疗患者总有效率达到57.14%，血清CA_{125}值不同程度降低，手术时间及术中出血量与单纯手术组相比显著减少。由于卵巢的血供主要来源于子宫动脉卵巢支和卵巢动脉，并可以有较多的交通支，故在卵巢肿瘤的介入治疗操作中，需要行双侧髂内动脉、子宫动脉、卵巢动脉造影，如没有发现明确肿瘤供血动脉及肿瘤染色时，则需要行肠系膜下动脉等血管造影，以找寻肿瘤的供血血管。

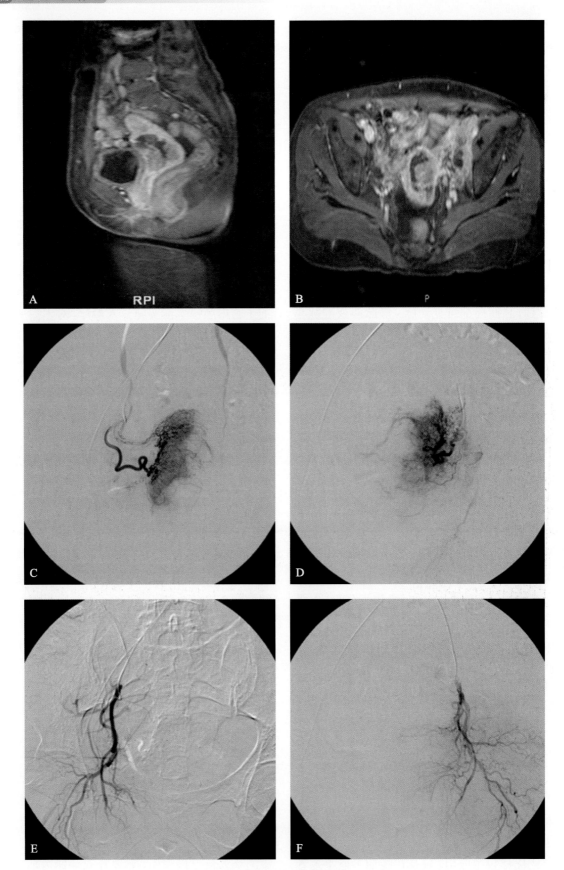

图 8-1-2 宫颈癌介入治疗

女性 46 岁,宫颈癌。术前增强 MRI 示宫颈部不规则软组织肿块,以左侧壁为主,病灶呈中度强化;术前 DSA 示双侧子宫动脉增粗,迂曲,肿瘤明显呈不规则染色;子宫动脉栓塞后造影示子宫动脉闭塞,肿瘤染色消失。A. 矢状位抑脂 T_1WI 图像;B. 横断位抑脂 T_1WI 图像;C. 右侧子宫动脉术前 DSA;D. 左侧子宫动脉术前 DSA;E. 右侧子宫动脉栓塞术后;F. 左侧子宫动脉栓塞术后

(邵国良)

参 考 文 献

[1] Stolyarova I，Vinokurov V. Endovascular interventions in advanced cancer of the uterus[J]. J BUON，2004，9（1）：63-66.

[2] Kaku S，Takahashi K，Murakami Y，et al.Neoadjuvant intraarterial chemotherapy for stage ⅡB-ⅢB cervical cancer in Japanese women[J]. Exp Ther Med，2010，1（4）：651-655.

[3] SoroskyJI. Endometrialcancer[J]. ObstetGynecol，2012，120（2）：383-397.

[4] 范振华，刘福全，岳振东，等 . 介入治疗中晚期宫颈癌38例近期临床疗效分析[J]. 中国临床医生杂志，2016，44（6）：74-75.

[5] 刘萍 . 中国大陆13年宫颈癌临床流行病学大数据评价[J].中国实用妇科与产科杂志，2018，34（1）：41-45.

[6] 兰为顺，胡道予，杨文忠，等 . 基于介入治疗的两种新辅助化疗方案在局部晚期宫颈癌疗效的比较[J]. 放射学实践，2013，28（6）：678-681.

[7] 魏丽惠 . 重视子宫内膜癌的筛查[J]. 中华妇产科杂志，2013，48（12）：881-883.

[8] 李卓永，梁宇闯，林坚，等 . 子宫动脉化疗栓塞治疗中晚期子宫内膜癌[J].中国介入影像与治疗学，2005，2（2）：124-126.

[9] 邱永秀，魏毅利，冷观群，等 . 特殊类型子宫内膜癌术前介入治疗的临床价值[J]. 实用肿瘤学杂志，2008，22（5）：434-436.

[10] 陈春林，梁立治，刘佩鸣，等 . 介入治疗在中晚期妇科恶性肿瘤中应用的临床研究[J]. 中国实用妇科与产科杂志，2000，16（11）：667-669.

[11] 杨超，金泳海，邹建伟，等 . 术前介入性化疗栓塞治疗卵巢癌63例疗效评估[J]. 介入放射学杂志，2011，20（5）：385-388.

第三节　产 科 出 血

一、概况

产科出血包括孕期出血、产后出血及晚期产后出血。孕期指整个妊娠时期，孕期出血的原因包括流产、异位妊娠、前置血管破裂、胎盘疾病前置胎盘凶险型、胎盘早剥、胎盘边缘血窦破裂、子宫破裂和瘢痕子宫胎盘植入所致出血等。产后出血指产后24小时内出血，包括常见的四大因素：子宫收缩乏力、软产道损伤、胎盘因素及凝血功能障碍。产后出血的原因是子宫收缩之力。晚期产后出血又称产褥期出血指分娩后，产后1～2周发病，最常见亦有迟至产后6周发病。随着剖宫产率的升高，晚期产后出血的发生率有上升趋势，大约为0.17%～0.4%。其出血原因包括胎盘残留、剖宫产子宫切口愈合不良和产褥期感染等。

二、介入治疗适应证和禁忌证

（一）适应证

1. 经保守治疗无效的各种原因引起的难治性产科大出血，或累积出血已达1 000ml。

2. 出血一次出血500ml以上者。

3. 经积极保守治疗仍有出血倾向。

4. 只要病变不妨碍股动脉穿刺，患者可以耐受的产后大出血均可采用经导管栓塞治疗。

（二）禁忌证

1. 生命体征不稳定，不宜搬动。

2. 合并有其他脏器出血的DIC患者。

3. 造影剂过敏者。

三、介入术前准备

1. **患者准备**　失血过多者给予输血、补液、抗休克等处理。术前谈话，签署手术知情同意书等。

2. **器械**　常规血管造影器械，包括穿刺针、血管鞘、导丝和导管等。

3. **栓塞剂**　常用的明胶海绵、PVA颗粒和不锈钢圈等。

四、介入操作方法

（一）插管方法

采用Seldinger技术穿刺股动脉，引入导管鞘。经导管鞘插入Cobra导管和超滑导丝，分别将导管选择性插入双侧的髂内动脉，行髂内动脉DSA，以了解髂内动脉及其分支血管的走行以及子宫动脉的开口部位。再分别将导管超选择性插入双侧的子宫动脉，行子宫动脉DSA，以明确出血的部位和出血的血管。

（二）栓塞剂的选择

髂内动脉有多支分支血管，分别供应膀胱、直肠和臀部的肌肉组织。细颗粒的末梢栓塞剂，有可能引起组织缺血和坏死，增加感染的机会。明胶海绵颗粒是一种中效栓塞剂，在栓塞后2～3周就可以被组织吸收，血管复通，血供恢复，适合于作为栓塞剂进行栓塞治疗。

（三）栓塞止血

透视下分别经双侧子宫动脉注入含有 8 万 U 庆大霉素的明胶海绵颗粒，并间断注入造影剂以监测栓塞程度，直至子宫动脉分支血管完全不显影为止，最后行子宫动脉 DSA，以确认子宫动脉的栓塞效果（图 8-1-3）。

当病情危急，不允许行超选择性子宫动脉插管或子宫动脉插管有困难时，可以行双侧髂内动脉栓塞术，其方法与子宫动脉栓塞术相同（图 8-1-4）。

五、疗效评价

产后出血是产科的急症，少量的出血一般经内科保守治疗即可止血。对难治性产后出血或产后大出血，传统的治疗方法是缝扎出血动脉、缝扎髂内动脉或子宫切除，具有创伤大，失去生育功能，有可能影响卵巢的内分泌功能等不足，影响了妇女的身心健康。有研究显示，子宫动脉或髂内动脉结扎控

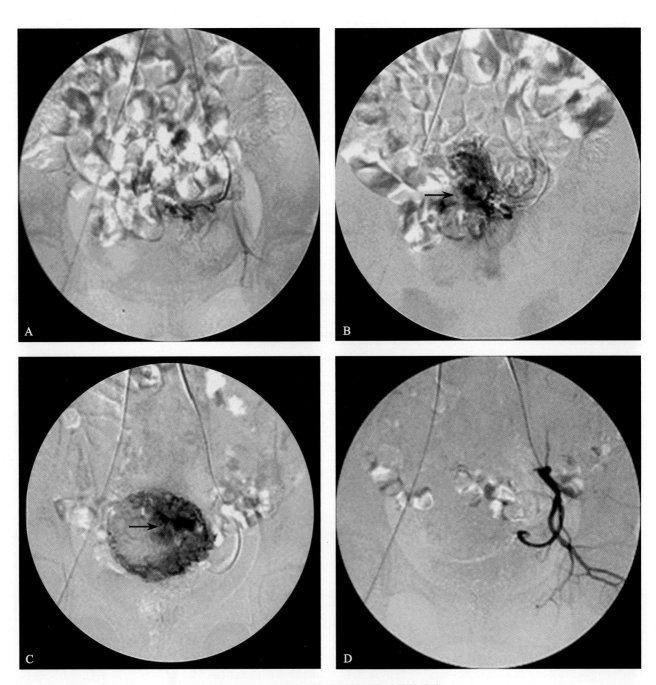

图 8-1-3 产后大出血选择性子宫动脉栓塞术

A～C. 左侧子宫动脉造影显示子宫动脉动脉期可见造影剂浓染，实质期可见造影剂外溢并滞留于宫腔内（↑）；D. 用明胶海绵颗粒栓塞左侧子宫动脉后再行 DSA，可见左侧子宫动脉分支血管完全闭塞，无造影剂外溢

制产后出血失败率大于 50%。经皮穿刺选择性血管栓塞术应用于产后出血在临床上已取得了肯定的疗效，经皮髂内动脉或子宫动脉栓塞已成为产后出血急救的又一种方法而应用于临床。陈春林等报道了 24 例重度产后出血，取得了肯定的疗效。同济医科大学附属同济医院用介入疗法治疗产后出血 24 例，其中 1 例由于剖宫产后子宫切口严重感染，组织严重坏死，裂开出血，栓塞失败，于栓塞后 12 天，因再次大出血而行子宫切除术；1 例由于栓塞后反复阴

道大出血，50 天内栓塞 3 次成功；其余 22 例均 1 次栓塞成功，一次性栓塞成功率达 90% 以上。与子宫动脉或髂内动脉结扎术相比较，有更大的可靠性。不可否认，产后出血的治疗尚未被广泛应用，且有许多问题需要进一步探索和研究，如栓塞剂的选择和新型栓塞剂的筛选，栓塞技术的改进，如何减少对正常组织的损伤，介入治疗后组织学和病理学的变化，组织栓塞后血流动力学改变等，均需继续努力总结经验，使这一技术迅速发展。

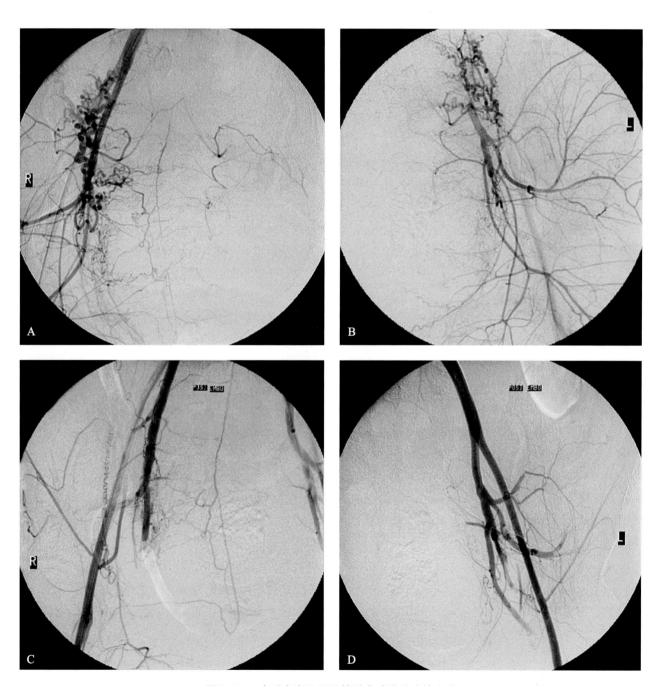

图 8-1-4　产后大出血经导管髂内动脉分支栓塞术

30 岁，分娩后 2 小时突发性阴道出血约 800ml，保守治疗无效，急诊行介入治疗。A、B. 分别为右侧和左侧髂内动脉 DSA，显示双侧髂内动脉分支增粗、增多、杂乱，子宫动脉无明显增粗，无造影剂外溢征象；C、D. 用明胶海绵颗粒栓塞髂内动脉分支后再行 DSA，显示异常血管分支消失

六、并发症及其处理

术后密切观察病情，注意生命体征，及时补充血容量，维持水电解质的平衡，注意尿量，预防肾衰，联合足量使用抗生素，加强支持治疗。经髂内动脉或子宫动脉栓塞术治疗产后大出血，是一种微创治疗，栓塞成功后即刻就能止血，疗效明显。术后并发症较少，主要有不同程度的发热、腹胀腹痛和臀部酸痛等，主要原因由栓塞引起的组织器官缺血所致，一般都能自行恢复，对症处理即可。

（一）疼痛

是最常见的并发症，主要由于动脉栓塞后相应组织缺血、坏死所致，表现为子宫部位及臀部的疼痛，一般持续 3～7 天，对症治疗即可。少数患者发生局部水肿，严重者可发生组织坏死。

（二）神经的损伤

表现为下肢麻木、酸胀、乏力，一般持续 7～14 天可自然消失，个别患者因髂内动脉完全闭塞，可引起神经的缺血性损害，出现下肢麻木、瘫痪以及 Brown Sequard 综合征等。预防措施是避免使用破坏毛细血管床的极细材料和液体材料，如乙醇等。

（三）发热、感染

因组织缺血，部分坏死吸收而致发热，产后出血的患者体质较弱，易致感染，术后应用强有力抗生素，防止栓塞后的发热十分重要。

（四）恶心、呕吐

少数患者在栓塞后 1～2 天，会出现恶心、呕吐，这和盆腔缺血性疼痛反射有关，对症处理即可。

（五）穿刺部位血肿

栓塞治疗完成后，因股动脉压力较大，局部要加压包扎 24 小时，可防止血肿的发生。

（六）其他

因导管插入位置不对或栓塞物反流而栓塞非目标的其他盆腔组织。如手术操作者的技术娴熟，可避免发生。

（吕维富）

参 考 文 献

[1] 杨建勇，陈伟．介入放射学临床实践[J]．北京：科学出版社，2002：233-238.

[2] Vedantham S，Goodwin S，Mclucas B，et al.Uterine artery embolization: an underused method of controlling pelvic hemorrbage[J]. Am J Obstet Gynecoi，1997，176（4）：939-946.

[3] 曹广劭，刘玉岩，曹会存，等．盆腔动脉栓塞术治疗难治性产后大出血的临床分析[J]．中华介入放射学电子杂志，2015，3（3）：123-128.

[4] 谢宗贵，程永德．妇产科介入治疗学[M]．济南：山东科学技术出版社，2002，140-143，155-169.

[5] Naydich M，Friedman A，Aaron G，et al. Arterial embolization of vaginal arterial branches for severe postpartum hemorrhage despite hysterectomy[J]. JVIR，2007，18（8）：1047-1050.

[6] Wee L，Barron J，Toye R. Management of severe postpartum haemorrhage by uterine artery embolization[J]. Br J Anaesth，2004，93（4）：59-94.

[7] 胡立宝，金龙，高健，等．子宫圆韧带动脉栓塞术治疗产后大出血[J]．中国介入影像与治疗学，2014，11（05）：337-338.

[8] Aoki M，Tokue H，Miyazaki M，et al. Primary postpartum hemorrhage: outcome of uterine artery embolization[J]. Br J Radiol，2018，91（1087）：20180132.

[9] Liu J，Chai Y，Yu Y，et al. The value of 3-dimensional color Doppler in predicting intraoperative hemorrhage for cesarean scar pregnancy[J]. Medicine（Baltimore），2018，97（33）：e11969.

第四节　盆腔淤血综合征

一、概况

盆腔淤血综合征（pelvic congestion syndrome，PCS）是以盆腔静脉曲张淤血为病理基础，以慢性盆腔疼痛为主要症状的疾病，多见于育龄妇女，临床容易误诊为"附件炎"和"盆腔炎"等。直至 20 世纪 40 年代才明确卵巢静脉曲张、盆腔静脉淤血和慢性盆腔疼痛之间的密切关系，并命名为 PCS。20 世纪 80 年代因腹腔镜和静脉造影术的应用，发现患有难以解释的慢性盆腔疼痛中，91% 有显著的盆腔静脉淤血。在临床上，PCS 诊断主要依赖于影像学检查，但要确认患者的症状是由 PCS 引起，则需要做一系列妇科检查，对有些诊断困难的病例，甚至需要行腹腔镜检查排除其他疾病。PCS 药物治疗易复发，手术治疗创伤比较大，卵巢静脉结扎有时不彻底致疗效不佳，经卵巢静脉栓塞术疗效确切，微创，对生育无明显不良影响，是首选的治疗方法。

二、介入治疗的适应证与禁忌证

（一）适应证

1. 有明显临床征状，且经系统检查除外其他疾病，保守治疗不佳者。

2. 妇科手术术后疗效不佳或复发，影像学显示有明显静脉曲张者。

（二）禁忌证

1. 对于影像学检查显示有明显静脉曲张，但无重要临床症状。

2. 虽然存在相关临床征状，但不能完全排除盆腔其他疾病所致症状者。

3. 碘过敏试验阳性者。

4. 严重心、肝、肾功能不全者。

5. 有盆腔急性感染者。

三、介入术前准备

1. 栓塞时间一般以月经前 1～2 周为宜。

2. 完善术前常规检查，如肝肾功能、凝血相和血常规等检查。

3. 多种影像学检查评估盆腔静脉淤血曲张程度、卵巢静脉扩张情况。

4. 术前禁食水 4 小时，准备好氧气、急救药品、吸引器，保留静脉通道。

5. 将手术过程、步骤及可能出现的并发症等，详细告知患者及家属，取得理解、支持后，并签署手术同意书。

四、介入操作方法

1. **穿刺入路** 以右侧股静脉为主，当存在解剖变异或其他原因导致插管困难时，可经颈静脉入路，后者做选择性卵巢静脉插管比股静脉入路更容易，特别有利于右侧卵巢静脉插管。

2. **造影及卵巢静脉测压** 用猪尾巴导管先行下腔静脉造影，以大体观察左肾静脉、右卵巢静脉开口位置，了解有无逆行显示，将导管超选择性插入卵巢静脉内再次诊断造影，可显示远端曲张静脉丛，反流程度及相交通的侧支静脉，以正确指导栓塞治疗。由于左侧卵巢静脉插管较右侧容易，故将左侧卵巢静脉、左肾静脉、下腔静脉测压列为常规，通常压力差越大，卵巢静脉扩张愈明显，淤血越严重。

3. **栓塞** 当造影未见明确侧支静脉显示，导管头置于卵巢静脉开口下 5～6cm 即可栓塞，如有交通静脉，则尽量避开，一般要求导管头接近曲张静脉团后释放栓塞剂。这样栓塞方式，侧支血管不易建立，而且疗效好，安全性高。栓塞时应严格在透视监视下缓慢进行，栓塞剂以钢圈和明胶海绵联合应用居多，目的是达到永久栓塞。可先行明胶海绵颗粒栓塞远侧血管床，并嘱患者做 Valsalva 法动作（深吸气后用力屏气），让栓塞剂充分进入曲张静脉丛，再用钢圈加强栓塞。由于女性卵巢静脉与肠系膜下静脉、脾静脉、子宫静脉及椎旁静脉丛有交通，用液体栓塞剂要谨慎，以免异位栓塞导致组织器官坏死。除非 DSA 造影证实确无侧支静脉才使用液态栓塞剂，且栓塞前通过试推造影剂，估计推注的量和速度，要求掌握在能使曲张静脉显影又不发生反流为原则，并忌过度栓塞。文献报告 90%～95% 患者仅栓塞左侧卵巢静脉即可达到疗效，如确认为双侧卵巢静脉曲张，可考虑行双侧栓塞术。栓塞后复查，造影证实卵巢静脉闭塞，即示成功。

五、疗效评价

1993 年 Edwards 等首先报告卵巢静脉栓塞治疗 PCS，术后第 2 天疼痛消失，随访 6 个月无复发。Cordts 等报告 9 例 PCS，其中 8 例术后症状 80% 以上缓解，有 2 例轻度复发。王仲朴等报告 5 例行卵巢静脉栓塞，其中 1 例同时行双侧卵巢静脉栓塞，术后随访 3～18 个月，3 例症状完全消失，1 例明显减轻，1 例于术后 3 个月症状恢复至治疗前状况。汪利群等采用经动脉灌注及经静脉输注复方丹参液分组对照，每组 30 例，介入患者疼痛症状改善优于静脉用药组，两组具有统计学差异。但经动脉药物灌注术需要长时间保留导管，护理量大、烦琐，易造成导管移位、脱落、阻塞、感染等并发症，且症状改善后易复发，应引起重视，谨慎开展。随着影像诊断技术和介入放射学的发展，人们将更加深入地认识到此疾病性质和规律，更多 PCS 患者将会得到早诊断和早治疗。由于卵巢静脉与子宫静脉之间存在交通支，栓塞卵巢静脉主干后通常不会影响卵巢静脉的回流，更不会影响其功能，所以经卵巢静脉栓塞术是一种安全、疗效肯定、简单易行的方法，值得临床推广应用。当然，只有加强针对 PCS 的病因预防和采取对因治疗，才能从根本上解决问题。

六、并发症处理

经导管卵巢静脉栓塞术全部经静脉操作，是微创、安全、简单易行的技术方法，并发症发生率低，预防并发症的关键在于术中谨慎操作和掌握技术要点。

1. 卵巢静脉破裂　整个技术操作过程中要轻柔,在引入导丝导管和注射造影剂时应倍加警惕,以免曲张的静脉壁破裂,一旦发现造影剂外溢,应立即行栓塞治疗,如果处理及时,一般不致产生出血并发症。

2. 异位栓塞　一般极少发生。从理论上分析,与左肾静脉血栓形成、钢圈游走于肾静脉及肺内有关,关键是术中预防,掌握栓塞技巧。

3. 栓塞综合征　术后 2～3 天可出现低热、腰骶部酸痛,一般对症处理即可。

4. 疗效不佳　与治疗技术相关的因素有:①栓塞不彻底,对参与反流的侧支未完全堵塞;②伴有髂静脉或下腔静脉阻塞,术前未发现;③病变为双侧性,治疗时仅处理一侧;④栓塞剂选择不当,某些栓塞剂本身可以引起静脉壁的无菌性炎症。

(吕维富)

参 考 文 献

[1] 马水清,任芸静,郎景和.盆腔淤血综合征的临床研究进展[J].国外医学妇产科学分册,2004,31(3):167-170.

[2] Koo S,Fan CM,et al. Pelvic congestion syndrome and pelvic varicosities[J]. Tech Vasc Interv Radiol,2014,17(2):90-95.

[3] Meneses L,Fava M,Diaz P,et al. Embolization of incompetent pelvic veins for the treatment of recurrent varicose veins in lower limbs and pelvic congestion syndrome[J]. Cardiovasc Intervent Radiol,2013,36(1):128-132.

[4] 李平,莫中福,马文革,等.盆腔静脉淤血综合征诊治进展[J].中国实用妇科与产科杂志,2017,33(12):1304-1307.

[5] Venbrux AC,Chang AH,Kim HS,et al. Pelvic congestion syndrome(pelvic venous incompetence):impact of ovarian and internal iliac vein embolotherapy on menstrual cycle and chronic pelvic pain[J].JVIR,2002,13(2):171-178.

[6] Maleux G,Stockx L,Wilms G,et al. Ovarian vein embolization for the treatment of pelvic congestion syndrome: long-term technical and clinical results1[J]. JVIR,2000,11(7):859-864.

[7] 王仲朴,王茂强.经导管卵巢静脉曲张的栓塞治疗[J].介入放射学杂志,1999,8(4):201-203.

[8] 柏树令.系统解剖学[M].6 版,北京:人民卫生出版社,2004:266.

[9] 汪利群,舒宽勇.介入治疗在盆腔淤血综合征中的应用研究[J].实用中西医结合临床,2005,5(6):23-24.

[10] Edwards RD,Robertson IR,Maclean AB,et al. Case report: pelvic pain syndrome-successful treatment of a case by ovarian vein embolization[J]. Clin Radiol,1993,47(6):429-431.

[11] Dorobisz TA,Garcarek JS,Kurcz J,et al. Diagnosis and treatment of pelvic congestion syndrome: Single centre experiences[J]. Adv Clin Exp Med,2017,26(2):269-276.

第五节　输卵管性不孕症

一、概况

输卵管阻塞是不孕症(infertility)的常见原因,约占女性不孕症患者的 1/3。凡婚后有正常的性生活,未采取避孕措施,35 岁以下妇女同居 1 年和 35 岁以上妇女同居半年未受孕者称为不孕症。婚后从未受孕者称为原发性不孕症,曾有过妊娠或其他异常妊娠史,而在以后未能受孕者,称为继发性不孕症。经宫颈选择性输卵管造影和输卵管再通术,是指在 X 线透视等影像设备的监视下,通过同轴导管配合导丝等技术经宫颈将导管导丝选择性插至左右侧子宫角和输卵管近段,借助导丝的疏通扩张作用和导管注入药物的冲刷作用,达到使阻塞的输卵管开通的目的。

二、介入治疗的适应证与禁忌证

(一)适应证

1. 生育期妇女,经妇科和影像学辅助检查,基本排除生殖系统发育异常,怀疑为输卵管阻塞引起的不孕症患者。

2. 月经干净后 3～6 天,近期无生殖系统有创检查手术史,一般情况良好。

(二)禁忌证

1. 严重的心肺疾病和肝肾功能不全,精神状态不佳的患者。

2. 生殖系统急性炎症期,或者慢性炎症未能控制者。

3. 严重的内科疾病,活动性肺结核。

4. 输卵管吻合术后半年以内者,近期有腹腔或盆腔手术史者，诊断明确的结核性输卵管阻塞者。因这类阻塞通常伴有输卵管周围粘连和输卵管管壁僵硬、顺应性差，输卵管不能随导丝行作相应的改变，极易发生输卵管穿孔，结核性输卵管阻塞患者再通时还有引起结核播散的危险。

三、介入术前准备

1. 介入治疗时机选择在月经干净后 3～6 天，术前 3 天禁止同房。

2. 检查血常规、心电图和血液生化常规，胸透或摄胸片排除活动性肺结核。

3. 建立静脉通道，监测脉搏血压和血氧饱和度等。

4. 签署介入治疗知情协议书，告知介入治疗的方法步骤和可能存在的并发症，以及相关的预防、治疗措施等。

5. 需要时，请麻醉科医生协助，在神经镇静下行输卵管造影和再通术。

6. 术前 10 分钟静脉给予地塞米松 10mg，以预防和减轻药物的过敏反应。

四、介入治疗的方法

1. 负压宫颈杯同轴导管选择性输卵管造影和再通术

（1）患者取截石位，常规消毒铺巾。用扩阴器暴露宫颈，观察宫颈的形态和宫颈分泌物的性状，有无糜烂、出血、水肿和新生物等。

（2）用宫颈钳夹持宫颈，直视下经宫颈口插入直头的导管鞘和弯头的普通导丝，透视下将导丝头端送入宫腔。

（3）固定导丝，撤出扩张管，透视下经导丝插入真空同轴导管，撤出导丝，经 5.5F 导管向宫腔内注入稀释的阿托品 0.5mg，以预防和解除宫颈管和输卵管的痉挛，减少宫腔分泌物，方便操作，同时也减轻了患者的痛苦，提高选择性输卵管插管的成功率。

（4）宫颈杯口负压固定于宫颈口，经 5.5F 导管注入稀释的造影剂约 10ml，行子宫腔造影术。观察子宫腔的形态，子宫内膜是否光滑以及双侧输卵管是否显影等。如显影，应观测输卵管形态、走行和管腔内径，以及造影剂在盆腔的弥散程度。如输卵管阻塞或部分显影，应观测输卵管的阻塞部位和程度，并行输卵管再通术。

（5）经 5.5F 导管透视下插入泥鳅导丝，在导丝和 9F 鞘的导引下将 5.5F 导管插至一侧子宫角部输

卵管开口处，注入利多卡因和造影剂，行选择性输卵管造影术。轻度的输卵管阻塞经加压注入造影剂，依靠注入液体的压力，即可开通输卵管。未能成功者，需经 5.5F 导管插入泥鳅导丝，透视下轻柔转动泥鳅导丝的柔软段，仔细寻找输卵管的开口并设法越过阻塞段，抵紧导管，撤出泥鳅导丝，注入造影剂观察输卵管的形态和盆腔弥散程度。如输卵管迂曲严重，泥鳅导丝不能进入阻塞段，需经 5.5F 导管再插入 3F 导管和微导丝，行再通术。最后经导管缓慢注入稀释的地塞米松 5mg，糜蛋白酶 4 000U，庆大霉素 8 万 U。用类似的方法行另一侧选择性输卵管造影和再通术。

2. 球囊同轴导管选择性输卵管造影和再通术　术前准备与上述相同，透视下将导丝头端送入宫腔，沿导丝插入球囊同轴导管系统，依次向宫腔球囊和阴道球囊注入稀释的造影剂充盈球囊，关闭球囊阀门。经球囊导管注入造影剂行子宫腔造影术，再经球囊导管插入 9F 鞘、5.5F 导管和泥鳅导丝，行选择性输卵管造影和再通术（图 8-1-5）。

3. 改良同轴导管选择性输卵管造影和再通术　术前准备与前述相同，透视下将导丝头端送入宫腔，沿导丝插入自制的外支撑管、9F 鞘和 5F 导管，撤出导丝，抵紧外支撑管，经 5F 导管注入造影剂和插入泥鳅导丝，可以行选择性输卵管造影和再通术。其操作方法和步骤与前述相同。

五、疗效评价

输卵管阻塞在临床上有多种治疗方法，一是子宫输卵管通液术，优点是简单方便费用低，缺点是缺乏影像学的监视，具有一定的盲目性；二是腹腔镜技术，优点是可以明确输卵管的走行形态和阻塞的部位，直接解除输卵管周围粘连和伞端积液，缺点是操作复杂费用高；三是剖腹探查术，优点是可以直接解除输卵管周围粘连和伞端积液，缺点是创伤大、费用高，并且术后有引起输卵管及伞端再粘连的可能。相对而言，选择性输卵管造影和再通术，是在影像设备的监视下进行的，定位准确，操作简单创伤小费用低，输卵管内直接注入药物，提高了输卵管局部组织的药物浓度，增强了药物的疗效。通过选择性输卵管造影，可以了解输卵管的走行形态、阻塞的程度和部位。输卵管再通术可以使某些膜性粘连、炎性黏液栓阻塞等引起的输卵管阻塞获得开通，具有创伤小、疗效高、费用低等优势。但 X线的辐射对医务人员和患者均有一定的影响，输卵

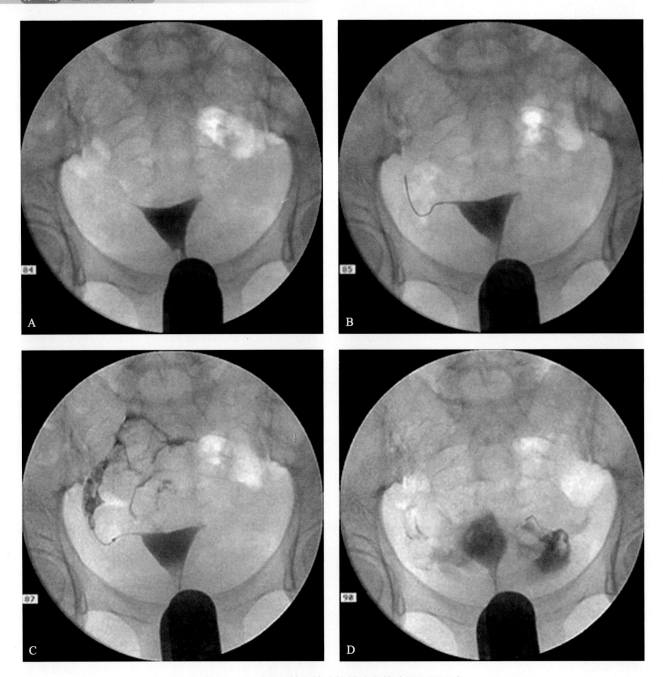

图 8-1-5 球囊同轴导管选择性输卵管造影和再通术

A. 子宫输卵管造影显示双侧输卵管均狭窄；B. 泥鳅导丝疏通右侧输卵管；C. 再通后造影显示造影剂经输卵管进入盆腔，且在盆腔内弥散良好；D. 相似的方法行左侧输卵管再通术，再通后造影剂经左侧输卵管进入盆腔，且在盆腔内弥散良好

管伞端的阻塞开通的成功率不高是其不足的一面，有待于进一步的完善和改进。

六、并发症处理

1. **输卵管穿孔** 多由于导管导丝损伤输卵管黏膜而引起的浆膜下穿孔，表现为再通后加压造影时造影剂渗入至输卵管浆膜下形成"憩室"样改变，一般无严重的反应。一旦发生应停止进一步的操作，以避免输卵管的浆膜层穿破。预防措施为导管导丝配合作再通术时，要顺着输卵管的走行调整导

丝的方向，动作一定要轻柔，切记不要使用暴力。

2. **子宫肌壁淋巴管和静脉显影** 多由于导管导丝损伤子宫内膜引起的，一般无严重的反应。预防措施为在子宫角寻找输卵管开口时，要在泥鳅导丝柔软段和 9F 鞘的导引下进行，动作轻柔，不要使用暴力。

3. **轻微腹痛和少量阴道流血** 较常见，多由于导管导丝损伤和器械操作引起的，一般在术后 2～6 天自行消失。

4. **宫腔和输卵管感染** 因子宫腔造影和输卵

管再通术属于有创性检查和治疗，可能会增加感染的机会。术中注意无菌操作，术后加强生活护理和使用抗生素，一般均可避免。

（吕维富）

参 考 文 献

[1] 赵斌，连云，胡安常，等. 选择性输卵管造影与导管扩张术治疗输卵管阻塞100例体会[J]. 中华放射学杂志，1995，29（10）：711-713.

[2] 郭风先，魏乐群，贺朝，等. 臭氧对经产妇输卵管梗阻再通术的疗效观察[J]. 介入放射学杂志，2017，26（5）：455-458.

[3] 刘琳香. 导管顶端封堵健侧宫角液体加压法联合导丝再通术在单侧输卵管阻塞中的应用[J]. 介入放射学杂志，2018，27（1）：50-52.

[4] 王毅堂，石玲，曲凤荣，等. 输卵管介入再通术后配合中医治疗5 000例输卵管堵塞患者的临床效果分析[J]. 中华介入放射学电子杂志，2017，5（3）：146-148.

[5] Lőrincz J，Jakab A，Török P，et al. Comparison of current methods of tubal patency assessment[J]. Orv Hetil，2017，158（9）：324-330.

[6] Fekih C，Ouerdiane N，Mourali M，et al. Selective salpingography and tubal catheterization in infertile women[J]. Tunis Med，2012，90（3）：233-237.

[7] Papaioannou S，Afnan M，Girling A J，et al. The effect on pregnancy rates of tubal perfusion pressure reductions achieved by guide wire tubal catheterization[J].Hum Reprod，2002，17（8）：2174-2179.

第二章　男性生殖系统病变

第一节　良性前列腺增生症

一、概述

（一）解剖

前列腺动脉栓塞（prostatic arterial embolization，PAE）治疗中、重度良性前列腺增生（benign prostatic hyperplasia，BPH）是近年来新兴的介入诊疗技术，为安全和有效的实施前列腺动脉栓塞，首要的问题和最大的挑战之一就是正确的分辨出前列腺动脉（prostatic artery，PA）并将其与周围动脉区别开来，并且需要考虑其与周围动脉的吻合。

PAE 的关键技术是辨认前列腺动脉及其与邻近器官动脉的吻合支。盆腔内血供复杂，且前列腺动脉解剖的变异性较高，但明确的是单侧盆腔中有 2 支前列腺动脉供应前列腺：前外侧支前列腺动脉和后外侧支前列腺动脉，两者可以共干起源，亦可分别不同起源；前外侧支前列腺动脉主要供应前列腺的中央腺体，后外侧支前列腺动脉主要供应前列腺的周边部及包膜；前列腺动脉主要起源于臀-阴部动脉干、膀胱上动脉、阴部内动脉，少数起源于闭孔动脉、直肠动脉、臀下动脉。再者，前列腺动脉与前列腺周围血管吻合支异常丰富，如阴部内动脉、对侧前列腺动脉、同侧前列腺动脉、直肠动脉、副阴部内动脉等。

（二）病因与病理生理

BPH 为中老年男性常见病，相关流行病学报道中估计其发病率为 30 岁年龄段为 8%，60 岁年龄段 50%，70 岁年龄段 75%，而到 80 岁年龄段其发病率增加至 88%。BPH 是一种由于前列腺平滑肌和移行带的内皮细胞增生，引起腺体的扩大并导致一系列下尿路症状（lower urinary tract symptom，LUTS）的男性常见病。下尿路症状已被认识为一个融合静态和动态改变的复杂症状，包括质量关联的尿道阻力增加、逼尿肌功能障碍，以及膀胱颈的神经肌肉的不协调性。

BPH 的病因尚不明确。在目前学术界的众多学说中，综合因素学说较为引人注意，即老年时期性激素的平衡失调，也就是雄性激素、雌性激素代谢异常，是前列腺增生症发病的重要原因，但它的发生发展不是单一因素作用，而是多种因素的共同作用，既有雄性激素的主导作用，也有雌性激素协同作用和生长因子的参与。

（三）临床表现/辅助检查/诊断

1. 临床表现　主要表现为 LUTS：排尿困难、夜尿增多、尿频、尿流细、尿不净或滴漓等。BPH 若不及时治疗能导致泌尿系统感染、膀胱结石和血尿急性尿潴留、结石、肾功能不全等并发症，对老年男性的生活质量产生严重影响。原因在于：在病理上，BPH 主要发生于移行带，表现于腺体组织和基质组织的不同程度增生。当增大的移行带压迫邻近的尿道和膀胱出口时，则表现为特征性的尿频、尿急及排尿困难。临床上肛门指诊是医师用手指经由肛门触诊前列腺，可得知约略大小、有无硬块或脓疡等病灶。

2. 辅助检查

（1）盆腔超声：可示前列腺对称性增大，内部超声回声均匀或稍强，部分可见强回声的钙化影。

（2）盆腔 CT：平扫可见前列腺弥漫性均匀性增大，若耻骨联合上方 2cm 或更高层面可见前列腺；前列腺横径超过 5cm，则可界定前列腺增生。增强扫描可见前列腺均一强化。

（3）盆腔 MRI：MRI 能够在轴位、冠状位和矢状位直接显示前列腺。在正常 T_2WI 图像上，移行带呈低信号，中央带呈低信号，周围带呈较高信号。盆腔 MRI 在 BPH 的影像诊断中有较高利用价值。BPH 的 MRI 表现为前列腺弥漫性均匀性增大，T_1WI 图像上，增生的前列腺呈均一低信号，强化后

T_1WI 图像上,增生的前列腺呈不均匀的高信号,周围组织可见受压征象。T_2WI 图像上,前列腺周围带为高信号,常可见受压甚至消失,此为 BPH 的特征性 MRI 表现(图 8-2-1)。

3. 诊断 年龄 50 岁以上男性患者主诉有明显的下尿路症状,应首先考虑 BPH 的可能。诊断内容如下:

(1)有明确下尿路症状。

(2)体格检查:直肠指诊,可以了解前列腺的大小、形态、质地、有无结节、压痛以及肛门括约肌张力;还可以了解是否存在前列腺癌的可能;局部神经系统检查,进行运动和感觉神经功能的检查。

(3)尿常规:尿常规可以确定是否有血尿、蛋白尿、脓尿及尿糖等。

(4)血清前列腺特异性抗原(prostate-specific antigen,PSA):前列腺癌、BPH、前列腺炎都可能使血清 PSA 升高。此外,泌尿系感染、前列腺穿刺、急性尿潴留、留置导尿、直肠指诊及前列腺按摩也可以影响血清 PSA 值。

(5)超声检查:超声检查可以了解前列腺形态、大小、有无异常回声、突入膀胱的程度、残余尿量以及上尿路的状态。经直肠超声可以精确测定前列腺体积。

(6)尿流率检查。

(7)尿动力学检查:如怀疑患者有神经系统病变或糖尿病所致的神经源性膀胱,建议行此项检查判断逼尿肌功能以及是否存在膀胱出口梗阻。

(8)尿道膀胱镜:怀疑 BPH 患者合并尿道狭窄、膀胱内占位性病变时建议行此项检查。

BPH 的影像诊断主要是与前列腺癌相鉴别。前列腺癌的典型 MRI 表现为 T_2WI 图像上较高信号的周围带内发现低信号结节,因此肿瘤与周围组织的信号有显著差异。难以鉴别诊断时,可以结合超声引导下的前列腺穿刺活检以明确诊断。

4. 常规治疗

(1)观察等待:轻度下尿路症状(IPSS 评分≤7 分)以及中度以上症状(IPSS 评分≥8 分),同时生活质量尚未受到明显影响的患者可以采用观察等待。应该向接受观察等待的患者提供 BPH 疾病相关知识,让患者了解观察等待的效果和预后。研究显示接受观察等待的患者在随访至 1 年时约 85% 保持病情稳定,5 年时约 65% 无临床进展。

(2)BPH 的内科治疗:尽管现在治疗前列腺增生症的药物很多,但是目前前列腺增生症的根本原因和发病机制尚不完全清楚,因而在药物治疗上仍然是以改善和缓解症状为主,对那些症状严重、经药物和其他保守手段治疗无效者,应及时地考虑手术治疗。症状轻微、不影响生活质量者,不需积极治疗,只要注意充分水分摄取、避免憋尿即可。若造成生活上的困扰,如频尿、夜尿多次影响睡眠者,可用口服药治疗。病情严重者可能需手术治疗。

1)激素类及抗激素类药物:雌性激素类药物:雌激素能反馈性抑制雌激素的分泌,有抗雄激素作用,可使前列腺腺体缩小,质地变韧,可改善排尿困难的症状。代表药物为己烯雌酚、氯烯雌醚、雌三醇等。抗雄性激素类药物:常用药物为环丙孕酮。此药物对腺垂体促性腺激素有抑制作用,可使血液中雄性激素水平降低,从而改善因前列腺肥大而导致的尿道梗阻所造成的症状。连续服用 2~3 个月,可获得较好的效果。

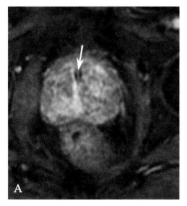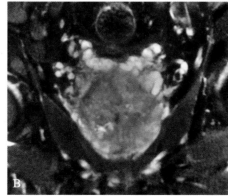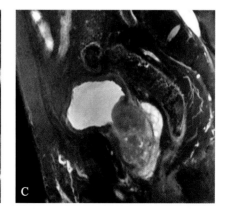

图 8-2-1 良性前列腺增生症的磁共振扫描图像
A. 轴位 T_1WI 增强扫描 可见增生的强化的腺体;B. 冠状位扫描 T_2WI 可见受压的呈高信号的周围带;C. 矢状位扫描 T_2WI 可见受压的呈高信号的周围带,并可见前列腺向前上凸入膀胱

2）α肾上腺素受体阻滞剂

受体阻滞剂在临床用于治疗 BPH 引起的下尿路症状的机制为：人体前列腺对 α 受体激动剂的敏感性比膀胱高，引起交感神经兴奋刺激都可以导致前列腺肥大患者的急性尿潴留，α 受体阻滞剂可以选择性阻滞分布在前列腺和膀胱颈部平滑肌表面的肾上腺素受体，选择性松弛前列腺组织和膀胱平滑肌而不影响膀胱逼尿肌的收缩，从而达到缓解膀胱出口动力性梗阻的作用，使排尿畅通。它适用于改善前列腺增生致的尿频、尿急、排尿困难等症状的改善，使残余尿量减少。非选择性 α 肾上腺素受体阻滞剂：酚苄明、酚妥拉明。酚苄明一般服用几个月可见效，但往往伴有疲倦、乏力、鼻塞等症状，以上副作用在停药几天后即可消失，但严重的心脑血管病患者慎用。酚妥拉明与酚苄明的作用机制相同，属同类药品。它是一种起效迅速但作用时间较短的药物。因本药也为抗高血压类药物，且口服吸收不良，需稀释后静脉用药，因此有较严格的适应证和禁忌证。

3）选择性 α1 肾上腺素受体阻滞剂：前列腺内虽有 α1、α2 两种受体，但前列腺细胞内主要是 α1 受体的作用，且前列腺内含有 98% 的 α1 受体，并存在于前列腺基质内，故临床上用此类药物治疗前列腺增生更有针对性。其代表药品有哌唑嗪、曲马多、特拉唑嗪等。目前特拉唑嗪应用较广，副作用有直立性低血压，因此一般首次从小剂量开始。

4）高选择性 α1A 受体阻滞剂：此类药物为治疗前列腺增生症的新药，其作用机制是选择性阻滞尿道、膀胱颈部和前列腺平滑肌上的 α1A 受体，抑制其前列腺增生，以改善前列腺增生而引起排尿困难等症状。有效率高达 85.1%，其代表药物为坦索罗辛（哈乐）。

5）中药及花粉制剂普乐安片（前列康）：该药是从花粉中提取制成口服片剂，作用机制为使增生的前列腺体腺腔扩大，体积缩小，改善尿频、尿急、尿痛、排尿困难、尿后滴沥症状，治疗前列腺增生症有较好的疗效。此类药物还有塞润榈脂质固醇提取物片（伯泌松）、太得恩（通尿灵）、普适泰片（舍尼通）等。

6）5α- 受体还原酶抑制剂：研究证明，5α- 受体还原酶在前列腺中促使睾酮转为双氢睾酮，造成前列腺增生肥大。5α- 受体还原酶抑制剂的作用机制为：5α- 受体还原酶抑制剂通过抑制体内睾酮向双氢睾酮的转变，进而降低前列腺内双氢睾酮的含量，即可使前列腺增生肥大的组织退化，细胞凋亡，肥大的腺体体积缩小，以改善排尿困难等。其代表性的药物为爱普列特（依立雄胺）、非那雄胺（保列治）。它们的主要副作用为消化道症状和生殖道症状。5α- 受体还原酶抑制剂适用于治疗前列腺体积增大伴下尿路症状的 BPH 患者。具有 BPH 临床进展高危性的患者，5α- 受体还原酶抑制剂可用于防止 BPH 的临床进展，如发生尿潴留或接受外科治疗等。研究表明非那雄胺对前列腺体积较大和 / 或血清 PSA 水平较高的高龄患者治疗效果更好。随机对照试验的结果显示，使用非那雄胺 6 个月后获得最大疗效。连续药物治疗 6 年疗效持续稳定。临床研究显示 5α- 受体还原酶抑制剂能减少 BPH 患者血尿的发生率以及经尿道前列腺电切术中的出血量。5α- 受体还原酶抑制剂最常见的副作用包括勃起功能障碍、射精异常、性欲低下和其他如男性乳房女性化、乳腺痛等。

联合应用 α 受体阻滞剂和 5α- 受体还原酶抑制剂治疗 BPH 适用于前列腺体积增大、有下尿路症状的 BPH 患者。BPH 临床进展危险较大的患者更适合联合治疗。采用联合治疗前应充分考虑具体患者 BPH 临床进展的危险性、患者的意愿、经济状况、联合治疗带来的费用增加等。

（3）BPH 的外科治疗：外科治疗的适应证为重度 BPH 患者或下尿路症状已明显影响生活质量的患者可选择手术治疗，尤其是药物治疗效果不佳或拒绝接受药物治疗的患者，可以考虑外科治疗。当 BPH 患者出现下列并发症时，建议采用外科治疗：①反复尿潴留（至少在一次拔管后不能排尿或两次尿潴留）；②反复血尿，5-a 还原酶抑制剂治疗无效；③反复泌尿系感染；④膀胱结石；⑤继发性上尿路积水（伴或不伴肾功能损害）。再者，BPH 患者合并膀胱大憩室，腹股沟疝、严重的痔疮或脱肛，临床判断不解除下尿路梗阻难以达到治疗效果者，应当考虑外科治疗。

经尿道前列腺切除术（transurethral resection of prostate，TURP）是治疗 BPH 的标准外科技术。该技术是以内视镜连上电刀从尿道进入，将前列腺切成小片后冲洗出来，目前仍是 BPH 手术治疗的"金标准"。但对于合并较重的心、脑血管、慢性梗阻性肺病等疾患的患者而言，常不能耐受手术。外科治疗疗效确切，但创伤较大，且存在住院时间较长、术后疼痛不适、有一定比率的并发症如：尿道感染、尿道狭窄、术后疼痛、尿失禁、尿潴留、性功能障碍、膀胱逼尿肌功能紊乱；经尿道切除前列腺需要全身麻醉或腰麻，并有潜在较高的致残率，例如术后早期并发症包括：出血，导致术中及术后 2%～7% 的患者需要输血，以及 4% 病例并发尿道感染而出现尿道激惹症状，晚期并发症包括尿道狭窄、膀胱颈挛缩的发生率可达 9%，逆行射精高达 65%，5 年的复发率为 3%～14%。其他的微创手段有经尿道微波热疗、经尿道消融、间质激光热融、经尿道前列腺汽化。这些手段的效果明显不如经尿道切除前列腺，并且在并发症发生率、经济耗费、安全性等综合评估上，均被证实差于 TURP。

二、介入治疗

（一）PAE 治疗 BPH 的原理

选择性髂内动脉栓塞术在临床应用已经有 30 多年的历史，主要用于治疗各类盆腔出血及肿瘤的辅助性治疗，也是控制前列腺出血方法之一。PAE 治疗 BPH 的机制是阻断供应前列腺动脉的供血动脉、使前列腺腺体缺血、萎缩、从而缓解膀胱流出道的阻力以改善下尿道症状。动物实验及大样本临床应用已经初步证实了 PAE 的可行性、安全性和有效性。

（二）介入治疗的适应证和禁忌证

1. 适应证 确诊为 BPH 导致的中 - 重度下尿路阻塞症状（国际前列腺症状评分 [international prostate symtom score, IPSS] >18，生活质量评分 [quality of life assessment, QOL] >3，尿峰值流率 [peak urinary flow rate]<12ml/s），年龄 >50 岁，药物治疗 >6 个月效果不佳，前列腺重量 >40g，有外科或微创外科治疗的指征、但患者拒绝外科治疗或存在外科治疗的高风险和禁忌证。

2. 禁忌证

（1）影像检查提示存在严重髂动脉迂曲狭窄，预期行选择性动脉插管难度极大者。

（2）巨大膀胱憩室（直径 >5cm），膀胱结石（直径 >2cm）、神经源性膀胱、急性尿道感染、尿道狭窄。

（3）严重凝血功能障碍，肝肾功能差、造影剂过敏等其他不适宜行介入诊疗的患者。

三、介入术前准备

1. 介入诊疗的设备器械及耗材准备 ①设备采用具备数字减影血管造影功能的平板血管造影仪；②器械包括：穿刺针、导管鞘、造影导管及导丝、2.6～2.7F 同轴微导管系统等。

2. 介入诊疗前的患者准备 术前腹股沟区皮肤备皮，清洁；术前 4 小时禁食水；对于紧张焦虑的患者可以给予一定的镇静药物；术前盆腔增强 CT 或 MRI、心电图；完善实验室检查：肝肾功、血常规、凝血试验等，凝血不良者予以纠正。

3. 术中用药 局麻药，常用 1% 普鲁卡因或 2% 利多卡因；造影剂，常用非离子型造影剂；止痛镇静剂。栓塞材料：直径为 100～500μm 的聚乙烯醇（polyvinyl alcohol particles，PVA）颗粒或 200～500μm 的栓塞用微球。

四、介入操作技术

介入诊疗设备采用大型平板数字血管造影仪。术中造影剂采用非离子型的造影剂。患者常规取仰卧位，术前准备后局麻下用改良 Seldinger 技术穿刺右侧股动脉，插入 4.0 或 5.0F 动脉鞘，之后导入猪尾导管，将导管头端置于腹主动脉近双侧髂总动脉分叉处，首先行腹主动脉数字减影血管造影（digital subtraction angiography，DSA）以观察双侧髂内、外动脉的血供情况，之后撤出猪尾导管，以 Simmons Ⅰ 型造影导管或 Cobra 导管超选择插入髂内动脉和 / 或髂内动脉的前干行 DSA，造影剂注射速度设定为 4～5ml/s，总量 20～24ml。之后行超选择性 PA 造影：根据髂内动脉前干造影判定出 PA，在路标图引导下将微导管超选择性插入 PA。经手推注造影剂确认前列腺染色后行 PA 造影。PA 造影时将微导管头端置于 PA 的开口处，并根据 PA 的直径，选择造影剂注射速度为 0.5～2.0ml/s，总量为 3～10ml。

经选择性造影确认了 PA 之后，将微导管头端调整到 PA 内部近开口处的位置。在透视监视下利用 2ml 的注射器经微导管低压、低流速注入已与造影剂混合均匀的 PVA 颗粒或栓塞微球行 PAE 栓塞至 PA 的血流完全停滞为止。

栓塞完毕后再次行髂内动脉前干造影以明确有无前列腺的其他供血动脉。之后以同样的程序行对侧盆腔的造影及超选择性 PAE。注入栓塞剂时需严格注意避免其反流；PA 与膀胱动脉、阴部内动脉、直肠动脉（肠系膜下动脉）等存在丰富交通支，造影时需仔细观察，视情调节微导管管头的位置，以避免误栓其他组织（图 8-2-2）。

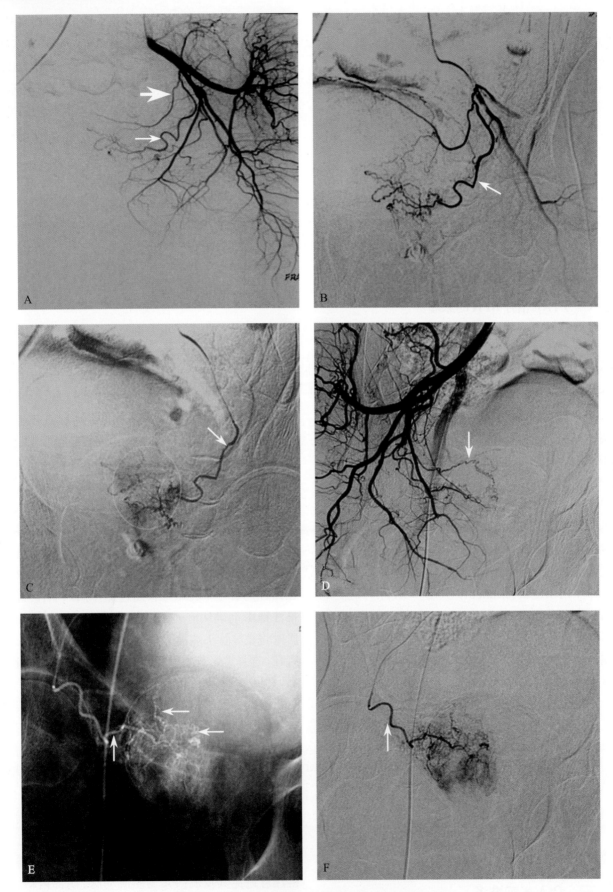

图 8-2-2　BPH 患者的前列腺动脉的选择性插管及造影

A. 左侧髂内动脉造影示：左侧前列腺动脉（细箭）与左侧膀胱上动脉（粗箭）共干；B. 选择性左侧髂内动脉前干造影示：左侧前列腺动脉（细箭）；C. 超选择性左侧前列腺动脉（细箭）造影，可见远端的前列腺实质染色（圆圈内）；D. 右侧髂内动脉造影示：右侧前列腺动脉（细箭）；E. 选择性右侧前列腺动脉（竖细箭）造影可见前列腺体染色（横细箭）；F. 选择性右侧前列腺动脉（竖细箭）造影，可见前列腺体染色

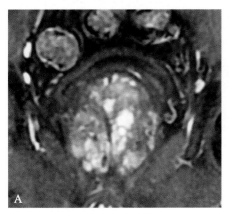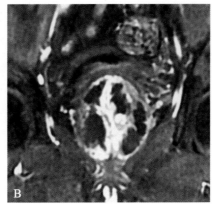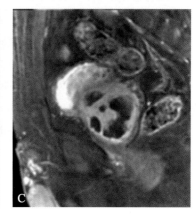

图 8-2-3 前列腺动脉栓塞术前及术后的前列腺磁共振检查

A. PAE 术前的前列腺 T_1WI 增强轴位扫描,显示强化的增生的前列腺腺体;B. PAE 术后 1 个月的前列腺 T_1WI 冠状位增强扫描,显示前列腺缺血坏死;C.PAE 术后 1 个月的前列腺 T_1WI 矢状位增强扫描,显示前列腺缺血坏死

五、疗效评价

1. **评价指标** PAE 术前、术后测定患者的 IPSS、QOL、国际勃起功能指数(international index of erectile function,IIEF-5)、最大尿流速(qmax)、残余尿量(postvoid residual volume,PRV)、PSA、前列腺体积(prostatic volume,PV)。其中前列腺的影像学评估和 PV 的测定建议采用磁共振扫描。观察患者 PAE 术前后 IPSS、QOL、Qmax 及 RU 的变化。进行肛门指诊、盆腔 B 超检查(或盆腔 MRI)评估前列腺体积的变化(图 8-2-3)。

2. **临床疗效判定标准** 临床有效界定为患者的症状改善明显:术后的 IPSS 评分较术前减少 7 分以上(或较术前总评分减少了 25% 以上),并且最大尿流率 Qmax 较术前增加 3ml/s 以上,或至少为 7ml/s。

六、并发症及其处理

按照 PAE 的标准介入治疗的程序,围手术期的处理为:术前及术后给予口服抑酸药、非甾体抗炎药、抗生素;术后适当水化 2~3 天;术后的患者需接受 3~4 天的住院观察,监测血常规、肝功、凝血功能,并保证患者排便通畅。术后并发症和不良反应的认定依据国际介入放射学协会的标准评定准则。目前未见严重的 PAE 并发症的报道。已见报道的轻微并发症如下:尿路烧灼感、一过性血尿、一过性血精、一过性血便、短暂性尿潴留、膀胱部分缺血坏死、直肠部分缺血坏死。需要提出的是 PAE 的技术挑战之一是避免栓塞膀胱动脉、阴

茎动脉和直肠动脉,而目前尚无明确的技术指南可以作为参考。虽然 PAE 已在欧美临床开始应用,但是作为一项新技术,其尚有若干方面需要完善,包括:①前列腺动脉的血管造影解剖尚需进一步明确。目前,国内有关前列腺动脉解剖的资料大多基于尸检(离体)材料、观察细小血管有一定局限性;而经典解剖的叙述与实际血管造影的观察存在差别。加之由于种族差异,欧洲医师报道的前列腺动脉血管造影解剖资料未必与我国的实际情况一致。②膀胱动脉、阴茎动脉和直肠动脉是 PAE 的技术挑战之一。目前尚无明确的技术指南可以作为参考,而误栓上述血管会带来严重的并发症。③应用何种栓塞材料进行前列腺动脉栓塞尚不明确。

总之,PAE 是一项安全的新兴微创技术,目前尚无严重并发症和死亡病例报道,其突出优点是术后下尿道症状的改善,具有可重复性;对于需要开放外科切除的巨大前列腺增生亦有较好疗效。PAE 治疗失败的病例亦不影响其他序列治疗。

(孙 钢)

参 考 文 献

[1] Pisco J,Pinheiro LC,Bilhim T,et al. Prostatic arterial embolization for benign prostatic hyperplasia: short- and intermediate-term results[J]. Radiology,2013,266(2):668-677.

[2] 张国栋,王茂强,段峰,等. 良性前列腺增生症患者的前列腺动脉解剖特点[J]. 中华放射学杂志,2014,48(8):678-681.

[3] Garcia-Monaco R，Garategui L，Kizilevsky N，et al. Human cadaveric specimen study of the prostatic arterial anatomy: implications for arterial embolization[J]. J Vasc Interv Radio，2014，25（2）：315-322.

[4] Carnevale FC，Soares GR，de Assis AM，et al. Anatomical variants in prostate artery embolization: a pictorial essay [J]. Cardiovasc Intervent Radiol，2017，40（9）：1321-1337.

[5] Camara-Lopes G，Mattedi R，Antunes AA，et al. The histology of prostate tissue following prostatic artery embolization for the treatment of benign prostatic hyperplasia[J]. Int Braz J Urol，2013，39（2）：222-227.

第二节 精索静脉曲张

一、概述

精索静脉曲张是精索静脉的异常扩张、迂曲，在所有年龄段男性中均有发病，发病率约为 15%。精索静脉曲张是男性不育症的最常见病因，在原发性男性不育病因中大约占 30%～40%，而在继发性不育病因中约占 85%。精索静脉曲张病因主要由精索静脉静脉瓣膜功能的缺失或者功能不全引起。精索静脉曲张能够导致蔓状静脉丛与精索动脉之间能量交换障碍，导致睾丸核心区域温度增高 1～2℃，继而导致了睾丸萎缩、性激素生成障碍和精子 DNA 断裂，继发不育。目前关于精索静脉的治疗大致分为两种，外科手术治疗和介入治疗，外科治疗已采用微创及腹腔镜下手术。

经皮精索静脉栓塞治疗，已有 50 年的历史，Lima 等首创经皮穿刺股静脉逆行插管至精索静脉内造影及硬化栓塞曲张的精索静脉，使介入疗法逐渐发展并替代手术疗法。经过多年来的发展和提高，经导管精索静脉栓塞术以其简便、有效、创伤小、恢复快等优点成为精索静脉曲张的治疗的临床常用方法。

二、精索静脉曲张临床表现、诊断及解剖

尽管部分精索静脉曲张患者表现为阴囊不适，但是大部分患者没有相对应临床症状，通过对阴囊的视诊及触诊将静脉曲张患者分为几个级别（表8-2-1）。精索静脉曲张目前诊断主要依靠超声，精索静脉直径大于 2mm，且做 Valsalva 试验时出现静脉扩张及静脉反流。

表 8-2-1　精索静脉曲张临床分级

分级	检查
亚临床	视诊无结节，触诊无结节
Ⅰ级	做 Valsalva 动作时可触及结节，但是视诊无结节
Ⅱ级	在站立时可触及结节，视诊无结节
Ⅲ级	在站立时，可看到结节

正常的睾丸血液回流方向为睾丸的蔓状静脉丛回流至精索静脉，左侧精索静脉回流至左肾静脉，10%～20% 概率存在两支及多支精索静脉；右侧精索静脉直接汇入下腔静脉，右侧精索静脉可出现 20%～25% 变异，可存在多个分支，也有可能汇入右肾静脉。

三、介入治疗的适应证和禁忌证

1. **适应证**　目前认为以下 3 种情况的精索静脉曲张需要治疗。

（1）有明显临床症状的患者，这些症状主要包括阴囊疼痛，下坠感及肿块等。

（2）不育症患者，必须满足此两种情况才适宜行手术治疗，阴囊表面可触及结节（临床分级Ⅰ级以上），且有异常的精液化验，包括精液形态异常及精子活动度及计数的下降。

（3）青少年伴有睾丸萎缩的精索静脉曲张患者。

2. **禁忌证**　解剖变异或插管技术缘故使导管无法到位者；心肺功能差者；合并其他重要器官系统严重疾病，不能耐受手术；不可纠正的凝血功能障碍；造影剂过敏等。

四、术前准备

1. **穿刺路径的选择**　目前可选择颈静脉通路及股静脉通路。

2. **导管器械**　目前颈静脉穿刺路径常用的导管有 Cobra 导管，HH1 导管，VERT 导管，股静脉通路常用的导管包括西蒙（Simmons）Ⅱ型导管、Cobra 导管，当血管开口异常或位置有变异时可采用其他导管。

3. **栓塞剂**　目前国际常用于栓塞曲张精索静脉的栓塞材料主要包括三类，组织粘胶剂、不锈钢圈及泡沫硬化剂。目前，循证医学证据表明使用组织黏合剂栓塞曲张精索静脉，一年后复发的风险最低，单纯使用组织硬化剂复发风险最高，单独使用不锈钢圈复发的风险处于两者之间。联合不锈钢圈及组织硬化并不能降低精索静脉曲张复发的风险，

但是联合使用能够显著的降低不锈钢圈的使用,降低手术费用。

五、介入栓塞方法步骤

精索静脉曲张的栓塞目标主要有两个:①造影评估双侧的精索静脉反流情况,证实存在精索静脉曲张;②彻底栓塞受累的精索静脉。

1. **精索静脉造影** 常规消毒铺巾,局部麻醉后,超声引导下穿刺右侧的股静脉或颈内静脉。左侧精索内静脉通常开口于左肾静脉近中段下壁,距脊柱左缘2.5~3cm处。将导管插入左肾静脉远端,手推或高压注射器10~20ml造影剂,同时嘱患者做Valsalva试验,精索静脉曲张者可见造影剂逆流入精索内静脉。然后将导管头端插入精索内静脉开口处,配合使用导丝使导管深入精索静脉开口以下2~3cm处。注入10~20ml造影剂进行精索内静脉造影(患者做Valsalva试验),了解精索内静脉的口径、走行、数目、形状、侧支交通情况及血流方向等。右侧精索内静脉约90%直接开口于L_2~L_3椎体水平的下腔静脉右前壁,距右肾静脉约2~5cm。导管头钩住该静脉后借助导丝深入,并行静脉造影,右侧精索静脉角度较为锐利,通常需要使用微导管进入。

精索静脉曲张造影主要表现为精索静脉造影剂逆流、静脉扩张迂曲。根据精索静脉造影:按照seyfeth方法将精索内静脉曲张分为:①0度,静脉无曲张,造影剂进入精索内静脉<5cm;②Ⅰ度,造影剂进入静脉达5cm以上;③Ⅱ度,造影剂达腰4~5椎体水平或下降10cm;④Ⅲ度,造影剂达腹股沟管或更低,有时可见到主干旁有侧支形成,可以根据曲张程度预测栓塞剂量的多少。

2. **精索静脉栓塞** 确诊精索静脉曲张后,尽可能深入导管,推荐使用微导管。目前精索静脉曲张的栓塞通常使用分段栓塞的方法,首先将导管尖端送至腹股沟管内环水平注入组织胶或者组织硬化剂,如果此水平含有多个分支,每个分支均需单独栓塞,栓塞时通常使用造影剂置换方法,即首先行静脉造影,并记录静脉显影时造影剂用量,后注入等量泡沫硬化剂或组织胶替换掉静止的造影剂,通常4~6ml,注意尽量避免硬化剂或组织胶的反流,注入时嘱患者做Valsalva动作。有条件可使用球囊闭塞导管,将球囊打开后注入组织胶或硬化剂,如

果联合不锈钢圈,可在此水平送入不锈钢圈,不锈钢圈选择一般比血管直径大20%左右,通常选择直径在6~8mm的钢圈,放置钢圈过程也需要做Valsalva动作;目前认为如果硬化剂进入睾丸蔓状静脉丛,可忽略不计,因为蔓状静脉丛有广泛的静脉回流,注入完毕将造影导管回撤至精索静脉中段(骶髂关节附近),重复上述过程,目前需要注意如果患者存在多个精索静脉侧支,那么所有精索静脉侧支均需单独栓塞,防止其他侧支持续回流导致的复发。栓塞结束后再次经导管造影观察精索静脉是否有明显反流。右侧精索静脉多起源于下腔静脉,需将导管直接插入右侧静脉造影,具体造影及栓塞操作步骤同左侧。手术结束后穿刺点加压包扎,股静脉穿刺入路的患者平卧6~8小时。患者24小时后可下床正常活动,颈静脉穿刺通路的患者8小时内颈部制动,48小时内不要持重或用力,术后第2~3天出院(图8-2-4~图8-2-6)。

六、术后处理及随访

经皮精索静脉栓塞,手术成功率90%~97%,栓塞治疗后精液改善达27%~75%。Prasivoravong等研究显示47名伴有精液异常的左侧精索静脉患者,在接受治疗后,每次射精精液总数从21.8%提升到29.3%;虽然目前介入栓塞精索静脉可以明显提高患者精子质量,但是目前对于是否提高生育率,尚不十分明确,绝大部分文献主要研究手术成功率,复发率及精子质量的提升,对于以最终生育为目标的研究较少,最近荟萃分析显示有较弱的证据显示栓塞精索静脉后可以提高生育率。

七、术后并发症及其处理

1. 最常见发热、下腹部及阴囊疼痛,可服用非甾体抗炎药物,并多于术后1周左右发病。

2. 不锈钢圈脱落至肾静脉或肺动脉是严重的并发症,非常少见,多为操作不当所致,一旦发生可用网篮导管或外科手术取出。

3. 睾丸蔓状静脉血栓性静脉炎发生率约5%,通常自限性,可以应用非甾体抗炎药物缓解。

4. 精索内静脉穿孔,可能会影响手术继续进行,可暂停手术,1个月后再次行栓塞,无其他影响(图8-2-7)。

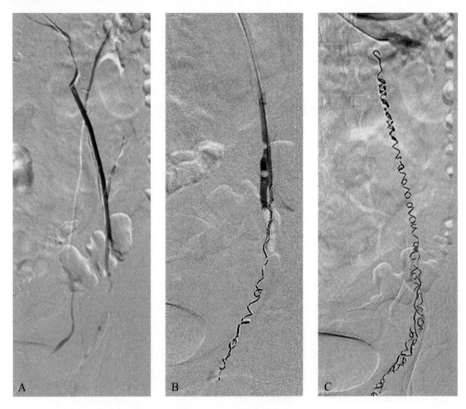

图 8-2-4　精索静脉栓塞

A. 精索静脉造影显示精索静脉远端可见两个平行分支；B. 将导管分别插入两平行分支内，单独应用不锈钢圈栓塞每一个分支；C. 由远端至近端应用不锈钢圈栓塞整个精索静脉全程，这种单独应用弹簧圈栓塞的方法，费用较高，且较为细小的分支不易栓塞

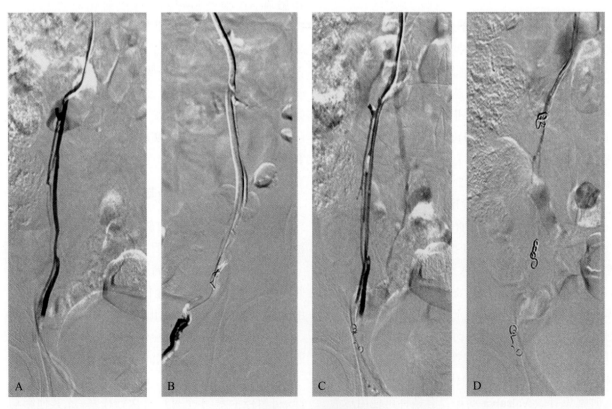

图 8-2-5　精索静脉栓塞

A. 显示精索静脉有较高分支，Ⅱ度曲张；B. 将微导管置入腹股沟管内环水平，注入造影剂造影，后注入与显影造影剂等量混合后的泡沫硬化剂，后置入不锈钢圈；C. 后撤微导管于腹股沟内环处再次置入不锈钢圈，达到稳定完全栓塞；D. 以同样的方式，依次在精索静脉分支处置入不锈钢圈，并辅以泡沫硬化剂栓塞，最后造影，全部分支消失，栓塞效果良好

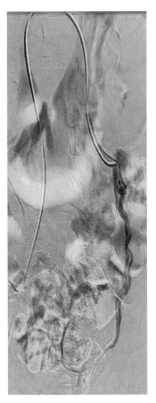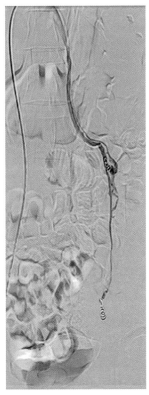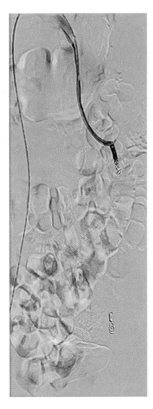

图 8-2-6　经股静脉通路栓塞精索静脉

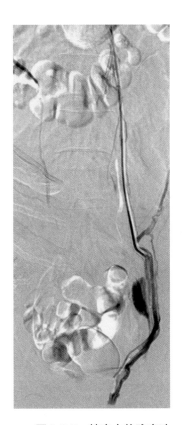

图 8-2-7　精索内静脉穿孔

栓塞过程中导丝导致精索静脉穿孔,造影显示造影剂外溢,一般
无不良后果,可能导致导丝不能越过穿孔远端,造成栓塞失败,
如果出现,可结束手术,4周后再次手术,基本都能恢复正常

（卢再鸣）

参 考 文 献

[1] Sepulveda L，Coimbra D，Lourenco M，et al. Varicocele treatment in patients up to 35 years old：A multicentric retrospective studycomparing 3 different techniques[J]. Arch Esp Urol，2018，71（6）：543-548.

[2] Makris GC，Efthymiou E，Little M，et al. Safety and effectiveness of the different types of embolic materials for the treatment of testicular varicoceles：a systematic review [J]. Br J Radiol，2018，91（1088）：2 0170445.

[3] Johnson D，Sandlow J. Treatment of varicoceles：techniques and outcomes[J]. Fertil Steril，2017，108（3）：378-384.

[4] Bilreiro C，Donato P，Costa JF，et al. Varicocele emboliza-tion with glue and coils：A single center experience[J]. Diagn Interv Imaging，2017，98（7-8）：529-534.

[5] Binhazzaa M，Bounasr E，Perez G，et al. [Comparison of subinguinal microsurgical varicocelectomy vs percutaneous embolization in infertile men][J]. Prog Urol，2016，26（16）：1178-1184.

[6] Baigorri BF，Dixon RG. Varicocele：A Review[J]. Semin Intervent Radiol，2016，33（3）：170-176.

[7] Riede P，McCarthy E，Cary R，et al. Neck or groin access for varicocele embolisation：Is it important?[J]. J Med Imaging Radiat Oncol，2016，60（6）：728-732.

[8] Favard N，Moulin M，Fauque P，et al. Comparison of three different embolic materials for varicocele embolization：retrospective study of tolerance，radiation and recurrence rate[J]. Quant Imaging Med Surg，2015，5（6）：806-814.

[9] Halpern J，Mittal S，Pereira K，et al. Percutaneous embolization of varicocele：technique，indications，relative contraindications，and complications[J]. Asian J Androl，2016，18（2）：234-238.

[10] Lurvey R，Durbin-Johnson B，Kurzrock EA. Adolescent varicocele：A large multicenter analysis of complications and recurrence in academic programs[J]. J Pediatr Urol，2015，11（4）：186.e1-6.

[11] Report on varicocele and infertility：a committee opinion [J]. Fertil Steril，2014，102（6）：1556-1560.

[12] Urbano J，Cabrera M，Alonso-Burgos A. Sclerosis and varicocele embolization with N-butyl cyanoacrylate：experience in 41 patients[J]. Acta Radiol，2014，55（2）：179-185.

[13] Iaccarino V，Venetucci P. Interventional radiology of male varicocele：current status[J]. Cardiovasc Intervent Radiol，2012，35（6）：1263-1280.

[14] Prasivoravong J，Marcelli F，Lemaître L，et al. Beneficial effects of varicocele embolization on semen parameters [J]. Basic Clin Androl，2014，24：9.

第三节　阴茎异常勃起

一、概述

阴茎异常勃起（priapism）是指与性欲和性刺激无关，持续 4 小时以上的阴茎勃起。可分为低流量型（静脉型、缺血型）（low-flow priapism，LFP）和高流量型（动脉型、非缺血型）（high-flow priapism，HFP），阴茎异常勃起发生率每年约为 1.5/100 000，其发生高峰在 5～10 岁和 20～50 岁。其中超过 95% 为低流量型阴茎异常勃起。阴茎异常勃起虽然临床少见，但缺血性阴茎异常勃起可引起严重 ED、阴茎海绵体坏死、纤维化和阴茎畸形等，因此阴茎异常勃起是男科、泌尿外科的急症之一。低流量型阴茎异常勃起治疗策略及方法相对成熟，主要包括尽快行阴茎海绵体减压和阴茎海绵体注射拟交感神经药物治疗；对无效者，可选择阴茎海绵体分流术。高流量型多由于外伤导致阴茎海绵体及动脉损伤而形成动脉 - 海绵体瘘，阴茎海绵体过度灌注引起持续勃起状态。欧美指南中治疗首选保守治疗，但介入选择性栓塞治疗因起效快，缓解率高，并发症相对可控越来越多受到人们的关注，因此本章节主要探讨高流量型阴茎异常勃起的介入治疗相关内容。

二、解剖

阴茎的血供来自于双侧阴部内动脉（internal pudendal arteries，IPA），起源于髂内动脉（internal iliac arteries，IIA）的前部。正常人的阴部内动脉穿过闭孔内肌，从耻骨下支的内面经过，在发出会阴动脉后，阴部内动脉继续延伸成为阴茎总动脉，之后继续下行阴茎根部，最终发出三支终末血管：阴茎背动脉、阴茎海绵体动脉和尿道海绵体球部动脉。具体可参考相关章节。

三、病因、流行病学及发病机制

对动脉性阴茎异常勃起的流行病学数据几乎全部来自小案例系列。高流量阴茎异常勃起最常见的原因是会阴钝性伤或阴茎外伤。外伤导致海绵体动脉破裂，形成阴茎动脉与海绵体内窦之间的动脉瘘。这种不规则血流引起持续勃起，可能是通过血液湍流刺激内皮一氧化氮合酶机制实现的。不全勃起于性刺激后增强，是因为平滑肌充分松弛，激活了静脉关闭机制。损伤与异常勃起之间存在一定延迟，可达 2～3 周之久。这可归因于动脉损伤后痉挛与缺血性坏死而致，仅当痉挛消失或缺血性坏死节段性破裂，才形成动脉瘘。

少数病例是由于恶性肿瘤转移、急性脊髓损伤、偶发海绵体注射损伤或海绵体冲洗损伤所致。在这些情况下，可能并发低流量异常勃起。已经有报道显示尿道内切开及 Nesbit 技术可引起异常勃起。尽管镰状细胞病常与低流量异常勃起有关，但是也有高流量异常勃起的报道。

在高流量性阴茎异常勃中，阴茎海绵体内血液的高灌注率和低流出率是高流量型阴茎异常勃起的发病机制：①海绵体动脉损伤后动脉血流迅速流入海绵窦间隙内而引起阴茎勃起；②海绵体动脉损伤后启动正常的止血机制，出现血管痉挛和血小板聚集，阻止血管内血液从损伤处外流，暂可不发生阴茎异常勃起，但在夜间或早上勃起、性刺激或某些药物作用时，受损的海绵体扩张以及受伤动脉拉长，可致动脉内血流不经螺旋动脉直接从受损处流入阴茎海绵体窦状隙，形成持续性高流入状态；③阴茎高血流量致前列腺素及其他血管活性物质的释放增加，一方面导致血管扩张，另一方面抑制血小板凝集，这阻碍了伤口的愈合；④白膜下静脉丛不受压，流出通畅；⑤阴茎内小平滑肌在缺乏诱发勃起的神经刺激下呈不完全松弛状态。其他原因也可导致高流量性阴茎异常勃起，如遗传性代谢紊乱、血液病、局部血管畸形或血管瘤自发破裂等。

四、临床表现

患者阴茎呈持续性部分勃起状态，通常无勃起疼痛或疼痛很轻。

五、辅助检查及诊断

对高流量性阴茎异常勃起的诊断主要基于病史和体格检查、海绵体血气分析、彩超以及血管造影检查。

1. **病史及体格检查** 高流量性阴茎异常勃起患者多有会阴部外伤史，体格检查发现阴茎呈不完全勃起，若给予刺激可实现完全勃起。

2. **血气分析** 海绵体血气分析及彩超也是诊断该病的有效方法。外伤性高流量性阴茎异常勃起患者因阴茎海绵体内的血液来源于破裂的阴部内动脉或海绵体动脉，故抽吸出的血液呈鲜红色；在阴茎海绵体血气分析中，血气值接近于动脉血水平，并表现为病理性的动脉血流增多。

3. **彩色多普勒超声** 彩色多普勒超声检查多取平卧或截石位。高流量型阴茎异常勃起患者的海绵体动脉和海绵窦有正常或高流速的血流，有时可出现海绵体动脉周围高速的动脉血湍流和动脉 - 海绵体瘘，瘘内呈动脉频谱。

4. **阴茎动脉血管造影**

（1）造影方法：患者或 X 线球管取同侧前斜位 30°，先行盆腔血管造影。再将其插入同侧髂内动脉前支（脏支），造影检查显示其三支主要分支（阴部内动脉、闭孔动脉和臀下动脉），然后将导管超选择性插入阴部内动脉，造影检查以更清楚显示末梢分支情况。如果无供应阴茎的血管显示，则将导管拉回至髂内动脉，寻找副阴部内动脉。同侧造影完毕后，将导管插入对侧髂内和阴部内动脉行造影检查。具体可参考血管性阳痿相关章节。

（2）异常血管造影：造影发现阴部内动脉 - 海绵体瘘；阴茎背动脉及阴茎海绵体动脉增粗或阴部内动脉增粗。

六、治疗

（一）常规治疗

1. **保守治疗** 部分高血流量型阴茎异常勃起可自行缓解。在欧洲泌尿外科学会（EAU）和美国泌尿外科学会（AUA）指南上，阴茎局部冰敷、加压包扎和特定位置的压迫等保守治疗是治疗动脉性阴茎异常勃起的首选方法。系列报道显示，雄激素剥夺（亮丙瑞林、比卡鲁胺和酮康唑）治疗可以减少偶发勃起和睡眠勃起。然而，由于雄激素剥夺治疗引发的性生活障碍应该给予关注。冲洗对于动脉性异常勃起并无益处，由于潜在副作用（如转移药物进入系统循环），α激动剂也不推荐使用。

2. **手术治疗** 当其他治疗方法（包括下文提到的介入治疗）无效后，可选择手术治疗。手术结扎动脉瘘口或切除假性动脉瘤的有效率在 60% 以上，但手术难度较大，术中找到瘘口是关键，需要借助术中超声，术后 ED 的发生率相对较高，可达 50% 以上。对于少数反复发作的阴茎异常勃起患者，每次发作时应该按照上述的方法进行治疗，都应尽快去除病因或尽早进行海绵体分流手术。

（二）介入治疗

对于持续性不能缓解的高血流量型阴茎异常勃起患者推荐应用高选择性动脉栓塞术。高选择性血管造影及栓塞术是目前诊断和治疗高血流量型阴茎异常勃起较为常用、效果明确、安全迅速、预后良好的方法。在动脉栓塞治疗中，应用可吸收性材料，如明胶海绵，可降低 ED 和其他并发症的风险。

1. 适应证及禁忌证

（1）适应证：有明确的外伤史及明确诊断的高流量型阴茎异常勃起和 / 或内科保守治疗无效。

（2）禁忌证：禁忌证主要为血管造影的相对及绝对禁忌证。

2. 术前准备　同其他血管介入术前准备。

3. 操作技术　以 Seldinger 技术常规穿刺股动脉，先行盆腔动脉造影，再行双侧髂内动脉选择性插管、造影。如发现动脉瘘或动脉异常增粗，则采用同轴导管技术将微导管行靶动脉超选择性插管，经微导管注入栓塞剂行动脉栓塞。栓塞结束后重复造影明确栓塞效果。

采用选择性动脉栓塞：文献报道有多种栓塞剂可以选择，如明胶海绵、自体血凝块、微弹簧圈、聚乙烯醇颗粒（PVA）等。

据文献报道，目前大多数介入医生在治疗高流量性阴茎异常勃起时更倾向于选择可吸收的栓塞材料。Pier 等人应用明胶海绵行超选择性阴部内动脉栓塞治疗 3 例外伤性高流量性阴茎异常勃起患者，栓塞成功率为 100%，术后随访患者的阴茎勃起功能均恢复至伤前水平。Cantasdemir 等应用自体血凝块超选择性栓塞阴部内动脉治疗 7 例外伤后阴茎异常勃起的儿童，7 例患儿中 5 例仅行 1 次栓塞后症状明显改善，另 2 例患儿经 2 次栓塞后症状消失，7 名患儿在介入栓塞术后 6 年随访中均无 ED 出现，提示对于高流量性阴茎异常勃起即便是短效栓塞材料也可获得良好的治疗效果。

对于永久性栓塞剂，如微弹簧圈、PVA 颗粒等，栓塞后患者阴茎异常勃起的症状缓解率高，但术后 ED 的发生率增加。Liu 等的研究中，8 例高流量性阴茎异常勃起患者中 2 例应用明胶海绵栓塞后勃起症状复发，再用微弹簧圈栓塞后勃起症状消失，但是术后 2 例患者均出现 ED；另 6 例患者直接经微弹簧圈栓塞治疗的技术成功率为 100%，术后患者的勃起功能均恢复正常。目前使用永久栓塞剂治疗高流量性阴茎异常勃起术后 ED 发生率的文献报道结果缺乏一致性，关于选择永久性栓塞材料治疗高流

量性阴茎异常勃起的安全性还需进一步研究。

4. 术后处理　经皮栓塞后，可随访 1～2 周。通过临床检查及彩超检查证实栓塞是否成功。如果可疑，必要时重复栓塞。

5. 并发症

（1）复发：栓塞单次治疗复发率为 7%～27%。很少报道提出重复栓塞是必须的。

（2）性功能受损：尽管大约 80% 男性有恢复性功能的可能，但是栓塞后性功能也会受到不利影响，甚至由于永久性栓塞对性功能不可逆的影响。

其他潜在并发症包括阴茎坏疽，臀肌缺血、海绵体炎、会阴脓肿等等。

6. 疗效评价　动脉性异常勃起成功治疗随访，应该包括勃起功能评估、临床检查确定复发特征。

非缺血型阴茎异常勃起不属于急症，亦很少出现阴茎海绵体组织的损伤与纤维化，观察等待可以使约 60% 的患者病情自行缓解；超选择性海绵体动脉栓塞以其良好的疗效及预后，有望成为非缺血型阴茎异常勃起治疗的首选方法，术后阴茎勃起功能正常，罕见并发症发生，远期性功能保存率 80%～100%。目前相关领域的研究仍较少，大部分为病例报道，且存在样本量较少、缺乏对照及随访时间较短等问题，该技术未能在临床得到广泛的应用。

7. 展望　高流量型阴茎异常勃起虽然是男性少见疾病，但处理不当依然会损害患者的生活质量和心理健康。目前治疗该病的方法有限，但针对动脉病变所致勃起功能障碍尚未存在一种完全有效的治疗措施。当前相关研究存在数据量严重不足的情况，仍需多中心大量临床研究完善和补充。不过伴随更多临床应用的开展及治疗技术提高，介入方法有望成为治疗高流量型阴茎异常勃起的首选治疗方式。

（卢再鸣）

参 考 文 献

[1] Salonia A, Eardley I, Giuliano F, et al. European Association of Urology guidelines on priapism[J]. Eur Urol, 2014, 65(2): 480-489.

[2] Montague DK, Jarow J, Broderick GA, et al. American Urological Association guideline on the management of priapism[J]. J Urol, 2003, 170(4 Pt1): 1318-1324.

[3] Broderick GA, Kadioglu A, Bivalacqua TJ, et al. Priapism: Pathogenesis, epidemiology, and management[J]. J Sex Med, 2010, 7(1 Pt2): 476-500.

[4] Pryor J, Akkus E, Alter G, et al. Priapism[J]. J Sex Med, 2004, 1(1): 116-120.

[5] Pieri S, Agresti P, La Pera G, et al. Post-traumatic high flow priapism percutaneously treated with transcatheter embolisation[J]. Radiol Med, 2005, 110: 370-377.

[6] Cantasdemir M, Gulsen F, Solak S, et al. Posttraumatic high-flow priapism in children treated with autologous blood clot embolization: long-term results and review of the literature[J]. Pediatr Radiol, 2011, 41(5): 627-632.

[7] Liu BX, Xin ZC, Zou YH, et al. High-flow priapism: superselective cavernous artery embolization with microcoils[J]. Urology, 2008, 72(3): 571-573.

[8] Abujudeh H, Mirsky D. Traumatic high-flow priapism: treatment with super-selective micro-coil embolization[J]. Emerg Radiol, 2005, 11(6): 372-374.

[9] 郝传玺, 金龙, 高健, 等. 明胶海绵超选择血管栓塞治疗高流量性阴茎异常勃起五例[J]. 介入放射学杂志, 2014, 23(04): 337-340.

[10] 赵松, 程泽爱, 龙清云, 等. 彩色多普勒超声诊断高流量性阴茎异常勃起及介入治疗的价值[J]. 介入放射学杂志, 2013, 22(08): 682-686.

第四节　血管性阳痿

一、概述

阳痿(impotence)又称勃起功能障碍(erectile dysfunction, ED), 是指阴茎持续不能到达或者维持勃起以满足性生活。当前世界范围内 ED 患者数量超过 1.5 亿人, 预计 2025 年将达到 3.22 亿。虽然阳痿并不是一个危及生命的医学难题, 不过成功的治疗可以一定程度的提高生活质量。近年来, 由于研究手段的进步、平滑肌松弛剂及静脉关闭机制的发现, 尤其是介入放射学在这一领域的应用, 使阳痿的诊断和治疗得到了长足的发展和进步。

阴茎勃起是一个复杂的生理学过程, 其生理学基础是基于一个复杂的海绵体血管窦网络。阴茎勃起发动来自三条路径: 精神性、反射性和夜间性。它们的最终结果都是造成支配阴茎神经的兴奋, 神经末梢释放出血管活性物质, 致使阴茎海绵体血窦壁的平滑肌松弛, 从而降低了相应动脉的血流阻力, 所以动脉供血增加并使血窦充血。扩张充血的血窦压力升高, 压迫邻近的引流静脉, 使静脉回流减少, 海绵体内压上升, 于是, 动脉血流的增多和相应的静脉回流阻断构成了阴茎勃起的基础。勃起维持就是在动脉灌注和静脉引流达到相对平衡时完成的。

二、解剖结构

阴茎的血供来自于双侧阴部内动脉(internal pudendal arteries, IPA), 其起源于髂内动脉(internal iliac arteries, IIA)的前部。正常人的阴部内动脉穿过闭孔内肌, 从耻骨下支的内侧经过, 发出会阴动脉后, 阴部内动脉继续延伸成为阴茎总动脉, 之后继续下行阴茎根部, 最终发出三支终末血管: 阴茎背动脉、阴茎海绵体动脉和尿道海绵体球部动脉。阴茎背动脉起始部走行相对水平, 随后稍弯曲向头侧走行至阴茎根部, 最后扭曲行向龟头, 主要供应龟头, 也有少数分支供应海绵体。阴茎海绵体动脉走行与阴茎背动脉平行, 在进入阴茎根部时, 与背动脉相反, 向足侧骤然弯曲, 然后纵行延伸, 发出大量的小分支(螺旋动脉)直接供应海绵体血窦, 有时可见主支缺如。阴茎海绵体动脉是阴茎海绵体的主要供血支, 也是阴茎勃起最重要的动脉。尿道海绵体球部动脉主要供血尿海绵体后端的尿道球部。有文献报道将近 11% 的患者可见到副阴部内动脉。当这条动脉出现时, 真正的阴部内动脉终止于阴囊和会阴支, 而由副阴部内动脉供血阴茎。血管性疾病有时会和解剖学变异相混淆, 例如两侧的阴茎背动脉和海绵体动脉起自一侧阴部内动脉, 海绵体动脉由阴茎背动脉的中段发出, 一侧背动脉发育不良或缺如等。因此, 一侧阴茎海绵体动脉未显示并不意味着血管已经闭塞。

海绵体造影正常表现阴茎静脉引流有三条: ①表浅的阴茎背浅静脉, 引流阴茎表浅结构及皮肤的静脉血, 其于阴茎根部汇入阴部外静脉, 最终汇入隐静脉; ②中间层的阴茎背深静脉, 是阴茎海绵体的主要引流静脉, 主要收集海绵体的旋静脉和穿静脉血液, 汇入前列腺丛, 正位于耻骨联合后方; ③深部的脚静脉, 引流阴茎海绵体脚部结构的血液, 汇入阴部内静脉。

三、病因

阳痿可以是许多不同病理学原因所造成的结果, 包括心理或内分泌因素, 神经系统疾病, 手术后的创伤, 海绵体疾病, 血管源性疾病以及药物副作用等。其中血管性阳痿的病因较多, 动脉粥样硬化所导致的血管性阳痿为该病较为常见的诱因之一。阴部内动脉闭塞, 尤其是累及海绵体末梢分支时,是老年阳痿的常见原因。静脉功能不全是另一个较为常见导致血管源性阳痿的原因，其病因可能是由于较大的阴茎海绵体静脉导管或分流存在，从而勃起时引流静脉压迫不足导致阳痿发生。尽管近年来随着药学的发展，药物治疗阳痿取得了较好的疗效，但有研究表明，至少有 1/3 的患者药物治疗效果并不理想，特别是中老年人群，伴有严重的动脉粥样硬化、糖尿病等，导致阴部内动脉闭塞，继而药物不能到达作用靶点，从而限制了药物治疗的有效性。

血管源性的阳痿原因主要分为三种：动脉狭窄或闭塞、海绵体静脉功能不全及混合型。血管性阳痿的常规诊断方法包括罂粟碱试验、阴茎动脉多普勒超声检查、阴茎臂指数（PBI）测定、盆腔窃血试验、夜间阴茎勃起试验等，但可存在一定的假阳性或假阴性，准确性不高，定性或定位的作用有限。传统的手术治疗方法包括血管重建术、背深静脉结扎术、阴茎静脉的动脉化法及假体植入等。随着介入放射学的发展，阴茎动脉造影、海绵体测压和造影已成为血管性阳痿的基本检查方法和诊断的"金标准"，同时，介入放射学治疗阳痿，包括动脉血管腔内成形术和阴茎引流静脉栓塞术，也取得了较满意的效果。

四、适应证和禁忌证

（一）适应证

1. 既往稳定性生活史至少 6 个月，且 IIEF-5 评分≤21 分。

2. 检查提示阴茎血管流速低于正常或存有动静脉畸形、异常静脉流出道等。

3. 排出心源性疾病造成勃起功能障碍，进一步明确病因及治疗。

（二）禁忌证

禁忌证主要为血管造影的相对及绝对禁忌证。

五、诊断方法

（一）阴茎动脉血管造影

1. **造影方法**　患者或 DSA 机取同侧前斜位 30°，阴茎置于对侧大腿上。腹股沟区常规消毒铺巾，穿刺右侧股动脉，送入 5F 猪尾导管至腹主动脉末端，行盆腔血管造影。如果两侧髂总、髂内动脉显影良好，无严重病变，则换用 5F Cobra 导管，将其插入同侧髂内动脉前支（脏支），造影检查，显示其三支主要分支（阴部内动脉、闭孔动脉和臀下动脉），

阴部内动脉从闭孔中部穿过，易于辨认。必要时，可以将导管超选择性插入阴部内动脉，造影检查以更清楚显示末梢分支情况。如果无供应阴茎的血管显示，则将导管拉回至髂内动脉，寻找副阴部内动脉。同侧造影完毕后，将导管插入对侧髂内和阴部内动脉，患者取相反的体位，行造影检查，了解对侧血供情况，必要时可多角度摄影以得到最佳显示图像。

为获得高质量动脉造影图像，可在造影前应用血管活性药物，可使用罂粟碱（15mg/ml）和酚妥拉明（0.5mg/ml）的混合液，用量 0.25～3ml，一般受试者在注射 0.5ml 上述药物后 5～8 分钟内可达到完全勃起，并持续 30 分钟以上。这样可以更清楚的显示末梢分支情况，获得的结果更为真实可靠。阴茎动脉造影适用于拟诊为动脉性阳痿、需行外科手术或血管成形术的患者。

2. **异常血管造影及诊断标准动脉性阳痿**　主要由于动脉狭窄或闭塞可引起海绵体血供不足，导致海绵体内压过低。狭窄或闭塞可发生在从髂内动脉到阴茎动脉末梢分支的任何水平上，最常累及阴部内动脉和阴茎深层背动脉，且几乎都为双侧病变。动脉性阳痿的诊断标准为：①大血管、腹壁下动脉或阴部内动脉狭窄或闭塞；②腹壁下动脉末梢区域出现侧支循环；③阴茎动脉未显示。确定动脉性阳痿的先决条件是双侧血供明显闭塞，仅仅单侧闭塞在血流动力学上往往没有意义，因为来自对侧的侧支循环足以维持血供。

（二）阴茎海绵体造影及测压方法

1. 患者仰卧造影台上，阴茎常规消毒及铺无菌孔巾，使用 2 枚 21G 注射针头，在阴茎背、腹侧中点及阴茎海绵体中段取点刺入海绵体。一根针连接高压注射器；另一根针接测压装置。测定基础压力后，于阴茎根部束一血带，经一侧穿刺针注入罂粟碱 60mg，5 分钟后除去止血带，观察 15 分钟，测量并记录海绵体内压。然后经高压注射器连续灌注 37℃的等参盐水，流率由小到大，直至诱发阴茎勃起。调整流率，使之维持阴茎勃起，此时阴茎动脉血流基本停止，测量并记录维持压力，根据下列公式计算出阴茎海绵体静脉阻力：静脉阻力 =（维持压力 -0.67）/ 维持流率[kPa/（min·ml）]。

然后在阴茎勃起状态下，以维持流率，注入 30% 泛影葡胺 50～100ml，摄阴茎正位、左右斜位（30°）的放大像。造影完毕后抽出海绵体内的液体，使阴茎松软。拔出穿刺针头，压迫 10 分钟止血，以

防血肿形成。

2. 正常者海绵体内注射罂粟碱后，造影初期背深静脉和前列腺丛可显示；在阴茎完全勃起后，静脉系统均不显影。正常者海绵体静脉阻力均大于2kPa/（ml·min），维持勃起灌注率小于 10ml/min。海绵体造影异常表现及诊断标准有静脉漏者，海绵体静脉阻力低，小于 2kPa/（ml·min）；维持勃起流率增大，均大于 10ml/min，一般认为，漏率小于 20ml/min似乎无临床意义；25～40ml/min 的漏率，如果阴茎动脉系统同时受损，则可能有重要的临床意义；45ml/min 以上的漏率，无论血供如何，均可引起阳痿。最常见的静脉漏部位为背深静脉和 / 或脚静脉。血液也可由尿道海绵体、阴茎浅静脉引流至阴部外静脉。海绵体造影时，在阴茎勃起期，病变静脉及前列腺丛或阴部内静脉等均可显影。所以，诊断静脉性阳痿的标准为：①海绵体内注射足量的罂粟碱（平滑肌松弛剂）后，海绵体漏超过 45ml/min；②阴茎勃起期，异常引流静脉显影。

六、介入性治疗方法

（一）动脉血管腔内成形术（PTA）

适应证为病变位于髂内动脉及阴部内动脉近段的动脉性阳痿。PTA 对于大血管病变往往效果好。血管狭窄或闭塞被扩张后，血流通畅，阴茎血供得到改善，性功能得到恢复。常规使用同侧或对侧股动脉入路，并将导管送至阴部内动脉近端，并使用 0.014in 导丝通过狭窄段，使用小于或等于动脉直径的球囊导管行预扩张，通过预扩张的情况决定置入支架的管径及长度，尽可能使用一枚支架完成成形术，但如若病变较长可行多枚支架置入，术后反复造影明确血管开通情况。

（二）阴茎引流静脉栓塞术

一般使用股静脉入路。成功后置入 5F 血管鞘，沿鞘送入诊断导管至髂内静脉，然后将导管置入阴部内静脉。尽量使导管接近阴茎背静脉和静脉前列腺丛汇合处。确认导管位置后，使用 5% 葡萄糖溶液冲洗血管内剩余的造影剂。将组织黏合剂和超液化碘油以 1∶2 或 1∶3 的比例混合，总量 3～5ml（取决于患者的血管的粗细）。使用 5% 葡萄糖溶液保持导管通畅，并防止导管黏附到血管壁。应用Valsalva 动作来减少静脉反流，防止中心静脉栓塞或肺栓塞，或者让患者深呼吸，在深吸气末按压腹部，升高腹内压从而减少静脉反流。并反复造影明确栓塞程度及栓塞效果评价。

七、疗效评价

20 世纪 80～90 年代，国外学者率先开展介入治疗勃起功能障碍的临床研究试验。据可见研究报道，Bookstein 等报道了 42 例治疗效果，21 例患者恢复了勃起，其中 9 例功能恢复满意；另 12 例功能基本恢复，但 3 例患者在 4 个月、7 个月、14 个月后又再次出现阳痿。Serkan 等报道了 35 例可疑血管性阳痿的患者，其中经检查证实 26 例患者存在血管相关病因，经治疗后 16 例患者得到明显改善，其中 6 例患者症状完全缓解。Basche 等报道了 4 例患者诊断为静脉血管源性阳痿，经股静脉穿刺，使用组织胶及碘油对病变血管行栓塞治疗，术后随访 1 年，所有患者均获明显改善。Alberto 等报道了 18 例静脉功能不良引起阳痿的患者，在随访的 3～26 个月中，13 例患者在治疗后，症状得以明显的改善，其中 7 例患者在随访结束时仍获得持续改善。

但是，目前相关领域的研究仍较少，且存在样本量较少、缺乏对照及随访时间较短等不足，远期疗效欠佳、再狭窄风险较高等问题导致该技术未能在临床得到广泛的应用。

八、展望

勃起功能障碍是男性常见疾病，严重损害患者的生活质量和心理健康。目前治疗该病的方法很多，但针对动脉病变所致勃起功能障碍尚未存在一种有效治疗措施。小血管介入可尝试从根源上解决阴茎供血不足问题，为临床医师开拓一种治疗动脉性勃起功能障碍的新思路。尽管当前相关研究存在一些不足，仍需大量临床研究完善和补充。不过伴随材料学发展及治疗技术提高，介入方法有望成为动脉性勃起功能障碍治疗的首选。

（卢再鸣）

参 考 文 献

[1] Aschenbach R，Steiner T，Kerl MJ，et al. Endovascular embolisation therapy in men with erectile impotence due to veno-occlusive dysfunction[J]. Eur J Radiol，2013，82（3）：504-507.

[2] Rogers JH，Goldstein I，Kandzari DE，et al. Zotarolimus-Eluting Peripheral Stents for the Treatment of Erectile Dysfunction in Subjects With Suboptimal Response to Phosphodiesterase-5 Inhibitors[J]. Journal of the American College of Cardiology，2012，60（25）：2618-2627.

[3] Rebonato A，Auci A，Sanguinetti F，et al. Embolization of the periprostatic venous plexus for erectile dysfunction resulting from venous leakage[J]. J Vasc Interv Radiol，2014，25(6)：866-872.

[4] Owen R，White G，Elkelany O，et al. Endovascular treatment of vasculogenic erectile dysfunction[J]. Asian Journal of Andrology，2015，17(1)：40-43.

[5] Philip F，Shishehbor MH. Current state of endovascular treatment for vasculogenic erectile dysfunction[J]. Curr Cardiol Rep，2013，15(5)：360.

[6] Spiliopoulos S，Shaida N，Katsanos K，et al. The role of interventional radiology in the diagnosis and management of male impotence[J]. Cardiovasc Intervent Radiol，2013，36(5)：1204-1212.

[7] Gür S，Oguzkurt L，Kaya B，et al. Impotence due to External Iliac Steal Syndrome: Treatment with Percutaneous Transluminal Angioplasty and Stent Placement[J]. Korean journal of radiology，2013，14(1)：81-85.

第五节　前列腺经皮穿刺活检术

一、概述

前列腺癌是指发生在前列腺的上皮性恶性肿瘤，列男性恶性肿瘤发病率的第6位。发病率随着年龄的增长而增长，55岁前少见，55岁后逐渐升高，高峰年龄是70~80岁。家族遗传型前列腺癌患者发病年龄稍早，年龄≤55岁的患者占43%。

二、前列腺癌分类

（一）前列腺潜伏癌

是指在生前没有前列腺疾病的症状和体征，在死后尸检中由病理学检查发现的原发于前列腺的腺癌。潜伏癌可发生在前列腺的任何部位，但以中心区和外周区多见，常为分化好的腺癌。国外报道其发病率为18%~50%，国内报道约为34%。统计学研究表明，前列腺潜伏癌的发病可能与环境及遗传因素有关。

（二）前列腺偶发癌

临床以良性前列腺增生为主要症状，在切除增生的前列腺组织中，组织学检查发现前列腺癌。其组织学表现为分化较好的腺癌，以管状腺癌和筛网状腺癌为主，少数为低分化腺癌，在国外前列腺偶发癌的发病率为10%~30%。国内发病率有报道为5%左右。

（三）前列腺隐匿癌

患者无前列腺疾病的症状体征，但在淋巴结活检或骨穿的标本病理学检查证实为前列腺癌，并经前列腺穿刺活检得到进一步证实。这类患者血清前列腺特异性抗原(prostate specific antigen，PSA)和前列腺酸性磷酸酶(prostatic acid phosphatase，PAP)水平增高。活检组织做PSA和/或PAP免疫组化染色均为阳性。

（四）前列腺临床癌

临床检查(指诊、超声、CT或磁共振等)诊断为前列腺癌，并可经过活检证实。也可通过患者血清PSA和PAP增高来协助诊断。多数患者肛门指诊可摸到前列腺结节，超声检查提示前列腺结节外形不规整，回声不均匀且回声偏低。

三、病理表现

肉眼上，早期癌块很小，后来可呈多个小结节或融合成鸡蛋大或更大的癌结节。癌结节常位于前列腺包膜下，境界不清，质地较坚实，呈灰白或浅黄色。从尿道刮切碎片的癌组织比良性增生组织坚实，色泽较黄色，有时质地较硬，似乳腺硬癌组织。75%~85%前列腺切除标本分段切片证明有多个癌灶，由多中心发生。

前列腺癌以腺癌最常见，约占96%。约75%前列腺腺癌位于前列腺后叶，约95%起源于被膜下的周边部分。前列腺穿刺标本或经尿道切除标本，不易判断原发部位。

1. 常见的前列腺腺癌组织学表现分为下列各型：

（1）小腺泡型：癌细胞表现为形态一致的小圆形细胞或立方细胞，排列为单层、小腺泡状，密集分布。

（2）大腺泡型：癌细胞体积较前者大，呈立方状或矮柱状，多数具有透明的胞浆，细胞的异型性不明显，排列成与良性前列腺增生相似的腺样结构，但是呈单层排列，无基底细胞，缺乏正常的扭曲和锯齿状结构特点。

（3）筛状型：癌细胞异型性较前者明显，排列成不规则的上皮细胞团块，其中出现多数圆形或卵圆形的小囊腔，呈筛孔状。

（4）实体型：癌细胞异型性明显，呈实性巢、索状排列，浸润于间质中。

2. 关于前列腺癌的病理诊断主要基于3项指

标 核的间变,腺体结构异常及侵袭性生长。

（1）核间变：指前列腺腺泡-导管分泌上皮细胞核的变化。主要表现为染色质增粗,靠近核膜排列；核的体积增大及其形态不规则,以及出现 1 个或多个大而明显的核仁。在与前列腺上皮内瘤（prostatic intraepithelial neoplasia，PIN）的鉴别时,应注意到的 PIN 分泌上皮往往也出现大核仁,此时,基底细胞层是否存在是区别的关键。还应指出,在前列腺癌中,同一切片中不是所有癌细胞均能见到大核仁。另一型常见的核间变表现为深染、煤球样,大核仁的细胞与此型细胞可同时存在。在前列腺癌中,有 2/3 的病例能发现大核仁,但也有 1/3 的病例看不到大核仁或核间变,此时癌的诊断有赖于腺体的形态及浸润性生长。

（2）结构异常：是指癌性腺体的大小及轮廓不规则。一般而言,癌性腺泡较正常为小,内缘缺乏正常腺泡的乳头状结构,腺泡间质含量不等,因此其间距不匀。癌性腺泡结构的最大特点是缺乏基底细胞层,腺泡中出现类结晶或酸性黏液对癌的诊断有一定参考意义,但都不能作为诊断癌的独立指标。应该指出,若在细胞学上不怀疑腺泡为癌,单凭一两个腺泡缺乏基底细胞层是不能诊断为癌的。因为此种病变也可出现于某些良性病变的腺泡中。

（3）间质侵袭：一般的间质及平滑肌束内浸润和侵袭容易辨认；但应注意与组织固定后腺体周围的血管及淋巴管出现收缩假象相鉴别。受侵袭脉管的腔面应有内皮细胞存在或腔内混有红细胞或淋巴细胞。神经周围间隙癌性侵袭应为环绕神经束的四周。前列腺外侵袭认定的前提是侵袭必须位于前列腺外。因正常前列腺腺泡可位于前列腺周围的脂肪中,前列腺的前面和侧面存有横纹肌组织,其中可分布正常的腺泡,横纹肌内的腺泡不一定是前列腺外侵袭。上述 3 项诊断癌的指标常可同时出现,其实 3 项指标中任何 1 项都是癌的表现形式,因此只要标本中确认有 1 项存在,就可诊断为癌。在实际工作中,不要仅凭 1 项指标,而要尽可能详细观察 3 方面的变化,寻找更多的依据,综合考虑,作出癌的诊断。

（4）免疫组织化学：检测基底细胞层完整性的 34βE12 是诊断前列腺癌最有价值的标记抗体,KP-1 和 AE/AE3 是鉴别不形成腺样结构的癌细胞、退变癌细胞和反应性上皮样组织细胞最有价值的标记抗体。

（5）前列腺癌的 Gleason 分级：前列腺的

Gleason 分级是影响患者预后的重要因素。主要是根据肿瘤的生长形态（反映肿瘤腺体分化程度）和肿瘤在间质的浸润状况作为分级依据,而不注重其细胞形态。Gleason 分级中的分化程度（生长方式）从分化好（1 级）到未分化（5 级）共分为 5 级。在同一前列腺癌中通常各部分之间的分化程度不同。所以,前列腺癌的 Gleason 分级包括了主要和次要两种生长方式,次要生长方式是指此种结构不占肿瘤的主导地位,但占 5% 以上,将主要和次要生长方式的级别相加即为总分。

临床上把 Gleason 分级 2~5 分的癌视为分化较好,将 6~8 分视为中分化癌,将 9~10 分视为分化差的癌。Gleason 分级 1~3 级腺上皮细胞的极性仍保留并且几乎所有的腺体都存在腺腔；Gleason 分级 4 级腺上皮细胞部分失去极性；Gleason 分级 5 级腺上皮细胞几乎完全失去极性仅偶尔可出现腺腔。

血清 PSA 值与 Gleason 分级呈正相关,Gleason≥7 分比 Gleason<7 分的前列腺癌血清 PSA 高得多。PSA、PAP 用于鉴别是否前列腺来源的肿瘤,α-甲基酰基辅酶 A 消旋酶（AMACR/P504S）蛋白用于鉴别前列腺的良、恶性病变,与 Gleason 分级无相关性。由于 AMACR/P504S 不属于器官特异性标志物,在前列腺和前列腺外恶性肿瘤和癌前病变均可表达,如在肾源性腺瘤中可呈阳性表达,应避免误诊为前列腺癌。p63 蛋白和 CK5/6 抗体用于基底细胞标志物。P504S 与 p63、CK5/6、PSA 联合应用,不仅有助于前列腺穿刺活检中高分化微量腺癌的诊断,且对放疗或激素治疗后前列腺癌的诊断也有帮助。

四、发病原因

引起前列腺癌的危险因素尚未完全明确,但公认最重要的因素之一是遗传。有前列腺癌阳性家族史的患者比那些无家族史患者的确诊年龄约早 6~7 年。前列腺癌患病人群中一部分亚人群（大约 9%）为真正的遗传性前列腺癌,指的是 3 个或 3 个以上亲属患病或至少 2 个为早期发病（55 岁以前）。

外源性因素会影响从潜伏型前列腺癌到临床型前列腺癌的进程。危险因素包括高动物脂肪饮食、缺乏运动、木脂素类、异黄酮的低摄入、过多摄入腌肉制品等。阳光暴露与前列腺癌发病率呈负相关。在前列腺癌低发的亚洲地区,绿茶的饮用量相对较高,绿茶可能为前列腺癌的预防因子。

此外，前列腺癌的发病与性活动、饮食习惯有关。性活动较多者患前列腺癌的风险增加。

五、临床表现

前列腺癌早期常无症状，随着肿瘤的发展，前列腺癌引起的症状可概括如下：

（一）疼痛

腰部、骶部、臀部、髋部疼痛，骨盆、坐骨神经痛是常见的，剧烈难忍。

（二）压迫症状

逐渐增大的前列腺腺体压迫尿道可引起进行性排尿困难。肿瘤压迫直肠可引起大便困难或肠梗阻，也可压迫输精管引起射精缺乏，压迫神经引起会阴部疼痛，并可向坐骨神经放射。

（三）全身症状

前列腺癌所致疼痛可影响患者的饮食、睡眠和精神，全身状况日渐虚弱，消瘦乏力，进行性贫血，恶病质或肾功能衰竭。

（四）转移症状

前列腺癌患者的转移常见。约有 1/3 甚至 2/3 的患者在初次就医时就已有淋巴结转移，多发生在髂内、髂外、腰部、腹股沟等部位。可侵及膀胱、精囊、血管神经束，引起血尿、血精、阳痿、双下肢水肿。前列腺癌易发生骨转移，引起骨痛或病理性骨折。前列腺癌也可侵及骨髓引起贫血或全血象减少。

（五）体征表现

因为前列腺癌多起源于前列腺的周边带，起病较为隐匿，生长较为缓慢，所以早期前列腺癌可无任何预兆症状，仅仅是筛查时发现血清 PSA 值升高和 / 或直肠指检发现前列腺异常改变。而一旦出现症状，常属较晚期的进展性前列腺癌。

主要体征表现如下：

1. 前列腺的肿瘤局部增大。

2. 晚期进展期前列腺癌患者可出现疲劳、体重减轻、全身疼痛等症状。全身状况日渐虚弱，消瘦乏力，进行性贫血。

3. 前列腺癌发生骨转移可引起转移部位骨痛，约 60% 的晚期患者发生骨痛，常见于腰部、骶部、臀部、髋部骨盆。若继发脊柱骨折或肿瘤侵犯脊髓，进而引起瘫痪。

4. 淋巴结肿转移肿大压迫血管，阻塞下肢淋巴回流，出现下肢和阴囊肿胀的症状；膀胱底部受侵或者盆腔淋巴结广泛转移，可出现单侧或双侧输尿管梗阻。

六、检查诊断

定期普查体检有助于早期发现较小病灶。40 岁以上有高度患病危险和 50 岁以上的男性每年应直肠检查或常规体检与 PSA 检查。前列腺癌的主要诊断方法如下：

1. **直肠检查** 前列腺直肠检查是诊断前列腺癌的主要方法。约在 80% 的病例中可获得诊断。

2. **显微镜检查**

（1）尿液涂片找前列腺癌细胞。此种方法不能代替前列腺活检，只能作为辅助方法。

（2）前列腺液涂片细胞学检查。此种方法的准确率较高。

（3）白细胞黏附抑制实验（leukocyte adhesion inhibition，LAI）。被公认为是一种较为简便而敏感的肿瘤抗原检测方法。

3. **生化检查** ①PAP；②骨髓酸性磷酸酶（BMAP）；③PSA；④精浆蛋白（r-Sm）测定；⑤血清肌酸激酶（CK-BB）测定；⑥碱性磷酸酶；⑦相对酶指数；⑧癌胚抗原（CEA）；⑨激素受体测定；⑩免疫蛋白分析；⑪乳酸脱氢酶同工酶（LDH）的检查；⑫尿内多胺物质（polyaraine）测定；⑬尿液生化羟脯胺酸（hydroxy proline）测定；⑭血浆锌测定和维生素 A/ 锌的比值。

4. **超声检查** 可以描出前列腺的切面而反映出病变的范围。

5. **放射性核素扫描检查** 常用来诊断前列腺癌的骨转移。

6. **X 线检查**。

7. **CT 检查** CT 检查可确定前列腺癌的浸润程度。

8. **MRI 检查** MRI 检查可显示前列腺及周围组织的病变程度。

9. **穿刺活检**

（1）前列腺穿刺活检：前列腺活体组织检查能提供细胞学诊断依据，对于早期前列腺癌的诊断具有重要意义。

（2）骨髓穿刺：采取骨髓标本是评价前列腺癌是否已经转移到骨的另一种方法。

七、不同风险等级患者的治疗推荐

1. **低危 / 极低危前列腺癌** 推荐首先是主动监测；进展风险相对较高的患者可选择根治性手术或者根治性放疗；预期寿命 <5 年的患者可以考虑等待

观察；高能聚焦超声（HIFU）等局灶治疗的证据仍显不足。

2. 中危前列腺癌 根治性切除手术或者放疗联合内分泌治疗作为标准治疗推荐；预后较好的患者可考虑局灶治疗；预期寿命 <5 年的患者可考虑等待观察；局灶治疗（冷冻治疗、HIFU）不是标准推荐方案。

3. 高危前列腺癌 前列腺根治性切除或放疗联合内分泌治疗应作为标准治疗推荐；不应推荐主动监测；对于预期寿命不足 5 年的患者可以考虑等待观察；临床试验以外，不推荐局灶治疗。

八、前列腺穿刺活检术

前列腺癌是老年男性最为常见的恶性肿瘤之一，临床发现年轻患者前列腺癌往往恶性程度更高。

目前，前列腺穿刺活检是确诊前列腺癌的"金标准"。超声引导下经直肠或经会阴前列腺系统穿刺活检使用最为广泛，但多数前列腺癌灶在超声上不能显示，穿刺属随机的"盲穿"，难以实现精确定位，对于发生于中央腺体前列腺癌的漏诊率高，需经多次穿刺才能确诊。多参数 MRI（multiparameter magnetic resonance imaging，mpMRI）诊断前列腺癌的敏感性和特异性越来越高，基于多参数、超声造影、超声弹性成像的靶向穿刺、融合穿刺技术的快速进展，有效提高了穿刺阳性率。

（一）前列腺初次穿刺指征和禁忌证

1. 中国前列腺癌联盟（CPCC） 针对我国前列腺穿刺活检患者与欧美国家相比具有 PSA 高、前列腺体积小、Gleason 评分高、阳性率低等特点，建议前列腺穿刺指征为：①直肠指检（digital rectal examination，DRE）发现前列腺可疑结节，任何 PSA 值；②经直肠前列腺超声（transrectaluhrasonography，TRUS）或 MRI 发现可疑病灶，任何 PSA 值；③PSA>10μg/L；④PSA 4～10μg/L，f/t PSA 可疑或 PSAD 值可疑。

2. 前列腺穿刺的禁忌证 ①处于急性感染期、发热期；②有高血压危象；③处于心脏功能不全失代偿期；④有严重出血倾向的疾病；⑤处于糖尿病血糖不稳定期；⑥有严重的内、外痔，肛周或直肠病变。

（二）前列腺穿刺活检术的实施

1. 穿刺术前常规检查 血、尿、粪三大常规及凝血功能检查，有肝肾功能异常病史者需复查肝、肾功能。因前列腺穿刺活检术会引起前列腺局部

MRI 影像的改变，故如需通过 MRI 评估临床分期，通常建议在前列腺穿刺活检前进行。

2. 预防性抗生素的应用 经直肠超声引导下前列腺穿刺活检术之前，应常规口服或静脉预防性应用抗生素，喹诺酮类抗生素是首选，目前的临床数据显示单次应用与用药 1～3 天的效果相当。经会阴前列腺穿刺前不需要预防性应用抗生素。

3. 肠道准备 经直肠前列腺穿刺活检前清洁肠道是常规操作，开塞露可代替灌肠，建议穿刺前碘伏清洁肠道。

4. 围手术期抗凝及抗血小板药物的使用 对于有心脑血管病风险、支架植入病史的长期口服抗凝或抗血小板药物的患者，围手术期应综合评估出血风险及心脑血管疾病风险，慎重决定相关药物的使用。多数学者仍建议围手术期停用抗凝及抗血小板药物。阿司匹林及其他非甾体类抗炎药穿刺前应停用 3～5 天，氯吡格雷应停用 7 天，噻氯匹定应停用 14 天，双香豆素建议停用 4～5 天。

5. 麻醉 通常大多数患者可耐受无麻醉的经直肠穿刺，也可选择超声引导下前列腺周围阻滞下经直肠前列腺穿刺。经会阴前列腺穿刺，需实施进针区域皮肤的局部麻醉。

6. 穿刺信息的记录 应详细记录穿刺相关信息，包括前列腺各径线长度、超声异常信号的大小及位置、穿刺标本序号对应的大概位置。

（三）前列腺穿刺相关并发症及其处理

主要并发症包括：

1. 血尿 血尿是经直肠前列腺穿刺的常见并发症，主要是由于穿刺针刺破尿道或膀胱引起。穿刺术前停用抗凝血类药物，穿刺时避开尿道和膀胱减少穿刺损伤，能够有效减少血尿的发生。严重血尿时可留置三腔导尿管牵引压迫止血。

2. 血便 穿刺针损伤直肠黏膜可引起血便，血便的发生率较低，常在穿刺术后很快消失。如术中出现直肠出血，可利用手指压迫出血点进行止血。

3. 感染 前列腺穿刺术后感染的发生率为 0.1%～7.0%，严重感染可导致患者死亡。严重感染多与喹诺酮类药物耐药有关，如感染无法控制，应及时行细菌培养并调整抗菌药物使用策略。

4. 迷走神经反射 前列腺穿刺引起的患者过度紧张和不适可导致中度或严重的血管迷走神经反射，发生率为 1.4%～5.3%；主要表现为呕吐、心动

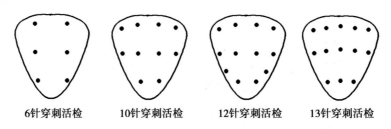

6针穿刺活检　　10针穿刺活检　　12针穿刺活检　　13针穿刺活检

常用经直肠前列腺穿刺活检模式图

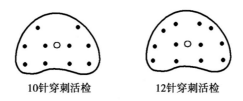

10针穿刺活检　　　12针穿刺活检

常用经会阴前列腺穿刺活检模式图

图 8-2-8　常用前列腺穿刺活检模式图

过缓和血压下降。当出现血管迷走神经反射时,可将患者体位调整为头低脚高位并静脉补液,以缓解相关症状。

(四)穿刺结果预测及规范化的病理报告

患者年龄、PSA、前列腺体积、异常 DRE、前列腺癌抗原 3(prostate cancer antigen 3,PCA3)、前列腺健康指数(prostate health index,PHI)等被认为是前列腺穿刺阳性的预测因素。

前列腺穿刺病理报告应包括单针病理、Gleason评分及肿瘤百分比,以及穿刺样本总 Gleason 评分。

(五)重复穿刺

当第 1 次前列腺穿刺结果为阴性,但有以下情况需要重复穿刺:①首次穿刺病理发现非典型性增生或高级别 PIN,尤其是多针病理结果如上;②复查 PSA>10μ/L;③复查 PSA 4～10μg/L、f/t PSA、PSAD 值、DRE 或影像学表现异常;④PSA 4～10μg/L、%fPSA、PSAD 值、DRE、影像学表现均正常的情况下,每 3 个月复查 PSA。如 PSA 连续 2 次>10μg/L,或 PSA 速率(PSAV)>0.75μg/(L·a),需要重复穿刺。

关于两次穿刺间隔时间尚有争议,建议 3 个月或更长,待组织结构完全恢复。

重复穿刺前如影像学发现可疑灶,应对可疑灶行靶向穿刺。

九、超声引导前列腺系统穿刺活检术

1989 年,Hodge 等人提出了经直肠 B 超引导的前列腺穿刺活检术的 6 针法。90 年代末期,多个中心经过实践发现在系统的 6 针外侧加穿 4～8 针能显著提高检出率而无明显风险增加,其后 10～14 针穿刺方案变成了国际主流选择(图 8-2-8)。

前列腺穿刺推荐操作设备:①B 超机;②经直肠超声探头;③活检穿刺枪和穿刺针;④穿刺定位架。穿刺方法如下(图 8-2-9):

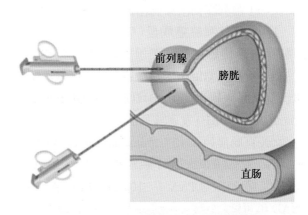

前列腺

膀胱

直肠

图 8-2-9　经会阴及直肠穿刺活检模式图

(一)经会阴穿刺活检法

1. 患者取截石位,常规消毒铺巾,向上牵拉阴囊暴露会阴部,肛门上方 2cm、中线旁开 1.5cm 处为穿刺点。

2. 注射针抽取 2% 利多卡因,经直肠超声引导下,进针至前列腺包膜,对前列腺包膜及尖部进行阻滞麻醉。注意避开血管富集区,边退针边推入

2% 利多卡因，推注前先回抽确认针尖不在血管内。

3. 将装有穿刺模板的直肠超声探头缓缓插入直肠进行检查（具体步骤同上）。

4. 在直肠超声定位下通过穿刺模板进行前列腺穿刺，对前列腺左、右侧叶基底部、体部至尖部各穿 1 针；然后调整探头位置，对左、右侧外周带各穿 2 针，穿刺总针数为 10 针。

5. 从穿刺枪上取下活检标本，对标本末端进行染色，以区分标本头端和尾端，然后将标本放入标本瓶中。

6. 穿刺完毕后消毒加压包扎会阴部进针点。

（二）经直肠穿刺活检术

1. 患者取左侧卧位，臀部朝向术者，常规消毒铺巾。

2. 将肛门镜插入肛门、拔下内芯，以碘伏棉球消毒直肠壁。

3. 取出肛门镜，注入利多卡因胶浆对进针部位肠壁黏膜做局部麻醉。

4. 在直肠超声探头的晶体面涂以耦合剂，套上无菌乳胶套，将探头缓缓插入直肠进行探查，深度 6～10cm，使声束指向前列腺方向。

5. 根据前列腺超声图像，记录前列腺各径线长度，计算前列腺体积。观察前列腺异常回声信号，并记录异常回声位置、大小。

6. 调整探头位置改变穿刺引导线指向，在前列腺左侧叶的尖部、中部和基底部各穿 1 针；调整探头位置在左侧叶外周带外侧穿刺 2～3 针。同法对右侧叶进行穿刺。穿刺总针数为 10～12 针。

7. 从穿刺枪上取下活检标本，对标本末端进行染色，以区分标本头端和尾端，然后将标本放入含 4% 甲醛标本瓶中。

8. 穿刺完毕后取出探头，插入肛门镜，以碘伏棉球消毒直肠。观察直肠壁，如有明确出血点，首选压迫止血。待直肠壁无明确出血后，塞入无菌干燥纱布，4～6 小时后取出，观察纱布表面有无明显血染。

（三）超声引导前列腺系统穿刺活检术局限性

由于约 40% 的前列腺癌病灶为等回声，与周围正常前列腺组织非常接近。另外，起源于移行区的癌灶夹杂在回声不均匀的增生组织内不易被发现，周缘区低回声结节除前列腺癌病灶外，还可以为结节性前列腺增生、非特异性肉芽肿等情况，因此，TRUS 引导下前列腺穿刺活检术的主要局限在于假阴性、高危前列腺癌漏诊和过度诊断（图 8-2-10）。近年来，以超声增强造影、超声弹性成像引导下的前列腺穿刺活检术展现出明显的优势。

十、磁共振 / 超声融合引导前列腺靶向穿刺活检术

（一）MRI-TRUS 引导前列腺靶向穿刺活检术简介

MRI-TRUS 融合引导前列腺靶向穿刺活检术结合了超声实时探测以及 MRI 高组织分辨率的优点，在穿刺前行 MRI 检查以提供更加详细的前列腺疾病信息。利用计算机辅助工具，将 MRI 图像融合入超声实时动态图像中。穿刺途径类似于超声引导前列腺穿刺活检术，按照疾病的位置和特点，选择经直肠入路或者经会阴入路。其包括 3 种方法：①认知融合（cognitive fusion biopsy，CFB）：根据 MRI 显示的前列腺可疑病灶区域，在超声引导下行目标部位穿刺；②MRI 直接引导下穿刺活检（direct MRI-guided biopsy）：在 MRI 磁体内进行；③MRI 与实时超声融合（MRI-TRUS fusion）：利用融合装置行穿刺活检。

认知融合穿刺活检具有简单、快速的优点，但缺乏软件对 MRI 图像的融合，具有较强的主观性，存在漏诊可能。

MRI 直接引导下穿刺活检定位精确，穿刺针数少；但穿刺所需时间较长，需要 MRI 兼容的特殊穿刺设备，需要接受 2 次 MRI 以获得活检标本。

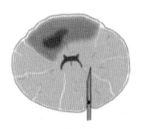 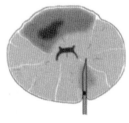 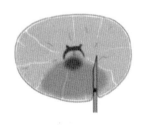

未穿刺到病灶　　　　　　穿刺到部分病灶　　　　　　超过病灶边缘

图 8-2-10　超声引导穿刺活检假阴性模式图

MRI-TRUS 融合装置行穿刺活检需要患者术前先行前列腺 MRI 扫描，勾画出可疑病灶并存储。术中应用磁场发生器及位于 TRUS 探头上的磁感应探头获取位置和定向信息，并通过融合软件使术中实时超声与预存储的 MRI 图像进行完全匹配融合，从而定位和跟踪活检部位，在局部麻醉下几分钟即可完成，可在门诊进行。但需使用额外的设备及专门培训（图 8-2-11）。

（二）前列腺 MRI 在前列腺癌评价中的应用

1. MRI 在检出前列腺癌中的价值　目前用于检测前列腺癌的 MRI 最精确的形式是多参数 MRI，即常规序列结合功能序列的 MRI 检查。常规序列主要指 T_1WI、T_2WI，功能序列主要包括 MR 扩散加权成像（diffusion weighted imaging，DWI）、MR 波谱成像和动态对比增强 MRI 等。

2. MRI 对肿瘤侵袭性的评估　前列腺癌可以表现为良性生物学特性，肿瘤生长缓慢，也可表现为恶性生物学特性，肿瘤生长迅速并发生转移。因此，准确判断前列腺癌的生物学特性对治疗方案的制订和预测预后有重要意义。Gleason 评分是评估前列腺癌生物学特性的病理学标准，Gleason 评分高的前列腺癌侵袭性高，预后较差。临床上通过穿刺活检标本获得 Gleason 评分并评价前列腺癌生物学特性。但穿刺活检为有创性检查，并可能导致感染及脓毒血症等并发症，而且穿刺活检并不能对整个腺体进行评估，存在漏检的可能，不能准确评估多灶性前列腺癌的生物学特性。因此，无创、全面地评估前列腺癌生物学特性及预测其 Gleason 评分具有重要的临床意义。MRI 的 T_2WI 和 DWI 的表观弥散系数（apparent diffusion coefficient，ADC）对前列腺癌最敏感，而动态对比增强 MRI 和三维光谱分析有较高的特异度。ADC 已被证明与活检的 Gleason 评分呈负相关，通过 ADC 可以无创评估肿瘤的侵袭性、鉴别高分化癌和中低分化癌，以指导临床为患者制订个体化的治疗方案。动态对比增强 MRI 的定量参数[转运常数（Ktrans）、速率常数（Kep）]

穿刺前多参数MRI成像
T_2加权

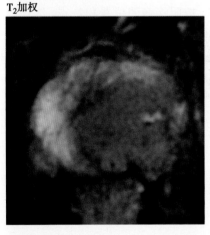

动态增强扫描

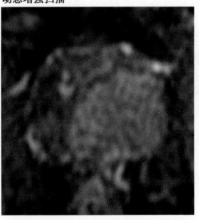

DWI

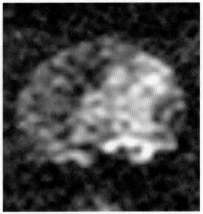

MRI/TRUS融合导航图像
实时超声图像

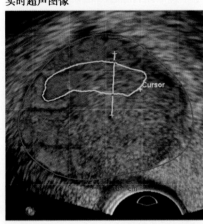

对应T_2加权MRI

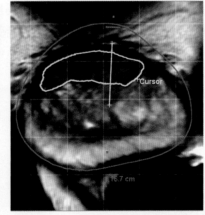

三维重建穿刺图

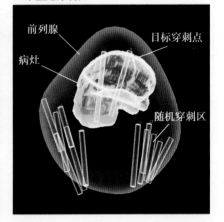

图 8-2-11　MRI-TRUS 引导前列腺靶向穿刺活检图像

可对外周带前列腺癌的侵袭性进行评估，外周带低级别前列腺癌与高级别前列腺癌的第75百分位Ktrans值的差异有统计学意义，Ktrans、Kep与外周带前列腺癌的侵袭性显著相关；而中央带前列腺癌只有Ktrans与肿瘤侵袭性显著相关。

3. MRI在检出临床有意义前列腺癌中的应用价值 目前前列腺特异性抗原（prostate specific antigen，PSA）筛查、直肠指检和超声引导下系统性穿刺活检是前列腺癌的常规诊断途径，但其对于临床无意义的低风险的前列腺癌存在过度诊断和过度治疗的风险。因此，人们越来越重视临床有意义的前列腺癌的检测，这些肿瘤通常被定义为病理学上肿瘤体积≥0.5ml，或包含任何体积的Gleason评分≥4+3的肿瘤的存在。多参数MRI可以准确地检测出高级别和体积较大的肿瘤，并可鉴别中低危和高危的前列腺癌，同时，MRI靶向活检对于无临床意义的肿瘤的检出率低于系统性盲目活检。因此，MRI在检测有临床意义的肿瘤方面有较大价值。一项研究报告表明，经过5年以上的随访，多参数MRI对于有临床意义的前列腺癌的阴性预测值达到89.6%，有助于更好地获得前列腺癌的危险分层、制订治疗计划和随访，减少不必要的活检和防止过度诊断和过度治疗。

4. 其他 前列腺mpMRI还可用于监测前列腺癌患者的病灶和重复取样，将来可以用于局部病灶消融。常用MRI检查前列腺序列如下：

（1）前列腺MRI常规序列：T_1WI前列腺癌灶及非癌灶均表现为低信号，难以鉴别肿瘤。T_2WI外周带呈均匀高信号，中央腺体因含较密实平滑肌及松散腺体呈较低信号。T_2WI上前列腺癌灶典型表现为正常高信号的外周带内出现低信号结节影。但前列腺外周带炎症、前列腺治疗后纤维化、增生及发育不良均可呈现低信号；另外尚有约30%的前列腺癌发生在中央腺体，以间质为主型增生结节因组织结构排列紧密，腺体含量少，难以与前列腺中央腺体癌鉴别。从而仅仅依靠MRI常规序列难以鉴别前列腺良恶性病变。

（2）前列腺MRI动态增强扫描（dynamic contrast enhanced，DCE）：前列腺MR DCE是一种能直接反映组织血流动力学情况的影像检查方法。前列腺癌是一种富血供肿瘤，癌组织内含有丰富的肿瘤血管，DCE通过反映肿瘤血管通透性及灌注情况对前列腺癌进行定性及定量诊断。DCE对前列腺癌的定性及定量诊断如下：

1）定性诊断：通过对DCE各期原始图像进行后处理获得时间-信号强度曲线（time-signal intensity curve，TIC），依据曲线的形状做出定性诊断。目前，动态增强TIC曲线分3型：流出型、平台型、流入型。前列腺癌以"流出型"曲线为主；而前列腺增生以"流入型"曲线为主。这主要是由于前列腺癌是一种富血供肿瘤，癌组织内含有丰富的肿瘤血管，血管壁不成熟，通透性高，造影剂容易从血管内进入组织内，同样也较易从组织进入血管腔内，故呈"快进快出"表现。前列腺增生病理上是前列腺细胞的体积增大，增生毛细血管管壁相对完整，血管腔内造影剂不易进入组织间隙。

2）半定量诊断：依据动态增强曲线，引入时间信号曲线（TIC）常用参数对前列腺病变进行研究分析，表明TIC半定量参数在鉴别前列腺良、恶性病变中具有一定的诊断价值。前列腺癌峰值时间（Tmax）明显缩短，强化率（R）、流出分数，均明显增大。

3）定量诊断：通过前列腺动态增强，拟合Tofts线型（extended Tofts linear）双室模型，得出相关药物代谢动力学参数，如容积转运常数（Ktrans）、回流速率常数（Kep）、血管外细胞外间隙体积比（Ve），经后处理得出相关参数值及相应图谱，进行定量分析。前列腺癌灶的Ktrans、Kep值较增生灶明显增高，其差异具有统计学意义。这可能与前列腺癌血管内皮生长因子分泌较多，增殖毛细血管生长迅速，管壁生长不成熟，内皮细胞间隙增宽，管腔通透性增高，造影剂容易进出血管腔有关。

（3）前列腺MR扩散加权成像（diffusion weighted imaging，DWI）：表观扩散系数（apparent diffusion coefficient，ADC）能对病灶进行定量分析。研究表明DWI诊断前列腺癌的灵敏度及特异度分别为86%、80%。DWI反映了细胞间隙内水分子布朗运动的受限情况。前列腺癌细胞生长迅速，细胞密度增大，细胞间隙明显变窄，水分子运动明显受限，在DWI上呈现高信号，ADC值减低。当ADC界值为$1.35×10^{-3}mm^2/s$时，其诊断前列腺癌的准确度达93%；ADC取值不同，准确度存在差异，在良、恶性病灶的鉴别诊断中存在重叠。研究报道ADC值与前列腺癌Gleason评分具有相关性，在鉴别低级别与高级别肿瘤中具有一定价值。这可能是因为高级别前列腺癌细胞生长更为旺盛，细胞更为稠密，细胞间隙更窄，扩散受限更为明显，从而ADC值更低。有研究者发现不同b值的选择在前列腺癌的诊断中具有较大的意义。超高 b 值 DWI 更能反映水分子扩散受限情况，DWI 图像对比率更大，超高 b 值 DWI 对外周带癌及中央腺体癌的诊断敏感度分别为 88.1%、92.5%；而常规 b 值 DWI 对外周带癌及中央腺体癌的敏感度分别为 73.1%、60.0%。这主要是由于随 b 值的增大，信噪比减低，图像质量降低，前列腺良恶性病变的信号也随之逐渐衰减，良性病变较恶性病变衰减更为显著，当 b 值 $>1\,000s/mm^2$ 时，DWI 对比率更为显著。虽然超高 b 值 DWI 对前列腺癌的诊断具有一定的价值，但其最佳 b 值的选取有待临床实践中来确定。

（4）前列腺 MR 灌注加权成像（perfusion weighted imaging，PWI）：灌注加权成像能反映活体微循环灌注及微血管分布情况。MR PWI 分为动态磁敏感对比增强（dynamic susceptibility contrast，DSC）及动脉自旋标记（arterial spin labeling，ASL）两种技术。DSC 技术为通过静脉团注造影剂后，采用快速成像序列，获得造影剂首次通过受检组织前、中、后一段时间内的一系列动态图像，从而评价组织的血流灌注情况。ASL 无需外源性造影剂，通过标记自体动脉血中质子即可评价组织灌注情况，能够完全无创反映组织灌注信息。研究表明 DSC 及 ASL 两种灌注加权成像技术前列腺平均灌注值在前列腺癌及前列腺非肿瘤病变鉴别诊断中具有显著性差异。前列腺癌组织内含有丰富的毛细血管，管壁相对正常成熟毛细血管存在差异，通透性增高，从而导致前列腺癌组织呈现高灌注。有研究前列腺癌的灌注曲线最大线性斜率（Ssmax）及准 T_2^* 弛豫率与血管内皮生长因子（VEGF）及组织微血管密度存在良好的相关性。局部灌注值（rBF）随 Gleason 评分升高而增高。这主要是由于低分化肿瘤癌细胞增殖更快，细胞密度更大，通过多种途径增加 VEGF 的表达，分泌更多的 VEGF，提高微血管密度及血管通透性增加，导致低分化肿瘤灌注值更高。

（三）MRI-TRUS 融合引导下前列腺靶向穿刺活检的应用价值

目前认为，首次活检阴性但 PSA 持续升高，或 MRI 异常的男性，或主动要求监测的早期前列腺癌患者是靶向前列腺穿刺活检的最佳适应人群。

1. 在重复穿刺患者中的应用 有学者对传统穿刺方法首次活检阴性，但但 PSA 持续升高的患者，利用 MRI-TRUS 融合及系统穿刺技术进行重复穿刺，获得了约 34% 的检出率，其中约 72% 的患者为临床有意义的前列腺癌。因此，对于首次穿刺

阴性，但 PSA 持续异常或 MRI 异常的患者，进行重复靶向穿刺活检较传统穿刺具有明显优势。2015 年欧洲泌尿外科指南和 2014 年英国国家卫生与临床优化研究所（UK National Institute for Health and Care Excellence，NICE）指南均推荐二次穿刺活检前行多参数 MRI。NICE 不推荐对多参数 MRI 阴性患者行二次穿刺活检，除非具有高风险特征（不典型小腺体增生、高级别上皮内肿瘤或直肠指检异常）的患者。

2. 在主动监测的前列腺癌患者中的应用 随着 PSA 筛查的普及及系统性穿刺活检的广泛应用，更多无临床意义的前列腺癌病灶被发现，这部分患者可以选择主动监测。相比临床价值有限的 PSA 监测，推荐进行验证性活检。主动监测的进行验证性活检患者中，24%～50% 的患者未见癌，2.5%～28% 的患者的肿瘤级别升高，而 42%～61% 的患者疾病无进展。由于多参数 MRI 在前列腺癌诊断中的灵敏度和特异度高，对主动要求监测患者推荐采用 mpMRI 评估，而对于多参数 MRI 提示可疑病灶的患者，可采用 MRI-TRUS 融合靶向穿刺进行验证性活检，以决定患者是否继续主动监测或进行积极治疗。

3. 在前列腺前区肿瘤患者中的应用 最近的研究结果表明，在经会阴前列腺饱和穿刺诊断的前列腺癌中，约 80% 发现有前区肿瘤。而传统的超声引导下经直肠前列腺穿刺对于前列腺前区肿瘤的漏诊率较高，常出现假阴性，即便多次重复穿刺，仍不易发现病灶，称之为"前列腺前区肿瘤逃逸综合征"。但有研究者认为，前列腺前区肿瘤进展至 T3 期，更易出现切缘阳性，因此，早期诊断前列腺前区肿瘤显得尤为重要。MRI-TRUS 融合可靶向穿刺前区前列腺肿瘤，尤其对于大体积前列腺，较传统穿刺更有优势。

（四）融合穿刺与传统系统性穿刺活检的比较

有学者对患者实行 12 点系统性穿刺活检，同时加上超声和 / 或 MRI 检查均发现可疑病灶的 1～8 点靶目标穿刺，发现与标准的 TRUS 引导下 12 点系统活检相比，MRI-TRUS 融合成像引导活检阳性率更高，特别在高级别的前列腺癌组差异更大；但同时也发现，有 18% 的前列腺癌仅在 12 点系统性穿刺活检中才能被发现，而在附加的靶目标穿刺中并未发现。由此可见，系统活检仍不可或缺。在一项针对初次活检阴性，但 PSA 持续升高的患者的研究中，利用多参数 MRI 检测，发现靶向穿刺活检检出

率是已报道的传统的超声引导下穿刺的 2 倍。有研究表明 MRI-TRUS 融合引导下 2 针前列腺靶向穿刺活检对于临床有意义的肿瘤的检出率与 12 针系统性穿刺活检相似。因此，对于临床有意义肿瘤的筛查，MRI-TRUS 融合引导下 2 针前列腺靶向穿刺活检有望代替传统的 12 针随机穿刺，尤其是 MRI 检查提示 PIRADS 前列腺评分为 4～5 分的患者。虽然多参数 MRI 在诊断临床有意义的前列腺癌上准确率高（95%），但在对主动要求监测的前列腺癌患者的验证活检上，多参数 MRI 与超声融合靶向穿刺活检可能漏检病灶小但有临床意义的前列腺癌病灶，因此尚不能取代饱和穿刺活检。美国国立卫生研究院对 1 003 例 PSA 升高或直肠指检异常且 MRI 检查至少发现一处病变的患者，分别进行 MRI-TRUS 融合靶向穿刺和 12 针常规系统性穿刺活检，结果显示两种活检方法检测到的患者数目大致相同，靶向活检方法却能够多发现 30% 的高风险癌症患者，少发现 17% 的低风险癌症患者；MRI-TRUS 融合靶向穿刺能够多发现 103 例（22%）癌症患者，其中低危者占 83%，中危者占 12%，高危者占 5%。即每 200 例可多检出 1 例高危前列腺癌患者，但同时亦有 17 例低危患者被检出。因此，系统穿刺联合靶向穿刺作用有限。相关荟萃分析纳入了 14 篇研究的 3 105 例患者，结果显示 MRI-TRUS 融合穿刺较系统性穿刺活检可以检出更多前列腺肿瘤（46.9% vs. 44.2%，P=0.03）。对于 MRI 显示中度和高度可疑的患者，MRI-TRUS 融合靶向穿刺在诊断前列腺癌方面的效果更好（RR=1.46），可检测出更多有临床意义的肿瘤（RR=1.19）。因此，建议将 MRI-TRUS 融合前列腺穿刺活检用于检测前列腺癌，特别是在 MRI 检查结果显示中度和高度可疑病灶的患者。

（五）MRI-TRUS 融合引导下前列腺靶向穿刺活检的不足

既往多项研究表明多参数磁共振 / 超声融合穿刺可以提高临床有意义肿瘤的诊断。但是，MRI-TRUS 融合穿刺活检也并非完全可靠。有学者研究发现 MP-MRI 也会漏诊有临床意义的前列腺癌，同时会低估前列腺癌组织的体积。部分具有临床意义的病灶可能在 MRI 诊断中被漏诊。对于漏诊的病灶，约 58% 的病灶在二次阅片分析中仍无法得到确定诊断。低估病灶的大小的缺点亦会造成严重的后果，尤其在依靠靶向穿刺结果而行保留神经的手术时，可能造成肿瘤残留或切缘阳性。因此在实施靶向穿刺的同时，有必要再进行系统穿刺活检。

同时，虽然 MRI-TRUS 融合引导下前列腺靶向穿刺活检尚存在其他局限性。第一，对 MRI 技术及放射科医师的阅片能力依赖性高，具有一定的主观性，从而影响了其准确性；第二，MRI-TRUS 融合穿刺需要专业的设备及先进的图像配准软件，费用高，需要进一步评估经济 - 效益比；第三，由于术中置入直肠超声探头可造成前列腺腺体挤压，使其与 MRI 扫描的前列腺无法完全匹配，造成一定的误差，为极小病灶的精确穿刺带来难度；第四，融合穿刺需要手术医师经过专业的培训，并具备一定的 MRI 阅片能力，学习周期长。

正是由于融合穿刺存在以上的局限性，目前 MRI-TRUS 融合引导下前列腺靶向穿刺尚无法大规模常规开展，如何选择合适的患者进行融合穿刺活检比较重要。通过对前列腺癌的精确定位，靶向前列腺穿刺活检有望彻底改变前列腺癌的诊断和治疗。在未来，MRI-TRUS 融合技术可能会用于靶向治疗和对随访病灶的局灶性治疗。

（孙　钢）

参 考 文 献

[1] 李永杰, 张东东, 季峰. 动态增强磁共振与直肠超声融合导航前列腺穿刺与常规系统穿刺的对照分析[J]. 中华超声影像学杂志, 2014, 23(8): 690-693.

[2] 周智恩, 严维刚, 周毅, 等. MRI- 超声融合引导下前列腺靶向穿刺活检的最新进展[J]. 中华外科杂志, 2016, 54(10): 792-796.

[3] 中华医学会泌尿外科学分会, 中国前列腺癌联盟. 前列腺穿刺中国专家共识[J]. 中华泌尿外科杂志, 2016, 37(4): 241-244.

[4] 刘书林, 方向军, 刘芬. 前列腺癌多参数 MRI 应用现状及进展[J]. 磁共振成像, 2017, 8(5): 394-400.

[5] 侯建全, 席启林, 浦金贤, 等. 经直肠超声与磁共振融合成像靶向穿刺技术在首次诊断性前列腺穿刺中的应用[J]. 中华泌尿外科杂志, 2017, 38(6): 469-472.

第九篇

肌 骨 系 统

第一章　创　伤

肌骨创伤十分常见，往往需要进行紧急治疗。在急性治疗时往往不是肌骨创伤的本身，而是继发的血管损伤、创伤性休克、出血及缺血等。

第一节　肢体创伤相关性动脉损伤

急性肢体血管损伤，常造成动脉瘤及动静脉瘘等。在纠正休克的同时可立即行动脉造影，并施行相关治疗。

一、介入简史

国外于20世纪80年代初开展外伤性假性动脉瘤的介入治疗。国内于20世纪90年代初开展此项技术，近来已有较多的报道。

二、临床概述

假性动脉瘤多为血管外伤后出血而形成血肿，逐步形成纤维化囊壁，并与血管腔相通。血管造影表现为圆或类圆形囊袋状影，亦可呈分叶或不规则形。如腔内有血栓形成时，其内密度则不均匀。

动静脉瘘发生在外伤后，患侧肢体肿胀，静脉曲张和静脉瓣膜功能不全，可扪及搏动性肿块，局部有杂音和震颤。肢体局部皮温较对侧的高。插管动脉造影可见造影剂从动脉经瘘口快速进入静脉，回流入腔静脉。

三、适应证与禁忌证

1. **适应证**　骨盆、四肢、腰、颈部假性动脉瘤及动静脉瘘。
2. **禁忌证**　广泛动脉硬化，有严重的心脑血管疾病；动脉瘤极小、对患者无生理功能影响。

四、介入器械

动脉插管造影穿刺针、导管、导丝等。数字血管造影设备。微弹簧栓及镍钛合金支架等。

五、技术与方法

行选择性或超选择性动脉造影，明确假性动脉瘤和动静脉瘘的部位、大小、形态、与供血动脉的关系。如动脉瘤与供血动脉有细蒂或为动脉终末支供血的假性动脉瘤，可用微弹簧栓栓塞小动脉，此可达永久性栓塞，且无并发症。如动脉瘤直接与大动脉主干相通，且开口较大，可放置血管内支架隔离动脉瘤。动静脉瘘多采用覆膜支架隔离（图9-1-1）。

六、疗效评价

介入治疗动脉瘤及动静脉瘘疗效安全可靠，创伤小。对于终末小动脉干供血的假性动脉瘤，可用永久性栓塞物彻底治愈，对于直接与大动脉干相通的大动脉瘤或动静脉瘘，采用带膜支架也能达到治愈的目的（图9-1-2）。

七、并发症及其处理

假性动脉瘤的介入治疗并发症少。终末小动脉供血的假性动脉瘤的栓塞一定要超选择性插管，避免非靶血管栓塞或栓塞物反流。在应用血管支架时，可形成血栓，因此术后要常规行抗凝治疗。如支架移位，可造成远端血管闭塞，则需行外科手术取出支架。

八、限度与展望

详见血管性病变章节。

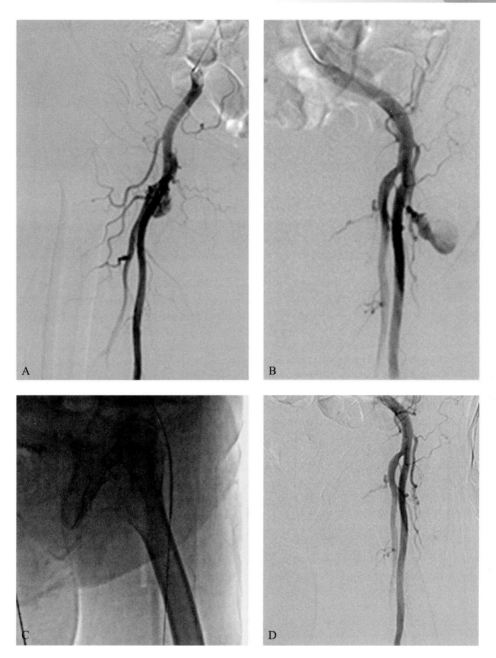

图 9-1-1　外伤性股动脉假性动脉瘤

A、B.造影见股动脉假性动脉瘤;C、D.用覆膜支架栓塞后动脉瘤隔绝

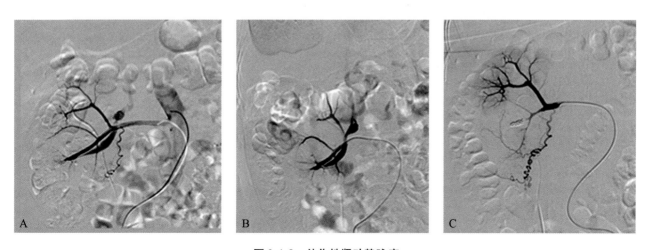

图 9-1-2　外伤性肾动静脉瘘

A.造影见肾动脉分支动静脉瘘;B.超选择插管至瘘口行弹簧圈栓塞;C.复查造影见瘘口封闭

第二节　骨盆骨折出血

骨盆骨折传统上由急症科医师首诊，多采用外科治疗手段救治。随着介入治疗技术的普及，创伤所致的出血，特别是血管破裂所致的大出血，介入治疗成为了首选的治疗手段。目前介入治疗的优势在于既能及时快速地发现血管损伤部位，又能经导管立即行栓塞治疗。栓塞止血成功后能稳定患者状况，为后续的治疗提供有利条件。

一、介入简史

同本章第一节。

二、临床概述

骨盆骨折合并血管损伤出血，除具有骨折的一般表现外，主要临床特征是失血性休克，表现为血压下降、心率加快、四肢冰凉等。骨盆骨折合并大出血是其中最为严重的一种，外科止血难度极大，病情十分危急，死亡率高。影像诊断骨盆骨折应先行 X 线片检查，查明骨盆损伤情况，危急情况下可直接将患者送导管室行血管造影。

需行介入治疗者一般都是因病情危重，因此，治疗前做好急救的准备工作是非常重要的。这些准备工作包括备好各种必需的急救药品、心电监护、吸氧、建立 1～2 条静脉通道等，急查血型并备血。

血管造影应置管于腹主动脉分叉处，从整体上了解盆腔动脉的情况，再选择性地进入髂内动脉及其分支，行二次造影明确出血的部位。

三、适应证与禁忌证

1. **适应证**　骨盆骨折所致的出血。
2. **禁忌证**　穿刺部位严重感染。

四、介入器械

数字血管造影设备。动脉插管造影穿刺针、导管、导丝、球囊、微弹簧栓及明胶海绵等。

五、技术与方法

骨盆外伤的广泛出血，可将导管置于髂内动脉主干施行栓塞。小动脉及其末梢血管出血的栓塞可用明胶海绵颗粒或明胶海绵条加钢圈以加强栓塞效果（图 9-1-3）。较大的动脉分支出血则立即用适当大小的钢圈在接近出血部位栓塞，常需数枚钢圈方可有效止血。若造影显示盆腔中心部位出血，均应行双侧髂内动脉栓塞术。栓塞后血管损伤处无明显造影剂外溢，扩容后血压升高接近正常，观察 15～30 分钟，生命体征稳定，可终止栓塞。

应行肾、肝、脾及腰动脉等造影，寻找出血迹象，血压升高后再造影有利于发现潜在出血病灶。对于外伤性假性动脉瘤、直径较大的动静脉瘘或直

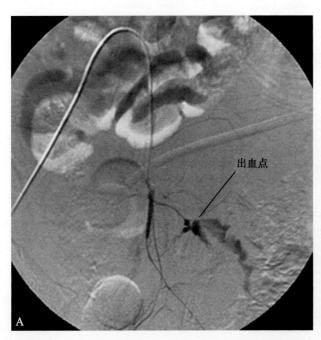

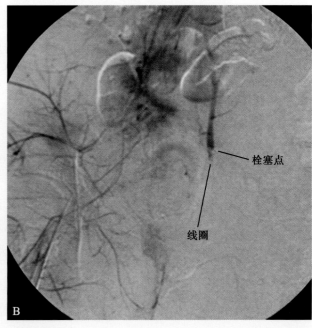

图 9-1-3　小动脉出血
A. 超选择插管至右髂内动脉，造影减血管破裂、造影剂外渗；B. 用明胶海绵栓塞后再加微钢圈栓塞小动脉，止血成功

径 6mm 以上的动脉出血，栓塞术常难以止血，此时可采用较受损血管直径大的球囊导管置于动脉近端，膨胀球囊阻塞动脉止血后急送手术室行手术治疗。

六、疗效评价

本方法可协助外科医生在术中阻断动脉减少出血，有利于清除血肿、修补受损血管，从而降低手术风险和难度。

七、并发症及其处理

骨盆腔血管栓塞的并发症少。尽量超选择插管栓塞靶血管，避免非靶血管栓塞或栓塞物反流入髂外动脉。

八、限度与展望

详见血管性病变章节。

（何晓峰）

第二章 退行性变

第一节 椎间盘突出症

椎间盘突出症（lumbar disc herniation）为多发病，以往常采用非手术治疗和手术治疗。约50%的患者经过非手术治疗可使临床症状改善或消失，但一部分患者症状易反复发作加重。手术治疗大多可以获满意效果，即80%～90%病例术后症状消失，但50%左右的患者在术后仍诉有颈腰无力或酸痛现象，且5%～12%患者术后可复发间盘突出症状。常用的介入手术治疗方式有如下几种。

一、经皮腰椎间盘摘除术

（一）介入简史

因此，早在1975年Hijikata设想用经皮穿刺摘除间盘来治疗腰椎间盘突出症，并获成功。20世纪80年代国外许多学者相继开展经皮腰椎间盘摘除术（percutaneouslumbardis-coectomy，PLD），如Kambin（1983年）、Onik（1985年）、Schreibe（1989年）报道取得满意效果。国内学者1989进行PLD研究，先后有周义成（1990年）、刘加林（1991年）、孙钢（1992年）、田世杰（1993年）、滕皋军（1994年）等相继报道了PLD，也取得极满意的治疗效果。

（二）临床概述

腰椎间盘突出的主要病因是由于椎间盘的退行性变所致，而外伤，尤其是累积性损伤，则成为纤维环破裂的诱因。髓核从破裂的纤维环处突出，压迫神经根或硬膜囊，产生一系列临床症状。在急性期，受压的神经根常发生炎性反应，充血水肿，因此对任何刺激均可产生剧烈腰腿疼痛。典型症状为下腰背疼痛向下肢放射，症状反复发作，脊柱侧弯，间歇性跛行，卧床时可减轻，而直立行走、负重时加重。另外还有肢体麻木、发凉、肌肉萎缩、肌力下降等；少数会出现马尾神经功能症状，表现为会阴部麻木，大小便功能障碍，阳痿和两侧坐骨神经疼痛。体检时可发现脊柱侧凸，行动受限，局部压痛、放射痛，直腿抬高试验阳性，股神经牵拉试验阳性，脚趾背伸肌力减弱，反射降低，不同程度感觉减退。当疑为腰椎间盘突出时，应尽快行腰椎间盘CT或MRI检查，它们可直接显示病变以及神经根与硬膜囊受压的情况，并可指导选择手术方法。

（三）适应证与禁忌证

1. 适应证

（1）持续性下腰背疼痛、腰腿痛或坐骨神经痛，经过至少6周以上的保守治疗无效者。

（2）神经系统损伤，如下肢感觉异常，反射异常，肌肉萎缩，肢体温低等。

（3）一侧或双侧下肢活动受限、跛行等。

（4）直腿抬高试验阳性。

（5）经CT扫描确诊，且临床症状与CT表现一致。

2. 禁忌证

（1）椎间盘突出，且突出物占相应椎管截面积的60%以上。

（2）突出的间盘呈游离碎片。

（3）CT证实突出的间盘完全钙化、骨化。

（4）椎体后缘有游离骨片，有骨性椎管狭窄，小关节退变，椎体滑脱。

（5）患者年龄在65岁以上，病史超过3年。

（6）有心、脑血管性疾病，有出血倾向，有精神病病史。

（四）介入器械

行PLD的器械目前有多种，一般有气动或电动旋切和往复式切吸刀（图9-2-1），或手动往复或旋转式切吸刀（图9-2-2），电动旋切吸刀以及电动旋切加内镜髓核钳取装置，目前还有激光切除装置。

（五）技术与方法

术前准备，除了解患者的症状、体征及影像学检查结果外，还需要了解患者的一般情况。应检查

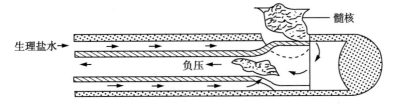

图 9-2-1　Onik 往复式切割器示意图

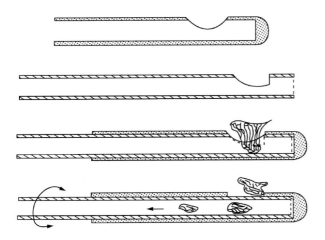

图 9-2-2　电动或手动旋转式切割器示意图

血常规，出、凝血时间。拍腰椎正侧位片，了解有无移行椎，并结合 CT 再次确认病变间盘水平，排除并存的椎管内肿瘤或脊柱结核或转移肿瘤。术前常规检查心电图、血压、血糖，以除外心脑血管疾病与糖尿病。术前是否行抗感染治疗，对此有不同看法，笔者主张术前不必用，而术后应用大剂量抗生素静滴。另外术前常规应用镇静剂，如地西泮或苯巴比妥。

　　患者侧卧于检查床上，健侧向下。局部消毒、铺巾。侧位电视透视确定病变的间盘平面。用金属标记标出该间盘体表水平，确定皮肤上穿刺点。该点位于病变间盘水平上，在 $L_{3\sim4}$ 水平，此点距中线 7～10cm（图 9-2-3）；在 $L_{4\sim5}$ 水平，进针点距中线距离 8～12cm（图 9-2-4）；在 $L_5\sim S_1$ 水平，距中线 7～16cm，进针点距中线距离具体应多少，最好根据轴位 CT 测量而定（图 9-2-5，图 9-2-6）。如遇 $L_5\sim S_1$ 间盘平对髂嵴时，可按 $L_{4\sim5}$ 间盘进针点穿刺，如髂骨翼稍高于 $L_5\sim S_1$ 间盘（<2cm），可在健侧腰部加棉垫垫高，健侧腿弯曲，患侧腿伸直侧卧，此时按 $L_{4\sim5}$ 水平进针亦能成功。如遇髂嵴高于 $L_5\sim S_1$ 间隙 3cm 以上或高出一个椎体高度，加之 L_5 横突肥大时，则用环钻对准该间隙后缘垂直钻一直径约 5～7mm 小孔，然后经此孔按 $L_{4\sim5}$ 间盘穿刺方法进行定位。如遇有结肠后位时，穿刺点应尽量靠近中线，距中线 5～6cm 亦可穿刺成功。亦可在 CT 引导下按上述步骤穿刺切吸，不过所用手术时间可能稍长些。

术后处理：术后一般收住院观察 6 天，绝对卧床休息，对症处理。并观察患者血压、局部出血情况、体温、神经功能、大小便功能等。

（六）疗效评价

　　关于 PLD 的疗效，国内外已有大量报道，国外报道的优良率在 70%～95% 之间，大多在 80% 以上，且无严重并发症。国内近来报道 PLD 亦不少，优良率在 87%～98% 之间，大多在 90% 以上。

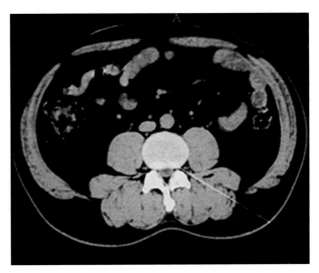

图 9-2-3　L_4 间盘水平 CT 全腹横断面扫描，确定穿刺定位针路径

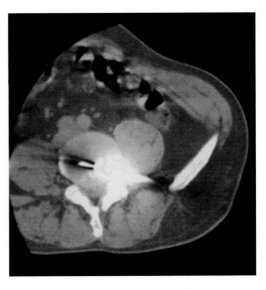

图 9-2-4　切割器在 $L_{4\sim5}$ 间盘中的位置

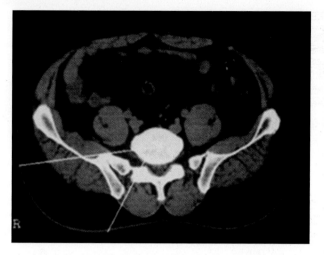

图 9-2-5　两种穿刺途径，即髂骨钻孔和后路穿刺法

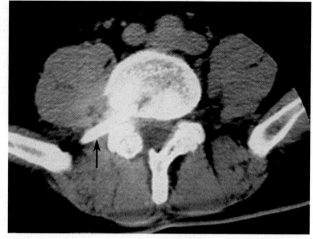

图 9-2-6　在 CT 引导下经髂骨后路穿刺法，CT 扫描示切割器在间盘的位置

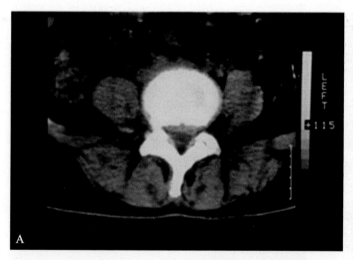

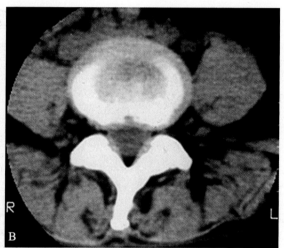

图 9-2-7　腰椎间盘突出 PLD 术前和术后改变

A. CT 示 $L_{4\sim5}$ 间盘突出（PLD 术前）；B. PLD 术后 1 年复查，椎间盘突出回纳

部分病例在术后 3 个月～1 年内影像学复查显示突出的椎间盘有明显回纳（图 9-2-7）。

几年前美国矫形外科学会已经把 PLD 列为治疗腰椎间盘突出症的有效手段之一。蓝盾技术评价委员会已确认 PLD 治疗腰椎间盘突出症是安全有效的，可进入临床实用阶段。传统开放式腰椎间盘摘除术或显微外科手术的有效率大多在 85%～90% 之间，此与 PLD 的疗效相差甚微，但 PLD 创伤小，痛苦少，恢复快，无椎管麻醉之弊，对椎管内无直接干扰，无术后脊柱不稳等并发症。而开放式外科手术有潜在严重并发症，如 Ramires 和 Thisted 回顾的 18 000 例中，1/64 的病例有严重并发症，1/335 有严重神经系统并发症，近 1/500 有心血管并发症，1/1 700 病例死于此手术。因此看来，PLD 具有无可争议的优点。关于术后复发率，开放式外科手术为 5%～12%，而 PLD 在笔者一大组中只有 3.8%。

（七）并发症及其处理

PLD 的常见并发症是术后腰部疼痛，症状加重、出血、椎间盘感染、神经损伤等。术后局部疼痛加重通常采用消炎止痛等对症处理，一周便可好转。椎间盘感染的原因较多，如器械消毒不严；无菌操作不严；定位针穿过肠腔又进入椎间盘，尤其是有结肠后位时。因此，切割器一定要高压消毒，术中盐水加入抗生素，严格无菌穿刺操作，穿刺避开肠腔，术后一周内静滴大剂量抗生素。如临床上出现局部腰痛加重、发热、血沉加快、白细胞计数增加要考虑到间盘感染的可能，此时应静滴大剂量抗生素，如头孢曲松钠（菌必治）、头孢他啶（复达欣）等。必要时应尽早行椎间盘减压，加用抗生素盐水冲洗引流，效果更佳。局部出血很少发生，严重者更为罕见。少量出血，如腰大肌出血一般不需处理，可自行吸收，必要时加以理疗促进血肿吸收。术后测血压，每4小时1次，监测12小时，以便及时发现大出血，并采取相应的处理。一般来说神经损伤是可以避免的，只要采用局麻、监测神经根痛、缓慢进针。且穿刺针、切割器在椎间隙后下部之"安全三角区"进针（图9-2-8）碰及神经根的概率低。

（八）限度与进展

尽管PLD有许多优点，并不是每个腰椎间盘突出患者都要或都能行PLD。腰椎间盘突出是一种自愈性疾病。症状初次发作或症状较轻者，少数可自愈或约50%经过保守治疗后症状消失，笔者发现在门诊仅20%左右的患者才考虑行PLD，大多经过非手术治疗后症状消失。另外有一部分由于间盘钙化、椎管狭窄、椎体滑脱，并同时存在椎管内肿瘤或脊椎转移瘤，或并存严重的心脑血管性疾病等而不能行PLD，因此PLD患者选择受到一定的限制，对椎间盘突出钙化，后缘有游离骨片，间盘脱出游离，骨性椎管狭窄，椎体滑脱者仍要行外科手术。

近些年来，对PLD研究又有新的发展，如采用PLD术＋胶原酶溶核治疗，椎间盘的激光摘除术，手术后无效或间盘突出复发的PLD的治疗，椎间盘感染的PLD治疗都有报道，而且亦取得令人兴奋的结果，但还待进一步研究，做出客观的评价。

二、胶原酶溶核治疗腰椎间盘突出症

（一）介入简史

60年代初Smith首次采用木瓜蛋白凝乳酶行髓核溶解术获成功，在国外曾风靡一时。疗效在70%左右，由于创伤小、方法简便，曾一度受到欢迎。但Schwetschenau的研究并未证实其疗效，因此要求对其进一步进行临床研究。经过临床观察，1982年又被FDA批准应用。国内开展少，原因是此法可出现严重并发症，如蛋白酶的过敏反应，严重腰背肌疼痛与症状加重，极少数出现横断性脊髓炎而导致截瘫等，因此限制了此方法在临床上的推广应用。随后又出现了胶原酶的溶髓核治疗，此酶国内在1973年研究出来。1975年在临床上试验，20世纪80年代末在临床上推广应用，目前取得一定疗效。

（二）适应证与禁忌证

同PLD。

（三）介入器械

椎间盘内盘外注射胶原酶一般取7号注射针，针长10～17cm，在X线电视监视下操作。

（四）操作方法

胶原酶溶髓核治疗腰椎间盘突出症注射方法分为椎间盘内注射、椎间盘外硬膜外注射及PLD术后间盘内注射三种方法。

1. 硬膜外注射

（1）术前1小时将5mg地塞米松加入20ml糖盐水中行静脉推注。

（2）取侧卧腰部后凸抱膝位。

（3）穿刺点位于腰背后外侧，距中线6～8cm，与脊柱成45°～60°角，或在透视下将针尖缓慢插入至病变椎间孔部，最好位于椎间孔下1/2部与椎间盘后缘处，如无神经根疼痛，先注入1～2ml非离

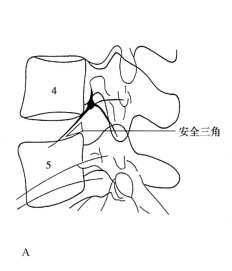

A

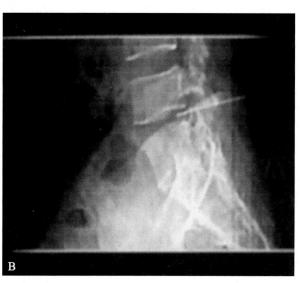

B

图9-2-8 PLD的"安全三角"
A.线图示PLD的"安全三角"；B.侧位片示穿刺针由"安全三角"进入椎间盘

子造影剂，证实针尖位于硬膜外腔，然后将胶原酶1 200U溶于5ml生理盐水中摇匀，一次缓慢注入。

2. 椎间盘内注射

（1）术前准备同椎间盘外注射法。

（2）穿刺体位与进针方向基本同椎间盘外注射。

（3）要正侧位透视观察针尖位于间盘内时，便将600～1 200U胶原酶溶于2ml生理盐水中缓慢注入椎间盘，注药后约10～15分钟后再拔出穿刺针。

3. PLD术后间盘内注射　在PLD术后将1 200U胶原酶溶于2ml生理盐水中缓慢注入椎间盘，注药后约10分钟后再拔出套针。

（五）术后处理

注药后患者一般患侧卧4～6小时，或取仰卧屈膝屈髋位6～8小时，卧床休息1周，注药后常规给予地西泮、消炎止痛药物治疗。

（六）疗效

国外报道溶核术治疗椎间盘突出，有效率介于49%～91%之间，国内报道优良率在60%～80%之间，亦有达91%者，但大多数为70%～80%之间。国内报道采用盘外即硬膜外注射比椎间盘内注射胶原酶的疗效要好。

（七）并发症及其处理

毒性试验表明，胶原酶行盘内、脊柱旁及硬膜外注射有相当大的安全范围，而鞘内注射的安全性低。常见并发症为腰部近期疼痛加重。药物漏至硬膜内，可发生脑膜刺激症状。

关于胶原酶的过敏反应与副损伤，尽管早期研究应用胶原酶尚无过敏反应报道，但胶原酶为一种生物蛋白制剂，具有潜在的过敏反应的可能性，杨述华等曾报道过1例行第2次注射时发生过敏反应。

关于神经损伤，目前已有报道，详见表9-2-1。

防止并发症的关键是严格的无菌操作，注射部位准确无误，局部麻醉，监测神经根痛，术前术中行抗过敏治疗等，尽管采用上述方法，但仍不能完全避免并发症的发生。

（八）限度与进展

胶原酶盘内或盘外注射，尽管并发症比木瓜酶低，但由于约半数病例在注射后有症状一过性加重，加之只能适用于软性间盘突出；又由于各种并发症

相继出现，且有效率相对较低，因此其应用范围受到限制。目前笔者追踪到一些病例经过胶原酶治疗1～3年，症状无改善者，经过PLD后，症状仍可改善，因此对胶原酶治疗无效者亦可行PLD治疗。同时出现了在行PLD同时，再向间盘内注射一定的胶原酶将随核溶解，有望获得更好的疗效。

三、腰椎间盘髓核臭氧消融术

（一）介入简史

这项20世纪90年代始于意大利的治疗方法在世界范围内广为流传。笔者于2000年在意大利初次接触到这项技术，其后在国内率先采用该技术治疗椎间盘突出症，并于2003年在国内首先报道了臭氧治疗腰椎间盘突出的临床应用情况。截至2016年，已完成3 000余例患者临床治疗研究，总有效率近90%。因此，该技术具有非常广阔的临床应用前景，目前在国内已有数百家医院开展了这种治疗方法并获得了优良的临床疗效。

臭氧（ozone）由3个氧原子组成，在所有的强氧化物中，臭氧的氧化性能名列第三。意大利学者认为臭氧对椎间盘突出的作用机制主要有4个方面：①氧化作用，氧化髓核内的蛋白多糖，使突出的髓核回缩，达到机械性减压的目的；②抗炎作用，通过拮抗炎症反应中的免疫因子释放、扩张血管、改善静脉回流、减轻神经根水肿及粘连，从而达到缓解疼痛的目的；③抑制免疫反应，纤维环断裂后释放的糖蛋白和βG蛋白等作为抗原物质，使机体产生免疫反应，臭氧具有抑制免疫的作用；④镇痛作用，O_3的镇痛作用直接作用于椎间盘表面、邻近韧带、小关节突及腰肌内广泛分布的神经末梢，这些神经末梢因被炎症因子和突出髓核所释放的化学物质（如P物质或磷酸酶A2等）激活而产生疼痛。

（二）临床概述

同前。

（三）适应证与禁忌证

病例诊断标准腰痛合并根性下肢痛，呈典型的坐骨神经分布区域的疼痛。直腿抬高试验阳性，肌力减弱，感觉障碍和反射异常。影像学检查：CT或MRI检查表现为椎间盘突出或髓核脱水。

表9-2-1　木瓜酶与胶原酶并发症比较

酶类	反应物	途径	过敏反应/%	神经损伤/%	椎间盘感染/%	死亡/‰
木瓜酶	蛋白黏多糖	盘内	1～11.8	0.4～0.9	0.2～3	0.5
胶原酶	胶原纤维	盘内、外	可有	0.23	0.5	目前尚无

（四）介入器械

C 形臂 X 线机，能进行正、侧位透视，电视监视，清晰度高。也可在 CT 引导下操作。医用臭氧治疗仪：能产生浓度至少为 50μg/ml 的 O_2-O_3 混合气体，能实时显示臭氧浓度及压力。臭氧浓度稳定，有氧化还原系统。穿刺针：斜面针或锥形多侧孔空心针，直径为 20～22G。注射器：2～20ml 各种规格医用塑料注射器。氧气：高压瓶装医用纯氧。

（五）技术与方法

后外侧入路手术方法患者健侧卧位，髂骨过高者可采取下侧肢体屈曲、上侧伸直、腰下垫一枕头，以使椎间隙充分舒展开来。采用后外侧穿刺入路，通常取脊柱中线旁开 8～10cm 处为穿刺点。常规消毒铺单，1%～2% 利多卡因溶液局麻。21G 多侧孔乙醇注射针或 Chiba 针行侧后方入路穿刺，穿刺角度大约为 45°。笔者的经验是穿刺必须要在标准的侧位下进行，穿刺针沿腰椎小关节外沿进针，侧位透视在椎体后缘平面针尖触及纤维环，此时感觉阻力明显增加，沿此路径进针通常针尖都能保证在椎间盘中央。若 L_5～S_1 间隙穿刺有困难，可采用斜位穿刺法，即将影增器向术者方向倾斜约 30°，再向足侧调整角度，显示 L_5 椎体下缘、上关节突前缘及髂嵴上缘组成的三角，沿此三角进针定能成功。

意大利医师常采用髓核造影以明确椎间盘突出和破裂的程度，以及诱发根性疼痛而有利于定位。我们认为通常情况下可以不做，因其可加重椎间盘压力、增加感染机会及延误治疗时间。

将医用臭氧治疗仪与医用纯氧氧气瓶连接，设定输出的 O_2-O_3 混合气体浓度为 40μg/ml。用注射器获取混合气体 10ml（注意不要主动抽取，以免混入空气，而是利用输出气体的压力自动进入）匀速注入椎间盘内。纤维环完整者推注时阻力较大，透视下可见气体在盘内呈不规则线带状弥散。据笔者科室资料，纤维环完整者占 20%，而纤维环破裂者占 80%。破裂又分为后破裂、前破裂及侧方破裂。纤维环后破裂者气体进入硬脊膜外腔，透视下显示为椎体后缘线状透光影。而纤维环前破裂则显示为椎体前沿前纵韧带下气体影。若见气体影在椎体中部显示，提示为纤维环侧方破裂。退针至椎间孔后缘平面，注意观察有无血液及脑脊液自针尾滴出。注入浓度为 40μg/ml 的混合气体 10ml。可见气体在硬脊膜外腔及腰大肌间隙弥散。再注入镇痛抗炎液行神经根阻滞后即可拔针。

镇痛抗炎液有三种配方：地塞米松 5mg 加 2% 利多卡因溶液 5ml；醋酸泼尼松龙 50mg 加 2% 利多卡因溶液 5ml；得保松 7mg（含二丙酸倍他米松 5mg 及倍他米松磷酸钠 2mg）、甲钴胺 0.5mg 加 2% 利多卡因溶液 5ml。笔者推荐使用第 3 种配方，该配方副作用相对较小。

小关节内侧缘入路手术方法：患者平卧，距脊柱中线约 15cm 的患侧相应椎间隙作为穿刺点。透视下沿该点垂直进针，紧贴小关节内侧缘进入突出的髓核部。应密切观察有无脑脊液溢出。若有脑脊液滴出应停止进针，放弃此穿刺路径。部分患者在穿刺中感觉下肢放射性疼痛，应考虑针尖刺入马尾神经，亦应停止穿刺。侧位透视下进针至病变椎间隙后 1/5 区域，定位准确后同前注入 O_2-O_3 混合气体 3～5ml。过程中注意观察推注臭氧时阻力大小及患者的反应，及时询问患者有无头晕、腰痛及下肢感觉异常。透视下注意观察气体弥散及分布情况。退针至椎体后缘平面，再注射臭氧气体 10ml 及镇痛抗炎液 5ml，注意观察患者反应。大多数患者会立刻感觉患肢疼痛减轻，症状好转。此路径直接将臭氧气体及镇痛抗炎液注射至病变部位，对于神经根炎症较重者有立竿见影之效。因有刺破硬脊膜的风险，若将臭氧气体及镇痛抗炎液注入蛛网膜下腔，有头痛及脊髓麻醉之风险，该术式已较少采用。

术后处理患者卧床休息 1 天。临床症状较轻者可回家休养，口服维生素 B_1、B_6 等。症状严重者须住院治疗，用 20% 甘露醇 250ml、地塞米松 5mg 及神经营养药静脉滴注 3 天。一般情况下无需静脉滴注抗生素。出院后全休 1 周，2 周后按康复计划进行腰背肌锻炼每日 100～200 次，或步行 40～60 分钟。有条件者进行游泳锻炼，每日 500～800m。6 个月内禁止负重及参加剧烈的体育活动。多数患者经康复锻炼后症状缓解，少数患者于 3 个月后实施加强治疗，通常是突出程度较大者，约占总治疗人数的 15%。

（六）疗效评价

临床疗效评价疗效评价主要采用改良的 Macnab 疗效评价标准及 VAS 疼痛评分。通常取术后 1 周、3 个月、6 个月及 12 个月为评价时间。有条件者 3 个月复查影像学资料。临床疗效各家报道不一。意大利 Muto 于 1998 年最早报道 93 例，有效率为 78%。Anderula 报告 150 例，有效率为 68%。Alexandre 报告 6 665 例从 1994～2000 年的多中心的研究结果，优良率达 80.9%，有效率高达 93%。2003 年国内何晓峰首次报道 129 例，有效率

为 75.8%。马光辉等报道 86 例，通过 3、6 个月、1
年的随访，总有效率为 81%。2009 肖越勇报道 150
例腰椎间盘突出于 CT 导向下行臭氧消融治疗，总
有效率达 95%。根据笔者科室的临床资料，3 000
余例患者中纤维环破裂者占 80%，纤维环完整者占
20%。影像资料（CT 或 MRI）表现为椎间盘突出者
约占 50%。

（七）并发症及其处理

由于椎间盘纤维环撕裂，患者常常伴随术后疼
痛反应，即所谓的"反跳"现象。笔者所在医院资料
统计发生率高达 23%。临床上表现为手术后 3～5
天出现腰腿痛加重，1 周时最剧烈，然后慢慢减轻，
可持续 2～6 周。应对"反跳"以休息、对症处理及
心理辅导为主。

小关节内侧入路有穿破蛛网膜下腔的风险，尤
其是小关节内侧缘距离较窄的患者。若在穿刺过程
中出现脑脊液漏，应放弃手术改行其他治疗方法。
我们的经验是尽量不采用突出间盘的"靶点"注射，
多次盘内注射仍可获得很好的疗效。

（八）限度与进展

相对于外科手术及其他微创治疗方法，椎间盘
臭氧消融术是创伤最小、并发症最少的。除了间盘
脱垂为相对限制以外，其他都有较高的有效率。不
失为腰椎间盘病变患者治疗的首选方法。

四、颈椎间盘突出症的经皮穿刺切除术

（一）介入简史

国内于 1991 年开始进行颈椎间盘突出症的
经皮穿刺颈椎髓核切除术（percutaneous cervical
discectomy，PCD）穿刺路径及穿刺器械研究。1992
年初将此技术用于临床并获成功，1993 年报道 12
例，接着在全国推广应用。1994 年 Laredo 总结中提
及法国的 Theron 等亦行 68 例 PCD。

（二）临床概述

颈椎间盘突出症（cervical disc herniation）在临
床上很常见，主要是由于颈椎间盘退行性病变，而
发生间盘膨出、突出，继而产生脊椎骨质退变，如骨
质增生、小关节退变、黄韧带增厚等，并压迫神经
根、脊髓或影响椎动脉供血不足而引起一系列颈椎
病的临床症状。除退变因素外，还有些原因是椎管
发育的大小、先天畸形、颈部外伤等亦可引起颈椎
间盘突出。

根据临床症状，一般可将颈椎病分为 6 型：如
颈型、神经根型、脊髓型、椎动脉型、交感神经型、混
合型等。

（三）适应证与禁忌证

1. 适应证

（1）各种类型颈椎间盘突出症。

（2）临床症状典型且严重者，并经过 2 个月保
守治疗无效者。

（3）患者均经 CT 扫描，发现为软性颈椎间盘突
出，压迫部位、节段与临床表现基本一致。

（4）经 MRI 检查，无脊髓空洞和广泛性的脊髓
损伤。

（5）无骨性椎管狭窄。

2. 禁忌证

（1）症状轻，经过保守治疗有效。

（2）年龄大于 65 岁，有心脑血管性疾病。

（3）突出椎间盘完全钙化，有后纵韧带广泛
钙化。

（4）有颈椎失稳者。

（5）椎管、椎体并存肿瘤、感染。

（6）有精神障碍者。

（四）介入器械

ZC-Ⅲ PCD 切割器，负压吸引器一台，双相或型
臂 X 线电视透视装置一台。

（五）技术与方法

1. 术前准备　查血常规，血沉，出、凝血时间。
查心电图、血压、血脂，确定有无心脑血管疾病。行
颈椎 X 线片，常规应摄前后位、侧位、侧位过伸、过
屈位及双斜位片。颈椎间盘 CT 平扫，了解突出间
盘的部位、程度、突出方向，有无钙化，有无椎管狭
窄、黄韧带增厚、小关节退变等。常规进行脑及颈
段脊髓的 MRI 检查，除了解椎间盘突出情况外，还
可确认脊髓受压情况，有无脊髓变性、脊髓空洞以
及脑部病变情况（图 9-2-9）。术前还要镇静，于手
术前 10 分钟，肌注地西泮 10mg、苯巴比妥 100mg。
术前 4 小时禁食。根据 CT、MRI 确定穿刺部位、方
向、数目，并嘱患者于术前反复练习用手指向健侧
推移气管与喉部，以适应术中推移。

2. 穿刺切吸步骤　①患者取仰卧，肩部垫高，
头颈呈过伸位，头略下垂，双肩下移，使颈部伸长。
②颈前部至下颌两侧严格消毒。③面部用金属面罩
覆盖保持呼吸通畅。④定位，在"C"形臂帮助下透
视确定病变水平。⑤标记病变水平，并在气管旁与
颈动脉之间确定穿刺点。⑥局麻，用 1% 利多卡因
在穿刺点处行皮下浸润麻醉，然后用小尖刀在皮肤
上切 3mm 小切口。⑦用引导细针经切口对准间盘

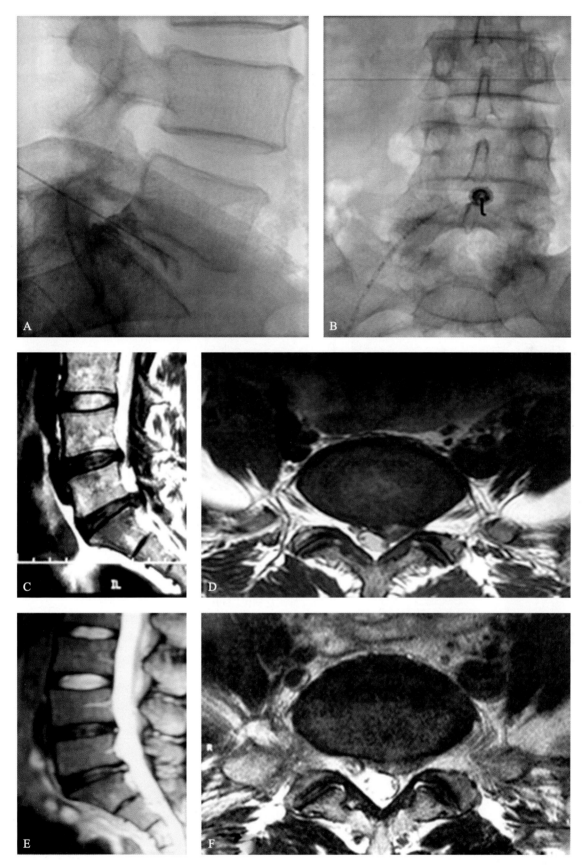

图 9-2-9　腰椎间盘突出臭氧消融术前及术后改变

A. 后外侧入路穿刺 L_5~S_1 间盘及造影；B. 小关节内侧缘入路穿刺腰椎间盘；C、D. 女性患者 L_5~S_1 间盘突出；
E、F. 臭氧消融术后 10 个月复查显示间盘明显回缩

穿刺,将针尖穿到钩突关节内侧,然后穿过纤维环进入髓核,此时有明显的落空感,同时监测患者的一般情况、神经功能、发音、吞咽等,并正侧位透视确认引导针尖位于间盘内。⑧在引导针上套上扩张器、套针,并缓慢滑至纤维环处,此过程亦要监测神经功能改变,如无不良反应,则可将套针固定在纤维环上,再次透视套针的确切部位,如位置适当,便可进行下一步操作,如位置有误,则要重复⑦、⑧步

骤。⑨抽出扩张器,沿引导针插入环锯,用不同口径的环锯切吸纤维环,捣烂髓核,然后用切割器进行反复切吸,一般切吸约 15～30 分钟,如无髓核吸出,便可拔出切割器,然后再抽出套针。⑩局部针道加压 5～10 分钟,尤其是对疑穿刺针通过了甲状腺时,应压迫更长的时间,以防甲状腺出血,然后用创口贴盖上穿刺点。

术后送回病房卧床休息,颈部去枕平卧,并尽

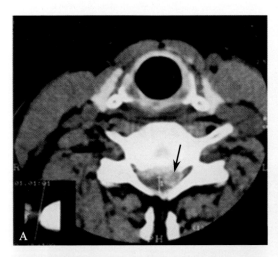

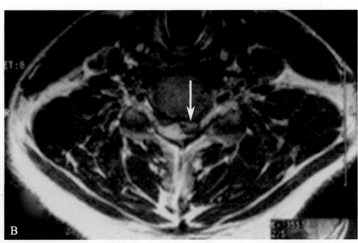

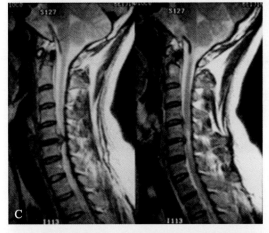

图 9-2-10 颈椎间盘突出 PCD 术前及术后改变
A. CT 示 C$_{5\sim6}$ 椎间盘明显突出(箭头所示),压迫脊髓;B. MRI 示在同一椎间盘有明显突出椎间盘(白箭头),与 CT 表现一致;C. 矢状位 MRI 见脊髓明显受压,该处并见脊髓变性;D. 经过 PCD 后,半年 MRI 复查,突出椎间盘明显回纳,脊髓受压减轻,脊髓变性稍高信号明显减轻;E. C$_{5\sim6}$ 椎间盘轴位,与 B 比较,突出椎间盘明显回纳

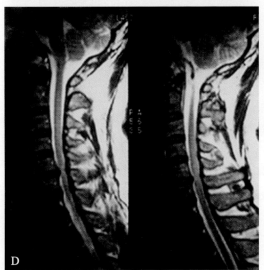

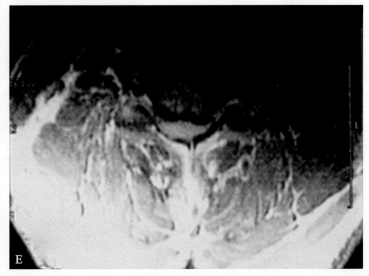

量减少颈部活动 1～2 天。观察颈部局部有无出血或血肿，监测血压 12 小时。行消炎止痛、抗感染及对症治疗，1 周时出院。术后 1 个月、3 个月、半年、1 年门诊随访，以后间隔 6 个月随访。

（六）疗效评价

PCD 的机制是通过经皮穿刺摘除间盘行有效的机械性减压，以减轻突出间盘对脊髓、神经根、硬膜囊的压迫与刺激，并可促使突出的间盘还纳、萎缩，减轻脊髓神经的水肿（图 9-2-10），从而减轻或消除患者的临床症状。笔者 1993 年报道 12 例，有效率达 75%。Theron 的优良率亦为 75%。随着技术进一步提高，目前笔者治疗 100 余例，有效率有进一步提高。此技术已在国内许多大医院推广应用。1998 年有作者报道 160 例，有效率达 90% 以上。

（七）并发症及其处理

关于并发症，目前报道较少。笔者近 9 年来，遇到 2 例较严重并发症，1 例为甲状腺出血，形成颈部血肿，后经甲状腺动脉超选择栓塞止血而愈；另 1 例伴有脊髓空洞症患者，术中切吸间盘时后缘出血，加重对脊髓压迫，造成患者瘫痪加重、大小便失禁，经过 3 个月的保守治疗，瘫痪症状才开始逐渐好转恢复，此应引起我们的重视，亦说明 PCD 的危险性要比 PLD 的危险性大得多，选择患者要慎重，术中一定要精心操作。对于颈椎生物力学的影响，外科手术可造成颈椎不稳；而 PCD 通过大量动物实验和 9 年的临床观察，此未造成颈椎失稳。另外同 PLD 一样，PCD 也要预防间盘感染。预防的方法与 PLD 相同。

（八）限度与进展

颈椎间盘突出，症状轻微者往往不必行外科手术或介入手术治疗，一般 95% 的患者都可行非手术治疗而愈或缓解症状。只有症状重，反复发作的患者，或脊髓型的患者才考虑行外科手术或 PCD 治疗。一定要严格掌握适应证。由于 PCD 只能解决软性间盘突出，对突出间盘有广泛钙化、骨化、后纵韧带骨化，骨性椎管狭窄者不能行 PCD 术；又由于此病多出现在老龄人中，因其心脑血管疾病多而受到限制；另外还有一部分软性间盘突出严重或脊髓压迫长，产生不可逆性改变，虽然行了 PCD 术，突入到椎管内的间盘不能摘除，也难以回纳，因而影响疗效。目前笔者已采用 PCD 加胶原蛋白溶髓核术结合起来治疗颈椎间盘突出症，获得很好的疗效。国外也在进行类似的研究，不过他们是先将胶原酶注入间盘内，然后行 PCD 术，亦取得较好的疗效。亦有单纯应用溶核治疗报道，但例数都不很多。

1999 年，国外采用激光行 PCD，报道 200 余例，有效率达 94.5%。而对 PCD 和溶核治疗的效果还有待进一步研究。

第二节　脊柱椎间小关节综合征

一、介入简史

关于椎间小关节综合征（facet joint syndrome），在 70 年前就有人提出。1990 年前 Goldthwait 就认为一部分腰背痛是源于小关节所产生的疼痛。当有腰背部疼痛，排除其他常见的病因，小关节处并有压痛、X 线与 CT 等发现小关节退变、骨质增生时，便可考虑为此病。后来人们用高渗盐水注入小关节内可诱发此病，而用局麻药可以使此疼痛消失，说明此综合征存在，也同时说明介入治疗的有效性。后来 Doslouet 等在关节内注入长效皮质激素加局麻药，使疼痛在部分患者中立即减轻，以后此法在临床上应用便相当普遍。

二、临床概述

目前研究表明，小关节综合征是由于小关节退变所引起，在临床上主要表现为腰背部疼痛、运动后加重，小关节局部压痛。通过病理研究发现在 60 岁以上的人中 68% 有小关节退变。X 线和 CT 发现在 40 岁以上人中 60% 有中到重度的小关节退变，在 70% 的脊柱 I°滑脱中有小关节真空征。由此说明小关节退变常见，而且常引起腰背疼痛和椎体滑脱。在做出小关节退变诊断之前，一定要排除脊柱感染、肿瘤、椎间盘突出，椎管、脊神经的病变。

三、介入器械

穿刺针为千叶针（Chiba），22～25G，长 10～15cm。5ml 注射器 2 只。"C"形臂电视透视装置。

四、适应证与禁忌证

1. **适应证**　由小关节退变所致的腰背疼痛，无坐骨神经痛，无椎间盘突出。无外科手术史。无椎骨内病变。CT、X 线、MRI 证实有小关节退变，而又排除其他疾病。

2. **禁忌证**　同 PLD 和神经封闭。

五、技术与方法

用"C"形臂引导时，患者取俯卧，局部消毒，用 1% 利多卡因做局部浸润麻醉。穿刺点位于脊旁 5～6cm 处。穿刺针垂直于椎板,平行于小关节面,可旋转患者或旋转"C"形臂,让小关节间隙清楚可见。如用 CT 引导,则在病变小关节处作横断面平扫,通过测量确定穿刺点的部位及角度(图 9-2-11,图 9-2-12),然后用穿刺针平行小关节间隙穿刺进入关节腔内,回抽无出血或脑脊液时,用 0.1～0.3ml 伊索显影造影剂注入小关节(术前应做碘过敏试验)行小关节造影,如证实造影剂在关节腔内,可回抽出造影剂,然后注入 0.4ml 曲安奈德(康宁克通)和 2ml 的利多卡因,注射速度要慢,否则压力太大,可造成关节囊破裂。如遇阻力,则停止注入,回抽穿刺针,局部加压,并观察半个小时。

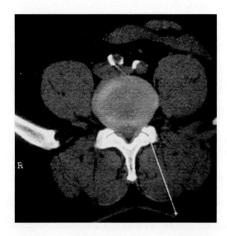

图 9-2-11 脊柱小关节 CT 引导穿刺定位

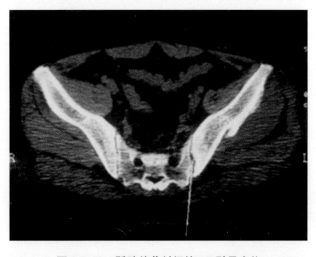

图 9-2-12 骶髂关节封闭的 CT 引导定位

六、疗效评价

由于小关节注药治疗的药物不同,患者的选择标准不同,目前治疗的结果有很大差别。Destouet 等报道,症状即时减轻为 54%,长期减轻为 21%,而在 Moran 组中,有效率仅 13%。近年,Murtagh 报告用利多卡因注射,94% 有效。用长效皮质激素注射长期有效者为 54%。

七、并发症及其处理

小关节注射并发症极少,一般可在门诊患者中进行。常见并发症是局部感染,因此一定要严格无菌操作,一旦发现感染,要局部切开排脓引流,加全身应用抗生素。小关节囊破裂罕见,注药时不要用力过猛过快。一定要避免药物误入椎管。用 CT 引导可增加其安全性。另外,如应用长效皮质激素,而且反复注射,可造成水盐潴留、脂肪沉积、感染、骨质疏松、股骨头缺血性坏死等,值得重视。

第三节 神经封闭治疗

直接在末梢神经支附近或神经干内或小关节周围、硬膜外、椎旁肌肉等注入药物或用药物刺激使神经功能信号阻断称为神经封闭治疗。1898 年 Pitres 等开始用乙醇治疗三叉神经痛。也有人认为封闭疗法最早是由苏联学者阿维·维许聂夫斯基教授所发明,当时主要是用普鲁卡因注射神经干或软组织来阻断外来或内在的对中枢形成的刺激,起到治疗的作用,后来发展到其他药物。1963 年 Lowrie 等应用酚甘油行硬膜外注射治疗癌性疼痛。目前,此方法已广泛应用在神经、关节、脊柱、椎管等处。

一、神经根封闭治疗

(一)临床概述

各部位的各种剧烈顽固性的神经性痉挛性疼痛,如三叉神经疼痛、坐骨神经疼痛、肋间神经痛。骶尾部分肿瘤转移等造成的疼痛等。

(二)适应证与禁忌证

1. **适应证** 选择性神经封闭治疗(selective nerve blocks,SNB)适用非常广泛,几乎人体各部顽固性疼痛都可进行,如颈肩疼痛选择性封闭颈丛或臂丛,还有桡神经封闭,肋间神经痛,颈、腰椎椎旁神经封闭,脊柱小关节封闭,股神经、腰丛,闭孔神经、坐骨神经、交感链、腹腔神经干封闭等。

2. **禁忌证**

(1)穿刺部位有感染或全身有感染者。

(2)有出血倾向或行抗凝治疗者。

(3)对局麻药过敏者。

(4)有精神失常者。

（5）有严重心脑血管性疾病。

（6）有糖尿病溃疡出血，妊娠患者应慎用。

（7）对高龄患者应慎用。

（三）介入器械

7～8号针，长10～15cm，带针芯的穿刺针。根据封闭的部位，可用X线、CT、B超及MR的引导下进行穿刺定位。

（四）技术与方法

1. **选择性颈丛神经封闭** 要熟悉颈椎解剖特点和体表标志，患者取仰卧，头转向健侧，保持脊柱水平位。在透视下分清C_1～C_7横突及椎体，穿刺点应在距中线3cm处。第1点选在C_4横突处，第2点在C_2横突处，两点连线中点为第3点，相当于第3横突处，3点做好标记。常规皮肤消毒，用7号针在上述3点穿刺、避开大血管，当针抵达骨质时，回抽无血液、脑脊液后便可注射0.25%～1%利多卡因4～5ml，让整个深丛神经封闭，然后在第一点的穿刺针退至胸锁乳突肌深层，注入利多卡因5ml左右封闭浅丛。

2. **选择性臂丛神经封闭** 穿刺点平对C_6颈椎，在胸锁乳突肌的锁骨头后缘外侧可触及一细长肌肉，即前斜角肌，其他便是中斜角肌，此两肌之间便为斜角肌间沟，沿此沟向下可触及搏动的锁骨下动脉，在此搏动点上方1cm处的肌肉表面进针，穿过筋膜，回抽无血或脑脊液后即可注药。

（五）疗效评价

封闭治疗一般可立即生效，但大多不能持久，有时需要反复封闭，关键是要找到疼痛的病因，对病因进行治疗才是最根本的方法。但对某些癌肿的侵犯，采用此种姑息治疗是可取的。

（六）并发症及其处理

药物毒性反应，一定要掌握麻药的用量总量不能超过0.2g。不要将麻药注入血管或蛛网膜下腔内。眩晕，在行颈丛封闭后站立步行时可出现，但休息片刻后可自行消失。霍纳综合征，为药物封闭过深，针尖偏内，或用药过量所致，因此要严格控制药物用量。膈神经封闭，表现为胸闷和呼吸困难，应严密监视病情变化，吸氧或人工辅助呼吸。喉神经封闭，可出现声嘶、失音、喘气，为药物注入过深造成。气胸，为损伤肺尖所致，尤其是在有肺气肿的患者中，应立即拍片观察，如为张力性气胸，肺压缩超过40%～50%者，或患者有呼吸困难，应行闭式引流。局部出血与血肿，如穿破大血管时可产生。因此在穿刺时一定要回抽，避免针尖进入血管。另外

局部注药后加压亦很重要。全脊髓麻醉，此为严重并发症，主要是穿刺针误入椎管内造成，一定要预防此症发生，回抽时要注意有无脑脊液。另外穿刺针不要过深，如出现此症，应请麻醉科会诊，并对症处理。

二、腰骶椎旁神经封闭治疗

（一）临床概述

主要临床表现有坐骨神经疼痛、股神经疼痛、急性腰肌劳损、腰肌扭伤、腰痛、腰肌痉挛等。

（二）适应证与禁忌证

1. **适应证**

（1）坐骨神经痛。

（2）下腰背部疼痛。

（3）股神经痛。

（4）急性腰肌扭伤。

（5）腰椎骨质增生退变。

2. **禁忌证同颈臂丛神经封闭。**

（三）介入器械

同颈、臂丛神经封闭。

（四）技术与方法

患者取健侧卧位，屈膝、屈髋，穿刺点在L_3～L_4棘突间隙旁开3.5～5cm。常规局部消毒，选7～8号针，长11cm，垂直皮肤进针抵横突，然后把针回抽少许，将针向上倾斜25°，滑过L_4横突上缘，再将针进入约1cm，此时针尖穿过横突间韧带有落空感，为针尖进入腰肌间沟，回抽无血、无脑脊液时，注入1%利多卡因约15～20ml，并保持侧卧20分钟，局部加压5分钟。如要行椎间孔神经根封闭，其他步骤同前，在透视下，将针向横突上或下，再向内倾斜20°角，即达椎间孔处，但一定要无神经根痛存在，同时回抽无血及脑脊液时，则可注入药物。必要时可封闭多处神经根，可用同样的方法穿刺其他椎间孔。但一定要注意用药总量避免药物过量中毒。

三、椎管内神经封闭治疗

椎管内封闭可分为蛛网膜下、硬膜外和骶管封闭，而以蛛网膜下封闭为多，且多由麻醉医师履行，因此此处仅介绍硬膜外封闭。

（一）适应证与禁忌证

1. **适应证**

（1）术后镇痛。

（2）癌痛治疗。

（3）胸段疼痛。

（4）腰腿疼痛等。

2. 禁忌证 同颈丛封闭。

（二）技术与方法

取侧卧位，抱膝、屈髋。透视或 CT 确定穿刺平面。在透视下，采用椎旁法进针，在棘突旁开 1～2cm 处进针，针与皮肤呈 75°角对准棘正中线，避开棘上韧带，直抵黄韧带进入硬膜外腔，有明显落空感。为了确定针尖是否位于硬膜外，最可靠方法是用少量非离子碘水造影剂（1～5ml）注入，观察其形态与流动情况便可确定其确切部位，当确定针尖位于硬膜外腔后，即可经穿刺套针插入硬膜外导管，便随时补充局部麻药，每次用药约 5～10ml（0.5%～1% 利多卡因）。导管可在硬膜腔保留 2～3 天。

（三）并发症与处理

1. 刺破硬膜、损伤脊髓，造成出血，要用 MRI 观察，并行止血治疗。

2. 全脊髓麻醉，临床表现为感觉和运动丧失，呼吸停止，血压骤降，意识丧失，应立即对症处理，人工呼吸，气管插管，升压维持循环功能。

3. 硬膜外脓肿、血肿。

4. 脊髓前动脉综合征，原因不明，可能与损伤脊髓前动脉有关。

5. 穿刺针或导管误入血管，注麻药时可出现抽搐，因此一定要回抽无血液。

6. 膀胱功能障碍，主要发生于骶管神经封闭持续较长时间，应立即行膀胱插管导尿。

（四）疗效评价

文献报道连续硬膜外局麻封闭用于癌痛止痛在不断增加，长时间放置导管的问题是感染。治疗颈段疼痛使用率为 84.8%，胸部硬膜外应用率超过 50%，对腰腿疼痛的使用更为常见，但问题是作用时间短，真正彻底治愈一定要确定病因，并针对病因选择切实有效的治疗。

（五）限度与进展

由于颈丛、臂丛以及椎管封闭的并发症多且严重，因此此法一定要慎用。要了解患者的全身情况，明确诊断进行根治治疗。对于某些癌痛，要持续给药者，目前在体内安装微型药泵、小剂量连续给药封闭止痛，值得推荐。

第四节 肌肉与软组织封闭治疗

一、介入简史

请参见本章第一节。

二、临床概述

全身各部顽固性肌肉软组织疼痛，经过各种检查，除外其他病因，如感染、肿瘤等。

三、适应证与禁忌证

（一）适应证

1. 肌腱炎、腱鞘炎。
2. 腱鞘囊肿。
3. 神经节囊肿。
4. 肌肉痛点。
5. 筋膜炎。
6. 梨状肌综合征。

（二）禁忌证

1. 局部感染。
2. 有精神异常。
3. 有胃溃疡出血病史。

四、介入器械

详见本章第一节。

五、技术与方法

在病灶处或在肌肉痛点处穿刺，避开神经主干与大血管。缓慢注入 1% 利多卡因和 40mg 曲安奈德，术后局部加压，术后观察 15 分钟后嘱患者回家休息。

六、疗效评价

请参阅本章第一节。

七、并发症及其处理

请参阅本章第一节。

八、限度与进展

请参阅本章第一节。

（何晓峰）

参 考 文 献

[1] 何晓峰，俞志坚，滕皋军，等 . 经皮穿刺 O_2-O_3 混合气体注射术治疗腰椎间盘突出症［J］. 中华放射学杂志，2003，37（9）：827-830.

[2] 俞志坚，何晓峰，陈勇，等 . 臭氧对髓核超微结构的影响［J］. 介入放射学杂志，2001，10（3）：161-163.

[3] 何晓峰 . 臭氧治疗的临床应用［M］. 北京：科学出版社，

2009.

[4] 何晓峰,李彦豪,陈汉威,等.臭氧治疗腰椎间盘突出症600例临床疗效分析[J].中国介入影像与治疗学,2005,2(5):338-341.

[5] 马光辉,张国民,杨儒谋,等.臭氧治疗腰椎间盘突出症(附86例临床报告)[J].实用临床医学,2003,4(5):36-37.

[6] 肖越勇,孟晓东,李继亮,等.CT导向下臭氧消融术治疗腰椎间盘突出[J].中国介入影像与治疗学,2005,2(4):245-248.

[7] 李庆祥,王燕申.臭氧治疗学[J].北京:北京医科大学出版社,2008.

[8] 何晓峰,李彦豪,宋文阁,等.经皮腰椎间盘臭氧注射术规范化条例[J].中国介入影像与治疗学,2005,2(5):387-388.

[9] 孙钢.脊柱非血管性介入治疗学[M].济南:山东科学技术出版社,2002.

[10] 田慧中.实用脊柱外科学[M].广州:广东科技出版社,2008.

[11] 何晓峰,李彦豪,卢伟,等.经皮穿刺O2-O3混合气体盘内注射术治疗颈椎间盘突出症[J].中华放射学杂志,2005,39(12):1-4.

[12] 郭盛龙.颈椎间盘突出症行颈椎间盘臭氧溶解术致脑血管痴呆1例[J].颈腰痛杂志,2011,32(4):318-319.

[13] 方生永,陈忠,许素兰,等.经皮穿刺颈椎间盘内注射臭氧髓核消融术穿刺针损伤小动脉致脑栓塞1例[J].临床麻醉学杂志,2011,27(3):311.

[14] 肖越勇,应逸凤,王玉廷,等.CT导向下颈椎间盘突出的臭氧消融治疗[J].中华放射学杂志,2007,41(4):397-400.

[15] 牟桂玲,刘延青,王宏斌,等.臭氧髓核溶解术治疗颈椎间盘突出症的临床观察[J].中国疼痛医学杂志,2006,12(5):310-311.

第三章 骨 肿 瘤

第一节 良性骨肿瘤

一、骨样骨瘤

（一）介入简史

早在 1989 年，Doyle 等就在 CT 引导下进行经皮骨样骨瘤（osteoid osteoma）切除术获成功，但由于需要器械的原因未能在临床广泛推广。1992 年 Rosenthal 首次报道了射频消融（RFA）治疗骨样骨瘤，此后 RFA 成为这种良性骨肿瘤易于接受的微创治疗方法，随着其他消融技术如冷冻、微波的应用，消融方法已经成为骨样骨瘤首选的治疗手段。

（二）临床要点

骨样骨瘤是一种特殊类型的骨肿瘤，由成骨性结缔组织及其形成的骨样组织所构成，周围为反应骨质，中间为富含血管的瘤巢。它的发病原因至今不明。骨样骨瘤好发于 11～20 岁儿童和青少年，典型症状为局部疼痛，呈剧烈针刺样痛或钝痛，夜间加重，服用非甾体抗炎药可缓解。肿瘤邻近关节时，可出现活动受限、关节肿胀、脱位、僵硬及挛缩；肿瘤位于脊柱时，常常因疼痛出现脊柱侧凸畸形。影像检查主要包括 X 线片、CT 和 MRI。X 线表现为偏心性圆形或类圆形低密度影（即瘤巢），多小于 0.5cm，周围有致密硬化骨包绕；CT 和 MRI 不仅能明确病变范围，正确判断瘤巢大小和部位。骨样骨瘤的诊断主要依靠于其临床及影像学特征。

（三）适应证与禁忌证

1. **适应证**　有安全穿刺途径的骨样骨瘤均可行介入治疗。

2. **禁忌证**　①无安全的穿刺路径。②局部感染。

（四）介入器械

CT 为必备的影像导向设备。手术器械主要包括：①带芯骨穿刺针；②外科不锈钢锤；③消融设备与电极（探针），如射频仪和射频；④最好备有与套管针配套的电钻。

（五）技术与方法

1. **术前准备**　①患者评估：评估患者的现病史、既往史、体格检查以及之前的影像学检查；②行常规实验室和心电图检查；③根据病变的部位选择合适的消融方法，准备相应的设备与器材，如射频消融推荐使用有效工作段长度为 8mm 或更短的穿刺针。④禁饮食时间根据麻醉方式，射频消融应在全麻下进行、冷冻消融可在局麻下即可操作。

2. **方法步骤**　①CT 下定位病灶并设计穿刺路径、测量进针距离。薄层 CT 利于确定瘤巢位置；原则上采取安全、最近的穿刺途径和皮肤穿刺点；患者体位取决于病变位置，四肢病变多可取仰卧位，脊椎病变多采用俯卧位。②在穿刺局部常规消毒铺巾后用 1% 利多卡因在穿刺点皮肤向病变表面作穿刺通道全层浸润麻醉。③穿刺针抵达病变表面时用外科锤敲击穿刺针进入瘤巢中央，期间需反复多次 CT 定位。④根据选用治疗方式不同进行相应操作。射频消融为经骨穿刺针植入射频电极，头端进入瘤巢内，消融操作应遵照设备生产商的指导，治疗持续时间根据设备不同而有所不同。通常情况，温度升高并维持在 90℃，持续 6～8 分钟，已可以对小于 5mm 的病灶达到充分消融治疗。对于更大的病灶，需要将射频针重新引入病灶内 2～3 次，以使射频消融范围完全覆盖病灶，使整个病灶得到充分的消融。冷冻消融则在将冷冻探针头端置入瘤巢内后，开启氩氦冷冻治疗系统，采用 2 个冷冻 - 复温治疗模式（冷冻 8 分钟，复温 5 分钟），冷冻过程中 CT 扫描检测冰球形成应超出瘤巢边缘。⑤术毕采用抗生素液冲洗伤口，最后应将伤口加压包扎。

（六）术后处理

1. 休息 2～4 小时，6 小时内监测生命体征 1

次/h，平稳后并可自如活动，数天后出院。

2. 治疗后的24～48小时内，患者会出现一过性的疼痛加重。一周后疼痛会得到缓解。应该给予患者口服、麻醉类镇痛剂等止痛治疗。如果对位于承重骨上的肿瘤进行治疗后，有些学者建议治疗后的3个月内避免进行长距离的跑步。

（七）疗效评价

介入治疗后1～3天局部疼痛即明显缓解，1个月内疼痛可完全消失，局部功能多可恢复。消融治疗骨样骨瘤的首次成功率据报道高于90%，再次治疗的成功率在100%（图9-3-1）。治疗后的复发通常发生在3～6个月内。

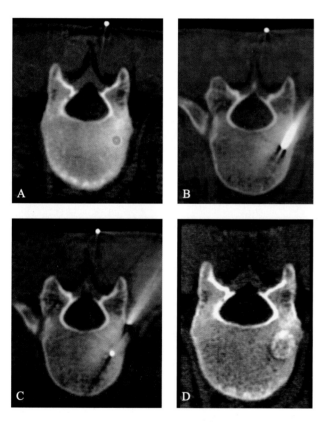

图9-3-1 骨样骨瘤的经皮射频消融
A. 男性，15岁，第12胸椎骨样骨瘤，2mm扫描显示椎体左侧瘤巢；B. CT导引下射频针后外侧入路进入；C. 射频电极位于瘤巢中央，消融后第2天患者症状消失；D. 6个月后复查CT见局部完全坏死

（八）并发症及其处理

尽管是微创治疗，也可能发生一些潜在的并发症：

1. 出血和神经损伤。熟悉解剖结构可以很大程度上避免发生。

2. 皮肤烧伤。对于靠近体表的病灶风险较大，需要特别注意。

3. 对邻近病灶关节的关节软骨的损伤会导致关节炎。

4. 术后感染。防止继发感染可在术后预防性静脉滴注抗生素3天。预防出血，可将切口缝合1～2针，局部亦可加压止血。

二、骨巨细胞瘤

（一）介入简史

本病的治疗以手术治疗为主，对发生于手术困难部位如脊椎者，可采用放疗。1975年，Feldman等、Wallace等开展骨肿瘤的经导管栓塞治疗，其中包括10例骨巨细胞瘤（giant cell tumor of bone）。目前动脉栓塞治疗一般作为减少骨巨细胞瘤手术出血的一种术前辅助措施，增加手术操作的可行性和安全性，使手术获得更好的疗效，而且在某些情况下，其可以单独作为姑息性治疗的一种，用以减轻肿瘤疼痛及压迫等症状。近几年国内外有学者采用消融方法治疗骨巨细胞瘤来缓解疼痛。

（二）临床要点

骨巨细胞瘤（giant cell tumor of bone，GCT）原发于非成骨性结缔组织，是常见的骨肿瘤，占原发良性骨肿瘤的20%，好发于20～40岁成年人，极少在骨骺未闭合前发病，发病部位为股骨远端、胫骨近端、桡骨远端，女性多于男性。骨巨细胞瘤的性质分良性、生长活跃和恶性。患者可有不同程度的疼痛，局部肿胀，相邻关节的活动受限，检查时可有压痛，瘤内出血或病理性骨折往往伴有剧烈疼痛。病程从数月至数年不等，无特征性表现，不易从症状方面与其他骨肿瘤相区别，骨质被破坏到一定程度时，可致病理性骨折，当肿瘤位于脊柱和骶骨时可出现神经系统症状。骨巨细胞瘤的影像检查主要包括X线片、CT、MRI。典型CT表现为干骺端或骨骺处偏心性、膨胀性、溶骨性骨质破坏，骨皮质变薄，连续性完整或栅栏状中断，肿瘤边缘可有程度不等、断续的骨质破坏，肿瘤内可见有短小的骨嵴即X线上的"皂泡征"改变，在显示骨膨胀、皮质变薄、病理性骨折及骨膜反应方面较X线和MRI更有优势，可以早期发现病变，显示软组织包块，骨受侵形式和范围，并能够显示病变与重要血管和神经的关系，关节内是否受侵等。MRI显示软组织肿块范围较CT更有优势。依据CT、X线及MRI等典型影像表现，结合发病年龄段、骨端疼痛、局部肿胀等临床表现多可作出临床确诊，但最终确诊GCT仍取决于活检。

（三）适应证与禁忌证

1. 适应证

（1）四肢巨大巨细胞瘤，拒绝截肢，为保肢而行术前栓塞或作为外科替代疗法。

（2）位于骨盆、骶尾部、头颈部及其他脊柱深部位的巨细胞瘤，为减少外科术中出血或作为外科替代疗法。

2. 禁忌证

有严重肝肾心功不良与出血性疾患或出血性素质感染发热患者都不适用介入治疗。

（四）介入器械

骨巨细胞瘤血管内介入治疗所需的技术条件与设备同一般血管介入设备。

（五）技术与方法

1. 术前准备

①术前 6 小时不进固体食物，但不禁流质；②穿刺处备皮；③胸片，肝肾功能，心电图及血常规，出、凝血时间，血型；④介入术前常规用阿托品 0.6～0.9mg 肌注或地西泮 5～10mg 肌注。

2. 方法步骤

局麻下股动脉 Seldinger 穿刺插管，行选择动脉 DSA 以了解肿瘤的供血动脉及瘤内血管情况，将导管逐支超选入肿瘤供血动脉后进行栓塞。作为外科术前栓塞，可用明胶海绵颗粒、500～710μmPVA 或 Embosphere 微球等栓塞材料。栓塞治疗一般在术外 1 周内为宜；作为外科替代疗法栓塞，可结合药物进行栓塞。

3. 注意事项

为了达到预期栓塞效果，必须采用末稍栓塞物，如 PVA、明胶海绵颗粒等，这样栓塞既较彻底，又可防止出现侧支循环建立。

（六）术后处理

除与一般血管造影相同外，应注意肿瘤局部疼痛及肿胀加重，需及时对症处理。

（七）疗效评价

作为术前栓塞可显著减少术中出血量，降低大出血风险。而作为手术替代治疗，栓塞后 3～4 个月可见到效果，数年后肿瘤仍可保持缩小患者经 2～3 疗程（介入治疗）之后，临床症状明显减轻，甚至消失；影像学有较明显骨质反应性骨化（钙化），病灶逐渐越变越小，均提示病变介入治疗有效，否则反之（图 9-3-2）。

（八）并发症及其处理

1. 栓塞综合征

是良性骨肿瘤栓塞后常见并发症，尤其是四肢骨肿瘤，表现为术后病变局部疼痛加剧、肿胀及不同程度发热，一般可予以吲哚美辛（消炎痛）止痛、退热，多在 3～5 天可缓解。

2. 异位栓塞、血栓形成和局部皮肤缺血坏死

这些严重并发症极少发生。

3. 截瘫

为脊椎肿瘤栓塞时误栓脊髓和动脉所致的严重并发症，预防措施为如术中 DSA 有脊髓动脉显影，则放弃栓塞即可避免。

三、椎体血管瘤

（一）介入简史

自从 Feldman、Wallace 等率先开展骨肿瘤的经导管栓塞治疗后，各种肿瘤的介入治疗便在临床开展应用。自 1984 年 Deramond 等通过经皮注射骨水泥成功治疗了 1 例 C2 椎体血管瘤，使介入治疗成为椎体血管瘤的主要手段。

（二）临床要点

骨血管瘤是占所有原发性骨肿瘤的 1% 左右，其中 30%～50% 发生在椎体，以下胸椎和上腰椎为主，多见于中年患者，男女之比约 2/3。椎体血管瘤多数没有临床症状，通常不需要处理。而侵袭性血管瘤，患者常有明显的病变椎体局部放射性剧烈疼痛或慢性钝痛，在脊髓或神经压迫时有明显的神经功能受损症状，当肿瘤内部出血流入硬膜外或病变椎体由于强度降低导致的椎体压缩骨折都可引起急性神经压迫症状。

无症状者多在影像体检有典型表现时偶尔发现。有症状者需依据 MRI、CT 及 X 线等典型影像表现可确诊。非侵袭性椎体血管瘤的影像学特点包括：X 线片表现为受累椎体栅栏状骨质疏松表现，CT 显示脊椎血管瘤内部结构比 X 线更清晰，MRI 检出脊椎血管瘤最敏感，表现为 T_1W、T_2W 均高信号。侵袭性椎体血管瘤的影像学特点有：多位于脊柱胸段，累及整个椎体，椎体体积往往增大，骨小梁呈不规则蜂窝状，骨皮质膨胀变薄，并向软组织内膨胀生长，并可致椎管狭窄，常可累及椎弓、横突甚至棘突等附件。

对无压迫且无症状临床症状的 VH 患者无需治疗，但有症状的 VH 患者，尤其出现脊髓或神经根受压，需要积极治疗椎体血管瘤的治疗方法很多，包括外科手术、注射无水乙醇疗法、放疗、动脉栓塞和 PVP 等外科手术通常用于治疗顽固性疼痛、椎体压缩骨折伴脊髓神经受压。动脉栓塞可作为单独的一种治疗方法，减少血管瘤的血供，降低血管瘤的膨胀性，从而减轻神经根和脊髓受压症状；同时动脉栓塞可联合外科手术，这样可减少术中出血。注射无水乙醇疗法和放疗亦被证明是有效的疗法。PVP 是椎体血管瘤的新型治疗方法，它可较迅速地缓解

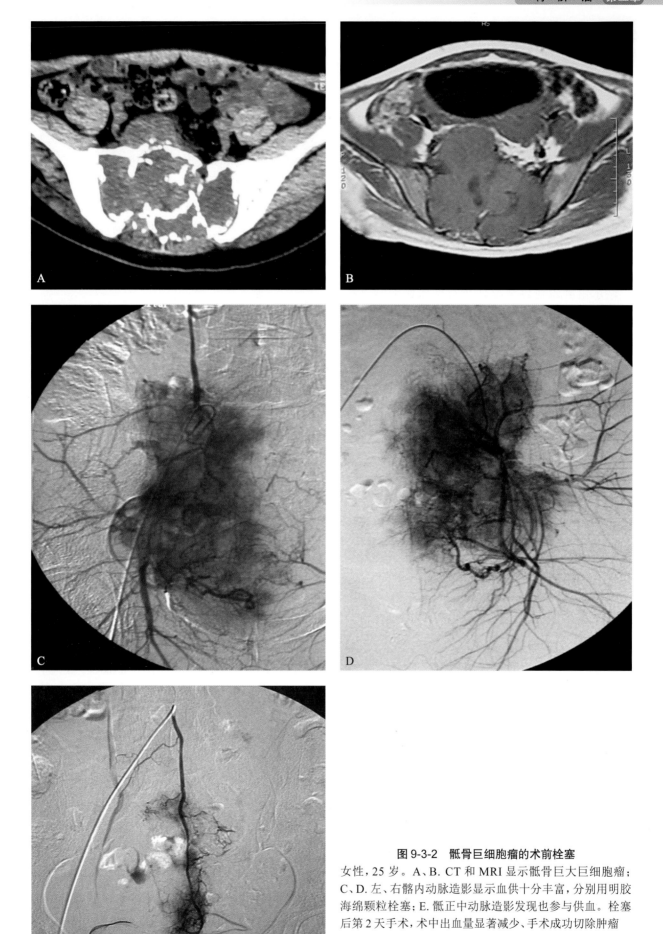

图 9-3-2 骶骨巨细胞瘤的术前栓塞

女性，25 岁。A、B. CT 和 MRI 显示骶骨巨大巨细胞瘤；C、D. 左、右髂内动脉造影显示血供十分丰富，分别用明胶海绵颗粒栓塞；E. 骶正中动脉造影发现也参与供血。栓塞后第 2 天手术，术中出血量显著减少、手术成功切除肿瘤

局部疼痛和脊髓、神经根受压症状。

（三）适应证与禁忌证

1. 适应证　有症状、侵袭性或虽无症状但患者强烈要求进行介入干预的椎体血管瘤患者。

2. 禁忌证　无绝对禁忌证，相对禁忌证为：难治性出凝血功能障碍，有出血倾向者。

（四）介入器械

动脉栓塞同血管内介入治疗。PVP见相关内容。

（五）技术与方法

1. 术前准备　同动脉栓塞或PVP治疗要求。

2. 方法步骤　动脉栓塞采用Seldinger技术，将导管超选择置入病灶周围，先进行选择性血管造影，显示出肿瘤血供情况。在对椎体血管瘤进行栓塞前，要注意避开脊髓前动脉。栓塞剂选择，视治疗目的而定，对于不作手术的患者，可用永久性栓塞物质，如PVA、emboshpere等颗粒；但对于准备手术，即术前栓塞治疗的患者，可选用明胶海绵栓塞。栓塞全程应在电视监视下进行。PVP时尽量采用经椎弓根途径，在侧位透视下将穿刺针置于椎体前1/3处，后缓慢向椎体内注入骨水泥，一般3～5分钟内完成注射，如发现明显渗漏则立即停止注射。穿刺点局部压迫约3～5分钟后包扎术毕。

3. 注意事项　在栓塞治疗时需避免正常组织血管，造成不必要的并发症如组织坏死，或脊髓营养血管栓塞出现瘫痪。另外，注意防止栓塞物反流。在注射骨水泥时要把握好注射时机，全程透视下进行，避免静脉回流导致肺动脉栓塞。

（六）术后处理

动脉栓塞除与一般血管造影、栓塞相同。PVP

仰卧和监测生命体征4～6小时左右，平稳后并可下地活动。

（七）并发症及其处理

动脉栓塞除与血管内治疗相同。PVP见相关内容。

（八）疗效评价

术前栓塞可以大大减少术中出血，提高手术成功率。由于创伤小、并发症少等优点，PVP可以替代外科治疗大部分椎体血管瘤（不需要减压者）。为进一步提高疗效，介入治疗可以联合放射治疗进行综合治疗（图9-3-3）。

四、骨囊肿

（一）介入简史

1974，Scaglietti等报告用甲泼尼龙（甲基强的松龙）注入囊内治疗骨囊肿，获成功。1996年，Lokiec等报告囊内注射移植骨髓10例，获满意疗效。国内王晓东等于1997年亦行囊内骨髓移植获成功。

（二）临床要点

骨囊肿（benign bone cyst）是在骨内形成一个充满棕黄色液体的囊腔，确切病因不明，有人认为是良性肿瘤的变性、液化，但是病理检查，没有真正的肿瘤组织。骨囊肿在骨骼系统中较为常见，多发生于儿童和成人四肢长管状骨的骨松质或髓腔内。儿童期间，发生于干骺端的，成年后即遗留在骨干内。亦见于短管状骨、椎骨、肋骨、腕骨、跗骨和扁骨等。

本病在其发展过程中，很少产生自觉症状。大多数患者都因外伤造成病理骨折后，才产生局部疼痛、肿胀、压痛、不能活动等骨折症状。不少患者因

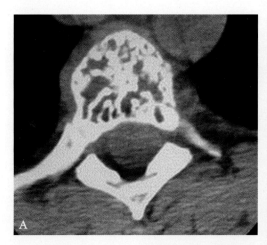
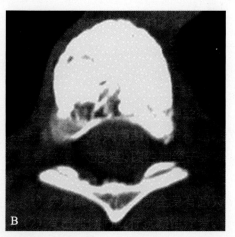

图9-3-3　经皮椎体成形术治疗T$_{10}$血管瘤
A. T$_{10}$血管瘤CT图像；B.经皮椎体成形术治疗后

多次外伤产生局部肿痛,出现"肿物",走路跛行,肌肉萎缩,关节活动受限,甚至产生畸形。个别患者发生于椎体者,因病变膨胀扩张,产生下腰疼痛,向下肢放射痛,局部压痛。甚至产生肢体麻木,感觉减退等神经压迫症状。

X线片显示病灶为边界清晰的液性低密度灶,四壁为薄层的硬化灶壳。病灶略向近骨骺的干骺部位扩大。病灶非偏心性,也不破坏骨外壳,更不会突破骨质形成骨膜外反应骨,除非是在病理骨折后的愈合期。有时脱落的骨皮质成份落入囊腔中,X片显示被称为"落叶征"(fallen leaf)。当病灶发生在骨盆,CT扫描对病灶部位及囊肿形态的判断有价值。MRI可以明确囊内富含的液性成分。最终的诊断需要依靠影像学检查或者病理检查。

骨囊肿开放性病灶刮除植骨术虽然有较好地促进新骨形成的能力,但复发率仍可高达20%~60%,且开放手术创伤较大,对靠近骺板的活动性骨囊肿存在损伤骺板的可能,有造成肢体发育畸形和不等长的风险,因此,更多学者倾向选择侵袭性较小的手术或者介入治疗。

(三)适应证与禁忌证

1. 适应证　人体任何部位骨囊肿均可行介入治疗。

2. 禁忌证　病理性骨折未愈合或愈合后存在明显畸形者、病变超过骺板者。有出血性疾患者慎用。

(四)介入器械

影像增强电视监视系统或CT,根据治疗方法的不同选择相应的器材。

(五)技术与方法

1. 术前准备　手术前常规行X线、CT与MRI检查,充分评估病灶的形态、特点,制订合适的手术方案。因为骨囊肿一般发生在青少年阶段,因此介入治疗一般全身麻醉下施行,术前准备同骨巨细胞瘤,另外通知麻醉科医师参加患者麻醉工作。

2. 方法步骤　在透视引导下确定病变部位后将穿刺针穿入囊肿内,可抽吸囊液或者让其自动流出,接着用生理盐水反复冲洗。然后在实时透视下,自囊肿近端穿刺针将注射物缓慢注入,至混合物逐渐充满囊腔。常用的注射物有甲泼尼龙、注射型硫

酸钙和自体骨髓等,最近有学者尝试用骨水泥也取得满意的效果。术毕拔针,稍加压止血,术后定期进行复查。

3. 注意事项　骨囊肿介入治疗中应注意穿刺部位一定准确,引流针应低位,保持通畅。穿刺时注意防止局部神经,血管损伤等。术后3个月后定期X线片复查追踪。

(六)术后处理

术后避免暴力和外伤,常规用药抗感染2~3天。肱骨骨囊肿患者术后用三角巾悬吊患肢3~4周,1周后开始逐步行肘关节活动,2周后逐步行肩关节锻炼。股骨骨囊肿患者术后2个月内负重不能超过体重的50%,术后3个月内不能完全负重行走。术后每隔1个月复查X线片,直至骨囊肿愈合。

(七)疗效评价

1987年Shindell等发现在骨囊肿囊液中存在高水平的炎性介质前列腺素E2(prostaglandin E2,PGE2),与骨破坏的程度正相关,并进一步发现PGE2是由囊壁内皮细胞分泌,而激素可以阻止囊壁内皮细胞PGs的释放,从而解释了激素注射治疗骨囊肿出现阳性反应的原因,并为激素、抗炎药物治疗骨囊肿奠定了理论基础。虽然经皮激素注射治疗技术简单,但其不足是只通过激素阻止囊肿内皮细胞分泌炎性介质,抑制骨吸收,无促进成骨作用,临床结果也证明其复发率仍较高,需要多次注射,且有部分患者对治疗无反应。临床结果分析表明,激素注射治疗对于单房性、面积小、肱骨近端的骨囊肿效果更好。

(八)并发症及其处理

主要是神经血管损伤、病理性骨折、复发、药物的过敏反应等。防治要点是充分的术前影像学评估,术中操作避免暴力,以及及时发现和对症处理。对复发患者,应再次增加药物注入囊腔。如果囊肿在肱骨头或股骨头,紧邻或者累及骨骺板,虽经介入治疗有时也不可避免地出现骺板损伤而致骺早闭畸形的并发症。为防止骺早闭,主要在介入治疗过程中尽可能不要损伤骺板软骨,将骺早闭发生率降低到最低程度。极少数患者术后会出现急性过敏反应,当患者出现胸闷、心慌、心率增快等情况时,立即给予吸氧、并静脉推注20mg地塞米松等处理(图9-3-4)。

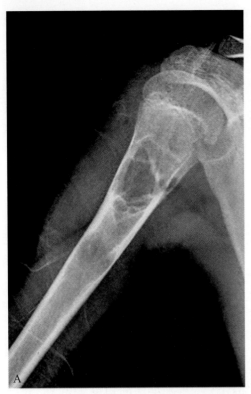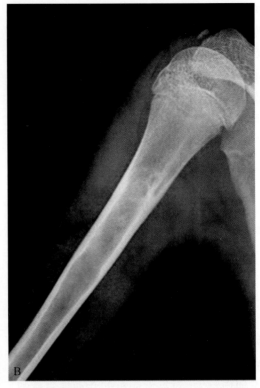

图 9-3-4　经皮注入治疗骨囊肿
A. 肱骨骨囊肿治疗前；B. 注射甲泼尼龙后

第二节　恶性骨肿瘤

一、骨肉瘤

（一）介入简史

自 1975 年 Feldman 等率先开展骨肿瘤的动脉栓塞术以来，国内外已开展各种骨肿瘤的介入治疗，获较满意的结果。通过大量的临床研究表明骨与软组织肿瘤的介入治疗，能使肿瘤缩小，减少术中出血；对不能手术切除者能减轻患者的疼痛、抑制肿瘤的增大，提高患者的生活质量；姑息治疗，延长患者的生存期。

（二）临床要点

骨肉瘤（osteosarcoma）为最常见的骨原发恶性肿瘤，好发于骨骼生长迅速的青春期，多见于 10～30 岁，男女之比约为 2：1。四肢长骨多见于股骨下端和胫骨上端。骨肉瘤组织学基本特征是形成肿瘤样骨组织，根据含瘤骨的多少分为成骨型、溶骨型和混合型，肿瘤组织内血管丰富。绝大多数骨肉瘤生物学行为均呈高度恶性，血行转移率高且出现早。早期症状为局部疼痛，呈持续性，进行性加重，夜间疼痛尤甚，后期疼痛剧烈难忍。局部肿胀可逐渐增大，皮肤张力高，可发亮，色暗红，皮温较高，浅静脉怒张。由于肿瘤生长迅速，发病数月后多可触及肿块，质地坚硬，有压痛且固定。晚期可出现恶病质，远处转移以肺内常见。

骨肉瘤的影像检查主要包括 X 线片、CT、MRI 及 DSA。X 线检查可表现为多种形式的骨破坏、瘤骨形成、骨膜新生骨及其再破坏，软组织肿块等。成骨型以骨质增生硬化（瘤骨或反应骨）为主，明显时可呈大片致密影称象牙质变，骨质破坏较少见，软组织肿块中也有较多肿瘤骨；溶骨型以骨质破坏为主，很少或没有骨质增生，骨膜增生易被肿瘤破坏，形成骨膜三角（Codman 三角），软组织肿块中大多无瘤骨形成。混合型：骨质增生与破坏程度大致相当。

CT 检查发现肿瘤骨较平片敏感，能更好地显示肿瘤与邻近结构的关系及在髓腔内的蔓延范围。而 MRI 检查虽在显示细小钙化能力上远不及 CT，但由于 MRI 多平面成像可清楚显示周围正常组织结构的关系。DSA 检查一般于介入治疗时使用，表现为肿瘤供血动脉增粗、肿瘤周围血管包绕，瘤内肿瘤血管丰富和大片肿瘤染色。

骨肉瘤患者的血碱性磷酸酶（AKP）、乳酸脱氢酶（LDH）和血沉多升高，而其他实验室检查多正常。依据 X 线、CT 及 MRI 等典型影像表现，结合短时间内骨端疼痛进行性加剧，局部肿胀、皮肤发热、发病年龄等临床特点，多可作出临床确诊，但最终确诊骨肉瘤仍取决于活检或术后病理诊断。

骨肉瘤的外科手术包括单纯截肢和瘤体切除保肢。截肢术一度为骨肉瘤的标准治疗，但5年内死于远处转移的病例仍达到80%以上。化疗往往作为外科术前辅助治疗和术后复发转移的治疗，常用药物为多柔比星（ADM）、顺铂（CDP）、甲氨蝶呤（MTX）。局部动脉灌注化疗栓塞，已构成骨肉瘤治疗计划的一部分，其目的有二：作为姑息治疗可缩小肿瘤，减轻症状；作为术前栓塞可减少术中出血，提高保肢手术成功率、减少局部复发、最大限度保留肢体功能。

（三）适应证及禁忌证

1. 适应证

（1）保肢手术前而行动脉栓塞化疗。

（2）已经合并远处转移，患者及家属拒绝截肢，为减轻症状、缩小肿瘤而行动脉栓塞化疗作为姑息疗法。

2. 禁忌证 无绝对禁忌证，已出现恶病质、预期生存期短者慎用。

（四）介入器械

骨肉瘤血管内介入治疗所需的技术条件与设备同一般血管介入设备。

（五）技术与方法

1. 术前准备 同一般血管介入要求

2. 方法步骤 常规消毒铺巾，局麻下股动脉Seldinger穿刺插管，行选择性血管造影了解肿瘤的供血动脉及瘤内血管情况，将导管超选择置入肿瘤供血动脉主干，缓慢灌注化疗药物，最常与之配合的药物是多柔比星和顺铂类药物治疗。也可同时进行栓塞治疗。如果存在多支肿瘤供血动脉需要逐支超选，如何进行灌注化疗或和栓塞。栓塞材料根据治疗目的而定，如作为外科术前栓塞，可用适量明胶海绵颗粒、PVA或Embosphere微球；作为姑息性栓塞化疗，可用碘化油、Embosphere微球甚至载药微球。灌注可每2～4周重复1次，每次为1疗程，视病情改变共行3～7个疗程。

（六）术后处理

除与一般血管造影相同外，应注意可能引起肿瘤局部疼痛及肿胀加重，需要及时对症处理。

（七）疗效评价

在局部动脉灌注化疗栓塞后肢体保留率可高达到90%，骨肉瘤的5年总生存率已达到60%以上。

姑息性的止痛效果通常于几天内即可显示。完全或部分缓解的比率可达60%或更高。

（八）并发症及其处理

1. 栓塞综合征 是骨肉瘤栓塞后常见并发症，表现为术后病变局部疼痛加剧、肿胀及不同程度发热，一般可予以吲哚美辛（消炎痛）止痛、退热，疼痛未能缓解者，可用布桂嗪（强痛定）、哌替啶等药物，多在3～5天可缓解。

2. 骨髓抑制 主要表现为白细胞与血小板减少。多在用药后1～2周出现。应常规给予利血生、鲨肝醇等药物。若白细胞数低至$3 \times 10^9/L$以下时，应注意防治感染。可输新鲜血或白细胞悬液。

3. 局部皮肤改变 因高浓度化疗药物刺激或栓塞后缺血，局部皮肤可出现充血、皮疹或轻度坏死。应注意护理，防治感染。

4. 异位栓塞与血栓形成 是栓塞治疗的严重并发症，应以预防为主。操作一定要准确、精细。推注栓塞物时严防反流。若较大动脉血栓形成，早期发现可进行溶栓治疗（图9-3-5）。

二、转移性骨肿瘤

（一）临床概述

转移性骨肿瘤（bone metastases）是指骨外的原发恶性肿瘤经血液、淋巴途径转移至骨骼，或恶性骨肿瘤经血液、淋巴发生远处骨转移（多发生在术后）。各种恶性肿瘤发生骨转移率为15%～20%，男女之比约2.3∶1，大多数来源于乳腺癌、肺癌、肾癌、前列腺癌和肝癌等。骨转移常见部位为脊椎、骨盆、肋骨及四肢，其中脊椎转移高达70%～90%，而脊椎转移肿瘤是其原发恶性肿瘤的20倍。脊椎转移肿瘤以腰椎最多，胸椎次之，颈椎最少。临床上主要表现为局部疼痛、肌痉挛或运动障碍。骨转移出现溶骨性破坏时，易发生病理性骨折。

转移性骨肿瘤的影像检查主要包括X线片、CT、MRI及核素扫描。X线可较早发现四肢骨转移，但早期骨转移磁共振扫描检查敏感性最高。实验室检查时根据原发肿瘤不同，肿瘤相关标志物如CEA、Ca199、CA125、AFP、PSA等可不同程度升高。依据典型影像表现，结合有原发肿瘤病史和局部疼痛进行性加重，甚至病理骨折等临床表现，多可作出临床确诊，但最终确诊仍取决于骨破坏区的活检病理检查结果；无原发肿瘤病史和症状者，尽管有典型的影像学表现，但临床诊断应慎重，必须取得活检病理才能作出最终诊断。

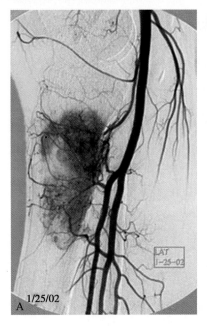
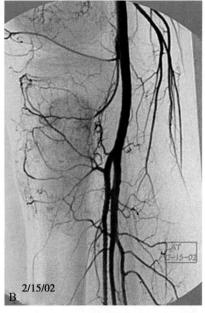
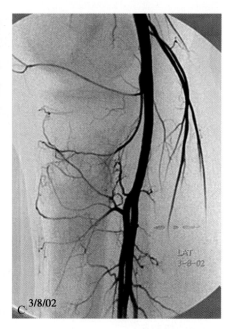

A 1/25/02　　　　B 2/15/02　　　　C 3/8/02

图 9-3-5　右侧胫骨上端骨肉瘤 DSA

A. 右侧胫骨上端骨肉瘤行股动脉 DSA 示肿瘤供血丰富；B. 行化学药物灌注和栓塞治疗；C. 行动脉内化学药物灌注

骨转移性肿瘤的治疗原则为缓解和控制骨痛，保持患者的自主生活能力，提高生命质量，预防和治疗病理性骨折，抑制骨转移病灶的发展，从而延长生命。治疗方法分为系统治疗和局部治疗，局部治疗包括外科手术、放疗及介入治疗等。介入治疗包括选择性动脉栓塞化疗、经皮骨成形术、经皮椎体成形、消融和放射性粒子治疗等。

（二）适应证及禁忌证

1. 适应证

（1）选择性动脉栓塞化疗术适用于原发肿瘤血管丰富的癌肿骨转移，如肾癌、原发性肝癌及肺癌等。

（2）经皮骨成形术适用于椎体及脊柱外骨（髂骨、髋臼骨、肱骨、股骨、坐骨、骶骨翼及耻骨等）较局限的溶骨型或混合型转移，并有安全穿刺途径。

（3）消融和放射性粒子治疗最佳适应证为骨破坏病灶≤5cm，但也适合于内科放化疗无效、家属及患者强烈要求减轻疼痛症状者。

2. 禁忌证

（1）绝对禁忌证：结核、化脓等椎体感染性破坏病变；穿刺点周围或穿刺通路感染；心、肺、肝、肾功能衰竭或昏迷者。

（2）相对禁忌证：严重畸形的外周长骨病理骨折；软组织肿块明显大于骨破坏者慎用骨成形术；病变紧邻脊髓、脊神经根和大神经（坐骨神经、腋神经）则慎用消融治疗；已出现恶病质、预期生存期<2个月者慎用。

（三）介入器械

根据治疗方法的不同选择相应的器材。

（四）技术与方法

1. 术前准备

（1）设备与器械：选择骨成形术、消融和放射性粒子治疗，则 CT 为必备的影像导向设备，以确保术中精确定位外周骨破坏区，保证手术疗效；选择选择性动脉栓塞化疗术、椎体成形术则大 C 臂 DSA 为必备的影像导向设备。

（2）患者准备：除常规准备外，对疼痛剧烈、难以配合的患者，术前需要进行镇痛或者采取全身麻醉以便于安全完成介入手术。

2. 方法步骤

（1）外周骨成形术、消融和放射性粒子治疗时患者体位取决于病变位置，四肢、耻骨等病变多可取仰卧位，髋臼、髂骨及骶骨翼病变多采用俯卧位。先进行薄层 CT 确定骨破坏区位置，安全、最近的穿刺途径和皮肤穿刺点，在麻醉后将穿刺针置入病变中央，在 CT 确认位置后根据选用治疗方式不同进行相应操作。

（2）选择选择性动脉栓塞化疗术和经皮椎体成形术见相关内容。

（3）放射性粒子操作见相关内容。

（五）术后处理

1. 休息 2～4 小时，6 小时内监测生命体征 1次 /h，平稳后并可自如活动，3～5 天后出院。

2. 如穿刺局部及病变内疼痛,可用消炎痛或类固醇类消炎药。

3. 放射性粒子患者注意辐射防护。

(六)疗效评价

介入治疗骨转移肿瘤的疗效评价主要是观察疼痛缓解,而骨成形术尚需评价防止椎体塌陷或病理骨折。动脉化疗栓塞治疗富血供的骨转移肿瘤,可在短时间内明显减轻局部疼痛并缩小肿瘤,但不能加固病变骨骼和预防病理骨折发生。消融治疗亦可迅速减轻局部疼痛、缩小肿瘤,但也不能加固病变骨骼和预防病理骨折。骨成形术可迅速缓解局部疼痛,术后 1 个月疼痛缓解率高达 86%,而且可控制局部肿瘤、加固病变骨骼和预防病理骨折发生。放射性粒子治疗后近期疼痛缓解率可高达 86%,约一半患者可以完全缓解。

然而转移瘤骨肿瘤仍主张介入治疗与内科化疗、放疗及支持等治疗相结合,特别是要积极治疗原发病灶,才能更好地延长患者生存时间(图 9-3-6)。

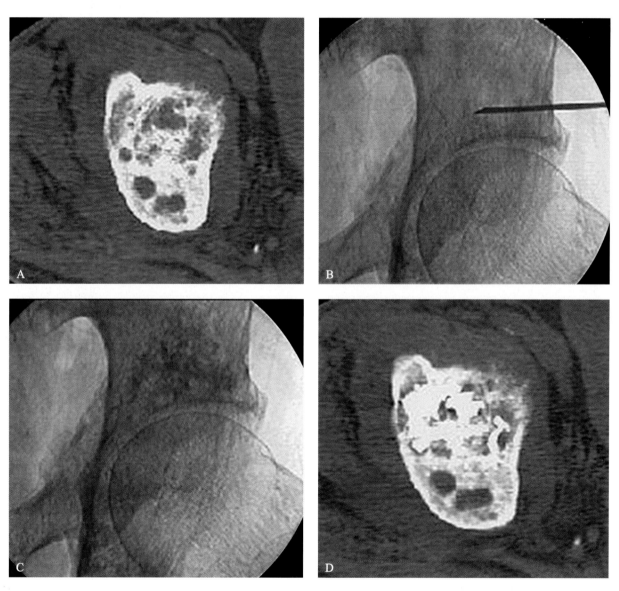

图 9-3-6 左髋臼转移瘤的骨成形术
A.左髋臼转移瘤 CT 表现; B.穿刺到肿瘤内; C.骨成形术后平片; D.骨成形术后 CT

(倪才方)

第四章　肌骨其他病变

第一节　经皮肌骨活检术

一、介入简史

经皮肌骨活检（percutaneous musculoskeletal biopsy）于 1930 年就有报道，现已广泛用于临床，成为介入放射学的一个重要组成部分。

二、临床要点

各种肌肉、软组织病变、骨质病变，引起各种各样的临床表现，如局部或全身疼痛、感觉失常、局部肿胀、肿块等。经皮肌骨活检术的目的是为了明确病变性质，以便准确进行治疗。

骨骼肌肉组织活检与传统的腹部或盆腔软组织活检有很大的不同，两者需要使用不同的器械和技术。另外，如果一个患者初步诊断为骨肉瘤，则活检的方式也会对由骨科医生在随后实施的外科手术结果产生重要的影响。

三、适应证与禁忌证

（一）适应证

1. **骨肿瘤**　各种良、恶性骨肿瘤、骨转移瘤。
2. **良性病变**　如骨髓炎、骨结核、骨质疏松等。

（二）禁忌证

1. 有严重心脑血管性疾病。
2. 有明显出血倾向。
3. 存在严重感染、精神异常者。
4. 恶病质。
5. 无安全的穿刺途径。

四、活检器械

肌骨活检器械很多，主要根据病变部位、性质等来决定。

1. **成骨性病变**　病变明显骨质硬化，此时可应用同轴芯针配骨钻针，如 OstycutR、BonoptyR。

2. **溶骨性病变**　Tru-cut 针，针尖锐利，呈刺刀状，适用于溶骨性或混合性骨质病变。

3. **骨髓腔**　常用 Jamshidi 针，除用于骨髓外，还可用于扁平骨、溶骨性病变。

4. **肌肉软组织**　可使用千叶针细针抽吸和弹簧式活检切割针。

五、技术与方法

1. **术前准备**

（1）CT 或 MRI 平扫及增强扫描，尤其存在或合并软组织病变者应完善增强扫描。

（2）术前完善血常规及血凝常规。

（3）如遇使用肝素及抗血小板药物者应停药 5～7 天。

（4）儿童等不能配合者，麻醉科评估麻醉风险。

（5）穿刺器械的合理选择。

（6）术前肌注地西泮和苯巴比妥。建立静脉留置通路。颈椎病变活检时常规准备阿托品，以防止可能出现的血管迷走神经反射。

2. **方法步骤**

（1）在体表部位的骨及软组织肿块可行盲穿，亦可用透视、超声、CT、MRI 以及放射核素引导，如骨组织病变通常选择在 CT 引导下进行操作，软组织包块可以在超声引导下活检。

（2）穿刺路径的选择原则：避开重要脏器、选择最短穿刺径、保证穿刺缘能被手术切除。

（3）根据穿刺路径的选择，使患者处于舒适的体位，然后在透视或 CT 引导下确定病变的位置或穿刺点。

（4）穿刺点消毒，用 1% 利多卡因局部浸润麻醉，深达骨膜。

（5）骨肿块穿刺通常采用手控，穿刺针垂直进入病变，以减少损伤。扁平骨、肋骨则需要斜行进针。在取得足够的标本（一般至少要取 3 块组织）后，还可将外套管留在原处，换细针抽取骨髓或者液体作镜检、组织化学、细胞学及细菌学检查。

六、术后处理

1. 操作结束后拔针并压迫穿刺点，以确保止血，实验室检查结果处于临界值或进行抗血小板治疗的患者应特别注意。

2. 获取的骨组织标本应立即置入 10% 甲醛液中固定，送病理检查。抽吸的材料选作玻璃涂片者，用 90% 乙醇固定，再作细胞学检查。

3. 术后患者卧床、监护 4～6 小时。

七、结果评价

骨肌系统活检是一项非常成熟和成功率高的技术，其诊断结果成功率达 74%～96%。肿瘤性病变诊断成功率稍高于感染性病变、溶骨性病变高于成骨性病变、伴有软组织肿块者高于单纯骨质病变者、同轴活检高于单纯抽吸。影响诊断正确率高低的因素有：病灶性质、穿刺点选择、活检技术、标本量及其处理、病理科医师经验和术前是否治疗过等（图 9-4-1）。

八、并发症及其处理

骨肌活检一般很安全，并发症发生率不应超过 2%，死亡率仅 0.02%。

1. 常见并发症　血管、神经损伤、气胸等，主要发生在脊椎穿刺活检，特别是颈、胸椎活检。

2. 肿瘤沿活检穿刺道种植转移的发生率为 5%～10%，但是，只要外科手术入路与活检穿刺通道保持一致，使穿刺道在根治性手术中都会切除，所以绝大多数患者都不会出现问题。

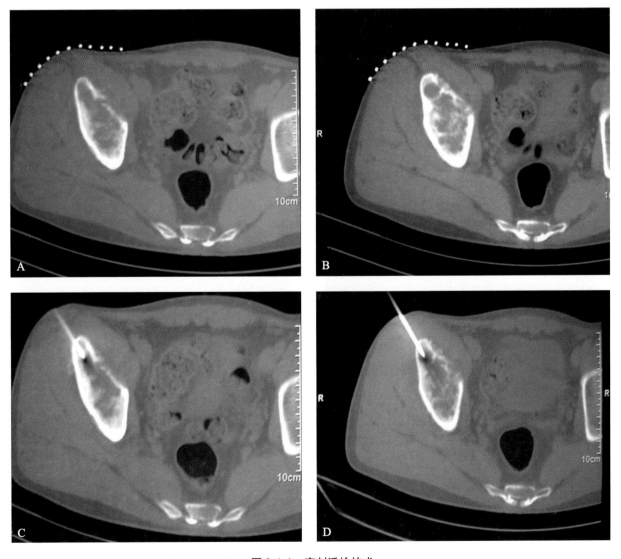

图 9-4-1　穿刺活检技术
A、B. 髋臼肿瘤穿刺前定位；C、D. 穿刺针到位后活检，结果示转移性肿瘤

3. 罕见并发症 感染、窦道形成、病理性骨折、活检针尖折断（多发生于成骨病变或皮质骨内）等。

4. 所取标本未达到活检要求，主要由于所取的标本太少或所取标本为液化坏死的肿瘤组织，如果没有足够可用的标本且对病灶性质仍存在怀疑，建议进行再次活检。

第二节 经皮椎体成形术

一、介入简史

经皮椎体成形术（percutaneous vertebral plasty，PVP）首先由 Deramond 在 1984 年发明，是通过经皮穿注入骨水泥来提高脊柱稳定性，达到缓解或消除疼痛、大大改善患者生活质量的目的。1998 年 Garfin 对经皮椎体成形术进行改良，即经皮椎体后凸成形术（percutaneous kypho plasty，PKP）。目前已经将这个经皮注射骨水泥技术发展到应用于身体各部位的骨转移瘤，故称之经皮骨成形术（percutaneous osteoplasty，OP），又称为骨水泥成形术（cementoplasty）。

二、临床要点

椎体压缩骨折一般根据病史、体征和影像学检查能够明确诊断，少数需要实验室检查甚至穿刺活检才能确诊。诊断内容包括定性、定位和定量诊断。定性诊断要明确骨折原因为创伤性、骨质疏松性、肿瘤性还是骨缺血坏死性，定位诊断要明确是哪个或哪几个椎体骨折，定量诊断要明确骨折压缩程度是轻度、中度还是重度。另外要对脊柱稳定性破坏程度和神经损害程度进行评估。

椎体压缩骨折常规治疗中的非手术治疗包括卧床休息、局部止痛康复结合治疗等。外科手术切除或和内固定术的适应证很窄，多数跨越两节以上的患病椎体得不到治疗，而且创伤大，并发症发生率高。其他治疗包括对骨质疏松患者行抗骨质疏松治疗，对肿瘤患者行相应化疗、放疗等。在影像引导下的经皮椎体成形治疗方法创伤小，操作较简单，并发症较少，疗效好。

三、适应证与禁忌证

（一）适应证

1. 有症状、侵袭性或患者强烈要求进行介入干预的无症状椎体血管瘤患者。

2. 骨质疏松所致的椎体压缩骨折。

3. 椎体肿瘤，如溶骨性转移瘤、骨髓瘤等。

4. Kummell 病：为疼痛性椎体骨折伴骨缺血坏死。

（二）禁忌证

1. 绝对禁忌证 ①结核、化脓等椎体感染性破坏病变；②穿刺点周围或穿刺通路感染；③心、肺、肝、肾功能衰竭或昏迷、恶病质患者。

2. 相对禁忌证 ①出凝血功能障碍，有出血倾向者；②椎体压缩程度 >80%，无安全穿刺入路可进入菲薄的压缩椎体内者；③椎体血管瘤向椎管内生长，胸段压迫硬膜囊 >1/2 且伴有下肢麻木和肌力减退等症状及体征，腰段压迫硬膜囊 >2/3 且伴有下肢放射痛，并预期 2～4 周出现瘫痪的可能性较大者。

四、介入器械

1. 带芯骨穿刺活检针。一般在颈椎用 14～16G 穿刺针，长 7cm；胸腰椎用 10～14G 针，长 10～15cm。

2. 专用骨水泥注射器，常用 Cook 公司的壁硬、注射压力大的 1cc 注射器。目前还有多种 PVP 专用螺旋加压注射装置，如 DynaFlow Delivery System（Parallax Medical）、Percutaneous Cement Delivery System（Streker），其优点是容易注射骨水泥和减少术者的 X 线辐射。

3. 骨水泥 目前最常用的骨水泥甲基丙烯酸甲酯（polymethylmethacrylate，PMMA），它是由粉状（固体）的聚合物和其单体（液体）与助显剂按一定比例混匀后固化而成的高分子化合物。助显剂有硫酸钡粉或者钽粉。骨水泥混匀调配后在数分钟内一般经历 3 个时期，包括：①稀薄阶段，调配后早期，一般在 30～60 秒内；②黏稠阶段，呈浆糊到生面团状，调配后 1 分钟开始持续到 3～5 分钟；③硬化阶段，5～8 分钟后，PMMA 变硬并产热。通过调整液体与固体的比例和降低温度可以来改变聚合的时间。

4. 外科不锈钢锤。

5. PKP 成套工具（包括可扩张球囊、多功能手柄、精细钻、工作套管、扩张套管、导针和注射装置（推送器）等。

6. 大 C 臂 DSA 为必备的影像导向设备，最理想的是双 C 臂。亦可在 CT 引导下进行。

五、技术与方法

1. 术前准备

（1）术前血常规、出、凝血时间、肝肾功能等。

（2）根据影像学明确所需要治疗的病变、判定进针途径，选择合适的骨水泥注射针。

（3）对疼痛剧烈、难以配合的患者，术前需要镇痛处理甚至麻醉。

（4）估计俯卧位时间长于1小时者留置导尿管。

2. 方法步骤

（1）患者体位：颈椎患者可采用仰卧位，胸腰椎患者取俯卧位。患者不能耐受俯卧位时可采用半俯卧位或侧卧位。

（2）穿刺途径：颈椎常选用前外侧穿刺途径，即在血管鞘与内脏鞘（气管、食管）之间进针穿刺注射。而 C_1、C_2 可选择前外侧、下颌下和经口腔入路。后者不会损伤附近重要的解剖结构，因为口咽后壁紧邻 C_2。不过，从无菌的角度讲，仍应首选前外侧途径。上位胸椎可经前外侧或后外侧途径进入。前外侧入路经由锁骨上，因此必须避开胸主动脉上方的血管、气管、食管及甲状腺（通常位于颈胸结合部）；前外侧入路最好在 CT 扫描与 C 形臂结合下应用。后外侧入路有经椎弓根途径和经肋横关节途径（椎弓根旁途径）。

下位胸椎和腰椎采用经椎弓根途径。特殊情况下可在胸、腰椎选用经椎间盘途径穿刺。骶椎采用经椎弓根入路穿刺，也可以采用经髂骨翼入路穿刺。

经椎弓根穿刺与注射有以下优点：①提供术者明显穿刺定位标志；②穿刺注射针容易通过椎弓根进入椎体内；③避免周围组织损伤；④骨水泥顺针道反流时不致压迫周围组织结构。

（3）麻醉：常规在患椎处局部皮肤消毒和铺巾后，就可进行麻醉。一般使用局部麻醉，使用1%利多卡因沿穿刺途径进行皮肤、皮下分层浸润麻醉，直达骨膜。行 PKP 时多采用全麻。

（4）穿刺和穿刺针的置入：在穿刺前应精心选择经椎弓根的进针点及穿刺途径，争取一次成功以减少多次穿刺后骨水泥经原来的穿刺通道渗漏。透视定位后，沿设计途径将穿刺针置入椎体，当穿刺针穿入骨皮质时可利用外科锤帮助使针平稳深入，穿刺过程中间断正侧位透视调整方向和深度。无论是双侧椎弓根入路或单侧椎弓根入路还是椎弓根旁入路，针尖都应放置到椎体的前 1/4（前象限）和椎体中线的上方或下方一些（侧位投影下），而不要使针尖刚好在椎体中线位置（存在主要静脉通道），否则会大大增加骨水泥渗漏的发生率。如果实施单侧椎弓根入路，在穿刺针头端抵达椎体后缘时，正位透视显示穿刺针正好越过椎弓根

内缘，此为较理想的穿刺状态，然后将穿刺针敲击加入椎体，至针尖尽量接近椎体中线（正位投影下）。

（5）椎体静脉造影：选择非离子型造影剂将其与生理盐水按 1:1 浓度稀释，在正侧位行经穿刺注射针注入 2～5ml 造影剂进行椎体内静脉造影。对于椎体静脉造影的价值问题有不同的观点。一些学者认为椎体静脉造影对减少骨水泥外漏无帮助作用。有些学者认为椎体内静脉造影：①可以良好地勾画出治疗椎体的形态和轮廓，特别有助于在影像图像质量不佳和严重骨质疏松性椎体压缩骨折时判断穿刺针尖的位置。②通过了解造影剂在椎体内的弥散、分布情况和回流速度，有助于判断 PVP 是单侧还是双侧实施，有助于预测骨水泥的使用量和调整骨水泥的配比比例和调整注射骨水泥的时机和速度。③可发现引流静脉明显早显（特别是在血供丰富的病变），可以预测受治椎体发生渗漏的概率，因此有助于采取一定的措施以减少并发症的发生。

（6）注射骨水泥：在持续侧位透视监视下，将调配好的骨水泥经注射针缓解注射入椎体，动态观察骨水泥扩散情况，如发现明显渗漏则立即停止注射。当骨水泥到达椎体后 1/4 或者接近椎体后缘时就应该结束注射。一般 3～5 分钟内完成注射。如正位显示骨水泥未越过椎体中线或者椎体充盈骨水泥少于 50%，可行对侧穿刺再注射。根据椎体病变情况，可注入 2～8ml PMMA。

在注射结束后，将穿刺针针芯插入外套管，在原位旋转穿刺针数次可以使针尖的骨水泥与椎体内的骨水泥分离。这样移除穿刺针时就不会有将骨水泥带入软组织中的危险。

（7）经皮后凸成形术操作：基本同 PVP，待穿刺如椎体理想位置后，通过导针建立工作通道，将扩张球囊置入椎体内，利用高压注入造影剂扩张球囊，挤压周围骨质、抬升终板，在椎体内制造出一个腔隙。然后灌注骨水泥。

（8）在注射骨水泥前可进行椎体活检，但疑为血管瘤则不活检。

六、术后处理

1. 注射完毕后局部按压止血 3～5 分钟，以预防出血形成血肿和由此所引起的长时间局部压痛。

2. 术后仰卧 2～4 小时，6 小时内监测生命体征及远端肢体感觉运动功能，平稳后并可下地活动，

数天后出院。

3. 如穿刺局部疼痛，可能是由 PMMA 聚合热所致的炎症反应，可用吲哚美辛（消炎痛）或类固醇类消炎药。穿刺点覆盖的敷料可以在 24 小时后去除；局部应保持清洁干燥 48 小时。

七、疗效评价

PVP/PKP 的疗效主要从疼痛强度缓解、服止痛药情况及生活质量改善这 3 个方面进行评价。疼痛疗效评价多采用 WHO 标准，将缓解程度分为 4 级 CR（完全缓解）：疼痛症状完全消失，生活完全自理；PR（部分缓解）疼痛缓解明显，偶有症状，无需使用口服止痛剂，生活大部分能自理；MR（轻微缓解）：时有疼痛症状，使用口服止痛剂能止痛，生活部分能自理；NR（无效）：疼痛无缓解，口服止痛剂不能完全止痛，依赖强止痛剂。也有不少学者使用 VAS 疼痛分级法（visual analogue scale，VAS）即形象类比评分法评价患者疗效。

随着脊柱稳定性的提高，疼痛的缓解，患者生活质量大大改善，甚至可恢复日常活动。治疗椎体骨质疏松性压缩骨折的疼痛缓解率（疼痛完全消失或明显缓解）在 75%～94%，治疗椎体转移性肿瘤和骨髓瘤的疼痛缓解率在 59%～90%，治疗血管瘤的疼痛缓解率大于 90%。总之，经皮椎体成形术和经皮椎体后凸成形术治疗椎体压缩性骨折不但效果良好、疗效稳定，而且创伤小、安全（图 9-4-2）。

八、并发症及其处理

PVP 与 PKP 的并发症少，出现症状的并发症发生率低于 1%，常为非神经损害性和暂时性。

1. **骨水泥渗漏**　渗漏发生率报道差异较大，为 5%～30%，最早高达 39%～67%，主要原因为对注射 PMMA 时机的把握不熟练和椎体骨皮质多不完整，渗漏常见的部位有椎管内硬膜囊外、神经根管、椎旁软组织、相邻椎间盘内及椎旁静脉丛，绝大多数不产生临床症状和严重后果。

2. **穿刺引起的损伤**　穿刺引起的损伤包括局部出血、神经受损、气胸、肋骨骨折等。预防穿刺引起的损伤关键在于术者对局部解剖关系及影像学表现的熟悉。而肋骨骨折多为骨质疏松严重时发生，常与穿刺进针时用力操作有关。

3. **肺栓塞**　骨水泥进入椎体静脉并引流入肺动脉引起肺栓塞。少量肺栓塞不会引起临床症状，但大量者后果却严重。

4. **骨水泥的毒副作用**　PMMA 单体具有一定的毒性，会引起患者血压一过性波动和不适，极个别产生过敏反应。

5. **发生新骨折**　PVP、PKP 术后经治椎体或与其相邻的椎体会发生新的骨折。新骨折发生率和发生的原因至今仍不明了。

6. **少见并发症**　如神经根炎、注射局部炎症反应、脊髓压迫。感染和穿刺通道肿瘤种殖转移罕见。

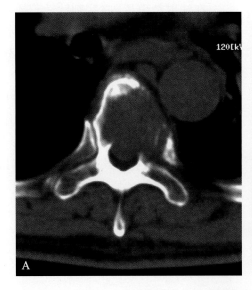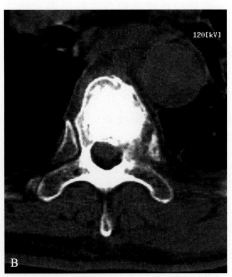

图 9-4-2　经皮椎体成形术治疗脊柱转移瘤
A. T_6 转移瘤注射骨水泥前 CT 表现；B. T_6 转移瘤注射骨水泥后 CT 表现

（倪才方）

中英文名词对照索引

致 谢

　　继承与创新是一部著作不断完善与发展的主旋律。在本书付梓之际，我们再次由衷地感谢那些曾经为本书前期的版本做出贡献的作者们，正是他们辛勤的汗水和智慧的结晶为本书的日臻完善奠定了坚实的基础。以下是本书前期的版本及其主要作者：

《中华影像医学·介入放射学卷》（2005年出版，丛书总主编：吴恩惠）
主　编　贺能树　吴恩惠

编委会

吴恩惠	天津医科大学总医院	徐　克	中国医科大学附属第一医院
贺能树	天津医科大学总医院	张金山	中国人民解放军总医院
李麟荪	南京医科大学第一附属医院	冯敢生	华中科技大学同济医学院附属协和医院
田建明	第二军医大学长海医院	周义成	华中科技大学同济医学院附属同济医院
张兆琪	首都医科大学附属北京安贞医院	张雪哲	北京中日友好医院
刘子江	浙江省人民医院		

编者名单
（按编写章节顺序排列）

第一篇	李麟荪	施海彬	顾建平	肖湘生	祖茂衡
	吴恩惠	贺能树			
第二篇	田建明	郝　强	刘建民	黄清海	张晓龙
	黄祥龙				
第三篇	张兆琪	吕　飙	范占明		
第四篇	刘子江	袁建华	陈方宏	罗祖炎	瞿幼存
第五篇	徐　克	韩铭均	杨海山	来　颖	张曦彤

	朱晓玲	邹英华	杨仁杰	茅爱武	苏洪英
第六篇	张金山	王艳萍	李建国	唐志全	陈世晞
	巩悦勤	孙玉芝	叶慧义	郭启勇	李彦豪
	陈　勇	梅雀林	崔志鹏	张雪哲	任　安
第七篇	冯敢生				
第八篇	周义成	刘善雄	王仁发		
第九篇	张雪哲	任　安